本书获得以下项目资助：
中央本级重大增减支项目（2060302）
国家中医药管理局“道地药材目录制定”（GZY-KJS-2018-016-07、GZY-KJS-2019-012）
国家自然科学基金重大项目“中药道地性环境成因”（81891014）
全国中药资源普查（GZY-KJS-2018-004）
国家科技部重点研发计划“中药材生态种植技术研究及应用”（2017YFC1700701）

道地药材标准汇编

下 册

黄璐琦 郭兰萍 詹志来 主编

北京科学技术出版社

目　录

下　册

ICS 11.120.01
C 23

团体标准

T/CACM 1020.81—2019

道地药材　第81部分：苏芡实

Daodi herbs—Part 81: Suqianshi

2019-08-13 发布　　2019-08-13 实施

中华中医药学会　发布

前　言

T/CACM 1020《道地药材》标准分为157个部分：

——第1部分：标准编制通则；

……

——第80部分：苏薄荷；

——第81部分：苏芡实；

——第82部分：建青黛；

……

——第157部分：汉射干。

本部分为T/CACM 1020的第81部分。

本部分按照GB/T 1.1—2009给出的规则起草。

本部分由道地药材国家重点实验室及国家中医药管理局道地药材生态遗传重点研究室提出。

本部分由中华中医药学会归口。

本部分起草单位：南京中医药大学、江苏省中药资源产业化过程协同创新中心、中国中医科学院中药资源中心、苏州创德兴芡实有限公司、高邮康健芡实有限公司、无限极（中国）有限公司、北京中研百草检测认证有限公司。

本部分主要起草人：严辉、吴啟南、段金廒、黄璐琦、郭兰萍、詹志来、汪英俊、华涛、姚茂洪、吴国民、郭亮、余意、马方励。

道地药材　第81部分：苏芡实

1　范围

T/CACM 1020 的本部分规定了道地药材苏芡实的来源及形态、历史沿革、道地产区及生境特征、质量特征。

本部分适用于中华人民共和国境内道地药材苏芡实的生产、销售、鉴定及使用。

2　规范性引用文件

下列文件对于本文件的应用是必不可少的。凡是注日期的引用文件，仅注日期的版本适用于本文件。凡是不注日期的引用文件，其最新版本（包括所有的修改单）适用于本文件。

T/CACM 1020.1—2016　道地药材　第1部分：标准编制通则

中华人民共和国药典一部

3　术语和定义

T/CACM 1020.1—2016 界定的以及下列术语和定义适用于本文件。

3.1

苏芡实　suqianshi

产于以江苏苏州为核心及周边池沼湖塘浅水区域的栽培芡实。

4　来源及形态

4.1　来源

本品为睡莲科植物芡 *Euryale ferox* Salisb. 的干燥成熟种仁。

4.2　形态特征

一年生大型水生草本。沉水叶箭形或椭圆肾形，长4cm～10cm，两面无刺；叶柄无刺；浮水叶革质，椭圆肾形至圆形，直径10cm～130cm，盾状，有或无弯缺，全缘，下面带紫色，有短柔毛，两面在叶脉分枝处有锐刺；叶柄及花梗粗壮，长可达25cm，皆有硬刺。花长约5cm；萼片披针形，长1cm～1.5cm，内面紫色，外面密生稍弯硬刺；花瓣矩圆披针形或披针形，长1.5cm～2cm，紫红色，成数轮排列，向内渐变成雄蕊；无花柱，柱头红色，呈凹入的柱头盘。浆果球形，直径3cm～5cm，污紫红色，外面密生硬刺；种子球形，直径约10mm，黑色。花期7月～8月，果期8月～9月。

5　历史沿革

5.1　品种沿革

芡实以“鸡头实”之名始载于《神农本草经》，被列为上品，曰：“一名雁喙实。生池泽。”指明了芡实的特征和水生环境。

南北朝时期《本草经集注》记载："此即为蒿子，子形上花似鸡冠，故名鸡头。"可见从当时记载的花、果实等形态上推断，疑是当今芡属植物芡实。

五代时期《蜀本草》引《蜀本图经》记述："此生水中，叶大如荷，皱而有刺，花、子若拳大，实若石榴，皮青黑，肉白，如菱米也。"其对芡实的形态描述则更为具体，突显了其有叶、刺、果实、种仁等特点，可据此定为芡实无疑。

唐代《新修本草》记载："鸡头实……子形上花似鸡冠，故名鸡头。"描述了其花及果实形态特征。

宋代《本草图经》记载："生雷泽，今处处有之，生水泽中，叶大如荷，皱而有刺，俗谓之鸡头盘。花下结实，其形类鸡头，故以名之。"并附有芡实图，形态描述与今之芡实形态完全一致。《宝庆本草折衷》记载："生雷泽、池泽及河北沿溏泺，今处处水泽中有之，八月采食，取实中子。曝或蒸晒干。续说云：鸡头实结房生刺，肥满有喙，其状宛如鸡之头也，中有子，似薏苡而端正，皮青而肉白。"宋代诗人苏辙在其诗《西湖二咏·食鸡头》中有"芡叶初生绉如谷，南风吹开轮脱毂。紫苞青刺攒猬毛，水面放花波底熟。森然赤手初莫近，谁料明珠藏满腹。剖开膏液尚模糊，大盎磨声风雨速"的诗句，生动描述了芡实的形态特征。

明代《滇南本草图说》记载："鸡头实，始生外国，今滇中亦有，生水中，叶大如荷钱而有刺，俗名谓之鸡头盘。"该书记载了云南出产芡实的形态，并记述其源自国外。《本草品汇精要》记载："江南产者其汇红紫光润无刺，自扬而北产者汇有刺而青绿为异。"首次提出了芡实果实分有刺和无刺两个品种，且明确了各自的分布区域。《本草纲目》记载："芡茎三月生，叶贴水，大于荷叶，皱文如縠，蹙衄如沸，面青背紫，茎、叶皆有刺。其茎长至丈余，中亦有孔有丝，嫩者剥皮可食。五六月生紫花，花开向日结苞，外有青刺，如猬刺及栗球之形。花在苞顶，亦如鸡喙及猬喙。剥开内有斑驳软肉裹子，累累如珠玑。壳内白米，状如鱼目。"细致描述了芡实生物学特性。此外，据明代《苏州府志》记载："出吴江者壳薄而糯，出元和车坊者次之。有粳糯之分。"《姑苏志》云："芡实，叶似荷而大，俗名鸡头，状类鸡首也。出吴江者壳薄色绿味腴，出长洲车坊者色黄，有粳糯之分。"可见，早在明代初期，苏州地区已经有了绿壳粳性和黄壳糯性的品系之分，这与刺芡和紫花苏芡性状描述相同。

清代张志聪《本草崇原》记载："芡实气味甘平，子黄仁白，生于水中。"其性状描述与当今苏芡相一致。《元和县志》也记载："芡，叶似荷而大，俗称鸡豆，出江田何家荡车坊及葑门外杨枝荡，大而糯者为上，粳者为下。"此处明确交代其产地，并表明芡实以大而糯者为佳。清代《广群芳谱》记载芡实的栽培技术："秋间熟时，取实之老者，以蒲包包之，浸水中，三月间，撒浅水内，待叶浮水面，移栽浅水，每棵离二尺许，先以麻饼或豆饼拌匀河泥，种时以芦记其根，十余日后，每棵用河泥三四碗壅之。"

现代《苏州市志》记载："芡实分南芡和北芡，苏州栽种为南芡。"《药材资料汇编》（1959）记载："商品中有南芡、北芡之分，药用以南芡为佳。尤以江苏所产全白者为著，故又有'苏芡实'之称。"

综上所述，芡实因生于水域，且形态特征极为独特，其基原较为明确，历代本草记载较为一致，可认定为睡莲科植物芡 *Euryale ferox* Salisb.，明代后逐步分化出苏芡和刺芡两大品种，并随产地不同，进一步出现绿壳粳性和黄壳糯性的品系分化。其中《本草图经》《经史证类备急本草》等著作绘有芡实果实图，形态基本相似，类球形，其宿存萼，密被硬刺，形如鸡头，果柄具刺。《本草纲目》《本草便读》《植物名实图考》等附有果实和叶的形态图，叶类圆形，多隆起，具刺。唯《本草蒙筌》附图为挺水植物，叶披针形，与现所用芡实植物不符。

5.2 产地沿革

芡实以鸡头实之名始载于《神农本草经》，该书曰："一名雁喙实。生池泽。"指明了芡实的水生环境。

《名医别录》记载："鸡头实无毒。一名芡。生雷泽，八月采。"雷泽即为今河南濮阳、山东菏泽之间。

唐代《新修本草》记载："鸡头实，味甘、平，无毒。主湿痹，腰脊膝痛，补中，除疾，益精气，强志，令耳目聪明。久服轻身不饥，耐老神仙。一名雁喙实，一名芡。生雷泽池泽，八月采……子形上花似鸡冠，故名鸡头。仙方取此并莲实合饵，能令小儿不长，自别有方。正尔食之，亦当益人。"进一步明确了其生境为池塘、沼泽。

宋代《本草图经》记载："生雷泽（今濮阳、菏泽之间），今处处有之。生水泽中，叶大如荷，皱而有刺，俗谓之鸡头盘。花下结实，其形类鸡头，故以名之。"《证类本草》亦记载其"生雷泽池泽，八月采"。《本草衍义》记载："鸡头实，今天下皆有之，河北沿溏泺居人采得，舂去皮，捣仁为粉，蒸叶作饼，可以代粮，食多，不益脾胃气，兼难消化。"可见，当时河北霸州一带的池塘湖泊广有芡实分布。

明代卢之颐《本草乘雅半偈》记载："出雷泽池泽，处处亦有，武林（今江西余干东北武陵山）者最胜。"芡实以江西余干东北武陵山出产面积较大。

清代《吴江县志》记载，苏州吴江地区所产芡实口味甜糯，且产地仅限于吴中周边四十里范围，才具备这种品质。沈朝初《忆江南》记载了当时民间已普遍发现不同产地芡实存在着品种及品质的差异，并以苏州娄葑地区芡实为佳。《无锡县志》记载："出鹅湖华氏祖茔之旁，近万安乡之龙塘岸，不及百亩。俗名鸡头，居民多取吴中所出，杂以入市。或临视采之，辄先置根下，亦罕。"《太湖备考》记载："芡实，亦出东山南湖，不种自生，俗称野鸡头。"明确其分布区域在太湖流域。《元和县志》也记载："芡，叶似荷而大，俗称鸡豆，出江田何家荡车坊及葑门外杨枝荡，大而糯者为上，粳者为下。"此处明确交代其产地。

民国时期，范烟桥在其《茶烟歇》中写道："苏之黄天荡在城南，故称南荡，夏末秋初产鸡头肉颇有名，叫货者即以'南荡鸡头'成一词。""南荡鸡头"一直沿用至今，闻名遐迩。

《苏州市志》记载："芡实分南芡和北芡，苏州栽种为南芡，黄天荡畔，为芡实历史著名产地，南荡鸡头为此得名。"《药材资料汇编》（1959）记载："商品中有南芡、北芡之分，药用以南芡为佳。尤以江苏所产全白者为著，故又有'苏芡实'之称。"

综上分析，自明代起，本草、方志等方面的文献均以江苏苏州等地为芡实的道地产区和主产地，过去商品中有南芡、北芡之分，南芡尤以江苏苏州所产、内种皮全白者为佳，故有"苏芡实"之称，因多产于苏州太湖流域池沼湖塘浅水区域，所以亦名"池芡"，被奉为道地药材。苏芡实产地沿革见表1。

表1　苏芡实产地沿革

年代	出处	产地及评价
秦汉	《神农本草经》	一名雁喙实。生池泽
南北朝	《名医别录》	鸡头实无毒。一名芡。生雷泽
唐	《新修本草》	生雷泽池泽
宋	《本草图经》	生雷泽，今处处有之。生水泽中，叶大如荷，皱而有刺，俗谓之鸡头盘。花下结实，其形类鸡头，故以名之
	《证类本草》	生雷泽池泽，八月采
	《本草衍义》	鸡头实，今天下皆有之，河北沿溏泺居人采得，舂去皮，捣仁为粉，蒸叶作饼，可以代粮，食多，不益脾胃气，兼难消化
明	《本草品汇精要》	江南产者其汇红紫光润无刺，自扬而北产者汇有刺而青绿为异
	《本草蒙筌》	处处池塘俱种，逢秋采实曝干。形类鸡头，故此为誉
	《本草乘雅半偈》	出雷泽池泽，处处亦有，武林（今江西余干东北武陵山）者最胜
	《苏州府志》	出吴江者壳薄而糯，出元和车坊者次之
	《姑苏志》	出吴江者壳薄色绿味腴，出长洲车坊者色黄，有粳糯之分

表1（续）

年代	出处	产地及评价
清	《吴江县志》	有他产者味涩而粗硬，唯邑中所出甘美细腻为称之糯者，宋杨万里诗称其软过菰饭牛酥，盖虽郡城相去四十里亦不能传其种，是土地所宜也，苏子容尝称为真佳果云
	《忆江南》	苏州好，葑水种鸡头
	《无锡县志》	出鹅湖华氏祖茔之旁，近万安乡之龙塘岸，不及百亩。俗名鸡头，居民多取吴中所出，杂以入市
	《太湖备考》	芡实，亦出东山南湖，不种自生，俗称野鸡头
	《元和县志》	出江田何家荡车坊及葑门外杨枝荡，大而糯者为上，粳者为下
民国	《茶烟歇》	苏之黄天荡在城南，故称南荡，夏末秋初产鸡头肉颇有名，叫货者即以“南荡鸡头”成一词
现代	《苏州市志》	芡实分南芡和北芡，苏州栽种为南芡，黄天荡畔，为芡实历史著名产地，南荡鸡头为此得名
	《药材资料汇编》	商品中有南芡、北芡之分，药用以南芡为佳。尤以江苏所产全白者为著，故又有“苏芡实”之称

6 道地产区及生境特征

6.1 道地产区

江苏苏州及周边池沼湖塘浅水区域。

6.2 生境特征

苏州及周边地区属北亚热带季风气候，四季分明，气候温和，雨量充沛。年平均降水量1100mm，年平均气温14℃～16℃。芡实性喜温暖和湿润，不耐霜冻和干旱，生长过程中不能断水，整个生长期的适宜水位为30cm～90cm，且所需水位要随着生长发育进程不断进行调节，保持浅水种植以便于管理。芡实生长要求以土壤肥沃、富含有机质，具有20cm以上的耕作层，水源可以控制的池塘、沟河及稻田为佳。

7 质量特征

7.1 质量要求

应符合《中华人民共和国药典》一部对芡实的相关质量规定。

7.2 性状特征

芡实呈类球形，多为破粒，完整者直径5mm～8mm。表面有棕红色或红褐色内种皮，一端黄白色，约占全体的1/3，有凹点状的种脐痕，除去内种皮显白色。质较硬，断面白色，粉性。气微，味淡。

苏芡实呈类球形，籽粒较大，直径8mm～14mm，种子外被有一层较厚的假种皮，呈乳白色，上有较多红色的斑纹。与北芡相比糯性强，煮食不易碎裂。气微，味淡。

苏芡实与其他产地芡实性状鉴别要点见表2。

表2　苏芡实与其他产地芡实性状鉴别要点

比较项目	苏芡实	其他产地芡实
外形	呈类球形，籽粒较大，直径8mm~14mm	呈类球形，多为破粒，完整者直径5mm~8mm
颜色	种子外被有一层较厚的假种皮，呈乳白色，上有较多红色的斑纹	表面有棕红色或红褐色内种皮，一端黄白色，约占全体的1/3，有凹点状的种脐痕，除去内种皮显白色
质地	糯性强，煮食不易碎裂	多为破粒，质较硬，断面白色，粉性

参 考 文 献

[1] 尚志钧. 神农本草经校注 [M]. 北京：学苑出版社，2008：92.

[2] 陶弘景. 名医别录（辑校本）[M]. 尚志钧辑校. 北京：人民卫生出版社，1986：90.

[3] 韩保昇. 蜀本草（辑复本）[M]. 尚志钧辑复. 合肥：安徽科学技术出版社，2005：477.

[4] 郑金生. 中华大典·医药卫生典·药学分典：第七册 [M]. 成都：巴蜀书社，2012：664－677.

[5] 苏敬等. 新修本草（辑复本）[M]. 尚志钧辑校. 合肥：安徽科学技术出版社，1981：443.

[6] 苏颂. 本草图经 [M]. 尚志钧辑校. 合肥：安徽科学技术出版社，1994：534.

[7] 唐慎微. 证类本草 [M]. 郭君双，金秀梅，赵益梅校注. 北京：中国医药科技出版社，2011：559.

[8] 寇宗奭. 本草衍义 [M]. 颜正华，常章富，黄幼群点校. 北京：人民卫生出版社，1990：131.

[9] 刘文泰. 本草品汇精要 [M]. 北京：人民卫生出版社，1982：776.

[10] 李时珍. 本草纲目新校注本：下 [M]. 北京：华夏出版社，2008：1277.

[11] 陈嘉谟. 本草蒙筌 [M]. 北京：中医古籍出版社，2009：298.

[12] 卢之颐. 本草乘雅半偈 [M]. 北京：中国中医药出版社，2016：109.

[13] 赵田恩. 景印文渊阁四库全书：第五〇九册 江南通志 [M]. 台北：台湾商务印书馆，2005：425.

[14] 华希闵. 无锡文库第1辑乾隆无锡县志 [M]. 南京：凤凰出版社，2011：75.

[15] 王鏊. 姑苏志 [M]. 台湾：台湾学生书局，1986：15.

[16] 张志聪. 本草崇原 [M]. 刘小平点校. 北京：中国中医药出版社，1992：7.

[17] 陈荑缠，丁元正. 吴江县志 [M]. 倪师孟，沈彤纂. 台北：成文出版社有限公司，1983：153－154.

[18] 金友理. 太湖备考 [M]. 薛正兴点校. 南京：江苏古籍出版社，1998：304.

[19] 许治. 中国地方志集成·乾隆元和县志 [M]. 扬州：江苏广陵古籍刻印社，1989：79.

ICS 11.120.01
C 23

团 体 标 准

T/CACM 1020.82—2019

道地药材 第82部分：建青黛

Daodi herbs—Part 82：Jianqingdai

2019-08-13 发布 2019-08-13 实施

中华中医药学会 发布

前　言

T/CACM 1020《道地药材》标准分为157个部分：

——第1部分：标准编制通则；

……

——第81部分：苏芡实；

——第82部分：建青黛；

——第83部分：建泽泻；

……

——第157部分：汉射干。

本部分为T/CACM 1020的第82部分。

本部分按照GB/T 1.1—2009给出的规则起草。

本部分由道地药材国家重点实验室及国家中医药管理局道地药材生态遗传重点研究室提出。

本部分由中华中医药学会归口。

本部分起草单位：福建中医药大学、中国中医科学院中药资源中心、北京中研百草检测认证有限公司。

本部分主要起草人：杨成梓、安昌、陈鸣、黄璐琦、郭兰萍、张小波、詹志来、王凌、郭亮。

道地药材　第82部分：建青黛

1　范围

T/CACM 1020 的本部分规定了道地药材建青黛的来源及形态、历史沿革、道地产区及生境特征、质量特征。

本部分适用于中华人民共和国境内道地药材建青黛的生产、销售、鉴定及使用。

2　规范性引用文件

下列文件对于本文件的应用是必不可少的。凡是注日期的引用文件，仅注日期的版本适用于本文件。凡是不注日期的引用文件，其最新版本（包括所有的修改单）适用于本文件。

T/CACM 1020.1—2016　道地药材　第1部分：标准编制通则

中华人民共和国药典一部

3　术语和定义

T/CACM 1020.1—2016 界定的以及下列术语和定义适用于本文件。

3.1

建青黛　jianqingdai

产于以福建莆田仙游为中心，核心区域包括闽中戴云山山地、山间盆谷区及其周边水系发达地区的板蓝（马蓝）加工而成的青黛药材。

4　来源及形态

4.1　来源

本品为爵床科植物板蓝 *Baphicacanthus cusia*（Nees）Bremek. 的叶或茎叶经加工制得的干燥粉末、团块或颗粒。

4.2　形态特征

多年草本或亚灌木。叶对生，纸质，椭圆形、椭圆状长圆形或卵形，边缘有稍粗的锯齿，稀近全缘，上面无毛，下面幼时在脉上被锈色粉状毛，干时黑色。花排成顶生或腋生的穗状花序，稀穗状花序再集成圆锥状；苞片叶状，对生，早落；花萼5深裂，裂片线形，急尖，其中1片通常较长而为匙形；花冠淡紫色，漏斗状，花冠筒近中部弯曲而下部变细，里面有2行短柔毛，花冠裂片5，近相等，先端微凹；雄蕊4，2强；子房2室，胚珠每室2。蒴果，种子4，有微毛。花期11月～12月，果期2月。

5 历史沿革

5.1 品种沿革

青黛别名蓝实、靛、靛花、靛沫、蓝靛、青蛤粉等。以“蓝实”之名始载于唐代甄权著《药性论》，谓：“蓝实，君，味甘。”在唐代《新修本草》中以蓝实之名记载：“生河内平泽……蓝实，有三种：一种围径二寸许，厚三、四分，出岭南，云疗毒肿，太常名此草为木蓝子，如陶所引乃是菘蓝，其汁抨（普更切）为淀者。按经所用，乃是蓼蓝实也，其苗似蓼，而味不辛者。此草汁疗热毒，诸蓝非比，且二种蓝，今并堪染，菘蓝为淀，惟堪染青；其蓼蓝不堪为淀，惟作碧色尔。”这段记载中“围径二寸许，厚三四分，出岭南，云疗毒肿，太常名此草为木蓝子”与现今板蓝较为相符，说明当时作为“蓝实”使用的品种有蓼蓝、菘蓝和板蓝。

宋代《开宝本草》记载：“青黛……从波斯国来，及太原并庐陵、南康等。染淀，亦堪傅热恶肿，蛇虺螫毒。染瓮上池沫，紫碧色者，用之同青黛功。”该书首次出现“青黛”之名，说明在宋代所用的青黛主要作为染料，来自波斯国，并在太原（今山西太原）、庐陵（今江西吉安）、南康（今江西南康）等地来制作染靛，但未说明其形状或加工方法，无法考证其是单纯的化工染料还是植物染料。《本草图经》记载：“福州有一种马蓝，四时俱有，叶类苦益菜，土人连根采之，焙，捣下筛，酒服钱匕，治妇人败血，甚佳。”按其描述，当为今爵床科植物板蓝（马蓝）*Baphicacanthus cusia*（Nees）Bremek.，说明宋代已经在福建一带发现有板蓝（建青黛）的使用。梁克家修纂的福建地方志《三山志》中记载：“蓝淀诸邑有之。闽县洞江上下里尤多，故地有名蓝布或青布者为盛，出于此……马蓝叶类苦益菜，土人连采之，即《尔雅》所谓‘箴，马蓝’是也，治鲩鱼毒。”黄岩孙撰《仙奚志》（特产部）载有“渍蓝为靛”“青澱，《尔雅》云马蓝。今大叶冬蓝为靛者是也”。

明代李时珍《本草纲目》记载：“澱，石殿也，其滓澄殿在下也。亦作淀，俗作靛。南人掘地作坑，以蓝浸水一宿，入石灰搅至千下，澄去水，则青黑色。亦可干收，用染青碧。其搅起浮沫，掠出阴干，谓之靛花，即青黛。”首次明确记述了青黛的加工方法。黄仲昭修纂的《八闽通志》记载：“蓝淀，叶大丛生，茎短有节。折其茎，以土壅之，辄生。蔡襄《江南月录》云：‘采以器，盛水浸，除滓梗，搅之以灰，即成。诸县皆有，闽、侯官、长乐尤多……’”明确提出了青黛的加工方法、板蓝的分布及繁殖方法。王应山《闽大记》曰：“靛出山谷……利布四方，谓之福建青。”王世懋《闽部疏》谓：“福州西南，蓝甲天下。”明代周亮工《闽小记》记载蓝靛有“福建青”之称。

清代《本草备要》描述青黛：“即靛花。取娇碧者，水飞净用。”郭柏苍《闽产录异》曰：“闽诸郡多种蓝。”《扬州府志·物产志》引《宝应县志》曰：“产大蓝、小蓝。”又引康熙《十场志》谓：“靛出南场。蓝有两种，一名菘蓝，俗名大蓝；一名蓼蓝，俗称小蓝。”咸丰《兴化县志·物产志》货之属记载：“靛、大蓝、小蓝出城东各垛。浸法为靛，虽不及建（福建）靛之佳，然附近百里皆处兴买，其利甚薄。”

纵观历代本草文献所述，青黛最后以“蓝实”之名出现于《药性论》，来源有三种，但主要作为染料使用，作药用仅记载了“木蓝子”（板蓝）有疗毒肿的作用。菘蓝、蓼蓝等加工作为青黛药用为清代以后，这与目前市场主流产品（七成以上）为板蓝青黛较为一致。

青黛之名出现于《开宝本草》，为波斯进口的染料，但染瓮上池沫作青黛药用，宋代出现了马蓝加工蓝靛的方法，明代李时珍明确提出青黛为浮沫，即靛花，后期随着染料的多样化，蓝靛作为染料用减少，而逐渐替代靛花作为青黛药用。

宋代以来建青黛作为青黛的主流品种，道地产区为今福建仙游一带，由来源于爵床科植物板蓝 *Baphicacanthus cusia*（Nees）Bremek. 的叶或茎叶经加工制得的干燥粉末、团块或颗粒。

5.2 产地沿革

青黛为多基原药材，其历代产地记载较广。但宋代以来爵床科植物板蓝（马蓝）*Baphicacanthus cusia*（Nees）Bremek. 是青黛的主要来源，其道地产区以福建莆田仙游为中心，核心区域包括闽中戴云山山地、山间盆谷区及其周边水系发达的地区。建青黛为市场主流产品（占七成以上）。建青黛产地沿革见表1。

表1 建青黛产地沿革

年代	出处	产地及评价
宋	《本草图经》	福州有一种马蓝，四时俱有，叶类苦益菜，土人连根采之，焙，捣下筛，酒服钱匕，治妇人败血，甚佳
	《三山志》	蓝淀诸邑有之。闽县洞江上下里尤多，故地有名蓝布或青布者为盛，出于此
明	《本草纲目》	澱，石殿也，其滓澄殿在下也。亦作淀，俗作靛。南人掘地作坑，以蓝浸水一宿，入石灰搅至千下，澄去水，则青黑色。亦可干收，用染青碧。其搅起浮沫，掠出阴干，谓之靛花，即青黛
	《八闽通志》	蓝淀，叶大丛生，茎短有节。折其茎，以土壅之，辄生……诸县皆有，闽、侯官、长乐尤多
	《闽大记》	靛出山谷……利布四方，谓之福建青
	《闽部疏》	福州西南，蓝甲天下
清	《闽产录异》	闽诸郡多种蓝
现代	《中药大辞典》	本品为极细的粉末，灰蓝色或深蓝色，质轻，易飞扬，可粘手粘纸。具草腥气，味微酸。以体轻、粉细，能浮于水面，燃烧时生紫红色火焰者为佳。如质重坚实，呈团块状，有白色小点，置水中有颗粒状下沉者品质为次。主产于福建、云南、江苏、安徽等地。此外，江西、河南、四川等地亦产。福建所产的品质最佳，称建青黛

6 道地产区及生境特征

6.1 道地产区

以福建莆田仙游为中心，核心区域包括闽中戴云山山地、山间盆谷区及其周边水系发达的地区。

6.2 生境特征

福建地处我国东南部、东海之滨，陆域位于北纬23°33′~28°20′，东经115°50′~120°40′，靠近北回归线，受季风环流和地形的影响，形成暖热湿润的亚热带海洋性季风气候，热量丰富，全省70%的区域大于或等于10℃的积温在5000℃~7600℃，雨量充沛，光照充足，年平均气温17℃~21℃，年平均降水量1400mm~2000mm，是我国雨量最丰富的省份之一，气候条件优越，适宜多种作物生长。

马蓝的主要产区为仙游书峰一带，其自然条件优越，非常适宜马蓝的生长，地势以中山、低山和丘陵为主，海拔300m~500m，土壤有红壤、黄壤和山地草甸土，常年气温在16℃~28℃，年平均降水量1700mm~2400mm，无霜期340d，山峦叠嶂，暖流密布，地势适中，水量丰富，林深茂密，除了有马尾松等常绿针叶林外，还有大面积的灌丛矮林和荒草坡地，是马蓝生长的适宜地。

7 质量特征

7.1 质量要求

应符合《中华人民共和国药典》一部对青黛的相关质量规定。

7.2 性状特征

青黛为深蓝色的粉末，体轻，易飞扬；或呈不规则多孔性的团块、颗粒，用手搓捻即成细末。微有草腥气，味淡。

建青黛成品为深蓝色至蓝紫色粉末，体轻，易飞扬。微有草腥气，味淡。

建青黛与其他产地青黛性状鉴别要点见表2。

表2 建青黛与其他产地青黛性状鉴别要点

比较项目	建青黛	四川青黛	浙江青黛
产地	福建	四川	浙江
外观颜色	深蓝色至蓝紫色	深蓝色至蓝紫色	蓝色至蓝紫色，色较淡
形状	粉末状	颗粒状	粉末状
质地	体轻，易飞扬	体轻，易捏碎	体轻，易飞扬
气味	微有草腥气，味淡	同建青黛	同建青黛

参 考 文 献

［1］甄权．药性论［M］．尚志钧校．芜湖：皖南医学院科研科，1983：21.

［2］苏敬等．新修本草（辑复本）［M］．尚志钧辑校．合肥：安徽科学技术出版社，1981：185.

［3］卢多逊，李昉等．开宝本草（辑复本）［M］．尚志钧辑校．合肥：安徽科学技术出版社，1998：215.

［4］苏颂．本草图经［M］．尚志钧辑校．合肥：安徽科学技术出版社，1994：131.

［5］梁克家．三山志［M］．福州：海风出版社，2000：647，662.

［6］李时珍．本草纲目［M］．陈贵廷等点校．北京：中医古籍出版社，1994：471.

［7］黄仲昭．八闽通志：上［M］．福州：福建人民出版社，1990：512.

［8］徐榕青．福建道地药材现代研究［M］．福州：福建科学技术出版社，2014：520.

［9］汪昂．本草备要［M］．张一昕点校．北京：人民军医出版社，2007：74.

［10］《全国中草药汇编》编写组．全国中草药汇编［M］．2版．北京：人民卫生出版社，1996：495－496.

［11］郭柏苍．闽产录异［M］．胡枫泽校点．长沙：岳麓书社，1986：24.

［12］江苏新医学院．中药大辞典［M］．上海：上海科学技术出版社，2004：1230.

ICS 11.120.01
C 23

团 体 标 准

T/CACM 1020.83—2019

道地药材 第83部分：建泽泻

Daodi herbs—Part 83: Jianzexie

2019-08-13 发布 2019-08-13 实施

中华中医药学会 发布

前　　言

T/CACM 1020《道地药材》标准分为157个部分：

——第1部分：标准编制通则；

……

——第82部分：建青黛；

——第83部分：建泽泻；

——第84部分：建神曲；

……

——第157部分：汉射干。

本部分为T/CACM 1020的第83部分。

本部分按照GB/T 1.1—2009给出的规则起草。

本部分由道地药材国家重点实验室及国家中医药管理局道地药材生态遗传重点研究室提出。

本部分由中华中医药学会归口。

本部分起草单位：福建中医药大学、中国中医科学院中药资源中心、北京中研百草检测认证有限公司。

本部分主要起草人：杨成梓、蔡沓栗、安昌、黄璐琦、郭兰萍、詹志来、郭亮。

道地药材　第83部分：建泽泻

1　范围

T/CACM 1020的本部分规定了道地药材建泽泻的来源及形态、历史沿革、道地产区及生境特征、质量特征。

本部分适用于中华人民共和国境内道地药材建泽泻的生产、销售、鉴定及使用。

2　规范性引用文件

下列文件对于本文件的应用是必不可少的。凡是注日期的引用文件，仅注日期的版本适用于本文件。凡是不注日期的引用文件，其最新版本（包括所有的修改单）适用于本文件。

T/CACM 1020.1—2016　道地药材　第1部分：标准编制通则

中华人民共和国药典一部

3　术语和定义

T/CACM 1020.1—2016界定的以及下列术语和定义适用于本文件。

3.1

建泽泻　jianzexie

产于以福建南平建瓯为中心，核心区域包括南平建溪、松溪为主轴的河谷平原、山间盆地及周边地区的栽培泽泻。

4　来源及形态

4.1　来源

本品为泽泻科植物东方泽泻 *Alisma orientale*（Sam.）Juzep. 的干燥块茎。

4.2　形态特征

多年生水生或沼生草本。块茎直径2cm～6cm（～7cm），或较大。叶多数；挺水叶宽披针形、椭圆形，长3.5cm～11.5cm，宽1.3cm～6.8cm，先端渐尖，基部近圆形或浅心形，叶脉5～7，叶柄长3.2cm～34cm，较粗壮，基部渐宽，边缘窄膜质。花葶高78cm～100cm。花序长20cm～70cm，具3～9分枝，每轮分枝花序3～9；花两性，直径约6mm；花梗不等长；外轮花被片卵形，长2mm～2.5mm，边缘窄膜质，具脉5～7，内轮花被片近圆形，较外轮大，白色、淡红色、稀黄绿色，边缘波状；心皮排列不整齐，花柱直立；花丝长1mm～1.2mm，花药黄绿色或黄色；花托在果期呈凹凸。瘦果椭圆形，长1.5mm～2mm，宽1mm～1.2mm，背部具1条～2条浅沟，腹部自果喙处突起，呈膜质翅，果喙长约0.5mm，自腹侧中上部伸出。种子紫红色，长约1.1mm，宽约0.8mm。花果期5月～9月。

5 历史沿革

5.1 品种沿革

泽泻作为药物使用始载于《神农本草经》，书中云："生池泽。"

南北朝时期《名医别录》记载："生汝南（今河南东南部、安徽阜阳一带）。五月、六月、八月采根，阴干。"《本草经集注》描述："（生）汝南（池泽）。五月、六月、八月采根……叶……五月采。实……九月采……形大而长，尾间必有两歧为好。"

唐代《新修本草》记载："形大而长，尾间必有两歧为好。"此描述与《本草经集注》所述相近。

宋代《本草图经》记载："生汝南池泽……春生苗，多在浅水中。叶似牛舌草，独茎而长；秋时开白花，作丛，似谷精草。五月、六月、八月采根，阴干。今人秋末采，暴干用……汉中出者，形大而长，尾间有两歧最佳。"并收载绘图3幅，分别为"邢州泽泻""泽泻"与"齐州泽泻"。

明代《救荒本草》记载："今水边处处有之。春生苗叶。其叶似牛舌草，叶纹脉竖直，叶丛中间撺葶，对分茎，义茎有线楞梢间，开三瓣小白花，结实小青细子。"《本草蒙筌》记载："盖因形大而长，尾有两歧为异耳。"附图为"邢州泽泻"。《本草乘雅半偈》记载："春生苗，丛生浅水中。叶狭长似牛舌，独茎直上，五月采叶，秋时白花作丛，似谷精草。秋末采根，形大而圆，尾间必有两歧者为好。九月采实。"《八闽通志》记载："丛生浅水中，叶似牛舌，独茎而长，花白色。"

清代《本草崇原》记载："生浅水中，独茎直上，根圆如芋，有毛。泽泻，水草也。"《本草易读》记载："春苗多在浅水中。叶似牛舌，独茎而长。秋开白花，作丛似谷精草。"《闽产录异》记载："丛生湿圃中。叶似牛舌，独茎而长，花似葱，白色。药称'建泽泻'，以建安、瓯宁产者为道地。"《植物名实图考》记载："抚州志：临川产泽泻，其根圆白如小蒜。"附有一图。

民国十八年蔡振坚等纂《建瓯县志》记载："泽泻种池中，秋种冬收，根长圆形，产吉阳者佳。"

综合历代本草所述，"泽泻为水生植物，叶似牛舌，叶脉竖直，独茎而上，秋开三瓣小白花，作丛，结实小青细子"是其共性的特征，与今泽泻属植物特征无明显差异，而《本草图经》所附"邢州泽泻""泽泻"及"齐州泽泻"等图，进一步旁证了泽泻来源于泽泻属植物。《本草图经》所绘3幅图及《植物名实图考》等所绘附图可以初步确定均为泽泻科植物，经详细比对，其中"邢州泽泻""泽泻"等与现今所用泽泻基本一致，地下部分的差异可能为野生或栽培所致。

故今福建、江西所产泽泻与历代未见明显区别，明代以来也未见有品种变迁的记述，来源于泽泻科植物东方泽泻 *Alisma orientale*（Sam.）Juzep. 的干燥块茎应无争议。2015年版《中华人民共和国药典》中收载泽泻的来源为泽泻 *Alisma orientale*（Sam.）Juzep.，为了区别于"川泽泻"（来源于泽泻 *Alisma plantago-aquatica* L.），按《中国植物志》将福建产泽泻中文名更正为东方泽泻。

5.2 产地沿革

在宋代以前，泽泻的产地呈现出从中原（河南）向西北、华北等地扩散变迁的趋势，宋代以后其产地逐渐南移，开始在福建邵武等地有种植，明清以后道地产区逐渐以福建为主，近代以来形成的道地产区为以福建南平建瓯为中心，核心区域包括南平建溪、松溪为主轴的河谷平原、山间盆地等周边地区。建泽泻产地沿革见表1。

表1 建泽泻产地沿革

年代	出处	产地及评价
秦汉	《神农本草经》	生池泽
南北朝	《名医别录》	生汝南（今河南东南部、安徽阜阳一带）
	《本草经集注》	（生）汝南（池泽）。……汝南郡属豫州。今近道亦有，不堪用。惟用汉中南郑（汉中郡南郑县，为今陕西西南部汉中南郑）、青（汉代青州，辖境相当于今山东淄博临淄北，辖地较广，包括如今山东青州，淄博的淄川、临淄两区）、代（汉代代郡，今河北蔚县东），形大而长，尾间必有两歧为好
唐	《新修本草》	汝南郡属豫州（隋初汝南郡，隶属豫州。唐肃宗乾元初改汝南郡为豫州，今河南驻马店）。今近道亦有，不堪用。惟用汉中、南郑、青弋，形大而长，尾间必有两歧为好。〔谨案〕曰："今汝南不复采用，惟以泾州（今甘肃平凉泾川）、华州（当时辖境约今陕西华县、华阴、潼关等县市及渭北的下邽附近地区）者为善也"
明	《本草品汇精要》	汝南池泽，山东河陕（为地理概念，泛指崤山、华山或太行山以东的黄河流域广大地区），江淮南郑、邵武（今福建南平邵武）、青、代亦有之。〔道地〕泾州（今甘肃平凉泾川）、华州（今陕西华县、华阴、潼关等县市及渭北的下邽附近地区）、汉中（今陕西西南部汉中）者佳
	《本草蒙筌》	淮北虽生，不可入药。汉中所出，方可拯疴。盖因形大而长，尾有两歧为异耳
	《本草乘雅半偈》	出汝南池泽。今汝南不复采，以泾州华山者为善，河陕江淮八闽亦有之……形大而圆，尾间必有两歧者为好
	《本草纲目》	弘景曰：今近道亦有，不堪用。惟用汉中、南郑、青戈，形大而长，尾间必有两歧为好。恭曰：今汝南不复采用，惟以泾州、华州者为善也。《图经》曰：今山东、河陕、江淮亦有之，以汉中者为佳
	《八闽通志》	泽泻，丛生浅水中
	《建宁府志》	泽泻，瓯宁产
清	《吉阳里志》	泽泻各乡俱有，惟吉阳者佳，以其大且实也，通各省
	《闽产录异》	产建宁府（今包括武夷山、建瓯、建阳、浦城、松溪、政和、寿宁、周宁）……药称建泽泻，以建安瓯宁者（今建瓯）为道地
民国	《建瓯县志》	泽泻种池中，秋种冬收，根长圆形，产吉阳（南平建瓯吉阳）者佳
	《药物出产辨》	泽泻产福建建宁府为上；其次，江西、四川均有出，但甜味以四川为浓厚。市上所售者，以福建为多
现代	《药材资料汇编》	泽泻以产区分别，可分为福建泻（包括江西泻）、四川泻两大类，品质以建泻为优；产量以川泻为多
	《中华本草》	记载泽泻主产于福建、四川、江西，多系栽培品。现广东、广西、湖北、湖南等地也有生产。销全国，并有出口

6 道地产区及生境特征

6.1 道地产区

以福建南平建瓯为中心，核心区域包括南平建溪、松溪为主轴的河谷平原、山间盆地等周边地区。

6.2 生境特征

建瓯地处北纬 26°38′54″~27°20′26″，东经 117°58′45″~118°57′11″，北邻建阳，南接延平、古田，东靠政和、屏南，西与顺昌交界。属东南沿海低山丘陵区，地势东南高、西南低。全市平均海拔 453.55m。泽泻为水生植物，喜温暖湿润气候，不耐寒、不耐干旱，幼苗期喜荫蔽，成株期喜阳光，土壤以肥沃而稍带黏性的土质为宜。通常栽培在阳光充足、排灌方便、土层深厚肥沃的水田。前作以早、中稻为好。建泽泻常种植于海拔 100m~200m 的水田或沼田。建瓯属中亚热带季风气候，光热资源丰富，冬短夏长，气候宜人，静风多，温差大，雨季集中，年平均气温 18.1℃，无霜期约 320d，年平均降水量约 1750mm；土壤类型有红壤、黄壤，土层深厚、肥沃。

7 质量特征

7.1 质量要求

应符合《中华人民共和国药典》一部对泽泻的相关质量规定。

7.2 性状特征

泽泻呈类球形、椭圆形或卵圆形，长 2cm~7cm，直径 2cm~6cm。表面淡黄色至淡黄棕色，有不规则的横向环状浅沟纹和多数细小突起的须根痕，底部有的有瘤状芽痕。质坚实，断面黄白色，粉性，有多数细孔。气微，味微苦。

建泽泻呈卵圆状或类球状，撞净外皮及须根。直径 3cm~7cm。表面黄白色，有不规则横向环状浅沟纹和细小突起的须根痕。质坚硬。断面浅黄白色，细腻有粉性。味甘、微苦。

建泽泻与其他产地泽泻性状鉴别要点见表 2。

表 2 建泽泻与其他产地泽泻性状鉴别要点

比较项目	建泽泻	其他产地泽泻
形状	呈卵圆状或类球状	呈椭圆形、卵圆形或类球形
大小	直径 3cm~7cm，大小较为均一	直径 1.5cm~6.5cm，大小差异较大
表观性状	表面黄白色，有不规则横向环状浅沟纹和细小突起的须根痕	表面黄灰色或黄白色，有不规则横向环状沟纹、细小突起的须根痕和瘤状芽痕
质地	质坚实；断面黄白色或淡灰白色；粉性	同建泽泻
气味	嚼之味甘、微苦、微麻	气微，味微苦

参 考 文 献

[1] 李丽霞，王书林，王砚，等. 泽泻品种的本草考证 [J]. 时珍国医国药，2013，24（2）：433－434.

[2] 刘咏松，黄珍. 泽泻功能的本草学研究与思考 [J]. 四川中医，2008，（3）：53－54.

[3] 佚名. 神农本草经 [M]. 顾观光辑. 杨鹏举校注. 北京：学苑出版社，2007：51.

[4] 陶弘景. 名医别录（辑校本）[M]. 尚志钧辑校. 北京：中国中医药出版社，2013：22.

[5] 陶弘景. 本草经集注（辑校本）[M]. 尚志钧，尚元胜辑校. 北京：人民卫生出版社，1994：203.

[6] 苏敬. 新修本草 [M]. 胡方林整理. 太原：山西科学技术出版社，2013：144－145.

[7] 苏颂. 本草图经 [M]. 尚志钧辑校. 合肥：安徽科学技术出版社，1994：85－86.

[8] 陈嘉谟. 本草蒙筌 [M]. 陆拯，赵法新校点. 北京：中国中医药出版社，2013：63－64.

[9] 卢之颐. 本草乘雅半偈 [M]. 冷方南，王齐南校点. 北京：人民卫生出版社，1986：104.

[10] 黄仲昭. 八闽通志：上 [M]. 福建省地方志编纂委员会旧志整理组，福建省图书馆特藏部整理. 福州：福建人民出版社，2006：737.

[11] 黄坚航. 建泽泻的道地性研究 [J]. 中药材，2006，（3）：305－307.

[12] 吴啟南，王立新. 中药泽泻的本草考证 [J]. 时珍国医国药，2002，（4）：247－248.

[13] 郭柏苍. 闽产录异 [M]. 胡枫泽校点. 长沙：岳麓书社，1986：84.

[14] 中华人民共和国卫生部药典委员会. 中华人民共和国药典一部 [S]. 北京：人民卫生出版社，1964：147.

ICS 11.120.01
C 23

团　　　体　　　标　　　准

T/CACM 1020.84—2019

道地药材　第84部分：建神曲

Daodi herbs—Part 84: Jianshenqu

2019-08-13 发布　　　　2019-08-13 实施

中华中医药学会　发 布

前 言

T/CACM 1020《道地药材》标准分为157个部分：

——第1部分：标准编制通则；

……

——第83部分：建泽泻；

——第84部分：建神曲；

——第85部分：建莲子；

……

——第157部分：汉射干。

本部分为T/CACM 1020的第84部分。

本部分按照GB/T 1.1—2009给出的规则起草。

本部分由道地药材国家重点实验室及国家中医药管理局道地药材生态遗传重点研究室提出。

本部分由中华中医药学会归口。

本部分起草单位：福建中医药大学、中国中医科学院中药资源中心、北京中研百草检测认证有限公司。

本部分主要起草人：杨成梓、黄璐琦、郭兰萍、詹志来、张小波、王乐、王凌、郭亮。

道地药材　第 84 部分：建神曲

1　范围

T/CACM 1020 的本部分规定了道地药材建神曲的来源、历史沿革、道地产区、质量特征。

本部分适用于中华人民共和国境内道地药材建神曲的生产、销售、鉴定及使用。

2　规范性引用文件

下列文件对于本文件的应用是必不可少的。凡是注日期的引用文件，仅注日期的版本适用于本文件。凡是不注日期的引用文件，其最新版本（包括所有的修改单）适用于本文件。

T/CACM 1020. 1—2016　道地药材　第 1 部分：标准编制通则

卫生部药品标准中药成方制剂第十七册

3　术语和定义

T/CACM 1020. 1—2016 界定的以及下列术语和定义适用于本文件。

3. 1

建神曲　jianshenqu

产于福建泉州地区，以麦粉、麸皮和多种药物混合后，经发酵而成的曲剂。

4　来源

本品为藿香、青蒿等药物细粉与面粉混合发酵而成的加工品。

5　历史沿革

5. 1　品种沿革

神曲之名出自唐代《食疗本草》，记载：“曲……又神曲。”

宋代《嘉祐本草》记载：“曲，味甘，大暖。疗脏腑中风气，调中下气，开胃消宿食，主霍乱心膈气，痰逆，除烦，破癥结及补虚，去冷气，除肠胃中塞，不下食，令人有颜色。六月作者良，陈久者入药，用之当炒令香。六畜食米胀欲死者，煮曲汁灌之立消，落胎并下鬼胎。又神曲，使，无毒。能化水谷、宿食、癥气，健脾暖胃。”

元代王好古《汤液本草》记载：“气暖。味甘。入足阳明经。本草云：疗脏腑中风气，调中下气，开胃消宿食。主霍乱心膈气，痰逆、除烦，破癥结及补虚，去冷气，除肠胃中塞不下食。能治小儿腹坚大如盘，胸中满，胎动不安或腰痛抢心，下血不止。”

李时珍在《本草纲目》云：“昔人用曲，多是造酒之曲。后医乃造神曲，专以供药，力更胜之。盖取诸神聚会之日造之，故得神名……消食下气，除痰逆霍乱，泄痢胀满诸疾，其功与曲同。闪挫腰痛者，锻过淬酒温服有效。妇人产后欲回乳者，炒研，酒服二钱，日二即止，甚验。”据《本草纲目》记载的“贾思勰《齐民要术》虽有造神曲古法，繁琐不便。近时造法，更简易也”，可知我国制造神曲至少可追溯于北魏时期，《本草纲目》中还引用了叶氏《水云录》的造曲方法：“五月五日，或六月六日，或三伏日，用白面百斤，青蒿自然汁三升，赤小豆末、杏仁泥各三升，苍耳自然汁、野蓼自然汁各三升，以配白虎、青龙、朱雀、玄武、勾陈、螣蛇六神，用汁和面、豆、杏仁作饼，麻叶或楮叶包署，如造酱黄法，待生黄衣，晒收之。”

明代张景岳《本草正》记载：“神曲，味甘、气平。炒黄入药，善助中焦土脏。健脾暖胃，消食下气、化滞调中，逐痰积，破癥瘕，运化水谷，除霍乱胀满呕吐。其气腐，故能除湿热，其性涩，故又止泻痢。疗女人胎动因滞，治小儿腹坚因积。”缪希雍《神农本草经疏》记载：“使，无毒。能化水谷宿食，癥气，健脾暖胃。”

清代《脉药联珠药性食物考》记载神曲是“白面、赤豆、青蒿、苍耳、红蓼、杏仁合为六曲”。汪昂《本草备要》记载：“辛散气，甘调中，温开胃。化水谷，消积滞。治痰逆癥结，泻痢胀满，回乳，下胎，亦治目病……造曲法，以五月五日，六月六日，用白面百斤，赤豆末、杏仁泥、青蒿、苍耳、红蓼汁各三升，以配青龙、白虎、朱雀、玄武、螣蛇、勾陈六神，通和作饼署生黄衣，晒收。陈者良。炒用。”凌奂《本草害利》记载：“六神曲……甘平温，入脾胃二经。健脾消谷，食停腹痛无虞，下气行痰，泄利反胃有藉，亦能损胎。”

建神曲始载于清代《脉药联珠药性食物考》：“泉州神曲，微苦香甘，搜风解表，调胃行痰，止嗽疟痢，吐泻能安，瘟疫岚瘴，散疹消斑，感冒头痛，食滞心烦，姜煎温服，或二三钱，造云百草，法秘不传，得名范志，块造方端，用之应效，馈远人欢，他人造者，粗黑成团。”《本草纲目拾遗》记载：“出福建泉州府，开元寺造者佳。此曲采百草罨成，故又名百草曲。”《本草害利》记载：“建神曲力胜，出福建泉州，范志吴一飞所造百草曲，每块重不过两，曲中大麦，囫囵不碎，劈取咬之，口中觉清香者真。炒，研末服。如其麦粒淡无气味者，伪品也。近今各地用酒曲入诸药草及毒药造成，其性酷烈，断不可用。”所以，建神曲又名泉州神曲、范志曲、百草曲等。

民国时期《药物出产辨》记载：“原产福建，名曰建曲。但字号名目太多，真伪难辨，以左字采芸居曲为通行。其次范志曲，其余满地充曲。但正货俱无香味，允货切开必香。凡用此味，著消滞解表。”

《中草药与民族药药材图谱》中记载神曲的来源是“面粉、麸皮与辣蓼、青蒿、杏仁等药物混合后经发酵而成的曲剂”，性味功效为“辛、甘，温。消食行气，健脾养胃”，主产地“全国各地均产，各地制曲加入的药物不同，以福建产的建曲为道地”。

综上分析，中药神曲从唐代开始使用至今，且历代本草文献对神曲的特征、功效等记载基本一致，从清代开始福建泉州制造的“建神曲”以其独特的制作方法和功效闻名于天下，被公认为质量最好，因此，本标准将神曲的道地药材定为建神曲。

5.2 产地沿革

历代本草文献对神曲的产地描述很少，从唐代《食疗本草》首载此药，一直到清代才开始出现了有关神曲产地的记载，即福建泉州。现代《中草药与民族药药材图谱》中则明确记载：“神曲全国各地均产……以福建产的建曲为道地。”建神曲功效独特，品质优良，被广大医家所认可，所以，福建泉州为其道地产区。建神曲产地沿革见表1。

表1　建神曲产地沿革

年代	出处	产地及评价
清	《脉药联珠药性食物考》	泉州神曲，微苦香甘，搜风解表，调胃行痰，止嗽疟痢，吐泻能安，瘟疫岚瘴，散疹消斑，感冒头痛，食滞心烦，姜煎温服，或二三钱，造云百草，法秘不传，得名范志，块造方端，用之应效，馈远人欢，他人造者，粗黑成团
	《本草纲目拾遗》	出福建泉州府，开元寺造者佳。此曲采百草罨成，故又名百草曲
	《本草害利》	建神曲力胜，出福建泉州，范志吴一飞所造百草曲，每块重不过两，曲中大麦，囫囵不碎，劈取咬之，口中觉清香者真。炒，研末服。如其麦粒淡无气味者，伪品也。近今各地用酒曲入诸药草及毒药造成，其性酷烈，断不可用
民国	《药物出产辨》	原产福建，名曰建曲
现代	《中草药与民族药药材图谱》	全国各地均产，各地制曲加入的药物不同，以福建产的建曲为道地

6　道地产区

福建泉州地区。

7　质量特征

7.1　质量要求

应符合《卫生部药品标准中药成方制剂》第十七册对神曲的相关质量规定。

7.2　性状特征

神曲呈方形或长方形的块状，直径约3cm，厚约1cm，外表土黄色，粗糙。质硬脆，易断，断面不平整，类白色，可见未被粉碎的褐色残渣及发酵后的空隙。具陈腐气，味苦。神曲原料组成不同，性状有所不同。如面粉含量多则黄白色，质地较硬，表面较平滑。麸皮含量多则呈土黄色，质地酥松，表面粗糙不平。

建神曲为长方形块状物；外表面粗糙，黄褐色，有白霉；断面疏松，黄褐色；气清香，味微苦。

建神曲与其他产地神曲性状鉴别要点见表2。

表2　建神曲与其他产地神曲性状鉴别要点

比较项目	建神曲	其他产地神曲
形状	长方形块状物	方形或长方形的块状
外表颜色及质地	外表面粗糙，黄褐色，有白霉	外表土黄色，粗糙，质硬脆； 面粉含量多则黄白色，质地较硬，表面较平滑； 麸皮含量多则呈土黄色，质地酥松，表面粗糙不平
断面	断面疏松，黄褐色	断面不平整，类白色，可见未被粉碎的褐色残渣及发酵后的空隙
气味	气清香，味微苦	具陈腐气，味苦

参 考 文 献

［1］程超寰. 本草释名考订［M］. 北京：中国中医药出版社，2013：94.
［2］掌禹锡. 嘉祐本草（辑复本）［M］. 尚志钧辑复. 北京：中医古籍出版社，1993：500.
［3］王好古. 王好古医学全书［M］. 北京：中国中医药出版社，2004：60.
［4］李时珍. 本草纲目［M］. 北京：中国医药科技出版社，2016：1174.
［5］张景岳. 本草正［M］. 北京：中国医药科技出版社，2017：78.
［6］缪希雍. 神农本草经疏［M］. 夏魁周校注. 北京：中国中医药出版社，1997：287.
［7］龙柏. 脉药联珠药性食物考［M］. 苏颖，赵宏岩，张茂云校注. 北京：中国中医药出版社，2016：264，191.
［8］汪昂. 本草备要［M］. 北京：中国中医药出版社，1998：212.
［9］凌奂. 本草害利［M］. 北京：中医古籍出版社，1982：57.
［10］赵学敏. 本草纲目拾遗［M］. 北京：人民卫生出版社，1963：173.
［11］黄璐琦. 中草药与民族药药材图谱［M］. 北京：北京大学医学出版社，2005：329.

ICS 11.120.01
C 23

团 体 标 准

T/CACM 1020.85—2019

道地药材 第85部分：建莲子

Daodi herbs—Part 85: Jianlianzi

2019-08-13发布 2019-08-13实施

中华中医药学会 发布

前　　言

T/CACM 1020《道地药材》标准分为 157 个部分：

——第 1 部分：标准编制通则；

……

——第 84 部分：建神曲；

——第 85 部分：建莲子；

——第 86 部分：蕲艾；

……

——第 157 部分：汉射干。

本部分为 T/CACM 1020 的第 85 部分。

本部分按照 GB/T 1.1—2009 给出的规则起草。

本部分由道地药材国家重点实验室及国家中医药管理局道地药材生态遗传重点研究室提出。

本部分由中华中医药学会归口。

本部分起草单位：福建中医药大学、中国中医科学院中药资源中心、无限极（中国）有限公司、北京中研百草检测认证有限公司。

本部分主要起草人：杨成梓、安昌、黄璐琦、郭兰萍、孙景、唐德英、詹志来、余意、马方励、郭亮。

道地药材　第85部分：建莲子

1　范围

T/CACM 1020 的本部分规定了道地药材建莲子的来源及形态、历史沿革、道地产区及生境特征、质量特征。

本部分适用于中华人民共和国境内道地药材建莲子的生产、销售、鉴定及使用。

2　规范性引用文件

下列文件对于本文件的应用是必不可少的。凡是注日期的引用文件，仅注日期的版本适用于本文件。凡是不注日期的引用文件，其最新版本（包括所有的修改单）适用于本文件。

T/CACM 1020. 1—2016　道地药材　第1部分：标准编制通则

中华人民共和国药典一部

3　术语和定义

T/CACM 1020. 1—2016 界定的以及下列术语和定义适用于本文件。

3. 1

建莲子　jianlianzi

产于以福建武夷山麓中段及武夷山南麓、闽西北山区盆地为中心，核心区域包括建宁、南平建阳、建瓯及其周边地区的莲子。

4　来源及形态

4. 1　来源

本品为睡莲科植物莲 *Nelumbo nucifera* Gaertn. 的干燥成熟种子。

4. 2　形态特征

多年生水生草本植物。根茎横走，粗而肥厚，节间膨大，内有纵横通气孔道，节部缢缩。叶基生，挺出水面，盾形，直径30cm~90cm，波状边缘，上面深绿色，下面浅绿色。叶柄散生小刺，长1m~2m，挺出水面。花单生，直径10cm~25cm，椭圆花瓣多数，白色或粉红色；花柄长1m~2m。花托在果期膨大，直径5cm~10cm，海绵质。坚果椭圆形和卵圆形，长1. 5cm~2cm，灰褐色。种子卵圆形，长1. 2cm~1. 7cm，种皮红棕色。花期6月~8月，果期8月~10月。

5　历史沿革

5. 1　品种沿革

莲子始载于《神农本草经》，书中将莲子称为“藕实”或“水芝丹”，认为其主补中养神、益气力、除百疾，被列为上品，这也是莲关于作药用的最早记录。《尔雅》云："荷，芙蕖……其实莲，其根藕。"《本草经集注》云："即今莲子，八月、九月取坚黑者……花及根并入神仙用。今云茎，恐即是根，不尔不应言甘也。"可见，自古莲、藕等已皆入药，魏晋南北朝时期已将莲子作为主要药用部位记述。

莲为多年生水生草本，自生或栽培在池塘或水田内。《名医别录》记载："生汝南，八月采。"后世医家与学者也均采用其描述，故莲子生于汝南之说在古代已成共识。鲍远航考证《水经注》中《汝南先贤传》，其中记载："汝南郡，汉置，初治平舆，后治新息，即今河南息县。"平舆、息县、汝南，今均处河南南部，故汝南应是今河南南部地区的统称。汉代乐府《江南可采莲》描绘："江南可采莲，莲叶何田田。"汉代江南指现今上海、浙江、江苏、安徽一带。"莲叶何田田"一句可以看出当时莲叶层层叠叠，莲子生长茂盛。

唐代《新修本草》记载："藕实茎……一名水芝丹，一名莲。生汝南池泽，八月采。"作为当时政府颁布的具有药典性质的本草文献，该著作说明莲子从有记载至唐代大多产汝南，即今河南南部。

宋代《证类本草》记载："一名莲。生汝南池泽。八月采。"

明代《本草纲目》引李当之言："豫章汝南者为良。"豫章为豫章郡，是汉代地名，为今江西北部一带。并记载："荆、扬、豫、益诸处湖泽陂池皆有之。"均说明莲子的产区非常广泛，由汝南郡的所辖中原地区向全国各地扩散。

"建莲子"之名始于清朝末年，《本草崇原集说》曰："莲始出于汝南池泽……宜于建莲子中拣带壳而黑者用之为真矣。""建莲子"的"建"源于当时建州，后升为建宁府。府治建安为现今建瓯所在。现今，福建建宁、建瓯、建阳等地均盛产莲子，与当时记载相符。目前人们所认为的建莲子即以福建建瓯、建宁、建阳等地为主产区的福建莲子。"宜于建莲子中拣带壳而黑者用之为真"，也说明了建莲子在当时已经成为品质优良的莲子的象征。

对于其品质评价，明代《食鉴本草》记载："莲子治泄精补脾。久食身轻耐老。忌地黄大蒜。建莲甚有力。"《本草纲目》记载："以水浸去赤皮、青心，生食甚佳。"《本草乘雅半偈》记载："莲实，气味甘平，无毒。主补中，养神，益气力，除百疾。久服轻身耐老，不饥延年……独建宁老莲，肥大倍尝，色香味最胜。"虽未提及建莲子，但"建宁老莲"一词已说明建宁莲子早已知名。清代建宁白莲已名闻遐迩。《建宁县志》记载："西门外池，一百口，种莲。池旁遍植桃李，春夏花时，游人络绎不绝。莲子岁产约千斤，为吾国第一。"清末民国时期《本草正义》记载："莲子肉味甘，平，淡。皮涩，心苦，用去心、皮。补脾胃，固精气。炒熟用良。"

《增订伪药条辨》记载："用者去黑壳，以水浸，去赤膜青心，方可入药……宜于建莲子拣带壳而色黑者为是。"《药物出产辨》记载："建莲产福建……但质味之甘甜者居首。"《500味常用中药材的经验鉴别》有莲子"以建莲和广昌莲子最佳"之说，同时记载："干货以颗粒大而饱满、肉色白、富粉性、煮之易烂者为佳。"鉴于福建建宁、建瓯、建阳等地栽培莲子历史悠久，《建宁县志》记载梁代龙德年间已有白莲池；加之"建莲子"称谓已有近一百多年的历史，且被广大医家所认可，普遍认为质量上乘；同时现今福建建宁、建瓯、建阳等地村村户户大面积种植莲，所产莲子远销海内外，被誉为"莲中极品"。因此，本标准将莲子的道地药材定为建莲子。

综上所述，莲子古今药用基原一致，均为睡莲科植物莲 *Nelumbo nucifera* Gaertn. 的干燥成熟种子。建莲子道地产区形成于中晚清时期，主要为建州或建宁府周围（即今福建武夷山脉中段及武夷山南麓、闽西北山区盆地为中心，核心区域包括建宁、南平建阳、建瓯及其周边地区）。

5.2 产地沿革

从南北朝至明代，莲子的产地呈现出从中原向南方一带扩散变迁的趋势。自明代以来认为以建宁等地所产莲子为佳，清代已有"建莲子"之名，近代以来形成的道地产区为以福建武夷山麓中段及武夷山南麓、闽西北山区盆地为中心，核心区域包括建宁、南平建阳、建瓯及其周边地区。建莲子产地沿革见表1。

表1　建莲子产地沿革

年代	出处	产地及评价
南北朝	《名医别录》	一名莲。生汝南，八月采
明	《救荒本草》	本草有藕实，一名水芝丹，一名莲。生汝南池泽，今处处有之，生水中
	《食鉴本草》	建莲甚有力
	《本草纲目》	莲藕，荆、扬、豫、益诸处湖泽陂池皆有之
	《本草乘雅半偈》	独建宁老莲，肥大倍尝，色香味最胜
清	《建宁县志》	莲子岁产约千斤，为吾国第一
	《本草崇原集说》	莲始出汝南池泽……宜于建莲子中拣带壳而黑者用之为真
民国	《增订伪药条辨》	用者去黑壳，以水浸，去赤膜青心，方可入药……宜于建莲子拣带壳而色黑者为是
	《药物出产辨》	建莲产福建……但质味之甘甜者居首
现代	《500味常用中药材的经验鉴别》	以建莲和广昌莲子最佳

6　道地产区及生境特征

6.1　道地产区

以福建武夷山麓中段及武夷山南麓、闽西北山区盆地为中心，核心区域包括建宁、南平建阳、建瓯及其周边地区。

6.2　生境特征

福建地处我国东南部、东海之滨，陆域位于北纬23°33′~28°20′，东经115°50′~120°40′，靠近北回归线，受季风环流和地形的影响，形成暖热湿润的亚热带海洋性季风气候，热量丰富，全省70%的区域大于或等于10℃的积温在5000℃~7600℃，雨量充沛，光照充足，年平均气温17℃~21℃，年平均降水量1400mm~2000mm，是中国雨量最丰富的省份之一，气候条件优越，适宜多种作物生长。莲为阳生植物，喜光。常种植于水源充足、排灌方便、土层20cm~25cm、肥力中等以上的水田。莲的生育期短，尤其在7月~10月多次开花结实，消耗养分量大；若要获得高产，除选用良田、施足基肥外，另需在这段时间内合理追肥、科学灌水。莲为典型的水生植物，大面积种植需要成片的水田或池塘。福建境内峰岭耸峙，丘陵连绵，河谷、盆地穿插其间，素有“八山一水一分田”之称。因此，河流众多、水系密布的福建是莲的最适宜种植区。

7　质量特征

7.1　质量要求

应符合《中华人民共和国药典》一部对莲子的相关质量规定。

7.2　性状特征

莲子略呈椭圆形或类球形，长12mm~18mm，直径8mm~14mm。表面红棕色，有细纵纹和较宽的脉纹。一端中心呈乳头状突起，棕褐色，多有裂口，其周边略下陷。质硬，种皮薄，不易剥离。子叶2，黄白色，肥厚，中有空隙，具绿色莲子心。气微，味甘、微涩；莲子心味苦。

建莲子略呈椭圆形或类球形，长14mm～18mm，直径12mm～14mm。表面浅黄色至黄白色，有的细纵纹和较宽的脉纹，呈略皱缩样，有的比较饱满油润。子叶2，肥厚，中有空隙，先端中心呈乳突状突起，浅棕色，具裂口，其周边略下陷，底部具一针眼状小孔。质脆硬，断面白色，粉性。气微，味甘、微涩。

建莲子与其他产地莲子性状鉴别要点见表2。

表2　建莲子与其他产地莲子性状鉴别要点

比较项目	建莲子	其他产地莲子
形状	略呈椭圆形或类球形，长14mm～18mm，直径12mm～14mm。子叶2，黄白色，肥厚，中有空隙	呈规则的椭圆形或类球形，长12mm～18mm，直径8mm～14mm
外形颜色	表面浅黄色至黄白色，有细纵纹和较宽的脉纹，呈略皱缩样，有的比较饱满油润。一端中心呈乳头状突起，先端尖，浅棕色，大部分都有裂口，且裂口开口较大，其周边略下陷，底部具针眼状小孔。果皮与种皮均已剥离，无残留	表面粉色至黄白色，无细纵纹和脉纹，光滑，粉性较为明显。两端中心微有突起，先端钝圆，无裂口，底部具针眼状小孔，两端多有加工过程中没有打磨干净的红棕色种皮
质地	质脆硬	质硬

参 考 文 献

[1] 尚志钧. 神农本草经校点 [M]. 芜湖：皖南医学院科研处，1981：76.

[2] 佚名. 尔雅 [M]. 郭璞注. 北京：中华书局，1985：98.

[3] 陶弘景. 本草经集注（辑校本）[M]. 尚志钧，尚元胜辑校. 北京：人民卫生出版社，1994：463.

[4] 陶弘景. 名医别录（辑校本）[M]. 尚志钧辑校. 北京：中国中医药出版社，2013：74.

[5] 鲍远航. 《水经注》文献学文学研究 [D]. 北京：首都师范大学，2004.

[6] 苏敬等. 新修本草（辑复本）[M]. 尚志钧辑校. 合肥：安徽科学技术出版社，1981：442.

[7] 唐慎微. 证类本草 [M]. 郭军双校注. 北京：中国医药科技出版社，2011：631.

[8] 李时珍. 本草纲目 [M]. 北京：中国医药科技出版社，2016：1474-1475.

[9] 仲昴庭. 本草崇原集说 [M]. 孙多善点校. 北京：人民卫生出版社，1997：10.

[10] 卢之颐. 本草乘雅半偈 [M]. 刘更生，蔡群，朱姝校注. 北京：中国中医药出版社，2016：14-16.

[11] 建宁县地方志编纂委员会. 建宁县志 [M]. 北京：方志出版社，2014：10.

[12] 宁源. 食鉴本草 [M]. 北京：中国书店，1987：62.

[13] 张德裕. 本草正义 [M]. 程守祯，刘娟校注. 北京：中国中医药出版社，2015：6.

[14] 曹炳章. 增订伪药条辨 [M]. 刘德荣点校. 福州：福建科学技术出版社，2004：58.

[15] 陈仁山. 药物出产辨 [M]. 广州：广州中医专门学校，1930：98.

[16] 卢赣鹏. 500味常用中药材的经验鉴别 [M]. 北京：中国中医药出版社，1999：349.

ICS 11.120.01
C 23

团 体 标 准

T/CACM 1020.86—2019

道地药材　第 86 部分：蕲艾

Daodi herbs—Part 86: Qiai

2019-08-13 发布　　2019-08-13 实施

中华中医药学会　发布

前　　言

T/CACM 1020《道地药材》标准分为157个部分：

——第1部分：标准编制通则；

……

——第85部分：建莲子；

——第86部分：蕲艾；

——第87部分：霍山石斛；

……

——第157部分：汉射干。

本部分为T/CACM 1020的第86部分。

本部分按照GB/T 1.1—2009给出的规则起草。

本部分由道地药材国家重点实验室及国家中医药管理局道地药材生态遗传重点研究室提出。

本部分由中华中医药学会归口。

本部分起草单位：湖北中医药大学、中国中医科学院中药资源中心、北京中研百草检测认证有限公司。

本部分主要起草人：余坤、汪文杰、张元、黄显章、康利平、詹志来、黄璐琦、郭兰萍、孙景、唐德英、郭亮、明淑芳、陈雷。

道地药材　第86部分：蕲艾

1　范围

T/CACM 1020 的本部分规定了道地药材蕲艾的来源及形态、历史沿革、道地产区及生境特征、质量特征。

本部分适用于中华人民共和国境内道地药材蕲艾的生产、销售、鉴定及使用。

2　规范性引用文件

下列文件对于本文件的应用是必不可少的。凡是注日期的引用文件，仅注日期的版本适用于本文件。凡是不注日期的引用文件，其最新版本（包括所有的修改单）适用于本文件。

T/CACM 1020.1—2016　道地药材　第1部分：标准编制通则

中华人民共和国药典一部

3　术语和定义

T/CACM 1020.1—2016 界定的以及下列术语和定义适用于本文件。

3.1

蕲艾　qiai

产于湖北蕲春（唐、宋、明、清时期称蕲州）境内的艾叶，多为栽培品。

4　来源及形态

4.1　来源

本品为菊科植物蕲艾 *Artemisia argyi* Lévl. et Vant. var. *argyi*‘Qiai’的干燥叶。

4.2　形态特征

多年生草本，植株有浓烈香气。地下根茎横卧。茎常单生，高150cm～250cm，有明显纵棱，基部稍木质化，被灰色蛛丝状柔毛。单叶互生，厚纸质，上面被灰白色短柔毛，并有白色腺点与小凹点，下面密被灰白色蛛丝状密茸毛；基生叶具长柄，花期萎谢；茎下部叶宽卵形或近圆形，羽状深裂，每侧具裂片2～3，裂片椭圆形或倒卵状长椭圆形，每裂片有小裂齿2～3；中部叶卵形、近菱形，长5cm～8cm，宽4cm～7cm，羽状浅裂，每侧裂片2～3，裂片卵形至披针形；上部叶3深裂或浅裂，或不分裂，椭圆形或长椭圆形，最长可达8cm，宽1.5cm，叶揉之常成棉絮状。头状花序多数，排成小型穗状或复穗状花序，常再组成圆锥花序；总苞片卵形或狭卵形，边缘膜质，背面被绵毛；雌花6～10，花冠狭管状；两性花8～12，生于头状花序内层，花冠管状，红色，外面有腺点。瘦果约1mm，长卵形或长圆形。

5 历史沿革

5.1 品种沿革

秦汉时期《神农本草经》未收载艾，但记载了与艾同属的近缘植物“白蒿”：“味甘、平。主五脏邪气，风寒温痹……生中山川泽。”经考证，当时艾与白蒿混用或通用，至梁代“白蒿”之名逐渐被“艾”取代。南北朝时期《名医别录》分别将“艾叶”和“白蒿”分开记载：“（艾叶）生田野。三月三日采，暴干……（白蒿）生中山，二月采。”此时已明确指出了艾叶的生境，并与白蒿相区分开。

唐宋时期对艾叶的形态描述较少。《新修本草》记载：“一名冰台，一名医草。生田野。三月三日采，曝干。”《本草图经》记载了艾叶的形态：“初春布地生苗，茎类蒿，而叶背白，以苗短者为佳。”并附有“明州艾叶”图。

明代对艾叶形态的记载更加详细。李时珍《本草纲目》记载：“此草多生山原。二月宿根生苗成丛，其茎直生，白色，高四五尺。其叶四布，状如蒿，分为五尖，桠上复有小尖，面青背白，有茸而柔厚。七八月叶间出穗如车前穗，细花，结实累累盈枝，中有细子，霜后始枯，皆以五月五日连茎刈取，暴干收叶。”卢之颐《本草乘雅半偈》记载：“春时宿根再发，布地生苗，如蒿作丛，茎直上，高四五尺。叶四布，具五尖九尖者胜，桠上复有小尖，面青背白。八月叶间复出穗，细花结实，累累盈枝，中有细子，霜后始枯，蓍草类也。”

清代《植物名实图考》中绘有艾较为精细的图两幅，一幅为尚未开花的植株，另一幅带花序。

根据历代本草文献中对艾形态的描述及所绘植物形态图，综合考虑产地信息，对照《中国植物志》对蒿属植物的描述，基本排除了其他植物的可能，故此认为历代本草著作所记载的艾叶药材原植物主流应为艾 *Artemisia argyi* Lévl. et Vant.。鉴于“蕲艾”的称谓已有四百多年的历史，且被广大医家及道地产区所认可，因此，本标准将艾叶的道地药材定为蕲艾。

5.2 产地沿革

宋代《本草图经》最早记载了艾叶的产地，并明确指出其道地产区有复道、四明和明州，并附有“明州艾叶”图，该书记载：“旧不著所出州土，但云生田野。今处处有之，以复道者为佳，云此种灸病尤胜，初春布地生苗，茎类蒿，而叶背白，以苗短者为佳。”其中的“复道”又名“扶道”，位于河南汤阴复道；明州和四明现今位于浙江宁波及其下辖的鄞州。可见，在宋代艾叶的道地产区为复道和明州，并一直延续至明代。

明代，艾叶的道地产区有了较大变化。《本草品汇精要》首次将蕲州作为艾叶的道地产区：“〔道地〕蕲州、明州。”其中的“蕲州”即是现今湖北蕲春。陈嘉谟在《本草蒙筌》中指出：“各处田野有，以复道者为佳。”李时珍在《本草纲目》中对艾叶的道地产区进行详细记载，并首次提出“蕲艾”：“艾叶本草不著土产，但云生田野，宋时以汤阴复道者为佳，四明者图形，近代惟汤阴者谓之北艾，四明者谓之海艾。自成化以来，则以蕲州者为胜，用充方物，天下重之，谓之蕲艾。”可见，李时珍认为当时艾叶的道地产区已逐渐由复道、明州转变为蕲州，自此蕲艾之名广为传播。卢之颐《本草乘雅半偈》指出了当时蕲州产艾叶已作为贡品：“蕲州贡艾叶，叶九尖，长盈五七寸，厚约一分许，岂唯力胜，堪称美艾……生山谷田野间，蕲州者最贵，四明者亦佳。”因此，明代是艾叶道地产地由复道至蕲州转变的时期，至明末，蕲州作为道地产地已基本无甚争议，并一直延续至今。

清代，多继承前人论述，推崇蕲州产艾叶。《本草备要》记载：“宋时重汤阴艾，自明成化来，则以蕲州艾为胜。”《得配本草》中记载：“产蕲州者为胜。”《植物名实图考》中记载：“今以蕲州产者良。”

近代，大多认为湖北蕲春产的艾叶质量较好。《中国药物学》对艾叶产地的记载：“产于我国各处，以湖北蕲春所产者最佳，故又名‘蕲艾’。”《新编中药志》也认为“药用艾叶以蕲艾为佳，蕲州即今湖北蕲春，为李时珍的家乡所在地”。2011 年国家质检总局批准对“蕲艾”实施地理标志产品保护。

综上所述，宋以前以浙江四明（今浙江宁波一带）和河南复道（今河南安阳汤阴）为道地产区，明代“蕲州”（今湖北蕲春）已作为艾叶的道地产区，并一直延续至今。蕲艾产地沿革见表 1。

表 1 蕲艾产地沿革

年代	出处	产地及评价
秦汉	《神农本草经》	在“白蒿”项下记载“生中山川泽”
南北朝	《名医别录》	生田野。三月三日采，暴干
唐	《新修本草》	生田野。三月三日采，曝干
宋	《本草图经》	旧不著所出州土，但云生田野
明	《本草汇言》	所在处处皆有，或生山原，或生田野
	《本草蒙筌》	各处田野有，以复道者为佳
	《本草纲目》	自成化以来，则以蕲州者为胜
	《本草乘雅半偈》	蕲州贡艾叶，叶九尖，长盈五七寸，厚约一分许，岂唯力胜，堪称美艾……生山谷田野间，蕲州者最贵，四明者亦佳
清	《本草备要》	宋时重汤阴艾，自明成化来，则以蕲州艾为胜。云灸酒坛，一灸便透
	《得配本草》	产蕲州者为胜。可灸百病，可入煎丸
	《植物名实图考》	今以蕲州产者良
现代	《中国药物学》	产于我国各处，以湖北蕲春所产者最佳，故又名“蕲艾”
	《新编中药志》	药用艾叶以蕲艾为佳

6 道地产区及生境特征

6.1 道地产区

湖北蕲春。

6.2 生境特征

蕲春位于湖北东部、大别山南麓、长江中游北岸，境内海拔 12m～1244.1m，属亚热带大陆季风气候，雨量充沛，气候温和，四季分明，无霜期 249.1d，年平均降水量 1341.7mm，年平均日照时数 2025.8h，年平均气温 16.8℃。蕲艾喜温暖、湿润的气候，适宜生长在海拔 300m 以下向阳的丘陵、缓坡山地和平原，以排水良好、富含腐殖质的酸性黄棕壤为佳，耕层厚度≥25cm，pH 5.7～6.3，土壤有机质含量≥1.6%。

7 质量特征

7.1 质量要求

应符合《中华人民共和国药典》一部对艾叶的相关质量规定。

7.2 性状特征

艾叶药材多皱缩、破碎，有短柄。完整叶片展平后呈卵状椭圆形，羽状深裂，裂片椭圆状披针形，边缘有不规则的粗锯齿；上表面灰绿色或深黄绿色，有稀疏的柔毛和腺点；下表面密生灰白色茸毛。质柔软。气清香，味苦。

蕲艾多为栽培品，叶片较大而厚，裂片较宽大，叶背面茸毛较多、较厚密，特异清香气较浓烈。

蕲艾与其他产地艾叶性状鉴别要点见表2。

表2 蕲艾与其他产地艾叶性状鉴别要点

比较项目	蕲艾	其他产地艾叶
来源	艾栽培品种蕲艾的干燥叶	艾的干燥叶
叶片厚度	较厚	稍薄
叶片背面茸毛	较浓密而厚	略少且稍薄
清香气	较浓烈	稍弱
叶片大小	较大，茎中下部叶片宽可达16cm	常较小，茎中下部叶片宽常不足12cm
叶片分裂	植株中部叶羽状浅裂，上部叶通常不分裂，椭圆形或长椭圆形，最长可达7cm～8cm，宽1.5cm	植株中部叶一至二回羽状深裂至半裂，上部叶羽状半裂、浅裂或深裂，或不分裂

7.3 化学成分特征

蕲艾的挥发油含量是其他产地艾叶的1.1倍～2.2倍，蕲艾总黄酮含量是其他产地艾叶的1.2倍～5.2倍，蕲艾燃烧释放热量比其他产地艾叶高4.1%～12.4%。

参 考 文 献

［1］尚志钧. 神农本草经校注［M］. 北京：学苑出版社，2008：67.

［2］陶弘景. 名医别录（辑校本）［M］. 尚志钧辑校. 北京：中国中医药出版社，2013：128，44.

［3］苏敬等. 新修本草（辑复本）［M］. 尚志钧辑校. 合肥：安徽科学技术出版社，1981：238.

［4］苏颂. 本草图经［M］. 尚志钧辑校. 合肥：安徽科学技术出版社，1994：208.

［5］李时珍. 本草纲目（校点本）［M］. 北京：人民卫生出版社，1977：935.

［6］卢之颐. 本草乘雅半偈［M］. 张永鹏校注. 北京：中国医药科技出版社，2014：167.

［7］吴其濬. 植物名实图考［M］. 北京：商务印书馆，1957：290.

［8］黄璐琦，邱玏. 有关《本草纲目》中北艾产地修订［J］. 中国中药杂志，2014，39（24）：4887－4890.

［9］刘文泰. 本草品汇精要［M］. 陆拯，黄辉，方红，等校点. 北京：中国中医药出版社，2013：234.

［10］陈嘉谟. 本草蒙筌［M］. 王淑民，陈湘萍，周超凡点校. 北京：人民卫生出版社，1988：152.

［11］汪昂. 本草备要［M］. 郑金生整理. 北京：人民卫生出版社，2005：64.

［12］严洁，施雯，洪炜. 得配本草［M］. 郑金生整理. 北京：人民卫生出版社，2007：84.

［13］时逸人. 中国药物学［M］. 上海：上海卫生出版社，1956：287.

［14］肖培根. 新编中药志：第三卷［M］. 北京：化学工业出版社，2002：431.

ICS 11.120.01
C 23

团　体　标　准

T/CACM 1020.87—2019

道地药材　第 87 部分：霍山石斛

Daodi herbs—Part 87: Huoshanshihu

2019-08-13 发布　　　　2019-08-13 实施

中华中医药学会　发布

前　　言

T/CACM 1020《道地药材》标准分为 157 个部分：

——第 1 部分：标准编制通则；

……

——第 86 部分：蕲艾；

——第 87 部分：霍山石斛；

——第 88 部分：信前胡；

……

——第 157 部分：汉射干。

本部分为 T/CACM 1020 的第 87 部分。

本部分按照 GB/T 1.1—2009 给出的规则起草。

本部分由道地药材国家重点实验室及国家中医药管理局道地药材生态遗传重点研究室提出。

本部分由中华中医药学会归口。

本部分起草单位：康美药业股份有限公司、霍山县中药产业发展局、霍山县霍山石斛产业协会、康美（北京）药物研究院有限公司、广东康美药物研究院、中国中药霍山石斛科技有限公司、华润三九医药股份有限公司、六安市农业科学院、皖西学院生物与制药工程学院、中国中医科学院中药资源中心、北京中研百草检测认证有限公司。

本部分主要起草人：许冬瑾、乐智勇、黄璐琦、郭兰萍、詹志来、李名海、何祥林、白宗利、都盼盼、焦连魁、谭沛、张辉、方良朋、韩邦兴、张小波、杨光、何雅莉、郭亮。

道地药材　第87部分：霍山石斛

1　范围

T/CACM 1020的本部分规定了道地药材霍山石斛的来源及形态、历史沿革、道地产区及生境特征、质量特征。

本部分适用于中华人民共和国境内道地药材霍山石斛的生产、销售、鉴定及使用。

2　规范性引用文件

下列文件对于本文件的应用是必不可少的。凡是注日期的引用文件，仅注日期的版本适用于本文件。凡是不注日期的引用文件，其最新版本（包括所有的修改单）适用于本文件。

T/CACM 1020.1—2016　道地药材　第1部分：标准编制通则

中华人民共和国药典一部

3　术语和定义

T/CACM 1020.1—2016界定的以及下列术语和定义适用于本文件。

3.1

霍山石斛　huoshanshihu

产于以安徽六安霍山为中心的地区，核心区域包括大别山脉东段北坡及邻近山区的霍山石斛。

4　来源及形态

4.1　来源

本品为兰科植物霍山石斛 *Dendrobium huoshanense* C. Z. Tang et S. J. Cheng 的新鲜或干燥茎。

4.2　形态特征

茎丛生，直立，肉质状，长3cm～9cm，从下部向上逐渐变细，下部直径2.5mm～3mm或更宽，具3节～7节，淡黄绿色，有时带淡紫红色斑点。叶薄革质，于茎上部互生2～3，舌状长圆形，长2cm～3cm，宽0.5cm～0.7cm，端钝并且微凹。总状花序出自已经落了叶的茎上部；花苞片浅白色带栗色，卵形，长约3mm；花黄绿色，稍有香气，中萼片卵状披针形，长1.2cm～1.4cm，宽0.4cm～0.5cm，端钝；侧萼片镰刀状披针形，长1.2cm～1.4cm，基部宽0.5cm～0.7cm，端钝；萼囊短钝而近圆形；花瓣卵圆形，与中萼片等长而稍宽，端钝；唇瓣近阔菱形，长宽约相等，1cm～1.5cm，基部楔形并且具一个胼胝体，上部稍3裂，侧裂片近半卵形，两侧裂片之间密生短毛；中裂片半圆状三角形，基部密生长白毛，并且具一个椭圆形横向的黄色斑块，端近尖；蕊柱足密生长白毛；药帽绿白色，近半球形，先端微凹。花期5月。

5 历史沿革

5.1 品种沿革

石斛始载于《神农本草经》，被列为上品。《名医别录》记载："石斛……生六安水傍石上。"此时六安辖境相当于今安徽淮河以南，霍邱、六安以东和河南固始。此后《新修本草》《本草图经》《本草品汇精要》和《本草纲目》等皆沿用以上记载。可见，六安产石斛为古代最早应用的品种之一。

清代《本草纲目拾遗》始载："霍石斛出江南霍山，形较钗斛细小，色黄，而形曲不直，有成球者。"引《百草镜》云："石斛近时有一种形短只寸许，细如灯心，色青黄，咀之味甘，微有滑涎，系出六安州及颍州府霍山县，名霍山石斛。最佳。"又引范瑶初云："霍山属六安州，其地所产石斛，名米心石斛。以其形如累米，多节，类竹鞭，干之成团，他产者不能米心，亦不成团也。"按产自安徽霍山且形体短小如累米，色黄味甘，嚼之粘齿者，只有霍山石斛 *Dendrobium huoshanenese* C. Z. Tang et S. J. Cheng。乾隆《霍山县志》记载："因采购者众，本山搜剔已空。"而到了光绪《霍山县志》记载："石斛则又搜求殆尽，寥寥如晨星矣。"可见霍山石斛在清代受到了大家的推崇，一度造成资源匮乏。光绪《重修安徽通志》记载："石斛，霍山产者佳。"

民国时期《本草正义》记载："若老人虚人，胃液不足，而不宜大寒者，则霍山石斛为佳。"认为霍山石斛治疗老人、虚人胃液不足效果最佳。

5.2 产地沿革

六安产石斛为古代最早应用的品种之一，清代《本草纲目拾遗》首次记载有"霍山石斛"，霍山石斛在清代受到推崇，安徽霍山已经成为公认的霍山石斛道地产区。霍山石斛产地沿革见表1。

表1 霍山石斛产地沿革

年代	出处	产地及评价
清	《本草纲目拾遗》	霍石斛出江南霍山
	《重修安徽通志》	霍山产者佳
民国	《本草正义》	则霍山石斛为佳

6 道地产区及生境特征

6.1 道地产区

以安徽六安霍山为中心，核心区域包括大别山脉东段北坡及邻近山区。

6.2 生境特征

霍山位于北纬31°03′~31°33′，东经115°52′~116°32′，地处大别山脉，地势呈阶梯状由西南向东北倾斜，南高北低，平均海拔500m，最高海拔1774m，全县地貌为中山、低山、丘陵和山间盆地四大类型，属北亚热带季风气候，四季分明，雨量充沛，冷热适中，年平均气温14.2℃~16.1℃，年平均降水量1100mm~1600mm，年平均相对湿度78%，无霜期长，平均220d，最多270d。山区夏季温凉，常年昼夜温差较大，降水充足，云雾缭绕，散射光多。宜选阴凉湿润、通风多雾的河涧山谷，并有丰富腐殖质的石缝、石隙、石槽；或选树皮疏松而多有裂纹、皮厚、汁液丰富、树冠枝叶茂盛的大树干或粗枝上种植。

7 质量特征

7.1 质量要求

应符合《中华人民共和国药典》一部对石斛的相关质量规定。

7.2 性状特征

鲜霍山石斛茎呈圆柱形，长3cm～9cm，茎基部上方向上逐渐变细，基部上方粗0.3cm～1.8cm，不分枝，具3节～7节，淡黄绿色。无嗅、嚼之味淡，具强黏滞感。

野生霍山石斛俗称枫斗，呈喇叭形弹簧状，具有2个～6个旋环，长0.2cm～1cm，直径0.2cm～0.8cm；茎直径0.1cm～0.5cm。表面黄绿色或棕绿色，有细皱纹，无膜质叶鞘，一端为茎基部根头，较粗，具须根数条（习称“龙头”），另一端为茎尖，较细（习称“凤尾”）。质硬而脆，易折断，断面平坦，灰绿色至黄绿色。气香，味淡，嚼之有黏滞感，回甘，无渣。

霍山石斛与其他产地石斛性状鉴别要点见表2。

表2 霍山石斛与其他产地石斛性状鉴别要点

比较项目	霍山石斛（干品）	金钗石斛（干品）	鼓槌石斛（干品）	流苏石斛（干品）
基原	兰科植物霍山石斛 *Dendrobium huoshanense* C. Z. Tang et S. J. Cheng	兰科植物金钗石斛 *Dendrobium nobile* Lindl.	兰科植物鼓槌石斛 *Dendrobium chrysotoxum* Lindl.	兰科植物流苏石斛 *Dendrobium fimbriatum* Hook.
外形	呈喇叭形弹簧状，具有2个～6个旋环，长0.2cm～1cm，直径0.2cm～0.8cm；茎直径0.1cm～0.5cm	呈扁圆柱形，长20cm～40cm，直径0.4cm～0.6 cm，节间长2.5cm～3cm	呈粗纺锤形，中部直径1cm～3cm，具3节～7节	呈长圆柱形，长20cm～150cm，直径0.4cm～1.2cm，节明显，节间长2cm～6cm
表面	黄绿色或棕绿色，有细皱纹，无膜质叶鞘，一端为茎基部根头，较粗，具须根数条（习称“龙头”），另一端为茎尖，较细（习称“凤尾”）	金黄色或黄中带绿色，有深纵沟	光滑，金黄色，有明显凸起的棱	黄色至暗黄色，有深纵槽
质地	质硬而脆，易折断	质硬而脆	质轻而松脆	质疏松
断面	平坦，灰绿色至黄绿色	较平坦而疏松	海绵状	平坦或呈纤维性
气味、口感	气香，味淡，嚼之有黏滞感，回甘，无渣	气微，味苦	气微，味淡，嚼之有黏性	味淡或微苦，嚼之有黏性

参 考 文 献

[1] 尚志钧. 神农本草经校注［M］. 北京：学苑出版社，2008：45.

[2] 陶弘景. 名医别录（辑校本）［M］. 尚志钧辑校. 北京：人民卫生出版社，1986：29.

[3] 苏敬等. 新修本草（辑复本）［M］. 尚志钧辑校. 合肥：安徽科学技术出版社，1981：162.

[4] 唐慎微. 重修政和经史证类备用本草［M］. 北京：人民卫生出版社，1957：164.

[5] 刘文泰. 御制本草品汇精要［M］. 陈仁寿，杭爱武点校. 上海：上海科学技术出版社，2005：227.

[6] 李时珍. 本草纲目（校点本）［M］. 北京：人民卫生出版社，2010：1383.

[7] 赵学敏. 本草纲目拾遗［M］. 北京：中国中医药出版社，2007：71.

[8] 魏刚，顺庆生，杨明志. 石斛求真——中国药用石斛之历史、功效、真影与特征指纹图谱［M］. 成都：四川科学技术出版社，2014：25，175.

[9] 魏刚，顺庆生，李名海，等. 中华仙草霍山石斛［M］. 成都：四川科学技术出版社，2014：135，192.

[10] 张山雷. 本草正义［M］. 程东旗点校. 福州：福建科学技术出版社，2006：335.

[11] 安徽省科学技术委员会. 安徽中药志：第2卷［M］. 合肥：安徽科学技术出版社，1997：746.

ICS 11.120.01
C 23

团　体　标　准

T/CACM 1020.88—2019

道地药材　第88部分：信前胡

Daodi herbs—Part 88: Xinqianhu

2019-08-13 发布　　2019-08-13 实施

中华中医药学会　发布

前　言

T/CACM 1020《道地药材》标准分为157个部分：

——第1部分：标准编制通则；

……

——第87部分：霍山石斛；

——第88部分：信前胡；

——第89部分：凤丹皮；

……

——第157部分：汉射干。

本部分为T/CACM 1020的第88部分。

本部分按照GB/T 1.1—2009给出的规则起草。

本部分由道地药材国家重点实验室及国家中医药管理局道地药材生态遗传重点研究室提出。

本部分由中华中医药学会归口。

本部分起草单位：重庆市中药研究院、深圳职业技术学院、中国中医科学院中药资源中心、北京中研百草检测认证有限公司、重庆锦雲医药研究院有限公司。

本部分主要起草人：舒抒、银福军、聂小忠、黄璐琦、郭兰萍、詹志来、赵纪峰、王昌华、刘翔、郭亮。

道地药材　第88部分：信前胡

1　范围

T/CACM 1020的本部分规定了道地药材信前胡的来源及形态、历史沿革、道地产区及生境特征、质量特征。

本部分适用于中华人民共和国境内道地药材信前胡的生产、销售、鉴定及使用。

2　规范性引用文件

下列文件对于本文件的应用是必不可少的。凡是注日期的引用文件，仅注日期的版本适用于本文件。凡是不注日期的引用文件，其最新版本（包括所有的修改单）适用于本文件。

T/CACM 1020.1—2016　道地药材　第1部分：标准编制通则

中华人民共和国药典一部

3　术语和定义

T/CACM 1020.1—2016界定的以及下列术语和定义适用于本文件。

3.1

信前胡　xinqianhu

产于天目山脉周围浙、皖、赣三省交界的浙江淳安、临安，安徽宁国、绩溪，江西上饶及周边地区的前胡。

4　来源及形态

4.1　来源

本品为伞形科植物白花前胡 *Peucedanum praeruptorum* Dunn的干燥根。

4.2　形态特征

多年生草本，高0.6m～1m。根茎粗壮，圆锥形，末端常分叉。茎直立，圆柱形，上部分枝。基生叶具长柄，叶柄长5cm～15cm，基部有卵状披针形叶鞘；叶片轮廓宽卵形或三角状卵形，二至三回三出式羽状分裂，最终裂片菱状倒卵形，不规则羽状分裂，有圆锯齿，基部有宽鞘，抱茎；先端叶片生在膨大的叶鞘上。复伞形花序，顶生或腋生，伞形花序直径3.5cm～9cm；总苞片无或1至数片，线形；小总苞片8～12，卵状披针形；小伞形花序有花15～20；花瓣卵形，小舌片内曲，白色；萼齿不显著；花柱短，弯曲，花柱基圆锥形。双悬果卵圆形，长约4mm，宽3mm，背棱线形稍突起，侧棱呈翅状。花期8月～9月，果期10月～11月。

5 历史沿革

5.1 品种沿革

前胡始载于《名医别录》，被列为中品，书中云："味苦、微寒，无毒。主治痰满，胸胁中痞，心腹结气，风头痛。去痰实，下气，治伤寒寒热，推陈致新，明目，益精。"陶弘景《本草经集注》记载："前胡似此胡而柔软……此近道皆有，生下湿地，出吴兴（今浙江的湖州、杭州一带）者胜。"又说柴胡"似前胡而强"，陶氏认为前胡与柴胡的性状相似，且将前胡、柴胡进行比较，表明两者应是同一类植物，即今伞形科植物，且在当时前胡以产于今浙江地区的药材质量较佳。

五代时期《日华子本草》记载："越（今浙江绍兴）、衢（今浙江衢州、江西上饶一带）、婺（今江西婺源）、睦（今浙江淳安）等处皆好。"产区与陶氏所言基本一致。

宋代《本草图经》记载："前胡，旧不著所出州土，今陕西、梁（今陕西南郑）、汉（今四川广汉）、江、淮（今浙皖赣一带）、荆、襄（今湖北荆州和襄阳）、州郡及相州（今河南安阳）、孟州（今河南焦作）皆有之。春生苗，青白色，似斜蒿；初出时有白芽，长三四寸，味甚香美，又似芸蒿。七月内开白花，与葱花相类；八月结实；根细青紫色……今最上者，出吴中（今江苏吴中）。又寿春（今安徽寿县）生者皆类柴胡而大，气芳烈，味亦浓苦，疗痰下气最要，都胜诸道者。"说明前胡在宋代产区范围较广，已在陕西、四川、江西、江苏、浙江、安徽、河南等地有分布，与今之前胡产区基本一致，并以产于江浙、安徽一带的前胡品正质优，其形态描述也与今之白花前胡 *Peucedanum praeruptorum* Dunn 一致。

明代《救荒本草》记载："生陕西、汉、梁、江、淮、荆、襄、江宁、成州诸郡，相、孟、越、衢、婺、睦等州皆有，今密县梁家冲山野中亦有之。苗高一二尺，青白色，似斜蒿，味甚鲜美。叶似野菊叶而细瘦；颇似山萝卜叶亦细；又似芸蒿。开黪白花，类蛇床子花，秋间结实。根细，青紫色，一云外黑里白。"除前朝出现的地名外，增加了密县（今河南新密）。《本草品汇精要》记载："〔道地〕吴中，寿春及越、衢、婺、陸等处皆好。"吴中为今江苏苏州辖区，作者认为除吴中产前胡为道地外，其他越、衢、婺、陸等地产的前胡也好。《本草纲目》记载："前胡有数种，惟以苗高一二尺，色似斜蒿，叶如野菊而细瘦，嫩时可食。秋月开黪白花，类蛇床子花，其根皮黑，肉白，有香气为真。大抵北地者为胜，故方书称北前胡云。"北地指我国古代的北地郡，大致在今陕西、甘肃、宁夏一带。可以知道明代前胡药材仍有数种，惟以苗高一二尺，色似斜蒿，叶如野菊而细瘦，嫩时可食。秋月开黪白花，类蛇床子花，其根皮黑，肉白，为真前胡，其形态与伞形科植物前胡（又名：白花前胡）*Peucedanum praeruptorum* Dunn 一致，其幼苗可食，有的地区又称"姨妈菜"，因此，李时珍所说真前胡应该就是白花前胡。

清代《植物名实图考》记载："前胡别录中品，江西多有之，形状如图经……雩娄农曰：前胡有大叶、小叶二种，黔滇山人采以为茹，曰水前胡，俗称姨妈菜，方言不可译也。"表明清代江西已是前胡的主产区，同时在贵州、云南也产。

民国时期《增订伪药条辨》记载："真前胡以吴兴产者为胜，根似柴胡而柔软，味亦香美。……前胡，十月出新，浙江湖州、宁国、广德皆出。"宁国、广德今属安徽。《药物出产辨》云："前胡产浙江省杭州府为上，其余河南怀庆府、信州、广西各属均有出产。"怀庆府即今河南焦作、济源和新乡的原阳所辖地域。信州即今江西上饶。

《中药材手册》记载："商品中习惯认为浙江所产者品质较好……主产于浙江淳安、昌化，安徽芜湖、安庆，江西上饶、都昌，湖南安化、邵东，湖北枣阳等地。"

综上所述，前胡历来就是多来源品种，但一直以前胡 *Peucedanum praeruptorum* Dunn 为正品。《中华人民共和国药典》自 2005 年版起，明确前胡为伞形科植物白花前胡 *Peucedanum praeruptorum* Dunn 的根。

5.2 产地沿革

从历代本草文献记载来看，前胡分布较广，主产于江西、浙江、安徽、江苏、河南、陕西等地，但以古信州一带（包括今天目山周围江西上饶西北及浙江衢州以东的部分地区）所产“信前胡”最为有名。现浙江产者又称“浙前胡”。天目山北麓的宁国地区所产的前胡又称“宁前胡”，不仅产量大，质量也优。鉴于三者产区皆位于天目山周围，品种同为白花前胡，且环境、气候相仿，市场上也公认信前胡为道地药材，因此，本标准采纳信前胡称谓。信前胡产地沿革见表1。

表1 信前胡产地沿革

年代	出处	产地及评价
南北朝	《本草经集注》	此近道皆有，生下湿地，出吴兴（今浙江的湖州、杭州一带）者胜
五代	《日华子本草》	越（今浙江绍兴）、衢（今浙江衢州、江西上饶一带）、婺（今江西婺源）、睦（今浙江淳安）等处皆好
宋	《本草图经》	前胡，旧不著所出州土，今陕西、梁（今陕西南郑）、汉（今四川广汉）、江淮（今浙皖赣一带）、荆，襄（今湖北荆州和襄阳）、州郡及相州（今河南安阳）、孟州（今河南焦作）皆有之……今最上者，出吴中（今江苏吴中）。又寿春（今安徽寿县）生者皆类柴胡而大，气芳烈，味亦浓苦，疗痰下气最要，都胜诸道者
明	《救荒本草》	生陕西、汉、梁、江、淮、荆、襄、江宁、成州诸郡，相、孟、越、衢、婺、睦等州皆有，今密县梁家冲山野中亦有之
	《本草品汇精要》	〔道地〕吴中，寿春及越、衢、婺、睦等处皆好
清	《植物名实图考》	江西多有之，形状如图经
民国	《增订伪药条辨》	真前胡以吴兴产者为胜，根似柴胡而柔软，味亦香美。……前胡，十月出新，浙江湖州、宁国、广德皆出
	《药物出产辨》	前胡产浙江省杭州府为上，其余河南怀庆府（今河南焦作、济源和新乡的原阳所辖地域）、信州（今江西上饶）、广西各属均有出产
现代	《中药材手册》	商品中习惯认为浙江所产者品质较好……主产于浙江淳安、昌化，安徽芜湖、安庆，江西上饶、都昌，湖南安化、邵东，湖北枣阳等地

6 道地产区及生境特征

6.1 道地产区

天目山脉周围浙、皖、赣三省交界的浙江淳安、临安，安徽宁国、绩溪，江西上饶及周边山区。

6.2 生境特征

浙、皖、赣交界的北纬30°左右的天目山地区为亚热带湿润季风气候，年平均气温14℃～15℃，年平均降水量1000mm～2000mm，光、热、水条件充裕，为喜温暖、湿润的前胡提供了优越的环境。前胡根系发达，怕涝，栽培地要求腐殖质较为丰富且土质疏松、深厚的壤土或砂壤土，在苗期需要一定的荫蔽度，多与玉米、山核桃等其他农作物套种。

7 质量特征

7.1 质量要求

应符合《中华人民共和国药典》一部对前胡的相关质量规定。

7.2 性状特征

前胡呈不规则的圆柱形、圆锥形或纺锤形，稍扭曲，下部常有分枝，长 3cm～15cm，直径 1cm～2cm。表面黑褐色或灰黄色，根头部多有茎痕和纤维状叶鞘残基，上端有密集的细环纹，下部有纵沟、纵皱纹及横向皮孔样突起。质较柔软，干者质硬，可折断，断面不整齐，淡黄白色，皮部散有多数棕黄色油点，形成层环纹棕色，射线放射状。气芳香，味微苦、辛。

信前胡根头部多粗大，下部有分枝或较小分枝已去除。表面多黑褐色或灰褐色。质较柔软。气芳香浓郁，味微苦、辛。其余特征与前胡基本一致。

信前胡与其他产地前胡性状鉴别要点见表 2。

表 2 信前胡与其他产地前胡性状鉴别要点

比较项目	信前胡	其他产地前胡
外形	下部有分枝少或较小分枝已去除	下部分枝较多
表面颜色	表面黑褐色或灰褐色	表面灰黄色
气味	香气浓郁	气芳香

参 考 文 献

[1] 陶弘景. 名医别录（辑校本）[M]. 尚志钧辑校. 北京：中国中医药出版社，2013：101.

[2] 陶弘景. 本草经集注（辑校本）[M]. 尚志钧，尚元胜辑校. 北京：人民卫生出版社，1994：272.

[3] 常敏毅. 日华子本草辑注 [M]. 北京：中国医药科技出版社，2016：43.

[4] 苏颂. 本草图经（辑校本）[M]. 尚志钧辑校. 北京：学苑出版社，2017：167.

[5] 王锦秀，汤彦承. 救荒本草译注 [M]. 上海：上海古籍出版社，2015：54.

[6] 刘文泰. 本草品汇精要 [M]. 北京：人民卫生出版社，1982：313.

[7] 钱超尘，温长路，赵怀舟，等. 金陵本《本草纲目》新校正 [M]. 上海：上海科学技术出版社，2008：527.

[8] 吴其濬. 植物名实图考 [M]. 北京：中华书局，1963：184.

[9] 曹炳章. 增订伪药条辨 [M]. 刘德荣点校. 福州：福建科学技术出版社，2004：46.

[10] 陈仁山，蒋淼，陈思敏，等. 药物出产辨（二）[J]. 中药与临床，2010，1 (2)：60-63.

[11] 中华人民共和国卫生部药政管理局. 中药材手册 [M]. 北京：人民卫生出版社，1959：115.

[12] 国家药典委员会. 中华人民共和国药典（增补本）一部 [S]. 北京：化学工业出版社，2005：187.

ICS 11.120.01
C 23

团 体 标 准

T/CACM 1020.89—2019

道地药材 第89部分：凤丹皮

Daodi herbs—Part 89: Fengdanpi

2019-08-13 发布 2019-08-13 实施

中华中医药学会 发布

前　　言

T/CACM 1020《道地药材》标准分为157部分：

——第1部分：标准编制通则；

……

——第88部分：信前胡；

——第89部分：凤丹皮；

——第90部分：亳白芍；

……

——第157部分：汉射干。

本部分为T/CACM 1020的第89部分。

本部分按照GB/T 1.1—2009给出的规则起草。

本部分由道地药材国家重点实验室及国家中医药管理局道地药材生态遗传重点研究室提出。

本部分由中华中医药学会归口。

本部分起草单位：中国中医科学院中药资源中心、安徽中医药大学、华润三九医药股份有限公司、北京中研百草检测认证有限公司。

本部分主要起草人：詹志来、邓爱平、方文韬、方成武、彭华胜、黄璐琦、郭兰萍、何雅莉、谭沛、张辉、郭亮、谢冬梅。

道地药材　第89部分：凤丹皮

1　范围

T/CACM 1020 的本部分规定了道地药材凤丹皮的来源及形态、历史沿革、道地产区及生境特征、质量特征。

本部分适用于中华人民共和国境内道地药材凤丹皮的生产、销售、鉴定及使用。

2　规范性引用文件

下列文件对于本文件的应用是必不可少的。凡是注日期的引用文件，仅注日期的版本适用于本文件。凡是不注日期的引用文件，其最新版本（包括所有的修改单）适用于本文件。

T/CACM 1020.1—2016　道地药材　第1部分：标准编制通则

中华人民共和国药典一部

3　术语和定义

T/CACM 1020.1—2016 界定的以及下列术语和定义适用于本文件。

3.1

凤丹皮　fengdanpi

产于安徽铜陵、南陵交界的凤凰山及其周边地区的栽培牡丹皮。

4　来源及形态

4.1　来源

本品为毛茛科植物牡丹 *Paeonia suffruticosa* Andr. 的干燥根皮。

4.2　形态特征

落叶灌木。茎高1m～1.5m；分枝短而粗。叶通常为二回羽状复叶，小叶窄卵形或卵状披针形，长5cm～15cm，宽2cm～5cm，两面无毛，顶生小叶常3裂，侧生小叶多数全缘，少2裂。花单生枝顶，直径10cm～17cm；花梗长4cm～6cm；苞片5，长椭圆形，大小不等；萼片5，绿色，宽卵形，大小不等；花瓣5～7，单瓣，白色或下部带粉色，倒卵形，长5cm～6.5cm，宽3.5cm～5cm；雄蕊长1cm～1.7cm，花丝紫红色，长约1.3cm，花药长圆形，长4mm；花盘革质，杯状，紫红色，先端有数个锐齿或裂片，完全包住心皮，在心皮成熟时开裂；心皮5，稀更多，密生柔毛。蓇葖果长圆形，密生黄褐色硬毛。种子黑色，有光泽。花期5月，果期8月～9月。

5 历史沿革

5.1 品种沿革

牡丹皮始载于《神农本草经》，被列为中品，书中云：“味苦、辛，寒。主寒热，中风瘛疭，痉，惊痫邪气，除癥坚，瘀血留舍肠胃，安五脏，疗痈疮。一名鹿韭，一名鼠姑。生山谷。”其后的《名医别录》《本草经集注》《新修本草》《四声本草》《日华子本草》等本草专著所记载的古代产地主要集中在西南和长江下游的安徽、浙江等地，延至宋代《本草图经》首次对牡丹做了详细的植物形态描述，并附有一幅“滁州牡丹”图，图中花大顶生，与今牡丹一致，花为单瓣，与今牡丹组植物野生品完全一致，此后的历代本草多有附图，亦与此接近。此外，历代本草均认为牡丹药用应以野生单瓣者为佳。

关于凤丹皮的基原，不同学者给出不同的结论，如芍药属分类专家洪德元院士认为药用牡丹的主流是杨山牡丹 *Paeonia ostii* T. Hong et J. X. Zhang 的栽培型。沈宝安等认为安徽铜陵和南陵产牡丹皮有三个混生类群，包括多果牡丹（有人称为药用牡丹）*Paeonia ostii* T. Hong et J. X. Zhang subsp. *lishizhenenii*（B. A. Shen）B. A. Shen.、杨山牡丹 *Paeonia ostii* T. Hong et J. X. Zhang. 和银屏牡丹 *Paeonia yinpingmudan*（D. Y. Hong，K. Y. Pan et Z. W. Xie）B. A. Shen.。

1963年版《中华人民共和国药典》一部规定丹皮的原植物为毛茛科 Ranunculaceae 植物牡丹 *Paeonia suffruticosa* Andr.，此后历版《中华人民共和国药典》中均沿用该说法。鉴于芍药属植物分类的复杂性，植物分类学界屡有调整，本标准遵循2015年版《中华人民共和国药典》一部的规定，仍将凤丹皮基原定为 *Paeonia suffruticosa* Andr.。

5.2 产地沿革

凤丹皮的产地记载始于唐代《四声本草》：“出和州（今安徽马鞍山和县）、宣州（今安徽宣城、铜陵及芜湖部分地区）者并良。”“和州”“宣州”均位于今安徽东南部地区，包含今铜陵。此为铜陵药用牡丹的最早记载。据考证，关于人工栽培牡丹入药的记载，当以明代亳州薛凤翔《牡丹史》为早。又据凤凰山药农世代相传的说法，凤凰山真正作为栽培药用牡丹的地区已有500余年历史。

由于铜陵水土气候适宜，所产的牡丹皮具有条粗长直、肉厚粉足、木心细、亮心多、久贮不变色、久煎不发烂等特点。因此，铜陵所产牡丹皮很快以“品质绝佳”而闻名于世，被称之为“凤丹”，远销东南亚以及日本等。据说，到明崇祯（1628—1644）年间，凤凰山的牡丹皮生产已发展到相当规模。至清代，铜陵的凤凰山（中山）、三条冲（东山，今属金榔村）和南陵丫山（西山），即所谓“三山”地区，已成为全国著名的牡丹皮主产区。清代撰修的《铜陵县志》和《南陵县志》，都把牡丹列为本县主要物产，并由远道而来的商人贩销到国内各地。清同治（1862—1874）年间，铜陵丹皮紧俏，“凤丹”市价之昂竟至“万斤稻谷易其担”。清末至民国初年，是铜陵历史上牡丹皮生产的鼎盛期，1924—1926年间，年产量曾达14000余担。《增订伪药条辨》（1927）记载：“产凤凰山者，枝长而条嫩，外用红泥浆过，极易变色，亦佳。产宁国府南陵县木猪山者，名摇丹皮，色黑带红，肉色白起粉者，亦道地。”可见，铜陵地区所产牡丹皮在清末民初已经是非常知名，备受推崇。《药材资料汇编》（1959）记载：“以凤凰丹为上品，它的特点是外皮细腻香灰色，带有淡红色，内色粉白，肉份厚，两头剪平，缝口紧闭，条干圆直，内色久藏不变，上海药店一般多用此。”至今，铜陵产牡丹皮仍被认为品质最佳。

综上所述，铜陵栽培牡丹皮历史悠久，质量上乘，被奉为牡丹皮道地药材，习称“凤丹皮”。凤丹皮产地沿革见表1。

表1 凤丹皮产地沿革

年代	出处	产地及评价
唐	《四声本草》	出和州、宣州者并良
清	《铜陵县志》	铜陵本县主要物产
	《南陵县志》	南陵本县主要物产
民国	《增订伪药条辨》	产凤凰山者，枝长而条嫩，外用红泥浆过，极易变色，亦佳。产宁国府南陵县木猪山者，名摇丹皮，色黑带红，肉色白起粉者，亦道地
	《药物出产辨》	产山东济南府，安徽、江苏均有出。六月新。日本、朝鲜亦有出，两国论以朝鲜为好。向日多到，近日不见其来。惟气味不及中国所产也
现代	《药材资料汇编》	以凤凰丹为上品，它的特点是外皮细腻香灰色，带有淡红色，内色粉白，肉份厚，两头剪平，缝口紧闭，条干圆直，内色久藏不变，上海药店一般多用此

6 道地产区及生境特征

6.1 道地产区

安徽铜陵、南陵交界的凤凰山及其周边地区。

6.2 生境特征

铜陵和南陵均位于长江中下游平原与皖南山区的交接地带。属北亚热带湿润季风气候，其特点是季风明显，四季分明，全年气候温暖湿润，雨量丰沛，湿度较大，日照充足，雨热同季，无霜期长。境内南部低山、丘陵纵横交结，呈北东向展布，大都由志留系、泥盆系、石炭系、二迭系和三迭系灰岩、页岩和砂岩组成。海拔300m～500m，多褶皱型山丘，少数为断层山，一般坡度都在25°～30°，山体比较完整，山势由西南向东北逐渐下降。

7 质量特征

7.1 质量要求

应符合《中华人民共和国药典》一部对牡丹皮的相关质量规定。

7.2 性状特征

丹皮呈筒状或半筒状，有纵剖开的裂缝，纵向隙口紧闭，长5cm～20cm，直径0.5cm～1.2cm，厚0.1cm～0.4cm。外表面灰褐色或黄褐色，有多数横长皮孔样突起和细根痕，栓皮脱落处粉红色；内表面淡灰黄色或浅棕色，有明显的细纵纹，常见发亮的结晶。质硬而脆，易折断，断面较平坦，淡粉红色，粉性。气芳香，味微苦而涩。刮丹皮外表面有刮刀削痕，外表面红棕色或淡灰黄色，有时可见灰褐色斑点状残存外皮。

凤丹皮多呈圆筒状，条均匀微弯，两端剪平，纵向隙口紧闭，肉厚。表面褐色，与其他产地丹皮相比，纵向隙口紧闭是其重要特征。此外，质硬，较坚实，断面粉白色，粉质足，常有亮银星，香气浓，味微苦而涩。凤丹皮均以连丹皮销售，无刮丹皮规格。

凤丹皮与其他产地牡丹皮性状鉴别要点见表2。

表2　凤丹皮与其他产地牡丹皮性状鉴别要点

比较项目	凤丹皮	其他产地牡丹皮
外形	多呈圆筒状，条均匀微弯，两端剪平，纵向隙口紧闭，肉厚。均为连丹皮规格	外形与凤丹皮相似，根据是否去皮，分为连丹皮与刮丹皮两种规格
质地	坚实、粉质足	粉性
亮银星	较多	多
气味	香气浓郁，味微苦而涩	气芳香，味微苦而涩

参 考 文 献

［1］唐慎微．重修政和经史证类备用本草：上［M］．陆拯，郑苏，傅睿，等校注．北京：中国中医药出版社，2013：593－595．

［2］洪德元，潘开玉．芍药属牡丹组的分类历史和分类处理［J］．植物分类学报，1999（4）：48－65．

［3］沈保安，刘荣禄，张前进，等．安徽道地药材牡丹皮原植物考察［J］．时珍国医国药，2006，17（8）：1606－1607．

［4］侯宇荣，刘炜，郑艳．安徽南陵丫山产牡丹皮的道地性研究［J］．中药材，2014，37（8）：1488－1491．

［5］曹炳章．增订伪药条辨［M］．刘德荣点校．福州：福建科学技术出版社，2004：53．

［6］中国药学会上海分会，上海市药材公司．药材资料汇编：上集［M］．上海：科技卫生出版社，1959：226－228．

ICS 11.120.01
C 23

团　体　标　准

T/CACM 1020.90—2019

道地药材　第90部分：亳白芍

Daodi herbs—Part 90: Bobaishao

2019-08-13 发布　　2019-08-13 实施

中华中医药学会　发布

前　　言

T/CACM 1020《道地药材》标准分为157个部分：

——第1部分：标准编制通则；

……

——第89部分：凤丹皮；

——第90部分：亳白芍；

——第91部分：亳菊；

……

——第157部分：汉射干。

本部分为T/CACM 1020的第90部分。

本部分按照GB/T 1.1—2009给出的规则起草。

本部分由道地药材国家重点实验室及国家中医药管理局道地药材生态遗传重点研究室提出。

本部分由中华中医药学会归口。

本部分起草单位：康美药业股份有限公司、康美（北京）药物研究院有限公司、广东康美药物研究院、中国中医科学院中药资源中心、北京中研百草检测认证有限公司。

本部分主要起草人：许冬瑾、乐智勇、黄璐琦、郭兰萍、白宗利、都盼盼、詹志来、张小波、杨光、何雅莉、郭亮。

道地药材　第90部分：亳白芍

1　范围

T/CACM 1020 的本部分规定了道地药材亳白芍的来源及形态、历史沿革、道地产区及生境特征、质量特征。

本部分适用于中华人民共和国境内道地药材亳白芍的生产、销售、鉴定及使用。

2　规范性引用文件

下列文件对于本文件的应用是必不可少的。凡是注日期的引用文件，仅注日期的版本适用于本文件。凡是不注日期的引用文件，其最新版本（包括所有的修改单）适用于本文件。

T/CACM 1020.1—2016　道地药材　第1部分：标准编制通则

中华人民共和国药典一部

3　术语和定义

T/CACM 1020.1—2016 界定的以及下列术语和定义适用于本文件。

3.1

亳白芍　bobaishao

产于以安徽亳州为中心的地区，核心区域包括涡河流域及周边地区的白芍。

4　来源及形态

4.1　来源

本品为毛茛科植物芍药 *Paeonia lactiflora* Pall. 的干燥根。

4.2　形态特征

多年生草本。茎高 50cm ~ 75cm，绿色，微红。茎生叶下部为二回三出复叶，上部为三出复叶，小叶狭卵形、椭圆形或披针形，长 4cm ~ 12cm，宽 1.5cm ~ 5cm，先端渐尖，基部楔形，边缘密生白色骨质小齿。花 1 ~ 2，生茎顶或叶腋；萼片 3 ~ 4，宽卵形或尾部呈披针形；花瓣 9 ~ 13，倒卵形，长 3cm ~ 7.5cm，宽 2cm ~ 4cm，红色；雄蕊多数，花丝黄色，长 0.9cm ~ 1.5cm，花药长 3mm ~ 4mm；花盘浅杯状，肉质，粉红色，高 1mm 左右；心皮 4 ~ 5，高 0.8cm ~ 1cm，无毛或内侧有少许柔毛。蓇葖果圆锥形，先端具喙，无毛，胚珠不育。

5　历史沿革

5.1　品种沿革

白芍、赤芍，宋以前本草文献统称为芍药。芍药一名，最早见载于《诗经·郑风》。西汉《五十二病方》是目前最早记载芍药入药的文献。《神农本草经》记载："芍药，味苦、平。主邪气腹痛，除血痹，破坚积。寒热，疝瘕。止痛，利小便。益气。生川谷及丘陵。"此处虽无原植物描述，但根据所载药物性味、功效分析，该书所指芍药似是现今毛莨科芍药属 *Paeonia* 植物。《名医别录》记载："芍药，生中岳及丘陵，二月、八月采根。"中岳即嵩山，在今河南登封。按芍药组植物的地理分布看，此书记载的芍药显然是草芍药（*Paeonia obovata* Maxim.）或其变种。

南北朝时期《本草经集注》记载："今出白山、蒋山、茅山最好，白而长大。余处亦有而多赤，赤者小利。"此处的"白山"系指今江苏江宁，"蒋山"指今南京紫金山，"茅山"指今江苏句容。

《本草经集注》注文"余处亦有而多赤，赤者小利"的文字可见，芍药分为赤、白两种始于南北朝时期。宋代《开宝本草》曰："其花亦有红、白二色。"明代《本草纲目》云："根之赤白，随花之色也。"清代《本草崇原》也引文云："开赤花者为赤芍，开白花者为白芍。"《本草备要》曰："赤白各随花色。"根据以上文献记载，可以看出古时划分白芍和赤芍，主要是依据芍药花的颜色作标准，认为白花者为白芍，赤花者为赤芍。当代本草学家谢宗万认为："明代以前，古人确实有用这样的标准（花的颜色）来分辨白芍和赤芍的。"

栽培芍药入药始于宋代，如《经史证类备急本草》引别说云："按《神农本草经》芍药生丘陵川谷，今世所用者多是人家种植。"古代芍药的栽培范围由北向南逐渐发展扩大，结合目前各地栽培的芍药品种看，芍药 *Paeonia lactiflora* Pall. 应是我国古今栽培的芍药品种。因产区的扩大、数量及质量的提高，使得芍药 *Paeonia lactiflora* Pall. 成了清代以后药用白芍的唯一植物来源。鉴于以上原因，现时划分赤芍、白芍，主要是依据植物的种类和产地加工方法。如《中华人民共和国药典》记载白芍为芍药 *Paeonia lactiflora* Pall. 的干燥根，夏、秋二季采挖，洗净，除去头尾及细根，置沸水中煮后除去外皮，或去皮后再煮，晒干；记载赤芍为芍药 *Paeonia lactiflora* Pall. 或川赤芍 *Paeonia veitchii* Lynch. 的干燥根，春、秋二季采挖，除去根茎、须根及泥沙，晒干。

现代人取"置沸水中煮后除去外皮，或去皮后再煮"的加工方法，作为区分赤芍、白芍的依据。虽然"刮皮"之法早在《雷公炮炙论》中就已有了记载，但究其原意并非用作区分赤、白芍的，因为南北朝刘宋时期还没有赤芍、白芍之分，其"刮皮"仅是清洁药材，便于蜜水拌蒸和药材干燥而已。

芍药在魏晋时期以前无种类的划分，陶弘景始言赤、白两种。清代以前的白芍和赤芍，是依花色来区分的，白花者为白芍，赤花者为赤芍。而今天则依据植物种类和产地加工方法来划分赤芍、白芍。按古代以花色分类可知，清代以前作白芍药用的除芍药 *Paeonia lactiflora* Pall.，至少还包括草芍药 *Paeonia obovata* Maxim.（白花者）及其变种。

5.2 产地沿革

最早对芍药产地的描述见于《神农本草经》，书中记载："生川谷及丘陵。"将芍药列为中品，但无赤芍、白芍之分。《名医别录》记载："生中岳及丘陵，二月、八月采根。"中岳即嵩山，在今河南登封。南北朝时期陶弘景《本草经集注》记载："今出白山、蒋山、茅山最好，白而长大。余处亦有而多赤，赤者小利。"白山、蒋山、茅山在今江苏南京、句容一带。五代时期《日华子本草》记载："白者……便是芍药花根。海、盐、杭、越俱好。"

宋代《本草图经》记载："今处处有之，淮南者胜。"宋代淮南为十五路之一，辖境包括今江苏、安徽的淮北地区各一部分和河南的永城、鹿邑等境，目前亳白芍主产区安徽亳州与涡阳即属宋代淮南路管辖。明确记载栽培芍药药用的应为陈承《本草别说》，书中记载："芍药生丘陵川谷，今世所用者多是人家种植……今淮南真扬尤多。"这里所指的"真州""扬州"在北宋时均属淮南东路，现江苏仪征、扬州等地。

明代《本草品汇精要》记载"泽州、白山、蒋山、茅山、淮南、海、盐、杭、越"为道地。

清代诗人刘开于道光元年曾写诗描述了亳州栽培芍药的盛况："小黄城外芍药花，五里十里生朝霞。花前花后皆人家，家家种花如桑麻。”诗中小黄即亳州的别名。可知当时亳州芍药种植面积很大，但不知种植的芍药是供药用还是供观赏。光绪二十一年《亳州志·食货志·物产》记载：“亳芍有药芍、看芍二种。药芍乡间以顷亩论，其花差小，亦不令其多开，恐妨根也。至园亭中看芍，其花有盛于牡丹者，名类亦不一。”说明此时亳州的芍药已分为观赏芍药与药用芍药，且药用芍药在亳州已有大面积栽培。

民国时期《药物出产辨》记载：“产四川中江、渠河为川芍，产安徽亳州为亳芍，产浙江杭州为杭芍。”《本草钩沉》记载：“芍药分布，主产于浙江、安徽、山东、四川等省。”

白芍在本草文献中的记载可追溯至唐代，宋代前后安徽至江浙一带逐渐成为药用芍药主产区，明清以来，白芍逐步以江浙一带栽培为主，清代以后在亳州已有药用白芍大面积栽培的记载，形成亳白芍道地产区。亳白芍产地沿革见表1。

表1　亳白芍产地沿革

年代	出处	产地及评价
宋	《本草图经》	淮南者胜
	《本草别说》	今淮南真扬尤多
明	《本草品汇精要》	〔道地〕泽州、白山、蒋山、茅山、淮南、海、盐、杭、越
清	《亳州志·食货志·物产》	亳芍有药芍、看芍二种
民国	《药物出产辨》	产安徽亳州为亳芍
	《本草钩沉》	主产于浙江、安徽、山东、四川等省

6　道地产区及生境特征

6.1　道地产区

以安徽亳州为中心，核心区域包括涡河流域及周边地区。

6.2　生境特征

亳白芍主产于安徽亳州沿涡河流域。亳州位于北纬32°51′～35°05′，东经115°53′～116°49′，属暖温带半湿润季风气候，年平均气温14.9℃，年平均日照时数2184h，无霜期213d，年平均降水量831mm，平均海拔40m。亳白芍种植应选排水良好、土层深厚、肥沃疏松、无污染的壤土或黏壤土。

7　质量特征

7.1　质量要求

应符合《中华人民共和国药典》一部对白芍的相关质量规定。

7.2　性状特征

白芍呈圆柱形，平直或稍弯曲，两端平截，长5cm～18cm，直径1cm～2.5cm。表面类白色或淡棕红色，光洁或有纵皱纹及细根痕，偶有残存的棕褐色外皮。质坚实，不易折断，断面较平坦，类白色或微带棕红色，形成层环明显，射线放射状。气微，味微苦、酸。

亳白芍呈圆柱形，平直或稍弯曲，两端平截，长5cm～18cm，直径1cm～2.5cm。表面红棕色或微黄色，光洁或有纵皱纹及细根痕，偶有残存的棕褐色外皮。质坚体重，不易折断，断面较平坦，类白色或微带棕红色，形成层环明显，射线放射状。气微，味微苦、酸。

亳白芍与其他产地白芍性状鉴别要点见表2。

表2　亳白芍与其他产地白芍性状鉴别要点

比较项目	亳白芍	川白芍	杭白芍
外形	呈圆柱形，平直或稍弯曲，两端平截，长5cm～18cm，直径1cm～2.5cm	呈长圆柱形，粗细较均匀，顺直或稍弯曲，两端平截，长5cm～18cm，直径1cm～2.5cm，头粗尾细	呈圆柱形，平直或略弯曲，两端平截，长10cm～20cm，直径1.5cm～2.6cm
表面	表面红棕色或微黄色，光洁或有纵皱纹及细根痕，偶有残存的棕褐色外皮	表面类白色或粉红色、棕褐色，光洁或有纵皱纹及细根痕	表面淡棕红色，全体光洁或有纵皱纹及细根痕，偶有残存的外皮，粗壮者有断续突出横纹
断面	断面较平坦，类白色或微带棕红色	断面较平坦，类白色或粉红色，细腻光润、角质样	断面颗粒状，微带棕红色
气味	气微，味微苦、酸	气微，味微苦、酸。味稍浓	气微，味微苦、酸

参 考 文 献

［1］程俊英．诗经译注［M］．上海：上海古籍出版社，1985：165．

［2］马王堆汉墓帛书整理小组．五十二病方［M］．北京：文物出版社，1979：95．

［3］尚志钧．神农本草经校注［M］．北京：学苑出版社，2008：114．

［4］陶弘景．名医别录（辑校本）［M］．尚志钧辑校．北京：人民卫生出版社，1986：117－118．

［5］陶弘景．本草经集注（辑校本）［M］．尚志钧，尚元胜辑校．北京：人民卫生出版社，1994：267－268．

［6］中国科学院中国植物志编辑委员会．中国植物志：第二十七卷［M］．北京：科学出版社，1979：48．

［7］卢多逊，李昉等．开宝本草（辑复本）［M］．尚志钧辑校．合肥：安徽科学技术出版社，1998：185．

［8］李时珍．本草纲目（校点本）［M］．北京：人民卫生出版社，2010：849．

［9］仲昴庭．本草崇原集说［M］．孙多善点校．北京：人民卫生出版社，1997：81．

［10］张瑞贤．本草名著集成［M］．北京：华夏出版社，1998：254．

［11］谢宗万．中药材品种论述：上册［M］．2版．上海：上海科学技术出版社，1990：191．

［12］唐慎微．重修政和经史证类备用本草［M］．北京：人民卫生出版社，1957：201．

［13］日华子．日华子本草［M］．合肥：安徽科学技术出版社，2005：58－59．

［14］苏颂．本草图经［M］．合肥：安徽科学技术出版社，1994：154－155．

［15］刘文泰．本草品汇精要［M］．陈仁寿，杭爱武点校．上海：上海科学技术出版社，2005：312．

［16］钟泰．亳州志［M］．北京：中华书局，1895：57－64．

［17］陈仁山，蒋淼，陈思敏，等．药物出产辨（三）［J］．中药与临床，2010，1（3）：62－64．

［18］叶橘泉．本草钩沉［M］．北京：中国医药科技出版社，1988：143．

［19］唐慎微．大观本草［M］．尚志钧点校．合肥：安徽科学技术出版社，2002：269．

ICS 11.120.01
C 23

团 体 标 准

T/CACM 1020.91—2019

道地药材 第91部分：亳菊

Daodi herbs—Part 91: Boju

2019-08-13 发布 2019-08-13 实施

中华中医药学会 发布

前　言

T/CACM 1020《道地药材》标准分为157个部分：

——第1部分：标准编制通则；

……

——第90部分：亳白芍；

——第91部分：亳菊；

——第92部分：亳桑皮；

……

——第157部分：汉射干。

本部分为T/CACM 1020的第91部分。

本部分按照GB/T 1.1—2009给出的规则起草。

本部分由道地药材国家重点实验室及国家中医药管理局道地药材生态遗传重点研究室提出。

本部分由中华中医药学会归口。

本部分起草单位：康美药业股份有限公司、康美（北京）药物研究院有限公司、广东康美药物研究院有限公司、中国中医科学院中药资源中心、无限极（中国）有限公司、北京中研百草检测认证有限公司。

本部分主要起草人：许冬瑾、乐智勇、黄璐琦、郭兰萍、白宗利、詹志来、张小波、杨光、何雅莉、郭亮、余意。

道地药材　第91部分：亳菊

1　范围

T/CACM 1020 的本部分规定了道地药材亳菊的来源及形态、历史沿革、道地产区及生境特征、质量特征。

本部分适用于中华人民共和国境内道地药材亳菊的生产、销售、鉴定及使用。

2　规范性引用文件

下列文件对于本文件的应用是必不可少的。凡是注日期的引用文件，仅注日期的版本适用于本文件。凡是不注日期的引用文件，其最新版本（包括所有的修改单）适用于本文件。

T/CACM 1020.1—2016　道地药材　第1部分：标准编制通则

中华人民共和国药典一部

3　术语和定义

T/CACM 1020.1—2016 界定的以及下列术语和定义适用于本文件。

3.1

亳菊　boju

产于以安徽亳州为中心区域，核心区域包括涡河流域及周边地区的菊花。

4　来源及形态

4.1　来源

本品为菊科植物菊 *Chrysanthemum morifolium* Ramat. 的干燥头状花序。

4.2　形态特征

多年生草本，高60cm～150cm。茎直立，基部常木化，上部多分枝，被细毛或柔毛。叶互生，宽卵形或长卵圆形，长约5cm，宽3cm～4cm，羽状分裂，裂片内有1～3猫眼状空隙，基部楔形，下面被白色茸毛；具叶柄。头状花序顶生或腋生，直径3cm～5.5cm；总苞盘状，总苞片3层～4层，外层绿色，条形，被白色茸毛，边缘膜质。舌状花雄性，白色，下有托片；管状花两性，黄色，基部带有膜质托片，有时有3朵～20朵，有时无；花序托三角形，高3mm～4mm，宽4.5mm～6mm；花盘直径1.3cm～1.8cm。瘦果无冠毛。花期9月～11月。

5　历史沿革

5.1　品种沿革

菊花始载于《神农本草经》，被列为上品，书中未言产地，但著有生境，谓："生川泽及田野。"

最早记载菊花产地的是《名医别录》，曰："菊花，生雍州及田野。"雍州，即今陕西凤翔一带。《证类本草》引陶隐居云："南阳郦县最多，今近道处处有。"《本草图经》引唐《天宝单方图》云："白菊，元生南阳山谷及田野中……诸郡皆有。"南阳及南阳郦县，均为今河南南阳境。根据以上文献所记载的产地和生境，可以看出，宋以前我国药用菊花应是取之于野生品类。

西晋张华《博物志》是较早记录菊花品类的文献。张氏曰："菊有两种，苗花如一，惟味小异，苦者不中食。"南北朝时期陶弘景《本草经集注》注文云："菊有两种，一种茎紫、气香、味甘，叶可作羹食者，为真；一种青茎而大，作蒿艾气，味苦不堪食者，名苦薏，非真。其华正相似，唯以甘苦别之尔……又有白菊，茎、叶都相似，唯花白。"

唐代《新修本草》转录了陶氏之说。《本草图经》引唐《天宝单方图》云："白菊，颍川人呼为回蜂菊，汝南名茶苦蒿，上党及建安郡、顺政郡并名羊欢草，河内名地薇蒿。"颍川、汝南、河内，均为今河南境；上党，即今山西长治；建安郡，即今福建境；顺政郡，即今陕西略阳。根据以上文献记载的"青茎而大，作蒿艾气，味苦不堪食者，名苦薏"的品种，经考证，应是现今菊科植物野菊 *Chrysanthemum indicum* L.。而"茎紫，气香，味甘，叶可作羹食者"，按其产地、形态特征，对照《中国植物志》收载的17种菊属植物，认为该品应是现今菊科植物甘菊 *Chrysanthemum lavandulifolium*（Fisch. ex Trautv.）Makino或其变种。至于陶氏所言和唐《天宝单方图》记载的白菊，按其产地、花色推断，很可能是紫花野菊 *Chrysanthemum zawadskii* Herbich或毛华菊 *Chrysanthemum vestitum*（Hemsl.）stapf。但据唐《天宝单方图》述及的产地有河南、陕西、山西、福建等，故认为紫花野菊的可能性更大。

宋代苏颂《本草图经》记载："菊花，生雍州川泽及田野，今处处有之，以南阳菊潭者为佳……然菊之种类颇多，有紫茎而气香，叶厚至柔嫩可食者，其花微小，味甚甘，此为真。有青茎而大，叶细作蒿艾气味苦者，华亦大，名苦薏，非真也。"又云："南阳菊亦有两种：白菊，叶大似艾叶，茎青，根细，花白，蕊黄；其黄菊，叶似茼蒿，花蕊都黄……南京又有一种开小花，花瓣下如小珠子，谓之珠子菊，云入药亦佳。"南阳菊潭，即今河南内乡；南京，即今河南商丘。寇宗奭《本草衍义》云："近世有二十余种，惟单叶、花小而黄绿，叶色深小而薄，应候而开者是也。《月令》所谓菊有黄华者也。又邓州白菊，单叶者亦入药，余医经不用。"按《本草图经》所载"今处处有之，以南阳菊潭者为佳"，说明宋代仍应用野生菊类。考"紫茎而气香，花微小，味甚甘者"和"青茎而大，叶作蒿艾气，味苦者花亦大，名苦薏"，前者是甘菊 *Chrysanthemum lavandulifolium*（Fisch. ex Trautv.）Makino，后者无疑是野菊 *Chrysanthemum indicum* L.。对照《中国植物志》所载甘菊的花序直径为1cm～1.5cm，野菊的花序直径为1.5cm～2.5cm，显然甘菊的花小于野菊的花，此描述与苏颂所说相符。从苏氏和寇氏的载文看，宋代菊花品种明显多于宋以前。《本草纲目》云："菊之品，凡百种，宿根自生，茎叶花色，品品不同。宋人刘蒙全、范致能、史正志皆有菊谱，亦不能尽收也。"据此可以看出，宋代菊花品种已相当丰富。又考苏颂"南阳菊亦有两种：白菊，叶大似艾叶，茎青，根细，花白，蕊黄；其黄菊，叶似茼蒿，花、蕊都黄"。依其描述，当是范成大《范村菊谱》中收载的栽培药用菊花邓州白和邓州黄。范氏云："邓州白，九月末开，单叶双纹，白花中有细蕊，出铃萼中，香比诸菊甚烈，而又正为药中所用，盖邓州菊潭所出尔。"又云："邓州黄，开以九月末，单叶双纹，深于鹅黄，而浅于郁金，中有细叶，出铃萼上，形样甚似邓州白，但差小尔。"所述与苏氏完全一致。《范村菊谱》除收载了邓州白和邓州黄外，还收载了古本草文献中的甘菊。范氏曰："甘菊生雍州川泽，开以九月，深黄单叶、闾巷小人且能识之。"此处所言之甘菊，显然就是前面考证的甘菊 *Chrysanthemum lavandulifolium*（Fisch. ex Trautv.）Makino。李时珍对药用菊花品种也做过考证："大抵惟以单叶味甘者入药，菊谱所载甘菊、邓州黄、邓州白者是矣。"《本草图经》所载的"茎紫而气香，味甚甘"之菊和"南阳白菊与黄菊"，则分别是范成大和李时珍所言的甘菊、邓州白与邓州黄。以上三菊被《范村菊谱》收载，可见宋代药用菊花已有栽培。邓州白、邓州黄和甘菊，也许就是我国栽培菊中较早选育出来的药用菊花。它们的培育成功，不仅丰富了菊花品种，而且为后来发展亳菊、滁菊、贡菊、杭菊、怀菊、川菊等提供了优良的种质资源。至于苏颂所述的“南京又有一种开小花，花瓣下如小珠子，谓之珠子菊”的品种，经考证此菊乃属甘菊 *Chrysanthemum lavandulifolium*（Fisch. ex Trautv.）Makino 之类，其花小是因生长环境不良所致。清代赵学敏认为，此菊为“杭城石罅生菊，枝叶极瘦小，九月开花如豆，香而且甘的城头菊”。

由于宋代艺菊的发展，推动了药用菊花品种的选育和生产，随着栽培区的不断扩大、产量与质量的提高，从而使菊 *Chrysanthemum morifolium* Ramat. 逐渐成为宋以后药用菊花的主流品种。陈嘉谟《本草蒙筌》记载：“山野间味苦茎青，名苦薏勿用；家园内味甘茎紫，谓甘菊，堪收。”李时珍《本草纲目》云：“甘菊始生于山野，今人皆栽植之。”可见，明代药用菊花已广为栽培，野生菊花已不再作为甘菊药用，仅作野菊用。至于栽培菊的品种，当是经人工长期选育栽培出来具有较高药用价值的菊 *Chrysanthemum morifolium* Ramat.。吴仪洛《本草从新》云：“家园所种，杭产者良。”赵学敏《本草纲目拾遗》云：“杭州钱塘所属良渚桧葬地方，乡人多种菊为业，秋十月采取花，挑入城市以售。”凌奂《本草害利》云：“滁州菊，单瓣色白味甘者为上。杭州黄白茶菊，微苦者次之。”以上文献记载可见，清代是药用菊花栽培最盛时期，也是形成道地药用菊花品种的重要阶段。经过自然和人工选择，一些优良的品种勃然兴起，并形成了固定的产地，如河南的怀菊，安徽的亳菊、滁菊、贡菊，浙江的杭菊，四川的川菊，都是在这个时期发展起来的，有些品种早在清以前已产生，如怀菊、亳菊等。

综上所述，宋以前我国药用菊花应是野生品甘菊 *Chrysanthemum lavandulifolium*（Fisch. ex Trautv.）Makino。宋代栽培菊 *Chrysanthemum morifolium* Ramat. 已产生，并为药用。明清时期是药用菊花栽培和发展的最盛时期，也是形成道地药用菊花品种的重要阶段。随着栽培区的扩大、产量与质量的提高，最终使栽培菊 *Chrysanthemum morifolium* Ramat. 完全取代了野生菊类。

5.2 产地沿革

宋以前我国药用菊花取之于野生品，其产地主要分布于河南、山西、福建、陕西等地。宋代的菊花品种明显多于以前，邓州白、邓州黄和甘菊可能是我国栽培菊中较早选育出来的药用菊花，它们的栽培成功，不仅丰富了菊花品种，而且为后来发展亳菊、滁菊、贡菊、杭菊、怀菊、川菊等提供了优良的种质资源。清代亳州已有菊花栽培记载，如《本草纲目拾遗》云：“产于亳州者不可用（作茶菊），白而微臭。”《亳州志·食货志·物产》云：“菊花味甘，以甘者为菊，苦者为苦薏，惟取甘者入药。”民国时期《本草正义》云：“若白色大花之产于古亳者，气味殊觉辛烈。”《药物出产辨》记载：“白者以产安徽亳州为最。”《祁州药志》记载：“白菊花分二种，产于亳州者称亳菊花。”民国时期在安徽亳州形成亳菊道地产区，亳菊成为药用菊花的主流品种之一。亳菊产地沿革见表1。

表1 亳菊产地沿革

年代	出处	产地及评价
清	《百草镜》	产于亳州者不可用（作茶菊）
	《亳州志·食货志·物产》	惟取甘者入药
民国	《本草正义》	若白色大花之产于古亳者
	《药物出产辨》	白者以产安徽亳州为最
	《祁州药志》	产于亳州者称亳菊花

6 道地产区及生境特征

6.1 道地产区

以安徽亳州为中心，核心区域包括涡河流域及周边地区。

6.2 生境特征

安徽亳州涡河流域地处北纬 32°51′~35°05′，东经 115°53′~116°49′，处在暖温带南缘，属于暖温带半湿润气候。年平均气温 14.9℃，年平均日照时数 2184h，无霜期 213d，年平均降水量 831mm。适应亳菊生长的土壤要求有机质含量高，腐殖质、微生物丰富。

7 质量特征

7.1 质量要求

应符合《中华人民共和国药典》一部对菊花的相关质量规定。

7.2 性状特征

亳菊呈倒圆锥形或圆筒形，有时稍压扁呈扇形，直径 1.5cm~3cm，离散。总苞碟状；总苞片 3~4，卵形或椭圆形，草质，黄绿色或褐绿色，外面被柔毛，边缘膜质。花托半球形，无托片或托毛。舌状花数层，雌性，位于外围，类白色，劲直，上举，纵向折缩，散生金黄色腺点；管状花多数，两性，位于中央，为舌状花所隐藏，黄色，先端 5 齿裂。瘦果不发育，无冠毛。体轻，质柔润，干时松脆。气清香，味甘、微苦。

亳菊与其他产地菊花性状鉴别要点见表 2。

表 2 亳菊与其他产地菊花性状鉴别要点

比较项目	亳菊	怀菊	滁菊	贡菊	杭菊
外形	呈倒圆锥形或圆筒形，有时稍压扁呈扇形，直径 1.5cm~3cm，离散	呈不规则球形或扁球形，直径 1.5cm~2.5cm	呈不规则球形或扁球形，直径 1.5cm~2.5cm	呈扁球形或不规则球形，直径 1.5cm~2.5cm	呈碟形或扁球形，直径 2.5cm~4cm，常数个相连成片
舌状花	舌状花数层，雌性，位于外围，类白色，劲直，上举，纵向折缩，散生金黄色腺点	多数为舌状花，类白色，不规则扭曲，内卷，边缘皱缩，有时可见腺点	舌状花类白色，不规则扭曲，内卷，边缘皱缩，有时可见淡褐色腺点	舌状花白色或类白色，斜升，上部反折，边缘稍内卷而皱缩，通常无腺点	舌状花类白色或黄色，平展或微折叠，彼此粘连，通常无腺点
管状花	管状花多数，两性，位于中央，为舌状花所隐藏，黄色，先端 5 齿裂	管状花大多隐藏	管状花大多隐藏	管状花少，外露	管状花多数，外露

参 考 文 献

[1] 尚志钧. 神农本草经校注 [M]. 北京：学苑出版社，2008：43.

[2] 陶弘景. 名医别录（辑校本）[M]. 尚志钧辑校. 北京：人民卫生出版社，1986：27.

[3] 唐慎微. 重修政和经史证类备用本草 [M]. 北京：人民卫生出版社，1957：145.

[4] 苏颂. 本草图经 [M]. 尚志钧辑校. 合肥：安徽科学技术出版社，1994：88.

[5] 李时珍. 本草纲目 [M]. 北京：人民卫生出版社，2004：930.

[6] 陶弘景. 本草经集注（辑校本）[M]. 尚志钧，尚元胜辑校. 北京：人民卫生出版社，1994：205.

[7] 苏敬等. 新修本草（辑复本）[M]. 尚志钧辑校. 合肥：安徽科学技术出版社，1981：159.

[8] 中国科学院中国植物志编委会. 中国植物志：第七十六卷 [M]. 北京：科学出版社，1983：42.

[9] 寇宗奭. 本草衍义 [M]. 颜正华，常章富，黄幼群点校. 北京：人民卫生出版社，1990：47.

[10] 范成大. 范村菊谱 [M]. 北京：紫禁城出版社，2007：36.

[11] 赵学敏. 本草纲目拾遗 [M]. 北京：人民卫生出版社，1963：264.

[12] 陈嘉谟. 本草蒙筌 [M]. 周超凡，陈湘萍，王淑民点校. 北京：人民卫生出版社，1988：47.

[13] 吴仪洛. 本草从新 [M]. 北京：红旗出版社，1996：64.

[14] 凌奂. 本草害利 [M]. 北京：中医古籍出版社，1982：46.

[15] 钟泰. 亳州志 [M]. 北京：中华书局，1895：63.

[16] 张山雷. 本草正义 [M]. 福州：福建科学技术出版社，2006：203.

[17] 陈仁山，蒋淼，陈思敏，等. 药物出产辨（四）[J]. 中药与临床，2010，1（4）：62－64.

[18] 赵燏黄. 祁州药志 [M]. 樊菊芬点校. 福州：福建科学技术出版社，2004：36.

ICS 11.120.01
C 23

团　体　标　准

T/CACM 1020.92—2019

道地药材　第92部分：亳桑皮

Daodi herbs—Part 92: Bosangpi

2019-08-13 发布　　2019-08-13 实施

中华中医药学会　发布

前　言

T/CACM 1020《道地药材》标准分157个部分：

——第1部分：标准编制通则；

……

——第91部分：亳菊；

——第92部分：亳桑皮；

——第93部分：亳紫菀；

……

——第157部分：汉射干。

本部分为T/CACM 1020的第92部分。

本部分按照GB/T 1.1—2009给出的规则起草。

本部分由道地药材国家重点实验室及国家中医药管理局道地药材生态遗传重点研究室提出。

本部分由中华中医药学会归口。

本部分起草单位：江苏大学、中国中医科学院中药资源中心、北京中研百草检测认证有限公司。

本部分主要起草人：欧阳臻、黄璐琦、郭兰萍、詹志来、郭亮、何雅莉、袁婷、王丹、成胜荣。

道地药材　第 92 部分：亳桑皮

1　范围

T/CACM 1020 的本部分规定了道地药材亳桑皮的来源及形态、历史沿革、道地产区及生境特征、质量特征。

本部分适用于中华人民共和国境内道地药材亳桑皮的生产、销售、鉴定及使用。

2　规范性引用文件

下列文件对于本文件的应用是必不可少的。凡是注日期的引用文件，仅注日期的版本适用于本文件。凡是不注日期的引用文件，其最新版本（包括所有的修改单）适用于本文件。

T/CACM 1020. 1—2016　道地药材　第 1 部分：标准编制通则

中华人民共和国药典一部

3　术语和定义

T/CACM 1020. 1—2016 界定的以及下列术语和定义适用于本文件。

3. 1

亳桑皮　bosangpi

产于安徽亳州及其周边地区的桑白皮。

4　来源及形态

4. 1　来源

本品为桑科植物桑 *Morus alba* L. 的干燥根皮。

4. 2　形态特征

乔木或灌木，高 3m ~ 10m 或更高，胸径可达 50cm，树皮厚，灰色，具不规则浅纵裂；冬芽红褐色，卵形，芽鳞覆瓦状排列，灰褐色，有细毛；小枝有细毛。叶卵形或广卵形，长 5cm ~ 15cm，宽 5cm ~ 12cm，先端急尖、渐尖或圆钝，基部圆形至浅心形，边缘锯齿粗钝，有时叶为各种分裂，表面鲜绿色，无毛，背面沿脉有疏毛，脉腋有簇毛；叶柄长 1. 5cm ~ 5. 5cm，具柔毛；托叶披针形，早落，外面密被细硬毛。花单性，腋生或生于芽鳞腋内，与叶同时生出；雄花序下垂，长 2cm ~ 3. 5cm，密被白色柔毛，雄花。花被片宽椭圆形，淡绿色。花丝在芽时内折，花药 2 室，球形至肾形，纵裂；雌花序长 1cm ~ 2cm，被毛，总花梗长 5mm ~ 10mm 被柔毛，雌花无梗，花被片倒卵形，先端圆钝，外面和边缘被毛，两侧紧抱子房，无花柱，柱头 2 裂，内面有乳头状突起。聚花果卵状椭圆形，长 1cm ~ 2. 5cm，成熟时红色或暗紫色。花期 4 月 ~ 5 月，果期 5 月 ~ 8 月。

5 历史沿革

5.1 品种沿革

桑白皮始载于秦汉时期《神农本草经》，名为桑根白皮，被列为中品，书中云："味甘、寒，主伤中，五劳六极，羸瘦，崩中，脉绝，补虚益气……生山谷。"说明其生境分布为山谷，但未有关于桑白皮原植物的描述。

南北朝时期《本草经集注》记载："桑根白皮，味甘、寒，无毒……生犍为山谷。"明确了产地为四川犍为，也无对原植物的描述。

唐代《新修本草》记载："桑根白皮，味甘、寒，无毒……采无时。出土上者杀人……生犍为山谷。"《新修本草》记载与上述本草基本一致，桑白皮的采收无季节要求，但不可用伸出地面的部分，也未提及原植物的形态。

宋代《本草图经》记载："桑根白皮，《本经》不著所出州土，今处处有之。"说明从宋代开始，桑白皮产地扩大，处处有之。

明代《救荒本草》记载："本草有桑根白皮，旧不载所出州土，今处处有之……桑根白皮，东行根益佳，肥白者良，出土者不可用，杀人。味甘，性寒，无毒。制造忌铁器及铅。叶桠者名鸡桑，最堪入药……或云木白皮亦可用。"《救荒本草》首次记载了鸡桑入药最佳，并描述了鸡桑的植物形态为叶有分裂。《本草品汇精要》记载："《图经》曰：木高一二丈，春生叶，至夏结实，生青绿，熟紫黑，根皮黄白色如虎斑……根出土上者，不可用，惟用东行根益佳，或曰木白皮亦可用也。"从该书记载可见在《本草图经》就有对其植物形态较详细的描写，这与桑 *Morus alba* L. 形态特征相似。《本草纲目》记载："桑有数种：有白桑，叶大如掌而厚；鸡桑，叶花而薄；子桑，先椹而后叶；山桑，叶尖而长……桑根白皮，〔别录曰〕采无时。出土上者杀人。〔弘景曰〕东行桑根乃易得，而江边多出土，不可轻信。"李时珍的《本草纲目》总结了前人对桑基原的记载，并提出桑有"白桑、鸡桑、子桑、山桑"，不能用伸出地面的部分。该书引《千金方》原文曰："石痈坚硬不作脓者。蜀桑白皮阴干为末，烊胶和酒调敷，以软为度。"这里载有"蜀桑白皮"，说明桑白皮的产地为四川。

清代《本草崇原》记载："桑处处有之，而江浙独盛。二月发叶，深秋黄陨，四月椹熟，其色赤黑，味甘性温。桑名白桑，落叶后望之，枝干皆白，根皮作纸，洁白而绵，蚕食桑精，吐丝如银，盖得阳明金精之气。"说明清代桑各地均有分布，江浙地带生长最多，且以白桑 *Morus alba* L. 为主，这可能与江浙地区蚕桑产业发展有关。《光绪亳州志》记载："桑白皮，即桑根皮刮去外面粗黄者其中色白故名。"说明光绪年间，亳州地区已盛产桑白皮药材。

民国时期《蒙城县志》记载："药类……桑白皮。"《涡阳县志》记载："附草药……桑白皮。"蒙城和涡阳为今安徽亳州下辖县，说明在民国时期，亳州周边地区有桑白皮药材出产。

《中药材手册》（1959）记载："桑白皮全国大部地区均有生产，以纯根皮、色白、皮厚、质柔韧，无粗皮、嚼之有黏性成团者为佳。"《中国药材学》（1996）记载："桑白皮主产于河南、安徽、四川、湖南、河北、广东。以河南、安徽产量大，并以亳桑皮质量佳。"《中华本草》（1999）记载："桑白皮主产于河南、安徽、浙江、江苏、湖南、四川、河北、广东，其他各地亦产……以色白、皮厚、柔韧者佳。"《500味常用中药材的经验鉴别》（1999）记载："桑白皮野生、栽培均有。全国大部分地区均有生产。主产于河南商丘；安徽阜阳、亳县；四川涪陵、南充；湖南会同、沅陵、怀北；河北涞源、易县；广东顺德、南海等地。以河南、安徽产量大……桑白皮商品常按产地不同分有：亳桑皮（主产于亳州，皮质厚，宽阔而硬）；严桑皮（浙江所产，皮质薄，条细长而整齐，洁白柔软）；苏北桑皮（产于江苏，皮质薄而软）。"《中草药与民族药药材图谱》（2005）记载："桑白皮主产于河南、安徽、浙江、江苏、河北、湖南、广东、四川等地。以安徽产的'亳桑皮'质量佳。"《金世元中药材传统鉴别经验》(2010)记载:“桑白皮野生、栽培均有,但以栽培为主。全国大部分地区均有生产。主产于河南商丘,安徽阜阳、涡阳、亳州,四川涪陵、南充,湖南会同,沅陵、怀化,河北涞源、易县,广东顺德、南海等地。以河南、安徽产量大,统称‘亳桑皮’,为‘地道药材’,行销全国并出口。”《中华道地药材》(2011)记载:“全国各地均有栽培,以浙江、江苏、广东、四川、安徽、河南、湖南等地栽培较多。河南商丘,安徽阜阳、亳州,浙江淳安,江苏南通,四川南充,重庆涪陵,湖南会同、沅陵,河北涞源、易县,广东顺德、南海等均适宜其生产;尤以安徽亳州、阜阳最为适宜。”

古代本草文献中所载“桑白皮”原植物有女桑、山桑、白桑、鸡桑、子桑、荆桑和鲁桑等。但今用桑白皮药材原植物主流为白桑 *Morus alba* L.。全国各地均有栽培,以浙江、安徽、江苏、广东、四川、河南、湖南等地栽培较多,但以亳桑皮质量为佳,安徽亳州及其周边地区为桑白皮的道地产区。因此,本标准将桑白皮的道地药材定为亳桑皮。

5.2 产地沿革

南北朝时期,桑白皮产地为四川。从宋代起产地扩大,处处有之。清代,亳州地区开始盛产桑白皮药材。民国时期,亳州境内也以桑白皮药材为特色物产。近代以来,文献记载桑白皮都以亳桑皮质量为佳,安徽亳州及其周边地区为桑白皮的道地产区。亳桑皮产地沿革见表1。

表1 亳桑皮产地沿革

年代	出处	产地及评价
秦汉	《神农本草经》	生山谷
南北朝	《本草经集注》	生犍为(四川犍为)山谷
唐	《新修本草》	生犍为(四川犍为)山谷
宋	《本草图经》	《本经》不著所出州土,今处处有之
明	《救荒本草》	本草有桑根白皮,旧不载所出州土,今处处有之
清	《本草崇原》	桑处处有之,而江浙独盛
	《光绪亳州志》	药类……桑白皮,即桑根皮刮去外面粗黄者其中色白故名
民国	《蒙城县志》	药类……桑白皮
	《涡阳县志》	附草药……桑白皮
现代	《中药材手册》	桑白皮全国大部地区均有生产,以纯根皮、色白、皮厚、质柔韧,无粗皮、嚼之有黏性成团者为佳
	《中国药材学》	桑白皮主产于河南、安徽、四川、湖南、河北、广东。以河南、安徽产量大,并以亳桑皮质量佳
	《中华本草》	桑白皮主产于河南、安徽、浙江、江苏、湖南、四川、河北、广东,其他各地亦产……以色白、皮厚、柔韧者佳
	《500味常用中药材的经验鉴别》	桑白皮野生、栽培均有。全国大部分地区均有生产。主产于河南商丘;安徽阜阳、亳县;四川涪陵、南充;湖南会同、沅陵、怀北;河北涞源、易县;广东顺德、南海等地。以河南、安徽产量大。桑白皮商品常按产地不同分有:亳桑皮(主产于亳州,皮质厚,宽阔而硬);严桑皮(浙江所产,皮质薄,条细长而整齐,洁白柔软);苏北桑皮(产于江苏,皮质薄而软)
	《中草药与民族药药材图谱》	桑白皮主产于河南、安徽、浙江、江苏、河北、湖南、广东、四川等地。以安徽产的“亳桑皮”质量佳

表1（续）

年代	出处	产地及评价
现代	《金世元中药材传统鉴别经验》	桑白皮野生、栽培均有，但以栽培为主。全国大部分地区均有生产。主产于河南商丘，安徽阜阳、涡阳、亳州，四川涪陵、南充，湖南会同，沅陵、怀化，河北涞源、易县，广东顺德、南海等地。以河南、安徽产量大，统称“亳桑皮”，为“地道药材”，行销全国并出口
	《中华道地药材》	全国各地均有栽培，以浙江、江苏、广东、四川、安徽、河南、湖南等地栽培较多。河南商丘，安徽阜阳、亳州，浙江淳安，江苏南通，四川南充，重庆涪陵，湖南会同、沅陵，河北涞源、易县，广东顺德、南海等均适宜其生产；尤以安徽亳州、阜阳最为适宜

6 道地产区及生境特征

6.1 道地产区

安徽亳州及其周边各地区。

6.2 生境特征

亳州位于安徽西北部（下设涡阳、蒙城、利辛、谯城三县一区），地处华北平原南端，位于北纬32°51′~35°05′，东经115°53′~116°49′，呈东南西北向斜长形，长约150km，宽约90km。亳州处在暖温带南缘，属于暖温带半湿润气候，有明显的过渡性特征，主要表现为季风明显，气候温和，光照充足，雨量适中，无霜期长，四季分明，春温多变，夏雨集中，秋高气爽，冬长且干。因气候的过渡性，造成冷暖气团交锋频繁，天气多变，年际降水变化大。亳州年平均气温14.9℃，年平均日照时数2154h，无霜期213d，年平均降水量831mm。桑树喜温暖湿润气候，稍耐荫，12℃以上开始萌芽，生长适宜温度25℃~30℃，耐旱，不耐涝，耐瘠薄，对土壤的适应性强。

7 质量特征

7.1 质量要求

应符合《中华人民共和国药典》一部对桑白皮的相关质量规定。

7.2 性状特征

桑白皮呈扭曲的卷筒状、槽状或板片状，长短宽窄不一，厚1mm~4mm。外表面白色或淡黄白色，较平坦，有的残留橙黄色或棕黄色鳞片状粗皮；内表面黄白色或灰黄色，有细纵纹。体轻，质韧，纤维性强，难折断，易纵向撕裂，撕裂时有粉尘飞扬。气微，味微甘。

亳桑皮大多呈槽状、板片状，长短宽窄不一，皮较厚，厚2mm~6mm。外表面白色或淡黄白色，较平坦，无粗皮；内表面黄白色，有细纵纹。体轻，质柔韧，纤维性强，难折断，易纵向撕裂，撕裂时有粉尘飞扬。气微，味微甘。

亳桑皮与其他产地桑白皮性状鉴别要点见表2。

表2　亳桑皮与其他产地桑白皮性状鉴别要点

比较项目	亳桑皮	其他产地桑白皮
外形	呈槽状、板片状，厚2mm～6mm	呈扭曲的卷筒状、槽状或板片状，厚1mm～4mm
颜色	外表面白色或淡黄白色，较平坦，无粗皮；内表面黄白色	外表面白色或淡黄白色，较平坦，有的残留橙黄色或棕黄色鳞片状粗皮；内表面黄白色或灰黄色
质地	质柔韧	质韧

参 考 文 献

[1] 国家药典委员会. 中华人民共和国药典一部 [S]. 北京: 中国医药科技出版社, 2015: 298.

[2] 中国科学院中国植物志编辑委员会. 中国植物志: 第二十三卷 [M]. 北京: 科学出版社, 1998: 9.

[3] 佚名. 神农本草经 [M]. 顾观光辑. 杨鹏举校注. 北京: 学苑出版社, 2002: 176-177.

[4] 陶弘景. 本草经集注(辑校本) [M]. 尚志钧, 尚元胜辑校. 北京: 人民卫生出版社, 1994: 285.

[5] 苏敬等. 新修本草(辑复本) [M]. 尚志钧辑校. 合肥: 安徽科学技术出版社, 1981: 335.

[6] 苏颂. 本草图经 [M]. 尚志钧辑校. 合肥: 安徽科学技术出版社, 1994: 380.

[7] 王锦秀, 汤彦承. 救荒本草译注 [M]. 上海: 上海古籍出版社, 2015: 332.

[8] 刘文泰. 本草品汇精要 [M]. 北京: 中国中医药出版社, 2013: 422.

[9] 李时珍. 本草纲目(校点本) [M]. 北京: 人民卫生出版社, 1977: 2063-2065.

[10] 张志聪. 本草崇原 [M]. 刘小平点校. 北京: 中国中医药出版社, 1992: 31.

[11] 宗能徵, 钟泰. 中国地方志集成·安徽府县志辑㉕. 光绪亳州志 [M]. 南京: 江苏古籍出版社, 1998: 160.

[12] 周尔仪. 中国地方志集成·安徽府县志辑㉖. 民国重修蒙城县志 [M]. 南京: 江苏古籍出版社, 1998: 688.

[13] 周尔仪. 中国地方志集成·安徽府县志辑㉖. 涡阳风土记 [M]. 南京: 江苏古籍出版社, 1998: 491.

[14] 中华人民共和国卫生部药政管理局. 中药材手册 [M]. 人民卫生出版社, 1959: 429.

[15] 徐国钧. 中国药材学 [M]. 北京: 中国医药科技出版社, 1996: 775-776.

[16] 国家中医药管理局《中华本草》编委会. 中华本草: 第2册 [M]. 上海: 上海科学技术出版社, 1999: 525.

[17] 卢赣鹏. 500味常用中药材的经验鉴别 [M]. 北京: 中国中医药出版社, 1999: 480.

[18] 黄璐琦. 中草药与民族药药材图谱 [M]. 北京: 北京大学医学出版社, 2005: 120.

[19] 金世元. 金世元中药材传统鉴别经验 [M]. 北京: 中国中医药出版社, 2010: 182.

[20] 彭成. 中华道地药材 [M]. 北京: 中国中医药出版社, 2011: 3185.

ICS 11.120.01
C 23

团　体　标　准

T/CACM 1020.93—2019

道地药材　第93部分：亳紫菀

Daodi herbs—Part 93：Boziwan

2019-08-13 发布　　2019-08-13 实施

中华中医药学会　发 布

前　　言

T/CACM 1020《道地药材》标准分为157个部分：

——第1部分：标准编制通则；

……

——第92部分：亳桑皮；

——第93部分：亳紫菀；

——第94部分：滁菊；

……

——第157部分：汉射干。

本部分为T/CACM 1020的第93部分。

本部分按照GB/T 1.1—2009给出的规则起草。

本部分由道地药材国家重点实验室及国家中医药管理局道地药材生态遗传重点研究室提出。

本部分由中华中医药学会归口。

本部分起草单位：中国中医科学院中药资源中心、安徽中医药大学、北京中研百草检测认证有限公司。

本部分主要起草人：彭华胜、黄璐琦、詹志来、程铭恩、于大庆、查良平、尹旻臻、韩晓静、郭亮。

道地药材　第93部分：亳紫菀

1　范围

T/CACM 1020的本部分规定了道地药材亳紫菀的来源及形态、历史沿革、道地产区及生境特征、质量特征。

本部分适用于中华人民共和国境内道地药材亳紫菀的生产、销售、鉴定及使用。

2　规范性引用文件

下列文件对于本文件的应用是必不可少的。凡是注日期的引用文件，仅注日期的版本适用于本文件。凡是不注日期的引用文件，其最新版本（包括所有的修改单）适用于本文件。

T/CACM 1020.1—2016　道地药材　第1部分：标准编制通则

中华人民共和国药典一部

3　术语和定义

T/CACM 1020.1—2016界定的以及下列术语和定义适用于本文件。

3.1

亳紫菀　boziwan

产于以安徽亳州为核心的谯城、涡阳及周边地区的紫菀。

4　来源及形态

4.1　来源

本品为菊科植物紫菀 *Aster tataricus* L. f. 的干燥根和根茎。

4.2　形态特征

多年生草本，根茎斜生，簇生多数细长根。茎直立，粗壮，有棱及沟，被疏粗毛，基部具纤维状残存叶柄和不定根。有疏生叶，基部叶在花期枯落，长圆状或椭圆状匙形，下半部渐狭成长柄，连柄长20cm～50cm，宽3cm～8cm，先端尖或渐尖，边缘有具小尖头的圆齿或浅齿。下部叶匙状长圆形，常较小，下部渐狭或急狭成具宽翅的柄，渐尖，边缘除顶部外有密锯齿；中部叶长圆形或长圆披针形，无柄，全缘或有浅齿；上部叶狭小；全部叶厚纸质，上面被短糙毛，下面沿脉被较密的短粗毛；中脉粗壮，脉在下面突起，网脉明显。头状花序直径2.5cm～4.5cm，在茎和枝端排列成复伞房状；花序梗长，有线形苞叶。总苞半球形，长7mm～9mm，直径10mm～25mm；总苞片3层，线形或线状披针形，先端尖或圆形，被密短毛。舌状花20余个；管部长3mm，舌片蓝紫色；管状花稍有毛，裂片长1.5mm；花柱附片披针形。瘦果倒卵状长圆形，紫褐色，上部被疏粗毛。冠毛污白色或带红色，有多数糙毛。花果期6月～10月。

5 历史沿革

5.1 品种沿革

紫菀始载于《神农本草经》，被列为中品，书中云："味苦、温。主治咳逆上气，胸中寒热结气，去蛊毒、痿蹶，安五脏。"南北朝时期《本草经集注》对紫菀进行了最早的形态描述："近道处处有，生布地，花亦紫，本有白毛，根甚柔细。"

宋代《本草图经》记载："紫菀，生房陵山谷……泗（今安徽泗县）、寿（今安徽寿县）……皆有之。三月内布地生苗叶，其叶三四相连；五月、六月内开黄紫白花；结黑子。本有白毛，根甚柔细。二月、三月内取根，阴干用。"书中附有成州（今甘肃成县）紫菀、解州（今山西运城）紫菀和泗州紫菀三幅紫菀植物图，附图所绘成州紫菀图和泗州紫菀图与现所用紫菀一致，而解州紫菀图具有头状花序、网状脉、上部叶宽卵形、下部叶浅裂、须根较多、柔软纤细等特征，与今药用紫菀的植物形态不一致。之后历代本草中附图多与《本草图经》中附图接近。

明代《本草纲目》中附有紫菀植物图。图中植物具有头状花序，叶宽卵形、浅裂、具网状脉，须根较多等特征，与今药用紫菀的植物形态不一致。

清代《植物名实图考》记载："江西建昌谓之关公须，肖其根形。初生铺地，秋抽方紫茎，开紫花，微似丹参。"并附有紫菀植物图，形态与今药用紫菀一致。

"亳紫菀"的记载可见于民国时期《增订伪药条辨》，该书记载："紫菀凤阳府、亳州龙王庙四乡出者，须根粗，软糯，色紫红，硬梗少者佳。河南淮庆府出，枝略细，软糯，亦可用。湖北出者，性硬根细，泥屑重者次。伪者浙江尚少。因价贱，出货亦多故耳。"由此可知，产于安徽凤阳和亳州的紫菀最佳，河南紫菀质量中等，湖北地区的紫菀则质量次。《药物出产辨》记载："产安徽亳州、河南禹州。"明确指出了紫菀的产区为安徽亳州、河南禹州。

《药材资料汇编》记载："安徽亳县和涡阳义门集一带，河北安国（祁州）有大量栽培。河南禹县亦有种植。"并根据不同产区植物特征形成了亳紫菀和祁紫菀两种规格，其中亳紫菀"以头大、须根粗，色紫无土者为佳（摘去须根叫紫菀头）"，祁紫菀（辫子紫菀）"以须根粗，不夹砂土者为佳"。

《中药材品种论述》记载："主产河北安国与安徽亳县、涡阳，安国栽培品即从亳县将'亳紫菀'引种而来，现广销国内华东、中南、华北、西北地区，并有出口。"《中国中药区划》记载："安徽涡阳种植紫菀有300多年历史，所产紫菀光泽，油润、质软、握之有弹性，不易断，是安徽名贵道地药材之一。"《常用中药材品种整理和质量研究》记载："河北、安徽及北京等地大量种植紫菀，为全国紫菀的主产区，有相当长的栽培历史，其产量占全国紫菀总产量的80%以上。河北以保定地区及石家庄附近十几个县栽种比较集中，尤以正定、安国两县产量最高。安徽以涡阳、亳县等地种植紫菀较多。"表明安徽亳县（今亳州）、涡阳地区的产量较大，为全国紫菀的主要产区之一。

紫菀以栽培为主，主产于河北安国与安徽亳州、涡阳，并在安徽涡阳已有300多年的种植历史，质量佳，是安徽名贵道地药材之一，被广大医家及道地产区所认可，因此，本标准将紫菀的道地药材定为亳紫菀。

5.2 产地沿革

历代本草文献对亳紫菀的产地记载较广，但自民国时期起以河北安国与安徽亳县、涡阳为主产区，并逐渐形成以安徽亳州、涡阳及周边地区为道地产区。亳紫菀产地沿革见表1。

表1　亳紫菀产地沿革

年代	出处	产地及评价
民国	《增订伪药条辨》	紫菀凤阳府（今安徽凤阳）、亳州（今安徽亳州）龙王庙四乡出者，须根粗，软糯，色紫红，硬梗少者佳
	《药物出产辨》	产安徽亳州
现代	《药材资料汇编》	安徽亳县和涡阳义门集一带，河北安国（祁州）有大量栽培
	《中药材品种论述》	主产河北安国与安徽亳县、涡阳，安国栽培品即从亳县将“亳紫菀”引种而来，现广销国内华东、中南、华北、西北地区，并有出口
	《中国中药区划》	安徽涡阳种植紫菀有300多年历史，所产紫菀光泽，油润、质软、握之有弹性，不易断，是安徽名贵道地药材之一
	《常用中药材品种整理和质量研究》	河北、安徽及北京等地大量种植紫菀，为全国紫菀的主产区，有相当长的栽培历史，其产量占全国紫菀总产量的80%以上。河北以保定地区及石家庄附近十几个县栽种比较集中，尤以正定、安国两县产量最高。安徽以涡阳、亳县等地种植紫菀较多

6　道地产区及生境特征

6.1　道地产区

以安徽亳州为核心的谯城、涡阳及周边地区。

6.2　生境特征

亳州位于安徽西北部，地处华北平原南端，与黄河决口扇形地相连，为平原地区。地处暖温带南缘，属于暖温带半湿润气候，有明显的过渡性特征，季风明显，光照充足，四季分明。气候温和，年平均气温14.9℃；雨量适中，年平均降水量831mm，无霜期213d，年平均日照时数2184h。亳州地区土壤类型主要有砂姜黑土、潮土、棕壤土和石灰土。紫菀由于具有较多的须根，主要种植于壤土和砂壤土。

7　质量特征

7.1　质量要求

应符合《中华人民共和国药典》一部对紫菀的相关质量规定。

7.2　性状特征

紫菀根茎呈不规则块状，大小不一，先端有茎、叶的残基；质稍硬。根茎簇生多数细根，长3cm～15cm，直径0.1cm～0.3cm，多编成辫状；表面紫红色或灰红色，有纵皱纹；质较柔韧。气微香，味甜、微苦。

亳紫菀根茎呈不规则块状，形状大小不同；根茎簇生多数细根，多不编成辫状；表面紫红色或灰红色，具纵皱纹；质地柔韧。以头大、须根粗，色紫无土者为佳。

亳紫菀与其他产地紫菀性状鉴别要点见表2。

表2　亳紫菀与其他产地紫菀（祁紫菀）性状鉴别要点

比较项目	亳紫菀	其他产地紫菀（祁紫菀）
根茎	呈无规则的块状，形状大小不同，且簇生多数细根，多不编成辫状	呈无规则的块状，簇生多数细根，并将其编成小辫状
表皮	表面紫红色或灰红色，具纵皱纹	表面淡紫色或紫棕色，具纵皱纹
质地	质较柔韧	质地柔软

参 考 文 献

[1] 尚志钧. 神农本草经校注 [M]. 北京：学苑出版社，2008：144.

[2] 陶弘景. 本草经集注（辑校本） [M]. 尚志钧，尚元胜辑校. 北京：人民卫生出版社，1994：307－308.

[3] 苏颂. 本草图经 [M]. 尚志钧辑校. 合肥：安徽科学技术出版社，1994：182.

[4] 徐国兵，万德光，曾万章. 紫菀、女菀、白菀、山紫菀的考证 [J]. 中药材，1995，(12)：635－636.

[5] 刘衡如，刘山永. 新校注本草纲目 [M]. 北京：华夏出版社，2013：711－712.

[6] 张瑞贤，王家葵，张卫. 植物名实图考校释 [M]. 北京：中医古籍出版社，2008：210.

[7] 曹炳章. 增订伪药条辨 [M]. 刘德荣点校. 福州：福建科学技术出版社，2004：55.

[8] 陈仁山. 药物出产辨 [M]. 台北：新医药出版社，1930：44.

[9] 中国药学会上海分会，上海市药材公司. 药材资料汇编：下集 [M]. 上海：上海科学技术出版社，1959：116.

[10] 谢宗万. 中药材品种论述：上册 [M]. 上海：上海科学技术出版社，1990：138－139.

[11] 中国药材公司. 中国中药区划 [M]. 北京：科学出版社，1995：234.

[12] 徐国钧，徐珞珊，王峥涛. 常用中药材品种整理和质量研究：南方协作组：第三册 [M]. 福州：福建科学技术出版社，1999：139.

ICS 11.120.01
C 23

团　　体　　标　　准

T/CACM 1020.94—2019

道地药材　第 94 部分：滁菊

Daodi herbs—Part 94：Chuju

2019-08-13 发布　　2019-08-13 实施

中华中医药学会　发布

前　　言

T/CACM 1020《道地药材》标准分为157个部分：

——第1部分：标准编制通则；

……

——第93部分：亳紫菀；

——第94部分：滁菊；

——第95部分：贡菊；

……

——第157部分：汉射干。

本部分为T/CACM 1020的第94部分。

本部分按照GB/T 1.1—2009给出的规则起草。

本部分由道地药材国家重点实验室及国家中医药管理局道地药材生态遗传重点研究室提出。

本部分由中华中医药学会归口。

本部分起草单位：康美药业股份有限公司、康美（北京）药物研究院有限公司、广东康美药物研究院有限公司、中国中医科学院中药资源中心、无限极（中国）有限公司、北京中研百草检测认证有限公司。

本部分主要起草人：许冬瑾、乐智勇、黄璐琦、郭兰萍、白宗利、詹志来、张小波、杨光、何雅莉、郭亮、余意。

道地药材　第94部分：滁菊

1　范围

T/CACM 1020的本部分规定了道地药材滁菊的来源及形态、历史沿革、道地产区及生境特征、质量特征。

本部分适用于中华人民共和国境内道地药材滁菊的生产、销售、鉴定及使用。

2　规范性引用文件

下列文件对于本文件的应用是必不可少的。凡是注日期的引用文件，仅注日期的版本适用于本文件。凡是不注日期的引用文件，其最新版本（包括所有的修改单）适用于本文件。

T/CACM 1020.1—2016　道地药材　第1部分：标准编制通则

中华人民共和国药典一部

3　术语和定义

T/CACM 1020.1—2016界定的以及下列术语和定义适用于本文件。

3.1

滁菊　chuju

产于以安徽滁州南谯、全椒为中心的区域，核心区域包括滁河流域、池河流域及周边地区的菊花。

4　来源及形态

4.1　来源

本品为菊科植物菊 *Chrysanthemum morifolium* Ramat. 的干燥头状花序。

4.2　形态特征

多年生草本，高60cm～150cm。茎直立，绿色或紫褐色，基部常木化，上部多分枝，被细毛或柔毛。叶互生，卵形、三角状宽卵形或长卵形，长约5cm，宽3cm～4cm，每侧2～3羽状分裂，裂片间常有2～3狭猫眼状空隙，基部楔形，下面被白色茸毛；具叶柄。头状花序顶生或腋生，直径3cm～5.5cm；总苞盘状，总苞片3层～4层，外层绿色，条形，被白色茸毛，边缘膜质。舌状花雄性，白色，下无托片；管状花两性，黄色，多数，30朵～100朵，基部无托片。瘦果无冠毛。花期9月～11月。

5　历史沿革

5.1　品种沿革

菊花始载于《神农本草经》，被列为上品，书中未言产地，但著有生境，谓："生川泽及田野。"

最早记载菊花产地的是《名医别录》，曰："菊花，生雍州及田野。"雍州，即今陕西凤翔一带。《证类本草》引陶隐居云："南阳郦县最多，今近道处处有。"《本草图经》引唐《天宝单方图》云："白菊，元生南阳山谷及田野中……诸郡皆有。"南阳及南阳郦县，均为今河南南阳境。根据以上文献所记载的产地和生境可以看出，宋以前我国药用菊花应是取之于野生品类。

西晋张华《博物志》是较早记录菊花品类的文献。张氏曰："菊有两种，苗花如一，惟味小异，苦者不中食。"南北朝时期陶弘景《本草经集注》注文云："菊有两种，一种茎紫、气香、味甘，叶可作羹食者，为真；一种青茎而大，作蒿艾气，味苦不堪食者，名苦薏，非真。其华正相似，唯以甘苦别之尔……又有白菊，茎、叶都相似，唯花白。"

唐代《新修本草》转录了陶氏之说。《本草图经》引唐《天宝单方图》云："白菊，颍川人呼为回蜂菊，汝南名茶苦蒿，上党及建安郡、顺政郡并名羊欢草，河内名地薇蒿。"颍川、汝南、河内，均为今河南境；上党，即今山西长治；建安郡，即今福建境；顺政郡，即今陕西略阳。根据以上文献记载的"青茎而大，作蒿艾气，味苦不堪食者，名苦薏"的品种，经考证，应是现今菊科植物野菊 *Chrysanthemum indicum* L.。而"茎紫、气香、味甘，叶可作羹食者"，按其产地、形态特征，对照《中国植物志》收载的17种菊属植物，认为该品应是现今菊科植物甘菊 *Chrysanthemum lavandulifolium*（Fisch. ex Trautv.）Makino或其变种。至于陶氏所言和唐《天宝单方图》记载的白菊，按其产地、花色推断，很可能是紫花野菊 *Chrysanthemum zawadskii* Herbich或毛华菊 *Chrysanthemum vestitum*（Hemsl.）stapf。但据唐《天宝单方图》述及的产地有河南、陕西、山西、福建等，故认为紫花野菊的可能性更大。

宋代苏颂《本草图经》记载："菊花，生雍州川泽及田野，今处处有之，以南阳菊潭者为佳……然菊之种类颇多，有紫茎而气香，叶厚至柔嫩可食者，其花微小，味甚甘，此为真。有青茎而大，叶细作蒿艾气味苦者，华亦大，名苦薏，非真也。"又云："南阳菊亦有两种：白菊，叶大似艾叶，茎青，根细，花白，蕊黄；其黄菊，叶似茼蒿，花、蕊都黄……南京又有一种开小花，花瓣下如小珠子，谓之珠子菊，云入药亦佳。"南阳菊潭，即今河南内乡；南京，即今河南商丘。寇宗奭《本草衍义》云："近世有二十余种，惟单叶、花小而黄绿，叶色深小而薄，应候而开者是也。《月令》所谓菊有黄华者也。又邓州白菊，单叶者亦入药，余医经不用。"按《本草图经》所载"今处处有之，以南阳菊潭者为佳"，说明宋代仍应用野生菊类。考"紫茎而气香，花微小，味甚甘者"和"青茎而大，叶作蒿艾气，味苦者花亦大，名苦薏"，前者是甘菊 *Chrysanthemum lavandulifolium*（Fisch. ex Trautv.）Makino，后者无疑是野菊 *Chrysanthemum indicum* L.。对照《中国植物志》所载甘菊的花序直径为1cm～1.5cm，野菊的花序直径为1.5cm～2.5cm，显然甘菊的花小于野菊的花，此描述与苏颂所说相符。从苏氏和寇氏的载文看，宋代菊花品种明显多于宋以前。《本草纲目》云："菊之品，凡百种，宿根自生，茎叶花色，品品不同。宋人刘蒙全、范致能、史正志皆有菊谱，亦不能尽收也。"据此可以看出，宋代菊花品种已相当丰富。又考苏颂"南阳菊亦有两种：白菊，叶大似艾叶，茎青，根细，花白，蕊黄；其黄菊，叶似茼蒿，花、蕊都黄。"依其描述，当是范成大《范村菊谱》中收载的栽培药菊邓州白和邓州黄。范氏云："邓州白，九月末开，单叶双纹，白花中有细蕊，出铃萼中，香比诸菊甚烈，而又正为药中所用，盖邓州菊潭所出尔。"又云："邓州黄，开以九月末，单叶双纹，深于鹅黄，而浅于郁金，中有细叶，出铃萼上，形样甚似邓州白，但差小尔。"所述与苏氏完全一致。《范村菊谱》除收载了邓州白和邓州黄药菊外，还收载了古本草文献中的甘菊。范氏曰："甘菊生雍州川泽，开以九月，深黄单叶、闾巷小人且能识之。"此处所言之甘菊，显然就是前面考证的甘菊 *Chrysanthemum lavandulifolium*（Fisch. ex Trautv.）Makino。李时珍对药用菊花品种也做过考证："大抵惟以单叶味甘者入药，菊谱所载甘菊、邓州黄、邓州白者是矣。"《本草图经》所载的"茎紫而气香，味甚甘"之菊和"南阳白菊与黄菊"，则分别是范成大和李时珍所言的甘菊、邓州白与邓州黄。以上三菊被《范村菊谱》收载，可见宋代药用菊花已有栽培。邓州白、邓州黄和甘菊，也许就是我国栽培菊中较早选育出来的药用菊花。它们的培育成功，不仅丰富了菊花品种，而且为后来发展亳菊、滁菊、贡菊、杭菊、怀菊、川菊等提供了优良的种质资源。至于苏颂所述“南京又有一种开小花，花瓣下如小珠子，谓之珠子菊”的品种，经考证此菊乃属甘菊 *Chrysanthemum lavandulifolium*（Fisch. ex Trautv.）Makino 之类，其花小是因生长环境不良所致。清代赵学敏认为，此菊为“杭城石罅生菊，枝叶极瘦小，九月开花如豆，香而且甘的城头菊”。

由于宋代艺菊的发展，推动了药用菊花品种的选育和生产，随着栽培区的不断扩大、产量与质量的提高，从而使菊 *Chrysanthemum morifolium* Ramat. 逐渐成为宋以后药用菊花的主流品种。陈嘉谟《本草蒙筌》记载：“山野间，味苦茎青，名苦薏勿用；家园内味甘茎紫，谓甘菊，堪收。”李时珍《本草纲目》云：“甘菊始生于山野，今人皆栽植之。”可见，明代药用菊花已广为栽培，野生菊花已不再作为甘菊药用，仅作野菊用。至于栽培菊的品种，当是经人工长期选育栽培出来具有较高药用价值的菊 *Chrysanthemum morifolium* Ramat.。吴仪洛《本草从新》云：“家园所种，杭产者良。”赵学敏《本草纲目拾遗》云：“杭州钱塘所属良渚桧莽地方，乡人多种菊为业，秋十月采取花，挑入城市以售。”凌奂《本草害利》云：“滁州菊，单瓣色白味甘者为上。杭州黄白茶菊，微苦者次之。”以上文献记载可见，清代是药用菊花栽培最盛时期，也是形成道地药用菊花品种的重要阶段。经过自然和人工选择，一些优良的品种勃然兴起，并形成了固定的产地，如河南的怀菊，安徽的亳菊、滁菊、贡菊，浙江的杭菊，四川的川菊，都是在这个时期发展起来的，但有些品种早在清以前已产生，如怀菊、亳菊等。

综上所述，宋以前我国药用菊花应是野生品甘菊 *Chrysanthemum lavandulifolium*（Fisch. ex Trautv.）Makino。宋代栽培菊 *Chrysanthemum morifolium* Ramat. 已出现，并作药用。明清时期是药用菊花栽培和发展的最盛时期，也是形成道地药用菊花品种的重要阶段。随着栽培区的扩大、产量与质量的提高，最终使栽培菊 *Chrysanthemum morifolium* Ramat. 完全取代了野生菊类。

5.2 产地沿革

宋以前我国药用菊花取之于野生品，主要分布在河南、山西、福建、陕西等地。宋代的菊花品种明显多于以前，邓州白、邓州黄和甘菊可能是我国栽培菊中较早选育出来的药用菊，它们的栽培成功，不仅丰富了菊花品种，而且为后来发展亳菊、滁菊、贡菊、杭菊、怀菊、川菊等提供了优良的种质资源。清代《滁州志》记载：“甘菊产大柳者佳，谓胜于杭产，而不可多得……大柳镇产的菊花饮之，可以清热，名曰滁菊，颇为药商所重。”民国时期《本草正义》记载：“此菊为滁邑特产，色白而气味不烈，清芬微甘，能和肝阴、润肝燥，近世医家甚重之。”《增订伪药条辨》记载：“白滁菊出安徽滁州者……其花瓣细软千层，花蕊小，嫩黄色，花蒂绿，尖小而平。气芬芳，味先微苦后微甘。口含后，香气甚久不散为最佳。”《药物出产辨》记载：“白菊，再有一种名绿蒂菊，产安徽滁州。又名滁州菊，味最清凉。不甜不苦，白菊之中以此味合药为恰当。”《祁州药志》记载：“滁菊花，亦白菊花之一种，产于滁州或其集散地。”清代滁州大柳已有栽培菊花，滁菊被认为品质较好。民国时期在安徽滁州周边地区形成滁菊道地产区。滁菊产地沿革见表1。

表1 滁菊产地沿革

年代	出处	产地及评价
清	《本草害利》	滁州菊
	《滁州志》	甘菊产大柳者佳
民国	《本草正义》	此菊为滁邑特产
	《增订伪药条辨》	白滁菊出安徽滁州者
	《药物出产辨》	产安徽滁州
	《祁州药志》	产于滁州或其集散地

6 道地产区及生境特征

6.1 道地产区

以安徽滁州南谯、全椒为中心，核心区域包括滁河流域、池河流域及周边地区。

6.2 生境特征

滁菊道地产区地处江淮分水岭的丘陵地带，位于北纬32°05′～32°35′，东经117°50′～118°30′。平均海拔60m，土壤为砂壤土，有机质含量0.6%～0.8%，pH 6.5～7。全年气候温和，四季分明；年平均气温15.2℃。年平均日照时数2073.4h，年平均降水量1063mm。

7 质量特征

7.1 质量要求

应符合《中华人民共和国药典》一部对菊花的相关质量规定。

7.2 性状特征

滁菊呈不规则球形或扁球形，直径1.5cm～2.5cm。舌状花类白色，不规则扭曲，内卷，边缘皱缩，有时可见淡褐色腺点；管状花大多隐藏。体轻，质柔润，干时松脆。气清香，味甘、微苦。

滁菊与其他产地菊花性状鉴别要点见表2。

表2 滁菊与其他产地菊花性状鉴别要点

比较项目	滁菊	亳菊	怀菊	贡菊	杭菊
外形	呈不规则球形或扁球形，直径1.5cm～2.5cm	呈倒圆锥形或圆筒形，有时稍压扁呈扇形，直径1.5cm～3cm，离散	呈不规则球形或扁球形，直径1.5cm～2.5cm	呈扁球形或不规则球形，直径1.5cm～2.5cm	呈碟形或扁球形，直径2.5cm～4cm，常数个相连成片
舌状花	舌状花类白色，不规则扭曲，内卷，边缘皱缩，有时可见淡褐色腺点	舌状花数层，雌性，位于外围，类白色，劲直，上举，纵向折缩，散生金黄色腺点	多数为舌状花，舌状花类白色，不规则扭曲，内卷，边缘皱缩，有时可见腺点	舌状花白色或类白色，斜升，上部反折，边缘稍内卷而皱缩，通常无腺点	舌状花类白色或黄色，平展或微折叠，彼此粘连，通常无腺点
管状花	管状花大多隐藏	管状花多数，两性，位于中央，为舌状花所隐藏，黄色，先端5齿裂	管状花大多隐藏	管状花少，外露	管状花多数，外露

参 考 文 献

［1］尚志钧．神农本草经校注［M］．北京：学苑出版社，2008：43．

［2］陶弘景．名医别录（辑校本）［M］．尚志钧辑校．北京：人民卫生出版社，1986：27．

［3］唐慎微．重修政和经史证类备用本草［M］．北京：人民卫生出版社，1957：145．

［4］苏颂．本草图经［M］．尚志钧辑校．合肥：安徽科学技术出版社，1994：88．

［5］李时珍．本草纲目［M］．北京：人民卫生出版社，2004：930．

［6］陶弘景．本草经集注（辑校本）［M］．尚志钧，尚元胜辑校．北京：人民卫生出版社，1994：205．

［7］苏敬等．新修本草（辑复本）［M］．尚志钧辑校．合肥：安徽科学技术出版社，1981：159．

［8］中国科学院中国植物志编辑委员会．中国植物志：第七十六卷［M］．北京：科学出版社，1983：42．

［9］寇宗奭．本草衍义［M］．颜正华，常章富，黄幼群点校．北京：人民卫生出版社，1990：47．

［10］范成大．范村菊谱［M］．北京：紫禁城出版社，2007：36．

［11］赵学敏．本草纲目拾遗［M］．北京：人民卫生出版社，1963：264．

［12］陈嘉谟．本草蒙筌［M］．王淑民，陈湘萍，周超凡点校．北京：人民卫生出版社，1988：47．

［13］吴仪洛．本草从新［M］．北京：红旗出版社，1996：64．

［14］凌奂．本草害利［M］．北京：中医古籍出版社，1982：46．

［15］余国木普．滁州志康熙版·光绪版［M］．合肥：黄山书社，2007：23．

［16］张山雷．本草正义［M］．福州：福建科学技术出版社，2006：204．

［17］曹炳章．增订伪药条辨［M］．福州：福建科学技术出版社，2004：48．

［18］陈仁山，蒋淼，陈思敏，等．药物出产辨（四）［J］．中药与临床，2010，1（4）：62－64．

［19］赵燏黄．祁州药志［M］．樊菊芬点校．福州：福建科学技术出版社，2004：36．

ICS 11.120.01
C 23

团　　　　体　　　　标　　　　准

T/CACM 1020.95—2019

道地药材　第95部分：贡菊

Daodi herbs—Part 95: Gongju

2019-08-13 发布　　　　2019-08-13 实施

中华中医药学会　发布

前　言

T/CACM 1020《道地药材》标准分为157个部分：

——第1部分：标准编制通则；

……

——第94部分：滁菊；

——第95部分：贡菊；

——第96部分：滁州白头翁；

……

——第157部分：汉射干。

本部分为T/CACM 1020的第95部分。

本部分按照GB/T 1.1—2009给出的规则起草。

本部分由道地药材国家重点实验室及国家中医药管理局道地药材生态遗传重点研究室提出。

本部分由中华中医药学会归口。

本部分起草单位：中国中医科学院中药资源中心，安徽中医药大学、无限极（中国）有限公司、北京中研百草检测认证有限公司。

本部分主要起草人：彭华胜、黄璐琦、郭兰萍、詹志来、程铭恩、尹旻臻、储姗姗、赵玉姣、方清影、郭亮、余意。

道地药材　第95部分：贡菊

1　范围

T/CACM 1020的本部分规定了道地药材贡菊的来源及形态、历史沿革、道地产区及生境特征、质量特征。

本部分适用于中华人民共和国境内道地药材贡菊的生产、销售、鉴定及使用。

2　规范性引用文件

下列文件对于本文件的应用是必不可少的。凡是注日期的引用文件，仅注日期的版本适用于本文件。凡是不注日期的引用文件，其最新版本（包括所有的修改单）适用于本文件。

T/CACM 1020.1—2016　道地药材　第1部分：标准编制通则

中华人民共和国药典一部

3　术语和定义

T/CACM 1020.1—2016界定的以及下列术语和定义适用于本文件。

3.1

贡菊　gongju

产于以安徽黄山歙县为核心的金竹岭、大洲源、高山及其毗邻地区海拔300m～600m的向阳山坡的菊的栽培变种贡菊。

4　来源及形态

4.1　来源

本品为菊科植物菊 *Chrysanthemum morifolium* Ramat. 的干燥头状花序。

4.2　形态特征

多年生草本，高60cm～100cm，全株被白色茸毛。茎直立，微带紫褐色。叶绿色，卵圆形至类菱形，长6cm～9cm，宽4cm～7cm，叶片每侧有1～2处深裂，叶缘具粗锯齿，齿端钝圆，叶有白色茸毛，背面较密。叶柄长2cm～3.5cm，有叶耳。头状花序着生于主枝和侧枝先端，多单生，疏散排列成总状。花序直径3cm～3.5cm，总苞4层～5层。舌状花白色，14层～16层，排列紧密，由外向内长度逐渐缩短，外层长1.8cm～2.4cm，内层长0.8cm～1.3cm，内外层长度比约为0.53。管状花少或缺，黄色。每花序有舌状花191～231，管状花0～8，花基部可见膜质鳞片。

5 历史沿革

5.1 品种沿革

菊花以“鞠华”之名始载于《神农本草经》中，被列为上品，别称节华。《本草经集注》记载：“菊有两种，一种茎紫、气香、味甘，叶可作羹食者，为真；一种青茎而大，作蒿艾气，味苦不堪食者，名苦薏，非真。其华正相似，唯以甘苦别之尔。南阳郦县最多。今近道处处有，取种之便得。又有白菊，茎、叶都相似，唯花白，五月取。”其中“味甘之菊”和“白菊”即今之药用菊花。《本草图经》记载：“初春布地生细苗，夏茂，秋花，冬实。然菊之种类颇多。有紫茎而气香，叶厚至柔嫩可食者，其花微小，味甚甘，此为真；有青茎而大，叶细作蒿艾气味苦者，华亦大，名苦薏，非真也。南阳菊亦有两种：白菊，叶大似艾叶，茎青，根细，花白，蕊黄；其黄菊，叶似茼蒿，花、蕊都黄。”并附图。《本草衍义》记载：“菊花，近世有二十余种，惟单叶、花小而黄绿，叶色深小而薄，应候而开者是也。《月令》所谓菊有黄华者也。又邓州白菊，单叶者亦入药。”《本草纲目》记载：“菊之品，凡百种，宿根自生，茎叶花色，品品不同……其茎有株蔓紫赤青绿之殊，其叶有大小后薄尖秃之异，其花有千叶单叶、有心无心、有子无子、黄白红紫、间色深浅、大小之别，其味有甘苦辛之辨，又有夏菊、秋菊、冬菊之分。大抵惟以单叶味甘者入药，菊谱所载甘菊、邓州黄、邓州白者是矣。甘菊始生于山野，今则人皆栽植之。其花细碎，品不甚高。蕊如蜂巢，中有细子，亦可捺种……白菊花稍大，味不甚甘，亦秋月采之。”可知，此时菊花由野生变家种，栽种过程中又培育出形态各异的品种，其中有药用菊花，也有观赏菊花，并附图。由历代本草文献记载可知，本草文献中所记载的菊为菊科植物菊 *Chrysanthemum morifolium* Ramat.。

自古以来，菊花品种就颇多，原为野生，现今经过不断培植，已发展出很多形态不同的品种。根据产地及加工方法的不同，可分为安徽的亳菊、贡菊、滁菊，浙江的杭菊，河南的怀菊等，形成了药用菊花的道地药材。

贡菊又称徽菊，《本草纲目拾遗》记载：“杭州钱塘所属良渚桧葬地方，乡人多种菊为业，秋十月采取花，挑入城市以售。黄色者有高脚黄等名色，紫蒂者名紫蒂盘桓，白色千叶名千叶玉玲珑，徽人茶铺多买焙干作点茶用。”《安徽省医药志》记载：“相传清光绪年间，北京紫禁城里流行红眼病，皇帝下旨，遍访名医灵药，徽州知府将歙县金竹岭的菊花献到京都，很快治好了眼疾，名扬京城。从此，徽菊规定为贡品，故称‘贡菊’。”《安徽省医药志》转引《歙县之白菊花》记述：“清光绪二十二年（1896），徽商从浙江德清县引进白菊花种歙县大洲源。民国元年（1912）发展到金竹岭等地，年产约千担，民国24年（1935）产量达3000担。新中国成立前，贡菊仅产于歙县金竹岭、高山两处，年产约10吨，徽商以‘金竹贡菊’的招牌，运销沪、汉等地药店和茶庄。新中国成立后，国际市场的扩大，促进了贡菊生产，产区扩展到北岸、呈村降、杞梓里等地。邻近的绩溪、旌德、黟县、休宁等县也引种贡菊。”

《药材资料汇编》记载：“安徽歙县产量很大，产在金竹岭地区者，花蕊较小，花瓣浓密，品质优良。”《药材学》记载：“贡菊，主产安徽歙县的金竹岭、大洲一带，又名‘徽菊’‘绿蒂菊’。花头较小，个圆，花瓣密而小，色白，带有碧绿色之花蒂，故名‘绿蒂菊’。”《中药志》记载：“贡菊花主产于安徽歙县（徽菊），浙江德清（德菊）。”王德群教授对贡菊进行调查研究后确认，贡菊为菊科植物菊的栽培变种 *Dendranthema morifolium*（Ramat.）Tzvel. ‘*Gongju*’ cv. nov.。

5.2 产地沿革

纵观历代本草文献关于贡菊的记载，贡菊是徽商先利用杭菊点茶，后从浙江德清引进白菊花栽培而形成的具有特色的道地药材。贡菊的主产区是安徽歙县的金竹岭、大洲源一带，并以金竹岭地区所产的贡菊质量为优。贡菊产地沿革见表1。

表1 贡菊产地沿革

年代	出处	产地及评价
清	《本草纲目拾遗》	杭州钱塘所属良渚桧葬地方，乡人多种菊为业，秋十月采取花，挑入城市以售。黄色者有高脚黄等名色，紫蒂者名紫蒂盘桓，白色千叶名千叶玉玲珑，徽人茶铺多买焙干作点茶用
现代	《药材资料汇编》	安徽歙县产量很大，产在金竹岭地区者，花蕊较小，花瓣浓密，品质优良
	《药材学》	贡菊，主产安徽歙县的金竹岭、大洲一带，又名“徽菊”“绿蒂菊”。花头较小，个圆，花瓣密而小，色白，带有碧绿色之花蒂，故名“绿蒂菊”
	《中药志》	贡菊花主产于安徽歙县（徽菊），浙江德清（德菊）

6 道地产区及生境特征

6.1 道地产区

以安徽黄山歙县为核心的金竹岭、大洲源、高山及其毗邻地区海拔300m～600m的向阳山坡。

6.2 生境特征

歙县地处皖南山区，属亚热带季风气候，地貌多样，有黄山山脉高耸于西北，天目—白际山脉屏障于东南，并以浙江、新安江谷地和练江谷地为两大山系的接合部。歙县年平均气温16.4℃，年平均降水量1477mm。贡菊生境特征：地形为山区，海拔200m～600m，年平均气温16℃，年平均降水量1800mm，无霜期230d。

7 质量特征

7.1 质量要求

应符合《中华人民共和国药典》一部对菊花的相关质量规定。

7.2 性状特征

贡菊呈不规则球形或扁球形，直径19mm～25mm。无花序柄。舌状花14层～16层，黄白色，不规则扭曲，皱缩。管状花较少，两性，淡绿色，位于中央，多藏于舌状花中。体轻，松脆。气香浓郁，味甘。

贡菊与其他产地菊花性状鉴别要点见表2。

表2　贡菊与其他产地菊花性状鉴别要点

比较项目	贡菊	亳菊	杭菊	滁菊
外形	头状花序呈不规则球形或扁球形，直径 19mm ~ 25mm。无花序柄。舌状花 14 层 ~ 16 层，黄白色，不规则扭曲，皱缩。管状花较少，两性，淡绿色，位于中央，多藏于舌状花中	头状花序呈倒圆锥形或圆筒形，有时稍压扁而呈扇形，直径 15mm ~ 30mm，常具花序梗，总苞碟状，总苞片 3 层 ~ 4 层，先端钝圆，边缘为较宽的膜质。外层苞片倒卵形，黄绿色或褐绿色，外面被有柔毛。中层及内层苞片椭圆形，淡黄绿色。花序盘半球形或圆锥形，上着生有多数大小不一的鳞片状棕色苞片，钻形，长1mm ~ 2mm，轻轻扯去小花	药材常以多数头状药序粘连成圆饼状，直径约 30mm 左右，厚约 1cm。头状花序呈扁球形，直径 25mm ~ 40mm。无花序柄。舌状花多粘连数层，位于外围，雌性，平展可或微折叠；白色者称杭白菊，黄色者称杭黄菊。管状花较多，形成管状花盘，位于中央	头状花序蜷缩成为不规则球形或扁球形，紧密，直径 15mm ~ 25mm。无花序柄。花序盘内部无鳞片状棕色苞片。舌状花数层，位于外围，雌性，类白色，不规则扭曲，多向内卷边缘皱缩，先端微裂。管状花多数。形成管状花盘，两性，黄色，位于中央
质地	体轻，松脆	体轻，质柔润，干时松脆	体稍重	体稍重，质柔润
气味	气香浓郁，味甘	气清香，味甘微苦	气清香，味微甘，辛	气香浓郁，味甘微苦
产地加工	炭火烘干	将采下的花枝倒挂于通风的室内阴干后摘下花朵	先在特制的蒸笼内蒸 3min ~ 5min，再取出放在通风的蔑制晒具上晒干或烘干	硫磺熏后晒干，在晒干过程中，还采用筛子将花朵团成球形，增加美观

参 考 文 献

［1］尚志钧. 神农本草经校注［M］. 北京：学苑出版社，2008：43.

［2］陶弘景. 本草经集注（辑校本）［M］. 尚志钧，尚元胜辑校. 北京：人民卫生出版社，1994：205.

［3］苏颂. 本草图经［M］. 尚志钧辑校. 合肥：安徽科学技术出版社，1994：88.

［4］寇宗奭. 本草衍义［M］. 颜正华，常章富，黄幼群点校. 北京：人民卫生出版社，1990：47.

［5］李时珍. 本草纲目［M］. 刘衡如，刘山永校注. 北京：华夏出版社，2013：644－645.

［6］赵学敏. 本草纲目拾遗［M］. 北京：中国中医药出版社，1998：263－265.

［7］安徽省医药管理局. 安徽省医药志［M］. 合肥：黄山书社，1994：52.

［8］中国药学会上海分会，上海市药材公司. 药材资料汇编：上集［M］. 上海：科技卫生出版社，1959：247－249.

［9］南京药学院药材学教研组. 药材学［M］. 北京：人民卫生出版社，1960：802－806.

［10］中国医学科学院药物研究所. 中药志［M］. 北京：人民卫生出版社，1961：383.

ICS 11.120.01
C 23

团　　体　　标　　准

T/CACM 1020.96—2019

道地药材　第96部分：滁州白头翁

Daodi herbs—Part 96: Chuzhoubaitouweng

2019-08-13 发布　　2019-08-13 实施

中华中医药学会　发布

前　　言

T/CACM 1020《道地药材》标准分为157个部分：

——第1部分：标准编制通则；

……

——第95部分：贡菊；

——第96部分：滁州白头翁；

——第97部分：宣木瓜；

……

——第157部分：汉射干。

本部分为T/CACM 1020的第96部分。

本部分按照GB/T 1.1—2009给出的规则起草。

本部分由道地药材国家重点实验室及国家中医药管理局道地药材生态遗传重点研究室提出。

本部分由中华中医药学会归口。

本部分起草单位：中国中医科学院中药资源中心、安徽中医药大学、安徽省宣城市金泉生态农业有限责任公司、北京中研百草检测认证有限公司。

本部分主要起草人：杨俊、黄璐琦、彭华胜、郭兰萍、詹志来、李杰、程铭恩、王文昊、钱江平、尹旻臻、郭亮。

道地药材　第96部分：滁州白头翁

1　范围

T/CACM 1020 的本部分规定了道地药材滁州白头翁的来源及形态、历史沿革、道地产区及生境特征、质量特征。

本部分适用于中华人民共和国境内道地药材滁州白头翁的生产、销售、鉴定及使用。

2　规范性引用文件

下列文件对于本文件的应用是必不可少的。凡是注日期的引用文件，仅注日期的版本适用于本文件。凡是不注日期的引用文件，其最新版本（包括所有的修改单）适用于本文件。

T/CACM 1020.1—2016　道地药材　第1部分：标准编制通则

中华人民共和国药典一部

3　术语和定义

T/CACM 1020.1—2016 界定的以及下列术语和定义适用于本文件。

3.1

滁州白头翁　chuzhoubaitouweng

产于以安徽滁州为核心的全椒、来安、凤阳、明光、天长、南谯等地以及与此区域接壤或临近的长江北岸的南京浦口及六合的白头翁。

4　来源及形态

4.1　来源

本品为毛茛科植物白头翁 *Pulsatilla chinensis*（Bge.）Regel 的干燥根。

4.2　形态特征

植株高15cm～35cm。根茎粗0.8cm～1.5cm。基生叶4～5，通常在开花时刚刚生出，有长柄；叶片宽卵形，长4.5cm～14cm，宽6.5cm～16cm，三全裂，中全裂片有柄或近无柄，宽卵形，三深裂，中深裂片楔状倒卵形，少有狭楔形或倒梯形，全缘或有齿，侧深裂片不等二浅裂，侧全裂片无柄或近无柄，不等三深裂，表面变无毛，背面有长柔毛；叶柄长7cm～15cm，有密长柔毛。花葶1（～2），有柔毛；苞片3，基部合生成长3mm～10mm的筒，三深裂，深裂片线形，不分裂或上部三浅裂，背面密被长柔毛；花梗长2.5cm～5.5cm，结果时长达23cm；花直立；萼片蓝紫色，长圆状卵形，长2.8cm～4.4cm，宽0.9cm～2cm，背面有密柔毛；雄蕊长约为萼片之半。聚合果直径9cm～12cm；瘦果纺锤形，扁，长3.5mm～4mm，有长柔毛，宿存花柱长3.5cm～6.5cm，有向上斜展的长柔毛。花期2月～3月，果期4月～5月。

5 历史沿革

5.1 品种沿革

唐代《新修本草》记载白头翁“叶似芍药而大，抽一茎。茎头一花，紫色，似木槿花。实，大者如鸡子，白毛寸余，皆披下似纛头，正似白头老翁，故名焉”。“纛头”即是古代用毛羽做的舞具或帝王车舆上的饰物，与今白头翁属聚合瘦果的细长宿存花柱呈羽毛状非常相似。据此描述，《新修本草》所载白头翁应为今毛茛科白头翁属植物。

白头翁产地描述始自宋代。宋代《本草图经》记载：“今近京州郡皆有之。”据考证北宋时期“京”指开封，即今河南开封，同时《本草图经》附有“商州白头翁”和“徐州白头翁”两幅插图，北宋时期的商州，即今陕西南部及湖北西北部部分地区；徐州，即今山东南部至江苏淮河以北地区、安徽东部地区。《本草图经》描述白头翁“二三月开紫花，黄蕊”，附图所绘叶三出全裂，白头翁属中符合这些特征的有白头翁、朝鲜白头翁、兴安白头翁、蒙古白头翁、肾叶白头翁。《中国植物志》记载白头翁属10种植物的特征，其中，叶或有细裂，或呈三回羽状，或似芍药深裂，花有黄色、黄绿色、紫色等多种性状。本属植物中符合叶似芍药，花紫色特征的有白头翁、朝鲜白头翁、兴安白头翁、蒙古白头翁、肾叶白头翁。其中肾叶白头翁分布区域狭窄，仅分布于新疆北部。结合《本草图经》对白头翁产地的记载，所辖区域只有白头翁的分布，据此可以推断宋代白头翁药用基原为白头翁。宋代《本草衍义》记载：“生河南洛阳界及新安土山中。”新安即今河南新安附近，位于河南洛阳西部，所以，宋代白头翁的产地包括河南开封至洛阳、陕西南部至湖北西北部地区、山东东南部至江苏淮河以北地区、安徽东部包括滁州地区。

首次记载“滁州白头翁”的文献为明代官修本草《本草品汇精要》。《本草品汇精要》中明确记载了白头翁以商州和徐州为道地产区，同时附有“商州白头翁”“滁州白头翁”两图，滁州辖境相当于今安徽滁县、来安、全椒三县。明代《本草乘雅半偈》记载：“叶上有缟白茸毛，若头发鬔短，之如翁也。近根亦有白茸。”描述白头翁有一像白色毛发的果序，像白发老翁一样，亦形容了近根处有白色茸毛的状态。同时记载：“端居北位，今生吴越矣。他处虽时见，总不及两地者为贵。”明确“吴越”一带白头翁质佳，“吴越”指江苏、安徽及浙江一带，因为白头翁仅分布在长江以北，所以，此处的“吴越”应指江苏、安徽包括滁州。由此可见，滁州白头翁的道地性在明代即受到重视。“北位”可能指我国北方。

民国时期《药物出产辨》明确指出白头翁的道地产区，云：“以产安徽滁州为正。”《中国药学大辞典》记载白头翁来源于毛茛科植物白头翁 *Pulsatilla chinensis*（Bge.）Regel，并转引陈仁山《药物出产辨》云：“白头翁以产安徽滁州为正。”可见，自民国时期开始明确了白头翁基原为毛茛科植物白头翁的根，且以安徽滁州为道地产区。

《药材资料汇编》（1959）记载：“主产安徽滁县为正品，其他各地虽都有产，但大多数以翻白草及祁州漏芦等认作白头翁。”经实地调查得知，滁州白头翁为毛茛科植物白头翁，资源比较丰富，常年有采收。

历代本草著作对白头翁的形态描述与白头翁属的多种植物均符合，自宋代本草著作对形态记载详细并有附图，结合产地可以确定基原是毛茛科白头翁 *Pulsatilla chinensis*（Bge.）Regel；民国时期明确记载基原是白头翁 *Pulsatilla chinensis*（Bge.）Regel。明代《本草品汇精要》首次明确记载白头翁“〔道地〕商州、徐州”，且附有“滁州白头翁”图。明代《本草乘雅半偈》记载白头翁产于江苏、安徽，包括滁州。由此可见，滁州白头翁的道地性在明代即受到重视。

5.2 产地沿革

白头翁主要产区为河南、山东部分地区、陕西商州以及安徽滁州，安徽滁州及附近地区为道地产区。现对白头翁产地变迁做以下梳理。滁州白头翁产地沿革见表1。

表1 滁州白头翁产地沿革

年代	出处	产地及评价
秦汉	《神农本草经》	生山谷
南北朝	《名医别录》	生嵩山及田野
	《本草经集注》	生高山山谷及田野
宋	《本草图经》	今近京州郡皆有之
	《本草衍义》	生河南洛阳界及新安土山中……新安县界兼山野中屡尝见之
明	《本草乘雅半偈》	河南洛阳，界新安山中，多服此，云令人寿考
	《本草品汇精要》	“〔道地〕商州、徐州”，并附有“滁州白头翁”图
清	《本经逢原》	产齐鲁
民国	《中国药学大辞典》	陈仁山《药物出产辨》云白头翁以产安徽滁州为正
	《本草药品实地之观察》	河南白头翁，为河南嵩山一带山地所产之菊科植物 *Centaurea monanthus* Georgi.，当地采药者掘取其根，售之药肆，药肆因其根头亦有白毛茸，同呼为白头翁而出售之，是为菊科白头翁之一种，此种白头翁，在祁州及北平药肆中，则呼为漏芦。又毛茛科之白头翁，河南虽亦产之，然当地药肆并未采用也
现代	《药材资料汇编》	主产安徽滁县为正品，其他各地虽都有产，但大多数以翻白草及祁州漏芦等认作白头翁
	《中华本草》	生于平原或低山山坡草地，林缘或干旱多石的坡地。分布于东北、华北及陕西、甘肃、山东、江苏、安徽、河南、湖北、四川
	《新编中药志》	生于山野、山坡及田野间，喜生向阳处。分布于黑龙江、吉林、辽宁、河北、河南、山东、山西、内蒙古、江苏、安徽、浙江、湖北、陕西、甘肃、青海、四川等省（自治区）

6 道地产区及生境特征

6.1 道地产区

以安徽滁州为核心的全椒、来安、凤阳、明光、天长、南谯等地以及与此区域接壤或临近的长江北岸的南京浦口及六合。

6.2 生境特征

滁州位于安徽东部，地处长江、淮河之间，长江下游北岸，长江三角洲西端。为皖东丘陵地带，多低山丘陵和岗地，地势西高东低。地处暖温带与亚热带过渡地区，气候温暖湿润，四季分明，年平均气温15℃；雨量充沛，年平均降水量965mm；无霜期216d。滁州地区土壤类型主要有9种类型，分别为水稻土、黄褐土、紫色土、粗骨土、黄棕壤、砂姜黑土、潮土、石灰岩土及石质土。滁州地区白头翁主要分布于向阳山坡草丛中，高大植被相对较少，土壤类型主要以粗骨土为主。

白头翁分布于长江以北各省，药材均来源于野生，未见种植。在白头翁分布区域中，安徽滁州是白头翁分布的南缘。滁州地区低山丘陵的向阳山坡草丛中分布有大量的野生白头翁，特殊的地理环境造就了优质的白头翁。滁州白头翁被历代医药学家推崇。

7 质量特征

7.1 质量要求

应符合《中华人民共和国药典》一部对白头翁的相关质量规定。

7.2 性状特征

滁州白头翁呈细长圆柱形或圆锥形，稍弯曲，有时扭曲而稍扁，长 5.5cm ~ 21cm，根头部直径 0.5cm ~ 1.5cm。表面黄棕色或黄褐色，有不规则纵皱纹或纵沟，可见细密纵向纹理，皮部常呈片状剥落而露出里层较新部分。中上部可见因朽蚀而露出的木部网状花纹，或者形成凹洞或孔洞，直径较粗者尤为明显。根头稍膨大，先端可见数层残留的鞘状叶柄残基及花葶残基，密被白色柔毛。质硬而脆，断面皮部黄白色，木部淡黄色，皮部与木部间可见裂隙；皮部及木部射线部位常呈角质样；木部导管数束，射线较窄，根中上部断面有髓，呈裂隙状，常偏于一侧。气微，味苦。

滁州白头翁与其他产地白头翁（东北白头翁）性状鉴别要点见表 2。

表 2 滁州白头翁与其他产地白头翁（东北白头翁）性状鉴别要点

比较项目	滁州白头翁	其他产地白头翁（东北白头翁）
外形	细长圆柱形或圆锥形，稍弯曲，有时扭曲而稍扁	细长圆柱形或圆锥形，稍弯曲，有时扭曲而稍扁
大小	长 5.5cm ~ 21cm，根头部直径 0.5cm ~ 1.5cm	长 9cm ~ 32cm，根头部直径 0.8cm ~ 4.3cm
颜色	表面颜色稍深，呈黄棕色或黄褐色	表面颜色稍淡，呈黄棕色
质地	质地坚实，硬而脆	质稍松泡
表面特征	药材上部可见因朽蚀而露出的木部网状花纹，或者形成凹洞或孔洞，直径较粗者尤为明显；下部可见细密纵向纹理，皮部常呈片状剥落而露出里层较新部分	药材上部朽蚀较严重，网状花纹明显，常可见凹洞或孔洞。下部外侧皮部剥落较多或不剥落
断面	断面皮部黄白色，木部淡黄色，皮部与木部间有时可见裂隙；皮部及木部射线常呈角质样	断面皮部黄白色，木部棕黄色，皮部与木部间常可见裂隙；皮部常可见数层，呈层状排列；木部导管数列分叉，常有数层切向裂隙
根头及支根特征	药材上部可见分叉，形成 1 个 ~5 个根头；根头稍膨大，先端可见数层残留的鞘状叶柄残基及花葶残基，密被白色柔毛。中下部支根较少，常 2 支根 ~3 支根	药材上部分叉较多，形成 4 个 ~10 个根头，最多可达 17 个；根头稍膨大，先端残留的鞘状叶柄残基及花葶残基。中下部支根较多，常 5 个 ~7 个，有时多达 10 余个
气味	气微，味苦	气微，味稍苦

参 考 文 献

［1］苏敬等．新修本草（辑复本）［M］．2 版．尚志钧辑校．合肥：安徽科学技术出版社，2004：274．

［2］苏颂．本草图经［M］．尚志钧辑校．合肥：安徽科学技术出版社，1994：277－278．

［3］中国科学院中国植物志编辑委员会．中国植物志：第二十八卷［M］．北京：科学出版社，1980：65．

［4］寇宗奭．本草衍义［M］．颜正华，常章富，黄幼群点校．北京：人民卫生出版社，1990：72．

［5］刘文泰．本草品汇精要（校注研究本）［M］．曹晖校注．北京：华夏出版社，2004：258．

［6］卢之颐．本草乘雅半偈［M］．冷方南，王齐南校点．北京：人民卫生出版社，1986：661－662．

［7］陈仁山．药物出产辨［M］．台北：新医药出版社，1930：51－52．

［8］陈存仁．中国药学大辞典：上册［M］．上海：世界书局，1935：419－421．

［9］中国药学会上海分会，上海市药材公司．药材资料汇编：上集［M］．上海：科技卫生出版社，1959：268．

［10］佚名．神农本草经［M］．顾观光辑．杨鹏举校注．北京：学苑出版社，2007：262－263．

［11］陶弘景．名医别录（辑校本）［M］．尚志钧辑校．北京：中国中医药出版社，2013：208－209．

［12］陶弘景．本草经集注（辑校本）［M］．尚志钧，尚元胜辑校．北京：人民卫生出版社，1994：370．

［13］张璐．本经逢原［M］．黄斌，郭丽珠，先静校注．北京：华夏出版社，1998：374．

［14］赵燏黄．本草药品实地之观察［M］．樊菊芬点校．福州：福建科学技术出版社，2006：92－94．

［15］国家中医药管理局《中华本草》编委会．中华本草：第 3 册［M］．上海：上海科学技术出版社，1999：239－243．

［16］肖培根．新编中药志：第一卷［M］．北京：化学工业出版社，2002：328－332．

参 考 文 献

ICS 11.120.01
C 23

团　　　体　　　标　　　准

T/CACM 1020.97—2019

道地药材　第97部分：宣木瓜

Daodi herbs—Part 97: Xuanmugua

2019-08-13 发布　　　2019-08-13 实施

中华中医药学会　发布

前　　言

T/CACM 1020《道地药材》标准分为157个部分：

——第1部分：标准编制通则；

……

——第96部分：滁州白头翁；

——第97部分：宣木瓜；

——第98部分：安苓；

……

——第157部分：汉射干。

本部分为T/CACM 1020的第97部分。

本部分按照GB/T 1.1—2009给出的规则起草。

本部分由道地药材国家重点实验室及国家中医药管理局道地药材生态遗传重点研究室提出。

本部分由中华中医药学会归口。

本部分起草单位：天津大学、中国中医科学院中药资源中心、无限极（中国）有限公司、北京中研百草检测认证有限公司。

本部分主要起草人：李霞、高文远、苗静、高笑笑、梁伟、贺军平、黄璐琦、郭兰萍、詹志来、余意、马方励、郭亮。

道地药材　第97部分：宣木瓜

1　范围

T/CACM 1020 的本部分规定了道地药材宣木瓜的来源及形态、历史沿革、道地产区及生境特征、质量特征。

本部分适用于中华人民共和国境内道地药材宣木瓜的生产、销售、鉴定及使用。

2　规范性引用文件

下列文件对于本文件的应用是必不可少的。凡是注日期的引用文件，仅注日期的版本适用于本文件。凡是不注日期的引用文件，其最新版本（包括所有的修改单）适用于本文件。

T/CACM 1020.1—2016　道地药材　第1部分：标准编制通则

中华人民共和国药典一部

3　术语和定义

T/CACM 1020.1—2016 界定的以及下列术语和定义适用于本文件。

3.1

宣木瓜　xuanmugua

产于以安徽宣城宣州的水东、孙埠、新田、周王、溪口、金坝等乡镇为中心，核心区域包括安徽东南丘陵与境内长江中下游平原的过渡栽培的木瓜。

4　来源及形态

4.1　来源

本品为蔷薇科植物皱皮木瓜（贴梗海棠）*Chaenomeles speciosa*（Sweet）Nakai 的干燥近成熟果实。

4.2　形态特征

落叶灌木，高2m，枝条直立开展，有刺；小枝圆柱形，微屈，无毛，紫褐色或黑褐色，有疏生浅褐色皮孔；冬芽三角状卵形，先端急尖，近于无毛或在鳞片边缘具短柔毛，紫褐色。叶片卵形至椭圆形，长3cm～9cm，宽1.5cm～5cm，先端急尖稀圆钝，基部楔形，边缘具有尖锐锯齿，齿尖开展，无毛或在萌蘖上沿下面叶脉有短柔毛；叶柄长约1cm；托叶大形，草质，肾形或半圆形，长5mm～10mm，宽12mm～20mm，边缘有尖锐重锯齿，无毛。花先叶开，3朵～5朵簇生于二年生老枝上；花梗短粗，长约3mm或近于无柄；花直径3cm～5cm；萼筒钟状，外面无毛；萼片直立，半圆形稀卵形，长3mm～4mm，宽4mm～5mm，长约萼筒之半，先端圆钝，全缘或有波状齿，及黄褐色睫毛；花瓣倒卵形或近圆形，基部延伸成短爪，长10mm～15mm，宽8mm～13mm，猩红色、稀淡红色或白色；雄蕊45～50，长约花瓣之半；花柱5，基部合生，无毛或稍有毛，柱头头状，有不明显分裂，约与雄蕊等长。果实球形或卵球形，直径4cm～6cm，黄色或淡黄绿色，有稀疏不明显斑点，味芳香；萼片脱落，果梗短或近于无梗。花期3月～5月，果期9月～10月。

5 历史沿革

5.1 品种沿革

木瓜之名可追溯到先秦，《尔雅》曰："楙，木瓜。"《诗经》曰："投我以木瓜，报之以琼琚。"在汉末时期木瓜以"木瓜实"作为药名首载于《名医别录》。魏晋时期《吴普本草》以"木瓜"作为药名，云："生夷陵。"南北朝时期《本草经集注》云："山阴兰亭尤多，彼人以为良果，最疗转筋。"

宋初以后多以木瓜作为药材名并沿袭至今。详细记载其形态特征的当属宋代《本草图经》，云："木瓜，旧不著所出州土。陶隐居云：山阴兰亭尤多，今处处有之，而宣城者为佳。其木状若柰，花生于春末，而深红色，其实大者如瓜，小者如拳……宣州人种莳尤谨，遍满山谷。始实成，则镞纸花薄其上，夜露日暴，渐而变红，花文如生。本州以充上贡焉。又有一种榠楂，木、叶、花、实，酷类木瓜，陶云：大而黄，可进酒去痰者是也。欲辨之，看蒂间，别有重蒂如乳者，为木瓜；无此者为榠楂也。"《本草图经》同时附有"蜀州木瓜"图，图中所绘果为长椭圆形，果顶有突起，与皱皮木瓜一致。

明代李时珍《本草纲目》对正品木瓜及混淆品木桃、榠楂等进行了较为准确的区分："木瓜可种可接，可以枝压。其叶光而厚，其实如小瓜而有鼻，津润味不木者，为木瓜；圆小于木瓜，味木而酢涩者，为木桃；似木瓜而无鼻，大于木桃，味涩者，为木李，亦曰木梨，即榠楂及和圆子也。鼻乃花脱处，非脐蒂也。"其配图中的果为长椭圆形，可见还没有脱落的直立萼片，此为皱皮木瓜 *Chaenomeles speciosa*（Sweet）Nakai；如若是榠楂 *Chaenomeles sinensis*（Thouin）koehne，萼片为反折，果顶凹陷。李时珍准确形象地描述了木瓜果顶在花柱脱落处突起如乳的特征。

根据以上文献对木瓜的形态描述及附图，药用木瓜原植物为灌木，具有先开花后展叶、花色深红、果实如小瓜、花柱脱落处突起如乳等特点，与《中国植物志》记载的蔷薇科木瓜属植物皱皮木瓜 *Chaenomeles speciosa*（Sweet）Nakai 特点一致。现今木瓜分药用和食用两种，因为木瓜药材表面皱缩，习称皱皮木瓜，《中国植物志》亦以皱皮木瓜 *Chaenomeles speciosa*（Sweet）Nakai 为其学名，由此可见药用木瓜古今基原一致。

5.2 产地沿革

首次关于宣城木瓜的产地记载出自南北朝时期《本草经集注》，书中云："山阴、兰亭尤多，彼人以为良药，最治转筋。"山阴兰亭为今浙江绍兴等地。

宋代苏颂《本草图经》云："今处处有之，而宣城（今安徽宣城）者为佳。"北宋时期《本草衍义》记载："今人多取西京（今河南洛阳）大木瓜为佳，其味和美。至熟止青白色，入药绝有功。胜（今内蒙古鄂尔多斯左翼后旗黄河西岸，与陕西、山西交界处）、宣州（今安徽宣城）者味淡。"从性状、功能上证明西京产木瓜比宣州产木瓜更突出。

明代《本草蒙筌》记载："味酸，气温。无毒。各处俱产，宣州独良。"说明当时木瓜分布广泛，安徽宣城木瓜品质最佳。《本草乘雅半偈》记载："木瓜处处有之，西雒者最胜，宣城者亦佳，山阴兰亭尤多也。"同样说明木瓜分布广泛，四川广汉和安徽宣城品质佳。

清代《本草害利》记载："八月采实，切片晒干入药。宣州瓜陈生者良。"再次提到了木瓜以安徽宣城木瓜最好，且以陈木瓜为佳。《得配本草》记载："宣州陈久者良。勿犯铁器，以铜刀切片。多食损齿及骨，病癃闭。血虚脚软者禁用。"描述了木瓜以安徽宣城木瓜最好，且以陈木瓜为佳，与上述《本草害利》记载一致。

《药材资料汇编》（1959）记载："产区颇广，有：①浙江淳安、昌化；②安徽宣城、宁国、歙县；③湖北资丘、长阳、巴东；④湖南慈利、桑植、石门、湘乡；⑤四川綦江、江津；其他各省亦有少量出产。以淳安、宣城所产品质最佳。"《中药材手册》（1959）记载："主产于安徽宣城、宁国，浙江淳安、昌化，湖南慈利、湘乡，湖北长阳、资丘，四川江津、綦江等地。此外，云南、山东、河南、贵州、江苏、福建、江西、广西及甘肃等地亦产。"《中华本草》记载："木瓜主产于四川、湖北、安徽、浙江。以安徽宣城、湖北资丘和浙江淳安所产质量最好。安徽宣城产者称宣木瓜。"

综上分析，历代所载木瓜主产地为湖北、安徽、浙江等地，自宋代以来一直较为推崇宣城所产，近代以来逐步形成宣城、淳安、资丘三大道地产区。宣木瓜产地沿革见表1。

表1　宣木瓜产地沿革

年代	出处	产地及评价
南北朝	《本草经集注》	山阴、兰亭尤多，彼人以为良药，最治转筋
宋	《本草图经》	今处处有之，而宣城者为佳
	《本草衍义》	今人多取西京大木瓜为佳，其味和美。至熟止青白色，入药绝有功。胜、宣州者味淡
明	《本草蒙筌》	各处俱产，宣州独良
	《本草乘雅半偈》	木瓜处处有之，西雒者最胜，宣城者亦佳，山阴兰亭尤多也
清	《本草害利》	宣州瓜陈生者良
	《得配本草》	宣州陈久者良
现代	《药材资料汇编》	产区颇广，有：①浙江淳安、昌化；②安徽宣城、宁国、歙县；③湖北资丘、长阳、巴东；④湖南慈利、桑植、石门、湘乡；⑤四川綦江、江津；其他各省亦有少量出产。以淳安、宣城所产品质最佳
	《中药材手册》	主产于安徽宣城、宁国，浙江淳安、昌化，湖南慈利、湘乡，湖北长阳、资丘，四川江津、綦江等地。此外，云南、山东、河南、贵州、江苏、福建、江西、广西及甘肃等地亦产
	《中华本草》	木瓜主产于四川、湖北、安徽、浙江。以安徽宣城、湖北资丘和浙江淳安所产质量最好。安徽宣城产者称宣木瓜

6　道地产区及生境特征

6.1　道地产区

以安徽宣城宣州的水东、孙埠、新田、周王、溪口、金坝等乡镇为中心，核心区域包括安徽东南丘陵与境内长江中下游平原的过渡地带。

6.2　生境特征

宣城地处东南丘陵与长江中下游平原的过渡地带，地势东南高西北低。海拔高度南部中山区一般为800m～1800m，低山区为500m～800m，中部丘陵区一般为50m～500m，北部平原区一般在50m以下。宣城地区气候属亚热带湿润季风气候类型，季风明显，四季分明。夏季高温多雨，冬季寒冷少雨，年平均气温为15.6℃，最热月平均气温为28.1℃，最冷月平均气温为2.7℃，气温年相差25.4℃，气候变化温和。雨量丰沛，年平均降水量1200mm～1500mm，气候湿润温和，无霜期长达8个月。每年约在6月中旬入梅，7月上旬出梅，梅雨日数25d左右。土壤以土层深厚、疏松肥沃、富含有机质的砂壤土为宜。

7 质量特征

7.1 质量要求

应符合《中华人民共和国药典》一部对木瓜的相关质量规定。

7.2 性状特征

宣木瓜呈长圆形或近圆形，多纵剖成两半，长4cm~9cm，宽2cm~5cm，厚1cm~2.5cm。外表面紫红色，有不规则的深皱纹；剖面边缘向内卷曲，果肉红棕色，中心部分凹陷，棕黄色；种子呈扁长三角形，多脱落。质坚硬。气微清香，味酸。

木瓜呈长椭圆形，长约10cm~15cm，暗黄色，木质，味芳香。

川木瓜呈卵球形或近圆柱形，先端有突起，长8cm~12cm，宽6cm~7cm，黄色有红晕，味芳香。

宣木瓜与其他产地木瓜性状鉴别要点见表2。

表2 宣木瓜与其他产地木瓜性状鉴别要点

比较项目	宣木瓜	木瓜	川木瓜
果实形状	长圆形或近圆形，有不规则的深皱纹	长椭圆形	卵球形或近圆柱形
果实大小	长4cm~9cm，宽2cm~5cm，厚1cm~2.5cm	长10cm~15cm	长8cm~12cm，宽6cm~7cm
果实颜色	外表面紫红色，果肉红棕色	暗黄色	黄色有红晕
种子	种子扁长三角形，种子分布在五个室内	种子分布无明显规则	种子分布无明显规则

参 考 文 献

［1］陶弘景．名医别录（辑校本）［M］．尚志钧辑校．北京：人民卫生出版社，1986：198.

［2］吴普．吴普本草［M］．尚志钧辑校．北京：人民卫生出版社，1987：77－78.

［3］陶弘景．本草经集注（辑校本）［M］．尚志钧，尚元胜辑校．北京：人民卫生出版社，1994：468.

［4］苏颂．本草图经［M］．尚志钧辑校．合肥：安徽科学技术出版社，1994：544－545.

［5］李时珍．本草纲目［M］．北京：中国书店，1988：676.

［6］寇宗奭．中医古籍名家点评丛书本草衍义［M］．梁茂新，范颖点评．北京：中国医药科技出版社，2018：207－208.

［7］陈嘉谟．本草蒙筌［M］．王淑民，陈湘萍，周超凡点校．北京：人民卫生出版社，1988：310.

［8］卢之颐．本草乘雅半偈［M］．刘更生，蔡群，朱姝，等校注．北京：中国中医药出版社，2016：360－361.

［9］凌奂．本草害利［M］．北京：中医古籍出版社，1982：29.

［10］严西亭，施澹宁，洪缉菴．得配本草［M］．上海：上海科学技术出版社，1958：148－149.

［11］中国药学会上海分会，上海市药材公司．药材资料汇编：上集［M］．上海：科技卫生出版社，1959：110.

［12］中华人民共和国卫生部药政管理局．中药材手册［M］．北京：人民卫生出版社，1959：198.

［13］国家中医药管理局《中华本草》编委会．中华本草：第4册［M］．上海：上海科学技术出版社，1999：115.

ICS 11.120.01
C 23

团 体 标 准

T/CACM 1020.98—2019

道地药材 第98部分：安苓

Daodi herbs—Part 98: Anling

2019-08-13 发布 2019-08-13 实施

中华中医药学会 发布

前　言

T/CACM 1020《道地药材》标准分为157个部分：

——第1部分：标准编制通则；

……

——第97部分：宣木瓜；

——第98部分：安苓；

——第99部分：广陈皮；

……

——第157部分：汉射干。

本部分为T/CACM 1020的第98部分。

本部分按照GB/T 1.1—2009给出的规则起草。

本部分由道地药材国家重点实验室及国家中医药管理局道地药材生态遗传重点研究室提出。

本部分由中华中医药学会归口。

本部分起草单位：中国中医科学院中药资源中心、安徽中医药大学、无限极（中国）有限公司、北京中研百草检测认证有限公司。

本部分主要起草人：彭华胜、黄璐琦、郭兰萍、詹志来、程铭恩、杨莓、尹旻臻、产清云、郭亮、余意。

道地药材　第98部分：安苓

1　范围

T/CACM 1020 的本部分规定了道地药材安苓的来源及形态、历史沿革、道地产区及生境特征、质量特征。

本部分适用于中华人民共和国境内道地药材安苓的生产、销售、鉴定及使用。

2　规范性引用文件

下列文件对于本文件的应用是必不可少的。凡是注日期的引用文件，仅注日期的版本适用于本文件。凡是不注日期的引用文件，其最新版本（包括所有的修改单）适用于本文件。

T/CACM 1020.1—2016　道地药材　第1部分：标准编制通则

中华人民共和国药典一部

3　术语和定义

T/CACM 1020.1—2016 界定的以及下列术语和定义适用于本文件。

3.1

安苓　anling

产于以安徽大别山区为核心的金寨、霍山、岳西、潜山等地区向阳砂土缓坡地的茯苓。

4　来源及形态

4.1　来源

本品为多孔菌科真菌茯苓 *Poria cocos*（Schw.）Wolf 的干燥菌核。

4.2　形态特征

茯苓多为不规则的块状，球形、扁形、长圆形或长椭圆形等，大小不一，小者如拳，大者直径 20cm～30cm，或更大。表皮淡灰棕色或黑褐色，呈瘤状皱缩，内部白色稍带粉红，由无数菌丝组成。子实体伞形，直径 0.5mm～2mm，口缘稍有齿；菌管单层，孔为多角形；担子棒状，担孢子椭圆形至圆柱形，稍屈曲，一端尖，平滑，无色。

5　历史沿革

5.1　品种沿革

茯苓始载于《神农本草经》上品，云："一名茯菟。生山谷。"《名医别录》记载："生太山（今泰山）大松下，二月、八月采，阴干。"此时开始出现茯苓产地的记载。南北朝时期《本草经集注》

记载："今出郁州（今江苏灌云），彼土人乃故斫松作之，形多小，虚赤不佳。自然成者，大如三、四升器，外皮黑细皱，内坚白，形如鸟兽龟鳖者，良。"《本草经集注》对茯苓外观性状进行了描述，且产地变迁至郁州（今江苏灌云）。

唐代《新修本草》云："今太山亦有茯苓，白实而块小，不复采用。今第一出华山（今陕西华阴），形极粗大，雍州（今陕西长安）、南山（今陕西武功）亦有，不如华山者。"可见，唐代华山所产茯苓质优。

宋代《本草图经》曰："生泰山山谷，今泰、华、嵩山（今河南郑州）皆有之。出大松下，附根而生，无苗、叶、花、实，作块如拳在土底，大者至数斤，似人形、龟形者佳。皮黑，肉有赤、白二种。或云是多年松脂流入土中变成，或云假松气于本根上生。"该书开始提到茯苓没有苗、叶、花、实，生长在地下，同时文中附有兖州茯苓、西京茯苓两幅图，当时茯苓的形状及生长环境符合《安徽中药志》对茯苓的描述，产地变迁至泰山、华山、嵩山。

明清时期茯苓产区变迁至云南、贵州、安徽和浙江。明代《本草蒙筌》记载："近道俱有，云贵独佳。产深山谷中，在枯松根底……小如鹅卵，大如匏瓜，犹类鱼鳖人形，并尚沉重结实。四五斤一块者愈佳。久藏留自无朽蛀。"该书认为云南、贵州茯苓质量好。《本草原始》也记载了茯苓产地："生大松下，今以云贵出者为佳。"清代《植物名实图考》曰："皮润细，作水波纹，极坚实。他处皆以松截断，埋于山中，经三载，木腐而茯成，皮糙黑而质松，用之无力。"清代《滇海虞衡志》曰："自安庆茯苓风行，而云苓愈少，贵不可言。"该书记载了云苓减少，产地转移至安庆，称其为"安苓"。清光绪年间《霍山县志》记载："相传道咸以前，潜人来霍兴种，独擅其利，每百斤值钱十千、二十千（时银）不等，茯苓一物畅行海内，几与芽茶（指霍山黄芽名茶）齐名，然皆人力兴种。"县志中提到了安庆潜山人来霍山种植茯苓，进行交易。清末安徽大别山区开始盛产栽培茯苓。

民国时期，云南主产野生茯苓且量少，人工栽培茯苓集中在安徽大别山区一带，并称为"安苓"。《增订伪药条辨》云："惟云南产，天然生者为多，亦皮薄起皱纹、肉带玉色、体糯质重为最佳，借乎出货不多。其他产临安、六安于潜者。"提到云南茯苓量少，以野生为主，其他产地有安徽六安和浙江临安。《药物出产辨》云："以云南产者为云苓，最正地道……产安徽省者名安苓。"将云南产茯苓称为"云苓"，安徽产的茯苓称为"安苓"。《岳西县志》记载："明朝中叶，汤池、五河、菖蒲（地名）一带即有生产。清末至民国年间，生产处于鼎盛时期。"岳西即今安徽安庆岳西，表明明代该地即有茯苓栽培，清末至民国年间，茯苓生产多。

《药材资料汇编》记载："家种主要产区为安徽之岳西、潜山、太湖、霍山、金寨等县，以安庆与六安为集散地。"由此可知，栽培品种主要集中在安徽安庆和六安的大别山区附近。《药材学》记载："以云南、安徽、河南、湖北、河南等省出产为最多，其他浙江、江苏、东北等亦产。其中以云南临安产的'云茯苓'为最好，多为野生；而安徽则以人工栽培者为多而好，称为'安苓'。"同时也提到安徽人工栽培的茯苓产量多，质量好。《安徽中药志》记载："茯苓主要分布于大别山区、皖南山区，岳西、金寨、霍山、潜山等地多有栽培。量大质优。"此时，茯苓主产于安徽大别山区，以栽培为主，质优，产量大。

综上所述，茯苓的种质在历代本草文献中并未混淆，且从清末民初，人工栽培茯苓集中在安徽大别山区一带，称为"安苓"。

5.2 产地沿革

野生茯苓产地由古代的泰山变迁至现今云南，栽培茯苓产地由古代江苏变迁至现今大别山区，主要集中在安徽岳西、金寨、霍山、潜山等地区，所产茯苓称为安苓。安苓产地沿革见表1。

表1 安苓产地沿革

年代	出处	产地及评价
清	《滇海虞衡志》	自安庆茯苓风行，而云苓愈少，贵不可言
民国	《药物出产辨》	产安徽省者名安苓
现代	《药材资料汇编》	家种主要产区为安徽之岳西、潜山、太湖、霍山、金寨等县，以安庆与六安为集散地
	《药材学》	以云南、安徽、河南、湖北、河南等省出产为最多，其他浙江、江苏、东北等亦产。其中以云南临安产的"云茯苓"为最好，多为野生；而安徽则以人工栽培者为多而好，称为"安苓"
	《安徽中药志》	茯苓主要分布于大别山区、皖南山区，岳西、金寨、霍山、潜山等地多有栽培。量大质优

6 道地产区及生境特征

6.1 道地产区

以安徽大别山区为核心的金寨、霍山、岳西、潜山等地区的向阳砂土缓坡。

6.2 生境特征

金寨、霍山、岳西、潜山为安徽大别山区核心地区。境内大别山脉，河流横切山脊，分布条条近南北向的山岭和山间谷地，同纵向河流一致，形成山水相间的破碎地貌，以砂壤土为主，属于北亚热带湿润季风气候，具有典型的山地气候特征，气候温和，雨量充沛。温光同步，雨热同季，具有优越的山地气候和森林小气候特征，具备森林的气候优势。年平均降水量1832.8mm，年平均降水日数161d，空气平均相对湿度79%，年平均日照时数1400h～1600h，年雾日102d，无霜期179d～190d，年平均气温比附近地区低5.2℃，降水量比附近地区多360mm。

7 质量特征

7.1 质量要求

应符合《中华人民共和国药典》一部对茯苓的相关质量规定。

7.2 性状特征

茯苓呈类球形、椭圆形、扁圆形或不规则团块，大小不一。外皮薄而粗糙，棕褐色至黑褐色，有明显的皱缩纹理。体重，质坚实，断面颗粒性，有的具裂隙，外层淡棕色，内部白色，少数淡红色，有的中间抱有松根。气微，味淡，嚼之粘牙。

安苓呈类球形、椭圆形、扁圆形或不规则团块，大小不一。外皮薄而粗糙，棕褐色至黑褐色，有明显的皱缩纹理。质坚，体重，紧实，断面色白细腻，外层淡棕色，内部白色，少数淡红色，有的中间抱有松根。气微，味淡，嚼之粘牙，黏性多强于其他产地茯苓。

安苓与其他产地茯苓性状鉴别要点见表2。

表2　安苓与其他产地茯苓性状鉴别要点

比较项目	安苓	其他产地茯苓
质地	质地紧实	质地松泡
黏性	黏性强，嚼之粘牙	黏性较弱

参 考 文 献

[1] 陈润东. 神农本草经：大字诵读版 [M] 北京：中国中医药出版社，2014：34.

[2] 陶弘景. 名医别录（辑校本）[M]. 尚志钧辑校. 北京：中国中医药出版社，2013：14.

[3] 陶弘景. 本草经集注（辑校本） [M]. 尚志钧，尚元胜辑校. 北京：人民卫生出版社，1994：188.

[4] 苏敬等. 新修本草（辑复本） [M]. 尚志钧辑校. 合肥：安徽科学技术出版社，1981：299－300.

[5] 苏颂. 本草图经 [M]. 尚志钧辑校. 合肥：安徽科学技术出版社，1994：325－326.

[6] 安徽省科学技术厅. 安徽中药志：第三卷 [M]. 合肥：安徽科学技术出版社，2005：341－343.

[7] 陈嘉谟. 本草蒙筌 [M]. 王淑民，陈湘萍，周超凡点校. 北京：人民卫生出版社，1988：217.

[8] 李中立. 本草原始 [M]. 郑金生，汪惟刚，杨梅香整理. 北京：人民卫生出版社，2007：215.

[9] 李时珍. 本草纲目 [M]. 刘衡如，刘山永校注. 北京：华夏出版社，2013：1437－1440.

[10] 张瑞贤，王家葵，张卫. 植物名实图考校释 [M]. 北京：中医古籍出版社，2008：555.

[11] 彭华胜，王德群，彭代银. 道地药材"皖药"的形成及其界定 [J]. 中国中药杂志，2017，42（9）：1617－1622.

[12] 曹炳章. 增订伪药条辨 [M]. 刘德荣点校. 福州：福建科学技术出版社，2004：85.

[13] 陈仁山，蒋淼，陈思敏，等. 药物出产辨（十六）[J]. 中药与临床，2013，4（2）：65.

[14] 宋向文，王德群. 大别山茯苓产地的形成与发展 [J]. 安徽中医学院学报，2011，30（5）：65－67.

[15] 中国药学会上海分会，上海市药材公司. 药材资料汇编：上集 [M]. 上海：科技卫生出版社，1959：222.

[16] 南京药学院药材学教研组. 药材学 [M]. 北京：人民卫生出版社，1960：1133－1136.

ICS 11.120.01
C 23

团　　体　　标　　准

T/CACM 1020.99—2019

道地药材　第 99 部分：广陈皮

Daodi herbs—Part 99: Guangchenpi

2019-08-13 发布　　2019-08-13 实施

中华中医药学会　发布

前 言

T/CACM 1020《道地药材》标准分为157个部分：

——第1部分：标准编制通则；

……

——第98部分：安苳；

——第99部分：广陈皮；

——第100部分：化橘红；

……

——第157部分：汉射干。

本部分为T/CACM 1020的第99部分。

本部分按照GB/T 1.1—2009给出的规则起草。

本部分由道地药材国家重点实验室及国家中医药管理局道地药材生态遗传重点研究室提出。

本部分由中华中医药学会归口。

本部分起草单位：康美药业股份有限公司、广州中医药大学、康美（北京）药物研究院有限公司、广东康美药物研究院、中国中医科学院中药资源中心、华润三九医药股份有限公司、无限极（中国）有限公司、北京中研百草检测认证有限公司。

本部分主要起草人：许冬瑾、乐智勇、肖凤霞、陈康、黄璐琦、郭兰萍、白宗利、都盼盼、詹志来、张小波、杨光、谭沛、张辉、何雅莉、郭亮、余意、马方励。

道地药材　第99部分：广陈皮

1　范围

T/CACM 1020 的本部分规定了道地药材广陈皮的来源及形态、历史沿革、道地产区及生境特征、质量特征。

本部分适用于中华人民共和国境内道地药材广陈皮的生产、销售、鉴定及使用。

2　规范性引用文件

下列文件对于本文件的应用是必不可少的。凡是注日期的引用文件，仅注日期的版本适用于本文件。凡是不注日期的引用文件，其最新版本（包括所有的修改单）适用于本文件。

T/CACM 1020.1—2016　道地药材　第1部分：标准编制通则

中华人民共和国药典一部

3　术语和定义

T/CACM 1020.1—2016 界定的以及下列术语和定义适用于本文件。

3.1

广陈皮　guangchenpi

产于以广东江门新会（会城、大泽、司前、罗坑、双水、崖门、沙堆、古井、三江、睦洲、大鳌和围垦指挥部行政区域）为中心，核心区域包括以银洲湖两岸冲积平原为核心的新会境内潭江沿岸冲积平原带和南部海滨沉积平原新垦区的陈皮。

4　来源及形态

4.1　来源

本品为芸香科植物茶枝柑 *Citrus reticulata*‘Chachi’的干燥成熟果皮。

4.2　形态特征

小乔木。分枝多，枝扩展或略下垂，刺较少，单身复叶。叶狭长椭圆形，长 3cm ~ 4cm，宽 1.2cm ~ 2cm，先端凸尖，尖端有微凹，叶缘波状；叶翼不明显。果扁圆形，果顶略凹，柱痕明显，有时有小脐，蒂部四周有时有放射沟，纵径 4.6cm ~ 5.9cm，横径 6.3cm ~ 7.1cm，重 100g ~ 138g，深橙黄色，皮厚 2.7mm ~ 3.3mm，囊瓣 10 ~ 12，果肉汁多，气清香，味酸甜；种子 15 ~ 25，端尖或钝，多胚。果期 8 月 ~ 12 月。

5 历史沿革

5.1 品种沿革

陈皮始载于《神农本草经》，正名为橘柚，因以果皮入药，故曰："一名橘皮。"橘虽然出现于文献中的时间很早，但汉代以前的文献对其植物形态特征的描述记载并不多，根据《考工记》所云的"橘逾淮而北为枳"，与现今橘 *Citrus reticulata* Blanco 的植物生长特性相符，所以《神农本草经》中的橘应该就是芸香科柑橘属植物橘 *Citrus reticulata* Blanco，且以橘皮药用为主，柚皮不复入药。唐代《新修本草》对橘皮的性味有了进一步描述："柚皮厚，味甘，不如橘皮味辛而苦。其肉亦如橘，有甘有酸，酸者名胡甘。"橘皮较柚皮味辛而苦，有甘有酸，且橘皮较柚皮薄，这与今芸香科柑橘属植物橘的性味性状相符。宋代苏颂《本草图经》对橘的植物形态特征有了详细准确的描述："橘柚，生南山川谷及江南，今江浙、荆襄、湖岭皆有之。木高一二丈，叶与枳无辨，刺出于茎间。夏初生白花，六月、七月而成实，至冬而黄熟，乃可啖。"根据上文所述判断应是今之芸香科植物橘。李时珍《本草纲目》曰："橘实小，其瓣味微酢，其皮薄而红，味辛而苦。"《本草崇原》曰："橘，生江南及山南山谷，今江浙、荆襄、湖岭皆有，枝多坚刺，叶色青翠，经冬不凋，结实青圆，秋冬始熟，或黄，或赤，其臭辛香，肉味酸甜，皮兼辛苦。橘实形圆，色黄，臭香肉甘，脾之果也。"由此可以看出，主流本草古籍中所记载的陈皮的植物来源品种为芸香科柑橘属植物橘 *Citrus reticulata* Blanco。

5.2 产地沿革

根据古籍对橘的产地记载可知，橘最早出现于长江下游的江淮地区。文献记载可见于《禹贡》："淮、海惟扬州……厥包橘柚、锡贡。"《考工记》曰："橘逾淮而北为枳。"江淮一带属于亚热带季风气候，温暖湿润，适宜橘的生长。汉代长江中游一带开始种植橘。《神农本草经》亦云："生南山川谷。"南山川谷应是今秦岭地区，属于长江中游流域。陶弘景开始提及橘皮药材的道地产区，《本草经集注》记载："以东橘为好，西江亦有而不如。其皮小冷，治气乃言欲胜东橘，北人亦用之，以陈者为良。"陶弘景所云东橘应是今长江三角洲的江浙一带，而西江则应是今江西地区。宋代江浙地区成为橘皮名副其实的道地产区，如《本草图经》记载："今江浙、荆襄、湖岭皆有之。"明代橘皮道地产区南移到广东，至今仍以广产者为道地。《本草品汇精要》记载："生南山川谷及江南，今江浙、荆襄、湖岭皆有之。〔道地〕广东。"《本草纲目》记载："今天下多以广中来者为胜，江西者次之。"在明万历己酉年（1609）王命璇重修的《新会县志》中对土特产的介绍中就有陈皮。清代《本草害利》记载："广东新会皮为胜，陈久者良，故名陈皮。福建产者名建皮，力薄。浙江衢州出者名衢皮，更次矣。"《本草备要》记载："广中陈久者良，故名陈皮。"后世医家沿用陈皮正名。《本经逢原》记载："产粤东新会，陈久者良。"清乾隆年间修的《新会县志》记载："馀甘俗名油柑，荜茇药之属，陈皮邑出者佳。"这是《新会县志》第一次夸赞本县陈皮，茶枝柑也称油柑、大红柑。清道光年间《新会县志》则记载："合仔梁俗名草边是也，柄次皮可为绳，绳以缚陈皮为往外省。"这是说新会陈皮用草边绳捆缚销往外省。《本草从新》记载："广产为胜，皮厚不脆，有猪棕纹；福建产者，名建皮，力薄；浙江衢州出者，名衢皮，更恶劣矣。陈久者良，故又名陈皮。"清末光绪三十四年（1908）《新会乡土志》记载："柑皮之独可入药，为他地所不及，则尤其特别者也。"更进一步说明新会陈皮比其他地方的陈皮好。民国时期《药物出产辨》记载："产广东新会为最。"其道地产区与今完全吻合。

综上所述，橘最早出现于长江下游的江淮地区，汉代长江中游一带开始种植橘，宋代江浙地区成为橘皮的道地产区，明代橘皮道地产区南移到广东，清代广东新会已成为广陈皮药材的主产区，被奉为广陈皮的道地产区。广陈皮产地沿革见表1。

表 1 广陈皮产地沿革

年代	出处	产地及评价
明	《本草品汇精要》	〔道地〕广东
	《本草纲目》	今天下多以广中来者为胜
	万历《新会县志》	陈皮、枳壳、巴豆、益母草、香附、天门冬、麦门冬、金银花
清	《本草害利》	广东新会皮为胜
	《本草备要》	广中陈久者良，故名陈皮
	《本经逢原》	产粤东新会
	乾隆《新会县志》	馀甘俗名油柑，苹婆药之属，陈皮邑出者佳
	道光《新会县志》	合仔梁俗名草边是也，柄次皮可为绳，绳以缚陈皮为往外省
	《本草从新》	广产为胜
	《新会乡土志》	柑皮之独可人药，为他地所不及，则尤其特别者也
民国	《药物出产辨》	产广东新会为最

6 道地产区及生境特征

6.1 道地产区

以广东江门新会（会城、大泽、司前、罗坑、双水、崖门、沙堆、古井、三江、睦洲、大鳌和围垦指挥部行政区域）为中心，核心区域包括以银洲湖两岸冲积平原为核心的新会境内潭江沿岸冲积平原带和南部海滨沉积平原新垦区。

6.2 生境特征

广陈皮道地产区位于北纬22°05′~22°35′，东经112°46′~113°15′，属亚热带季风气候，全年气候温和，热量充足，雨量充沛，无霜期长。北边有圭峰山脉，东南边有牛牯岭山脉，西南边有古兜山脉环抱着银洲湖及其平原区，形成独特的“湿盆地”的小气候，与季风气候结合，形成显著的湿热、湿冷季节变化。年平均气温21℃~23.3℃，年平均日照时数1500h~2080h，年平均降水量1100mm~2420mm，年平均相对湿度74%~83%，无霜期349d。土壤以三角洲沉积土为主，全氮含量中至上，含钾量中等，磷、钙、铜、锌和硫含量丰富，土地肥沃，土层深厚，有机质含量高，土壤偏酸。

7 质量特征

7.1 质量要求

应符合《中华人民共和国药典》一部对陈皮的相关质量规定。

应符合表2的规定。

表2 道地药材广陈皮质量要求

项目	柑青皮	微红皮	大红皮
橙皮苷/%	2.5～4.5	2.0～3.5	1.5～3.0
水分/%	≤13		

7.2 性状特征

柑青皮：常3瓣相连，形状整齐，厚度均匀，约1mm。外表面色泽青褐色至青黑色，点状油室较大，对光照视，透明清晰。内表面白色或类白色。质硬，皮薄，味辛、苦，气芳香。

微红皮：常3瓣相连，形状整齐，厚度均匀，约1mm。外表面色泽黄褐色至黄棕色，点状油室较大，对光照视，透明清晰。内表面白色或类白色。质较硬，皮较厚，味辛、甜，气芳香。

大红皮：常3瓣相连，形状整齐，厚度均匀，约1mm。外表面色泽棕红色至棕黑色，点状油室较大，对光照视，透明清晰。内表面白色或类白色。质软，皮厚，味微辛、甜香。

广陈皮与其他产地陈皮性状鉴别要点见表3。

表3 广陈皮与其他产地陈皮性状鉴别要点

比较项目	广陈皮	其他产地陈皮
外形	常3瓣相连，形状整齐	常剥成数瓣，基部相连，有的呈不规则的片状
厚度	约1mm	1mm～4mm
外表面	柑青皮青褐色至青黑色；微红皮黄褐色至黄棕色；大红皮棕红色至棕黑色。点状油室较大，对光照视，透明清晰	橙红色或红棕色，有细皱纹和凹下的点状油室
内表面	内表面白色或类白色	浅黄白色，粗糙，附黄白色或黄棕色筋络状维管束
质地	质较柔软	质稍硬而脆
气味	柑青皮味辛、苦，气芳香；微红皮味辛、甜，气芳香；大红皮味微辛、甜香	气香，味辛、苦

参 考 文 献

［1］尚志钧. 神农本草经校注［M］. 北京：学苑出版社，2008：175.

［2］苏敬等. 新修本草（辑复本）［M］. 尚志钧辑校. 合肥：安徽科学技术出版社，1981：321.

［3］苏颂. 本草图经［M］. 尚志钧辑校. 合肥：安徽科学技术出版社，1994：539.

［4］李时珍. 本草纲目（校点本）［M］. 北京：人民卫生出版社，1982：1785.

［5］张志聪. 本草崇原［M］. 北京：中国中医药出版社，1992：28.

［6］陶弘景. 本草经集注（辑校本）［M］. 尚志钧，尚元胜辑校. 北京：人民卫生出版社，1994：230－231.

［7］刘文泰. 御制本草品汇精要［M］. 陈仁寿，杭爱武点校. 上海：上海科学技术出版社，2005：769.

［8］王命璇. 新会县志［M］. 北京：全国图书馆文献缩微中心，1992：172.

［9］凌奂. 本草害利［M］. 北京：中医古籍出版社，1982：61.

［10］汪昂. 全图本草备要［M］. 谢观，董丰培评校. 北京：重庆大学出版社，1996：181.

［11］张璐. 本经逢原［M］. 顾漫，杨亦周校注. 北京：中国医药科技出版社，2011：150.

［12］王植. 乾隆新会县志［M］. 广州：岭南美术出版社，2007：732.

［13］林星章，黄培芳. 新会县志［M］. 台北：成文出版社，1966：64.

［14］吴仪洛. 本草从新［M］. 曲京峰，窦钦鸿点校. 北京：人民卫生出版社，1990：158.

［15］谭镳. 新会乡土志［M］. 广州：粤东编译公司，1935：120.

［16］陈仁山，蒋淼，陈思敏，等. 药物出产辨（十一）［J］. 中药与临床，2012，3（1）：64－65.

ICS 11.120.01
C 23

团　体　标　准

T/CACM 1020.100—2019

道地药材　第100部分：化橘红

Daodi herbs—Part 100: Huajuhong

2019-08-13 发布　　2019-08-13 实施

中华中医药学会　发布

前　　言

T/CACM 1020《道地药材》标准分为157个部分：

——第1部分：标准编制通则；

……

——第99部分：广陈皮；

——第100部分：化橘红；

——第101部分：阳春砂；

……

——第157部分：汉射干。

本部分为T/CACM 1020的第100部分。

本部分按照GB/T 1.1—2009给出的规则起草。

本部分由道地药材国家重点实验室及国家中医药管理局道地药材生态遗传重点研究室提出。

本部分由中华中医药学会归口。

本部分起草单位：康美药业股份有限公司、广州中医药大学、化州天橘化橘红有机生物制品有限公司、康美（北京）药物研究院有限公司、广东康美药物研究院、华润三九医药股份有限公司、中国中医科学院中药资源中心、无限极（中国）有限公司、北京中研百草检测认证有限公司。

本部分主要起草人：许冬瑾、乐智勇、肖凤霞、李海波、黄璐琦、郭兰萍、白宗利、都盼盼、詹志来、谭沛、张辉、张小波、杨光、郭亮、余意。

道地药材　第100部分：化橘红

1　范围

T/CACM 1020的本部分规定了道地药材化橘红的来源及形态、历史沿革、道地产区及生境特征、质量特征。

本部分适用于中华人民共和国境内道地药材化橘红的生产、销售、鉴定及使用。

2　规范性引用文件

下列文件对于本文件的应用是必不可少的。凡是注日期的引用文件，仅注日期的版本适用于本文件。凡是不注日期的引用文件，其最新版本（包括所有的修改单）适用于本文件。

T/CACM 1020.1—2016　道地药材　第1部分：标准编制通则

中华人民共和国药典一部

3　术语和定义

T/CACM 1020.1—2016界定的以及下列术语和定义适用于本文件。

3.1

化橘红　huajuhong

产于以广东化州罗江流域两岸为中心，核心区域包括平定、文楼、合江和中垌及其周边地区的化橘红。

4　来源及形态

4.1　来源

本品为芸香科植物化州柚 *Citrus grandis*‘Tomentosa’的未成熟干燥果实及干燥外层果皮。

4.2　形态特征

常绿小乔木，高3m～3.5m。枝干直立，枝条粗壮，斜生，幼枝上被浓密柔毛，并有微小针刺。叶互生；叶柄的叶翼倒心形；长2cm～3cm，宽1.2cm～2cm，全体有毛，主脉及叶翼边缘尤多；叶片肥厚柔软，长椭圆形，长8cm～15cm，宽3cm～6cm，先端浑圆或微凹入，基部圆钝，边缘浅波状，上面深绿色，主脉上有柔毛，下面深黄绿色，主脉上亦有柔毛。花极香，单生或腋生花序；萼4浅裂，宽约1cm；花瓣白色，矩圆形；雄蕊20～25；子房圆形，有圆柱状的花柱及极大的柱头。未成熟的果实果皮被毛。成熟的果实圆形或略扁，大小不一，呈柠檬黄色。油室大而明显。种子扁圆形或扁楔形，白色或带黄色。花期3月，果期4月～10月。

5 历史沿革

5.1 品种沿革

化橘红最早文字记载始于明代万历年间的《高州府志》“物产”部分，云：“化州橘红唯化州独有。”清代吴绮《岭南风物记》记载：“化州橘红，在州中厅事前一株，有百余颗，取以作药，患痰伤食气滞者，取少许泡汤，其效甚速。或云以治伤寒无汗者甚妙。或云州治外所产，不堪入药。土人馈遗皆赝物也。”吴震方《岭南杂记》谓：“仙橘，相传仙人罗辨种橘于石龙之腹，至今犹存。唯此一株，在苏泽堂者为最，清风楼者次之，红树又次之。其实非橘，皮厚肉酸，不中食。其皮厘为五片、七片，不可成双，治痰症如神。每片真者可值一金。每年所结，循例具文，报明上台，届期督抚差亲随，跟同采摘批制。官斯土者，亦不能多得。彼人云：凡近州治，闻谯楼更鼓者，其皮亦佳，故化皮赝者多，真者甚难得。”可知此药明代始有人记载。化橘红产区狭小，产量甚少而昂贵，所有产品为清室所垄断。

化橘红来源于化州柚而不是橘，对此文献有明确记载。清乾隆十三年（1748）《化州志》记载：“惟橘红最为佳品，其种二，有红白瓤之分，即柚也。岐黄家用以利气化痰，功倍他药。”其后，吴仪洛《本草从新》记载：“化州陈皮，消痰甚灵，然消伐太峻，不宜轻用。况此物真者绝少，无非柚皮而已。”清光绪十六年（1890）《化州志》记载：“（化橘红）其实非橘，皮厚肉酸，不中食。其皮厘为五片、七片，不可成双。治痰症如神，每片真者可值一金……化州橘红赝者多，而真者难得，今广东柑橘橙柚之皮皆充。”事实上，化橘红之所以称为“化橘红”，正是因为其与橘红的药效相仿，但又优于其功效，故药材名前冠以“化”字，以表产地。据《化州县志》记载，当时“化州药属五十有九，皆非道地之材，惟橘红为最佳品”；如若处方上不写化橘红，药肆常以橙橘柚柑等皮冒充入药。

通过历代医家不断补充和发展，“化橘红”与“橘红”明确分为两类。清乾隆三十年（1765），赵学敏在《本草纲目拾遗》中将化橘红正式立目，其功能“治痰症如神，消油腻谷食积，醒酒宽中。气虚者忌服。解蟹毒”。并引《百草镜》云：“广东高州府化州出陈皮，去白者名橘红……纹细，色红润而皮薄，多有筋脉，味苦辛，入口芳香者，乃真化州橘红也。”其后的本草著作多以此为基础，与历史上的橘皮、橘红相区别。《植物名实图考》记载：“橘红产广东化州，大如柚，肉甜，刮制其皮为橘红。以城内产者为佳。”

清代中叶，化州全县种植化州柚尚有20多公顷。至清末民初战火频繁，当局不重视中药的发展，导致化州柚果树损失严重。化州柚产量减少，市场上逐渐产生以其他品种柚皮混充的现象，市售药材中也逐渐开始以其他柚皮作为代用品。

民国时期《增订伪药条辨》记载：“皮薄，色黯黄，微有毛孔，气香味甘……炳章按：真化州橘红，煎之作甜香，取其汁一点入痰盂内，痰变为水，此为上品，如梁氏家藏苏泽堂橘红，每一个七破，反折作七歧，晒干气甚香烈，此亦上品也。”《药物出产辨》记载：“产广东化州，以赖家园为最，近日李家园亦可用之。其余化州属所出者，虽是不如，但仍胜于柚皮作伪者。”《中国药学大辞典》记载：“橘红之产于广东化州境者，故名。按化州橘红为橘红之一种。皮薄，纹细，色红润，多筋脉。味苦而辛。入口芳香，煎之甜香，可供药用。”

1977年版《中华人民共和国药典》首次建立“化橘红”项，包括化州柚和柚两个植物来源。1985年版及以后各版《中华人民共和国药典》中化橘红均包括毛橘红（化州柚）和光橘红（柚）两个品种。事实上，中华人民共和国成立以后，化州柚产量一度萎缩，致使化州柚来源的化橘红难以为继。《中华人民共和国药典》把柚列入化橘红来源之一，也是不得已而为之。

5.2 产地沿革

化橘红是化州特产。化州现属广东茂名管辖，清代原属广东高州府。关于方志中化州橘红的记载，除大量见于《化州志》外，在《高州府志》《岭南风物记》《岭南杂记》《本草从新》《本草纲目拾遗》等书中均有记载。清代各家本草文献对化州产化橘红较为推崇，化州所产化橘红被誉为治痰珍品，因此，化橘红可作为道地药材。化橘红产地沿革见表1。

表1 化橘红产地沿革

年代	出处	产地及评价
明	《高州府志》	化州橘红唯化州独有
清	《岭南风物记》	化州橘红，在州中厅事前一株，有百余颗，取以作药……或云州治外所产，不堪入药
	《岭南杂记》	唯此株在苏泽堂者为最，清风楼者次之，红树又次之
	乾隆《化州志》	惟橘红最为佳品，其种二，有红白瓤之分，即柚也。岐黄家用以利气化痰，功倍他药
	《本草从新》	化州陈皮，消痰甚灵，然消伐太峻，不宜轻用。况此物真者绝少，无非柚皮而已
	《本草纲目拾遗》	广东高州府化州出陈皮，去白者名橘红……纹细，色红润而皮薄，多有筋脉，味苦辛，入口芳香者，乃真化州橘红也
	《植物名实图考》	橘红产广东化州，大如柚，肉甜，刮制其皮为橘红。以城内产者为佳
	光绪《化州志》	（化橘红）其实非橘，皮厚肉酸，不中食。其皮厘为五片、七片，不可成双。治痰症如神，每片真者可值一金……化州橘红赝者多，而真者难得，今广东柑橘橙柚之皮皆充
民国	《增订伪药条辨》	真化州橘红，煎之作甜香，取其汁一点入痰盂内，痰变为水，此为上品，如梁氏家藏苏泽堂橘红
	《药物出产辨》	产广东化州，以赖家园为最，近日李家园亦可用之。其余化州属所出者，虽是不如，但仍胜于柚皮作伪者
	《中国药学大辞典》	橘红之产于广东化州境者，故名。按化州橘红为橘红之一种

6 道地产区及生境特征

6.1 道地产区

以广东化州罗江流域两岸为中心，核心区域包括平定、文楼、合江和中垌及其周边地区。

6.2 生境特征

化州位于广东西部，北纬21°29′~22°13′，东经110°20′~110°45′，为近海低丘陵山区，其中山地占51%，丘陵占39%，谷地和平原占10%。化州地处亚热带，气候温和，热量丰富，年平均气温21℃，年平均日照时数2500h以上，雨量充沛，年平均降水量1900mm。种植化橘红的土壤属偏酸性赤红土壤，pH 5.5~6.5，土壤结构良好，有机质含量≥2%，富含蒙脱石以及锰、镁、铁、钛等元素，山地土壤淋溶作用较为强烈。

7 质量特征

7.1 质量要求

应符合《中华人民共和国药典》一部对化橘红的相关质量规定。

应符合表2的规定。

表2 化橘红道地药材质量要求

项目	指标
总黄酮含量/%	≥5.50
柚皮苷含量/%	≥5.00
野漆树苷含量/%	≥0.20
挥发油含量/%	≥0.50
干燥失重/%	≤15.0

7.2 性状特征

化橘红珠（胎果）：类球形，直径2cm～8cm。果皮表面黄绿色或青褐色。表面密布茸毛，有小油室。气味芳香，味苦、微辛。

化橘红片（皮）：呈对称的七角或展平的五角星状，单片呈柳叶形，完整者展开后直径15cm～28cm。果皮表面黄绿色或青褐色。表面密布茸毛，有小油室。气味芳香，味苦、微辛。

道地产区化橘红与其他产地化橘红性状鉴别要点见表3。

表3 道地产区化橘红与其他产地化橘红性状鉴别要点

比较项目	化橘红		其他产地化橘红
	化橘红珠（胎果）	化橘红片（皮）	
来源	芸香科植物化州柚 *Citrus grandis* 'Tomentosa' 的未成熟干燥果实	芸香科植物化州柚 *Citrus grandis* 'Tomentosa' 的未成熟干燥外层果皮	芸香科植物柚 *Citrus grandis*（L.）Osbeck 的近成熟或未成熟干燥外层果皮
色泽	果皮表面黄绿色或青褐色	果皮表面黄绿色或青褐色	果皮表面黄绿色至黄棕色
形态	类球形。表面密布茸毛	呈对折的七角或展平的五角星状，单片呈柳叶形。表面密布茸毛	外表面无毛

参 考 文 献

［1］吴绮．岭南风物记［M］．广州：广东人民出版社，2000：455．

［2］吴震方．岭南杂记说铃之一［M］．上海：商务印书馆，1936：25．

［3］广东省地方史志办公室．广东历代方志集成·高州府部［M］．广州：岭南美术出版社，2007：50，422．

［4］吴仪洛．本草从新［M］．天津：天津科学技术出版社，2003：117．

［5］张忠炎，曹伯占．橘红小史［J］．山东中医学院学报，1984，8（2）：57－59．

［6］金世元．橘红的品种及今昔药用情况［J］．首都医药，2005（5）：41－42．

［7］赵学敏．本草纲目拾遗［M］．北京：人民卫生出版社，1957：235－236．

［8］吴其濬．植物名实图考［M］．上海：商务印书馆，1957：747．

［9］左大勳，贺善安．化州橘红［J］．中药通报，1958，4（3）：86－89．

［10］曹炳章．增订伪药条辨［M］．刘德荣点校．福州：福建科学技术出版社，2004：74－75．

［11］陈仁山，蒋淼，陈思敏，等．药物出产辨（十一）［J］．中药与临床，2012，3（1）：64－65．

［12］陈存仁．中国药学大辞典［M］．北京：世界书局，1935：174．

ICS 11.120.01
C 23

团　体　标　准

T/CACM 1020.101—2019

道地药材　第101部分：阳春砂

Daodi herbs—Part 101: Yangchunsha

2019-08-13 发布　　2019-08-13 实施

中华中医药学会　发布

前　　言

T/CACM 1020《道地药材》标准分为 157 个部分：

——第 1 部分：标准编制通则；

……

——第 100 部分：化橘红；

——第 101 部分：阳春砂；

——第 102 部分：高良姜；

……

——第 157 部分：汉射干。

本部分为 T/CACM 1020 的第 101 部分。

本部分按照 GB/T 1.1—2009 给出的规则起草。

本部分由道地药材国家重点实验室及国家中医药管理局道地药材生态遗传重点研究室提出。

本部分由中华中医药学会归口。

本部分起草单位：中国医学科学院药用植物研究所云南分所、中国中医科学院中药资源中心、华润三九医药股份有限公司、广州中医药大学、无限极（中国）有限公司、北京中研百草检测认证有限公司。

本部分主要起草人：李学兰、牟燕、黄璐琦、郭兰萍、孙景、唐德英、詹志来、何国振、张丽霞、谭沛、张辉、郭亮、余意。

道地药材　第 101 部分：阳春砂

1　范围

T/CACM 1020 的本部分规定了道地药材阳春砂的来源及形态、历史沿革、道地产区及生境特征、质量特征。

本部分适用于中华人民共和国境内道地药材阳春砂的生产、销售、鉴定及使用。

2　规范性引用文件

下列文件对于本文件的应用是必不可少的。凡是注日期的引用文件，仅注日期的版本适用于本文件。凡是不注日期的引用文件，其最新版本（包括所有的修改单）适用于本文件。

T/CACM 1020. 1—2016　道地药材　第 1 部分：标准编制通则

中华人民共和国药典一部

3　术语和定义

T/CACM 1020. 1—2016 界定的以及下列术语和定义适用于本文件。

3. 1

阳春砂　yangchunsha

产于广东阳春及周边新兴、高州、信宜地区，以沿云雾山脉、天露山脉延伸的山地丘陵 500m 以下的林下山涧、山窝或缓坡地带为核心区域的阳春砂。

4　来源及形态

4. 1　来源

本品为姜科植物阳春砂 *Amomum villosum* Lour. 的干燥成熟果实。

4. 2　形态特征

多年生草本，株高 1m ~ 2m，有的可高达 3m，直立茎散生；根茎匍匐地面，节上被褐色膜质鳞片。芽鲜红色，锥状。中部叶片长披针形，上部叶片线形，先端尾尖，基部近圆形，两面光滑无毛，无柄或近无柄；叶舌半圆形，长 3mm ~ 5mm；叶鞘上有略凹陷的方格状网纹。穗状花序椭圆形，总花梗长 4cm ~ 8cm，被褐色短茸毛；鳞片膜质，椭圆形，褐色或绿色；苞片披针形，膜质；小苞片管状，一侧有一斜口，膜质，无毛；花萼管长 1. 7cm，先端具三浅齿，白色，基部被稀疏柔毛；花冠管长 1. 8cm；裂片倒卵状长圆形，长 1. 6cm ~ 2cm，宽 0. 5cm ~ 0. 7cm，白色；唇瓣圆匙形，宽 1. 6cm ~ 2cm，白色，先端具二裂、反卷、黄色的小尖头，中脉突起，黄色而染紫红色，基部具两个紫色的痂状斑，具瓣柄；花丝长 5mm ~ 6mm，花药长约 6mm；药隔附属体三裂，先端裂片半圆形，高约 3mm，宽约 4mm，两侧耳状，宽约 2mm；腺体 2 枚，圆柱形，长 3. 5mm；子房被白色柔毛。蒴果椭圆形、卵圆形或近球形，长 1.5cm ~ 2cm，宽 1.2cm ~ 2cm，幼时鲜红色，成熟时紫红色，干后褐色，表面被不分裂或分裂的柔刺；种子多角形，有浓郁的香气，味苦凉。花期 3 月 ~ 5 月，果期 7 月 ~ 9 月。

5 历史沿革

5.1 品种沿革

阳春砂古时称缩沙蜜、缩砂蜜、缩砂、缩砂仁、砂仁等，“阳春砂仁”之名始于清代，今简称“春砂”“春砂仁”。砂仁始载于唐代《药性论》，谓：“缩沙蜜，出波斯国，味苦、辛，主冷气腹痛。”唐代《本草拾遗》云：“缩砂蜜，味酸，主上气咳嗽，奔豚鬼疰，惊痫邪气，似白豆蔻子。”五代时期《海药本草》曰：“缩沙蜜，今按陈氏，生西海及西戎诸地。味辛、平、咸……多从安东道来。”以上记载“缩沙蜜”产地来源为“波斯国、西海及西戎诸地”，说明唐代所用砂仁系进口，多来自西亚地区。结合产地分布和有关考证资料分析，可以推断唐代所用进口砂仁应为绿壳砂 *Amomum villosum* Lour. var. *xanthioides* T. L. Wu et Senjen。

宋代《开宝本草》记载：“缩沙蜜，味辛、温，无毒。主虚劳冷泻，宿食不消，赤白泄痢，腹中虚痛下气……苗似廉姜，形如白豆蔻。其皮紧厚而皱，黄赤色，八月采。”《本草图经》记载：“缩沙蜜……苗茎作高良姜，高三四尺；叶青，长八九寸，阔半寸已来；三月、四月开花在根下；五六月成实，五七十枚作一穗，状似益智，皮紧厚而皱如栗文，外有刺，黄赤色。皮间细子一团，八漏，可四十余粒，如黍米大，微黑色，七月、八月采。”并附“新州缩沙蜜”植物图。《大观本草》所记植物形态引用了《开宝本草》的描述，所附“新州缩沙蜜”植物图与《本草图经》附图稍有不同，但从两者的主要形态特征来看应为同一植物。根据上述对缩沙蜜植物形态和性味功能的描述，结合《中国植物志》等现代植物学专著的产地分布记载和相关考证资料分析，宋代所产缩沙蜜应为今阳春地区栽培的阳春砂 *Amomum villosum* Lour.。

元代《汤液本草》记载：“缩砂，气温，味辛。无毒。”未见缩砂产地和植物形态的描述。明代《本草品汇精要》记载：“缩沙蜜……〔生〕春生苗。〔采〕七月、八月取实。【收】暴干。【用】实。【质】类白豆蔻，皮紧厚而皱，黄赤色。”与《开宝本草》所述相近。明代《本草蒙筌》中的植物描述与《本草图经》类同，所附植物图较为简单，但从图中仍能看出阳春砂的主要植物形态特征。明代《本草纲目》则完全引用了《开宝本草》和《本草图经》的植物形态描述。清代《植物名实图考》中所附植物图并非姜科植物，应系误载。总体而言，宋代之后的本草对阳春砂的植物描述基本承袭了宋代本草的记述。

阳春砂自宋代以来一直沿用至今，为历版《中华人民共和国药典》收载品种。绿壳砂和海南砂亦为现行《中华人民共和国药典》收载的砂仁品种，但绿壳砂国内资源较少，主要分布于云南南部，药材来源多为进口，海南砂 *Amomum longiligulare* T. L. Wu 为近现代发掘的新增品种。

5.2 产地沿革

阳春砂产地的记载始见于宋代《开宝本草》，书中记载：“缩沙蜜……生南地。”宋代《本草图经》记载：“缩沙蜜，出南地，今惟岭南山泽间有之。”并附“新州缩沙蜜”植物图。

明代《本草品汇精要》记载：“缩沙蜜……〔道地〕新州。”明代《本草蒙筌》记载：“缩砂蜜……产波斯国中，及岭南山泽。”其附图旁注“新州缩砂蜜即砂仁”。“南地”“岭南”泛指今广东和广西地区，“新州”即今广东新兴。由此可见，新兴是最早明确记载的阳春砂出产地，明代认为其所产阳春砂为道地药材。

清代本草文献对阳春砂种植开始有较为详尽的记载，对品质评价的记述也开始出现。清代《南越笔记》中“阳春砂仁”一词首次出现并沿用至今，曰：“阳春砂仁，一名缩砂密，新兴亦产之，而生阳江南河者大而有力，其种之所曰果山。曰缩砂者，言其壳；曰密者，言其仁。鲜者曰缩砂密，干者曰砂仁，八月采之。”清代《植物名实图考》记载：“缩砂蔤……今阳江产者，形状殊异，俗呼草砂仁。”以上表明清代广东阳江、阳春一带已有阳春砂种植，且品质好。

近代著作均认为广东阳春及周边地区产阳春砂品质为佳，并以阳春蟠龙产者为最优。《增订伪药条辨》中对阳春砂的果实性状和品质进行了更为详细的记述，记载：“缩砂即阳春砂，产广东肇庆府阳春县者，名阳春砂，三角长圆形，两头微尖，外皮刺灵红紫色，肉紫黑色，嚼之辛香微辣，为最道地。罗定产者，头平而圆，刺短，皮紫褐色，气味较薄，略次。”《药物出产辨》记载：“春砂，产广东阳春县为最，以蟠龙山为第一，大八山为第二，阳春县属为第三。其次罗定、怀乡、西乡、东安、新兴等处均有出产，惟气味大不如也。”《中国药学大辞典》记载：“产广东之阳春县者曰阳春砂。阳春砂饱满坚实，气味芬烈。其他砂仁干缩扁薄，气味俱弱……惟阳春砂仁功力可靠，他产者气力薄弱。”

自20世纪50年代起，随着阳春砂的引种栽培和推广种植，其主产地从广东逐渐扩大至云南、广西和福建。至90年代中期，云南种植面积和产量均超过广东，跃居全国之首，成为我国阳春砂的最大产区。《中药材手册》记载：“砂仁，国内以广东阳春县为主产地故称‘阳春砂’，其质量比进口砂仁为佳。”《中华本草》记载：“阳春砂仁主产于云南、广东；福建、广西亦产。多为栽培品，品质较好。”与目前国内阳春砂种植产地现状相一致。有研究结果显示，各主产区所产阳春砂仁挥发油中的化学成分基本一致，其中云南引种的阳春砂从指纹图谱相似度上看更接近原产地阳春砂。受自然环境条件等因素影响，阳春地区砂仁自然结实率很低，总产量少，难以形成主流商品。目前市场主流商品为云南产阳春砂。

综上分析，自宋代起记载的“生南地”和产于“岭南山泽”“新州”“阳江”“阳春县”的国产砂仁为姜科植物阳春砂 *Amomum villosum* Lour.。历代本草文献均对阳春地区所产砂仁较为推崇，认为其品质最佳。阳春地区栽培阳春砂已有200多年的历史，该地区所产砂仁与其他产区栽培的阳春砂有所不同，具有果皮较薄、籽粒饱满、气味浓烈、久嚼回甘等特点，其质量上乘，受到业界认可，久负盛名，因此，本标准将阳春所产砂仁（阳春砂）定为道地药材。阳春砂产地沿革见表1。

表1 阳春砂产地沿革

年代	出处	产地及评价
宋	《本草图经》	出南地，今惟岭南山泽间有之
明	《本草品汇精要》	〔道地〕新州
清	《南越笔记》	新兴亦产之，而生阳江南河者大而有力
	《植物名实图考》	今阳江产者，形状殊异
民国	《增订伪药条辨》	产广东肇庆府阳春县者，名阳春砂，三角长圆形，两头微尖，外皮刺灵红紫色，肉紫黑色，嚼之辛香微辣，为最道地
	《药物出产辨》	产广东阳春县为最，以蟠龙山为第一，大八山为第二，阳春县属为第三
	《中国药学大辞典》	产广东之阳春县者曰阳春砂。阳春砂饱满坚实。气味芬烈。其他砂仁干缩扁薄。气味俱弱……惟阳春砂仁功力可靠，他产者气力薄弱
现代	《中药材手册》	砂仁，国内以广东阳春县为主产地故称“阳春砂”，其质量比进口砂仁为佳
	《中华本草》	阳春砂仁主产于云南、广东；福建、广西亦产。多为栽培品，品质较好

6 道地产区及生境特征

6.1 道地产区

以广东阳春为中心辐射至周边新兴、高州、信宜地区，核心区域为沿云雾山脉、天露山脉延伸的山地丘陵500m以下的林下山涧、山窝或缓坡地带。

6.2 生境特征

阳春位于广东西南部，地处云雾山脉、天露山脉的中段与河尾山的八甲大山之间，漠阳江中上游，是我国大陆最南端的喀斯特地貌地带。地形以山地丘陵为主，属南亚热带季风气候，气候温和，雨量充沛，光照充足，年平均气温18℃～25℃，最冷月平均气温高于7℃，年平均降水量1500mm～2000mm，年平均日照时数2000h。砂仁立地环境一般要求在中间有水流的山间谷地，或一面开阔、三面环山的簸箕形山窝地，以南或东南坡向为好，坡度在30°以下，最好在5°～10°。空气湿度一般要求不低于80%。以肥沃疏松、排水良好、富含有机质的壤土或砂壤土栽培，含水量在25%左右为宜。砂仁为典型的虫媒植物，需特殊的昆虫传粉或进行人工辅助授粉才能结实。因此，具有水声、风声、鸟声、虫声的森林环境即是砂仁的适宜种植环境。据资料记载，阳春东部天露山延伸的山地丘陵500m以下的山坑、山窝地带，包括蟠龙、平东、金坪、林田等地，砂仁产量较高，质量较好；西部山地山势高峻，春暖迟，冬寒早，单产较低，质量较东山差。

7 质量特征

7.1 质量要求

应符合《中华人民共和国药典》一部对砂仁的相关质量规定。

7.2 性状特征

砂仁呈卵圆形、卵形、近球形或椭圆形，有不明显的三棱，长1.5cm～2cm，直径1cm～1.5cm。表面棕褐色、黑褐色或浅褐色，密生刺状突起，先端有花被残基，基部常有果梗。种子集结成团，具三钝棱，中有白色隔膜，将种子团分成3瓣，每瓣有种子5～26。种子为不规则多面体，直径2mm～3mm；表面棕红色、暗褐色、红棕色、橙红色或橙黄色，有细皱纹，外被淡棕色膜质假种皮；质硬，胚乳灰白色。气芳香浓烈，味辛凉、微苦。

道地产区阳春砂较其他产地阳春砂果实稍小而圆，形状多为卵圆形或近球形，表面棕褐色或黑褐色；果皮薄、软而韧；种子团或种子表面棕红色或暗褐色，籽粒饱满均一；气味更为浓烈，大多久嚼回甘。

道地产区阳春砂与其他产地阳春砂性状鉴别要点见表2。

表2 道地产区阳春砂与其他产地阳春砂性状鉴别要点

比较项目	道地产区阳春砂	其他产地阳春砂
果实	稍小而圆，多卵圆形或近球形；表面通常棕褐色或黑褐色	卵圆形、卵形、近球形或椭圆形；表面通常棕褐色或浅褐色
果皮	薄、软而韧	大多较厚
种子团或种子色泽	表面棕红色或暗褐色，色泽均一	表面棕红色、暗褐色、红棕色、橙红色或橙黄色
气味口感	辛凉、微苦，微酸、大多久嚼回甘	辛凉、微苦，大多酸味较重、无回甘

参 考 文 献

[1] 甄权. 药性论（辑释本）[M]. 尚志钧辑释. 合肥：安徽科学技术出版社，2006：51－52.

[2] 尚志钧. 本草拾遗辑释 [M]. 合肥：安徽科学技术出版社，2002：93.

[3] 李珣. 海药本草（辑校本）[M]. 尚志钧辑校. 北京：人民卫生出版社，1997：29.

[4] 王家葵，王佳黎，贾君君. 中药材品种沿革及道地性 [M]. 北京：中国医药科技出版社，2007：204－207.

[5] 刘佑波，吴朋光，徐新春. 砂仁产地与品种变迁的研究 [J]. 中草药，2001，(3)：60－62.

[6] 陈彩英，詹若挺，王小平. 砂仁品种、种质资源的考证溯源 [J]. 山东中医药大学学报，2011，35 (4)：354－357，376.

[7] 卢多逊，李昉等. 开宝本草（辑复本）[M]. 尚志钧辑校. 合肥：安徽科学技术出版社，1998：216.

[8] 苏颂. 本草图经 [M]. 尚志钧辑校. 合肥：安徽科学技术出版社，1994：228.

[9] 唐慎微. 大观本草 [M]. 尚志钧点校. 合肥：安徽科学技术出版社，2002：320.

[10] 中国科学院中国植物志编辑委员会. 中国植物志：第十六卷 [M]. 北京：科学出版社，1981：125.

[11] 王好古. 汤液本草 [M]. 北京：人民卫生出版社，1987：71－72.

[12] 曹晖. 本草品汇精要校注研究本 [M]. 北京：华夏出版社，2004：203－204.

[13] 陈嘉谟. 本草蒙筌 [M]. 张印生，韩学杰，赵慧玲校注. 北京：中医古籍出版社，2009：91－92.

[14] 李时珍. 本草纲目 [M]. 北京：人民卫生出版社，2003：603－604.

[15] 吴其濬. 植物名实图考 [M]. 北京：中华书局，1963：647.

[16] 李调元. 南越笔记 [M]. 扬州：广陵书社，2003：530－531.

[17] 曹炳章. 增订伪药条辨 [M]. 刘德荣点校. 福州：福建科学技术出版社，2004：49－50.

[18] 陈仁山，蒋淼，陈思敏，等. 药物出产辨（三）[J]. 中药与临床，2010，1 (3)：62－64.

[19] 陈存仁. 中国药学大辞典 [M]. 上海：世界书局，1935：860－863.

[20] 胡耀华，胡新文，何春生. 几种阴生药用植物产销情况调查报告（II. 砂仁）[J]. 热带农业科学，2003 (4)：35－40.

[21] 中华人民共和国卫生部药政管理局. 中药材手册 [M]. 北京：人民卫生出版社，1959：243－244.

[22] 国家中医药管理局《中华本草》编委会. 中华本草：第8册 [M]. 上海：上海科学技术出版社，1999：617－622.

[23] 丁平，曾元儿，何智健，等. 不同产地阳春砂挥发油气相色谱指纹图谱研究 [J]. 中国药学杂志，2004，39 (6)：418－420.

[24] 中国药材公司. 中国中药区划 [M]. 北京：科学出版社，1995：403.

ICS 11.120.01
C 23

团　　体　　标　　准

T/CACM 1020.102—2019

道地药材　第102部分：高良姜

Daodi herbs—Part 102: Gaoliangjiang

2019-08-13 发布　　2019-08-13 实施

中华中医药学会　发布

前　言

T/CACM 1020《道地药材》标准分为157个部分：

——第1部分：标准编制通则；

……

——第101部分：阳春砂；

——第102部分：高良姜；

——第103部分：广地龙；

……

——第157部分：汉射干。

本部分为T/CACM 1020的第102部分。

本部分按照GB/T 1.1—2009给出的规则起草。

本部分由道地药材国家重点实验室及国家中医药管理局道地药材生态遗传重点研究室提出。

本部分由中华中医药学会归口。

本部分起草单位：中国医学科学院药用植物研究所海南分所、中国中医科学院中药资源中心、无限极（中国）有限公司、北京中研百草检测认证有限公司。

本部分主要起草人：刘洋洋、冯剑、陈德力、黄璐琦、郭兰萍、詹志来、郭亮、余意。

道地药材　第102部分：高良姜

1　范围

T/CACM 1020的本部分规定了道地药材高良姜的来源及形态、历史沿革、道地产区及生境特征、质量特征。

本部分适用于中华人民共和国境内道地药材高良姜的生产、销售、鉴定及使用。

2　规范性引用文件

下列文件对于本文件的应用是必不可少的。凡是注日期的引用文件，仅注日期的版本适用于本文件。凡是不注日期的引用文件，其最新版本（包括所有的修改单）适用于本文件。

T/CACM 1020.1—2016　道地药材　第1部分：标准编制通则

中华人民共和国药典一部

3　术语和定义

T/CACM 1020.1—2016界定的以及下列术语和定义适用于本文件。

3.1

高良姜　gaoliangjiang

产于以广东雷州半岛的湛江、雷州、徐闻、遂溪及海南岛中西部的临高、儋州、屯昌、万宁等地为主及周边适宜生长的地区的高良姜。

4　来源及形态

4.1　来源

本品为姜科植物高良姜 *Alpinia officinarum* Hance 的干燥根茎。

4.2　形态特征

株高40cm～110cm，根茎延长，圆柱形。叶片线形，长20cm～30cm，宽1.2cm～2.5cm，先端尾尖，基部渐狭，两面均无毛，无柄；叶舌薄膜质，披针形，长2cm～3cm，有时可达5cm，不2裂。总状花序顶生，直立，长6cm～10cm，花序轴被茸毛；小苞片极小，长不逾1mm，小花梗长1mm～2mm；花萼管长8mm～10mm，先端3齿裂，被小柔毛；花冠管较萼管稍短，裂片长圆形，长约1.5cm，后方的一枚兜状；唇瓣卵形，长约2cm，白色而有红色条纹，花丝长约1cm，花药长6mm；子房密被茸毛。果球形，直径约1cm，熟时红色。花期4月～9月，果期5月～11月。

5 历史沿革

5.1 品种沿革

高良姜始载于南北朝时期《名医别录》，被列为中品，该书记载："高良姜，大温。主暴冷，胃中冷逆，霍乱腹痛。"《本草经集注》记载："但嚼食亦效，形气与杜若相似，而叶如山姜。"形气似"杜若"，叶如"山姜"，据推断，此文献中记载的高良姜基原为今山姜属植物的一种。

唐代《新修本草》云："高良姜，生岭南者，形大虚软，江左者细紧，味亦不甚辛，其实一也，今相与呼细者为杜若，大者为高良姜，此非也。"苏敬认为，不同产地高良姜的根形和气味虽不同，但是同一类植物，从地理分布和植物形态来看，形大虚软者与今之大高良姜（红豆蔻）*Alpinia galanga* Willd 相似。

宋代《本草图经》记载："高良姜……春生，茎叶如姜苗而大，高一二尺许；花红紫色如山姜。二月、三月采根，暴干。"并附图"儋州高良姜"，可以判断为花序顶生的山姜属植物，其根茎圆柱状延伸，与今之高良姜 *Alpinia officinarum* Hance 相似，而附图雷州高良姜则无花、果，不能从形态判断为何种植物。

明代《本草蒙筌》谓："高良系广属郡，今志改名高州姜，乃地土所生，形多细小而紧……结实秋收，名红豆蔻。"对高良姜性味、主治、形态的叙述与之前本草文献相似，从药材形态和植物地理分布推断与今高良姜 *Alpinia officinarum* Hance 相似。明代《本草纲目》中释名曰："陶隐居言此姜始出高良郡，故得此名，按高良，即今高州也，汉为高凉县，吴时改为郡，其山高稍凉，因以为名，则高良，实为高凉，其异名蛮姜，子名红豆蔻。"附图转绘于《本草图经》，并认为高良姜与红豆蔻为同一植物不同药用部位。

清代《植物名实图考》记载："高良姜，滇生者叶润根肥，破茎生葶，先作红苞，光焰炫目。苞分两层，中吐黄花，亦两长瓣相抱。复突出尖，黄心长半寸许，有黑纹一缕，上缀金黄蕊如半米，另有长须一缕，尖擎小绿珠。"该书描述的滇产高良姜和附图的植物特点为穗状花序，苞片条形，紫红色，花黄色，花丝突出于花冠之外。此本草记载的植物与今之喙花姜 *Rhynchanthus beesinanus* W. W. Smith 相近。

民国时期《增订伪药条辨》记载："高良姜，广东海南出者，皮红，有横节纹，肉红黄色，味辛辣，为道地。"通过以上考证，我国古代所用高良姜与山姜属植物大体相符。今之高良姜 *Alpinia officinarum* Hance 在南北朝梁代以前已经使用。唐代大高良姜（红豆蔻的根茎）也作高良姜使用，而滇产高良姜与喙花姜 *Rhynchanthus beesinanus* W. W. Smith 相近。因此，古籍和现代文献均以高良姜之名记载，鉴于高良姜产区主要以广东和海南为主，且被广大医家及道地产区所认可，因此，本标准将高良姜的道地药材定为高良姜。

5.2 产地沿革

高良姜的产地记载比较集中，主要分布于广东、海南。自南北朝梁代以来推崇以广东的"高良郡""高州"等地所产高良姜为佳。历代本草文献对高良姜基原、产地均进行了记载，但 1970 年以来，能够提供商品药材的仅有广东雷州半岛的徐闻、雷州等地。种植面积较大的是广东湛江等市县，而在遂溪、雷州、徐闻以及海南临高、儋州、屯昌、万宁等地分布着大量的野生高良姜资源。公认广东雷州半岛湛江、雷州、徐闻、遂溪，海南岛中西部临高、儋州、屯昌、万宁等地及周边适宜生长的地区所产高良姜品质较高，为道地药材。高良姜产地沿革见表 1。

表1 高良姜产地沿革

年代	出处	产地及评价
南北朝	《本草经集注》	高良姜，出高良郡
唐	《新修本草》	高良姜，生岭南者形大虚软，江左者细紧，味亦不甚辛，其实一也，今相与呼细节者为杜若，大者为高良姜，此非也
宋	《本草图经》	"高良姜，旧不载所出州土，陶隐居云出高良郡，今岭南诸州及黔蜀皆有之。"并附图"儋州高良姜"
明	《本草蒙筌》	高良系广属郡，今志改名高州姜
	《本草纲目》	陶隐居言此姜始出高良郡，故得此名，按高良，即今高州也，汉为高凉县，吴时改为郡，其山高稍凉，因以为名，则高良，实为高凉
清	《本草从新》	出岭南高州
民国	《增订伪药条辨》	高良姜，广东海南出者，皮红，有横节纹，肉红黄色，味辛辣，为道地
现代	《中华本草》	分布于广东的雷州半岛及海南、广西、云南、台湾等地

6 道地产区及生境特征

6.1 道地产区

以广东雷州半岛的湛江、雷州、徐闻、遂溪，海南岛中西部的临高、儋州、屯昌、万宁等地为主及周边适宜生长的地区。

6.2 生境特征

高良姜产区属于南亚热带及热带北缘地区。高良姜一般喜温暖湿润的气候环境，耐旱，不耐寒霜，产区年平均气温21.9℃~22.4℃，年平均降水量1408mm~2080mm。野生高良姜一般分布于荒坡灌丛。另外，产地土壤类型为砖红壤，具有枯落叶层、暗红棕色表层和棕红色铁铝残积的酸性较强的铁铝土。土层深厚，质地黏重，黏粒含量高达60%。以上生境特征适合高良姜的生长。

7 质量特征

7.1 质量要求

应符合《中华人民共和国药典》一部对高良姜的相关质量规定。

7.2 性状特征

高良姜呈圆柱状，多弯曲，有分枝，长5cm~9cm，直径1cm~1.5cm。表面棕红色至暗褐色，有细密的纵皱纹及灰棕色的波状环节，节间长0.2cm~1cm，一面有圆形的根痕。质坚韧，不易折断，断面灰棕色或红棕色，纤维性，中柱约占1/3。气香，味辛辣。

道地产区高良姜呈圆柱状，多弯曲，有分枝，较少，长5cm~9cm，直径1cm~1.5cm。表面棕红色至暗褐色，有细密的纵皱纹及灰棕色的波状环节，节间长0.2cm~1cm，一面有圆形的根痕。质坚韧，不易折断，断面灰棕色或红棕色，纤维性，中柱约占1/3。气香，味辛辣。

道地产区高良姜与其他产地高良姜性状鉴别要点见表2。

表2　道地产区高良姜与其他产地高良姜性状鉴别要点

比较项目	道地产区高良姜	其他产地高良姜
外形	粗壮较均匀，分枝少	分枝较多
表面颜色	棕红色至暗褐色	浅棕红色，色泽浅
皮部皱纹	细密	细疏

参 考 文 献

［1］陶弘景．名医别录（辑校本）［M］．尚志钧辑校．北京：中国中医药出版社，2013：126.

［2］陶弘景．本草经集注（辑校本）［M］．尚志钧，尚元胜辑校．北京：人民卫生出版社，1994：313.

［3］苏敬等．新修本草（辑复本）［M］．尚志钧辑校．合肥：安徽科学技术出版社，1981：234.

［4］苏颂．本草图经［M］．尚志钧辑校．合肥：安徽科学技术出版社，1994：203.

［5］陈嘉谟．本草蒙筌［M］．王淑民，陈湘萍，周超凡点校．北京：人民卫生出版社，1988：97.

［6］王庆国．《本草纲目》（金陵本）新校注：上册［M］．北京：中国中医药出版社，2013：479.

［7］吴其濬．植物名实图考［M］．北京：中华书局，1963：633.

［8］国家中医药管理局《中华本草》编委会．中华本草：第8册［M］．上海：上海科学技术出版社，1999：599.

［9］曹炳章．增订伪药条辨［M］．刘德荣点校．福州：福建科学技术出版社，2004：65.

［10］莫单丹，柳俊辉，丘海冰，等．高良姜等4味山姜属中药药性与效用的本草文献研究［J］．中国中药杂志，2018（13）：2648－2653.

［11］秦民坚，徐珞珊，董辉，等．高良姜与红豆蔻的本草考证［J］．基层中药杂志，1998（4）：7－8.

［12］高振虎，陈艳芬，杨全，等．南药高良姜的研究进展［J］．广东药学院学报，2016，32（6）：817－821.

［13］杨全，严寒静，庞玉新，等．南药高良姜药用植物资源调查研究［J］．广东药学院学报，2012，28（4）：382－386.

［14］周景春，吴金昱．主产于雷州半岛的高良姜［J］．首都医药，2014，21（19）：51.

ICS 11.120.01
C 23

团 体 标 准

T/CACM 1020.103—2019

道地药材 第103部分：广地龙

Daodi herbs—Part 103: Guangdilong

2019-08-13 发布 2019-08-13 实施

中华中医药学会 发布

前　　言

T/CACM 1020《道地药材》标准分为157个部分：

——第1部分：标准编制通则；

……

——第102部分：高良姜；

——第103部分：广地龙；

——第104部分：广佛手；

……

——第157部分：汉射干。

本部分为T/CACM 1020的第103部分。

本部分按照GB/T 1.1—2009给出的规则起草。

本部分由道地药材国家重点实验室及国家中医药管理局道地药材生态遗传重点研究室提出。

本部分由中华中医药学会归口。

本部分起草单位：陕西步长制药有限公司、中国中医科学院中药资源中心、北京中研百草检测认证有限公司。

本部分主要起草人：马存德、常晖、杨祎辰、黄璐琦、郭兰萍、詹志来、何雅莉、郭亮、刘峰。

道地药材　第103部分：广地龙

1　范围

T/CACM 1020 的本部分规定了道地药材广地龙的来源及形态、历史沿革、道地产区及生境特征、质量特征。

本部分适用于中华人民共和国境内道地药材广地龙的生产、销售、鉴定及使用。

2　规范性引用文件

下列文件对于本文件的应用是必不可少的。凡是注日期的引用文件，仅注日期的版本适用于本文件。凡是不注日期的引用文件，其最新版本（包括所有的修改单）适用于本文件。

T/CACM 1020.1—2016　道地药材　第1部分：标准编制通则

中华人民共和国药典一部

3　术语和定义

T/CACM 1020.1—2016 界定的以及下列术语和定义适用于本文件。

3.1

广地龙　guangdilong

产于广西钦州、玉林，广东茂名、佛山、清远、惠州、梅州等地的钜蚓科动物参环毛蚓 *Pheretima aspergillum*（E. Perrier）。

4　来源及形态

4.1　来源

本品为钜蚓科动物参环毛蚓 *Pheretima aspergillum*（E. Perrier）的干燥体。

4.2　形态特征

参环毛蚓体长 11cm～38cm，宽 0.5cm～1.2cm，前端尖，后端钝圆，全体由100余个环节组成。头部包括口前叶和围口节2部，围口节腹侧有口，上覆肉质的叶，即口前叶，眼及触手等感觉器全部退化。背孔始于第11节～12节的节间沟沿。背部紫灰色，刚毛圈稍白。环带指环形，位于第14节～16节，上无刚毛。环带前刚毛一般硬而粗，在第2节～9节尤粗，末端黑。雄生殖孔在第18节腹面两侧一小突上。外缘有数环浅皮褶，内侧刚毛圈隆起，前后两边有1～2横排小乳突，每边10个～20个不等。受精囊孔2对，位于7/8节、8/9节间一椭圆形突起上，约占节周的5/11，孔的腹侧常有1排～2横排突起，约10个。距孔远处无乳突。受精囊袋形，管短，盲管也短，且内2/3微弯曲数转。盲肠简单，或腹侧有齿状小囊。

5 历史沿革

5.1 品种沿革

地龙始载于《神农本草经》，被称为“白颈蚯蚓”，《吴普本草》称之为“蚯蚓”。“地龙”和“白颈地龙”首次出现在宋代《太平圣惠方》中。《本草图经》曰：“白颈蚯蚓……白颈是老者耳……方家谓之地龙。”由此可知，本草书籍中记载的“蚯蚓”或“白颈蚯蚓”，即为经方类书籍中记载的“地龙”。地龙已有2000多年的药用历史。

南北朝时期《名医别录》记载：“白颈蚯蚓……主治伤寒伏热，狂谬，大腹，黄疸。一名土龙，三月取，阴干。”《本草经集注》记载：“白颈蚯蚓……生平土。白颈是其老者尔。”唐代《新修本草》中记载：“白颈蚯蚓，生平土，白颈是其老者尔。”《本草图经》记载：“白颈蚯蚓，生平土，今处处平泽皋壤地中皆有之。”明代《本草品汇精要》记载：“白颈蚯蚓，白颈是其老者尔。【用】白颈自死者良。【色】颈白身紫。”《本草蒙筌》记载：“白颈蚯蚓……颈白系老者，应候常鸣；穴居在泉壤，各处俱有。”《本草纲目》中在“蚯蚓”项下又单列出“白颈蚯蚓”。清代《本草述钩元》记载：“白颈蚯蚓：一名地龙，入药用白颈，是其老者。”《本草崇原》记载：“蚯蚓生湿土中，凡平泽皋壤地中皆有之。能穿地穴，故又名地龙。入药宜大而白颈，是其老者有力。”

综上所述，古籍中所载“地龙”多称之为“白颈蚯蚓”，且多认为“白颈蚯蚓”是老蚯蚓，药效较强，这说明古代地龙的主流品种为“白颈蚯蚓”。“白颈”在解剖位置上相当于钜蚓科环毛蚓属蚯蚓在性成熟时才出现的白色指环状生殖带。此特征为环毛蚓属蚯蚓所独有，因此可以认为“白颈蚯蚓”为古人对环毛蚓属蚯蚓的一种统称。据历代本草中有关“颈白身紫”“入药宜大”的描述，结合书中附图，地龙原动物的形态特征为一端稍尖，另一端钝圆，全体具环节，在其钝圆端有“指环带状”较光亮的“白颈”，发现其与现代“广地龙”药材的原动物参环毛蚓 *Pheretima aspergillum*（E. Perrier）的性状特征较为接近。湖北省中医药研究院中药研究所陈平等在《常用中药材品种整理和质量研究》地龙类专题研究中也以这些文献记载为依据认为“古本草中所记载的‘白颈蚯蚓’应属于现代的‘广地龙’药材一类”。地龙的分布范围较广，皆曰“生平土，今处处平泽皋壤地中皆有之”“入药宜大而白颈，是其老者有力”。由此，“广地龙”是最早使用的地龙药材。1959年《药材资料汇编》中记载：“广东南海等县所产的地龙，叫广地龙，品质最优。”这是目前最早提出“广地龙”一名的文献。

5.2 产地沿革

古代本草文献记载了地龙的生境特征，但并未明确其产地。其产地到了近代才有具体记载。民国时期《药物出产辨》记载：“地龙以产广东顺德陈村、下滘，产者为佳。二三月新。番禺喃呒等处产者，泥多兼血积，洗不净。”这里首次提到地龙的道地产区为广东。1959年《中药材手册》记载：“一般以江苏、广东产者品质最佳。”此时的广地龙仅指广东所产地龙。1960年由南京药学院药材学教研组编写的《药材学》记载地龙的产地为：“各地均产，现以广东、广西产者为最佳，河北、山东、山西产量较大。”1963年版《中华人民共和国药典》记载“地龙在全国大部分地区多有生产，主产于广东、江苏、山东等地” “以体大，肉厚为佳”。1977年版《中华人民共和国药典》则将参环毛蚓 *Pheretima aspergillum*（E. Perrier）称为“广地龙”。1995年冯耀南等编著的《中药材商品规格质量鉴别》记载“广地龙主产广东佛山、南海、广宁、清远、博罗、河源、惠阳、紫金等地，此外，广西梧州、钦州、南宁也有产出”“广地龙品质远优于土地龙，在虫体大小、体壁薄厚、腹内泥土除净等方面明显区别出来”。2001年张贵君编写的《现代中药材商品通鉴》记载“广地龙主产广东南海、茂名、阳江、灵山、高要、龙门、韶关、佛山、平远，广西容县、北流、梧州等县”“从产地方面来说以广东产质量最佳，奉为道地药材；广西产质量稍逊；湖南产质量较差。从药材来源来说，广地龙品质最好，其次为沪地龙；土地龙品质较差”。

综上分析，古代蚯蚓在全国各地均产，但药用以“白颈蚯蚓”为最好。在近代至现代随着动物分类知识的引入，地龙药材的来源和产地更加明晰，古代认为品质最好的地龙是产于今广东、广西的参环毛蚓，也就是“广地龙”。广地龙产地沿革见表1。

表1　广地龙产地沿革

年代	出处	产地及评价
秦汉	《神农本草经》	白颈蚯蚓……生平土
宋	《本草图经》	白颈蚯蚓，生平土，今处处平泽皋壤地中皆有之
明	《本草蒙筌》	白颈蚯蚓……颈白系老者……穴居在泉壤，各处俱有
民国	《药物出产辨》	地龙以产广东顺德陈村、下滘，产者为佳
现代	《中药材手册》	一般以江苏、广东产者品质最佳
	《药材资料汇编》	广东南海等县所产的地龙，叫广地龙，品质最优
	《药材学》	各地均产，现以广东、广西产者为最佳
	1963年版《中华人民共和国药典》	地龙在全国大部分地区多有生产，主产于广东、江苏、山东等地。以体大，肉厚为佳
	《中药材商品规格质量鉴别》	广地龙主产广东佛山、南海、广宁、清远、博罗、河源、惠阳、紫金等地，此外广西梧州、钦州、南宁也有产出……广地龙品质远优于土地龙，在虫体大小、体壁薄厚、腹内泥土除净等方面明显区别出来
	《常用中药材品种整理和质量研究》	广地龙产于广东鹤山、梅县、佛山、南海、博罗、开平、高州、海康、惠州、龙门、高要、四会、恩平、落江、云浮，广西钦州、容县、北流，福建及珠江三角洲地区
	《现代中药材商品通鉴》	广地龙主产广东南海、茂名、阳江、灵山、高要、龙门、韶关、佛山、平远，广西容县、北流、梧州等县……从产地方面来说，以广东产质量最佳，奉为道地药材；广西产质量稍逊；湖南产质量较差。从药材来源来说，广地龙品质最好，其次为沪地龙；土地龙品质较差
	《金世元中药材传统鉴别经验》	广地龙主产广东佛山、南海、广宁、清远、河源、惠阳，广西梧州、钦州、南宁亦产。以条大，身干，肉厚者、无泥土者为佳。沪地龙多在头尾两端有泥土，质量次之

6　道地产区及生境特征

6.1　道地产区

西起广西钦州灵山，东至广东梅州梅县，南至广西、广东海岸线以北，西北至广西贵港，东北至广东韶关以南，南北宽约150km，东西长约800km，呈西南—东北倾斜的狭长区域。主要以广西钦州灵山，玉林陆川、博白、北流、容县；广东茂名高州、电白、信宜，佛山南海，广州番禺，清远清新、英德、佛冈，惠州博罗、惠东，梅州梅县、兴宁、平远等地为代表产地。

6.2　生境特征

道地产区位于北纬21°55′~22°38′、23°38′~24°56′，东经108°44′~116°33′；南北宽约150km，

东西长约 800km，呈西南—东北倾斜的狭长区域。境内大山、丘陵、盆地、河谷、平原交错，属南亚热带季风气候，受海洋气候和大陆气团双重影响，夏长冬短。春季雨水绵绵，夏、秋季湿热多雨，气温较高，热量充足，冬寒无雪，较干旱，偶有低温霜冻。年平均气温 22℃左右，年平均降水量约 1700mm。地表水资源丰富，江河纵横，池塘、水库星罗棋布。地龙产地以低丘、河谷、平原为主，海拔在 200m 以下，河谷、平原为冲积形成，土壤肥沃。属于古本草文献记载的土壤深厚、肥沃、潮湿，易做“皋壤”的“平泽皋壤”之地。

7　质量特征

7.1　质量要求

应符合《中华人民共和国药典》一部对地龙的相关质量规定。

7.2　性状特征

地龙呈长条状薄片，弯曲，边缘略卷，长 15cm ~ 20cm，宽 0.5cm ~ 1.5cm。全体具环节，背部棕褐色至黄褐色，腹部浅黄棕色；第 14 环节 ~ 16 环节为生殖带，习称“白颈”，较光亮。体前端稍尖，尾端钝圆，刚毛圈粗糙而硬，色稍浅。雄生殖孔在第 18 环节腹侧刚毛圈一小孔突上，外缘有数个环绕的浅皮褶，内侧刚毛圈隆起，前面两边有横排（1 排或 2 排）小乳突，每边 10 个 ~ 20 个不等。受精囊孔 2 对，位于 7/8 至 8/9 环节间一椭圆形突起上，约占节周 5/11。体轻，略呈革质，不易折断。气腥，味微咸。

广地龙呈长条状薄片，弯曲，边缘略卷，长 18cm ~ 30cm；宽 1cm ~ 2cm。全体具环节，背部棕褐色至紫灰色，腹部浅黄棕色；第 14 环节 ~ 16 环节为生殖带，习称“白颈”，较光亮。体前端稍尖，尾端钝圆，刚毛圈粗糙而硬，色稍浅。体轻，略呈革质，不易折断。气腥，味微咸。以体大、肉厚、无泥杂者为佳。

广地龙与其他产地地龙性状鉴别要点见表 2。

表 2　广地龙与其他产地地龙性状鉴别要点

比较项目	广地龙	其他产地地龙
长	18cm ~ 30cm	15cm ~ 20cm
宽	1cm ~ 2cm	0.5cm ~ 1.5cm
色泽	背部棕褐色至紫灰色，腹部浅黄棕色	背部棕褐色至黄褐色，腹部浅黄棕色
质地	体轻，略呈革质，肉较厚	体轻，略呈革质，肉较薄

参 考 文 献

[1] 尚志钧. 神农本草经校注 [M]. 北京：学苑出版社，2008：254.

[2] 吴普. 吴普本草 [M]. 北京：人民卫生出版社，1963：74.

[3] 王怀隐等. 太平圣惠方 [M]. 田文敬，孙现鹏，任孝德，等辑校. 郑州：河南科学技术出版社，2015：278.

[4] 苏颂. 本草图经 [M]. 尚志钧辑校. 合肥：安徽科学技术出版社，1994：516.

[5] 陶弘景. 名医别录（辑校本）[M]. 尚志钧辑校. 北京：人民卫生出版社，1986：291.

[6] 陶弘景. 本草经集注（辑校本）[M]. 尚志钧，尚元胜辑校. 北京：人民卫生出版社，1994：445-446.

[7] 苏敬等. 新修本草 [M]. 上海：上海古籍出版社，1985：432-433.

[8] 刘文泰. 本草品汇精要 [M]. 北京：人民卫生出版社，1957：445.

[9] 陈嘉谟. 本草蒙筌 [M]. 王淑民，陈湘萍，周超凡点校. 北京：人民卫生出版社，1988：418.

[10] 李时珍. 本草纲目 [M]. 北京：人民卫生出版社，1982：1567-1570.

[11] 杨时泰. 本草述钩元释义 [M]. 太原：山西科学技术出版社，2009：766.

[12] 张志聪. 本草崇原 [M]. 北京：学苑出版社，2011：1170.

[13] 徐国钧，徐珞珊，王峥涛. 常用中药材品种整理和质量研究：南方协作组：第三册 [M]. 福州：福建科学技术出版社，1999：749-781.

[14] 陈仁山. 药物出产辨 [M]. 广州：广州中医专门学校，1930：126.

[15] 中华人民共和国卫生部药政管理局，中国药品生物制品检定所. 中药材手册 [M]. 北京：人民卫生出版社，1959：484.

[16] 中国药学会上海分会，上海市药材公司. 药材资料汇编 [M]. 上海：上海科学技术出版社，1959：198-199.

[17] 南京药学院药材学教研组. 药材学 [M]. 北京：人民卫生出版社，1960：1179.

[18] 中华人民共和国卫生部药典委员会. 中华人民共和国药典一部 [S]. 北京：人民卫生出版社，1963：96.

[19] 中华人民共和国卫生部药典委员会. 中华人民共和国药典一部 [S]. 北京：人民卫生出版社，1977：197-198.

[20] 冯耀南，刘明，刘俭，等. 中药材商品规格质量鉴别 [M]. 广州：暨南大学出版社，1995：416-417.

[21] 张贵君. 现代中药材商品通鉴 [M]. 北京：中国中医药出版社，2001：2344-2346.

[22] 金世元. 金世元中药材传统鉴别经验 [M]. 北京：中国中医药出版社，2010：316-317.

ICS 11.120.01
C 23

团　体　标　准

T/CACM 1020.104—2019

道地药材　第104部分：广佛手

Daodi herbs—Part 104：Guangfoshou

2019-08-13 发布　　　　2019-08-13 实施

中华中医药学会　发布

前　言

T/CACM 1020《道地药材》标准分为157个部分：

——第1部分：标准编制通则；

……

——第103部分：广地龙；

——第104部分：广佛手；

——第105部分：广藿香；

……

——第157部分：汉射干。

本部分为T/CACM 1020的第104部分。

本部分按照GB/T 1.1—2009给出的规则起草。

本部分由道地药材国家重点实验室及国家中医药管理局道地药材生态遗传重点研究室提出。

本部分由中华中医药学会归口。

本部分起草单位：中国中医科学院中药资源中心、安徽中医药大学、北京中研百草检测认证有限公司、四川省中医药科学院、四川省道地药材系统开发工程技术研究中心、无限极（中国）有限公司。

本部分主要起草人：张元、詹志来、黄璐琦、郭兰萍、何雅莉、王晓宇、李青苗、赵军宁、郭俊霞、张松林、华桦、罗冰、郭亮、余意。

道地药材　第104部分：广佛手

1　范围

T/CACM 1020的本部分规定了道地药材广佛手的来源及形态、历史沿革、道地产区及生境特征、质量特征。

本部分适用于中华人民共和国境内道地药材广佛手的生产、销售、鉴定及使用。

2　规范性引用文件

下列文件对于本文件的应用是必不可少的。凡是注日期的引用文件，仅注日期的版本适用于本文件。凡是不注日期的引用文件，其最新版本（包括所有的修改单）适用于本文件。

T/CACM 1020.1—2016　道地药材　第1部分：标准编制通则

中华人民共和国药典一部

3　术语和定义

T/CACM 1020.1—2016界定的以及下列术语和定义适用于本文件。

3.1

广佛手　guangfoshou

产于以广东肇庆德庆、广西桂林灌阳为核心及其周边地区的栽培佛手。

4　来源及形态

4.1　来源

本品为芸香科植物佛手 *Citrus medica* L. var. *sarcodactylis* Swingle的干燥果实。

4.2　形态特征

常绿小乔木或灌木。老枝灰绿色，幼枝微带紫红色，有短硬刺。叶互生，革质，长圆形或倒卵状长圆形，长8cm～15cm，宽3.5cm～6.5cm，先端钝圆，有时微凹，基部圆或呈楔形，边缘有浅锯齿，具有透明油点；叶柄短，无翅。花杂性，单生、簇生或呈总状花序；花萼杯状，4裂～5裂；花瓣4～8，白色，外有淡紫色晕斑；雄蕊30～50。果卵形或长圆形，先端裂瓣如拳或指状，表面粗糙，橙黄色。花期初夏，果期10月～12月。

5　历史沿革

5.1　品种沿革

佛手又名佛手柑，始以“枸橼”之名载于唐代陈藏器的《本草拾遗》。宋代《本草图经》中记载：

"今闽、广、江西皆有，彼人但谓之香橼子。"

明代《滇南本草》中记载佛手柑"味甘、微辛，性温。入肝、胃二经，补肝暖胃，止呕吐，消胃家寒痰，治胃气疼，止面寒疼、和中、行气"，香橼"实如橘柚而大，至滇中则形锐益大，有尺许长者，主治较佛手柑稍逊"。将香橼与佛手柑进行了区别，提出"香橼"本名应该为"枸橼"，"佛手柑"与"枸橼"并非同一种植物。《本草品汇精要》提到："生闽、广、江西，今南方多有之。"《本草纲目》谓："枸橼产闽广间。木似朱栾而叶尖长，枝间有刺。植之近水乃生。其实状如人手，有指，俗呼为佛手柑。有长一尺四五寸者。皮如橙柚而厚，皱而光泽。其色如瓜，生绿熟黄。其核细。"上述产地、形态体征，特别是果实特征，经考证证明所指枸橼即今之芸香科植物佛手 *Citrus medica* L. var. *sarcodactylis* Swingle。

清代《本经逢原》"柑橼乃佛手、香橼两种……盖柑者，佛手也，专破滞气……橼者，香橼也，兼破痰水"，并分析《本草纲目》中两者混乱的原因是"柑"和"橼"两种性味相类，始将佛手与枸橼分开。

民国时期《药物出产辨》记载："即香橼。产广东肇庆、六步、四会等处。"

1959 年《药材资料汇编》记载："广佛手（为全国之主产地）主产于广东肇庆（今高要）、禄步，次产于广西桂林附近地区，但产量不多。"《金世元中药材传统鉴别经验》记载："明代李时珍《本草纲目》称为'佛手柑'。列于枸橼项下。谓'枸橼产闽广间……其实状如人手，有指，俗呼佛手柑'。"《500 味常用中药材的经验鉴别》记载："表面绿褐色或淡黄褐色，显出切断面后的维管束凸起，果瓤退化或偶在分歧处显退化的瓤瓣，但无种仁，故名'青边肉白'。"

综上，明代以前的历代本草记载多认为佛手是枸橼，并常与性味相近的香橼或香圆等相混，认为是同一物，属于枸橼的别名。明清以后，已将佛手柑、香圆、枸橼分列并加以区分。现代研究显示，枸橼、佛手应是同属两种不同植物，但由于佛手和香橼在各器官形态相似而较难区别，两者的区别主要在于佛手子房会在花柱脱落后即行分裂，并在果的发育过程中成为手指状肉条，且通常无种子。鉴于柑橘属植物分类的复杂性，本文遵循 2015 年版《中华人民共和国药典》一部规定，将广佛手基原定为 *Citrus medica* L.。

5.2 产地沿革

佛手古代与枸橼、香橼等相混，清末近代以来逐步形成广佛手、川佛手、兰佛手（产于金华、集散于兰溪而得名）等道地药材，其中两广地区所产佛手习称"广佛手"。民国时期《药物出产辨》记载："即香橼。广佛手产广东肇庆、六步、四会等处。"1959 年《药材资料汇编》记载："广佛手（为全国之主产地）主产于广东肇庆（今高要）、禄步，次产于广西桂林附近地区，但产量不多。"

综上分析，从产地来看，历代多以福建、广东、广西为佛手的道地产区和主产地，近代文献记载药用佛手主产地为广东、四川，且对广佛手较为推崇，以张大片薄、金边白肉、气清香著称，闽广地区习称广佛手。鉴于广佛手早在清代已有记载，因此本标准采纳广佛手称谓。广佛手产地沿革见表 1。

表 1 广佛手产地沿革

年代	出处	产地及评价
宋	《证类本草》	枸橼生岭南
	《本草图经》	今闽、广、江西皆有之，彼人但谓之香橼子
明	《本草品汇精要》	生闽、广、江西，今南方多有之
	《本草纲目》	枸橼产闽广间。木似朱栾而叶尖长，枝间有刺。植之近水乃生。其实状如人手，有指，俗呼为佛手柑。有长一尺四五寸者。皮如橙柚而厚，皱而光泽。其色如瓜，生绿熟黄。其核细
	《滇南本草》	香橼，河南、湖、广、浙、闽咸有之

表1（续）

年代	出处	产地及评价
清	《本经逢原》	柑橼乃佛手、香橼两种……盖柑者，佛手也，专破滞气……橼者，香橼也
现代	《药材资料汇编》	广佛手（为全国之主产地）主产于广东肇庆（今高要）、禄步，次产于广西桂林附近地区，但产量不多
	《金世元中药材传统鉴别经验》	明代李时珍《本草纲目》称为“佛手柑”。列于枸橼项下。谓“枸橼产闽广间……其实状如人手，有指，俗呼佛手柑”
	《500味常用中药材的经验鉴别》	表面绿褐色或淡黄褐色，显出切断面后的维管束凸起，果瓤退化或偶在分歧处显退化的瓤瓣，但无种仁，故名“青边肉白”

6　道地产区及生境特征

6.1　道地产区

以广东肇庆德庆、广西桂林灌阳为核心及其周边地区。

6.2　生境特征

肇庆处于北纬22°47′~24°24′，东经111°21′~112°52′。属南亚热带季风气候。年平均气温21.2℃，年平均降水量约1650mm，无霜期310d~345d。桂林地处北纬24°15′23″~26°23′30″，东经109°36′50″~111°29′30″，属亚热带季风气候。年平均气温19.4℃，无霜期309d，年平均降水量1974mm，年平均日照时数为1670h。两地都具有气候温和、雨量充沛、光照充足、四季分明的气候特点。佛手为热带、亚热带植物，喜温暖湿润、阳光充足的环境，适合在土层深厚、疏松肥沃、富含腐殖质、排水良好的酸性壤土、砂壤土或黏壤土中生长。

7　质量特征

7.1　质量要求

应符合《中华人民共和国药典》一部对佛手的相关质量规定。

7.2　性状特征

佛手呈类椭圆形或卵圆形的薄片，常皱缩或卷曲，长6cm~10cm，宽3cm~7cm，厚0.2cm~0.4cm。先端稍宽，常有3个~5个手指状的裂瓣，基部略窄，有的可见果梗痕。外皮黄绿色或橙黄色，有皱纹和油点。果肉浅黄白色或浅黄色，散有凹凸不平的线状或点状维管束。质硬而脆，受潮后柔韧。气香浓郁，味微甜后苦。以片大、金皮白肉、香气浓厚者为佳。

广佛手果实呈大拳形，淡黄色，饮片展平可见上端有数条手指形的分裂，切面的外皮呈黄色，内肉呈白色，俗称“金边白肉”，肉质柔软，气较香。

广佛手与其他产地佛手性状鉴别要点见表2。

表2　广佛手与其他产地佛手性状鉴别要点

比较项目	广佛手	其他产地佛手
基原	芸香科植物佛手 *Citrus medica* L. var. *sarcodactylis* Swingle 的干燥果实	芸香科植物佛手 *Citrus medica* L. var. *sarcodactylis* Swingle 的干燥果实
产地	广东肇庆、高要、四会、云浮、郁南等地	四川合江、芦山、石棉、犍为、宜宾、乐山；重庆江津、云阳等地
外形	片大质薄，多皱，长 6cm ~ 10cm，宽 3cm ~ 6cm，厚 1mm ~ 2mm	片小质厚，不平整，质较坚，易折断，长 4cm ~ 6cm，宽约 3cm
颜色	金边白肉，花纹明显	青边白肉，稍有黄色花纹
气味	气微香，味先香甜而后微苦酸	气微香，味微苦酸

参 考 文 献

[1] 苏颂. 本草图经 [M]. 尚志钧辑校. 合肥：安徽科学技术出版社，1994：540.

[2] 唐慎微等. 证类本草 [M]. 陆拯，郑苏，傅睿，等校注. 北京：人民卫生出版社，1957：461－462.

[3] 刘文泰.《本草品汇精要》校注研究本 [M]. 曹晖校注. 北京：华夏出版社，2004：577.

[4] 兰茂. 滇南本草 [M]. 昆明：云南人民出版社，1959：376－380.

[5] 李时珍. 本草纲目 [M]. 刘衡如，刘山永校注. 北京：华夏出版社，2008：438.

[6] 张璐. 本经逢原 [M]. 北京：中国中医药出版社，1996：162.

[7] 金世元. 金世元中药材传统鉴别经验 [M]. 北京：中国中医药出版社，2010：223.

[8] 卢赣鹏. 500味常用中药材的经验鉴别 [M]. 北京：中国中医药出版社，2002：312.

[9] 国家中医药管理局《中华本草》编委会. 中华本草：第4册 [M]. 上海：上海科学技术出版社，1999：867.

[10] 徐国钧，何洪贤，徐珞珊，等. 中国药材学 [M]. 北京：中国医药科技出版社，1996：1081.

[11] 许茹，钟凤林，王树彬. 中药佛手的本草考证 [J]. 中药材，2017 (8)：1975－1978.

ICS 11.120.01
C 23

团　体　标　准

T/CACM 1020.105—2019

道地药材　第105部分：广藿香

Daodi herbs—Part 105：Guanghuoxiang

2019-08-13 发布　　2019-08-13 实施

中华中医药学会　发布

前　言

T/CACM 1020《道地药材》标准分为157个部分：

——第1部分：标准编制通则；

……

——第104部分：广佛手；

——第105部分：广藿香；

——第106部分：广香附；

……

——第157部分：汉射干。

本部分为T/CACM 1020的第105部分。

本部分按照GB/T 1.1—2009给出的规则起草。

本部分由道地药材国家重点实验室及国家中医药管理局道地药材生态遗传重点研究室提出。

本部分由中华中医药学会归口。

本部分起草单位：中国医学科学院药用植物研究所海南分所、中国中医科学院中药资源中心、北京中研百草检测认证有限公司。

本部分主要起草人：刘洋洋、冯剑、陈德力、黄璐琦、郭兰萍、詹志来、郭亮。

道地药材　第105部分：广藿香

1　范围

T/CACM 1020的本部分规定了道地药材广藿香的来源及形态、历史沿革、道地产区及生境特征、质量特征。

本部分适用于中华人民共和国境内道地药材广藿香的生产、销售、鉴定及使用。

2　规范性引用文件

下列文件对于本文件的应用是必不可少的。凡是注日期的引用文件，仅注日期的版本适用于本文件。凡是不注日期的引用文件，其最新版本（包括所有的修改单）适用于本文件。

T/CACM 1020.1—2016　道地药材　第1部分：标准编制通则

中华人民共和国药典一部

3　术语和定义

T/CACM 1020.1—2016界定的以及下列术语和定义适用于本文件。

3.1

广藿香　guanghuoxiang

产于广东肇庆、高要及西江流域周边适宜生长地区的广藿香。

4　来源及形态

4.1　来源

本品为唇形科植物广藿香 *Pogostemon cablin*（Blanco）Benth.的干燥地上部分。

4.2　形态特征

多年生芳香草本或半灌木。茎直立，高0.3m～1m，四棱形，分枝，被绒毛。叶圆形或宽卵圆形，长2cm～10.5cm，宽1cm～8.5cm，先端钝或急尖，基部楔状渐狭，边缘具不规则的齿裂，草质，上面深绿色，被绒毛，老时渐稀疏，下面淡绿色，被绒毛，侧脉约5对，与中肋在上面稍凹陷或近平坦，下面突起；叶柄长1cm～6cm，被绒毛。轮伞花序10至多花，下部的稍疏离，向上密集，排列成长4cm～6.5cm，宽1.5cm～1.8cm的穗状花序，穗状花序顶生及腋生，密被长绒毛，具总梗，梗长0.5cm～2cm，密被绒毛；苞片及小苞片线状披针形，比花萼稍短或与其近等长，密被绒毛；花萼筒状，长7mm～9mm，外被长绒毛，内被较短的绒毛，齿钻状披针形，长约为萼筒1/3；花冠紫色，长约1cm，裂片外面均被长毛；雄蕊外伸，具髯毛；花柱先端近相等2浅裂；花盘环状。花期4月。

5 历史沿革

5.1 品种沿革

广藿香以“藿香”之名始载于东汉时期《异物志》，云：“藿香交趾有之。”首次明确了藿香的产地交趾（今越南）。三国时期《吴时外国传》云：“都昆在扶南南三千余里，出藿香。”提及藿香的另一产地都昆（今马来半岛）。西晋时期《南方草木状》则更为详尽地记载了广藿香的产地、种植和采收加工：“霍香，榛生……出交趾、武平、兴古、九真。民自种之，五六月采。曝之，乃芳芬耳。”都昆为今之马来西亚半岛，扶南国为柬埔寨。可推断藿香原产地为现今东南亚一带，后传入我国，初作香料使用。东晋时期《交州记》中对广藿香的气味加以描述，云：“藿香似苏合。”南北朝时期《金楼子》曰：“扶南国今众香皆共一木，根是旃檀，节是沉香，花是鸡舌，叶是藿香，胶是熏陆。”之后的诸多典籍据此将藿香与沉香、熏陆香、鸡舌香、詹糖香和枫香列于同条，合称六香。宋代《本草图经》记载：“二月生苗，茎梗甚密，作丛，叶似桑而小薄。六月、七月采之，暴干，乃芬香，须黄色，然后可收。”绘蒙州藿香图，并强调“然今南中所有，乃是草类”。经考证，蒙州即今广西蒙山，由此可见，宋代藿香的种植已涵盖广东和广西地区。明代《本草纲目》记载藿香“豆叶曰藿，其叶似之，故名”“方茎有节中虚，叶微似茄叶。洁古、东垣惟用其叶，不用枝梗。今人并枝梗用之，因叶多伪故耳”。清代吴其濬《植物名实图考》在“卷二十五・芳草类”中记载藿香及野藿香，并分别绘图，据其藿香配图中叶对生、叶片卵圆形或三角形、基部圆形、先端长尖、边具粗锯齿、花序顶生等特征，实则和唇形科藿香属植物藿香 *Agastache rugosa*（Fisch. et Mey.）O. Ktze. 性状相符；而野藿香图文中，“叶色深绿，花色微紫，气味极香”，兼有花序顶生及腋生的特征，则与今之广藿香 *Pogostemon cablin*（Blanco）Benth. 互为印证。《增订伪药条辨》记载：“藿香，本草名‘兜娄婆香’，产岭南最为道地。在羊城百里内之宝岗村及肇庆者，五六月出新，方梗，白毫绿叶，揉之清香气绕鼻而浓厚。味辛淡者，名广藿香……如雷州、琼州等处产者，名海南藿香，即今所谓洋藿香也，其气薄而浊，味辛辣燥烈，叶细而小，梗带圆形，茎长，根重为最次。其他如江浙所产之土藿香，能趁鲜切片，烈日晒干，贮于缸甏，使香气收贮不走，入药效能亦甚强，不亚于广藿香也。”因此，不同产地的藿香可分为“广藿香”“洋藿香”及“土藿香”，推断古代本草中记载的藿香及海南藿香均为刺蕊草属广藿香 *Pogostemon cablin*（Blanco）Benth.，而土藿香为藿香属藿香 *Agastache rugosa*（Fisch. et Mey.）O. Ktze。《药物出产辨》记载：“藿香产广东，以番禺……石牌为好。肇庆、六步为肇香，次之。琼州属产者为南香，更次。”对广藿香的道地产区进一步精准化。综合以上可以推定历代本草记载的藿香应为现今之广藿香 *Pogostemon cablin*（Blanco）Benth.。

5.2 产地沿革

广藿香自宋代从原产地印度尼西亚或菲律宾等国传入我国后，首先在广州石牌、棠下一带种植，其种植、培育、采收、加工具有独特性，石牌广藿香（牌香）药材在形态、色泽、气味及临床疗效等方面优于其他产地广藿香，被称为道地药材。但近年来广藿香的道地产区石牌、东面和棠下等地因建设，该地区已不产石牌广藿香，移至广州黄村和花县，但种植面积极小，不足一亩，“牌香”已不复存在。但在20世纪40年代，从印度尼西亚引种于海南万宁，再扩大至广东湛江、徐闻、雷州、吴川等地种植，被称为“湛香”“琼香”或“海南藿香”，一般认为不作药用，主要用于提取藿香精油，供出口，其挥发油化学型属于广藿香醇型。20世纪50年代末，在肇庆、高要一带大规模种植广藿香，被称为“肇香”“枝香”。一般经验认为，其品质与“牌香”相近，亦供药用，其挥发油化学型属于广藿香酮型。虽然不同产地种植的广藿香基原均为 *Pogostemon cablin*（Blanco）Benth.，但由于产地环境因子的差异，导致广藿香在形态、化学成分及临床等方面存在差异。综上所述，历代本草文献记载广藿香只有一种基原，结合现代文献考证及不同产地广藿香药材的差异，认为主产于广东肇庆、高要及西江流域周边适宜生长地区的广藿香品质较高，可作为道地药材。广藿香产地沿革见表1。

表1　广藿香产地沿革

年代	出处	产地及评价
东汉	《异物志》	藿香交趾有之
三国	《吴时外国传》	都昆在扶南南三千余里，出藿香
晋	《南方草木状》	出交趾、武平、兴古、九真
宋	《本草图经》	藿香，旧附五香条，不著所出州土，今岭南郡多有之
民国	《增订伪药条辨》	藿香……产岭南最为道地。在羊城百里内之河南宝岗村及肇庆者……名广藿香……如雷州、琼州等处产者，名海南藿香
	《药物出产辨》	藿香产广东，以番禺……石牌为好。肇庆、六步为肇香，次之。琼州属产者为南香，更次

6　道地产区及生境特征

6.1　道地产区

广东肇庆、高要及西江流域周边适宜生长地区。

6.2　生境特征

广藿香主产区属于亚热带至热带北部气候。广藿香喜高温湿润，不耐寒霜，适宜生长的气温为25℃～28℃。产区年平均降水量为1600mm～2000mm，年平均日照时数1700h以上。产区土壤为砖红壤与土壤之间的过渡类型，土层较厚，质地较黏重，呈酸性。

7　质量特征

7.1　质量要求

应符合《中华人民共和国药典》一部对广藿香的相关质量规定。

7.2　性状特征

广藿香茎略呈方柱形，多分枝，枝条稍曲折，长30cm～60cm，直径0.2cm～0.7cm；表面被柔毛；质脆，易折断，断面中部有髓；老茎类圆柱形，直径1cm～1.2cm，被灰褐色栓皮。叶对生，皱缩成团，展平后叶片呈卵形或椭圆形，长4cm～9cm，宽3cm～7cm；两面均被灰白色茸毛；先端短尖或钝圆，基部楔形或钝圆，边缘具大小不规则的钝齿；叶柄细，长2cm～5cm；被柔毛。气香特异，味微苦。

道地产区广藿香与其他产地广藿香性状鉴别要点见表2。

表2　道地产区广藿香与其他产地广藿香性状鉴别要点

比较项目	道地产区广藿香	其他产地广藿香
主茎	毛茸密集；叶痕较大突出	毛茸稀疏；叶痕较小
断面髓部	髓部小	髓部较大
叶	较厚，卵形或椭圆形	较薄，长卵形或长椭圆形
气味	清香或纯香	浓郁

参 考 文 献

[1] 杨孚. 异物志 [M]. 影印本. 广州：广东科技出版社，2009：24.

[2] 许云樵. 康泰吴时外国传辑注 [M]. 新加坡：东南亚研究所，1971：28.

[3] 嵇含. 南方草木状 [M]. 上海：商务印书馆，1955：8.

[4] 刘欣期. 交州记 [M]. 北京：中华书局，1985：5.

[5] 萧绎. 金楼子 [M]. 北京：中华书局，1985：94.

[6] 苏颂. 本草图经 [M]. 尚志钧辑校. 合肥：安徽科学技术出版社，1994：346.

[7] 李时珍. 本草纲目（金陵本）[M]. 王国庆主校. 北京：中国中医药出版社，2013：498.

[8] 曹炳章. 增订伪药条辨 [M]. 刘德荣点校. 福州：福建科学技术出版社，2004：44.

[9] 陈仁山. 药物出产辨 [M]. 广州：广东中医药专门学校，1999：426.

[10] 张英，周光雄. 广藿香的本草考证研究 [J]. 中药材，2015，38（9）：1986－1989.

[11] 吴友根，郭巧生，郑焕强. 广藿香本草及引种历史考证的研究 [J]. 中国中药杂志，2007，32（20）：2114－2117.

[12] 林小桦，贺红. 广藿香种质资源的研究现状及存在问题 [J]. 现代中药研究与实践，2005，19（4）：60－62.

[13] 罗集鹏，刘玉萍，冯毅凡，等. 广藿香的两个化学型及产地与采收期对其挥发油成分的影响 [J]. 药学学报，2003，38（4）：307－310.

[14] 杨旭. 广藿香与藿香的区别要点及临床应用 [J]. 陕西中医，2015，36（7）：905－906.

[15] 李薇，潘超美，徐良，等. 不同产地广藿香特征的观测和比较 [J]. 中药材，2002，25（7）：463－465.

ICS 11.120.01
C 23

中华中医药学会
China Association of Chinese Medicine

团　　体　　标　　准

T/CACM 1020.106—2019

道地药材　第106部分：广香附

Daodi herbs—Part 106: Guangxiangfu

2019-08-13 发布　　2019-08-13 实施

中华中医药学会　发布

前　言

T/CACM 1020《道地药材》标准分为157个部分：

——第1部分：标准编制通则；

……

——第105部分：广藿香；

——第106部分：广香附；

——第107部分：广益智；

……

——第157部分：汉射干。

本部分为T/CACM 1020的第106部分。

本部分按照GB/T 1.1—2009给出的规则起草。

本部分由道地药材国家重点实验室及国家中医药管理局道地药材生态遗传重点研究室提出。

本部分由中华中医药学会归口。

本部分起草单位：南京中医药大学、河北百草康神药业有限公司、扬子江药业集团江苏龙凤阁中药材种植有限公司、中国中医科学院西苑医院、江苏省中药资源产业化过程协同创新中心、中国中医科学院中药资源中心、北京中研百草检测认证有限公司。

本部分主要起草人：严辉、高峰、张静、李虹、李晓菲、王胜升、刘培、吴啟南、段金廒、黄璐琦、郭兰萍、詹志来、刘佳陇、李培红、高善荣、庞颖、田佳鑫、汪英俊、彭良升、卢飞飞、郭亮、卢小雨、肖生伟。

道地药材　第106部分：广香附

1　范围

T/CACM 1020的本部分规定了道地药材广香附的来源及形态、历史沿革、道地产区及生境特征、质量特征。

本部分适用于中华人民共和国境内道地药材广香附的生产、销售、鉴定及使用。

2　规范性引用文件

下列文件对于本文件的应用是必不可少的。凡是注日期的引用文件，仅注日期的版本适用于本文件。凡是不注日期的引用文件，其最新版本（包括所有的修改单）适用于本文件。

T/CACM 1020.1—2016　道地药材　第1部分：标准编制通则

中华人民共和国药典一部

3　术语和定义

T/CACM 1020.1—2016界定的以及下列术语和定义适用于本文件。

3.1

广香附　guangxiangfu

产于以广东湛江遂溪为中心的粤西沿海平原地区的栽培香附。

4　来源及形态

4.1　来源

本品为莎草科植物莎草 *Cyperus rotundus* L. 的干燥根茎。

4.2　形态特征

多年生宿根草本，高15cm~50cm。匍匐根茎细长，先端或中部膨大成纺锤形块茎，块茎紫黑色，有棕毛或黑褐色的毛状物。茎直立，三棱形，基部块茎状。叶基生，短于秆，叶鞘棕色，常裂成纤维状；叶片窄线形，长20cm~60cm，宽2mm~5mm，先端尖，全缘，具平行脉。苞片2~4，叶状，长于花序；长侧枝聚伞花序单出或复出，有3~6开展的辐射枝；小穗线形，3~10排成伞形；鳞片精密，中间白色，两侧赤褐色；每鳞片内有1花，雄蕊3，子房上位，柱头3，伸出鳞片外。小坚果椭圆形，具三棱。花期6月~8月，果期7月~11月。

5　历史沿革

5.1　品种沿革

香附，原名莎草根，始载于《名医别录》，被列为中品，曰："一名薃，一名侯莎，其实名缇。生田野，二月、八月采。”其中记载了香附的别名、生产环境、采收时期等，但并未直接描述其形态。

唐代《新修本草》记载：“此草，根名香附子，一名雀头香……所在有之。茎叶都似三棱，根若附子，周匝多毛，交州者最胜。大者如枣，近道者如杏仁许。荆、襄人谓之莎草根，合和香用之。”其中首次记载了“香附子”“雀头香”等别名，描述了植物形态“茎叶都似三棱，根若附子，周匝多毛”，并记录了产地“交州者最胜”等。后世皆补充前人之所述，结合其所附莎草图可判断，香附应为莎草科植物莎草 *Cyperus rotundus* L. 的干燥根茎。

宋代《本草图经》记载：“今近道生者，苗、茎、叶如薤而瘦，根如箸头大……元生博平郡（今山东部分地区）池泽中……陇西（今甘肃东南部）谓之藾地根，蜀郡（今成都一带）名续根草，亦名水巴戟，今涪都（今重庆）最饶，名三棱草。”描述了香附茎为三棱形这一特征，及其喜水的生活习性。《本草图经》继承了《新修本草》对香附的形态描述，与今相似。《本草衍义》云：“其根上如枣核者，又谓之香附子，亦入印香中，亦能走气，今人多用。虽生于莎草根，然根上或有或无，有薄皲，皮紫黑色，非多毛也，刮去皮则色白。”

明代李时珍《本草纲目》记载：“莎叶如老韭叶而硬，光泽有剑脊棱。五六月中抽一茎，三棱中空，茎端复出数叶。开青花成穗如黍，中有细子。其根有须，须下结子一二枚，转相延生，子上有细黑毛，大者如羊枣而两头尖。采得燎去毛，暴干货之。”详细记载了其形态特征和生物学特性。《本草乘雅半偈》记载：“苗似草兰而柔，又似细萱而劲。叶心有脊似剑，又似菖蒲、吉祥草辈，光泽亦同，嫩绿萧疏，小别异耳。五六月中抽一茎，三棱中空，茎端复出数叶。开青色花，成穗似黍，中有细子，似葶苈、车前子状。根多白须、须下另结子一二枚，转相延生，外裹细黑茸毛，大者似羊枣，两头尖。耐水旱，虽分劈亦不知死。”基本延续了前人的特征描述。

民国时期，陈存仁《中国药学大辞典》记载：“莎草为一年自生宿根草，海滨尤多，故一呼滨菅，春月从宿根生苗，高一尺许，叶似菅而小，三脊，有光泽，夏月于茎顶生花穗，开紫黑色花，地下茎匍匐繁殖，其新根旁生须根，数块成为一株，外部黄赤色，内部浓褐色，颇结实，有芳香、味辛。”

综上可知，香附原植物较为固定，近代虽有粗茎莎草 *Cyperus stoloniferus* Retz.、扁秆藨草 *Scirpus planicumis* Fr. Schmidf 等伪品，但从“叶如老韭叶而硬”“三棱中空”“根若附子，周匝多毛”等诸多特征描述，结合本草附图来看，自《名医别录》以来，香附古今基原皆为莎草科植物莎草。

5.2 产地沿革

香附原名莎草根，始载于南北朝时期《名医别录》，书中曰：“生田野，二月、八月采。”未明确具体产地。

唐代《新修本草》注云：“交州（今越南中北部和广西、广东大部）者最胜，大者如枣，近道者如杏仁许。荆（今湖北荆州）、襄（今湖北襄阳）人谓之莎草根，合和香用之。”描述了以广东、广西产者质量好，并且描述了靠近路旁的只有杏仁大小，而大者如枣，且在今湖北境内的荆州襄阳也产。

宋代《本草图经》描述：“旧不著所出州土，但云生田野，今处处有之，或云交州（今越南中北部和广西广东大部分地区）者胜，大如枣。近道者如杏仁许……今近道生者，苗、叶如薤而瘦，根如箸头大……元生博平郡（今山东部分地区）池泽中……河南及淮南（今安徽境内）下湿地即有……陇西（今甘肃东南部）谓之地根，蜀郡（今成都一带）名续根草，亦名水巴戟，今涪都（今重庆）最饶，名三棱草。”除原先越南中北部和广西、广东地区外，在山东、河南、安徽、甘肃、成都、重庆等地都有出产，并有不同的名称。

明代《本草品汇精要》记载：“〔图经曰〕生田野，今处处有之。〔道地〕澧州（今湖南张家界东部，武陵山脉东部边缘，澧水中游地区）、交州（今越南中北部和广西广东大部分地区）者最胜。”描述香附在很多地区都有生长，而明代时认为湖南西北、广东、广西产者最佳。《本草蒙筌》记载：“近道郊野俱生，高州出者独胜。”描述了香附在广东茂名一带出产的质量最佳，明代“高州府”系指今广东化州、茂名为中心的粤西地区。《本草乘雅半偈》描述：“生田野下湿地，所在都有，唯陇西（今甘肃陇西）、涪都（今重庆）、两浙（今江苏长江以南及浙江全境）最饶。”描述了香附在田野湿地处处都可以生长，而甘肃陇西、重庆、江苏长江以南及浙江全境生长的最多。

清代《本经逢原》记载：“产金华（今浙江金华），光细者佳。”《植物名实图考长编》描述：“唯淮南北（今安徽淮南、淮北）产者子小而坚，俗谓之香附米者佳。”描述了安徽淮南、淮北一带所产香附，个子小且坚硬，俗称香附米，质量上佳。《本草正义》描述：“以浙之金华府（今浙江金华）属为最伙。巨者如指，即吾吴亦间有之，但形小味薄，不堪入药。前者承山东诸城（今山东潍坊）王肖舫君邮赠一器，据云彼地特产，形色气味皆与兰溪（今浙江金华兰溪）所产无别，则可见出处之广。”描述了香附在浙江金华附近出产最多，山东潍坊产香附和金华出产的质量相当。

民国时期《药物出产辨》记载：“香附产广东以三水横江为最，清远、南沙、大塘均有出，上四府、安南等亦有，但质味略次。”《中国药学大辞典》产地沿用了《药物出产辨》的记载。

古代香附多为野生，唐代以广东、广西一带产者质量好，宋代及明代文献显示其香附分布颇广，在甘肃中东部、四川、重庆、湖南西北部、山东等地及江浙地区皆有生长，但仍以广东、广西为主，其中尤以广东化州、茂名为中心的粤西地区品质最佳。清代至近代，受到历史因素、工商业发展影响，两广地区香附产量下降，以浙江、山东为主产区，两广地区为次要产区。现在浙江、山东香附仍为野生，受到农业发展影响，产量受限；而广东湛江以人工种植方式培育香附，产量稳定，质量优良。因此，以粤西地区为广香附的道地产区。广香附产地沿革见表1。

表1 广香附产地沿革

年代	出处	产地及评价
唐	《新修本草》	交州者最胜
宋	《本草图经》	今处处有之……元生博平郡池泽中……河南及淮南下湿地即有……今涪都最饶
明	《本草品汇精要》	澧州、交州者最胜
	《本草蒙筌》	近道郊野俱生，高州出者独胜
	《本草乘雅半偈》	生田野下湿地，所在都有，唯陇西、涪都、两浙最饶
清	《本经逢原》	产金华，光细者佳
	《植物名实图考长编》	唯淮南北产者子小而坚，俗谓之香附米者佳
	《本草正义》	以浙之金华府属为最伙……前者承山东诸城王肖舫君邮赠一器，据云彼地特产，形色气味皆与兰溪所产无别，则可见出处之广
民国	《药物出产辨》	产广东以三水横江为最，清远、南沙、大塘均有出，上四府、安南等亦有，但质味略次
	《中国药学大辞典》	沿用了《药物出产辨》的产地记载

6 道地产区及生境特征

6.1 道地产区

以广东湛江遂溪为中心的粤西沿海平原地区。

6.2 生境特征

湛江遂溪位于雷州半岛北部，东面距港城湛江市区16km，南面与海南岛、西面与广西北海隔海相望，南与雷州、北与廉江市区接壤。地形以平原为主，属于热带和亚热带季风气候，终年受海洋气候调节，高温多雨，雨量充足，年平均气温为23.4℃，年平均降水量为1759.4mm，全年无霜。水资源丰富，土壤大多呈弱酸性，以红壤居多，道地产区多为砂质岩发育的肥沃黏砂壤土，土层深厚、土质疏松。该地区的自然环境正适合香附喜温暖潮湿的生物学特性。

7 质量特征

7.1 质量要求

应符合《中华人民共和国药典》一部对香附的相关质量规定。

7.2 性状特征

香附多呈纺锤形，有的略弯曲，长2cm～3.5cm，直径0.5cm～1cm。表面棕褐色或黑褐色，有纵皱纹，并有6～10略隆起的环节，节上有未除净的棕色毛须和须根断痕；去净毛须者较光滑，环节不明显。质硬，经蒸煮者断面黄棕色或红棕色，角质样；生晒者断面色白而显粉性，内皮层环纹明显，中柱色较深，点状纤维束散在。气香，味微苦。

广香附呈长纺锤形，长2cm～4cm，直径0.5cm～1cm。表面棕褐色，较光滑，具有4～15环节。表面有断须根痕迹。断面粉性者较多，色白。少数断面角质样，浅棕色。

广香附与其他产地香附性状鉴别要点见表2。

表2　广香附与其他产地香附性状鉴别要点

比较项目	广香附	其他产地香附
形状	长纺锤形	纺锤形
长度	2cm～4cm	2cm～3.5cm
色泽	棕褐色	棕褐色或黑褐色
环节	4～15	6～10
断面	断面粉性者较多，色白，少数角质样，浅棕色	生晒者断面色白而显粉性，蒸煮者断面黄棕色或红棕色，角质样

参 考 文 献

[1] 陶弘景. 名医别录 [M]. 尚志钧辑校. 北京: 中国中医药出版社, 2013: 127.

[2] 苏敬等. 新修本草（辑复本）[M]. 尚志钧辑校. 合肥: 安徽科学技术出版社, 1981: 236-237.

[3] 苏颂. 本草图经 [M]. 尚志钧辑校. 合肥: 安徽科学技术出版社, 1994: 205.

[4] 唐慎微. 证类本草 [M]. 尚志钧, 郑金生, 尚元藕, 等校点. 北京: 华夏出版社, 1993: 267-268.

[5] 寇宗奭. 本草衍义 [M]. 上海: 商务印书馆, 1957: 58.

[6] 刘文泰. 本草品汇精要 [M]. 北京: 人民卫生出版社, 1982: 352.

[7] 卢之颐. 本草乘雅半偈（校点本）[M]. 冷方南, 王齐南校点. 北京: 人民卫生出版社, 1986: 467.

[8] 陈嘉谟. 本草蒙筌 [M]. 王淑民, 陈湘萍, 周超凡点校. 北京: 人民卫生出版社, 1988: 92-93.

[9] 张璐. 本经逢原 [M]. 赵小青, 裴晓峰, 杜亚伟校注. 北京: 中国中医药出版社, 2007.

[10] 吴其濬. 植物名实图考 [M]. 上海: 中华书局, 1963: 297.

[11] 张山雷. 本草正义 [M]. 程东旗点校. 福州: 福建科学技术出版社, 2006: 222-223.

[12] 陈仁山. 药物出产辨 [M]. 广州: 广东中医药专门学校, 1930: 37.

[13] 陈存仁. 中国药学大辞典 [M]. 上海: 世界书局, 1935: 935-936.

ICS 11.120.01
C 23

团 体 标 准

T/CACM 1020.107—2019

道地药材 第107部分：广益智

Daodi herbs—Part 107: Guangyizhi

2019-08-13 发布 2019-08-13 实施

中华中医药学会 发布

前　言

T/CACM 1020《道地药材》标准分为157个部分：

——第1部分：标准编制通则；

……

——第106部分：广香附；

——第107部分：广益智；

——第108部分：广巴戟；

……

——第157部分：汉射干。

本部分为T/CACM 1020的第107部分。

本部分按照GB/T 1.1—2009给出的规则起草。

本部分由道地药材国家重点实验室及国家中医药管理局道地药材生态遗传重点研究室提出。

本部分由中华中医药学会归口。

本部分起草单位：中国医学科学院药用植物研究所海南分所、中国中医科学院中药资源中心、华润三九医药股份有限公司、无限极（中国）有限公司、北京中研百草检测认证有限公司。

本部分主要起草人：刘洋洋、冯剑、陈德力、黄璐琦、郭兰萍、詹志来、谭沛、张辉、郭亮、余意。

道地药材 第107部分：广益智

1 范围

T/CACM 1020 的本部分规定了道地药材广益智的来源及形态、历史沿革、道地产区及生境特征、质量特征。

本部分适用于中华人民共和国境内道地药材广益智的生产、销售、鉴定及使用。

2 规范性引用文件

下列文件对于本文件的应用是必不可少的。凡是注日期的引用文件，仅注日期的版本适用于本文件。凡是不注日期的引用文件，其最新版本（包括所有的修改单）适用于本文件。

T/CACM 1020.1—2016 道地药材 第1部分：标准编制通则

中华人民共和国药典一部

3 术语和定义

T/CACM 1020.1—2016 界定的以及下列术语和定义适用于本文件。

3.1

广益智 guangyizhi

产于海南岛中南部地区（陵水、保亭、琼中、白沙、屯昌等）、广东雷州及周边适宜地区的益智。

4 来源及形态

4.1 来源

本品为姜科植物益智 *Alpinia oxyphylla* Miq. 的干燥成熟果实。

4.2 形态特征

株高1m～3m；茎丛生；根茎短，长3cm～5cm。叶片披针形，长25cm～35cm，宽3cm～6cm，先端渐狭，具尾尖，基部近圆形，边缘具脱落性小刚毛；叶柄短；叶舌膜质，2裂；长1cm～2cm，稀更长，被淡棕色疏柔毛。总状花序在花蕾时全部包藏于一帽状总苞片中，花时整个脱落，花序轴被极短的柔毛；小花梗长1mm～2mm；大苞片极短，膜质，棕色；花萼筒状，长1.2cm，一侧开裂至中部，先端具3齿裂，外被短柔毛；花冠管长8mm～10mm，花冠裂片长圆形，长约1.8cm，后方的1枚稍大，白色，外被疏柔毛；侧生退化雄蕊钻状，长约2mm；唇瓣倒卵形，长约2cm，粉白色而具红色脉纹，先端边缘皱波状；花丝长1.2cm，花药长约7mm；子房密被绒毛。蒴果鲜时球形，干时纺锤形，长1.5cm～2cm，宽约1cm，被短柔毛，果皮上有隆起的维管束线条，先端有花萼管的残迹；种子不规则扁圆形，被淡黄色假种皮。花期3月～5月，果期4月～9月。

5 历史沿革

5.1 品种沿革

益智别名益智仁、益智子和摘艼子，始载于《南方草木状》，“益智子，如笔毫，长七八分，二月花，色如莲，着实，五六月熟。味辛，杂五味中，芬芳，亦可盐曝……出交趾（今越南）、合浦”。之后历代都有本草典籍对益智的形态进行描述。唐代《本草拾遗》曰：“叶似蘘荷，长丈余。其根上有小枝，高八九尺，无叶萼，子丛生，大如枣，中瓣黑，皮白，核小者名益智，含之摄涎秽。出交趾。”宋代《本草图经》记载：“益智子，生昆仑国，今岭南州郡（今广东、海南、广西等地）往往有之。叶似蘘荷，长丈余。其根傍生小枝，高七八寸，无叶，花萼作穗，生其上，如枣许大。皮白，中仁黑。”宋代《证类本草》及明代《本草蒙筌》记载，益智产于雷州故称雷州益智子。明代《本草纲目》记载：“脾主智，此物能益脾胃故也。按苏轼记云：海南产益智，花实皆长穗，而分为三节。观其上中下节，以候早中晚禾之丰凶。大丰则皆实，大凶皆不实，罕有三节并熟者。其为药只治水，而无益于智，其得此名，岂以其知岁耶？此亦一说也，终近穿凿……按嵇含《南方草木状》云：益智二月花，连着实，五六月熟。其子如笔头而两头尖，长七八分，杂五味中，饮酒芬芳，亦可盐曝及作粽食。观此则顾微言其无华者，误矣。今之益智子形如枣核，而皮及仁，皆似草豆蔻云。”指出顾微认为益智无花是错误的，同时，对益智的花果物候进行了颇为确切的记载。由此可见，本草典籍中对益智的性状描述大同小异，与今益智植物形态描述相似。但是古人对益智原植物描述较为笼统，缺乏精准，附图也稍显牵强，仍易与姜科其他植物，如高良姜和豆蔻等混淆。清代《植物名实图考》载：“今庐山亦有之。”清代《本草求真》《本草备要》及《本草从新》均言益智产于岭南。民国时期《药物出产辨》记载“益智产琼崖十三属（今海南岛的13个县），以陵水为上等”。《中华本草》记载益智主产于海南和广东，广西、云南、福建亦产。《常用中草药手册》描述了益智的识别特征：“多年生草本，高2m左右。叶二列，椭圆状披针形，宽2～4cm，两面无毛，边缘有微齿；叶舌长1.5～2cm，顶端2裂（高良姜的叶舌不分裂，可资区别）。花粉白色，有红纹，顶生总状花序。果长圆形，直径1cm左右，有小毛，熟时黄绿色，有浓烈的香辣味。”此后，《中国高等植物图鉴》《中药大辞典》及《中华本草》等现代本草书籍对益智均有较完整的描述，对于其花期和果期的记载古今记载也都一致。通过对益智古今原植物的考证发现，古籍记载的益智药材来源于同一种植物，与现今姜科（Zingiberaceae）山姜属（*Alpinia*）的益智 *Alpinia oxyphylla* Miq. 药材相同，与《中华人民共和国药典》规定的正品描述基本一致。

5.2 产地沿革

古籍记载益智在宋代以前主要产自东南亚的中南半岛地区，宋代以来，益智的主要产地为国内的广东、海南地区。民国时期，记载“益智产琼崖十三属，以陵水为上等”。现代文献记载益智的地理分布与古代文献记载的一致，且更为具体。目前，分布在海南岛等地的益智产量大，质量最佳。岭南一带气候适宜益智生长，以广东雷州半岛地区为益智主产区，可以判断为道地产区。综上所述，益智主产于海南岛及广东雷州半岛等地。海南岛中南部地区（陵水、保亭、琼中白沙、屯昌等）、广东雷州及周边适宜地区所产益智品质较高，为道地药材。广益智产地沿革见表1。

表1 广益智产地沿革

年代	出处	产地及评价
晋	《南方草木状》	益智子……出交趾、合浦

表1（续）

年代	出处	产地及评价
唐	《本草拾遗》	出交趾
宋	《证类本草》	益智产于雷州故称雷州益智子
	《本草图经》	益智子，生昆仑国，今岭南州群往往有之
明	《本草蒙筌》	益智产于雷州故称雷州益智子
	《本草纲目》	海南产益智
清	《植物名实图考》	今庐山亦有之
	《本草求真》	产于岭南
	《本草备要》	产于岭南
	《本草从新》	产于岭南
民国	《药物出产辨》	益智产琼崖十三属（今海南岛的13个县），以陵水为上等
现代	《中华本草》	主产于海南和广东，广西、云南、福建亦产

6 道地产区及生境特征

6.1 道地产区

海南岛中南部地区（陵水、保亭、琼中、白沙、屯昌等）、广东雷州及周边适宜地区。

6.2 生境特征

广益智产区属于亚热带至热带北缘气候。野生和栽培益智多生长于林下阴湿处，对温度和降水的要求高，喜温暖、湿润的环境。生长分布区年平均气温24℃～28℃，温度对花和果的影响很大，低于20℃影响开花，低于10℃影响结果，年平均降水量为1700mm～2000mm，空气湿度一般高于80%。地带性过渡土壤以滨海沙土、砖红壤及黄壤为主。土壤呈酸性，富含腐殖质，适合栽培益智的生长。

7 质量特征

7.1 质量要求

应符合《中华人民共和国药典》一部对益智的相关质量规定。

7.2 性状特征

益智呈椭圆形，两端略尖，长1.2cm～2cm，直径1cm～1.3cm。表面棕色或灰棕色，有纵向凹凸不平的突起棱线13～20，先端有花被残基，基部常残存果梗。果皮薄而稍韧，与种子紧贴，种子集结成团，中有隔膜将种子团分为3瓣，每瓣有种子6～11。种子呈不规则的扁圆形，略有钝棱，直径约3mm，表面灰褐色或灰黄色，外被淡棕色膜质的假种皮；质硬，胚乳白色。有特异香气，味辛、微苦。

广益智呈椭圆形或纺锤形，两端略尖，饱满均匀，无瘪子。长1.5cm～2cm，直径1cm～1.3cm。表面棕色或灰棕色，有纵向凹凸不平的突起棱线13～20，先端有花被残基，基部常残存果柄或果柄痕，果皮薄而稍韧，与种子紧贴。种子集结成团，中有隔膜将种子团分为3瓣，每瓣有种子6～11。种子呈不规则的扁圆形，略有钝棱，直径约3mm，表面灰褐色或灰黄色，外被淡棕色膜质的假种皮；腹面中央有凹陷的种脐，种脊沟状，质硬，胚乳白色。气香浓，显油性，味辛、微苦。

广益智与其他产地益智性状鉴别要点见表2。

表2　广益智与其他产地益智性状鉴别要点

比较项目	广益智	其他产地益智
外观形态	饱满、瘪果少	瘦小，瘪果多
油性	显油性	油性不明显

参 考 文 献

[1] 嵇含. 南方草木状 [M]. 高井见校. 大野木市兵衛刻，1726：14.

[2] 陈藏器. 本草拾遗辑释 [M]. 尚志钧辑释. 合肥：安徽科学技术出版社，2002：165.

[3] 苏颂. 本草图经 [M]. 尚志钧辑校. 合肥：安徽科学技术出版社，1994：423.

[4] 唐慎微. 证类本草 [M]. 北京：中国中医药出版社，2011：467.

[5] 李时珍. 本草纲目（金陵本）新校注 [M]. 王庆国主校. 北京：中国中医药出版社，2013：483.

[6] 广州部队后勤部卫生部. 常用中草药手册 [M]. 北京：人民卫生出版社，1969：650－651.

[7] 谢宗万. 全国中草药汇编 [M]. 2 版. 北京：人民卫生出版社，1996：675.

[8] 中国科学院植物研究所. 中国高等植物图鉴 [M]. 北京：科学出版社，1983：596.

[9] 江苏新药学院. 中药大辞典 [M]. 上海：上海科学技术出版社，1986：1957.

[10] 国家中医药管理局《中华本草》编委会. 中华本草：第 8 册 [M]. 上海：上海科学技术出版社，1999：603－606.

[11] 国家药典委员会. 中华人民共和国药典一部 [S]. 北京：中国医药科技出版社，2015：291.

[12] 陈嘉谟. 本草蒙筌 [M]. 张印生，韩学杰，赵慧玲校注. 北京：中医古籍出版社，2009：90.

[13] 吴其濬. 植物名实图考 [M]. 北京：商务印书馆，1957：645.

[14] 黄宫绣. 本草求真 [M]. 北京：中国中医药出版社，2008：148.

[15] 汪昂. 本草备要 [M]. 郑金生整理. 北京：人民卫生出版社，2005：101.

[16] 吴仪洛. 本草从新 [M]. 北京：中国中医药出版社，2013：44.

[17] 陈仁山，蒋淼，陈思敏，等. 药物出产辨（三）[J]. 中药与临床，2012，1（3）：64.

[18] 袁媛，胡璇，庞玉新. 益智的本草考证 [J]. 贵州农业科学，2016，44（10）：111－114.

[19] 彭璐，白梦娜，谭睿，等. 益智的研究概况及进展 [J]. 中国药业，2015，24（23）：12－15.

ICS 11.120.01
C 23

团　　体　　标　　准

T/CACM 1020.108—2019

道地药材　第108部分：广巴戟

Daodi herbs—Part 108: Guangbaji

2019-08-13 发布　　2019-08-13 实施

中华中医药学会　发布

前　言

T/CACM 1020《道地药材》标准分为157个部分：

——第1部分：标准编制通则；

……

——第107部分：广益智；

——第108部分：广巴戟；

——第109部分：广首乌；

……

——第157部分：汉射干。

本部分为T/CACM 1020的第108部分。

本部分按照GB/T 1.1—2009给出的规则起草。

本部分由道地药材国家重点实验室及国家中医药管理局道地药材生态遗传重点研究室提出。

本部分由中华中医药学会归口。

本部分起草单位：中国医学科学院药用植物研究所海南分所、中国中医科学院中药资源中心、华润三九医药股份有限公司、无限极（中国）有限公司、北京中研百草检测认证有限公司。

本部分主要起草人：刘洋洋、冯剑、陈德力、黄璐琦、郭兰萍、詹志来、谭沛、张辉、郭亮、余意。

道地药材　第108部分：广巴戟

1　范围

T/CACM 1020 的本部分规定了道地药材广巴戟的来源及形态、历史沿革、道地产区及生境特征、质量特征。

本部分适用于中华人民共和国境内道地药材广巴戟的生产、销售、鉴定及使用。

2　规范性引用文件

下列文件对于本文件的应用是必不可少的。凡是注日期的引用文件，仅注日期的版本适用于本文件。凡是不注日期的引用文件，其最新版本（包括所有的修改单）适用于本文件。

T/CACM 1020.1—2016　道地药材　第1部分：标准编制通则

中华人民共和国药典一部

3　术语和定义

T/CACM 1020.1—2016 界定的以及下列术语和定义适用于本文件。

3.1

广巴戟　guangbaji

产于广东肇庆德庆、高要，云浮郁南及西江流域周边适宜地区的巴戟天。

4　来源及形态

4.1　来源

本品为茜草科植物巴戟天 *Morinda officinalis* How 的干燥根。

4.2　形态特征

藤本，肉质根不定位肠状缢缩，根肉略紫红色。叶薄或稍厚，纸质，长圆形，卵状长圆形或倒卵状长圆形，长 6cm ~ 13cm，宽 3cm ~ 6cm，先端急尖或具小短尖，基部纯圆或楔形，全缘，有时具稀疏短缘毛，上面初时被稀疏、紧贴长粗毛，后变无毛，中脉线状隆起，多少被刺状硬毛或弯毛，下面无毛或中脉处被疏短粗毛；侧脉每边（4 ~ ）5 ~ 7，弯拱向上，在边缘或近边缘处相连接，网脉明显或不明显；叶柄长 4mm ~ 11mm，下面密被短粗毛；托叶长 3mm ~ 5mm，顶部截平，干膜质，易碎落。花序 3 ~ 7 伞形排列于枝顶；花序梗长 5mm ~ 10mm，被短柔毛，基部常具卵形或线形总苞片 1；头状花序具花 4 ~ 10；花（2 ~ ）3（ ~ 4）基数，无花梗；花萼倒圆锥状，下部与邻近花萼合生，顶部具波状齿 2 ~ 3，外侧 1 齿特大，三角状披针形，顶尖或钝，其余齿极小；花冠白色，近钟状，稍肉质，长 6mm ~ 7mm，冠管长 3mm ~ 4mm，顶部收狭而呈壶状，檐部通常 3 裂，有时 2 裂或 4 裂，裂片卵形或长圆形，顶部向外隆起，向内钩状弯折，外面被疏短毛，内面中部以下至喉部密被髯毛；雄蕊与花冠裂片同数，着生于裂片侧基部，花丝极短，花药背着，长约2mm；花柱外伸，柱头长圆形或花柱内藏，柱头不膨大，2等裂或2不等裂，子房（2～）3（～4）室，每室胚珠1，着生于隔膜下部。聚花核果由多花或单花发育而成，熟时红色，扁球形或近球形，直径5mm～11mm；核果具分核（2～）3（～4）；分核三棱形，外侧弯拱，被毛状物，内面具种子1，果柄极短；种子熟时黑色，略呈三棱形，无毛。花期5月～7月，果期10月～11月。

5 历史沿革

5.1 品种沿革

巴戟天，别名巴戟、鸡肠风、兔儿肠、三角藤、黑藤钻、三蔓草，始载于《神农本草经》，“主大风邪气，阳痿不起，强筋骨，安五脏，补中，增志，益气。山谷”，被列为上品。南北朝时期《名医别录》记载：“味甘，无毒……生巴郡（今四川及重庆）及下邳（今江苏境内）……二月、八月采根，阴干。”《本草经集注》记载：“今亦用建平、宜都（今湖北境内）者，状如牡丹而细，外赤内黑。用之打主心”。唐代《新修本草》记载：“巴戟天苗，俗方名三蔓草。叶似茗，经冬不枯，根如连珠，多者良，宿根青色，嫩根白紫，用之亦同。连珠肉厚者为胜。”宋代《本草图经》记载：“今江淮、河东州郡亦有之，皆不及蜀川者佳……叶似茗，经冬不枯……内地生者，叶似麦门冬而厚大。”并附有二图，为“归州（今湖北宜昌）巴戟天”，植株似茶树，多数认为是今铁箍散 *Schisandra propinqua* var. *sinensis* Oliv. 及“滁州（今安徽滁县）巴戟天”，植株似麦冬。清代《植物名实图考》还是沿用《本草图经》两种形态的巴戟天（归州巴戟天和滁州巴戟天）。清代《潮州府志》记载的巴戟天为茜草科巴戟天 *Morinda officinarum* How。民国时期《药物出产辨》记载：“产广东清远、三坑、罗定为好，下四府（恩平、开平、新会、台山）南乡等次之，西江德庆系种山货，质味颇佳。广西南宁亦有出。”随后的《中华本草》、历版药典和各类书籍文献记载的巴戟天均将茜草科巴戟天 *Morinda officinarum* How 作为正品一直沿用。

5.2 产地沿革

古代记载的巴戟天生长在山谷中，秦汉至明清时期，主要产于四川、江苏、安徽等地。而清末产地南迁，巴戟天主要分布于广东、广西等地。民国时期，巴戟天产于广东清远、三坑、罗定较好，下四府（恩平、开平、新会、台山）、南乡等次之，西江德庆系种山货，质味颇佳。广西南宁亦有出。随后的《中华本草》、历版药典和各类书籍文献记载的巴戟天均将茜草科巴戟天 *Morinda officinarum* How 作为正品一直沿用，主产于广东、广西等地。《中华本草》记载，巴戟天主产于广东高要、德庆及广西苍梧、百色等地区，福建南部诸县亦产。现代文献对不同产地巴戟天资源现状进行分析，以广东肇庆德庆、高要及云浮郁南等西江流域地区巴戟天品质好，种植广，此区域也是巴戟天最大的集散地；福建南靖、永定巴戟天产量低，市场上基本不售卖；广西防城港的巴戟天主要以野生为主，根细小，但野生资源已匮乏；海南野生巴戟天根普遍细小，紧实不肥厚。综上所述，历代本草文献对巴戟天基原记载模糊不清，清代以后则明确了巴戟天的基原。通过对巴戟天资源的调查，认为广东肇庆德庆、高要，云浮郁南及西江流域周边适宜地区所产巴戟天品质较高，为道地药材。广巴戟产地沿革见表1。

表1 广巴戟产地沿革

年代	出处	产地及评价
南北朝	《名医别录》	生巴郡及下邳
	《本草经集注》	今亦用建平、宜都者

表1（续）

年代	出处	产地及评价
宋	《本草图经》	今江淮、河东州郡亦有之，皆不及蜀川者佳
民国	《药物出产辨》	产广东清远、三坑、罗定为好，下四府（恩平、开平、新会、台山）、南乡等次之，西江德庆系种山货，质味颇佳
现代	《中华本草》	主产于广东高要、德庆及广西苍梧、百色等地区，福建南部诸县亦产

6 道地产区及生境特征

6.1 道地产区

广东肇庆德庆、高要，云浮郁南及西江流域周边适宜地区。

6.2 生境特征

巴戟天产地属南亚热带地区，处于海洋性气候与大陆性气候过渡地域。中心分布区年平均降水量为1400mm～1700mm，年平均气温为19℃～24℃。喜温暖湿润的气候，耐高温、不耐严寒，野生或栽培巴戟天主要分布在中低海拔（200m～700m）丘陵、坡地。巴戟天产地的土壤以酸性砂壤土、赤红壤、黄壤为主，土层深厚、排水良好，适合巴戟天栽培品的生长。

7 质量特征

7.1 质量要求

应符合《中华人民共和国药典》一部对巴戟天的相关质量规定。

7.2 性状特征

巴戟天呈扁圆柱形，略弯曲，长短不等，直径0.5cm～2cm。表面灰黄色或暗灰色，具纵纹和横裂纹，有的皮部横向断离露出木部；质韧，断面皮部厚，紫色或淡紫色，易与木部剥离；木部坚硬，黄棕色或黄白色，直径1mm～5mm。气微，味甘而微涩。

广巴戟呈扁圆柱形，略弯曲，长短不等，直径1cm～2cm。表面灰黄色，具纵纹和横裂纹，部分皮部横向断面露出木部，质韧。断面皮部肉质肥厚，呈紫蓝色或紫色，易与木部剥离；木部细、坚硬，黄棕色或黄白色，直径1mm～3mm。气微，味甘而微涩。

广巴戟与其他产地巴戟天性状鉴别要点见表2。

表2 广巴戟与其他产地巴戟天性状鉴别要点

比较项目	广巴戟	其他产地巴戟天
外观	灰黄色，裂纹致密，长条粗细均匀	灰黄色或暗灰色，裂纹稀疏
断面	紫蓝色或紫色	紫色或淡紫色
木部	细小	较粗

参 考 文 献

［1］国家中医药管理局《中华本草》编委会. 中华本草：第6册［M］. 上海：上海科学技术出版社，1999：448.

［2］苏颂. 本草图经［M］. 尚志钧辑校. 合肥：安徽科学技术出版社，1994：35.

［3］苏敬等. 新修本草（辑复本）［M］. 2版. 尚志钧辑校. 合肥：安徽科学技术出版社，2005：174.

［4］尚志钧. 神农本草经校注［M］. 北京：学苑出版社，2008：111.

［5］陶弘景. 名医别录（辑校本）［M］. 尚志钧辑校. 北京：中国中医药出版社，2013：245.

［6］陶弘景. 本草经集注（辑校本）［M］. 尚志钧，尚元胜辑校. 北京：人民卫生出版社，1994：356.

［7］吴其濬. 植物名实图考［M］. 北京：中华书局，1963：156.

［8］周硕勋. 潮州府志：卷39［M］.［出版地不详］：珠兰书屋，1983（光绪十九年）：36.

［9］陈仁存. 药物出产辨［M］. 广州：广州中医药专门学校，1930：97.

［10］林美珍，巫庆珍，郑松，等. 闽产巴戟天的本草考证及其鉴别［J］. 中国民族民间医药，2009，18（13）：12－15.

［11］章润菁. 不同产地巴戟天资源调查及质量评价研究［D］. 广州中医药大学，2016.

ICS 11.120.01
C 23

团　　　　　体　　　　　标　　　　　准

T/CACM 1020.109—2019

道地药材　第 109 部分：广首乌

Daodi herbs—Part 109: Guangshouwu

2019-08-13 发布　　　　2019-08-13 实施

中华中医药学会　发布

前　言

T/CACM 1020《道地药材》标准分为157个部分：

——第1部分：标准编制通则；

……

——第108部分：广巴戟；

——第109部分：广首乌；

——第110部分：罗汉果；

……

——第157部分：汉射干。

本部分为T/CACM 1020的第109部分。

本部分按照GB/T 1.1—2009给出的规则起草。

本部分由道地药材国家重点实验室及国家中医药管理局道地药材生态遗传重点研究室提出。

本部分由中华中医药学会归口。

本部分起草单位：中国医学科学院药用植物研究所海南分所、北京联合大学、中国中医科学院中药资源中心、中药材商品规格等级标准研究技术中心、无限极（中国）有限公司、北京中研百草检测认证有限公司。

本部分主要起草人：刘洋洋、冯剑、陈德力、张元、黄璐琦、郭兰萍、詹志来、郭亮、余意。

道地药材　第109部分：广首乌

1　范围

T/CACM 1020的本部分规定了道地药材广首乌的来源及形态、历史沿革、道地产区及生境特征、质量特征。

本部分适用于中华人民共和国境内道地药材广首乌的生产、销售、鉴定及使用。

2　规范性引用文件

下列文件对于本文件的应用是必不可少的。凡是注日期的引用文件，仅注日期的版本适用于本文件。凡是不注日期的引用文件，其最新版本（包括所有的修改单）适用于本文件。

T/CACM 1020.1—2016　道地药材　第1部分：标准编制通则

中华人民共和国药典一部

3　术语和定义

T/CACM 1020.1—2016界定的以及下列术语和定义适用于本文件。

3.1

广首乌　guangshouwu

产于广东德庆、茂名、阳江、高州、云浮及其周边适宜生长地区的何首乌。

4　来源及形态

4.1　来源

本品为蓼科植物何首乌 *Polygonum multiflorum* Thunb. 的干燥块根。

4.2　形态特征

多年生草本。块根肥厚，长椭圆形，黑褐色。茎缠绕，长2m～4m，多分枝，具纵棱，无毛，微粗糙，下部木质化。叶卵形或长卵形，长3cm～7cm，宽2cm～5cm，先端渐尖，基部心形或近心形，两面粗糙，边缘全缘；叶柄长1.5cm～3cm；托叶鞘膜质，偏斜，无毛，长3mm～5mm。花序圆锥状，顶生或腋生，长10cm～20cm，分枝开展，具细纵棱，沿棱密被小突起；苞片三角状卵形，具小突起，先端尖，每苞内具花2～4；花梗细弱，长2mm～3mm，下部具关节，果时延长；花被5深裂，白色或淡绿色，花被片椭圆形，大小不相等，外面3片较大，背部具翅，果时增大，花被果时外形近圆形，直径6mm～7mm；雄蕊8，花丝下部较宽；花柱3，极短，柱头头状。瘦果卵形，具3棱，长2.5mm～3mm，黑褐色，有光泽，包于宿存花被内。花期8月～9月，果期9月～10月。

5 历史沿革

5.1 品种沿革

何首乌又名首乌、紫乌藤、夜交藤等，始载于唐代《何首乌传》：“其苗如木藁光泽……有雌雄者，雌者苗色黄白，雄者黄赤。其生相远，夜则苗蔓交，或隐化不见。”五代时期《日华子本草》云：“其药本草无名，因何首乌见藤夜交，便即采食有功，因以采人为名耳。”宋代《开宝本草》新增何首乌条，曰：“本出顺州南河县，今岭南外江南诸州皆有。蔓紫，花黄白，叶如薯蓣而不光，生必相对，根大如拳，有赤白二种：赤者雄，白者雌。”宋代《本草图经》记载：“本出顺州南河县，岭外、江南诸州亦有，今处处有之，以西洛、嵩山及南京柘城县者为胜。春生苗，叶叶相对，如山芋而不光泽；其茎蔓延竹木墙壁间，夏秋开黄白花，似葛勒花；结子有棱，似荞麦而细小，才如粟大。秋冬取根，大者如拳，各有五棱瓣，似小甜瓜。此有二种：赤者雄，白者雌。”明代《本草纲目》记载：“何首乌以出南河县及岭南恩州（今广东阳江）、韶州（今广东韶关）、潮州（今广东潮汕）、贺州（今湘粤桂交汇一带）、广州四会县、潘州（今广东茂名）者为上，邕州晋兴县（今广西南宁）、桂州（今广西桂林）、康州（今广西广东交接一带）、春州（今广东阳春）、高州、勤州（今广东云浮）、循州（今广东惠州、河源、汕尾和梅州一带）出者次之。”这说明在唐代及以后何首乌主产地集中在两广及江西等地。明代《本草蒙筌》记载：“今生近道，原出城（今山西）。”明代《救荒本草》记载：“叶似山药叶而不光。嫩叶间开黄白花，似葛勒花。结子有棱，似荞麦而极细小，如粟粒大。根大者如拳，各有五楞瓣，状似甜瓜样，中有花纹，形如鸟兽山岳之状者极珍。有赤白二种，赤者雄，白者雌。”明代《本草原始》记载：“本出顺州南河县。岭外江南诸州亦有。今在处有之。以西洛、嵩山及南京柘城县者为胜。”《本草乘雅半偈》记载：“本生顺州南河县，今在处有之，岭外、江南诸州郡有，以西洛、嵩山、河南柏城县者为胜。”清代《植物名实图考》记载：“有红、白二种。近时以为服食大药。以余所至居处间，皆紫绿双蔓，贯篱萦砌，如拳、如杯，抛掷屑越。”民国时期认为南方所产何首乌质优量多。《药物出产辨》记载：“产广东德庆为正，名曰何首乌。”从本草记载的赤白两种色泽的何首乌的叶、根、茎及花的形态可以初步确定为何首乌 *Fallopia multiflora*（Thunb.）Harald. 和棱枝何首乌 *Polygonum multiflora* Thunb. var. *angulatum* S. Y. Liu 两种，今《中国植物志》将两种何首乌归并。何首乌的记载有赤白两种，均为根色。新鲜的根肉色在不同生境下呈淡紫红色和类白色，但在空气中颜色逐渐加深带棕色，干后分别为浅红棕色和浅棕黄至浅黄棕色，与《中华人民共和国药典》收载的蓼科植物何首乌 *Polygonum multiflora* Thunb. 相符。

5.2 产地沿革

古代本草文献记载何首乌的产地较广，于唐代已供药用，所产何首乌以条壮、色正、粉性足、药效高著称。现代文献记载何首乌分布范围广，主要分布于华南、华中、西南、华东等地区。分为野生和栽培两种。其中栽培品主要产于广东德庆、清远、高州、新兴、云浮、廉江，野生品主要分布于黄河以南各省区。由于种植习惯的演变，在茂名的高州地区产量逐渐变大，在云浮地区也有一定的发展。而野生品种主要分布于广西、贵州、四川、重庆、云南、湖北、湖南、江西及河南等地，但是在21世纪以后，因国内外市场对何首乌需求的逐步增加，野生资源遭到严重破坏，濒临灭绝，目前已无野生何首乌大货供应市场。因此，结合何首乌的本草文献记载及资源分布情况，认为广东德庆、茂名、阳江、高州、云浮及其周边适宜生长的地区所产何首乌品质较高，为道地药材。广首乌产地沿革见表1。

表1　广首乌产地沿革

年代	出处	产地及评价
唐	《何首乌传》	生顺州南河县田中，岭南诸州往往有之
宋	《开宝本草》	本出顺州南河县，今岭南外江南诸州皆有
	《本草图经》	本出顺州南河县，岭外、江南诸州亦有，今处处有之，以西洛、嵩山及南京柘城县者为胜
明	《本草纲目》	何首乌以出南河县及岭南恩州、韶州、潮州、贺州、广州四会县、潘州者为上，邕州晋兴县、桂州、康州、春州、高州、勤州、循州出者次之
	《本草原始》	本出顺州南河县。岭外江南诸州亦有。今在处有之。以西洛、嵩山及南京柘城县者为胜
	《本草乘雅半偈》	本生顺州南河县，今在处有之，岭外、江南诸州郡有，以西洛、嵩山、河南柏城县者为胜
民国	《药物出产辨》	产广东德庆为正，名曰何首乌

6　道地产区及生境特征

6.1　道地产区

广东德庆、茂名、阳江、高州、云浮及其周边适宜生长的地区。

6.2　生境特征

道地产区平均海拔达800m。地处中、南亚热带季风气候区，气候温暖，年平均气温19℃～24℃，热量丰富。降水丰沛，年平均降水量为1490mm～1700mm，干湿分明。喜阳，耐半阴，喜湿，畏涝，要求排水良好的土壤。空气湿度一般要求不低于80%。适应性强，野生分布于灌木丛、丘陵、坡地、林缘或路边土坎。喜欢温暖气候和湿润的环境条件。耐阴，不耐干旱，在土层深厚、疏松肥沃、富含腐殖质、湿润的砂壤土中生长良好。

7　质量特征

7.1　质量要求

应符合《中华人民共和国药典》一部对何首乌的相关质量规定。

7.2　性状特征

何首乌呈团块状或不规则纺锤形，长6cm～15cm，直径4cm～12cm。表面红棕色或红褐色，皱缩不平，有浅沟，并有横长皮孔样突起和细根痕。体重，质坚实，不易折断，断面浅黄棕色或浅红棕色，显粉性，皮部有4～11类圆形异型维管束环列，形成云锦状花纹，中央木部较大，有的呈木心。气微，味微苦而甘涩。

广首乌呈团块状或不规则纺锤形，长10cm～15cm，直径8cm～12cm。表面红棕色或红褐色，凹凸不平，有不整齐的皱纹及纵沟，并有横长皮孔样突起和细根痕，两端各有明显的断痕，露出纤维状维管束。体重，质坚实，不易折断，断面无裂隙，呈浅黄棕色或浅红棕色，显粉性。中心木部较大，有的呈木心，周围伴有4～11类圆形导管型维管束环列，形成云锦状花纹。气微，味微苦而甘涩。

广首乌与其他产地何首乌性状鉴别要点见表2。

表2　广首乌与其他产地何首乌性状鉴别要点

比较项目	广首乌	其他产地何首乌
外表面	团块状或不规则的纺锤形，表面皱缩不平，具4~6深纵沟	长圆柱状，表面粗皱纹，栓皮易呈片状脱落
断面	浅黄棕色或浅红棕色，可见类圆形异型维管束排列，形成云锦状花纹	淡黄色，可见纤维束呈放射状排列

参 考 文 献

［1］李翱，欧阳詹．何首乌传［M］．上海：上海古籍出版社，1993：92.

［2］日华子．日华子本草（辑释本）［M］．尚志钧辑释．合肥：安徽科学技术出版社，2005：98.

［3］卢多逊等．开宝本草（辑复本）［M］．尚志钧辑校．合肥：安徽科学技术出版社，1998：253.

［4］苏颂．本草图经［M］．尚志钧辑校．合肥：安徽科学技术出版社，1994：314.

［5］朱橚．救荒本草［M］．钦定四库全书子部乾隆四十三年（1778）本：62.

［6］李时珍．本草纲目（金陵本）新校注［M］．王庆国主校．北京：人民卫生出版社，2013：696.

［7］陈嘉谟．本草蒙筌［M］．张印生，韩学杰，赵慧玲校注．北京：中医古籍出版社，2009：66.

［8］李中立．本草原始［M］．张卫，张瑞贤校注．北京：学苑出版社，2011：221.

［9］卢之颐．本草乘雅半偈（校点本）［M］．冷方南，王齐南校点．北京：人民卫生出版社，1986：588.

［10］吴其濬．植物名实图考［M］．北京：商务印书馆，1957：488.

［11］陈仁山．药物出产辨［M］．广州：广东中医药专门学校，1999：69.

［12］展雪锋．雌雄何首乌本草考证［J］．中草药，1995（8）：431－432.

［13］周燕华．“白”何首乌的考证［J］．中国中药杂志，1999，24（4）：243－245.

［14］苟占平，杨永建，边应孝，等．中药“白首乌”本草学考证［J］．兰州大学学报（医学版），1999（1）：15－16.

［15］梁鹂，郑金生，赵中振．何首乌考辨［J］．中国中药杂志，2016，41（23）：4456－4461.

ICS 11.120.01
C 23

团　　体　　标　　准

T/CACM 1020.110—2019

道地药材　第110部分：罗汉果

Daodi herbs—Part 110: Luohanguo

2019-08-13 发布　　2019-08-13 实施

中华中医药学会　发布

前　言

T/CACM 1020《道地药材》标准分为157个部分：

——第1部分：标准编制通则；

……

——第109部分：广首乌；

——第110部分：罗汉果；

——第111部分：合浦珍珠；

……

——第157部分：汉射干。

本部分为T/CACM 1020的第110部分。

本部分按照GB/T 1.1—2009给出的规则起草。

本部分由道地药材国家重点实验室及国家中医药管理局道地药材生态遗传重点研究室提出。

本部分由中华中医药学会归口。

本部分起草单位：广西壮族自治区药用植物园、中国中医科学院中药资源中心、无限极（中国）有限公司、北京中研百草检测认证有限公司。

本部分主要起草人：余丽莹、彭玉德、黄雪彦、黄宝优、郭兰萍、黄璐琦、詹志来、张小波、杨光、余意、马方励、郭亮、王春丽、柯芳、谢月英、农东新、潘春柳、熊峥、姚李祥、李莹、蓝祖栽、吕惠珍。

道地药材　第110部分：罗汉果

1　范围

T/CACM 1020 的本部分规定了道地药材罗汉果的来源及形态、历史沿革、道地产区及生境特征、质量特征。

本部分适用于中华人民共和国境内道地药材罗汉果的生产、销售、鉴定及使用。

2　规范性引用文件

下列文件对于本文件的应用是必不可少的。凡是注日期的引用文件，仅注日期的版本适用于本文件。凡是不注日期的引用文件，其最新版本（包括所有的修改单）适用于本文件。

T/CACM 1020.1—2016　道地药材　第1部分：标准编制通则

中华人民共和国药典一部

3　术语和定义

T/CACM 1020.1—2016 界定的以及下列术语和定义适用于本文件。

3.1

罗汉果　luohanguo

产于广西永福、临桂、龙胜及其周边地区的栽培罗汉果。

4　来源及形态

4.1　来源

本品为葫芦科植物罗汉果 *Siraitia grosvenorii*（Swingle）C. Jeffrey ex A. M. Lu et Z. Y. Zhang 的干燥果实。

4.2　形态特征

攀援草本。根肥大，纺锤形或近球形。茎具棱沟，嫩时被黄褐色柔毛和黑色疣状腺鳞。叶片膜质，两面被毛，卵状心形或三角状卵形，长12cm～23cm，宽5cm～17cm，基部心形；卷须2歧。雌雄异株。雄花序总状，花6～10，生于花序轴上部；花萼裂片5，三角形；花冠黄色，被黑色腺点，裂片5，长圆形，长1cm～1.5cm，宽0.7cm～0.8cm；雄蕊5，两两基部靠合，离生1。雌花单生或2～5生于总梗先端；花萼和花冠比雄花的大；退化雄蕊5，成对基部合生，离生1；子房长圆形，密生黄褐色茸毛，花柱粗短，柱头3。果实球形或长圆形，长6cm～11cm，直径4cm～8cm，嫩时密被黄褐色茸毛和混生黑色腺鳞，老后渐脱落，仅在果梗着生处残存一圈茸毛。种子多数，淡黄色，近圆形或阔卵形，扁压状，边缘有微波状缘檐。花期5月～7月，果期7月～9月。

5 历史沿革

5.1 品种沿革

罗汉果药用始载于清道光十年（1830）林光棣纂修的《修仁县志》，“卷一·物产·果属”记载：“罗汉果可以入药，清热治嗽，其果每生必十八颗相连，因以为名。”清光绪三十一年（1905）重修的《临桂县志》“卷八·物产”记载：“罗汉果大如柿，椭圆中空，味甜性凉。”上述古籍描述的果实数量、大小、形状和味道与葫芦科植物罗汉果 *Siraitia grosvenorii*（Swingle）C. Jeffrey ex A. M. Lu et Z. Y. Zhang 的果实特征基本相同。

1941 年美国学者 Walter T. Swingle 根据谭英华于 1937 年采自广西永福百寿镇的名为“lo han kuo”的 1 号栽培植物腊叶标本，以苦瓜属的新物种进行发表，命名为 *Momordica grosvenorii* Swingle。之后学名多次被修订，1984 年确定为 *Siraitia grosvenorii*（Swingle）C. Jeffrey ex A. M. Lu et Z. Y. Zhang。由此可见，罗汉果是经野生变家种后方被世人所认识的新物种，药材基原清晰，1977 年版《中华人民共和国药典》及之后的历版药典均有收载。

5.2 产地沿革

清代《修仁县志》记载了罗汉果的功效主治及名称由来，修仁县为广西古县名，1951 年 8 月撤县后所属大部分地区并于荔浦县，1984 年设为修仁镇，但现代未有荔浦县出产罗汉果的记录。光绪十一年（1885）刘汉镇纂修的《永宁州志》“卷三·物产·药石”收载了罗汉果，永宁州为当今广西永福一带。清代重修的《临桂县志》“卷八·物产”也有记载，临桂县至今为罗汉果主产区。

《昭平县志》（1928）记载：“罗汉果如桐子大，味甜，润肺，火症用煲猪肺食颇有效。”记录了罗汉果的食疗方法。但现代未有昭平出产罗汉果的记录。《药物出产辨》记载：“罗汉果产于广西桂林府。”

《中华本草》记载：“分布于江西、湖南、广东、广西、贵州等地，广西部分地区已作为重要的经济作物栽培。主产于广西的永福、临桂。”《现代中药材商品通鉴》记载：“主产于广西永福、临桂。”

综上所述，自清代开始有广西出产罗汉果的记录，其中永福、临桂的产地记录一直延续至今。罗汉果产地沿革见表 1。

表 1　罗汉果产地沿革

年代	出处	产地及评价
清	《修仁县志》	收录罗汉果功效主治及名称由来。修仁县为今广西荔浦
	《永宁州志》	收录罗汉果药材名称。永宁州为今广西永福一带
	《临桂县志》	收录罗汉果形态特征及功效主治。临桂县为今广西临桂
民国	《药物出产辨》	产于广西桂林府
现代	《中华本草》	主产于广西的永福、临桂
	《现代中药材商品通鉴》	主产于广西永福、临桂

6 道地产区及生境特征

6.1 道地产区

以广西桂林为中心，核心区域包括永福、临桂、龙胜及其周边地区。

6.2 生境特征

广西桂林永福、临桂一带属于中亚热带季风气候，永福年平均气温 18.8℃，年平均降水量 2000mm 左右；临桂年平均气温 19.2℃，年平均降水量为 1889mm 左右；龙胜年平均气温 18.2℃，年平均降水量 1500mm。大部分地区湿润多雾、阴凉，昼夜温差大，无霜期长，空气相对湿度 75% ~ 85%，雨量充沛。

罗汉果通常生长在海拔 400m ~ 1400m 的亚热带山坡、林下、河边湿润地段或灌木丛中，土壤疏松肥沃、排水良好、深厚且湿润。

7 质量特征

7.1 质量要求

应符合《中华人民共和国药典》一部对罗汉果的相关质量规定。

7.2 性状特征

罗汉果呈卵形、椭圆形或球形。长 4.5cm ~ 8.5cm，直径 3.5cm ~ 6cm。表面褐色、黄褐色或绿褐色，有深色斑块和黄色柔毛，有的具 6 ~ 11 纵纹。先端有花柱残痕，基部有果梗痕。体轻，质脆，果皮薄，易破。果瓤（中、内果皮）海绵状，浅棕色。种子扁圆形，多数，长约 1.5cm，宽约 1.2cm，浅红色至棕红色，两面中间微凹陷，四周有放射状沟纹，边缘有槽。气微，味甜。

参考文献

[1] 林光棣. 中国地方志集成：广西府县志辑㊷［M］. 南京：凤凰出版社，2013：58.

[2] 高日华，联丰修，刘汉镇. 中国地方志集成：广西府县志辑㊷［M］. 南京：凤凰出版社，2013：314.

[3] 吴徵鳌，黄泌，曹驯.（光绪）临桂县志［M］. 南宁：广西人民出版社，2013：203.

[4] 李树枏，吴寿崧. 广西·昭平县志：卷六［M］. 1934：36.

[5] 陈仁山，蒋淼，陈思敏，等. 药物出产辨（十一）［J］. 中药与临床，2012，3（1）：64-65.

[6] 国家中医药管理局《中华本草》编委会. 中华本草：第5册［M］. 上海：上海科学技术出版社，1999：567-569.

[7] 张贵君. 现代中药材商品通鉴：第五卷［M］. 北京：中国中医药出版社，2001：1686.

ICS 11.120.01
C 23

团　体　标　准

T/CACM 1020.111—2019

道地药材　第111部分：合浦珍珠

Daodi herbs—Part 111: Hepuzhenzhu

2019-08-13 发布　　2019-08-13 实施

中华中医药学会　发布

前　　言

T/CACM 1020《道地药材》标准分为157个部分：

——第1部分：标准编制通则；

……

——第110部分：罗汉果；

——第111部分：合浦珍珠；

——第112部分：桂郁金；

……

——第157部分：汉射干。

本部分为T/CACM 1020的第111部分。

本部分按照GB/T 1.1—2009给出的规则起草。

本部分由道地药材国家重点实验室及国家中医药管理局道地药材生态遗传重点研究室提出。

本部分由中华中医药学会归口。

本部分起草单位：广西壮族自治区药用植物园、北京联合大学、中国中医科学院中药资源中心、中药材商品规格等级标准研究技术中心、北京中研百草检测认证有限公司。

本部分主要起草人：余丽莹、王春丽、黄雪彦、谢月英、黄宝优、张元、詹志来、黄璐琦、郭兰萍、农东新、柯芳、潘春柳、彭玉德、熊峥、姚李祥、李莹、蓝祖栽、吕惠珍、郭亮。

道地药材　第111部分：合浦珍珠

1　范围

T/CACM 1020的本部分规定了道地药材合浦珍珠的来源及形态、历史沿革、道地产区及生境特征、质量特征。

本部分适用于中华人民共和国境内道地药材合浦珍珠的生产、销售、鉴定及使用。

2　规范性引用文件

下列文件对于本文件的应用是必不可少的。凡是注日期的引用文件，仅注日期的版本适用于本文件。凡是不注日期的引用文件，其最新版本（包括所有的修改单）适用于本文件。

T/CACM 1020.1—2016　道地药材　第1部分：标准编制通则

中华人民共和国药典一部

3　术语和定义

T/CACM 1020.1—2016界定的以及下列术语和定义适用于本文件。

3.1

合浦珍珠　hepuzhenzhu

产于广西合浦及周边市、县海湾的珍珠。

4　来源及形态

4.1　来源

本品为珍珠贝科动物马氏珍珠贝 *Pteria martensii*（Dunker）受刺激而成的珍珠。

4.2　形态特征

贝壳呈斜四方形，两壳显著隆起，壳表面呈淡黄色，常有数条褐色放射线。壳质较脆。壳长50mm～90mm，宽18mm～32mm，高与长相近，较大个体高可达100mm以上。两壳不等，左壳略比右壳膨大，壳顶位于前方，两侧有耳，后耳大，前耳小，右壳前耳下方有明显的足丝孔。背缘平直，腹缘圆。同心生长线细密，呈片状，薄脆易脱落，腹缘鳞片伸出呈钝棘状。壳内面中部珍珠层厚而发达，呈银白色珍珠光泽。有的外套膜受刺激后，上皮组织急剧裂殖，形成珍珠囊，且不断分泌珍珠质，逐渐形成珍珠。壳内面边缘无珍珠层。铰合线直，有一突起主齿，沿铰合线下方有一长齿片。韧带紫褐色，前上掣肌痕明显，位于壳顶下方，闭壳肌痕大，长圆形，前端稍尖，位于壳中央稍近后方。

5 历史沿革

5.1 品种沿革

珍珠又名真珠、真珠子、药珠，汉代司马迁《史记·龟策列传》记载："明月之珠，出于江海，藏于蚌中。"珍珠药用始载于南北朝时期《本草经集注》，记载："患眼痛，取真珠并黄连纳其中，良久汁出，取以注目中，多瘥。"唐代《岭表录异》记载："廉州边海中有洲岛……如豌豆大者常珠。如弹丸者，亦时有得。径寸照室不可遇也。又取小蚌肉……肉中有细珠如粟。乃知蚌随小大，胎中有珠。"宋代《本草图经》记载："生于珠牡。珠牡，蚌类也……其北海珠蚌种类小别。人取其肉，或有得珠者，但不常有，其珠亦不甚光莹，药中不堪用。又蚌属中有一种似江珧者，其腹亦有珠，皆不及南海者奇而且多。"并附珍珠牡的图绘，其中廉州珍珠牡的贝壳呈明显的斜方形，一边平直。另一种珍珠牡的贝壳略呈等边三角形。南宋时期《宝庆本草折衷》记载："一名珠，一名真珠子。俗号药珠。出廉州北海蚌类中，及南海诸州石决明中。"明代《药性粗评》记载："真珠，老蚌所生也。其蚌谓之珠母，亦名珠牡。"清代《本草述钩元》记载："珠，蚌中阴精也。牡蛎蛤蚌，无阴阳牝牡，须雀蛤以化，故蚌之久者能生珠，专一于阴也。"

综上所述，历代本草对珍珠来源的描述仅为"蚌类""石决明"或"江珧"类别上的区分，并无对其形态特征的描述。结合历代本草的产地记载、来源类别以及本草图绘，贝壳呈明显的斜方形、一边平直的"廉州真珠牡"形态描述与马氏珍珠贝 *Pteria martensii*（Dunker）极为相似，判断本草记载的珍珠基原与现代合浦珍珠基原马氏珍珠贝一致。

5.2 产地沿革

合浦海域出产珍珠，最早记载可见于东晋时期《交州记》："去合浦八十里有涠洲（今广西北海涠洲岛）……其地产珠。"之后南北朝时期《后汉书·循吏传·孟尝》记载："（合浦）郡不产谷，而海出珠宝。"唐代《岭表录异》记载："廉州边海中有洲岛，岛上有大池。每年刺史修贡，自监珠户入池。"记录了合浦珍珠作为贡品的故事。后晋时期《旧唐书·地理志》记载："廉州合浦（今合浦一带）有珠母海，郡人采珠之所。"

宋代《本草图经》记载："《本经》不载所出州土。今出廉州（今广西合浦），北海（今鄂霍次克海海域）亦有之，生于珠牡。珠牡，蚌类也。"《本草衍义》记载："河北塘、泺中亦有。围及寸者，色多微红。珠母与廉州珠母不相类，但清水急流处，其色光白，水浊及不流处，其色暗。"南宋时期《宝庆本草折衷》记载："出廉州北海蚌类中，及南海诸州石决明中。及蜀西路女瓜、河北塘泺中，亦从舶上来。"记录广西合浦、河北等地均出产珍珠，合浦珍珠与淡水珍珠具有色泽的区别，不同生长环境中出产的珍珠也有色泽的区别。

元代《本草元命苞》记载："真珠出廉州、北海。采老蚌，取珠。未经钻，完白者佳。"关于珍珠产地的记载与《本草图经》相同。

明代《本草品汇精要》综合了《本草图经》和《岭表录异》的产地记录，记载："真珠出廉州、北海。"《本草蒙筌》记载："出廉州海岛大池；刺史掌之，督珠户岁采充贡。圆大寸围为上，光莹不暗极优……求入医方，惟新完者可用……又石决明，出南海内。"《本草纲目》综合了《岭表录异》《廉州志》《格古要论》等产地和品质的记录，记载"其北海珠蚌种类小别，人取其肉，或有得珠者，不甚光莹，亦不常有，不堪入药。又蚌中一种似江珧者，腹亦有珠，皆不及南海者奇而且多""今南珠色红，西洋珠色白，北海珠色微青，各随方色也""南番珠，色白圆耀者为上，广西者次之。北海珠色微青者为上，粉白、油黄者下矣。西番马价珠为上，色青如翠，其老色、夹石粉青、有油烟者下矣"。《本草原始》记载："出南海，又出廉州海岛大池，谓之珠池。圆大光莹者为优。入药须用新完未经钻缀者为佳。”综合评价合浦珍珠和南珠品质较好。广西合浦一带海域也因出产珍珠而称呼为“珠母海”“珠池”。

清代《握灵本草》记载：“岭南、西洋、北海皆有之。”关于珍珠产地的记载与之前基本一致。

民国时期《增订伪药条辨》记载：“珍珠出合浦，海中有珠池，蜑户投水采蚌取之……据近时市上所通用，最上者为廉珠，即廉州合浦县珠池所产，粒白如粱、如粟，色白光滑有宝光。其次曰药珠，种类甚多，即北海所产，色白黄有神光者亦佳，惟色黑质松者为最次，不入药用。”记载产自合浦的珍珠品质为最上者。

综上分析，自东晋时期至今均有广西合浦海域出产珍珠的记载，且有合浦珍珠作为贡品的记录。自古就有不同来源和不同生长环境的珍珠色泽有异的记录，合浦及周边海湾环境特殊，出产的珍珠色白光滑有宝光，与现代评价珍珠类白色、具有特有的彩色光泽等为好的表述一致。合浦珍珠产地沿革见表1。

表1 合浦珍珠产地沿革

年代	出处	产地及评价
东晋	《交州记》	去合浦八十里有涠洲……其地产珠
南北朝	《后汉书·循吏传·孟尝》	（合浦）郡不产谷，而海出珠宝
唐	《岭表录异》	廉州边海中有洲岛，岛上有大池
后晋	《旧唐书·地理志》	廉州合浦有珠母海，郡人采珠之所
宋	《本草图经》	今出廉州，北海亦有之
	《本草衍义》	河北溏、泺中亦有。围及寸者，色多微红。珠母与廉州珠母不相类
元	《本草元命苞》	出廉州、北海……未经钻，完白者佳
明	《本草品汇精要》	真珠出廉州、北海
	《本草蒙筌》	出廉州海岛大池……圆大寸围为上，光莹不暗极优……求入医方，惟新完者可用……又石决明，出南海内
	《本草纲目》	其北海珠蚌种类小别，人取其肉，或有得珠者，不甚光莹，亦不常有，不堪入药。又蚌中一种似江珧者，腹亦有珠，皆不及南海者奇而且多……今南珠色红，西洋珠色白，北海珠色微青，各随方色也……南番珠，色白圆耀者为上，广西者次之。北海珠色微青者为上，粉白、油黄者下矣。西番马价珠为上，色青如翠，其老色、夹石粉青、有油烟者下矣
	《本草原始》	出南海，又出廉州海岛大池，谓之珠池。圆大光莹者为优。入药须用新完未经钻缀者为佳
清	《握灵本草》	岭南、西洋、北海皆有之
民国	《增订伪药条辨》	珍珠出合浦，海中有珠池，蜑户投水采蚌取之……据近时市上所通用，最上者为廉珠，即廉州合浦县珠池所产，粒白如粱、如粟，色白光滑有宝光

6 道地产区及生境特征

6.1 道地产区

以广西合浦为核心区域，包括北部湾东北部合浦周边市、县的海湾。

6.2 生境特征

海水珍珠生产区域主要集中在广西、广东和海南的近陆海域，海湾开敞，潮流畅通，海域隐蔽，具防止风浪冲击的屏障，风浪较小，且两河流相夹，咸、淡水适中，浮泥和敌害生物少，饵料丰富，水质清净无污染。该区域属南亚热带季风气候，年平均气温22.7℃左右，年平均降水量1800mm左右，年平均日照时数1800h左右，无霜期329d～354d，海水比重稳定，水温18℃～32℃，平均水温24.5℃。

马氏珍珠贝生长周期较长，天性娇嫩，适宜生长于水暖如春、水流畅通稳定、有适量淡水流入的港湾。最佳的生活环境是海水清澈、水流不急的开敞港湾、海水温度保持在15℃～25℃、比重在1.015g/cm^3～1.028g/cm^3、自潮间带至10m深以内礁砂泥与砾石混合的海底。

合浦及周边市县的海湾具有防止风浪冲击的天然屏障，沿海滩涂辽阔，海湾开敞，潮流畅通。属南亚热带海洋性季风气候，气候温和，冬无严寒，夏无酷暑，年平均气温为23.6℃，最冷月平均气温10℃～15℃，年平均日照时数2000h以上。沿岸北部有六万大山阻挡寒潮，气温平和，水温15℃～30℃，平均水温23℃。北面只有南流江注入，又被北海半岛分隔，淡水部分向外港分注，使得半岛西南的珠池和正南珠母海等海区咸、淡水适中，盐度保持稳定，海水比重为1.015g/cm^3～1.022g/cm^3，平均为1.018g/cm^3。在珠池最集中的白龙和铁山港一带，又有适量的细流淡水输入，带进丰富的浮游生物与有机物质，为马氏珍珠贝提供丰富的饵料。平均水深不超过10m的浅海底多为砂泥砾石，适宜马氏珍珠贝扎根聚居。

7 质量特征

7.1 质量要求

应符合《中华人民共和国药典》一部对珍珠的相关质量规定。

7.2 性状特征

天然珍珠呈类球形、圆球形等，大小不等，直径1.5mm～8mm。表面类白色、浅粉红色、浅黄绿色或浅蓝色，半透明，光滑，具特有的彩色光泽。质坚硬细密，不易破碎，破碎面具同心状层纹。气微，味淡。用火烧时有爆裂声，裂为多数薄层小片，呈银白色，晶莹闪光。

人工插核珠呈类圆球形，直径3.5mm～7mm。表面玉白色或淡黄色，半透明，具彩色光泽。质较轻，较易破碎，内含珠核一粒，珠核与珍珠层可分离。人工插核珠入药时常用包裹于珠核外围的珍珠层，珠核常不入药。

参 考 文 献

［1］司马迁. 史记［M］. 北京：线装书局，2006：531.

［2］陶弘景. 本草经集注（辑校本）［M］. 尚志钧，尚元胜辑校. 北京：人民卫生出版社，1994：448.

［3］刘恂. 岭表录异［M］. 鲁迅校勘. 广州：广东人民出版社，1983：5.

［4］苏颂. 本草图经［M］. 尚志钧辑校. 合肥：安徽科学技术出版社，1994：473.

［5］郑金生. 中华大典·医药卫生典·药学分典［M］. 成都：巴蜀书社，2013.

［6］陈衍. 宝庆本草折衷［M］. 郑金生，张同君辑校. 北京：人民卫生出版社，1991：135.

［7］许希周. 中国本草全书：第56卷：药性粗评［M］. 北京：华夏出版社，1999：339.

［8］杨时泰. 本草述钩元释义［M］. 太原：山西科学技术出版社，2009：799.

［9］刘歆期. 交州记［M］. 会钊辑. 北京：中华书局，1985：7.

［10］谭其骧. 中国历史地图集［M］. 北京：中国地图出版社，1996.

［11］范晔. 后汉书：卷七十六［M］. 李贤注. 北京：中华书局，1973：2473.

［12］刘昫. 旧唐书：地理志［M］. 北京：中华书局，1975：654.

［13］寇宗奭. 本草衍义［M］. 颜正华，常章富，黄幼群点校. 北京：人民卫生出版社，1990：117.

［14］刘文泰. 本草品汇精要［M］. 北京：人民卫生出版社，1982：684.

［15］陈嘉谟. 本草蒙筌［M］. 王淑民，陈湘萍，周超凡点校. 北京：人民卫生出版社，1988：428.

［16］李时珍. 本草纲目［M］. 北京：人民卫生出版社，1982：2527.

［17］李中立. 本草原始［M］. 郑金生，汪惟刚，杨梅香整理. 北京：人民卫生出版社，2007：546.

［18］王翃. 握灵本草［M］. 叶新苗校注. 北京：中国中医药出版社，2012：193.

［19］曹炳章. 增订伪药条辨［M］. 刘德荣点校. 福州：福建科学技术出版社，2004：98－99.

［20］冯耀南，刘明，刘俭，等. 中药材商品规格质量鉴别［M］. 广州：暨南大学出版社，1995：419.

ICS 11.120.01
C 23

团体标准

T/CACM 1020.112—2019

道地药材 第112部分：桂郁金

Daodi herbs—Part 112: Guiyujin

2019-08-13 发布 2019-08-13 实施

中华中医药学会 发布

前　　言

T/CACM 1020《道地药材》标准分为157个部分：

——第1部分：标准编制通则；

……

——第111部分：合浦珍珠；

——第112部分：桂郁金；

——第113部分：广西蛤蚧；

……

——第157部分：汉射干。

本部分为T/CACM 1020的第112部分。

本部分按照GB/T 1.1—2009给出的规则起草。

本部分由道地药材国家重点实验室及国家中医药管理局道地药材生态遗传重点研究室提出。

本部分由中华中医药学会归口。

本部分起草单位：中国医学科学院药用植物研究所海南分所、中国中医科学院中药资源中心、北京中研百草检测认证有限公司。

本部分主要起草人：刘洋洋、冯剑、陈德力、黄璐琦、郭兰萍、詹志来、何雅莉、郭亮。

道地药材 第112部分：桂郁金

1 范围

T/CACM 1020 的本部分规定了道地药材桂郁金的来源及形态、历史沿革、道地产区及生境特征、质量特征。

本部分适用于中华人民共和国境内道地药材桂郁金的生产、销售、鉴定及使用。

2 规范性引用文件

下列文件对于本文件的应用是必不可少的。凡是注日期的引用文件，仅注日期的版本适用于本文件。凡是不注日期的引用文件，其最新版本（包括所有的修改单）适用于本文件。

T/CACM 1020.1—2016 道地药材 第1部分：标准编制通则

中华人民共和国药典一部

3 术语和定义

T/CACM 1020.1—2016 界定的以及下列术语和定义适用于本文件。

3.1

桂郁金 guiyujin

产于广西钦州灵山（陆屋、广江、广隆、三隆、太平、伯劳等地）、玉林博白、河池及其周边适宜地区的郁金。

4 来源及形态

4.1 来源

本品为姜科植物广西莪术 *Curcuma kwangsiensis* S. G. Lee et C. F. Liang 的干燥块根。

4.2 形态特征

根茎卵球形，有或多或少呈横纹状的节，节上有残存的褐色、膜质叶鞘，鲜时内部白色或微带淡奶黄色。须根细长，生根茎周围，末端常膨大成近纺锤形块根，直径1.4cm～1.8cm，内部乳白色。春季抽叶，叶基生，2～5，直立；叶片椭圆状披针形，长14cm～39cm，宽4.5cm～7cm（～9.5cm），先端短渐尖至渐尖，尖头边缘向腹面微卷，基部渐狭，下延，两面被柔毛；叶舌高约1.5cm，边缘有长柔毛；叶柄长2cm～11cm，被短柔毛；叶鞘长11cm～33cm，被短柔毛。穗状花序从根茎抽出，和具叶的营养茎分开；总花梗长4cm～7cm，花序长约15cm，直径约7cm；花序下部的苞片阔卵形，长约4cm，先端平展，淡绿色，上部的苞片长圆形，斜举，淡红色；花生于下部和中部的苞片腋内；花萼白色，长约1cm，一侧裂至中部，先端有3钝齿；花冠管长2cm，喇叭状，喉部密生柔毛，花冠裂片3，卵形，长约1cm，后方的1枚较宽，宽约9mm，先端尖，略成兜状，两侧的稍狭；侧生退化雄蕊长圆形，与花冠裂片近等长；唇瓣近圆形，淡黄色，先端3浅圆裂，中部裂片稍长，先端2浅裂；花丝扁阔，花药狭长圆形，长约4mm，药室紧贴，基部有距；花柱丝状，无毛，柱头头状，具缘毛；子房被长柔毛。花期5月~7月。

5 历史沿革

5.1 品种沿革

郁金始载于《药性论》。《新修本草》记载："此药苗似姜黄，花白质红，末秋出茎，心无实，根黄赤，取四畔子根，去皮，火干之。生蜀地及西戎，马药用之。破血而补，胡人谓之马蒁……（姜黄）叶、根都似郁金，花春生于根，与苗并出。夏花烂，无子。根有黄、青、白三色。其作之方法，与郁金同尔。西戎人谓之蒁药，其味辛少、苦多，与郁金同，惟花生异尔。"宋代《本草图经》记载："（蓬莪茂）三月生苗，在田野中，其茎如钱大，高二三尺。叶青白色，长一二尺，大五寸已来，颇类蘘荷。五月有花作穗，黄色，头微紫，根如生姜，而茂在根下，似鸡鸭卵，大小不常。九月采，削去粗皮，蒸熟，暴干用……江浙或有之……（郁金）今广南、江西州郡亦有之，然不及蜀中者佳。"并附图"温州蓬莪术茂"和"端州（今广东肇庆）蓬莪术茂"。从所附图结合形态描述及今植物分布来看，宋代所用郁金当为今姜黄属多种植物，"温州蓬莪茂"即现今的温郁金 *Curcuma wenyujin* Y. H. Chen & C. Ling，"端州蓬莪茂"从"花序从叶鞘中抽出""三月生苗""五月有花"来看，应是广西莪术 *Curcuma kwangsiensis* S. G. Lee et C. F. Liang 或蓬莪术 *Curcuma phaeocaulis* Val.。《本草图经》姜黄条附有"澧州姜黄"和"宜州姜黄"图。"澧州"为今湖南境内，因图无花难以确定其品种。"宜州"为今广西河池宜州，图中所绘的花序是从叶丛中抽出，而且高于叶长，此植物与姜黄特征相似，但开花季节与记载不符，就产地、花期和根茎断面色泽等推断"宜州姜黄"可能为广西莪术 *Curcuma kwangsiensis* S. G. Lee et C. F. Liang。《本草纲目》将蓬莪茂释名为"蒁药"，然而"蒁"在郁金、姜黄条内亦有。《本草蒙筌》记载："体圆有节，类蝉肚者真。"清代《本经逢原》云："若大小不等……折之中空、质柔、内外皆黄、其气烈者，即片子姜黄也。体圆，首尾相似，通身横纹，发苗处无小孔，折开气烈触鼻者，染色姜黄中之小者也。蓬术则大块、色青黑，最大者为广茂。"《植物名实图考》载郁金，"以根为螳螂肚者为真"。《增订伪药条辨》记载："郁金，山草之根，野生也。两广、江西咸有之，而以蜀产者为甚……然老郁金虽产四川，近今名称广郁金。所谓川郁金，乃温州产也，色黯黑，形扁亦有心，惟不香耳……甚则以姜黄辈伪之者，然其形锐圆，如蝉腹状，根梢有细须一缕，如菱脐之苗，长一二寸，市人因呼金线蝦蟆，蝉肚郁金是也。其皮黄白，有皱纹，而心内黄赤，剉开俨然两层，如井栏。"上述记载"根梢有细须一缕""因呼金线蝦蟆，蝉肚郁金是也，其皮黄白有皱纹""蝉肚郁金"等性状特征，表明了药用部位转变为姜黄属的植物的块根，因细须与块根相连，而且形成一缕，似"金线""蝦蟆""蝉腹（肚）"等很形象地说明药用部位是块根。因此，由上述可推断，古代桂郁金为广西莪术 *Curcuma kwangsiensis* S. G. Lee et C. F. Liang 的块根。

5.2 产地沿革

古代关于姜黄属多种植物的药用部位不十分明确，近代以来逐步形成温郁金 *Curcuma wenyujin* Y. H. Chen & C. Ling、姜黄 *Curcuma longa* L.、广西莪术 *Curcuma kwangsiensis* S. G. Lee et C. F. Liang 或蓬莪术 *Curcuma phaeocaulis* Val. 的干燥块根作为郁金入药，前两者分别习称"温郁金"和"黄丝郁金"，按照性状不同习称"桂郁金"或"绿丝郁金"。而广西等地所产的广西莪术的块根即"桂郁金"均为广西道地药材。经文献及实地考察证实，广西钦州灵山（陆屋、广江、广隆、三隆、太平、伯劳等地）、玉林博白、河池及其周边适宜地区为郁金的主产区。桂郁金产地沿革见表1。

表1 桂郁金产地沿革

年代	出处	产地及评价
唐	《新修本草》	生蜀地及西戎，马药用之
宋	《本草图经》	"今广南、江西州郡亦有之，然不及蜀中者佳……（蓬莪茂）江浙或有之。"并附图"温州蓬莪术茂"和"端州蓬莪术茂"
明	《本草纲目》	今广南、江西州郡亦有之，然不及蜀中者佳
民国	《药物出产辨》	两广、江西咸有之，而以蜀产者为甚……然老郁金虽产于四川，近今名称广郁金。所谓川郁金，乃温州产也，色黯黑，形扁亦有心，惟不香耳

6 道地产区及生境特征

6.1 道地产区

广西钦州灵山（陆屋、广江、广隆、三隆、太平、伯劳等地）、玉林博白、河池及其周边适宜地区。

6.2 生境特征

桂郁金产区属于亚热带季风气候。桂郁金喜温暖，不耐霜寒，生于海拔800m以下的低山、丘陵、平坝地区。产区以砂壤土、黄壤土为主，土壤肥沃，营养丰富，松软持水性好，适合桂郁金栽培生长。

7 质量特征

7.1 质量要求

应符合《中华人民共和国药典》一部对郁金的相关质量规定。

7.2 性状特征

桂郁金呈长圆锥形或长圆形，长2cm~6.5cm，直径1.8cm~2cm。表面具疏浅纵纹或较粗糙网状皱纹。质坚实，断面角质状，浅棕色。气微，味微辛、苦。

桂郁金与其他产地郁金性状鉴别要点见表2。

表2 桂郁金与其他产地郁金性状鉴别要点

比较项目	桂郁金	其他产地郁金
外观	长圆锥形或长圆形	长圆形、卵圆形、纺锤形或长椭圆形
外表面色泽	浅棕黄色	灰黄色或灰棕色、灰黄或灰白色、灰褐色
断面	淡白色或黄白色	灰黑色或棕褐色、淡黄白色、黄色

参 考 文 献

[1] 甄权. 药性论 [M]. 尚志钧校. 北京：人民卫生出版社，1997：251.

[2] 苏敬等. 新修本草（辑复本）[M]. 尚志钧辑校. 合肥：安徽科学技术出版社，1981：244.

[3] 苏颂. 本草图经 [M]. 尚志钧辑校. 合肥：安徽科学技术出版社，1994：373.

[4] 李时珍. 本草纲目 [M]. 北京：人民卫生出版社，2004：719.

[5] 陈嘉谟. 本草蒙筌 [M]. 张印生校. 北京：中医古籍出版社，2009：144.

[6] 张璐. 本经逢原 [M]. 北京：中国中医药出版社，2007：63.

[7] 吴其濬. 植物名实图考 [M]. 北京：华夏出版社，1999：632.

[8] 曹炳章. 增订伪药条辨 [M]. 刘德荣点校. 北京：人民卫生出版社，1982：51.

[9] 范尚坦，石振武. 姜黄属的本草研究 [J]. 中国中药杂志，1988，13（4）：3－6.

[10] 周继斌. 福建莪术的本草考证与生药学鉴定 [J]. 中国野生植物资源，2003，22（3）：39－39.

[11] 甘光标，段红平，杨志玲，等. 西南地区莪术资源调查及种质收集 [J]. 南方农业学报，2009，40（3）：221－223.

[12] 谢宗万. 论郁金、姜黄、片姜黄及莪术古今药用品种和入药部分的异同与变迁 [J]. 中国药学，1998，5：24－27.

ICS 11.120.01
C 23

团　　　　体　　　　标　　　　准

T/CACM 1020.113—2019

道地药材　第113部分：广西蛤蚧

Daodi herbs—Part 113: Guangxigejie

2019-08-13 发布　　　　2019-08-13 实施

中华中医药学会　发布

前　　言

T/CACM 1020《道地药材》标准分为157个部分：

——第1部分：标准编制通则；

……

——第112部分：桂郁金；

——第113部分：广西蛤蚧；

——第114部分：广西莪术；

……

——第157部分：汉射干。

本部分为T/CACM 1020的第113部分。

本部分按照GB/T 1.1—2009给出的规则起草。

本部分由道地药材国家重点实验室及国家中医药管理局道地药材生态遗传重点研究室提出。

本部分由中华中医药学会归口。

本部分起草单位：广西壮族自治区药用植物园、中国中医科学院中药资源中心、北京中研百草检测认证有限公司。

本部分主要起草人：余丽莹、谢月英、柯芳、彭玉德、黄璐琦、郭兰萍、詹志来、农东新、黄宝优、王春丽、熊峥、潘春柳、蓝祖栽、黄雪彦、吕惠珍、郭亮、姚李祥、李莹。

道地药材　第113部分：广西蛤蚧

1　范围

T/CACM 1020 的本部分规定了道地药材广西蛤蚧的来源及形态、历史沿革、道地产区及生境特征、质量特征。

本部分适用于中华人民共和国境内道地药材广西蛤蚧的生产、销售、鉴定及使用。

2　规范性引用文件

下列文件对于本文件的应用是必不可少的。凡是注日期的引用文件，仅注日期的版本适用于本文件。凡是不注日期的引用文件，其最新版本（包括所有的修改单）适用于本文件。

T/CACM 1020.1—2016　道地药材　第1部分：标准编制通则

中华人民共和国药典一部

3　术语和定义

T/CACM 1020.1—2016 界定的以及下列术语和定义适用于本文件。

3.1

广西蛤蚧　guangxigejie

产于广西德保、靖西、龙州、大新、宁明等桂西南石灰岩山地的蛤蚧。

4　来源及形态

4.1　来源

本品为壁虎科动物蛤蚧 *Gekko gecko* L. 的干燥体。

4.2　形态特征

体长可达30cm 以上，头体长等于或略大于尾长。皮肤粗糙，被粒状细鳞，粒鳞间分布有大的颗粒状疣粒。头大，扁三角形。头部后两侧具有斜直椭圆形耳孔，内有下陷的鼓膜。雄性尾基部腹面紧靠泄殖腔处有2个椭圆形鼓起，肛门有1对囊孔。指、趾底部有许多皱褶。雄性后肢股部腹面有1列鳞，具圆形股孔14～22，雌性没有或不明显。体色多样，基色有黑灰、灰褐、深灰、灰蓝、锈灰等颜色，头、体背部有黑褐、深灰、蓝褐、青灰等颜色的横条纹，体上散布有6行～7行横行排列的白色、灰白色或灰色点，多数个体具锈色、棕黄色、淡红色或栗黑色的圆形斑点。尾具灰白色环6～7，再生尾无灰白色环。

5　历史沿革

5.1　品种沿革

蛤蚧记载最早可追溯至汉代甚至更早，西汉时期《方言》记载：“桂林之中，守宫能鸣者，俗谓之蛤蚧。”“蛤蚧”为两广地方语言“白话”（粤语）的音译。

南北朝时期《雷公炮炙论》记载：“凡使，须认雄、雌。若雄为蛤，皮粗口大，身小尾粗；雌为蚧，口尖，身大尾小。”记录了蛤蚧的形态特征和雌雄成对活动的习性。唐代《北户录》记载：“其首如蟾蜍，背浅绿色，上有土黄斑点，如古锦纹……其声最大。”《岭表录异》记载：“首如蝦蟆，背有细鳞如蚕子，土黄色，身短尾长。”宋代《开宝本草》记载：“身长四五寸，尾与身等。形如大守宫，一雄一雌，常自呼其名曰蛤蚧。”《本草图经》记载：“首若虾蟆，背有细鳞如蚕子，色黄如土，长四五寸，尾与身等，盖守宫、蝘蜓之类。”并收录了蛤蚧的形态图。清代《本草求真》记载：“绝与蛤蜊不类，生于广南，身长七八寸，首如蟾蜍，背绿色斑，头圆肉满，鳞小而厚，鸣则上下相呼，雌雄相应。”历代本草对蛤蚧的形态描述较详细，主要形态特征显著。

根据历代本草中“尾与身等”“身长四五寸或七八寸”“首如蟾蜍”“背有细鳞”“黄斑或绿色斑”“色如黄土”的形态描述和“能鸣”“自呼蛤蚧”“鸣则上下相呼，雌雄相应”等习性，结合产地描述和图绘，古代蛤蚧与壁虎科动物大壁虎 *Gekko gecko* L. 的形态描述极为相似，判断历代本草记载的蛤蚧基原与现代蛤蚧基原一致。

5.2 产地沿革

西汉时期《方言》记载：“桂林（沿用秦时期桂林郡的区划，今广西桂林、柳州、河池、桂平、贵港、梧州和广东茂名、阳江、肇庆等地）之中，守宫能鸣者，俗谓之蛤蚧。”首次记录了广西和广东产区。

唐代《岭表录异》记载：“端州（今广东高要一带）子墙内，有巢于厅署城楼间者。”

宋代《开宝本草》记载：“生岭南（沿用唐代岭南道的区划，今广东和广西大部分地区）山谷及城墙或大树间。”《本草图经》记载：“生岭南山谷及城墙或大木间，今岭外亦有之。”产区记录基本与西汉时期一致，之后一直到民国时期，大部分本草文献均记录蛤蚧产自岭南。

明代《本草纲目》除了有蛤蚧产自岭南的记录以外，还收录了《海槎录》关于“广西横州（今广西横县一带）甚多蛤蚧”的记录，说明明代广西横县是岭南产地中较为突出的产区。

清代《本草备要》和《本草求真》分别记载蛤蚧“出广南（沿用宋代广南的区划，今广西大部分地区）”和“生于广南”，说明广西已成为蛤蚧最大的产区。

民国时期《药物出产辨》记录：“产广西。以龙州为多，其次芦圩、贵县、南宁、百色等，均有出。梧州乃聚处，实非梧州所产。”在清代产区记录的基础上，详细记录了符合蛤蚧生境的广西龙州、百色等石灰岩地貌集中的县域产地，并记录了广西梧州曾作为蛤蚧药材市场流通的集散地。

综上所述，自西汉时期开始有蛤蚧产地记录，蛤蚧产自广西和广东。明代开始广西地位突出，逐渐成为主产地。清代开始主要集中在广西，民国时期记录了广西多个县域产地。广西蛤蚧产地沿革见表1。

表1 广西蛤蚧产地沿革

年代	出处	产地及评价
西汉	《方言》	桂林之中，守宫能鸣者，俗谓之蛤蚧
唐	《岭表录异》	端州子墙内，有巢于厅署城楼间者
宋	《开宝本草》	生岭南山谷及城墙或大树间
	《本草图经》	生岭南山川及城墙或大木间，今岭外亦有之
元	《本草元命苞》	生岭南山谷，或大树之间
明	《本草蒙筌》	岭南山中有，城墙树底多
	《本草纲目》	生岭南山谷，及城墙或大树间……《海槎录》云：广西横州甚多蛤蚧

表1（续）

年代	出处	产地及评价
清	《握灵本草》	出岭南
	《本草备要》	出广南
	《本草求真》	生于广南
	《本草述钩元》	生岭南山谷及城墙，或大树间
民国	《药物出产辨》	产广西。以龙州为多，其次芦圩，贵县、南宁、百色等，均有出。梧州乃聚处，实非梧州所产
	《增订伪药条辨》	生于岭南山谷及城墙或大树间

6 道地产区及生境特征

6.1 道地产区

广西德保、靖西、龙州、大新、宁明等桂西南的石灰岩山地。

6.2 生境特征

蛤蚧喜干燥、忌涝湿，对气温较敏感，炎热暑天多穴居山腰浅洞，天凉时多住深洞，刮风时多住山背。广西部分地区和云南偶见栖息于山洞或树洞中，山脚及低洼处罕见。

广西蛤蚧多栖息于广西岩溶山地温暖干燥的石壁洞缝中，偶见山洞、树洞或房舍墙壁顶部，尤其喜欢栖息在昆虫多、有草木生长、草木高度为几米到十几米的山地岩壁裂缝中，植被茂盛的岩溶山地分布较多，植被不好的地方少见甚至没有。

7 质量特征

7.1 质量要求

应符合《中华人民共和国药典》一部对蛤蚧的相关质量规定。

7.2 性状特征

蛤蚧呈扁片状，头颈部及躯干部长9cm～18cm，头颈部约占三分之一，腹背部宽6cm～11cm，尾长6cm～12cm。头略呈扁三角状，两眼多凹陷成窟窿，口内有细齿，生于颚的边缘，无异型大齿。吻部半圆形，吻鳞不切鼻孔，与鼻鳞相连，上鼻鳞左右各1片，上唇鳞12对～14对，下唇鳞（包括颏鳞）21片。腹背部呈椭圆形，腹薄。背部呈灰黑色或银灰色，有黄白色、灰绿色或橙红色斑点散在或密集成不显著的斑纹，脊椎骨和两侧肋骨突起。四足均具5趾；趾间仅具蹼迹，足趾底有吸盘。尾细而坚实，微现骨节，与背部颜色相同，有6个～7个明显的银灰色环带，有的再生尾较原生尾短，且银灰色环带不明显。全身密被圆形或多角形微有光泽的细鳞。气腥，味微咸。

广西蛤蚧也称灰斑蛤蚧，与红斑蛤蚧相比较，体表光泽度较好，头较小，皮较厚，背部斑点较小，为黄白色或灰绿色。

广西蛤蚧与其他产地蛤蚧性状鉴别要点见表2。

表2　广西蛤蚧与其他产地蛤蚧性状鉴别要点

比较项目	广西蛤蚧（灰斑蛤蚧）	其他产地蛤蚧（红斑蛤蚧）
产地	广西	进口
体表光泽	具光泽，较鲜亮	较暗
头部大小	较小	较大
身体皮肤	较厚	较薄
背部斑点	较小，为黄白色或灰绿色	较大，橙红色

参 考 文 献

[1] 杨雄. 方言 [M]. 郭璞注. 北京：中华书局，2016：101.

[2] 雷敩. 雷公炮炙论（辑佚本）[M]. 王兴法辑校. 上海：上海中医学院出版社，1986：120.

[3] 郑金生. 中华大典·医药卫生典·药学分典：第 9 卷 [M]. 成都：巴蜀书社，2006：519，526.

[4] 刘恂. 岭表录异 [M]. 北京：中华书局，1985：21.

[5] 卢多逊，李昉等. 开宝本草（辑复本）[M]. 尚志钧辑校. 合肥：安徽科学技术出版社，1998：358.

[6] 苏颂. 本草图经（辑校本）[M]. 尚志钧辑校. 北京：学苑出版社，2017：500.

[7] 黄宫绣. 本草求真 [M]. 上海：上海科学技术出版社，1959：32.

[8] 谭其骧. 中国历史地图集 [M]. 北京：中国地图出版社，1996.

[9] 李时珍. 本草纲目 [M]. 北京：人民卫生出版社，1982：2527.

[10] 汪昂. 本草备要 [M]. 北京：人民卫生出版社，1965：242.

[11] 陈仁山. 药物出产辨 [M]. 广州：广东中医药专门学校，1930：127.

[12] 陈嘉谟. 本草蒙筌 [M]. 王淑民，陈湘萍，周超凡点校. 北京：人民卫生出版社，1988：370.

[13] 王翃. 握灵本草 [M]. 叶新苗校注. 北京：中国中医药出版社，2012：193.

[14] 杨时泰. 本草述钩元 [M]. 上海：科技卫生出版社，1958：534.

[15] 曹炳章. 增订伪药条辨 [M]. 刘德荣点校. 福州：福建科学技术出版社，2004：103.

[16] 张明心. 药材资料汇编 [M]. 北京：中国商业出版社，1999：127-130.

[17] 张月云，李力，黎宁兰，等. 大壁虎色斑特征和疣粒的地理变异 [J]. 生态科学，2015，34（3）：53-58.

ICS 11.120.01
C 23

团　　　体　　　标　　　准

T/CACM 1020.114—2019

道地药材　第114部分：广西莪术

Daodi herbs—Part 114: Guangxi ezhu

2019-08-13 发布　　　　2019-08-13 实施

中华中医药学会　发布

前　　言

T/CACM 1020《道地药材》标准分为157个部分：

——第1部分：标准编制通则；

……

——第113部分：广西蛤蚧；

——第114部分：广西莪术；

——第115部分：广豆根；

……

——第157部分：汉射干。

本部分为T/CACM 1020的第114部分。

本部分按照GB/T 1.1—2009给出的规则起草。

本部分由道地药材国家重点实验室及国家中医药管理局道地药材生态遗传重点研究室提出。

本部分由中华中医药学会归口。

本部分起草单位：中国医学科学院药用植物研究所海南分所、中国中医科学院中药资源中心、北京中研百草检测认证有限公司。

本部分主要起草人：刘洋洋、冯剑、陈德力、黄璐琦、郭兰萍、詹志来、郭亮。

道地药材 第114部分：广西莪术

1 范围

T/CACM 1020的本部分规定了道地药材广西莪术的来源及形态、历史沿革、道地产区及生境特征、质量特征。

本部分适用于中华人民共和国境内道地药材广西莪术的生产、销售、鉴定及使用。

2 规范性引用文件

下列文件对于本文件的应用是必不可少的。凡是注日期的引用文件，仅注日期的版本适用于本文件。凡是不注日期的引用文件，其最新版本（包括所有的修改单）适用于本文件。

T/CACM 1020.1—2016 道地药材 第1部分：标准编制通则

中华人民共和国药典一部

3 术语和定义

T/CACM 1020.1—2016界定的以及下列术语和定义适用于本文件。

3.1

广西莪术 guangxi ezhu

产于广西钦州灵山（陆屋、广江、广隆、三隆、太平、伯劳等地）、玉林博白、河池及其周边适宜地区的莪术。

4 来源及形态

4.1 来源

本品为姜科植物广西莪术 *Curcuma kwangsiensis* S. G. Lee et C. F. Liang的干燥根茎。

4.2 形态特征

根茎卵球形，长4cm～5cm，直径2.5cm～3.5cm，有或多或少呈横纹状的节，节上有残存的褐色、膜质叶鞘，鲜时内部白色或微带淡奶黄色。须根细长，生根茎周围，末端常膨大成近纺锤形块根；块根直径1.4cm～1.8cm，内部乳白色。春季抽叶，叶基生，2～5，直立；叶片椭圆状披针形，长14cm～39cm，宽4.5cm～7cm（～9.5cm），先端短渐尖至渐尖，尖头边缘向腹面微卷，基部渐狭，下延，两面被柔毛；叶舌高约1.5cm，边缘有长柔毛；叶柄长2cm～11cm，被短柔毛；叶鞘长11cm～33cm，被短柔毛。穗状花序从根茎抽出，和具叶的营养茎分开；总花梗长4cm～7cm，花序长约15cm，直径约7cm；花序下部的苞片阔卵形，长约4cm，先端平展，淡绿色，上部的苞片长圆形，斜举，淡红色；花生于下部和中部的苞片腋内；花萼白色，长约1cm，一侧裂至中部，先端有3钝齿；花冠管长2cm，喇叭状，喉部密生柔毛，花冠裂片3，卵形，长约1cm，后方的1枚较宽，约9mm，先端尖，略成兜状，两侧的稍狭；侧生退化雄蕊长圆形，与花冠裂片近等长；唇瓣近圆形，淡黄色，先端3浅圆裂，中部裂片稍长，先端2浅裂；花丝扁阔，花药狭长圆形，长约4mm，药室紧贴，基部有距；花柱丝状，无毛，柱头头状，具缘毛；子房被长柔毛。花期5月~7月。

5 历史沿革

5.1 品种沿革

莪术古名为蓬莪茂（音“述”）。宋代《开宝本草》记载：“生西戎及广南诸州……子似干椹，叶似蘘荷，茂在根下，并生。”宋代《本草图经》记载：“蓬莪茂生西戎及广南诸州，今江浙或有之。三月生苗，在田野中，其茎如钱大，高二三尺。叶青白色，长一二尺，大五寸已来，颇类蘘荷。五月有花作穗，黄色，头微紫，根如生姜，而茂在根下，似鸡鸭卵，大小不常。九月采，削去粗皮，蒸熟，暴干用。”并附图“温州蓬莪茂”和“端州（今广东肇庆）蓬莪茂”。从所附图结合形态描述及今植物分布来看，宋代所用“蓬莪茂”当为今姜黄属多种植物，“温州蓬莪茂”即现今的温郁金 *Curcuma wenyujin* Y. H. Chen & C. Ling，“端州蓬莪茂”从“花序从叶鞘中抽出”“三月生苗”“五月有花”来看，应是广西莪术 *Curcuma kwangsiensis* S. G. Lee et C. F. Liang 或蓬莪术 *Curcuma phaeocaulis* Val.。明代《本草品汇精要》记载：“生广南诸州，今江浙亦有之。（道地）西戎。”其后诸家本草所述之产地多沿用西戎、广南、江浙。《本草纲目》记载：“生蜀地及西戎……马药用之。破血而补。胡人为之‘马蒁’。”将“蓬莪茂”释名为“蒁药”。然而“蒁”在郁金、姜黄条内亦有，如唐代《新修本草》云：“（郁金）此药苗似姜黄，花白质红，末秋出茎，心无实，根黄赤，取四畔子根，去皮火干之。生蜀地及西戎，马药用之。破血而补。胡人谓之之马蒁……（姜黄）叶、根都似郁金，花春生于根，与苗并出。夏花烂，无子。根有黄、青、白三色。其作之方法，与郁金同尔。西戎人谓之蒁药，其味辛少、苦多，于郁金同，惟花生异尔。”可见唐代就有“蒁”（马蒁、蒁药），虽然没有莪术之名，但从形态描述可以推断为今所用莪术。清代《本经逢原》云：“若大小不等……折之中空、质柔、内外皆黄、其气烈者，即片子姜黄也。体圆，首尾相似，通身横纹，发苗处无小孔，折开气烈触鼻者，染色姜黄中之小者。蓬术则大块、色青黑，最大者为广茂。”

古代姜黄属多种植物因形态相似，较难辨别，相互混杂而用，但药用部位基本明确为根茎。如《本草图经》姜黄条附有“澧州姜黄”和“宜州姜黄”图。“澧州”为今湖南境内，因图无花难以确定其品种。“宜州”为今广西河池宜州，根据图中描绘的花序是从叶丛中抽出，而且高于叶长，此植物与姜黄特征相似，但开花季节与记载不符，就产地、花期和根茎断面色泽等推断“宜州姜黄”可能为广西莪术 *Curcuma kwangsiensis* S. G. Lee et C. F. Liang。

5.2 产地沿革

古代关于姜黄属多种植物的药用部位不十分明确，近代以来逐步形成广西莪术 *Curcuma kwangsiensis* S. G. Lee et C. F. Liang、蓬莪术 *Curcuma phaeocaulis* Val.、温郁金 *Curcuma wenyujin* Y. H. Chen & C. Ling 三者之根茎作为莪术入药，而温郁金的根茎习称“温莪术”。此外广西等地所产的广西莪术的块根即“桂郁金”均为广西知名道地药材。经文献及实地考察证实，广西钦州灵山（陆屋、广江、广隆、三隆、太平、伯劳等地）、玉林博白、河池及其周边适宜地区为莪术的道地产区。广西莪术产地沿革见表1。

表1 广西莪术产地沿革

年代	出处	产地及评价
唐	《新修本草》	生蜀地及西戎，马药用之

表1（续）

年代	出处	产地及评价
宋	《开宝本草》	蓬莪茂……生西戎及广南诸州
	《本草图经》	蓬莪茂，生西戎及广南诸州，今浙江或有之
明	《本草纲目》	今广南、江西州郡亦有之，然不及蜀中者佳
现代	《中华本草》	“蓬莪术”主产于四川温江及乐山地区

6 道地产区及生境特征

6.1 道地产区

广西钦州灵山（陆屋、广江、广隆、三隆、太平、伯劳等地）、玉林博白、河池及其周边适宜地区。

6.2 生境特征

道地产区属于亚热带季风气候。广西莪术喜温暖，不耐霜寒，生于海拔800m以下的低山、丘陵、平坝地区。产区以砂壤土、黄壤土为主，土壤肥沃，营养丰富，松软持水性好，适合广西莪术栽培生长。

7 质量特征

7.1 质量要求

应符合《中华人民共和国药典》一部对莪术的相关质量规定。

7.2 性状特征

广西莪术根茎呈类圆形、卵圆形或长卵形，先端钝尖，基部钝圆，长3.5cm～6.5cm，直径2cm～4.5cm。表面土黄色或土棕色，环节稍突起，有点状须根痕，两侧各有1列下陷的芽痕和侧生根茎痕，茎痕较大，位于下部。质坚重，断面黄棕色至棕色，常附有淡黄色粉末，内皮层环纹黄白色，可见条状或点状维管束。气香，味微苦、辛。

广西莪术与其他产地莪术性状鉴别要点见表2。

表2 广西莪术与其他产地莪术性状鉴别要点

比较项目	广西莪术	其他产地莪术
断面	黄棕色至棕褐色，常附有淡黄色粉末，内皮层环纹黄白色	灰褐色至蓝褐色，常附有灰棕色粉末，内皮层环纹棕褐色；附有淡黄色至黄棕色粉末

参 考 文 献

[1] 卢多逊等. 开宝本草（辑复本）[M]. 尚志钧辑校. 合肥：安徽科学技术出版社，1998：214.

[2] 苏颂. 本草图经 [M]. 尚志钧辑校. 合肥：安徽科学技术出版社，1994：223.

[3] 刘文泰. 本草品汇精要 [M]. 北京：中国中医药出版社，2013：349.

[4] 李时珍. 本草纲目（金陵本）新校注 [M]. 王庆国主校. 北京：中国中医药出版社，2013：489.

[5] 苏敬等. 新修本草 [M]. 尚志钧辑校. 合肥：安徽科学技术出版社，2005：139.

[6] 张璐. 本经逢原 [M]. 北京：中国中医药出版社，2007：63.

[7] 范尚坦，石振武. 姜黄属的本草研究 [J]. 中国中药杂志，1988，13（4）：3－6.

[8] 周继斌. 福建莪术的本草考证与生药学鉴定 [J]. 中国野生植物资源，2003，22（3）：39－39.

[9] 甘光标，段红平，杨志玲，等. 西南地区莪术资源调查及种质收集 [J]. 广西农业科学，2009，3（40）：221－223.

[10] 谢宗万. 论郁金、姜黄、片姜黄及莪术古今药用品种和入药部分的异同与变迁 [J]. 中医药研究，1998，5：24－27.

[11] 国家中医药管理局《中华本草》编委会. 中华本草：第8册 [M]. 上海：上海科学技术出版社，1999：626.

ICS 11.120.01
C 23

团 体 标 准

T/CACM 1020.115—2019

道地药材 第115部分：广豆根

Daodi herbs—Part 115: Guangdougen

2019-08-13 发布 2019-08-13 实施

中华中医药学会 发布

前　　言

T/CACM 1020《道地药材》标准分为157个部分：

——第1部分：道地药材标准编制通则；

……

——第114部分：广西莪术；

——第115部分：广豆根；

——第116部分：广槟榔；

……

——第157部分：汉射干。

本部分为T/CACM 1020的第115部分。

本部分按照GB/T 1.1—2009给出的规则起草。

本部分由道地药材国家重点实验室及国家中医药管理局道地药材生态遗传重点研究室提出。

本部分由中华中医药学会归口。

本部分起草单位：广西壮族自治区药用植物园、中国中医科学院中药资源中心、北京中研百草检测认证有限公司。

本部分主要起草人：余丽莹、王春丽、谢月英、农东新、柯芳、黄璐琦、郭兰萍、詹志来、黄雪彦、彭玉德、潘春柳、黄宝优、蓝祖栽、熊峥、吕惠珍、姚李祥、李莹、郭亮。

道地药材　第115部分：广豆根

1　范围

T/CACM 1020 的本部分规定了道地药材广豆根的来源及形态、历史沿革、道地产区及生境特征、质量特征。

本部分适用于中华人民共和国境内道地药材广豆根的生产、销售、鉴定及使用。

2　规范性引用文件

下列文件对于本文件的应用是必不可少的。凡是注日期的引用文件，仅注日期的版本适用于本文件。凡是不注日期的引用文件，其最新版本（包括所有的修改单）适用于本文件。

T/CACM 1020.1—2016　道地药材　第1部分：标准编制通则

中华人民共和国药典一部

3　术语和定义

T/CACM 1020.1—2016 界定的以及下列术语和定义适用于本文件。

3.1

广豆根　guangdougen

产于广西西南、西北和中部各县域石灰岩山地的山豆根。

4　来源及形态

4.1　来源

本品为豆科植物越南槐 *Sophora tonkinensis* Gagnep. 的干燥根及根茎。

4.2　形态特征

灌木。根粗壮，圆柱状，根皮棕色至黑棕色。茎绿色，分枝多，被灰色短柔毛。奇数羽状复叶，小叶片5对~9对或12对~19对，披针形、椭圆形、长圆状或卵状长圆形，顶生叶长4cm~6cm，宽2cm~4cm，其他叶长2cm~5cm，宽0.5cm~2.5cm，上面无毛或被柔毛，下面被灰褐色柔毛。总状花序或基部分枝近圆锥状，顶生，长10cm~30cm，总花梗和花序轴被短毛；小花梗长约5mm；苞片小，钻状，被毛；花萼杯状，基部有脐状花托，萼齿小，尖齿状，被灰褐色丝质毛；花冠黄色，旗瓣近圆形，先端凹，基部具短柄，翼瓣长于旗瓣，基部具三角形尖耳，龙骨瓣呈斜倒卵形或半月形；雄蕊10，基部稍连合；子房被柔毛。荚果串珠状。种子卵形，黑色，有光泽。

5 历史沿革

5.1 品种沿革

广豆根以“山豆根”之名始载于宋代《开宝本草》，之后10余部本草均有收载。历代本草对山豆根的形态描述主要集中在4种，一是《开宝本草》《本草图经》《本草乘雅半偈》等记载的“苗蔓如豆根……叶青，经冬不凋”，二是《本草品汇精要》《本草纲目》等记载的“广南者如小槐，高尺余”，三是《本草蒙筌》记录的“俗呼金锁匙，苗长一尺许。叶两傍而有曲钮，子成簇而色鲜红。粒似豆圆，名因此得”，四是《质问本草》记载的“苗高六七寸，布地，叶厚硬，六月开小白花，晚秋熟实。细观此种，根叶原与山豆根无异。再查其苗蔓，如豆，经冬不凋，便是山豆根”。考证历代本草的图绘，收载的山豆根药材基原物种有近10种，比形态描述更为混乱。结合文字描述、图绘和产地记录，“广南者如小槐，高尺许”的描述以及《本草图经》《本草品汇精要》《本草纲目》和《金石昆虫草木状》的山豆根图绘与槐属植物形态相似，主要表现在植株性状、根系和羽状复叶，与现代《中华人民共和国药典》收载的豆科植物越南槐 *Sophora tonkinensis* Gagnep. 的形态相似，而《本草原始》等的山豆根图绘则与越南槐药用部位的形态特征基本相同，说明产自广西的山豆根基原植物应为越南槐。

5.2 产地沿革

宋代《开宝本草》记载：“生剑南（今四川一带）山谷，蔓如豆。”从形态描述和产地记录来看，所记载的不是现今的越南槐。《本草图经》记载：“生剑南山谷，今广西亦有，以忠（今重庆忠县一带和广西扶绥一带）、万州（今重庆万县一带）者佳。苗蔓如豆根，以此为名……广南（今广西一带）者，如小槐，高尺余。”《宝庆本草折衷》记载：“生剑南山谷，及广西、广南，忠、万、宜（今广西河池一带）、果州（今四川南充一带）。”说明山豆根在宋代时有四川和广西两个主要产区，不同产区的基原物种不同，产自广西的应为越南槐。

明代《本草品汇精要》记载：“生剑南山谷，今广西亦有。〔道地〕宜州、果州，以忠、万州者佳。”《药性粗评》记载：“两广山谷处处有之，以忠、万州者佳。”《本草蒙筌》记载：“各处山谷俱有，广西出者独佳。”《本草纲目》记载：“生剑南及宜州、果州山谷，今广西亦有，以忠州、万州者为佳。”本草记载逐渐倾向广西产地的品质更佳。

清代《握灵本草》记载：“出广西。”《伤寒瘟疫条辨》记载：“广出者佳。”《植物名实图考》记载：“以产广西者良。江西、湖南别有山豆，皆以治喉之功得名，非一种。”并记录了当时因“山豆根治喉痛，举世知之，赖之”，但“物之利于人者易于售伪”的情景，补充“然余所见江右、湘、滇之产，味皆薄而与原图异。而原图又非如小槐者。不至其地，焉知其是耶？非耶”，说明江西、湖南、云南等省的山豆根基原与广西所产的广豆根不同。

民国时期《药物出产辨》记载：“产广西南宁、百色等处。”记录了广豆根在广西的2个主产地，南宁、百色一度是山豆根市场流通的2个集散地，这与越南槐原变种和多叶变种的分布地相吻合。日本《汉药研究纲要》“一卷”中收录为3店共通所备之药品，称为“广豆根”，可见“广豆根”之名已有上百年历史。

综上所述，自宋代开始有广西出产山豆根的记录。自明代开始评价广西产地的山豆根质量为佳，并一直延续至今。自民国时期开始以广豆根之名称呼广西所产的山豆根。广豆根产地沿革见表1。

表1　广豆根产地沿革

年代	出处	产地及评价
宋	《开宝本草》	生剑南山谷
	《本草图经》	生剑南山谷，今广西亦有，以忠、万州者佳
	《宝庆本草折衷》	生剑南山谷，及广西、广南，忠、万、宜、果州
明	《本草品汇精要》	生剑南山谷，今广西亦有。〔道地〕宜州、果州，以忠、万州者佳
	《药性粗评》	两广山谷处处有之，以忠、万州者佳
	《本草蒙筌》	各处山谷俱有，广西出者独佳
	《本草纲目》	生剑南及宜州、果州山谷，今广西亦有，以忠州、万州者为佳
	《本草乘雅半偈》	出剑南、宜州、果州，及广西忠州、万州
清	《握灵本草》	出广西
	《伤寒瘟疫条辨》	广出者佳
	《植物名实图考》	以产广西者良
民国	《药物出产辨》	产广西南宁、百色等处
	《汉药研究纲要》	广豆根

6　道地产区及生境特征

6.1　道地产区

以广西百色、河池、南宁为中心，包括靖西、那坡、德保、田东、田阳、平果、天等等广西西南县域，隆林、田林、凌云、乐业、凤山、南丹、天峨、环江、罗城等广西西北县域，马山、忻城、都安、大化等广西中部县域的石灰岩山地。

6.2　生境特征

广豆根主要分布在广西的西南、西北及中部县域的石灰岩山地，生长在阳光充足的山顶或山坡，海拔500m～800m。大部分地区年平均气温为20℃～23℃，无霜期336d～365d，年平均降水量1000mm～1600mm，年平均降水日数120d～175d，年平均日照时数1380h～1900h，土壤类型为黑色、棕色或红色石灰土。

7　质量特征

7.1　质量要求

应符合《中华人民共和国药典》一部对山豆根的相关质量规定。

7.2　性状特征

山豆根呈不规则结节状，先端常残留茎基，其下生根数条。根呈长圆柱形，常有分枝，长短不等，直径0.7cm～1.5cm。表面棕色至棕黑色，有不规则的纵皱纹及横长皮孔样突起。质坚硬，难折断，断面皮部淡棕色，木部类白色至淡黄色。有豆腥气，味极苦。

广豆根呈不规则结节状，先端常残留茎基，其下生根数条。根呈长圆柱形，常有分枝，长短不等，直径0. 7cm ~ 3cm。表面棕色至棕褐色，纵皱纹少而浅。质坚硬，难折断，断面皮部淡棕色，木部淡黄色。有豆腥气，味极苦。

广豆根与其他产地山豆根性状鉴别要点见表2。

表2　广豆根与其他产地山豆根性状鉴别要点

比较项目	广豆根	其他产地山豆根
产地	广西	贵州、云南
直径	0. 7cm ~ 3cm	0. 7cm ~ 1. 5cm
表面颜色	棕色至棕褐色	棕色至棕黑色
表面形态	纵皱纹少而浅	有不规则的纵皱纹及横长皮孔样突起
截面颜色	断面皮部淡棕色，木部淡黄色	断面皮部淡棕色，木部类白色至淡黄色

参 考 文 献

[1] 卢多逊等. 开宝本草（辑复本）[M]. 尚志钧辑校. 合肥：安徽科学技术出版社，1998：253.

[2] 苏颂. 本草图经 [M]. 尚志钧辑校. 合肥：安徽科学技术出版社，1994：72.

[3] 卢之颐. 本草乘雅半偈（校点本）[M]. 冷方南，王齐南校点. 北京：人民卫生出版社，1986：619.

[4] 刘文泰. 本草品汇精要 [M]. 北京：人民卫生出版社，1982：420.

[5] 李时珍.《本草纲目》校注：中 [M]. 张志斌，李经纬，郑金生，等校注. 沈阳：辽海出版社，2001：1302.

[6] 陈嘉谟. 本草蒙筌 [M]. 王淑民，陈湘萍，周超凡点校. 北京：人民卫生出版社，1988：187.

[7] 吴继志. 质问本草 [M]. 北京：中医古籍出版社，1984：135.

[8] 郑金生. 中华大典·医药卫生典·药学分典·药物图录总部 [M]. 成都：巴蜀书社，2006.

[9] 谭其骧. 中国历史地图集 [M]. 北京：中国地图出版社，1996.

[10] 陈衍. 宝庆本草折衷 [M]. 郑金生，张同君辑校. 北京：中国中医科学院内部印刷，1991.

[11] 许希周. 中国本草全书第56卷：药性粗评 [M]. 北京：华夏出版社，1999：239.

[12] 王翃. 握灵本草 [M]. 叶新苗校注. 北京：中国中医药出版社，2012：117.

[13] 杨璇. 伤寒温疫条辨 [M]. 李顺保，李剑虹，吴彦萍校. 北京：学苑出版社，2006：282.

[14] 吴其濬. 植物名实图考 [M]. 北京：中华书局，1963：602.

[15] 陈仁山，蒋淼，陈思敏，等. 药物出产辨（七）[J]. 中药与临床，2011，2（3）：64－65.

[16] 久保田晴光. 汉药研究纲要 [M]. 北京：人民卫生出版社，1955：5.

ICS 11.120.01
C 23

团体标准

T/CACM 1020.116—2019

道地药材 第116部分：广槟榔

Daodi herbs—Part 116：Guangbinglang

2019-08-13 发布 2019-08-13 实施

中华中医药学会 发布

前　　言

T/CACM 1020《道地药材》标准分为157个部分：

——第1部分：标准编制通则；

……

——第115部分：广豆根；

——第116部分：广槟榔；

——第117部分：海南沉香；

……

——第157部分：汉射干。

本部分为T/CACM 1020的第116部分。

本部分按照GB/T 1.1—2009给出的规则起草。

本部分由道地药材国家重点实验室及国家中医药管理局道地药材生态遗传重点研究室提出。

本部分由中华中医药学会归口。

本部分起草单位：中国医学科学院药用植物研究所海南分所、北京联合大学、华润三九医药股份有限公司、中国中医科学院中药资源中心、中药材商品规格等级标准研究技术中心、北京中研百草检测认证有限公司。

本部分主要起草人：刘洋洋、冯剑、陈德力、张元、黄璐琦、郭兰萍、詹志来、谭沛、张辉、郭亮。

道地药材　第116部分：广槟榔

1　范围

T/CACM 1020 的本部分规定了道地药材广槟榔的来源及形态、历史沿革、道地产区及生境特征、质量特征。

本部分适用于中华人民共和国境内道地药材广槟榔的生产、销售、鉴定及使用。

2　规范性引用文件

下列文件对于本文件的应用是必不可少的。凡是注日期的引用文件，仅注日期的版本适用于本文件。凡是不注日期的引用文件，其最新版本（包括所有的修改单）适用于本文件。

T/CACM 1020.1—2016　道地药材　第1部分：标准编制通则

中华人民共和国药典一部

3　术语和定义

T/CACM 1020.1—2016 界定的以及下列术语和定义适用于本文件。

3.1

广槟榔　guangbinglang

产于海南万宁、琼海、琼中、屯昌、保亭、陵水、三亚及周边适宜生长地区的槟榔。

4　来源及形态

4.1　来源

本品为棕榈科植物槟榔 *Areca catechu* L. 的干燥成熟种子。

4.2　形态特征

茎直立，乔木状，高10m，最高可达30m，有明显的环状叶痕。叶簇生于茎顶，长1.3m～2m，羽片多数，两面无毛，狭长披针形，长30cm～60cm，宽2.5cm～4cm，上部的羽片合生，先端有不规则齿裂。雌雄同株，花序多分枝，花序轴粗壮压扁，分枝曲折，长25cm～30cm，上部纤细，着生1列或2列的雄花，而雌花单生于分枝的基部；雄花小，无梗，通常单生，很少成对着生，萼片卵形，长不到1mm，花瓣长圆形，长0.4cm～0.6cm，雄蕊6，花丝短，退化雌蕊3，线形；雌花较大，萼片卵形，花瓣近圆形，长1cm～1.2cm，退化雄蕊6，合生；子房长圆形。果实长圆形或卵球形，长3cm～5cm，橙黄色，中果皮厚，纤维质。种子卵形，基部截平，胚乳嚼烂状，胚基生。花果期3月～4月。

5 历史沿革

5.1 品种沿革

槟榔为马来语“Pinang”的音译，亦写作宾门、宾朗。晋代《南方草木状》记载：“槟榔，树高十余丈，皮似青铜，节如桂竹，下本不大，上枝不小，调直亭亭，千万若一，森秀无柯。端顶有叶，叶似甘蕉，条派（脉）开破，仰望眇眇，如插丛蕉于竹杪；风至独动，似举羽扇之扫天。叶下系数房，房缀数十实，实大如桃李，天生棘重累其下，所以御卫其实也。味苦涩。剖其皮，鬻其肤，熟如贯之，坚如干枣，以扶留藤、古贲灰并食，则滑美，下气消谷。出林邑（今越南南部）。”其记载的植物形态的描述与今槟榔 *Areaca catechu* L. 相似。南北朝时期《名医别录》记载：“生南海。”《本草经集注》曰：“生南海。此有三、四种：出交州，形小而味甘；广州以南者，形大而味涩，核亦大；尤大者，名楮槟榔，作药皆用之。又小者，南人名纳子，世人呼为槟榔孙，亦可食。”推断果型的“大”和“小”可能与产地的生长环境相关，或者与种子的成熟度有关，大果味道涩、核大、纤维多、口感不好，不能食，小果可能是未成熟的果子。五代时期《海药本草》记载：“槟榔，谨按《广志》云：生南海诸国。”宋代《本草图经》曰：“槟榔，生南海，今岭外州郡皆有之，大如桄榔，而高五七丈，正直无枝，皮似青桐，节如桂竹，叶生木巅，大如楯头，又似甘蕉叶。其实作房，从叶中出，傍有刺若棘针，重叠其下，一房数百实，如鸡子状，皆有皮壳……其实春生，至夏乃熟……尖长而有紫文者名槟，圆而矮者名榔，槟力小，榔力大。今医家不复细分，但取作鸡心状，存坐正稳，心不虚，破之作锦文者为佳。”其中果实呈圆形的功效较大，但槟榔作为药用时并不再区分大、小果。明代《本草纲目》记载：“槟榔树初生若笋竿积硬，引茎直上，茎干颇似桄榔、椰子而有节，旁无枝柯，条从心生。端顶有叶如甘蕉，条派开破，风至则如羽扇扫天之状。三月叶中肿起一房，因自拆裂，出穗凡数百颗。大如桃李，又生刺重累于下，以护卫其实。五月成熟，剥去其皮，煮其肉而干之。皮皆筋丝，与大腹皮同也。”《云南记》云：“大腹槟榔每枝有三、二百颗，青时剖之，以一片蒌叶及蛤粉卷和食之，即减涩味。观此一说，则大腹子与槟榔可通用，但力比槟榔稍劣耳。”在《云南记》中详细描述了槟榔、大腹皮及其采摘及食用方法。其中五月果实成熟时，剥去果皮，将种子水煮，干燥后，即为槟榔药材；“皮皆筋丝，与大腹皮同也”“大腹槟榔……青时剖之”，即大腹皮为槟榔果实未成熟时采摘水煮后取皮，干燥。槟榔食用的方法为果实未成熟时采摘，用蒌叶和蛤卷在一起食用，与现在海南岛地区的食用方法相同。明代《本草乘雅半偈》曰：“出南海、交州、广州及昆仑，今领外州郡皆有。”清代《本草新编》曰：“即生于两粤之间，原所以救两粤之人也。”清代《植物名实图考长编》记载：“广州记曰：岭外槟榔小于交趾者，而大于蒳子，土人亦呼为槟榔……安南（今越南）自幼及老，采槟榔实啖之，自云：交州地湿，不食此无以祛其瘴疠。广州亦啖槟榔，然不甚于安南也。”说明槟榔食用时以越南产的较优。《南方草木状》《本草图经》及《本草纲目》等本草记载的植物形态描述与今槟榔 *Areaca catechu* L. 相似，桄榔则为今桄榔属植物桄榔 *Arenga pinnata*（Wurmb.）Merr.。

因此，古代本草对槟榔植物的形态（茎、叶、花、果实）均有详细的记载，宋代以前将槟榔按果实大小细分，其中药用部位为成熟时的种子（此时果实和种子形状最大），宋代以后药用槟榔不区分大小果。本草记载的植物形态描述与今槟榔 *Areaca catechu* L. 相似。

5.2 产地沿革

宋代本草文献记载槟榔主要分布于“南海诸国”及“岭南外州郡”（包括了中国的广东、海南岛及越南的南部）。此外，也详细记载了槟榔药材的采收加工。槟榔药材最明显的特征为横切面具明显清晰的大理石样纹理。现代文献也记载了国产槟榔和进口槟榔具有差异，进口槟榔多称为“大白槟”，以个大形圆、质坚、断面大理石纹理明显清晰为上品；国产槟榔常被称为“尖槟”，其形较长似鸡心，质地较进口优质品松，时有枯心者，横切面大理石样纹理亦不及进口品明显清晰。槟榔根据来源不同，可分为进口和国产2种，其中国产槟榔主要分布于海南，广东、广西、云南、福建及台湾等地也有栽培。国产槟榔95%产于海南，槟榔产区主要分布于万宁、琼海、琼中、屯昌、保亭、陵水及三亚等市县。综上所述，结合本草文献记载及现代资源分布研究，认为海南万宁、琼海、琼中、屯昌、保亭、陵水、三亚及周边适宜生长地区所产槟榔品质较高，为道地药材。广槟榔产地沿革见表1。

表1　广槟榔产地沿革

年代	出处	产地及评价
晋	《南方草木状》	出林邑
南北朝	《名医别录》	生南海
	《本草经集注》	生南海
五代	《海药本草》	生南海诸国
宋	《本草图经》	槟榔，生南海，今岭外州郡皆有之
明	《本草乘雅半偈》	出南海、交州、广州及昆仑，今领外州郡皆有
清	《本草新编》	槟榔……即生于两粤之间，原所以救两粤之人也
	《植物名实图考长编》	广州记曰：岭外槟榔小于交趾者……安南自幼及老，采槟榔实啖之，自云：交州地湿，不食此无以祛其瘴疠。广州亦啖槟榔，然不甚于安南也

6　道地产区及生境特征

6.1　道地产区

海南万宁、琼海、琼中、屯昌、保亭、陵水、三亚及周边适宜生长地区。

6.2　生境特征

广槟榔喜高温湿润的气候，耐肥，不耐寒，在年平均降水量为1500mm～2200mm的地区适合生长，最适宜的生长温度为20℃～28℃（16℃以下出现落叶现象），土壤以土层深厚、有机质丰富的砂壤土为宜。

7　质量特征

7.1　质量要求

应符合《中华人民共和国药典》一部对槟榔的相关质量规定。

7.2　性状特征

广槟榔呈扁球形或圆锥形，高1.5cm～3.5cm，底部直径1.5cm～3cm。表面淡黄色棕色或淡红棕色，具稍凹下的网状沟纹，偶附有银白色内果皮斑块或中果皮纤维，底部中心有一圆形凹陷的珠孔，其旁有1明显瘢痕状种脐。质坚硬，不易破碎。断面可见棕色种皮与白色胚乳相间的大理石样花纹。气微，味涩、微苦。

广槟榔与其他产地槟榔性状鉴别要点见表2。

表2 广槟榔与其他产地槟榔性状鉴别要点

比较项目	广槟榔	其他产地槟榔
外观	圆锥状	椭圆状

参 考 文 献

[1] 嵇含. 南方草木状 [M]. 高井见校. 日本：大野木市兵衙刻，1726：19.

[2] 陶弘景. 名医别录（辑校本）[M]. 尚志钧辑校. 北京：中国中医药出版社，2013：120.

[3] 陶弘景. 本草经集注（辑校本）[M]. 尚志钧，尚元胜辑校. 北京：人民卫生出版社，2010：303.

[4] 谭启龙. 海药本草集解 [M]. 武汉：湖北科学技术出版社，2016：187.

[5] 苏颂. 本草图经 [M]. 尚志钧辑校. 合肥：安徽科学技术出版社，1994：373.

[6] 李时珍. 本草纲目：下册 [M]. 北京：人民卫生出版社，1975：1829.

[7] 卢之颐. 本草乘雅半偈（校点本）[M]. 冷方南，王齐南校点. 北京：人民卫生出版社，1986：495.

[8] 陈士铎. 本草新编 [M]. 柳长华，徐春波校注. 北京：中国中医药出版社，1996：270.

[9] 吴其濬. 植物名实图考长编 [M]. 北京：中华书局，1963：859.

[10] 李朝.《本草纲目》马槟榔疑考 [J]. 中国中药杂志，1997，22（12）：712－713.

[11] 乔立新，赵扶叶，张兴国. 中药槟榔与大腹子的考证 [J]. 中药材，1997（6）：312－314.

[12] 晏小霞，王祝年，王建荣. 海南槟榔产业发展现状分析 [J]. 中国热带农业，2006（3）：12－13.

[13] 吕俊辰，弓宝，孙佩文. 槟榔药用和食用安全性研究概况 [J]. 中草药，2017，48（2）：384－390.

[14] 晏小霞，王祝年，王建荣. 槟榔种质资源研究概况 [J]. 中国热带农业，2008（5）：34－36.

[15] 胡军，陈明，李路吉，等. 海南槟榔种植及加工概况研究报告 [C]. 全国地方机械工程学会学术年会暨中国制造2025发展论坛. 2015.

ICS 11.120.01
C 23

团　　　　体　　　　标　　　　准

T/CACM 1020.117—2019

道地药材　第 117 部分：海南沉香

Daodi herbs—Part 117: Hainanchenxiang

2019-08-13 发布　　　　2019-08-13 实施

中华中医药学会　发布

前　言

T/CACM 1020《道地药材》标准分为157个部分：

——第1部分：标准编制通则；

……

——第116部分：广槟榔；

——第117部分：海南沉香；

——第118部分：三七；

……

——第157部分：汉射干。

本部分为T/CACM 1020的第117部分。

本部分按照GB/T 1.1—2009给出的规则起草。

本部分由道地药材国家重点实验室及国家中医药管理局道地药材生态遗传重点研究室提出。

本部分由中华中医药学会归口。

本部分起草单位：中国医学科学院药用植物研究所海南分所、中国中医科学院中药资源中心、北京中研百草检测认证有限公司。

本部分主要起草人：魏建和、刘洋洋、冯剑、黄璐琦、郭兰萍、詹志来、郭亮。

道地药材　第117部分：海南沉香

1　范围

T/CACM 1020的本部分规定了道地药材海南沉香的来源及形态、历史沿革、道地产区及生境特征、质量特征。

本部分适用于中华人民共和国境内道地药材海南沉香的生产、销售、鉴定及使用。

2　规范性引用文件

下列文件对于本文件的应用是必不可少的。凡是注日期的引用文件，仅注日期的版本适用于本文件。凡是不注日期的引用文件，其最新版本（包括所有的修改单）适用于本文件。

T/CACM 1020.1—2016　道地药材　第1部分：标准编制通则

中华人民共和国药典一部

3　术语和定义

T/CACM 1020.1—2016界定的以及下列术语和定义适用于本文件。

3.1

海南沉香　hainanchenxiang

产于海南及广东西部沿海地区的沉香。

4　来源及形态

4.1　来源

本品为瑞香科植物土沉香（白木香）*Aquilaria sinensis*（Lour.）Gilg含有树脂的木材。

4.2　形态特征

乔木。叶革质，圆形、椭圆形至长圆形，有时近倒卵形，长5cm~9cm，宽2.8cm~6cm，先端锐尖或急尖而具短尖头，基部宽楔形，两面均无毛，侧脉每边15~20，边缘有时被稀疏的柔毛；叶柄长5mm~7mm，被毛。花芳香，黄绿色，多朵，组成伞形花序；花梗长5mm~6mm，密被黄灰色短柔毛；萼筒浅钟状，长5mm~6mm，两面均密被短柔毛，5裂，裂片卵形，长4mm~5mm，先端圆钝或急尖，两面被短柔毛；花瓣10，鳞片状，着生于花萼筒喉部，密被毛；雄蕊10，排成1轮，花丝长约1mm，花药长圆形，长约4mm；子房卵形，密被灰白色毛，2室，每室胚珠1，花柱极短或无，柱头头状。蒴果，果梗短，卵球形，幼时绿色，长2cm~3cm，直径约2cm，先端具短尖头，基部渐狭，密被黄色短柔毛，2瓣裂，2室，每室具有种子1，种子褐色，卵球形，长约1cm，宽约5.5mm，疏被柔毛，基部具有附属体，附属体长约1.5cm，上端宽扁，宽约4mm，下端成柄状。花期春夏，果期夏秋。

5 历史沿革

5.1 品种沿革

晋代《南方草木状》首次记载了沉香："蜜香、沉香、鸡骨香、黄熟香、栈香、青桂香、马蹄香、鸡舌香，按此八物，同出一树也。交趾有蜜香树，干似柜柳，其花白而繁，其叶如橘。欲取香，伐之；经年，其根、干、枝、节，各有别色也。木心与节坚黑沉水者，为沉香；与水面平者，为鸡骨香；其根，为黄熟香；其干，为栈香；细枝紧实未烂者，为青桂香；其根节轻而大者，为马蹄香；其花不香，成实乃香，为鸡舌香。"

沉香作为药物，始载于南北朝时期的《名医别录》，被列为上品，并详细描述了沉香的功能主治。唐代《新修本草》记载"〔谨案〕沉香、青桂、鸡骨、马蹄、笺香等，同是一树，叶似橘叶，花白，子似槟榔，大如桑椹，紫色而味辛。树皮青色，木似榉柳""薰陆香，形似白胶，出天竺、单于国。鸡舌香，树叶及皮并似栗，花如梅花，子似枣核，此雌树也，不入香用，其雄树著花不实，采花酿之，以成香，出昆仑及交、爱以南。詹糖树似橘，煎枝叶为香，似沙糖而黑，出交、广以南"。明确指出了薰陆香、鸡舌香、詹糖香与沉香的区别。同朝代陈藏器著的《本草拾遗》中对沉香的来源（《新修本草》的记载）又提出了质疑，云："沉香，枝叶并似椿，苏云如橘，恐未是也。"宋代《本草图经》收载有"崖州沉香"和"广州沉香"植物形态手绘图。由此也印证了沉香有两种形态：一种为叶如冬青或椿即披针形，另一种则叶如橘即椭圆形，并首次以地方统称命名。《本草图经》中亦记载了易与沉香相混的薰陆香、鸡舌香、苏合香、檀香、乳香、詹糖香、藿香等，对它们进行了品种辨析：薰陆香为乳香，鸡舌香为母丁香，詹糖香为苏合香。以后的本草记载中对沉香、薰陆香（乳香）、鸡舌香（母丁香）、藿香、詹糖香（苏合香）、枫香、檀香都各分条目。现代《中华本草》中对沉香原植物的记载有沉香与白木香2种物种，"沉香植物叶片椭圆状披针形、披针形或倒披针形"，主要分布于国外，我国热带地区有引种；"白木香植物叶片革质，长卵形、倒卵形或椭圆形"，主要分布在国内岭南地区（广东、海南等地）。

沉香的形成或结香，古代记载和近现代基本一致。无论是野生或栽培沉香树（白木香树）都必须受到外界伤害（风雨雷电等自然灾害、虫蚁、刀砍等人为伤害）才能形成含有树脂的木材，即为沉香。《南方草木状》记载："（沉香）欲取香，伐之；经年，其根、干、枝、节，各有别色也。木心与节坚黑沉水者，为沉香；与水面平者，为鸡骨香；其根，为黄熟香；其干，为栈香；细枝紧实未烂者，为青桂香；其根节轻而大者，为马蹄香；其花不香，成实乃香，为鸡舌香。"《杨文公谈苑》记载："岭南雷州及海外琼崖，山中多香树，山中夷民斫来卖与人。其一树出香三等，曰沉香，曰笺香，曰黄熟香"。明代《香乘》记载："沉香入水即沉，其品凡四：曰熟结，乃膏脉凝结自朽出者；曰生结，乃刀斧伐仆，膏脉结聚者；曰脱落，乃因木朽而结者；曰虫漏，乃因蠹隙而结者。生结为上，熟脱次之。坚黑为上，黄色次之。角沉黑润，黄沉黄润，腊沉柔韧，革沉纹横，皆上品也……其栈香入水，半浮半沉，即沉香之半结连水者，或作煎香。番名婆菜香，亦曰弄水香……其黄熟香，即香之轻虚者，俗讹为速香是矣。有生速，斫伐而取者。有熟速，腐朽而取者。其大而可雕刻者，谓之水盘头，并不堪入药，但可焚炙。"《雷公炮炙论》记载："沉香，凡使，须要不枯者，如嘴角硬重、沉于水下者为上也，半沉者次也。夫入丸散中用，须候众药出，即入拌和用之。"炮制较为简单，将采回结香的木材，用刀剃去不含树脂泡朽部分，干燥后即为沉香。

古人将自然结香分为3种，即熟结、脱落、虫漏（又名蛊漏）。明代《本草乘雅半偈》中分析了这几种自然结香的原因："虫漏者，因虫隙而结也；脱落者，因木朽而结也……熟结者，因自腐而结也，故熟结一名死络。"清代《本草纲目拾遗》中也有关于虫漏的记载："香木之枝柯窍露者……大蚁所其窍，大蚁所食石蜜遗渍其中，岁久渐侵，木受石蜜气，多凝而坚润。"因此采香时"见有蚁封高二三尺，随挖之，则其下必有异香”。据药农经验，是否结香首先看树干有无伤口、腐朽、残枝、断干、雷劈，其次看树势，在正常情况下，出现枝叶枯黄、生长不旺盛、局部枯死等现象，大多数已经结香。

近现代学者针对沉香形成的成因，提出了“白木香防御反应诱导结香假说”，揭示了沉香结香机理。目前，很多学者开始探索快速结香技术，现常用的快速结香技术大体可分为物理伤害结香法（砍伤法、凿洞法、半断干法、断枝法、打钉法）、接菌结香法、化学伤害结香法，其中以通体结香技术应用最为广泛。因此，古代记载的国产沉香（广东和海南等地）主要基原物种与《中华人民共和国药典》收录的一致，为瑞香科沉香属白木香 *Aquilaria sinensis*（Lour.）Gilg。

5.2　产地沿革

沉香的产地最早记载于《南方草木状》。《海药本草》记载：“（沉香）生南海山谷。”经考证，古代南海包括现在的广东、海南、广西的大部分地区和中南半岛的地区。宋代及以后本草文献所载沉香产地名称更加细化。《本草图经》云：“旧不著所出州土，今惟海南诸国及交、广、崖州有之……又叙所出之地，云窦、化、高、雷，中国出香之地也。”《证类本草》引（通典）云：“海南林邑国秦象郡林邑县出沉香、沉木。”又引《杨文公谈苑》曰：“岭南雷州及海外琼崖，山中多香树。”《本草纲目》记载：“（沉香）占城（今越南）不若真腊（今柬埔寨），真腊不若海南黎峒，黎峒又以万安黎母山东峒者，冠绝天下……一片万钱。”说明在宋代海南所产沉香品质高，一片万钱，其品质高于进口沉香，冠绝天下。《博物要览》在沉香条目下记载：“产天竺国及海南交广州琼崖诸处。”《本草乘雅半偈》云：“出天竺，及海南诸国，今岭南州郡悉有，傍海处尤多。”广是现在广东，崖州即现在的海南三亚至万宁一带，窦州是现在的广东信宜，化、高、雷州即如今广东的化州、高州、雷州。《增订伪药条辨》记载：“真黑沉香，以海南黎峒所出者为胜，最不易得，次则真腊，次则交、广、崖州等处。”说明海南沉香品质最高。

宋代《本草图经》收载有“崖州沉香”和“广州沉香”植物形态手绘图。由此也印证了沉香有两种形态：一种为叶如冬青或椿即披针形，另一种则叶如橘即椭圆形，并首次以地方统称命名。

据以上沉香产地考证，得出沉香在我国古代记载有进口沉香和国产沉香两大类别，从古至今对于沉香产地的描述逐渐具体，国产沉香主产于我国广东、海南、广西等地，提出了以地方统称命名“崖州沉香”和“广州沉香”，且海南沉香因品质闻名。此外，无论是野生还是栽培沉香树（白木香树），都必须受到外界伤害（风雨雷电等自然灾害、虫蚁、刀砍等人为伤害）才能形成含有树脂的木材，即为沉香。历代本草文献认为海南沉香品质较佳，认为“（沉香）以海南黎峒、万安黎母山东峒者，冠绝天下……一片万钱”“真黑沉香，以海南黎峒所出者为胜，最不易得，次则真腊，次则交、广、崖州等处”。因此，以海南及广东西部沿海地区所产沉香品质较高，为道地药材，随着资源的枯竭，目前主流为人工结香。海南沉香产地沿革见表1。

表1　海南沉香产地沿革

年代	出处	产地及评价
晋	《南方草木状》	沉香……欲取香，伐之；经年，其根、干、枝、节，各有别色也。木心与节坚黑沉水者，为沉香；与水面平者，为鸡骨香；其根，为黄熟香；其干，为栈香；细枝紧实未烂者，为青桂香；其根节轻而大者，为马蹄香；其花不香，成实乃香，为鸡舌香
南北朝	《雷公炮炙论》	沉香，凡使，须要不枯者，如嘴角硬重、沉于水下者为上也，半沉者次也。夫人丸散中用，须候众药出，即入拌和用之
五代	《海药本草》	生南海山谷

表1（续）

年代	出处	产地及评价
宋	《证类本草》	岭南雷州及海外琼崖，山中多香树
	《本草图经》	旧不著所出州土，今惟海南诸国及交、广、崖州有之……又叙所出之地，云窦、化、高、雷，中国出香之地也
明	《本草纲目》	（沉香）占城（今越南）不若真腊（今柬埔寨），真腊不若海南黎峒，黎峒又以万安黎母山东峒者（今万宁、琼中等地区）冠绝天下……一片万钱
民国	《增订伪药条辨》	真黑沉香，以海南黎峒所出者为胜，最不易得，次则真腊，次则交、广、崖州等处

6 道地产区及生境特征

6.1 道地产区

海南及广东西部沿海地区。

6.2 生境特征

产区地处亚热带至热带北缘，属热带季风气候，年平均气温22℃～26℃，大于或等于10℃的年积温为8200℃，年平均日照时数为1750h～2650h，光照率为50%～60%，光温充足，年平均降水量为1639mm。海南各地区均有白木香野生资源分布，生长于山地雨林、杂木林、灌木丛中，也生于路旁，是重要的建群种。在海拔20m～1200m范围内均有分布，但主要分布在低中海拔地区，最低分布海拔20m，树高可达11m；最高分布海拔1200m，树高可达12m。

7 质量特征

7.1 质量要求

应符合《中华人民共和国药典》一部对沉香相关质量规定。

7.2 性状特征

沉香呈不规则块、片状或盔帽状，有的为小碎块。表面凹凸不平，有刀痕，偶有孔洞，可见黑褐色树脂与黄白色木部相间的斑纹，孔洞及凹窝表面多呈朽木状。质较坚实，断面刺状。气芳香，味苦。

海南沉香呈不规则块状、片状、梭状或盔帽状，有的为小碎块。表面凹凸不平，有明显刀痕，可见红褐色、深褐色或黑褐色树脂与黄白色木部相间的斑纹，凹窝或一侧表面呈朽木状。质地较坚实，断面刺状。气芳香，微苦。燃烧冒油。栽培沉香颜色红褐色、褐色或黑褐色，燃烧有浓厚的黑色烟雾、冒油。

海南沉香与其他产地沉香性状鉴别要点见表2。

表2 海南沉香与其他产地沉香性状鉴别要点

比较项目	海南沉香	其他产地沉香
香味	加热香味持久	加热香味持久性差
光泽	树脂面擦拭有亮光泽	树脂面擦拭无亮光泽

参 考 文 献

［1］嵇含．南方草木状［M］．高井见校．日本：大野木市兵衛刻，1726：15.

［2］陶弘景．名医别录（辑校本）［M］．尚志钧辑校．北京：中国中医药出版社，2013：53.

［3］苏敬等．新修本草［M］．尚志钧辑校．合肥：安徽科学技术出版社，2004：179.

［4］陈藏器．本草拾遗［M］．尚志钧辑释．合肥：皖南医学院科研科，1983：147.

［5］苏颂．本草图经［M］．尚志钧辑校．合肥：安徽科学技术出版社，1994：342.

［6］国家中医药管理局《中华本草》编委会．中华本草：第5册［M］．上海：上海科学技术出版社，1999：396.

［7］谭启龙．海药本草集解［M］．武汉：湖北科学技术出版社，2016：150.

［8］唐慎微．证类本草［M］．郭君双，金秀梅，赵益梅校注．北京：中国医药科技出版社，2011：400.

［9］李时珍．本草纲目（金陵本）［M］．王庆国主校．北京：中国中医药出版社，2013：1046.

［10］周嘉胄．香乘［M］．北京：中国书店，2014：10.

［11］谷应泰．博物要览［M］．北京：中华书局，1985：85.

［12］曹炳章．增订伪药条辨［M］．刘德荣点校．福州：福建科学技术出版社，2004：78.

［13］雷敩．雷公炮炙论（辑佚本）［M］．王兴法辑校．上海：上海中医学院出版社，1986：36.

［14］卢之颐．本草乘雅半偈（校点本）［M］．冷方南，王齐南校点．北京：人民卫生出版社，1986：450.

［15］赵学敏．本草纲目拾遗［M］．闫冰，靳丽霞，陈小红，等校注．北京：中国中医药出版社，1998：205－208.

［16］梁幼雅，徐雪，赖小平．沉香本草源流与考证概览［J］．新中医，2013（5）：148－150.

［17］李红念，梅全喜，陈宗良．沉香本草考证［J］．亚太传统医药，2013，9（5）：30－33.

［18］赵艳艳，房志坚．沉香本草考证［J］．广东药科大学学报，2012，28（2）：222－226.

［19］金素安，郭忻．《海药本草》蜜香、木香、沉香之考辩［J］．上海中医药杂志，2011（2）：23－24.

ICS 11.120.01
C 23

团 体 标 准

T/CACM 1020.118—2019

道地药材 第118部分：三七

Daodi herbs—Part 118：Sanqi

2019-08-13 发布 2019-08-13 实施

中华中医药学会 发布

前　言

T/CACM 1020《道地药材》标准分为157个部分：

——第1部分：标准编制通则；

……

——第117部分：海南沉香；

——第118部分：三七；

——第119部分：广八角；

……

——第157部分：汉射干。

本部分为T/CACM 1020的第118部分。

本部分按照GB/T 1.1—2009给出的规则起草。

本部分由道地药材国家重点实验室及国家中医药管理局道地药材生态遗传重点研究室提出。

本部分由中华中医药学会归口。

本部分起草单位：湖北中医药大学、中国中医科学院中药资源中心、广西梧州中恒集团股份有限公司、昆明理工大学、山东省分析测试中心、安徽中医药大学、北京中研百草检测认证有限公司。

本部分主要起草人：刘大会、黄璐琦、郭兰萍、黄必胜、刘勇、詹志来、陈美兰、周修腾、林伟国、刘引、何雅莉、方艳、龚文玲、陈科力、崔秀明、杨野、杜鸿志、雷咪、郭亮、王晓、彭华胜。

道地药材　第118部分：三七

1　范围

T/CACM 1020的本部分规定了道地药材三七的来源及形态、历史沿革、道地产区及生境特征、质量特征。

本部分适用于中华人民共和国境内道地药材三七的生产、销售、鉴定及使用。

2　规范性引用文件

下列文件对于本文件的应用是必不可少的。凡是注日期的引用文件，仅注日期的版本适用于本文件。凡是不注日期的引用文件，其最新版本（包括所有的修改单）适用于本文件。

T/CACM 1020.1—2016　道地药材　第1部分：标准编制通则

中华人民共和国药典一部

3　术语和定义

T/CACM 1020.1—2016界定的以及下列术语和定义适用于本文件。

3.1

田七　tianqi

产于广西百色田阳、右江、靖西、德保、那坡等市县及周边地区的三七。

3.2

滇三七　diansanqi

产于云南文山、砚山、马关、西畴、麻栗坡、广南、富宁等市县及周边地区的三七。

4　来源及形态

4.1　来源

本品为五加科人参属植物三七 *Panax notoginseng*（Burk.）F. H. Chen ex C. H. 的干燥根及根茎。

4.2　形态特征

多年生草本植物，高30cm～60cm。主根肉质，粗壮，倒圆锥形或圆柱形。根茎短粗，上面具凹陷圆形茎痕。茎直立，光滑无毛，单生，不分枝，表面绿色或带紫色，具多数细纵纹。掌状复叶，3～6轮生茎顶，具长柄；小叶通常5～7，呈长椭圆形至倒卵形，长5cm～15cm，宽2cm～5cm，先端渐尖至长渐尖，基部偏斜，边缘具细锯齿，齿尖具短尖头，齿间有1刚毛，两面沿脉疏被刚毛，主脉与侧脉在两面凸起，网脉不显。伞形花序单生于茎顶，花多数，两性，初开时为黄绿色，盛开时为白色；花萼、花冠各5。果实扁球状肾形，成熟时呈鲜红色，偶有黄色变异，内有白色种子1～3，多为2，三角状卵形，微具三棱。花期7月~9月，果期9月~11月。种子为顽拗性种子，有种胚后熟特性，采收后经60天~90天胚才逐渐发育成熟。

5 历史沿革

5.1 品种沿革

三七最早记载于元代杨清叟撰《仙传外科秘方》，其“飞龙夺命丹”一方中就有三七，但没有可供考证品种特征的详细描述。

明代张四维《医门秘旨》记载：“三七草……七叶三枝，故此为名。用根，类香白芷。”其首次记载了三七形态特征、名称来源、用药部位和气味。明代李时珍《本草纲目》记载三七：“释名：山漆，金不换。（时珍曰）彼人言其叶左三右四，故名三七，盖恐不然。或云本名山漆，谓其能合金疮，如漆粘物也，此说近之。金不换，贵重之称也……采根暴干，黄黑色。团结者，状略似白及；长者如老干地黄，有节。味微甘而苦，颇似人参之味。”详细阐述了三七名称来源、药用部位及其形态特征和药材鉴别方法。清代赵学敏《本草纲目拾遗》引《识药辨微》云：“人参三七，外皮青黄，内肉青黑色，名铜皮铁骨。此种坚重，味甘中带苦。”进一步描述了三七药材形态特征。清代吴其濬《植物名实图考》记载：“广西通志：三七，恭城出。其叶七，茎三，故名……余在滇时，以书询广南守，答云：三茎七叶，畏日恶雨，土司利之，亦勤培植，且以数缶莳寄，时过中秋，叶脱不全，不能辨其七数，而一茎独直，顶如葱花，冬深茁芽，至春有苗及寸，一丛数顶，旋即枯萎。”进一步补充三七叶、花和芽的形态特征。上述描述三七基原植物的形态特征和现代药用的三七基本是一致的，即历版《中华人民共和国药典》收载的五加科人参属植物三七 *Panax notoginseng*（Burk.）F. H. Chen ex C. H.。

明代《本草纲目》附三七原植物图，特征与现代药用的三七 *Panax notoginseng*（Burk.）F H. Chen ex C. H. 植物特征比较接近。在《本草纲目》还记载：“近传一种草，春生苗，夏高三四尺。叶似菊艾而劲厚，有歧尖。茎有赤棱。夏秋开黄花，蕊如金丝，盘纽可爱，而气不香，花干则吐絮如苦荬絮。根叶味甘，治金疮折伤出血，及上下血病甚效。云是三七，而根大如牛蒡根，与南中来者不类，恐是刘寄奴之属，甚易繁衍。”指的是菊科菊三七属植物菊三七 *Gynura segetum*（Lour.）Merr.，也称为土三七，虽也作跌打损伤用药，但和三七不是同一植物。民国时期陈存仁在《中国药学大辞典》中记载的三七也是菊科植物菊三七，其将菊科植物菊三七错误地辨认为是《本草纲目》记载的五加科植物三七。

清代张锡纯《医学衷中参西录》记载：“三七……善化瘀血，又善止血妄行，为吐衄要药……三七之性，既善化血，又善止血，人多疑之，然有确实可征之处。如破伤流血者，用三七末擦之则其血立止，是能止血也；其破处已流出之血，着三七皆化为黄水，是能化血。”并记载相关验案，详细记述了三七的功效和临床评价，是当今中药学中三七记述的基础。

5.2 产地沿革

最早对三七产地的描述见于明代张四维《医门秘旨》：“其本出广西。”明代李时珍《本草纲目》记载：“生广西南丹诸州番峒深山中。”明代倪朱谟《本草汇言》也记载：“山漆生广西南丹诸州及番峒深山中。”其所指广西南丹诸州即今广西西北部河池南丹。

清代陈士铎《本草新编》记载：“三七根，各处皆产，皆可用。惟西粤者尤妙，以其味初上口时，绝似人参，少顷味则异于人参耳，故止血而又兼补。他处味不能如此，然以之止血，正无不宜。”记载了三七有多个产地来源，其中广西（西粤）产功效最好。清代吴仪洛《本草从新》记载：“（三七）从广西山洞来者，略似白及，长者如老干地黄，有节，味微甘，颇似人参。”记载三七产于广西。清代赵学敏《本草纲目拾遗》记载："《识药辨微》云……出右江土司，最为上品。"记载广西右江生产三七最佳。清代吴其濬《植物名实图考》记载："《广西通志》：三七，恭城出，其叶七，茎三，故名……《滇志》：土富州产三七，其地近粤西，应是一类……余在滇时……昆明距广南千里而近，地候异宜，而余竟不能视其左右三七之实，惜矣。因就其半萎之茎而圆之。余闻田州至多，采以煨肉，盖皆种生，非野卉也。"说明《广西通志》记载三七出产于广西东北部的恭城，《滇志》记载云南文山的富宁、广南也有三七种植。清代《镇安府志》记载："三七……小镇安土司出。"记载了今广西靖西南坡及安德一带出产三七。清代赵翼《檐曝杂记》记载："三七……皆生大箐中不见天日之处。近有人采其子，种于天宝之陇峝、暮峝，亦伐木蔽之，不使见天日。"记载了今广西德保种植三七。

民国时期曹炳章《增订伪药条辨》记载："三七，原产广西镇安府，在明季镇棣田阳。所产之三七，均贡田州，故名田三七。销行甚广，亦广西出品之大宗也。有野生种植之分：其野生形状类人形者，称人七，非经百年不能成人形，为最难得最道地。"进一步明确了三七原产于广西百色德保（镇安府），明朝时进贡三七均来自田州府，故称为田三七，并记载三七有野生和人工种植之分。陈仁山《药物出产辨》云："产广西田州为正道地。近日云南多种，亦可用。"记载了广西田州为三七道地产区，民国时期云南也有多地种植。赵燏黄《本草药品实地之观察》云"参三七：又名田三七，或称田漆""原产于广西、云南等省，以云南出者尤多，故名田（又作滇）三七。云南学友王裕昌药师曾赠本地出产之三七"。记载了广西、云南出产三七，且云南种植量大，被称为滇三七。

1959年《中药志》记载："三七主要栽培于云南、广西。在四川、湖北、江西等省有野生。"1959年《药材资料汇编》记载："（历史产区）云南文山（开化），故有'开化三七'之称。其附近砚山、西畴、麻栗坡、马关、广南、富宁均有产。广西田阳（田州）本为原产地，后因土壤不佳，移植镇安、睦边、靖西，但产量不及云南大。"1959年《中药材手册》记载："主产于广西田阳、靖西，云南砚山、文山等地。"

综上分析，三七在明代主产于广西南丹、百色及其周边地区，清代中后期在云南文山（开化）、广南、富宁等地开始种植生产，并逐渐规模化；民国时期至今，三七主产于云南东南部的文山（开化）及其附近砚山、西畴、麻栗坡、马关、广南、富宁、丘北和广西西南部百色地区的田阳、德保、那坡、靖西等地，它们之间连成了一片三七栽培区。广西产三七被称为田七，云南产三七被称为滇三七、开化三七，均为道地药材。三七产地沿革见表1。

表1　三七产地沿革

年代	出处	产地及评价
明	《医门秘旨》	其本出广西
	《本草纲目》	生广西南丹诸州（今广西西北部河池南丹）番峒深山中
	《本草汇言》	山漆生广西南丹诸州及番峒深山中
清	《本草新编》	三七根，各处皆产，皆可用。惟西粤者尤妙，以其味初上口时，绝似人参……他处味不能如此，然以之止血，正无不宜
	《本草从新》	从广西山洞来者，略似白及，长者如老干地黄，有节，味微甘，颇似人参
	《本草纲目拾遗》	出右江土司，最为上品
	《植物名实图考》	《广西通志》：三七，恭城出，其叶七，茎三，故名……《滇志》：土富州产三七，其地近粤西，应是一类……余在滇时……昆明距广南千里而近，地候异宜，而余竟不能视其左右三七之实，惜矣。因就其半萎之茎而圆之。余闻田州至多，采以煨肉，盖皆种生，非野卉也

表 1（续）

年代	出处	产地及评价
清	《镇安府志》	三七……小镇安土司出
	《檐曝杂记》	皆生大箐中不见天日之处。近有人采其子，种于天宝之陇峝、暮峝，亦伐木蔽之，不使见天日
民国	《增订伪药条辨》	原产广西镇安府，在明季镇棣田阳。所产之三七，均贡田州，故名田三七。销行甚广，亦广西出品之大宗也
	《药物出产辨》	产广西田州为正道地。近日云南多种，亦可用
	《本草药品实地之观察》	原产于广西、云南等省，以云南出者尤多，故名田（又作滇）三七
	《广南地志资料》	三七种于各乡山地，年产数千斤
	《新纂云南通志》	开化、广南所产三七，每年约数千斤
现代	《中药志》	三七主要栽培于云南、广西。在四川、湖北、江西等省有野生
	《药材资料汇编》	（历史产区）云南文山（开化），故有“开化三七”之称。其附近砚山、西畴、麻栗坡、马关、广南、富宁均有产。广西田阳（田州）本为原产地，后因土壤不佳，移植镇安、睦边、靖西，但产量不及云南大
	《中药材手册》	主产于广西田阳、靖西，云南砚山、文山等地

6 道地产区及生境特征

6.1 道地产区

以广西百色（田阳、右江、靖西、德保、那坡）和云南文山（文山、砚山、马关、西畴、麻栗坡、广南、富宁）为中心，核心区域包括百色、文山及其周边地区。

6.2 生境特征

百色三七道地产区海拔 800m ~ 1500m；生长期最低温度不低于 −2℃，最高温度不超过 35℃；年平均气温 19℃ ~ 22.1℃，年平均日照时数 1906.6h，年平均降水量 1100mm ~ 1500mm，无霜期 357d。分布区土壤类型为碳酸盐类碳岩红壤、泥质岩类黄色赤红壤，土壤 pH 5 ~ 6.5。

文山三七道地产区海拔 1400m ~ 2000m；生长期最低温度不低于 −2℃，最高温度不超过 35℃；适宜年平均气温 15℃ ~ 17℃，最冷月平均气温 8℃ ~ 10℃，最热月平均气温 20℃ ~ 22℃，大于或等于 10℃年积温 4500℃ ~ 5500℃，无霜期 300d 以上；年平均日照时数 1516h ~ 2016h，日照百分率 34% ~ 46%；年平均降水量 900mm ~ 1300mm，环境相对湿度 75% ~ 85%。分布区土壤类型为碳酸盐类碳岩红壤、泥质岩类黄色赤红壤，土壤 pH 5.5 ~ 6.5。

上述地区的自然环境正适合三七喜冬暖夏凉的气候、不耐严寒与酷热、喜半阴和潮湿的生态环境的生物学特性。

7 质量特征

7.1 质量要求

应符合《中华人民共和国药典》一部对三七的相关质量规定。

7.2 性状特征

三七主根呈类圆锥形或圆柱形，长 1cm～6cm，直径 1cm～4cm。表面灰褐色或灰黄色，有断续的纵皱纹和支根痕。先端有茎痕，周围有瘤状突起。体重，质坚实，断面灰绿色、黄绿色或灰白色，木部微呈放射状排列。气微，味苦回甜。

支根习称筋条，呈圆柱形或圆锥形，长 2cm～6cm，上端直径约 0.8cm，下端直径约 0.3cm。

根茎习称剪口，呈不规则的皱缩块状或条状，表面有数个明显的茎痕及环纹，断面中心灰绿色或白色，边缘深绿色或灰色。

云南产三七主根与剪口肥大，形态略圆，疙瘩较多，多因红土地种植，皮色红褐色；广西产三七主根和剪口比云南产三七要小，表皮和断面偏紫绿色。

参 考 文 献

[1] 杨清叟，赵宜真. 仙传外科秘方 [M]. 叶圣洁，孙仲谋点校. 北京：中医古籍出版社，1988.

[2] 郑金生. 中华大典·医药卫生典·药学分典：第4册 [M]. 成都：巴蜀书社，2013：161.

[3] 李时珍.（新校注本）本草纲目：中 [M]. 刘衡如，刘山永校注. 3版. 北京：华夏出版社，2008：535.

[4] 赵学敏. 本草纲目拾遗 [M]. 2版. 北京：人民卫生出版社，1983：65.

[5] 吴其濬. 植物名实图考：上册 [M]. 北京：世界书局，1974：200.

[6] 张锡纯. 医学衷中参西录 [M]. 河北新医大学《医学衷中参西录》修订小组修订. 石家庄：河北人民出版社，1974：342.

[7] 陈存仁. 中国药学大辞典 [M]. 北京：人民卫生出版社，1956：38.

[8] 倪朱谟. 本草汇言 [M]. 郑金生，甄雪燕，杨梅香校点. 北京：中医古籍出版社，2005：61.

[9] 陈士铎. 本草新编 [M]. 柳璇，宋白杨校注. 北京：中国医药科技出版社，2011：150.

[10] 吴仪洛. 本草从新 [M]. 北京：人民卫生出版社，1985：20.

[11] 羊复礼，梁万年等. 广西省镇安府志 [M]. 台北：成文出版社，1967：256.

[12] 赵翼. 檐曝杂记 [M]. 北京：中华书局，1982：49.

[13] 曹炳章. 增订伪药条辨 [M]. 刘德荣点校. 福州：福建科学技术出版社，2004：28.

[14] 陈仁山. 药物出产辨 [M]. 台北：新医药出版社，1930：14.

[15] 赵燏黄. 本草药品实地之观察 [M]. 樊菊芬点校. 福州：福建科学技术出版社，2006：28.

[16] 中国医学科学院药物研究所等. 中药志：第一册 [M]. 北京：人民卫生出版社，1959：18.

[17] 中国药学会上海分会，上海市药材公司. 药材资料汇编：下集 [M]. 上海：上海科学技术出版社，1959：33.

[18] 中华人民共和国卫生部药政管理局，中国药品生物制品检定所. 中药材手册 [M]. 北京：人民卫生出版社，1959：6.

ICS 11.120.01
C 23

团 体 标 准

T/CACM 1020.119—2019

道地药材 第119部分：广八角

Daodi herbs—Part 119: Guangbajiao

2019-08-13 发布 2019-08-13 实施

中华中医药学会 发布

前　言

T/CACM 1020《道地药材》标准分为157个部分：

——第1部分：标准编制通则；

……

——第118部分：三七；

——第119部分：广八角；

——第120部分：肉桂；

……

——第157部分：汉射干。

本部分为T/CACM 1020的第119部分。

本部分按照GB/T 1.1—2009给出的规则起草。

本部分由道地药材国家重点实验室及国家中医药管理局道地药材生态遗传重点研究室提出。

本部分由中华中医药学会归口。

本部分起草单位：广西壮族自治区药用植物园、中国中医科学院中药资源中心、无限极（中国）有限公司、北京中研百草检测认证有限公司。

本部分主要起草人：余丽莹、王春丽、谢月英、农东新、黄璐琦、郭兰萍、詹志来、潘春柳、黄宝优、柯芳、黄雪彦、彭玉德、蓝祖栽、熊峥、姚李祥、李莹、吕惠珍、郭亮、余意。

道地药材　第119部分：广八角

1　范围

T/CACM 1020的本部分规定了道地药材广八角的来源及形态、历史沿革、道地产区及生境特征、质量特征。

本部分适用于中华人民共和国境内道地药材广八角的生产、销售、鉴定及使用。

2　规范性引用文件

下列文件对于本文件的应用是必不可少的。凡是注日期的引用文件，仅注日期的版本适用于本文件。凡是不注日期的引用文件，其最新版本（包括所有的修改单）适用于本文件。

T/CACM 1020.1—2016　道地药材　第1部分：标准编制通则

中华人民共和国药典一部

3　术语和定义

T/CACM 1020.1—2016界定的以及下列术语和定义适用于本文件。

3.1

广八角　guangbajiao

产于广西西南部左江、右江一带市县以及东部、东南部、西北部市县的八角茴香。

4　来源及形态

4.1　来源

本品为木兰科植物八角 *Illicium verum* Hook. f. 的干燥成熟果实。

4.2　形态特征

乔木，高10m～15m；树冠塔形、椭圆形或圆锥形；树皮深灰色；枝密集。叶不整齐，互生或在先端3～6近轮生或松散簇生，革质，倒卵状椭圆形、倒披针形或椭圆形，长5cm～15cm，宽2cm～5cm，先端骤尖或短渐尖，基部渐狭或楔形；在阳光下可见密布透明油点。花粉红至深红色或白色；花被片7～12，常具不明显的半透明腺点，最大的花被片宽椭圆形至宽卵圆形；雄蕊11～20，药隔截形，药室稍为突起，长1mm～1.5mm；心皮常为8，花柱钻形，长于子房。聚合果，直径3.5cm～4cm，饱满平直，蓇葖果多为8，呈八角形，长14mm～20mm，宽7mm～12mm，厚3mm～6mm，先端钝或钝尖。种子长7mm～10mm，宽4mm～6mm，厚2.5mm～3mm。正糙果3月～5月开花，9月～10月果熟；春糙果8月～10月开花，翌年3月～4月果熟。

5 历史沿革

5.1 品种沿革

八角茴香药用历史最早以“舶上茴香”之名收载于宋代《博济方》的处方中。“八角茴香”之名最早见于宋代《岭外代答》，记载：“八角茴香……质类翘，尖角八出，不类茴香，而气味酷似……只可合汤，不宜入药。”形状描述与现今的八角茴香相似。11世纪中期至13世纪中期，不少宋代、金代及元代初期的处方或论著中所记载的“茴香”均为“舶上茴香”，或注明所用茴香为“舶上来者”，说明当时国产的八角茴香多用于食材。

明代《本草品汇精要》记载：“八角茴香……《大明一统志》所载……苗叶传闻，未谙其的。据其形，大如钱，有八角，如车辐而锐，赤黑色，每角中有子一枚，如皂荚子小，匾而光明可爱，今药中多用之。”《本草纲目》记载：“茴香，八角珠……入药多用番舶者，或云不及近处者有力……自番舶来者，实大如柏实，裂成八瓣，一瓣一核，大如豆，黄褐色，有仁，味更甜，俗呼舶茴香，又曰八角茴香，形色与中国茴香迥别，但气味同尔。”《本草乘雅半偈》记载：“番舶者，子大似柏实，裂成八瓣，一瓣一核，核似豆，黄褐色，臭转芳，味转甘，俗呼八角茴香。”《本草原始》记载：“大茴香……壳赤色，大如钱，有八角，子藏壳中。”形态描述虽多为“番舶者”，但也说明广西等地“亦有之”。根据形态描述，基本确定与现今所用八角茴香的基原一致。

清代《医林纂要探源》记载：“八角茴。大木所生。”《医钞类编》记载：“自番舶来，实八瓣者名八角香。今市所用大茴，皆属八角。”所载内容与明代基本一致。

《中华本草》记录八角茴香基原为：“常绿乔木，高10～20m……聚合果，多由8个蓇葖果放射状排列成八角形，直径3.5～4cm，红褐色，木质；蓇葖果先端钝尖或钝，成熟时沿腹缝线开裂。”

综上所述，以上本草记载八角茴香的性状描述与现今所用的八角茴香品种基本一致，可以确定古今药用八角茴香为木兰科植物八角 *Illicium verum* Hook. f. 的干燥成熟果实，而非茴香 *Foeniculum vulgare* Mill. 的果实。

5.2 产地沿革

八角茴香的产地记载最早见于宋代《岭外代答》，记载：“八角茴香，出左右江蛮峒中（今广西西南部）。”

明代《本草品汇精要》记载：“八角茴香……《大明一统志》所载：土产占城国（今越南中部和南部），今四川湖广永州府祁阳（今祁阳一带）等县所贡，多由舶上来者。”《本草纲目》记载：“茴香，八角珠……今交（今越南北部）、广诸地及近郡（今广西、广东一带）皆有之。”《本草乘雅半偈》记载：“番舶者……俗呼八角茴香，广西左右江峒中亦有之。”《本草原始》记载：“大茴香，出闽、广（今福建、广东、广西一带）。”说明当时国内产地包括湖南、广西、广东、福建，其中广西产地主要为左右江区域。

清代《镇安府志》记载：“八角茴香产于恩阳（今田阳）、百色（今百色）等处，天保（今德保）间亦栽植，近来榨油出洋者，获利甚厚。”《百色厅志》记载：“八角，出阳里二三四都，及万里二都之温石两图。”

民国时期《药物出产辨》记载：“大茴，产广西南宁、百色，又名八角。味香纯甜。有产日本者，味辛香辣不甜。”说明从清代开始广西已逐渐成为国内八角茴香的主产地，并出口国外。

现代《药材资料汇编》记载：“广西西南部左江、右江地区为主产地。左江以龙津（今龙州）为中心，右江以百色为中心，附近天保（今德保）、靖西、敬德、平果、镇都、龙茗、宁明、睦边（今那坡）、思乐等地均是主要产区。其他凌云、上林、东兰、凤山和桂东郁林（今玉林）、岑溪、桂平、藤县、梧州、陆川等地亦有栽培；云南东南部富宁、西畴、马关、屏边、墨江、玉溪等地，以及广东防城（今广西防城）、钦县（今广西钦州）和海南岛部分地区亦有少量出产。广西龙津、百色产区，农民栽培八角已有二三百年的历史。”与清代文献关于八角茴香产地的记载基本一致。广西西南部是国内八角的主产地，产地范围以左右江区域为中心，逐渐发展至桂东、桂东南、桂西北，几乎覆盖了全广西。

综上所述，八角茴香最早于宋代记载产于广西西南的左右江一带，清代开始发展为全国主产地，并一直延续至现代。因八角茴香产业迅速发展，现主产区几乎覆盖全广西。广八角产地沿革见表1。

表1 广八角产地沿革

年代	出处	产地及评价
宋	《岭外代答》	出左右江蛮峒中
明	《本草品汇精要》	八角茴香……《大明一统志》所载：土产占城国（今越南中部和南部），今四川湖广永州府祁阳（今祁阳一带）等县所贡，多由舶上来者
	《本草纲目》	今交、广诸地及近郡皆有之
	《本草原始》	大茴香，出闽、广
清	《冯氏锦囊秘录》	八角者名大茴香，小如粟米者力薄
	《医林纂要探源》	今闽广亦有
	《本草便读》	皆以大者为胜
	《本草撮要》	黄褐色者佳
民国	《药物出产辨》	产广西南宁、百色

6 道地产区及生境特征

6.1 道地产区

以广西左江、右江一带市县为核心区域的龙州、宁明、百色、天等、德保、靖西、那坡、凭祥等西南部市县，以及浦北、博白、玉林、苍梧、梧州、藤县、北流、岑溪、昭平等东部和东南部市县，东兰、凌云、凤山、巴马、西林、隆林等西北部市县。

6.2 生境特征

八角茴香产区范围为北纬21°30′~25°30′，东经98°~119°。东起福建南部沿海的低山、丘陵，西至云南高黎贡山，南达广西大青山至越南北部，北止越城岭，包括云南、广西、广东、福建等6个省（区）的85个县市，垂直分布区的海拔高度为300m~2050m。地跨北回归线以南的北热带和南亚热带两个气候带，全年气候温和，雨量充沛，年平均气温14℃~22℃，年平均降水量1500mm~2800mm，相对湿度80%左右，大于或等于10℃的年积温6500℃~8000℃。八角茴香常生长于以砂岩、砂页岩、页岩、花岗岩等母岩类型发育而成的红壤土和黄壤土中，喜温暖、潮湿、静风、肥沃的生态环境。

广八角主要分布在广西西南部、东部、东南部及西北部地区。属南亚热带气候，气候温暖，雨量充足，年平均气温16℃~23℃，年平均降水量1500mm~2000mm，相对湿度81%~88%，大于或等于10℃的年积温5000℃~8100℃，海拔300m~1000m，土壤为酸性砖红壤或红（黄）壤。

7 质量特征

7.1 质量要求

应符合《中华人民共和国药典》一部对八角茴香的相关质量规定。

7.2 性状特征

八角茴香为聚合果，多由8个蓇葖果组成，放射状排列于中轴上。蓇葖果长1cm～2cm，宽0.3cm～0.5cm，高0.6cm～1cm；外表面红棕色，有不规则皱纹，先端呈鸟喙状，上侧多开裂；内表面淡棕色，平滑，有光泽；质硬而脆。果梗长3cm～4cm，连于果实基部中央，弯曲，常脱落。每个蓇葖果含种子1，扁卵圆形，长约6mm，红棕色或黄棕色，光亮，尖端有种脐；胚乳白色，富油性。气芳香，味辛、甜。

广八角为聚合果，蓇葖果5～11，多为8。蓇葖果较肥厚，长1.2cm～2cm，宽0.3cm～0.6cm，高0.6cm～1.2cm；外表面红棕色，有皱纹，先端呈鸟喙状，上侧多开裂；内表面淡棕色，平滑，有光泽；质硬而脆。果梗常脱落。每个蓇葖果含种子1，扁卵圆形，长约6mm，成熟时红棕色，光亮，尖端有种脐；胚乳白色，富油性。气芳香，味辛、甜。

广八角与其他产地八角茴香性状鉴别要点见表2。

表2 广八角与其他产地八角茴香性状鉴别要点

比较项目	广八角	其他产地八角茴香
蓇葖果数量	5～11，多为8	常为8
蓇葖果大小	果瓣较肥厚，长1.2cm～2cm，宽0.3cm～0.6cm，高0.6cm～1.2cm	长1cm～2cm，宽0.3cm～0.5cm，高0.6cm～1cm

参 考 文 献

［1］周去非．岭外代答校注［M］．杨武泉校注．北京：中华书局，1999：302.

［2］刘文泰．本草品汇精要［M］．陆拯，黄辉，方红，等校点．北京：中国中医药出版社，2013：317－318.

［3］李时珍．本草纲目（校点本）［M］．北京：人民卫生出版社，1982：1636.

［4］卢之颐．本草乘雅半偈［M］．张永鹏校注．北京：中国医药科技出版社，2014：178－179.

［5］李中立．本草原始［M］．郑金生，汪惟刚，杨梅香整理．北京：人民卫生出版社，2007：207.

［6］汪绂．医林纂要探源［M］．江凌圳，孔尧其，应晓燕，等校注．北京：中国中医药出版社，2015：149.

［7］郑金生．中华大典·医药卫生典·药学分典：第6卷［M］．成都：巴蜀书社，2008：587.

［8］国家中医药管理局《中华本草》编委会．中华本草：第2册［M］．上海：上海科学技术出版社，1999：925.

［9］谭其骧．中国历史地图集［M］．北京：中国地图出版社，1996.

［10］广西通志馆旧志整理室．广西方志物产资料选编：镇安府志［M］．南宁：广西人民出版社，1991：867.

［11］华本松．百色厅志［M］．台北：成文出版社，1967：47.

［12］陈仁山，蒋淼，陈思敏，等．药物出产辨（十）［J］．中药与临床，2011，2（6）：69.

［13］中国药学会上海分会，上海市药材公司．药材资料汇编［M］．上海：科技卫生出版社，1959：177－179.

［14］冯兆张．冯氏锦囊秘录［M］．王新华点校．北京：人民卫生出版社，1998：769.

［15］张秉成．本草便读［M］．上海：上海卫生出版社，1958：90.

［16］陈其瑞．本草撮要［M］．陈蕙亭辑．上海：上海科学技术出版社，1985：25.

ICS 11.120.01
C 23

团 体 标 准

T/CACM 1020.120—2019

道地药材 第120部分：肉桂

Daodi herbs—Part 120: Rougui

2019-08-13 发布 2019-08-13 实施

中华中医药学会 发布

前　　言

T/CACM 1020《道地药材》标准分为157个部分：

——第1部分：标准编制通则；

……

——第119部分：广八角；

——第120部分：肉桂；

——第121部分：天麻；

……

——第157部分：汉射干。

本部分为T/CACM 1020的第120部分。

本部分按照GB/T 1.1—2009给出的规则起草。

本部分由道地药材国家重点实验室及国家中医药管理局道地药材生态遗传重点研究室提出。

本部分由中华中医药学会归口。

本部分起草单位：广西壮族自治区药用植物园、中国中医科学院中药资源中心、无限极（中国）有限公司、北京中研百草检测认证有限公司。

本部分主要起草人：余丽莹、黄宝优、黄雪彦、彭玉德、黄璐琦、郭兰萍、詹志来、张小波、杨光、农东新、王春丽、谢月英、柯芳、潘春柳、郭亮、蓝祖栽、熊峥、姚李祥、李莹、吕惠珍、余意。

道地药材　第120部分：肉桂

1　范围

T/CACM 1020 的本部分规定了道地药材肉桂的来源及形态、历史沿革、道地产区及生境特征、质量特征。

本部分适用于中华人民共和国境内道地药材肉桂的生产、销售、鉴定及使用。

2　规范性引用文件

下列文件对于本文件的应用是必不可少的。凡是注日期的引用文件，仅注日期的版本适用于本文件。凡是不注日期的引用文件，其最新版本（包括所有的修改单）适用于本文件。

T/CACM 1020.1—2016　道地药材　第1部分：标准编制通则

中华人民共和国药典一部

3　术语和定义

T/CACM 1020.1—2016 界定的以及下列术语和定义适用于本文件。

3.1

肉桂　rougui

产于广西和广东的栽培肉桂。

4　来源及形态

4.1　来源

本品为樟科植物肉桂 *Cinnamomum cassia* Presl 的干燥树皮。

4.2　形态特征

中等乔木。树皮灰褐色，厚达1.3cm。幼枝稍呈四棱形，幼枝、叶芽和叶片下面疏被黄色短绒毛。顶芽小，长约0.3cm，芽鳞宽卵形，先端渐尖。叶长椭圆形至近披针形，长8cm～34cm，宽4cm～9.5cm，革质，具离基三出脉。圆锥花序长8cm～16cm，总梗与各级序轴被黄色绒毛；花白色，长约0.45cm，花被内外两面密被黄褐色短绒毛，花被筒倒锥形，长约0.2cm；能育雄蕊9，花丝被柔毛、扁平，花药卵状长圆形，先端截平；退化雄蕊3，位于最内轮，连柄长约0.2cm；子房卵球形，柱头小。果椭圆形，长约1cm，宽0.7cm～0.9cm，成熟时黑紫色；果托浅杯状，边缘截平或略具齿裂。花期6月～8月，果期10月～12月。

5 历史沿革

5.1 品种沿革

肉桂又名桂、菌桂、牡桂、官桂、桂枝、肉桂、桂皮、桂心等，不同时期同一名称所指有所不同。"菌桂"之名最早出现在春秋战国时期《楚辞》，"杂申椒与菌桂兮""矫菌桂以纫蕙兮"。肉桂的药用历史始载于秦汉时期《神农本草经》，记载："菌桂，味辛，温。主百病，养精神，和颜色，为诸药先聘通使。久服轻身，不老，面生光华，媚好，常如童子。生山谷……牡桂，味辛，温。主上气咳逆，结气，喉痹，吐吸。利关节，补中益气。久服通神，轻身，不老。生山谷。"马王堆汉墓帛书出土时发现战国时期的验方中也记录了"桂"，之后百余部本草均有记载。

古代本草对于肉桂的基原物种持有不同意见，一种意见是"桂有三种"或多种，另一种意见是"同是一物"。明代《本草品汇精要》记载："桂，木高三四丈，其叶如柏叶而泽黑，皮黄心赤，凌冬不凋……牡桂……木高三四丈，皮薄色黄少脂肉，气如木兰……叶狭于菌桂而长数倍，亦似枇杷叶而大，四月生白花，全类茱萸，花不着子……菌桂，叶似柿叶而尖狭光净，中有三道文，花白叶黄，四月开花，五月结实，树皮青黄，肌理紧薄，无骨正圆如竹。"而持"同是一物"的理由是"夫众论名状之异同而无定者，莫甚于桂也。细观桂有三等，其卷沓二转如筒者，名菌桂；其肉少而平如板者，名牡桂。寇氏皆汰之矣。惟半卷而多脂者，单名桂""陈藏器本草云：菌桂、牡桂、桂心，已上三色并同是一物……嫩既辛香，兼又筒卷。老必味淡，自然板薄。板薄者即牡桂也，以老大而名焉。筒卷者即菌桂也，以嫩而易卷……桂心即是削除皮上甲错，取其近里辛而有味"。直到民国时期，才有文献明确记录了肉桂的基原，《植物名汇·前编·汉名之部》将樟科植物 *Cinnamomum cassia* Presl 的汉名考订为桂、梫、肉桂、桂皮、桂枝。《植物学大辞典》中"桂"的项下也将丹桂、牡桂、菌桂、筒桂作为樟科植物肉桂 *Cinnamomum cassia* Presl 的别名。《增订伪药条辨》记载："樟科樟属植物，常绿乔木，种类甚多……桂性直上，身如桄榔，直竖数丈，中无枝节，皮纹直实，肉如织锦，纹细而明者为上桂。"形态描述也与肉桂 *Cinnamomum cassia* Presl 相似。

此外，《本草图经》和《本草品汇精要》等 10 多部本草收载了肉桂的图绘。《本草图经》按照不同产地收录了桂、宾州桂和宜州桂的图绘，《本草纲目》等按照不同基原收录了桂、菌桂和牡桂的图绘，《本草蒙筌》《太乙仙制本草药性大全》等收录了官桂、柳桂、桂心、桂枝、肉桂等的图绘，其中《本草纲目》中"菌桂"的图绘和《植物名实图考》《本草质问》中"桂"的图绘中叶对生和近对生、三出脉、花序腋生和顶生、果实椭圆、具齿裂果托等特征与现代肉桂基原植物的形态极为相似。

综上所述，古代本草收载肉桂基原较混乱，结合"叶似柿叶，中有纵纹三道，表里无毛而光泽，花白"等形态描述，菌桂和桂的图绘以及产地记载，判断现代肉桂基原 *Cinnamomum cassia* Presl 是古代本草记载的多个基原中的一种，随着药用的印证、栽培的发展以及内外交流的不断加强，逐渐演变为单一基原，但仍具有多个药用部位和多个药材名称。

5.2 产地沿革

秦国统一中原后，置桂林郡，因产"桂"而得名。桂林郡地跨现今广西桂林、柳州、河池、桂平、贵港、梧州和广东茂名、阳江、肇庆等地，肉桂现今的主要产区均在此范围内。

晋代《南方草木状》记载："桂，出合浦（今广西合浦、钦州、防城、玉林、容县、湛江等地）……交趾置桂园。"产地记载与秦汉时期相比，延伸至广西南部，其中防城、容县等地至今仍为肉桂的主产区。

南北朝时期《名医别录》记载"桂……生桂阳（今广东西北部和湖南东南部）""牡桂……生南

海（今广东大部分地区）。生山谷”“菌桂……生交趾（今越南北部）、桂林山谷岩崖间。无骨，正圆如竹”。以广东为主产地，并开始出现越南和湖南产地，未评价药材品质。《本草经集注》记载：“今出广州（今广西大部分地区和广东大部分地区）湛惠为好，湘州（今广西东北部、广东北部、湖南大部分地区）、始兴（今广东韶关一带）、桂阳县（今广东连阳和湖南郴州）即是小桂，亦有，而不如广州者。交州（今越南北部）、桂州（今广西桂林一带）者，形段小，多脂肉，亦好。”产地记载基本覆盖了广西、广东两个省区的所有地方，包括了肉桂现今所有主产地，并记录了湖南的品质不如广西、广东和越南的好。

唐代《新修本草》记载：“菌桂……生交趾、桂林山谷岩崖间……菌者，竹名；古方用筒桂者是，故云三重者良。其筒桂亦有二、三重卷者，叶似柿叶，中三道文，肌理紧薄如竹，大枝小枝皮俱是菌桂。然大枝皮不能重卷……不入药用，今惟出韶州……牡桂……生南海（今广州一带）山谷……出融州（今广西融水一带）、柳州、交州甚良……桂……生桂阳……今出广州湛惠为好，湘州、始兴、桂阳县即是小桂，亦有，而不如广州者，交州、桂州者形段小，多脂肉，亦好。”品质评价以皮厚有肉者和两广产地为好，与现代评价肉桂药材质量的方法基本相同。产地记载与南北朝时期基本一致。

宋代《本草图经》记载：“菌桂生交趾山谷。牡桂生南海山谷。桂生桂阳。”产地记载与南北朝时期基本一致。

明代《本草品汇精要》记载：“桂……出湘州、桂州、交州，道地：桂阳、广州、观州（今广西天峨、南丹、凤山、东兰一带）……牡桂……生南海山谷，道地：融州、桂州、交州、宜州（今广西河池一带）甚良……菌桂……出交州、桂林及蜀都山谷岩崖间，道地：韶州（今广东韶关一带）、宾州（今广西宾阳一带）。”《本草蒙筌》记载：“桂……种类多般，地产各处。菌桂正圆无骨，生交趾桂林。牡桂扁广薄皮，产南海山谷。官桂品极高而堪充进贡，却出观宾。木桂皮极厚而肉理粗虚，乃发从岭。”《本草乘雅半偈》记载：“牡桂出合浦、交趾、广州、象州、湘州、桂岭诸处……菌桂，出交趾、桂林山谷。”按照桂、菌桂、牡桂分别列出了不同的道地产区，不管是桂还是菌桂或牡桂，均记录广西、广东为道地产区。

清代《本草崇原》记载：“始出桂阳山谷及合浦、交趾、广州、象州、湘州诸处。色紫暗，味辛甘者为真。”《本草求真》记载：“桂出岭南，色紫肉厚，体松皮嫩，辛甘者佳。”《植物名实图考》记载：“今以交趾产为上……桂之产曰安边，曰清化（今越南北部），皆交趾境。其产中华者，独蒙自（今云南蒙自）桂耳，亦产逢春里土司地。”认为产自越南的品质最佳，产自广西桂平和两广岭南之地的也好，与现今不同产地之间的品质情况基本一致。只产于云南蒙自的国产肉桂有待进一步考证。

民国时期《增订伪药条辨》记载：“产越南、广西热带，当分数种：曰清化，曰猛罗，曰安边，曰窑桂，曰钦灵（今广西钦州、灵山），曰浔（今广西桂平）桂。此总名也。又有猛山桂，曰大石山，曰黄摩山，曰社山，曰桂平。产云南曰蒙自桂。产广东曰罗定桂，曰信宜桂，曰六安桂。最盛产外国者，为锡兰加西耶，皆名洋桂。”记录了以产地命名的不同肉桂品种，其中清化桂、安边桂、浔桂、信宜桂、六安桂等至今仍为品质较好的品种。产地记载则缩小为气候较热的广西东南部和南部、广东西南部地区。

综上分析，从秦汉时期至今，肉桂的产地基本集中在广西、广东和越南 3 个地方，其中广西的产地变迁从几乎全广西均有分布逐渐集中到桂平、钦州、梧州等东南部和南部地区；广东的产地变迁也从几乎全省分布逐渐集中到罗定、信宜、肇庆等粤西南地区。由于古代湘州管辖区域较大，宋代开始有产自湖南的记载，但清代记录“湖南瑶峒亦多，不堪服食”，因此之后也少有产自湖南的记载。清代开始有云南产出的记载，并特别注明为蒙自桂。肉桂产地沿革见表 1。

表 1　肉桂产地沿革

年代	出处	产地及评价
秦汉	《神农本草经》	菌桂……生山谷……牡桂……生山谷
晋	《南方草木状》	桂，出合浦……交趾置桂园
南北朝	《本草经集注》	今出广州湛惠为好，湘州、始兴、桂阳县即是小桂，亦有，而不如广州者。交州、桂州者，形段小，多脂肉，亦好
唐	《新修本草》	菌桂……生交趾、桂林山谷岩崖间……牡桂……生南海山谷……出融州、柳州、交州甚良……桂……生桂阳……今出广州湛惠为好，湘州、始兴、桂阳县即是小桂，亦有而不如广州者，交州、桂州者形段小，多脂肉，亦好
宋	《本草图经》	菌桂生交趾山谷。牡桂生南海山谷。桂生桂阳
明	《本草品汇精要》	桂……出湘州、桂州、交州。道地：桂阳、广州、观州……牡桂……生南海山谷。道地：融州、桂州、交州、宜州甚良……菌桂……出交州、桂林及蜀都山谷岩崖间。道地：韶州、宾州
	《本草乘雅半偈》	牡桂出合浦、交趾、广州、象州、湘州、桂岭诸处……菌桂，出交趾、桂林山谷
	《本草蒙筌》	桂……种类多般，地产各处。菌桂正圆无骨，生交趾桂林。牡桂扁广薄皮，产南海山谷。官桂品极高而堪充进贡，却出观宾。木桂皮极厚而肉理粗虚，乃发从岭
清	《本草崇原》	始出桂阳山谷及合浦、交趾、广州、象州、湘州诸处。色紫暗，味辛甘者为真
	《本草求真》	桂出岭南，色紫肉厚，体松皮嫩，辛甘者佳
	《植物名实图考》	今以交趾产为上……桂之产曰安边，曰清化，皆交趾境，其产中华者，独蒙自桂耳，亦产逢春里土司地
民国	《增订伪药条辨》	产越南、广西热带，当分数种：曰清化，曰猛罗，曰安边，曰窑桂，曰钦灵，曰浔桂。此总名也。又有猛山桂，曰大石山，曰黄摩山，曰社山，曰桂平。产云南曰蒙自桂。产广东曰罗定桂，曰信宜桂，曰六安桂。最盛产外国者，为锡兰加西耶，皆名洋桂

6　道地产区及生境特征

6.1　道地产区

以广西防城、东兴等为中心，辐射上思、宁明、钦州等十万大山区域的其他县域；以广西苍梧、藤县、岑溪、容县、北流等为中心，辐射广西平南、桂平、陆川、博白和广东郁南、德庆、罗定、信宜、高要等大容山、云开大山、云雾山区域的其他县域。

6.2　生境特征

肉桂分布于热带、亚热带地区，常生长在北回归线以南、海拔 100m ~ 500m、东向或东南向的山坡或山谷中。

广西肉桂产区属丘陵山地地貌，位于北纬 21°32′ ~ 25°32′，东经 106°20′ ~ 111°30′，地处中、南亚热带季风气候区，年平均气温 16.5℃ ~ 23.1℃，年平均降水量 1700mm 以上，海拔 150m ~ 250m，具有适合肉桂生长的自然条件。

广东肉桂产区属丘陵低山及河流冲积地貌，属亚热带季风性气候，雨量充沛，阳光充足，气候温和，年平均气温21.5℃～22.2℃，年平均降水量1500mm以上，具有适合肉桂生长的自然条件。

7 质量特征

7.1 质量要求

应符合《中华人民共和国药典》一部对肉桂的相关质量规定。

7.2 性状特征

桂通呈双筒状或单筒状卷起。长30cm～40cm，宽或直径3cm～10cm，厚0.2cm～0.8cm。外表面灰棕色，具不规则细皱纹和横向凸起皮孔，内表面棕红色。质坚硬。气香浓烈，味甜、辣。

企边桂呈槽状，两侧向内卷曲。长30cm～40cm，宽或直径4cm～6cm，厚0.3cm～0.8cm。外表面灰棕色，有不规则的细皱纹及横向凸起的皮孔，间有灰白色斑纹，内表面棕红色或紫红色，皮肉交接处有一层黄色线纹。气香浓烈，味甜、辣。

桂通与企边桂性状鉴别要点见表2。

表2 桂通与企边桂性状鉴别要点

比较项目	桂通	企边桂
形状	呈双筒状或单筒状卷起	呈槽状，两侧向内卷曲
大小	长30cm～40cm，宽或直径3cm～10cm，厚0.2cm～0.8cm	长30cm～40cm，宽或直径3cm～10cm，厚0.3cm～0.8cm
颜色	内表面棕红色，皮肉交接处有一层黄色线纹	内表面棕红色或紫红色，划之显油痕，皮肉交接处有一层黄色线纹

参 考 文 献

［1］屈原，宋玉．楚辞［M］．吴广平注译．长沙：岳麓书社，2001：6－11．

［2］佚名．神农本草经［M］．顾观光辑．杨鹏举校注．北京：学苑出版社，2007：25．

［3］马王堆汉墓帛书整理小组．五十二病方［M］．北京：文物出版社，1979：27．

［4］刘文泰．本草品汇精要［M］．北京：人民卫生出版社，1982：455－456．

［5］陈衍．宝庆本草折衷［M］．郑金生，张同君辑校．北京：中国中医科学院内部印刷，1991：68．

［6］卢多逊，李昉等．开宝本草（辑复本）［M］．尚志钧辑校．合肥：安徽科学技术出版社，1998：262．

［7］松村任三．改订植物名汇［M］．东京：丸善株式会社，1921．

［8］孔庆莱，吴德亮，杜亚泉，等．植物学大辞典［M］．上海：商务印书馆，1917．

［9］曹炳章．增订伪药条辨［M］．刘德荣点校．福州：福建科学技术出版社，2004：70．

［10］郑金生．中华大典·医药卫生典·药学分典［M］．成都：巴蜀书社，2008．

［11］谭其骧．中国历史地图集［M］．北京：中国地图出版社，1996．

［12］唐慎微．重修政和经史证类备急本草［M］．陆拯等校注．北京：中国中医药出版社，2013：593－602．

［13］嵇含．南方草木状［M］．广州：广东科技出版社，1982：63．

［14］陶弘景．本草经集注（辑校本）［M］．尚志钧，尚元胜辑校．北京：人民卫生出版社，1994：215－217．

［15］苏敬等．新修本草（辑复本）［M］．尚志钧辑校．合肥：安徽科学技术出版社，1981：304－306．

［16］苏颂．本草图经［M］．尚志钧辑校．北京：学苑出版社，2017：339．

［17］陈嘉谟．本草蒙筌［M］．王淑民，陈湘萍，周超凡点校．北京：人民卫生出版社，1988：207－209．

［18］卢之颐．本草乘雅半偈（校点本）［M］．冷方南，王齐南校点．北京：人民卫生出版社，1986：69－70．

［19］张自聪．本草崇原［M］．刘小平点校．北京：中国中医药出版社，1992：1108．

［20］吴仪洛．本草从新［M］．上海：上海科学技术出版社，1982：115．

［21］黄宫绣．本草求真［M］．王淑民校注．北京：中国中医药出版社，1997：28．

［22］吴其濬．植物名实图考［M］．上海：商务印书馆，1957：769．

［23］冯耀南，刘明，刘俭，等．中药材商品规格质量鉴别［M］．广州：暨南大学出版社，1995：357－358．

ICS 11.120.01
C 23

团　　　　体　　　　标　　　　准

T/CACM 1020.121—2019

道地药材　第121部分：天麻

Daodi herbs—Part 121: Tianma

2019-08-13 发布　　　　2019-08-13 实施

中华中医药学会　发布

前　言

T/CACM 1020《道地药材》标准分为157个部分：

——第1部分：标准编制通则；

……

——第120部分：肉桂；

——第121部分：天麻；

——第122部分：云当归；

……

——第157部分：汉射干。

本部分为T/CACM 1020的第121部分。

本部分按照GB/T 1.1—2009给出的规则起草。

本部分由道地药材国家重点实验室及国家中医药管理局道地药材生态遗传重点研究室提出。

本部分由中华中医药学会归口。

本部分起草单位：湖北中医药大学、中国中医科学院中药资源中心、贵州中医药大学、云南省农业科学院药用植物研究所、山东省分析测试中心、安徽中医药大学、华润三九医药股份有限公司、中药材商品规格等级标准研究技术中心、北京中研百草检测认证有限公司。

本部分主要起草人：刘大会、周涛、龚文玲、黄璐琦、郭兰萍、詹志来、黄必胜、马毅平、杨昌贵、江维克、方艳、王晓、刘义梅、彭华胜、王丽、张智慧、马聪吉、何雅莉、陈科力、颜鸿远、刘引、雷咪、徐娇、吴卫刚、谭沛、张辉。

道地药材　第 121 部分：天麻

1　范围

T/CACM 1020 的本部分规定了道地药材天麻的来源及形态、历史沿革、道地产区及生境特征、质量特征。

本部分适用于中华人民共和国境内道地药材天麻的生产、销售、鉴定及使用。

2　规范性引用文件

下列文件对于本文件的应用是必不可少的。凡是注日期的引用文件，仅注日期的版本适用于本文件。凡是不注日期的引用文件，其最新版本（包括所有的修改单）适用于本文件。

T/CACM 1020.1—2016　道地药材　第 1 部分：标准编制通则

中华人民共和国药典一部

3　术语和定义

T/CACM 1020—2016 界定的以及下列术语和定义适用于本文件。

3.1

天麻　tianma

本品为兰科植物天麻 *Gastrodia elata* Bl. 的干燥块茎。立冬后至次年清明前采挖，立即洗净，蒸透，敞开低温干燥。

3.2

红天麻　hongtianma

本品为兰科植物天麻原变型红天麻的干燥块茎。块茎较大，粗壮，长圆柱形或哑铃形；花茎橙红色，花黄色而略带橙红色。主要产于长江及黄河流域诸省海拔 500m ~ 1500m 的山区。红天麻生长快，适应性强，是优良高产品种，目前我国大部分地区栽培者多为此变型。

3.3

乌天麻　wutianma

本品为兰科植物天麻乌天麻变型的干燥块茎。块茎短粗，呈椭圆形至卵状椭圆形，节较密；花茎灰棕色，带白色纵条纹，花蓝绿色。主要产于贵州西部、云南东北部至西北部的 1500m 以上高海拔地区。天麻此变型块茎折干率特高，是优良品种，在云南栽培的天麻多为此变型。

3.4

川天麻　chuantianma

产于云南的彝良、镇雄、盐津、大关、永善、威信、绥江、昭阳，贵州的毕节、赫章、纳雍、织金、黔西，四川的宜宾、叙永、雷波、泸州、乐山、凉山及川北之巴中、万县等地区的天麻。上述地区出产天麻，新中国成立前多集中在重庆输出，统称“川天麻”。

3.5

昭通天麻　zhaotongtianma

产于云南昭通的彝良、镇雄、盐津、大关、永善、威信、绥江、昭阳等县区及周边地区的天麻，又称“云天麻”。

3.6

贵天麻　guitianma

产于贵州的毕节、赫章、纳雍、织金、瓮安、贵定、都匀、黔西等县区天麻。

3.7

西天麻　xitianma

产于陕西汉中、甘肃康县、河南南阳等西北地区的天麻，又称“汉中天麻”。

4　来源及形态

4.1　来源

本品为兰科植物天麻 *Gastrodia elata* Bl.、红天麻 *Gastrodia elata* Bl. f. *elata*、乌天麻 *Gastrodia elata* Bl. f. *glauca* S. Chow 的干燥块茎。

4.2　形态特征

天麻为多年生腐生草本植物。植株高 30cm ~ 100cm，有时可达 2m；根茎肥厚，块茎状，椭圆形至近哑铃形，肉质，长 8cm ~ 12cm，直径 3cm ~ 5cm（~7cm），有时更大，具较密的节，节上被许多三角状宽卵形的鞘。茎直立，橙黄色、黄色、灰棕色或蓝绿色，无绿叶，下部被数枚膜质鞘。总状花序长 5cm ~ 30cm（~50cm），通常具花 30 ~ 50；花苞片长圆状披针形，长 1cm ~ 1.5cm，膜质；花梗和子房长 7mm ~ 12mm，略短于花苞片；花扭转，橙黄、淡黄、蓝绿或黄白色，近直立；萼片和花瓣合生成的花被筒长约 1cm，直径 5mm ~ 7mm，近斜卵状圆筒形，先端具裂片 5，但前方亦即 2 枚侧萼片合生处的裂口深达 5mm，筒的基部向前方凸出；外轮裂片（萼片离生部分）卵状三角形，先端钝；内轮裂片（花瓣离生部分）近长圆形，较小；唇瓣长圆状卵圆形，长 6mm ~ 7mm，宽 3mm ~ 4mm，3 裂，基部贴生于蕊柱足末端与花被筒内壁上并有一对肉质胼胝体，上部离生，上面具乳突，边缘有不规则短流苏；蕊柱长 5mm ~ 7mm，有短的蕊柱足。蒴果倒卵状椭圆形，长 1.4cm ~ 1.8cm，宽 8mm ~ 9mm。花果期 5 月 ~ 7 月。

昭通天麻为天麻属植物乌天麻（变型），植株高大，高 1.5m ~ 2m 或更高。根茎短粗，呈椭圆形至卵状椭圆形，节较密，大者长达 15cm 左右，粗达 5cm ~ 6cm，含水量常在 70% 以内，有时仅为 60%，最大单重达 800g。花茎灰棕色，带白色纵条纹，花蓝绿色。果实有棱，呈上粗下细的倒圆锥形。花期 6 月 ~ 7 月。

西天麻为天麻属植物红天麻（原变型），植株较高大，高 1.5m ~ 2m。根茎较大，常呈哑铃形，最大单个重量达 1000g，含水量在 85% 左右。茎橙红色。花黄色而略带橙红色。花期 4 月 ~ 5 月。

川天麻、贵天麻多为天麻属植物乌天麻（变型），部分为红天麻（原变型）。

5 历史沿革

5.1 品种沿革

天麻初以“赤箭”之名载入《神农本草经》，列为上品，云：“赤箭……一名离母，一名鬼督邮。”《雷公炮炙论》中首载“天麻”之名。《本草纲目》则将“赤箭”和“天麻”合并为一，并记载“赤箭，以状而名；独摇、定风，以性异而名；离母、合离，以根异而名；神草、鬼督邮，以功而名”“其皮黄白色，名曰龙皮”；还将天麻直接暴干称为羊角天麻，蒸后干燥称为酱瓜天麻。在宋代以前，天麻多用“赤箭”为正名；宋代，将天麻分为赤箭和天麻两味药；宋代以后逐步以地下块茎形态描述的“天麻”为正名。同时，根据天麻的性状、地下块茎形态、功效、块茎颜色、采收时间、加工后药材形态、产地和地方俗称有不同别名或商品名。

魏晋时期《吴普本草》首次记载天麻地上花茎形态、颜色及地下块茎形态，云：“茎、箭赤，无叶，根如芋子。”东晋时期《抱朴子》记载：“其茎大如手指，赤如丹，素叶似苋，其根有大魁如斗，有细者如鸡子十二枚，周绕大根之四方，如十二辰也，相去丈许，皆有细根，如白发以相连。”唐代《新修本草》记载：“此芝类，茎似箭竿。赤色，端有花、叶，远看如箭有羽。根、皮、肉汁与天门冬同，惟无心脉。去根五六寸，有十馀子卫，似芋。其实似苦楝子，核作五、六棱，中肉如面。”从上述本草描述，基本判断古代天麻和现代药用天麻的形态特征基本是一致的。

宋代《本草图经》记载赤箭“其苗独茎如箭杆，叶生其端，四月开花，秆、叶俱赤，实似苦楝子……去大魁数尺，皆有细根如白发”和天麻“春生苗，初出若芍药，独抽一茎直上，高三二尺，如箭杆状，青赤色，故名赤箭脂；茎中空，依半以上，贴茎微有尖小叶；梢头生成穗，开花结子，如豆粒大；其子至夏不落，却透虚入茎中，潜生土内；其根形如黄瓜，连生一、二十枚……其皮黄白色”。《药性粗评》云：“内空，半茎以上有尖叶，贴茎而生，茎端开花成穗，花中有子，如青葙子，至夏不落，叶枯时子方黄熟，其根如黄瓜形。”《本草纲目》云：“其根暴干，肉色坚白，如羊角色，呼羊角天麻；蒸过黄皱如干瓜者，俗呼酱瓜天麻，皆可用。”这一时期天麻植物学和商品学形态特征及其生物学特性逐步明晰，同现代植物学中天麻的植物学和商品学形态特征及其生物学描述基本一致，并初步描述了天麻共生蜜环菌的形态特征与生物学特性。

民国时期，《中国药学大辞典》中明确了天麻拉丁名（*Gastrodia elata* Bl.）、科属和其无叶绿素特性，并详细描述了天麻植物学与商品学形态特征及其寄生特性与生境特征。这一时期还是认为天麻地下块茎为根。1949 年以后，逐步明确了天麻地下部分为块茎，但对同天麻共生的蜜环菌菌丝认识还不清晰，即认为天麻有主根和须根。20 世纪 70 年代末，天麻的植物学形态才逐步清晰。

历代本草药图也因对天麻植物学特性和生长发育习性认知的局限性，描绘不准确，仅《本草图经》和《三才图会》中的天麻图同现代红天麻植物最接近。

综上所述，历代本草记载天麻药材的基原比较明确，即兰科天麻属植物；只是由于天麻植物形态（无根无叶）和生活习性（同蜜环菌共生）特殊，由于当时对天麻植物学形态认知的局限性，对天麻地上、地下部位的定义同近代植物学稍有差异。另外，历代本草均描述天麻花茎、花、果实颜色均为赤色、赤红色或黄赤色；现代研究发现，天麻花茎不仅有赤红色，还有灰棕色、绿色、黄色等。

5.2 产地沿革

最早对天麻产地的描述见于魏晋时期《吴普本草》，书中记载：“或生太山，或少室。”太山即今山东泰山一带，少室则为今河南登封的嵩山一带（少室山）。南北朝时期《名医别录》记载：“生陈仓、雍州，及太山、少室。”陈仓为今秦岭以北的陕西宝鸡，雍州为今陕西西部、甘肃武威以及宁夏大部分地区。《本草经集注》和《新修本草》均沿用了《名医别录》的记载，未新增天麻产地。从秦汉时期至唐代，记载天麻有四大产区，分别为我国东部山东泰安的泰山，中部河南登封的嵩山，西部陕西宝鸡及其相邻的陕西、甘肃、宁夏交界的地区，四大产区均是位于黄河以南的黄河流域。此后，“太山”“少室”在后世本草文献中常被沿用。

宋代《开宝本草》记载：“天麻，生郓州、利州、太山、崂山诸山……今多用郓州者佳。”郓州即今山东泰安西南部的东平和郓城，利州即今四川广元，崂山即今河南登封的嵩山一带，其首次描述古郓州产天麻质量最好。《本草图经》将天麻分为赤箭和天麻两味药，其中赤箭在《名医别录》基础上，新增“今江湖间亦有之，然不中药用”；天麻则在《开宝本草》基础上，新增“今京东、京西、湖南、淮南州郡亦有之……嵩山、衡山人，或取生者蜜煎作果食之”。“江湖间”应为今安徽南部、江西北部一带和浙江湖州一带。但认为这些地方虽产天麻，但药效不好。京东、京西应是北宋京城开封府的东边和西边，即今河南开封的东部和西部地区，湖南应是现今湖南全境和湖北荆山、大洪山以南，鄂城、崇阳以西，巴东、五峰以东地区，淮南应是现今安徽、江苏的南部和江西、浙江的北部地区；嵩山应是现今河南登封的嵩山，衡山应是现今湖南衡阳的衡山。《重广补注神农本草并图经》记载：“注云出郓州。考今之所出，赤箭根苗，乃自齐郓而来者为上。”《证类本草》记载：“今多用郓州者佳。”两者均进一步强调了郓州（今山东东平和郓城）为天麻道地产区，药材质量优良。宋元时期除沿用魏晋时期山东泰山、河南嵩山两个传统产区外，天麻产区明显向南部扩展到四川广元、湖南衡山、湖北荆山和江淮一带等新产区，这些新增产区已远离黄河，紧邻汉水、长江，位于汉水、长江以南的区域。同时，明确了山东泰安的东平和郓城（古郓州）为天麻主产地和道地产区。而陕西宝鸡（古陈仓）和陕、甘、宁的相邻地区（古雍州）两大产区逐步消亡，后续本草文献不再沿用。

明代《本草品汇精要》记载“赤箭……〔道地〕兖州”和“天麻……邵州、郓州者佳”。兖州为今山东济宁的兖州一带，邵州为今湖南邵阳和新化一带，进一步明确山东泰安的东平、郓城及其相邻的济宁兖州、湖南邵阳和新化为天麻道地产区。明代《药性粗评》则记载：“生山东州郡平泽，今湖南、淮南（安徽）州郡亦有之。”山东州郡平泽可能指山东菏泽一带。清代《医经允中》记载：“出山东郓利二州山谷。”进一步强调了山东泰安东平、郓城为天麻主产地。明清时期天麻产地进一步向南扩展，在山东郓州天麻道地产地的基础上，新增了山东济宁（古兖州）和湖南邵阳、新化为天麻新产地和道地产区。另外，清代一些地方志也记载了天麻新产地，如光绪《叙州府志》记载：“贡天麻为叙府之要务，每年派员从乌蒙之小草坝购得，马帮入川，载以官船，直送京都，皇上分赠诸臣，文武要员以获此赏为荣。”乌蒙小草坝为现今云南昭通彝良小草坝乡，此地位于长江上游的金沙江，为现代天麻主产地之一。

民国时期《药物出产辨》记载：“四川、云南、陕西、汉中所产者均佳。贵州亦有产，但全无气味，不适用。”该书新增加了云南、贵州两个新产地，并认为四川、云南和陕西汉中为天麻道地产区。《本草药品实地之观察》则记载：“真正之天麻，多半出于四川，但西藏方面亦有之……四川之雷波、马边、峨边、屏山诸县均产之；而大宗货物，仍多来自夷地（苗人住处），如小凉山中之中山坪、大谷堆、滥壩子，大凉山中之锣鼓拉达等处。”明确四川天麻主产在凉山和宜宾。民国时期天麻主产地则进一步西迁，迁移到金沙江边上的四川（主要为凉山和宜宾）、云南（主要是昭通）、贵州（主要是织金、纳雍、贵定等）以及陕西汉中产区等新产地。这一时期，天麻道地产区和主产地西迁到四川、云南和陕西汉中，而宋元时期本草文献记载的山东泰安、济宁，湖南邵阳和新化等地不再有记载。

1959年《中药志》记载：“主产于云南昭通、镇雄及四川峨眉、乐山、宜宾，贵州织金、纳雍、贵定等地；此外陕西、湖北及东北各省亦产。以云南昭通产者最佳，销全国并有出口。”1959年《药材资料汇编》记载：“云南昭通所属鲁甸和海螺坝，永善、镇雄、彝良的小草坝、绥江、盐津（老雅滩）为主产地区。四川宜宾、马边、叙永、雷波、雅安、荥经、洪雅、乐山、峨眉高庙一带，又川北之巴中、万县临近地区亦产，以上统称川天麻。贵州之兴仁、毕节、织金、瓮安、贵定、都匀所产称贵天麻（亦称川天麻）。此外，如湖北咸丰、鹤峰、巴东所产称什路天麻。河南南阳专区、陕西汉中地区西乡、宁强、大安、镇巴、佛坪、石泉，甘肃文县等地，都有野生，称西天麻（亦称汉中天麻）……以云南昭通海螺坝、彝良小草坝及四川荥经所产为上品，尚有云南永善、绥江、镇雄、盐津及四川雷波、马边、叙永等地所产，其品质佳者居多，统称川天麻。”当代以来，由于交通和信息的发达，社会稳定和经济稳步提升，野生天麻产地在全国逐步扩展。其中20世纪50年代是以云南昭通和四川为道地产区，20世纪80年代则是以贵州、云南、四川为道地产区，品质最佳。而古代记载天麻道地产区山东泰安、济宁，河南嵩山，陕西宝鸡，湖南邵阳和怀化不再有天麻药材记载。至此，天麻道地产区由我国东部的山东泰安、济宁和南部湖南邵阳、新化变迁到西南部云南、贵州、四川交界的云南昭通、贵州毕节、四川宜宾、四川泸州和凉山地区。但由于天麻用量的大幅度增加及野生天麻自然更新缓慢，人为大量采挖，迅速导致天麻野生资源破坏严重，从20世纪70年代开始，野生天麻资源逐步濒临衰竭。

综上所述，天麻产地最早记载为山东泰山、河南嵩山、陕西宝鸡和陕西、甘肃、宁夏交界地区，宋代逐步集中到山东泰安东平、郓城，同时向南扩展至四川广元、湖南衡山、安徽等地，并强调了山东东平和郓城为道地产区；明代在强调了山东东平和郓城为道地产区的基础上，增加了山东济宁和湖南邵阳、新化等新的道地产区；清代开始出现昭通彝良产地；民国时期认为四川、云南和陕西汉中为道地产区；1949年以后发展为云南昭通、镇雄，四川峨眉、乐山、宜宾、叙永、泸州、凉山及贵州毕节、赫章、织金、黔西等地为道地产区，并认为云南昭通产最佳。20世纪80年代开始，野生天麻逐渐枯竭，天麻人工栽培获得成功且逐渐成熟，至21世纪初，野生天麻已经形成不了商品，商品天麻现全部为栽培天麻；全国已经形成了湖北罗田、英山、夷陵、巴东等，安徽金寨、霍山、岳西等，陕西汉中宁强、略阳、勉县等，河南商城、西峡等，贵州大方、德江、施秉等，云南昭通的彝良、镇雄、大关、永善和丽江的永胜、古城、宁蒗等栽培产区。天麻产地沿革见表1。

表1　天麻产地沿革

年代	出处	产地及评价
秦汉	《神农本草经》	“生川谷。”未记载天麻具体产地
魏晋	《吴普本草》	“或生太山，或少室。”太山即今山东省泰山一带，少室则为今河南省登封的嵩山一带（少室山）
南北朝	《名医别录》	“生陈仓、雍州，及太山、少室。”陈仓为今秦岭以北的陕西宝鸡，雍州为今陕西西部、甘肃武威以及宁夏大部分地区
	《本草经集注》	同《名医别录》
唐	《新修本草》	同《名医别录》
宋	《开宝本草》	“生郓州、利州、太山、崂山诸山。”郓州即今山东泰安西南部的东平和郓城，利州即今四川广元，崂山即今河南登封的嵩山一带（崂山），其首次描述古郓州产天麻质量最好
	《本草图经》	“今京东、京西、湖南、淮南州郡亦有之……嵩山、衡山人，或取生者蜜煎作果食之。”京东、京西应是今河南开封的东部和西部地区，湖南应是现今湖南全境和湖北荆山、大洪山以南，鄂城、崇阳以西，巴东、五峰以东地区，淮南应是现今安徽、江苏的南部和江西、浙江的北部地区；嵩山应是现今河南登封的嵩山，衡山应是现今湖南衡阳的衡山
	《重广补注神农本草并图经》	“注云出郓州。考今之所出，赤箭根苗，乃自齐郓而来者为上。”强调了郓州（今山东东平和郓城）为天麻道地产区，药材质量优良
	《证类本草》	“今多用郓州者佳。”强调了郓州（今山东东平和郓城）天麻药材质量优良

表1（续）

年代	出处	产地及评价
明	《本草品汇精要》	“赤箭……〔道地〕兖州……天麻……邵州、郓州者佳。”兖州为今山东济宁的兖州一带，邵州为今湖南邵阳和新化一带，明确山东泰安的东平、郓城及其相邻的济宁兖州、湖南的邵阳和新化为天麻道地产区
	《药性粗评》	“生山东州郡平泽，今湖南、淮南（安徽）州郡亦有之。”山东州郡平泽可能指山东菏泽一带
清	《医经允中》	“出山东郓利二州山谷。”其进一步强调了山东泰安东平、郓城为天麻主产地
	《叙州府志》	“贡天麻为叙府之要务，每年派员从乌蒙（今昭通）之小草坝购得……皇上分赠诸臣，文武要员以获此赏为荣。”增加了云南昭通小草坝为天麻新产地
民国	《药物出产辨》	四川、云南、陕西、汉中所产者均佳。贵州亦有产，但全无气味，不适用
	《本草药品之实地观察》	真正之天麻，多半出于四川，但西藏方面亦有之……四川之雷波、马边、峨边、屏山诸县均产之；而大宗货物，仍多来自夷地（苗人住处），如小凉山中之中山坪、大谷堆、滥壩子，大凉山中之锣鼓拉达等处
现代	《中药志》	以云南昭通产者最佳，销全国并有出口
	《药材资料汇编》	云南昭通所属鲁甸和海螺坝，永善、镇雄、彝良的小草坝、绥江、盐津（老雅滩）为主产地区。四川宜宾、马边、叙永、雷波、雅安、荥经、洪雅、乐山、峨眉高庙一带，又川北之巴中、万县临近地区亦产，以上统称川天麻。贵州之兴仁、毕节、织金、瓮安、贵定、都匀所产称贵天麻（亦称川天麻）。此外，如湖北咸丰、鹤峰、巴东所产称什路天麻。河南南阳专区、陕西、汉中地区西乡、宁强、大安、镇巴、佛坪、石泉，甘肃文县等地，都有野生，称西天麻（亦称汉中天麻）……以云南昭通海螺坝、彝良小草坝及四川荥经所产为上品，尚有云南永善、绥江、镇雄、盐津及四川雷波、马边、叙永等地所产，其品质佳者居多，统称川天麻

6　道地产区及生境特征

6.1　道地产区

6.1.1　川天麻

四川宜宾、叙永、雷波、泸州、乐山、凉山、荥经等地区。

6.1.2　昭通天麻

云南昭通的彝良、镇雄、盐津、大关、永善、威信、绥江、昭阳等县区，其中以彝良、镇雄两产地为核心及其相邻的周边县区为主。

6.1.3　贵天麻

贵州毕节、赫章、纳雍、织金、瓮安、贵定、都匀、黔西等县区。

6.1.4　西天麻

陕西汉中地区、甘肃康县和河南南阳等地区。

6.2 生境特征

6.2.1 川天麻

泸州属亚热带湿润气候区，南部山区立体气候明显。气温较高，日照充足，雨量充沛，四季分明，无霜期长，温、光、水同季，季风气候明显，春秋季暖和，夏季炎热，冬季不太冷。但受四川盆地地形影响，泸州夏季多雷雨，冬季多为连绵阴雨天气，多轻雾天气。泸州土壤多为黄壤。

雷波属亚热带山地立体气候，年平均降水量900mm，年平均气温13℃，空气相对湿度常年保持在70%。

荥经属亚热带季风气候，气候温和，四季分明，雨量充沛；年平均气温15.2℃，年平均降水量1133.1mm。

6.2.2 昭通天麻

云南昭通位于金沙江边，为典型的高原地貌构造，受"昆明准静止锋"的影响，很多地方常年阴雨绵绵，雾气腾腾，日照时数较少；昭通天麻道地药材一般分布在海拔1300m～2800m的山区，最适宜生长在1500m～2100m的区域内；这里年平均气温7.9℃～12.5℃，最冷月（1月）平均气温－0.9℃～2.5℃，最热月（7月）平均气温15.2℃～21.5℃，气候较冷凉；年平均降水量972mm～1125mm，空气相对湿度70%～90%，常年多雾，冬季有较大的降雪与霜冻。土壤类型大部分为黄砂壤，少数是黄棕壤，土质为酸性（pH 4～5.5），含有丰富的腐殖质，质地均匀，含水量常年保持在50%以上，物理性状好。拥有灌木为主的稀疏天然林和人工林资源，地表还生长有丰富的蕨类植物，为昭通天麻道地药材的腐生共生生物学特性提供了最丰富和最适宜的气候环境条件。昭通天麻一般种植在海拔1400m～2300m地区。

6.2.3 贵天麻

贵州天麻主要分布于海拔800m～2000m的落叶阔叶林、阔针混交林、竹木混交林下，荫蔽度达50%～80%；属暖温带或亚热带湿润季风气候，雨雾偏多，雨量充沛，年平均降水量在1000mm以上，空气相对湿度常年保持在84%左右，年平均气温12℃～17℃；土壤为砂壤土，pH 4.5～6.5，地表腐殖质层≥1cm。

6.2.4 西天麻

汉中地区属于亚热带气候，北依秦岭，南屏巴山，汉水横贯全境，形成汉中盆地，寒流不易侵入，潮湿气流不易北上。盆地内夏无酷暑，冬无严寒，雨量充沛，气候湿润，年平均降水量800mm～1000mm，年平均相对湿度70%～80%；年平均气温14℃，海拔600m以下的平坝地区年平均气温在14.2℃～14.6℃，一般海拔1000m以上的地区年平均气温低于12℃。天麻分布区土壤以砂质黄棕壤为主，其在酸性淋溶条件下，土壤的风化和矿物的分解较强，呈酸性反应。西天麻主要分布在800m～1500m地区。

南阳地处亚热带向温带的过渡地带，属于季风大陆湿润半湿润气候，四季分明，阳光充足，雨量充沛。年平均气温14.4℃～15.7℃，7月平均气温26.9℃～28℃，1月平均气温0.5℃～2.4℃。年平均降水量703.6mm～1173.4mm。土壤以黄棕壤和黄褐土为主。

康县属亚热带向暖温带过渡区域，雨量充沛，气候湿润，光照充足，年平均降水量968.1mm，年平均气温11.8℃。

7 质量特征

7.1 质量要求

应符合《中华人民共和国药典》一部对天麻的相关质量规定。

7.2 性状特征

天麻呈椭圆形或长条形，略扁，皱缩而稍弯曲，长3cm～15cm，宽1.5cm～6cm，厚0.5cm～2cm。表面黄白色至黄棕色，有纵皱纹及由潜伏芽排列而成的横环纹多轮，有时可见棕褐色菌索。先端有红棕色至深棕色鹦嘴状的芽或残留茎基；末端有圆脐形疤痕。质坚硬，不易折断，断面较平坦，黄白色至淡棕色，角质样。气微，味甘。

昭通天麻属乌天麻，呈宽卵形、卵形，长5cm～12cm，宽1.5cm～6cm，厚0.8cm～4cm。表面灰黄色或浅棕色，有纵向皱折细纹，习称"姜皮样"。有明显棕色小点状组成的环节，棕色点大且多(20个～30个)，习称"芝麻点"；环节纹深且粗，节较密，一般为9节～12节。花茎芽残留基完整、呈"鹦哥嘴"状。松香断面，质坚实，难折断，断面平坦，半透明革质，白色或淡棕色，体重质结实，无白心、无空心。气微，味甘，微辛。以体实泽亮半透明者为佳。

西天麻属红天麻，呈长椭圆形或细长条形，皱缩而稍弯曲，长6cm～15cm，宽1.5cm～6cm，厚0.5cm～2cm。表面黄白色至淡黄棕色，有纵皱纹。有潜伏芽排列而成的横环纹多轮，棕色点小且少(10个～20个)，环节纹浅且较细，节较稀，一般在15节～25节。质坚硬，不易折断，断面较平坦，黄白色至淡棕色，角质样。

川天麻、贵天麻大多属乌天麻，少数属红天麻。

乌天麻与红天麻性状鉴别要点见表2。

表2 乌天麻与红天麻性状鉴别要点

比较项目	乌天麻	红天麻
外形	宽卵形、卵形，稍扁缩，且短、粗、肩宽、肥厚；长5cm～12cm，宽1.5cm～6cm，厚0.8cm～4cm	长椭圆形或细长条形，略扁，皱缩而稍弯曲，肩部窄，不厚实。长6cm～15cm，宽1.5cm～6cm，厚0.5cm～2cm
表皮	灰黄色或浅棕色，有纵向皱折细纹，习称"姜皮样"	黄白色至淡黄棕色，有纵皱纹
点状环节纹	有明显棕色小点状组成的环节，棕色点大且多（20个～30个），习称"芝麻点"；环节纹深且粗，节较密，一般为9节～12节	有潜伏芽排列而成的横环纹多轮，棕色点小且少（10个～20个），环节纹浅且较细，节较稀，一般在15节～25节
花茎牙残留基	完整、呈"鹦哥嘴"状，新鲜个体芽为深棕色，芽较小巧	先端有鹦嘴状的芽或残留茎基。新鲜个体芽为红棕色，芽较大
营养繁殖茎残留基	呈"凹状圆脐形"疤痕，脐眼较小巧	"凹状圆脐形"疤痕不明显，脐眼较粗大
质地	松香断面，质坚实，难折断，断面平坦，半透明革质，白色或淡棕色，体重质结实，无白心、无空心	质坚硬，不易折断，断面较平坦，黄白色至淡棕色，角质样

表2（续）

比较项目	乌天麻	红天麻
口感	新鲜天麻蒸煮熟后，香糯回甜，粉性足且容易煮烂；干天麻气香特异，较浓，味微甘甜，无酸味	新鲜天麻蒸煮熟后，生脆苦涩，不容易煮烂；干天麻气微、味有苦涩
新鲜个体切面	新鲜天麻切开后断面乳白色浆汁浓厚、稠密，且沾刀口	浆汁较少，稀薄，不沾刀口
折干率	含水量少（60%～70%），3kg～3.5kg鲜品折干1kg	含水量多（85%左右），5kg～6kg鲜品折干1kg

参 考 文 献

［1］尚志钧. 神农本草经校注［M］. 北京：学苑出版社，2008：31.

［2］雷敩. 雷公炮炙论（辑佚本）［M］. 王兴法辑校. 上海：上海中医学院出版社，1986：67－68.

［3］李时珍. 本草纲目（金陵版排印本）［M］. 2版. 北京：人民卫生出版社，2004：589－592.

［4］吴普. 吴氏本草经［M］. 尚志钧辑较. 北京：中国古籍出版社，2005：15.

［5］葛洪. 抱朴子［M］. 尚志钧辑校. 北京：人民卫生出版社，1986：100－101.

［6］苏敬. 新修本草［M］. 尚志钧辑校. 合肥：安徽科学技术出版社，1981：316.

［7］苏颂. 本草图经（辑校本）［M］. 尚志钧辑校. 北京：学苑出版社，2017：64－65.

［8］许希周. 中国本草全书：第56卷：药性粗评［M］. 北京：华夏出版社，1999：200.

［9］《中国药学大辞典》编委会. 中国药学大辞典［M］. 北京：人民卫生出版社，2010：429.

［10］王圻，王思义. 三才图会［M］. 上海：上海古籍出版社，1988：95.

［11］陶弘景. 名医别录（辑校本）［M］. 尚志钧辑校. 北京：中国中医药出版社，2013：13.

［12］陶弘景. 本草经集注（辑校本）［M］. 尚志钧，尚元胜辑校. 北京：人民卫生出版社，1994：186.

［13］卢多逊等. 开宝本草（辑复本）［M］. 尚志钧辑校. 合肥：安徽科学技术出版社，1998：146.

［14］郑金生. 中华大典·医药卫生典·药学分典：第4册［M］. 成都：巴蜀书社，2012：561.

［15］唐慎微. 重修政和经史证类备用本草［M］. 北京：人民卫生出版社，1957：166.

［16］刘文泰. 本草品汇精要［M］. 北京：人民卫生出版社，1982：256.

［17］李熙和. 医经允中［M］. 朱辉，谷松，张红梅，等校注. 北京：中国中医药出版社，2015：17.

［18］陈仁山. 药物出产辨［M］. 台北：新医药出版社，1930：14.

［19］赵燏黄. 本草药品实地之观察［M］. 樊菊芬点校. 福州：福建科学技术出版社，2006：61.

［20］中国医学科学院药物研究所等. 中药志：第一册［M］. 北京：人民卫生出版社，1959：88.

［21］中国药学会上海分会，上海市药材公司. 药材资料汇编：上集［M］. 上海：科技卫生出版社，1959：84.

ICS 11.120.01
C 23

团 体 标 准

T/CACM 1020.122—2019

道地药材 第122部分：云当归

Daodi herbs—Part 122: Yundanggui

2019-08-13 发布 2019-08-13 实施

中华中医药学会 发布

前　言

T/CACM 1020《道地药材》标准分为157个部分：

——第1部分：标准编制通则；

……

——第121部分：天麻；

——第122部分：云当归；

——第123部分：云黄连；

……

——第157部分：汉射干。

本标准为T/CACM 1020的第122部分。

本部分按照GB/T 1.1—2009给出的规则起草。

本部分由道地药材国家重点实验室及国家中医药管理局道地药材生态遗传重点研究室提出。

本部分由中华中医药学会归口。

本部分起草单位：广东众生药业股份有限公司、云南省农业科学院药用植物研究所、云南益康中药饮片有限责任公司、中国中医科学院中药资源中心、华润三九医药股份有限公司、北京中研百草检测认证有限公司、北京联合大学。

本部分主要起草人：谢称石、杨美权、陈小新、张金渝、袁帅、杨天梅、张元、陈金龙、郭兰萍、詹志来、何雅莉、谭沛、张辉、黄迎春、李可意、郭亮。

道地药材　第122部分：云当归

1　范围

T/CACM 1020的本部分规定了道地药材云当归的来源及形态、历史沿革、道地产区及生境特征、质量特征。

本部分适用于中华人民共和国境内道地药材云当归的生产、销售、鉴定及使用。

2　规范性引用文件

下列文件对于本文件的应用是必不可少的。凡是注日期的引用文件，仅注日期的版本适用于本文件。凡是不注日期的引用文件，其最新版本（包括所有的修改单）适用于本文件。

T/CACM 1020.1—2016　道地药材　第1部分：标准编制通则

中华人民共和国药典一部

3　术语和定义

T/CACM 1020.1—2016界定的以及下列术语和定义适用于本文件。

3.1

云当归　yundanggui

产于云南西北部鹤庆、丽江、兰坪、剑川、维西、德钦、香格里拉等地高寒冷凉地区的当归。

4　来源及形态

4.1　来源

本品为伞形科植物当归 *Angelica sinensis*（Oliv.）Diels.的干燥根。

4.2　形态特征

多年生草本，高0.4m～1m。根圆柱状，分枝，有多数肉质须根，表面黄棕色，有浓郁香气。茎直立，绿色或带紫色，有纵深沟纹，光滑无毛。叶三出式二至三回羽状分裂，叶柄长3cm～11cm，基部膨大成管状的薄膜质鞘，紫色或绿色，基生叶及茎下部叶轮廓为卵形，长8cm～18cm，宽15cm～20cm，小叶片3对，下部的1对小叶柄长0.5cm～1.5cm，近先端的1对无柄，末回裂片卵形或卵状披针形，长1cm～2cm，宽5mm～15mm，2～3浅裂，边缘有缺刻状锯齿，齿端有尖头；茎上部叶简化成囊状的鞘和羽状分裂的叶片。复伞形花序，花序梗长4cm～7cm，密被细柔毛；伞辐9～30；总苞片2，线形，或无；小伞形花序有花13～36；小总苞片2～4，线形；花白色，花柄密被细柔毛；萼齿5，卵形；花瓣长卵形，先端狭尖，内折；花柱短，花柱基圆锥形。果实椭圆至卵形，长4mm～6mm，宽3mm～4mm，背棱线形，隆起，侧棱成宽而薄的翅，与果体等宽或略宽，翅边缘淡紫色，棱槽内有油管1，合生面油管2。花期6月～7月，果期7月～9月。

5 历史沿革

5.1 品种沿革

当归别名秦归、云归、西当归、岷当归。始载于《神农本草经》："当归，味甘，温。主咳逆上气，温疟，寒热洗洗在皮肤中，妇人漏下绝子，诸恶疮疡，金疮。煮饮之。一名干归。生川谷。"东汉时期以前的文献未见当归之名，三国时期《广雅》一书中指出："山蕲，当归也。""蕲"即古芹。郭璞注云："当归也，似芹而粗大。"许慎《说文解字》云："生山中者名薜，一名山蕲。然则当归，芹类也……生山中粗大者，名当归也。"晋代崔豹所著《古今注》记载"相赠以芍药，相招以文无""文无，一名当归"。

南北朝时期《名医别录》记载："生陇西。二月、八月采根，阴干。"陇西，今甘肃陇西、临洮。《本草经集注》曰："今陇西叨阳（今甘肃渭源北）、黑水（今甘肃武山）当归，多肉少枝气香，名马尾当归，稍难得。西川北部当归，多根枝而细。历阳所出，色白而气味薄，不相似，呼为草当归，阙少时乃用之。"

唐代《新修本草》云："当归苗，有二种于内：一种似大叶芎穷，一种似细叶芎穷，惟茎叶卑下于芎穷也。今出当州（今四川松藩叠溪营西北地区）、宕州（今甘肃岷县南部）、翼州（今四川松藩叠溪营西南百余里）、松州（今四川松藩），宕州最胜。细叶者名蚕头当归。大叶者名马尾当归。今用多是马尾当归，蚕头者不如此，不复用。陶称历阳者，是蚕头当归也。"文中将当归分为马尾当归和蚕头当归两种，强调了马尾当归为胜。考唐代当归产地多集中在甘肃、四川，其中建南道所辖州县出当归者尤多，综合《新修本草》《千金翼方》《通典》《唐六典》《元和郡县图志》《新唐书》等文献的记载，建南道的茂州（今四川北川、汶川及茂汶等地）、翼州、维州（今四川理县）、松州、当州、悉州（今四川茂县西北地区）、静州（今四川旺苍普济镇大营坝）、柘州（今四川松潘叠溪营西部）、恭州（今重庆）等9州皆土贡当归。唐代建南道所属以成都为中心，涵盖今四川的大部分及云南、贵州和甘肃文县的一部分。但仍以宕州最胜。唐朝时期已基本确定药用当归为马尾当归，并考证《本草经集注》记载的历阳当归应该是蚕头当归且当时已几乎不用。

宋代《本草图经》云："当归，生陇西川谷，今川蜀、陕西诸郡及江宁府（今南京）、滁州（今南京六合）皆有之，以蜀中（今四川中部地区）者为胜。春生苗，绿叶有三瓣；七八月开花。似莳萝……根黑黄色。二月、八月采根，阴干。然苗有二种，都类芎䓖，而叶有大小为异，茎梗比芎䓖甚卑下，根亦二种，大叶名马尾当归，细叶名蚕头当归，大抵以肉厚而不枯者为胜。"指出蜀中者为胜。考证宋代《本草图经》所附"历阳当归"图，为伞形科植物紫花前胡 *Angelica decursive*（Miq.）Franeh. et Sav。

明代《滇南本草》云："当归，味辛、微苦，性温。其性走而不守，引血归经。入心、肝、脾三经。止腹痛、面寒、背寒痛，痈疽，排脓定痛。"据《滇南本草》整理组考证，丛本收载的当归与今相同，其余务、范、琴几个版本收载为土当归（系藁本属植物的两个种）。《滇南本草》记载为云南本地植物，由此可见，明代当归在云南有分布。明代景泰年间的《云南图经志书》中记载有"土当归，入药品，然比川陕所产力少缓耳"，可知土当归可能为近似当归的一种植物，并知道土当归与川陕正品当归的差异，而正德年间的《云南通志》记载："当归出施甸当归山……建水府有当归……武定府有土当归、当归（各州县俱出）。"说明正德年间云南已产正品当归。

5.2 产地沿革

历代本草文献记载当归的道地产区，以沿岷山山脉的甘肃、四川两省最优，尤甘肃岷县、文县为佳。明代《滇南本草》记载："当归，味辛、微苦，性温。"说明当归在云南有分布。景泰年间的《云南图经志书》记载："武定府有土当归入药品。"正德年间的《云南通志》记载："归出施甸当归山。"

并记载建水、武定也有当归出产。其后万历、天启年间的《云南通志》也记载："武定、施甸、鹤庆、大理、澄江、姚安等地有产。"《民国新纂云南通志》记载："鹤庆西山（今大理鹤庆马厂）产，不亚于川陕，年产达数十万斤，远销各处。近剑川亦种，当归已为大宗出产，又丽江、凤仪亦为著名产地。"说明在民国时期，鹤庆当归产量已达一定规模，鹤庆及周边的剑川、丽江、凤仪成为当归的著名产区。《中国药材学》记载："当归主产于甘肃、云南；四川、陕西、湖北等地亦产。"《药材资料汇编》记载："（当归）主产于云南维西、丽江、兰坪、德钦、宁蒗、中甸……云南西部维西、横断山脉区有大量野生当归（近年来亦逐渐栽培），由于采掘年份不一，所产只形大小悬殊，一般成分尚好，但味较辣，多由大理、下关集散输出。"《中国中药区划》记载："当归主产于滇西北山地。据考证，早在清代嘉庆二十年（1816）至道光元年（1821）之间，当归则引种于华坪县洋芋山（实为兰坪营盘和拉井之间的洋芋山，清代兰坪归属丽江）种植，迄今已有160多年栽培史。当归产量已达150～200驮（相当于0.75～1万公斤），并有'拉井归'之称。其后丽江、宁蒗、维西、中甸、德钦等地亦种植生产，丽江已在100年前为地产当归的集散地。该地区当归商品个大、肉质、体坚实、味香浓、色白肥润、油性充足，素有'云归头'誉称，远销海外。据报道，'云归'兼有'川归'力刚善攻及'秦归'力柔善补的功效；丽江'云归'挥发油为0.65%，'川归'为0.29%，'秦归'为0.59%。该地区当归别具特色，是历来受到人们重视的传统道地药材，并在丽江、维西、华坪（实为兰坪）、宁蒗等地建立了商品生产基地，正常年产量为90万公斤左右，占全国的8%，在全国占有较为重要的地位。"《云南重要天然药物》记载："云南于1910年从甘肃引进当归种子在鹤庆县马厂、新丰、安乐等村试种成功，后逐步扩大到整个滇西北栽培，其商品质量较好，归头大，尤以'马厂归'为著，畅销国内外……云南当归主要栽培于滇西北的鹤庆、丽江、兰坪、维西、德钦等县。"此书记载中这种从甘肃引进种源的情况于20世纪60年代、80年代甚至21世纪初在云南常有发生。在实地调查中，发现在滇西北的大理鹤庆、迪庆维西、怒江泸水甚至保山昌宁以及一些较为偏僻的高寒山区还长期保留着自繁自种的习惯。据第三次中药资源普查考证，云南西部维西横断山脉区有大量野生当归。

综上所述，历代本草文献中记载当归的历史变迁，以沿岷山山脉的甘肃、四川两省最优，尤甘肃岷县、文县为佳。明代开始，《滇南本草》首载云南有当归。清代，当归逐渐发展到滇西北鹤庆、剑川等地。民国时期，当归在滇西北的大理鹤庆、丽江等地引种驯化栽培，并有一定规模，产品具有个大、味香浓、色白肥润、油性充足的特点，云当归具有较高的知名度，云南为传统的道地产区，尤以鹤庆"马厂当归"和兰坪"拉井归"为著称。云当归产地沿革见表1。

表1　云当归产地沿革

年代	出处	产地及评价
明	《滇南本草》	"当归，味辛、微苦，性温。"说明当归在云南有分布
	《云南图经志书》	有土当归入药品的记载
	《云南通志》（正德）	"当归出施甸当归山。"并记载建水、武定也有当归出产
	《云南通志》（万历）	当归在武定、施甸、鹤庆、大理、澄江、姚安等地有产
民国	《民国新纂云南通志》	鹤庆西山（今大理鹤庆马厂）产，不亚于川陕，年产达数十万斤，远销各处。近剑川亦种，当归已为大宗出产，又丽江、凤仪亦为著名产地
当代	《药材资料汇编》	（当归）主产于云南维西、丽江、兰坪、德钦、宁蒗、中甸……云南西部维西、横断山脉区有大量野生当归（近年来亦逐渐栽培）
	《中国中药区划》	当归主产于滇西北山地。据考证，早在清代嘉庆二十年（1816）至道光元年（1821）之间，当归则引种于华坪县洋芋山（实为今兰坪县营盘镇和拉井镇之间的洋芋山）种植
	《中国药材学》	主产于甘肃、云南；四川、陕西、湖北等地亦产

6 道地产区及生境特征

6.1 道地产区

云南西北部的鹤庆、丽江、兰坪、剑川、维西、德钦、香格里拉等地高寒冷凉地区。

6.2 生境特征

云当归栽培地海拔2400m～3300m，尤以种植于海拔2800m左右质量为好，年平均气温9℃～13℃，年平均降水量1000mm左右，雨量充沛，空气湿度大，云雾多，年温差小、日温差大；土壤偏酸性，pH通常为5.5～6.5，以土层深厚、排水良好、土壤肥沃湿润、含丰富腐殖质的砂壤土最适宜。

7 质量特征

7.1 质量要求

应符合《中华人民共和国药典》一部对当归的相关质量规定。

7.2 性状特征

当归略呈圆柱形，下部有支根3～5或更多，长15cm～25cm。表面浅棕色至棕褐色，具纵皱纹和横长皮孔样突起。根头（归头）直径1.5cm～4cm，具环纹，上端圆钝，或具数个明显突出的根茎痕，有紫色或黄绿色的茎和叶鞘的残基；主根（归身）表面凹凸不平；支根（归尾）直径0.3cm～1cm，上粗下细，多扭曲，有少数须根痕。质柔韧，断面黄白色或淡黄棕色，皮部厚，有裂隙和多数棕色点状分泌腔，木部色较淡，形成层环黄棕色。有浓郁的香气，味甘、辛、微苦。柴性大、干枯无油或断面呈绿褐色者不可供药用。

云当归个头较大，主根粗壮，上部肥大，稍短，一般长4cm～7cm，直径3cm～6cm。枝根较多，体饱满质实而柔润，外形粗犷，先端圆而不平，残留叶鞘茎基突起，常见鳞片成层塔状。表面浅黄白色或黄棕色，断面黄白色，有棕黄色油点，气特异浓郁，味甘、辛、微苦。

云当归与其他产地当归性状鉴别要点见表2。

表2 云当归与其他产地当归性状鉴别要点

比较项目	云当归	其他产地当归
外形	表皮略粗糙，外皮棕褐色，主根粗壮，上部肥大，稍短，一般长4cm～7cm，直径3cm～6cm。下部支根多较细，常7～10	表皮略粗糙，外皮浅棕色，主根较短，侧根分叉早，侧根数量多且较粗，常7～10或更多，侧根不聚拢
质地	体饱满、质坚实而肉质肥润、油性充足	质地稍显松软，须根较多且长
断面	黄白色，肥润	黄白色或淡黄棕色
气味	气味浓郁	气味略淡
其他	易回潮，多糖含量高	不易回潮，多糖含量低

参 考 文 献

［1］尚志钧. 神农本草经校注［M］. 北京：学苑出版社，2008：190.

［2］陶弘景. 名医别录（辑校本）［M］. 尚志钧辑校. 北京：人民卫生出版社，1986：112.

［3］陶弘景. 本草经集注（辑校本）［M］. 尚志钧，尚元胜辑校. 北京：人民卫生出版社，1994：260.

［4］苏敬等. 新修本草［M］. 尚志钧辑校. 合肥：安徽科学技术出版社，1962：203.

［5］苏颂. 本草图经［M］. 尚志钧辑校. 合肥：安徽科学技术出版社，1994：151.

［6］兰茂. 滇南本草［M］. 于乃义，于兰馥整理主编. 昆明：云南科技出版社，2004：743.

［7］江燕. 明代云南省志中的物产——以万历《云南通志》为例兼述其特点价值［J］. 西南古籍研究，2006：259－337.

［8］凤凰出版社编选. 中国地方志集成：省志辑·云南4：民国新纂云南通志［M］. 南京：凤凰出版社，2010：664，669.

［9］《药材资料汇编》编审委员会. 药材资料汇编［M］：北京：中国商业出版社，1999：158－162.

［10］云南省药物研究所. 云南重要天然药物［M］：昆明：云南科技出版社，2006：145.

ICS 11.120.01
C 23

团 体 标 准

T/CACM 1020.123—2019

道地药材　第123部分：云黄连

Daodi herbs—Part 123: Yunhuanglian

2019-08-13 发布　　2019-08-13 实施

中华中医药学会　发布

前　　言

T/CACM 1020《道地药材》标准分为157个部分：

——第1部分：标准编制通则；

……

——第122部分：云当归；

——第123部分：云黄连；

——第124部分：云苓；

……

——第157部分：汉射干。

本部分为T/CACM 1020的第123部分。

本部分按照GB/T 1.1—2009给出的规则起草。

本部分由道地药材国家重点实验室及国家中医药管理局道地药材生态遗传重点研究室提出。

本部分由中华中医药学会归口。

本部分起草单位：云南省农业科学院药用植物研究所、中国中医科学院中药资源中心、北京中研百草检测认证有限公司。

本部分主要起草人：杨天梅、张金渝、杨美权、黄璐琦、郭兰萍、詹志来、左应梅、杨维泽、杨绍兵、赵安洁、许宗亮、郭亮、李纪潮。

道地药材　第 123 部分：云黄连

1　范围

T/CACM 1020 的本部分规定了道地药材云黄连的来源及形态、历史沿革、道地产区及生境特征、质量特征。

本部分适用于中华人民共和国境内道地药材云黄连的生产、销售、鉴定及使用。

2　规范性引用文件

下列文件对于本文件的应用是必不可少的。凡是注日期的引用文件，仅注日期的版本适用于本文件。凡是不注日期的引用文件，其最新版本（包括所有的修改单）适用于本文件。

T/CACM 1020. 1—2016　道地药材　第 1 部分：标准编制通则

中华人民共和国药典一部

3　术语和定义

T/CACM 1020. 1—2016 界定的以及下列术语和定义适用于本文件。

3. 1

云黄连　yunhuanglian

产于云南怒江福贡、泸水、贡山及保山腾冲等冷凉地区的云南黄连。

4　来源及形态

4. 1　来源

本品为毛茛科植物云南黄连 *Coptis teeta* Wall. 的干燥根茎。

4. 2　形态特征

多年生草本，高 15cm ~ 25cm。根茎黄色或棕黄色，节间密，分枝较少，密生多数须根。丛生，以横向茎或根茎相连。叶基生，叶柄长 6cm ~ 16cm，无毛，三全裂，中央全裂片卵状菱形，羽状深裂 3 对 ~ 6 对，深裂片再作羽状分裂，先端急尖，彼此的距离稀疏，相距最宽可达 1. 5cm，边缘具带细刺尖的锐锯齿，两侧裂片斜卵形，无柄或具长 1mm ~ 6mm 的细柄，比中央全裂片短，长3. 3cm ~ 7cm，为不等 2 深裂，两面的叶脉隆起，除表面沿脉被短柔毛外，其余均无毛；花葶茎 1 ~ 2，与叶等长或更长，多歧聚伞花序，有花 3 ~ 5；苞片椭圆形，3 深裂或羽状深裂；萼片 5，黄绿色，卵形或椭圆形，长 6mm ~ 8mm，宽 2mm ~ 3mm；花瓣匙形或卵状匙形，长 4mm ~ 6mm，宽 0. 8mm ~ 1mm，先端圆或钝，中部以下变狭成细长的爪，中央有蜜槽；雄蕊多数，外轮雄蕊较花瓣略短或近等长，花药广椭圆形，黄色；花丝长 2mm ~ 2. 5mm；心皮 8 ~ 15，花柱外弯，在果期时高 15cm ~ 25cm。蓇葖果 6 ~ 15，长 6mm ~ 7mm，宽 3mm ~ 4mm，具柄；种子 7 ~ 8，长椭圆形，长约 2mm，褐色。花期 5 月 ~ 6 月，果期 5 月 ~ 7 月。

5 历史沿革

5.1 品种沿革

云黄连之名始见于明代《滇南本草》，曰："滇连，一名云连，人多不识，生陲山，形似车前，小细子。黄色根，连结成条。此黄连功胜川连百倍。"说明云黄连的功效远胜川黄连。根据形态描述和地理分布来看应为云南黄连 *Coptis teeta* Wall.，但目前昆明未产，可能为药材来源地。

清代嘉庆年间《滇系》有"黄连，丽江、开化者佳"的记载，光绪年间的《永昌府志》和《腾越厅志稿》均有黄连作为主要药材的记载，据现有黄连属植物地理学资料显示，开化府黄连可能为五裂黄连 *Coptis quinquesecta* W. T. Wang，但现因过于稀少，很难见到。

民国时期《新纂云南通志》记载："上帕、贡山黄连产于碧罗（今怒江东岸碧罗雪山）、高黎（今怒江西岸高黎贡山）两大雪山之上，为本属重要药材，行销内地，旧系野产，以其值昂利厚，故怒、傈均提倡栽植，现贡山每年约产一千斤，腾冲之明光、古永、滇滩诸处产者，色黄、味苦、坚重、肥大，亦为名品。"到了民国时期已经十分明确，云黄连产于怒江地区的高黎贡山及碧罗雪山上，为本属重要药材。

综上，云黄连为毛茛科植物云南黄连 *Coptis teeta* Wall. 的根茎。云黄连栽培单产低，产量少，以品质优、疗效高而闻名，历史上畅销国内外，是黄连中的佼佼者。

5.2 产地沿革

云黄连首载于《滇南本草》，曰："滇连，一名云连，人多不识，生陲山（今昆一钢及机修二厂一带）……此黄连功胜川连百倍。"

清代嘉庆年间《滇系》有"黄连，丽江、开化者佳"的记载，光绪年间的《永昌府志》和《腾越厅志稿》均有黄连作为主要药材的记载。明清时期今怒江地区归腾冲府、永昌府、大理府及丽江府管辖，表明明清时期云黄连已成为怒江的主要特产。明代正德年间《云南通志》中腾冲府、万历年间《云南通志》中永昌府（今保山）、大理府及澄江府均将云黄连作为"药之属·物产"进行了记载。说明明代云南的腾冲、保山、大理等地已有云黄连分布。

民国时期为了对抗英国侵略，在靠缅甸的怒江地区设置了贡山、福贡、碧江、泸水四县，当时这四个县的县志均有云黄连的记载，《征集菖蒲桶沿边志》（菖蒲桶即今之贡山）记载："黄连产于高黎、茶开两大雪山，行销内地。系凉性药材，概系野生。价昂利厚，采取者多，现已减少，每年约产一千斤。年代愈久愈大，价值尤高。"《纂修云南上帕沿边志》（云南上帕即今之福贡）记载："帕属黄连产于碧罗、高黎两大雪山之上，为本属重要药材，行销内地，在昔概系野产，嗣（后）因怒、傈采取者多，致令野产尽绝。因其值昂利厚，怒、傈均提倡栽种，递年推广。"《泸水志》记载："黄连为药材物产。"《知子罗属县志》（知子罗即碧江县，今福贡和泸水）记载："有黄连、贝母、生漆三项……黄连、生漆，均需人力栽植。但此两物，喜山阴深箐，各村有山阴深箐处均栽种黄连、生漆，每年约各产四五千斤，均销内地。"

《中药材手册》记载："云连主产于云南德钦、碧江等地……以身干、条细紧、曲节多、须根少、色黄绿者为佳。"《新编中药志》记载："云连主产于云南西北部德钦、维西、腾冲、碧江以及西藏的察隅等地，原系野生，现有人工栽培，销全国各地。国产黄连的小檗碱含量，黄连 5.56% ~ 7.25%，三角叶黄连 5.20% ~5.32%，云连 6.83% ~7.69%。"《常用中药材品种整理和质量研究》记载："云南碧江产的云连黄连碱、小檗碱、巴马汀、药根碱和各成分总含量分别为 2.19%、6.08%、0.65%、1.22% 和 10.14%，西藏昌都产的云连黄连碱、小檗碱、巴马汀、药根碱和各成分总含量分别为 1.49%、4.78%、0.40%、0.79% 和 7.46%。"说明云南产的云黄连主要有效成分含量较高，品质较好。

综上所述，云黄连历史悠久，被奉为黄连道地药材之一。云黄连产地沿革见表1。

表1　云黄连产地沿革

年代	出处	产地及评价
明	《滇南本草》	滇连，一名云连，人多不识，生陲山……此黄连功胜川连百倍
清	《滇系》	黄连，丽江、开化者佳
	《永昌府志》	黄连为药材物产
	《腾越厅志稿》	黄连为药材物产
民国	《新纂云南通志》	上帕、贡山黄连产于碧罗、高黎两大雪山之上，为本属重要药材，行销内地，旧系野产，以其值昂利厚，故怒、傈均提倡栽植，现贡山每年约产一千斤，腾冲之明光、古永、滇滩诸处产者，色黄、味苦、坚重、肥大，亦为名品
	《征集菖蒲桶沿边志》	产于高黎、茶开两大雪山，行销内地。系凉性药材，概系野生。价昂利厚，采取者多，现已减少，每年约产一千斤。年代愈久愈大，价值尤高
	《纂修云南上帕沿边志》	帕属黄连产于碧罗、高黎两大雪山之上，为本属重要药材，行销内地，在昔概系野产，嗣（后）因怒、傈采取者多，致令野产尽绝。因其值昂利厚，怒、傈均提倡栽种，递年推广
	《泸水志》	黄连为药材物产
	《知子罗属县志》	有黄连、贝母、生漆三项……黄连、生漆，均需人力栽植。但此两物，喜山阴深箐，各村有山阴深箐处均栽种黄连、生漆，每年约各产四五千斤，均销内地
	《药物出产辨》	产云南者为云连
现代	《中药材手册》	云连主产于云南德钦、碧江等地……以身干、条细紧、曲节多、须根少、色黄绿者为佳

6　道地产区及生境特征

6.1　道地产区

云南怒江福贡、泸水、贡山及保山腾冲等冷凉地区。

6.2　生境特征

生于林下海拔2700m～3000m的高山寒湿地区，年平均气温小于10℃，年平均降水量1000mm～1500mm，无霜期200d～280d；土壤大多呈弱酸性至中性，土层深厚，质地疏松，透气性好，排水良好，有机质含量高，保肥力强。

7　质量特征

7.1　质量要求

应符合《中华人民共和国药典》一部对黄连的相关质量规定。

7.2 性状特征

云黄连根茎弯曲呈钩状，略呈连珠状圆柱形，多单枝，较细小。长 2cm ~ 8cm。直径 2mm ~ 7mm。表面灰黄色，粗糙，具残留鳞叶，须根及叶柄残基，少有“过桥”。质轻而脆，易折断，断面不平整，金黄色，木部的颜色较浅，常见中央髓部呈空洞。气微，味极苦。

味连多集聚成簇，常弯曲，形如鸡爪，单枝根茎长 3cm ~ 6cm，直径 0.3cm ~ 0.8cm。表面灰黄色或黄褐色，粗糙，有不规则结节状隆起、须根及须根残基，有的节间表面平滑如茎秆，习称“过桥”。上部多残留褐色鳞叶，先端常留有残余的茎或叶柄。质硬，断面不整齐，皮部橙红色或暗棕色，木部鲜黄色或橙黄色，呈放射状排列，髓部有的中空。气微，味极苦。

雅连多为单枝，略呈圆柱形，微弯曲，长 4cm ~ 8cm，直径 0.5cm ~ 1cm。“过桥”较长。先端有少许残茎。

云黄连与味连、雅连性状鉴别要点见表 2。

表 2　云黄连与味连、雅连性状鉴别要点

比较项目	云黄连	味连	雅连
根茎	多单枝	多集聚成簇	多单枝
颜色	灰黄色	黄褐色	黄褐色
断面	不平整，金黄色	不平整，红黄色	不齐，黄色
质地	质轻而脆，易折断	质硬	质轻而硬，折断时容易节间断裂
过桥	少有过桥	可见过桥	过桥较长

参 考 文 献

[1]《滇南本草》整理组. 滇南本草 [M]. 昆明：云南人民出版社，1975：37-40.

[2] 师范. 中国地方志：云南省志：滇系 [M]. 台北：成文出版社，1968：168.

[3] 范承勋，张毓碧，谢俨. 中国地方志集成：省志辑・云南：永昌府志 [M]. 南京：凤凰出版社，2010：95.

[4] 陈宗海，赵端礼. 中国地方志集成：省志辑・云南：腾越厅志 [M]. 南京：凤凰出版社，2010：270.

[5] 王龙云，周钟岳，赵式铭，等. 中国地方志集成：省志辑・云南：新纂云南通志 [M]. 南京：凤凰出版社，2010：664.

[6] 江燕. 明代云南省志中的物产——以万历《云南通志》为例兼述其特点价值 [J]. 西南古籍研究，2006：274，324，328，332.

[7] 吴光范. 怒江地区历史上的九部地情书校注 [M]. 昆明：云南人民出版社，2014：64，99，175，193，244.

[8] 中华人民共和国卫生部药政管理局，中国药品生物制品检定所. 中药材手册 [M]. 北京：人民卫生出版社，1959：156.

[9] 肖培根. 新编中药志：第1卷 [M]. 北京：化学工业出版社，2002：894-900.

[10] 徐国钧，徐珞珊. 常用中药材品种整理和质量研究：南方协作组：第一册 [M]. 福州：福建科学技术出版社，1994：503-526.

[11] 陈仁山. 药物出产辨 [M]. 许鸿源重订. 上海：新医药出版社，1930：13.

ICS 11.120.01
C 23

团　　　　体　　　　标　　　　准

T/CACM 1020.124—2019

道地药材　第124部分：云苓

Daodi herbs—Part 124: Yunling

2019-08-13 发布　　　　2019-08-13 实施

中华中医药学会　发布

前　言

T/CACM 1020《道地药材》标准分为157个部分：

——第1部分：标准编制通则；

……

——第123部分：云黄连；

——第124部分：云苓；

——第125部分：云木香；

……

——第157部分：道地药材汉射干。

本部分为T/CACM 1020的第124部分。

本部分按照GB/T 1.1—2009给出的规则起草。

本部分由道地药材国家重点实验室及国家中医药管理局道地药材生态遗传重点研究室提出。

本部分由中华中医药学会归口。

本部分起草单位：中国中药有限公司、中国中药霍山石斛科技有限公司、中国中医科学院中药资源中心、无限极（中国）有限公司、北京中研百草检测认证有限公司。

本部分主要起草人：焦连魁、赵润怀、周海燕、曾燕、王继永、王浩、黄璐琦、郭兰萍、詹志来、余意、马方励、郭亮。

道地药材　第124部分：云苓

1　范围

T/CACM 1020的本部分规定了道地药材云苓的来源及形态、历史沿革、道地产区及生境特征、质量特征。

本部分适用于中华人民共和国境内道地药材云苓的生产、销售、鉴定及使用。

2　规范性引用文件

下列文件对于本文件的应用是必不可少的。凡是注日期的引用文件，仅注日期的版本适用于本文件。凡是不注日期的引用文件，其最新版本（包括所有的修改单）适用于本文件。

T/CACM 1020. 1—2016　道地药材　第1部分：标准编制通则

中华人民共和国药典一部

3　术语和定义

T/CACM 1020. 1—2016界定的以及下列术语和定义适用于本文件。

3. 1

云苓　yunling

产于云南丽江、迪庆、楚雄等地山区的野生茯苓与种植于普洱、临沧、大理、楚雄及周边山区的栽培茯苓。

4　来源及形态

4. 1　来源

本品为多孔菌科真菌茯苓 *Poria cocos*（Schw.）Wolf的干燥菌核。

4. 2　形态特征

呈类球形、椭圆形、扁圆形或不规则团块，大小不一，重几十克至几十千克。外皮薄而粗糙，棕褐色至黑褐色，有明显的皱缩纹理。体重，质坚实，断面颗粒性，有的具裂隙，外层淡棕色，内部白色，少数淡红色，有的中间抱有松根。个体重，质坚实，完整者质佳。子实体伞形，直径0. 5cm～2cm，口缘稍有齿；有性世代不易见到，蜂窝状，通常附菌核的外皮而生，初白色，后逐渐转变为淡棕色，孔作多角形，担子棒状，担孢子椭圆形至圆柱形，稍屈曲，一端尖，平滑，无色。

5　历史沿革

5. 1　品种沿革

茯苓始载于《神农本草经》上品：“一名茯菟。生山谷。”《本草经集注》记载：“形多小，虚赤不佳。自然成者，大如三四升器，外皮黑细皱，内坚白，形如鸟兽龟鳖者，良。”《本草经集注》对茯苓外观形态进行了描述。宋代《本草图经》记载：“出大松下，附根而生，无苗、叶、花、实，作块如拳在土底，大者至数斤。似人形、龟形者佳。皮黑，肉有赤、白二种。或云是多年松脂流入土中变成，或云假松气于本根上生。”开始提到茯苓没有苗、叶、花、实，生长在地下，同时文中附有兖州茯苓、西京茯苓两幅图，当时茯苓的形状及生长环境符合《安徽中药志》对茯苓的描述。

明代《本草蒙筌》记载：“小如鹅卵，大如匏瓜，犹类鱼鳖人形，并尚沉重结实。四五斤一块者愈佳。久藏留自无朽蛀。”《本草纲目》记载：“茯苓有大如斗者，有坚如石者，绝胜。其轻虚者不佳，盖年浅未坚故尔。”清代《植物名实图考》记载：“附松根而生，今以滇产为上。岁贡仅二枚，重二十余斤。皮润细，作水波纹，极坚实。他处皆以松截断，埋于土中，经三载，木腐而茯成，皮糙黑而质松，用之无力。”历代本草典籍中，认为茯苓附松根生，生于地下，以紧实者为佳。茯苓的基原在历代本草典籍中并未混淆，来源于多孔菌科真菌茯苓的干燥菌核。

5.2　产地沿革

茯苓在《神农本草经》中被称为“伏菟”，称：“一名茯菟。生山谷。”

南北朝时期《名医别录》记载：“其有抱根者，名茯神，生太山大松下。”文中第一次明确了茯苓的产地，以及生长环境。《本草经集注》记载其：“今出郁州，彼土人乃故斫松作之。”产地由原太山变为郁州（今连云港），这是关于茯苓产地变迁的第一次记载。

北宋初年《本草图经》记载：“茯苓……今泰华、嵩山皆有之……今东人采之法：山中古松久为人斩伐者，其枯折搓，枝叶不复上生者，谓之茯苓拨。见之，即于四面丈余地内，以铁头锥刺地；如有茯苓，则锥固不可拔，于是掘土取之。其拨大者，茯苓亦大。”该书阐述了当时茯苓的主产地，并详细描述了茯苓的采收方法。《证类本草》记载：“今太山亦有茯苓，白实而块小，而不复采用。第一出华山，形极粗大。雍州南山亦有，不如华山者。”《宝庆本草折衷》记载：“生太山山谷大松下，及嵩高、三辅、泰华、西京、鬱、雍州。今所在有松处有之。”从宋代的三种本草文献记载中可知，优质茯苓的标准与前代相同，但是最佳产地多次变迁，可见当时对茯苓品质要求之高。

明代《太乙仙制本草药性大全》记载：“云南、贵州者独佳，产深山谷中，在枯松根地。”该书提出云贵地区产出的茯苓“独佳”。《本草蒙筌》记载：“茯苓……近道俱有，云贵（云南、贵州）独佳。产深山谷中，在枯松根底。”该书的记载亦尊崇云贵产出的茯苓为“独佳”。

清代《本草从新》记载：“产云南，色白而坚实者佳，去皮（产浙江者，色虽白而体松，其力甚薄，近今茯苓颇多种者，其力更薄矣）。”文中第一次明确了最佳的茯苓产地为云南，而无贵州，可见，从明代至清代，茯苓的道地产区进一步缩小，且从颜色、质地、药效等方面与其他产区进行了对比，说明产于云南者佳。顾靖远《顾松园医镜》记载：“产云南，白而坚实者佳。”

民国时期《药物出产辨》记载：“以云南产者为云苓，最正地道，质黏不能刨片。产安徽者名安苓，选起最好者为排苓，又名天生苓。”

《中华本草》记载：“分布于吉林、安徽、浙江、福建、台湾、河南、湖北、广西、四川、贵州、云南。主产于云南、安徽、湖北等省，其他省区大多有栽培生产。”

综合以上文献记载可知，茯苓药材的品质评价标准在南北朝时期即已初步明确，而其道地产区却在不断变迁，且主要以山区为主，最初的泰山、华山、嵩山等地均曾为茯苓的道地产区，而其产出茯苓的品质却随着时间的推移而下降，逐渐被其他产地取代。历代医家通过对比不同产区产出茯苓的品质和药效来判断优劣，从明代开始，云南成为茯苓的道地产区之一，到清代成为唯一的道地产区，至今盛而不衰。云苓产地沿革见表1。

表1 云苓产地沿革

年代	出处	产地及评价
明	《太乙仙制本草药性大全》	云南、贵州者独佳，产深山谷中，在枯松根地
清	《本草从新》	产云南，色白而坚实者佳，去皮（产浙江者，色虽白而体松，其力甚薄，近今茯苓颇多种者，其力更薄矣）
	《顾松园医镜》	产云南，白而坚实者佳。去皮用
	《滇海虞衡志》	茯苓，天下无不推云南，曰云苓。滇之茯苓甲于天下也
民国	《药物出产辨》	以云南产者为云苓，最正地道，质黏不能刨片。产安徽者名安苓，选起最好者为排苓，又名天生苓
现代	《中华本草》	分布于吉林、安徽、浙江、福建、台湾、河南、湖北、广西、四川、贵州、云南。主产于云南、安徽、湖北等

6 道地产区及生境特征

6.1 道地产区

以云南楚雄、普洱、临沧、大理、丽江、迪庆为核心及其周边区域。

6.2 生境特征

云南为主的西南部亚热带气候地区都非常适合茯苓的生长，包括中亚热带、北亚热带多数地区和部分海拔较高的南亚热带地区及海拔较低的温暖带部分地区。该区域海拔1400m～2600m，年平均气温13.5℃～18℃，1月平均气温5.5℃～14.5℃，7月平均气温18℃～26℃，年平均降水量1000mm～1630mm，年降水日87d～110d，年平均空气相对湿度56%～82%，年平均日照时数2500h～4500h，年雾日45d～60d，太阳平均辐射量130kcal/cm^2，无霜期280d～309d。区域内多为常绿阔叶或针叶林混交林带，环境条件非常适合松科松属植物的生长繁育，松树资源丰富，是茯苓菌核生长的必要因素，加上温暖湿润的气候，形成了适宜茯苓菌丝生长的环境条件，从而形成了利于茯苓生长的道地产区。

7 质量特征

7.1 质量要求

应符合《中华人民共和国药典》一部对茯苓的相关质量规定。

7.2 性状特征

茯苓个一般呈类球形、椭圆形、扁圆形或不规则团块，大小不一。外皮薄而粗糙，棕褐色至黑褐色，有明显的皱缩纹理。体重，质坚实，断面颗粒性，有的具裂隙，外层淡棕色，内部白色，少数淡红色，有的中间抱有松根。气微，味淡，嚼之黏牙。

云苓个一般呈类球形、椭圆形、扁圆形或不规则团块，大小不一。外皮薄而粗糙，棕褐色至黑褐色，有明显的皱缩纹理。质坚体重，断面色白细腻，具颗粒性，极少具裂隙，外层淡棕色，内部白色，少数淡红色，有的中间抱有松根。气微，味淡，嚼之黏牙，黏性多强于其他产地。以体重坚实、外皮棕褐色、无裂隙、断面色白细腻、嚼之黏性强者为佳。

云苓与其他产地茯苓性状鉴别要点见表2。

表2 云苓与其他产地茯苓性状鉴别要点表

比较项目	云苓	其他产地茯苓
表皮	外皮多完整	外皮破裂稍多
质地	质坚体重，断面颗粒状，细腻	质较松泡，体略轻，断面颗粒状，较粗糙
颜色	内部色白，淡红色较少	内部色白，淡红色较云苓多
黏性	嚼之黏牙，黏性较强	嚼之黏牙，黏性较弱
多糖含量	90% 左右	70% ~90%

参 考 文 献

［1］陈润东．神农本草经（大字诵读版）［M］．北京：中国中医药出版社，2014：34．

［2］陶弘景．本草经集注（辑校本）［M］．尚志钧，尚元胜辑校．北京：人民卫生出版社，1994：188．

［3］苏颂．本草图经［M］．尚志钧辑校．合肥：安徽科学技术出版社，1994：325－326．

［4］安徽省科学技术委员会．安徽中药志：第3卷［M］．合肥：安徽科学技术出版社，2005：341－343．

［5］陈嘉谟．本草蒙筌［M］．王淑民，陈湘萍，周超凡点校．北京：人民卫生出版社，1988：151．

［6］李时珍．本草纲目［M］．刘衡如，刘山永校注．北京：华夏出版社，2013：1437－1440．

［7］吴其濬．植物名实图考校释［M］．张瑞贤，王家葵，张卫校注．北京：中医古籍出版社，2007：555．

［8］陶弘景．名医别录（辑校本）［M］．尚志钧辑校．北京：中国中医药出版社，2013：16－17．

［9］唐慎微．重修政和经史证类本草［M］．北京：人民卫生出版社，1997：340－341．

［10］郑金生．南宋珍稀本草三种——宝庆本草折衷［M］．北京：人民卫生出版社，2007：501．

［11］王文洁．太乙仙制本草药性大全［M］．北京：中医古籍出版社，2001：127－128．

［12］吴仪洛．本草从新［M］．陆拯等点校．北京：中国中医药出版社，2013：148－149．

［13］顾靖远．顾松园医镜［M］．袁久林校注．北京：中国医药科技出版社，2014：124．

［14］陈仁山．药物出产辨［M］．广州：广东中医药专门学校印刷部，1931：21．

［15］国家中医药管理局《中华本草》编委会．中华本草：第1册［M］．上海：上海科学技术出版社，1998：555－561．

［16］檀萃．滇海虞衡志校注［M］．宋文熙，李东平校注．昆明：云南人民出版社，1990：266－267．

ICS 11.120.01
C 23

团　体　标　准

T/CACM 1020.125—2019

道地药材　第125部分：云木香

Daodi herbs—Part 125: Yunmuxiang

2019-08-13 发布　　2019-08-13 实施

中华中医药学会　发布

前　言

T/CACM 1020《道地药材》标准分为157个部分：

——第1部分：标准编制通则；

……

——第124部分：云苓；

——第125部分：云木香；

——第126部分：云南草果；

……

——第157部分：汉射干。

本部分为T/CACM 1020的第125部分。

本部分按照GB/T 1.1—2009给出的规则起草。

本部分由道地药材国家重点实验室及国家中医药管理局道地药材生态遗传重点研究室提出。

本部分由中华中医药学会归口。

本部分起草单位：重庆市中药研究院、中国中医科学院中药资源中心、北京中研百草检测认证有限公司、重庆锦雲医药研究院有限公司。

本部分主要起草人：赵纪峰、舒抒、银福军、王昌华、黄璐琦、郭兰萍、詹志来、郭亮。

道地药材　第125部分：云木香

1　范围

T/CACM 1020的本部分规定了道地药材云木香的来源及形态、历史沿革、道地产区及生境特征、质量特征。

本部分适用于中华人民共和国境内道地药材云木香的生产、销售、鉴定及使用。

2　规范性引用文件

下列文件对于本文件的应用是必不可少的。凡是注日期的引用文件，仅注日期的版本适用于本文件。凡是不注日期的引用文件，其最新版本（包括所有的修改单）适用于本文件。

T/CACM 1020.1—2016　道地药材　第1部分：标准编制通则

中华人民共和国药典一部

3　术语和定义

T/CACM 1020.1—2016界定的以及下列术语和定义适用于本文件。

3.1

云木香　yunmuxiang

产于以云南丽江、迪庆、大理、怒江等为核心的云南西北部及周边地区的栽培木香。

4　来源及形态

4.1　来源

本品为菊科植物木香 *Aucklandia lappa* Decne. 的干燥根。

4.2　形态特征

多年生高大草本，高1.5m～2m。柱根粗壮，圆柱形，直径可达10cm，表面黄褐色，有稀疏侧根。茎直立，被有稀疏短柔毛。基生叶大型，具长柄，叶片三角状卵形或长三角形，长30cm～100cm，宽15cm～20cm，基部心形或阔楔形，下延直达叶柄基部或一规则分裂的翅状，叶缘呈不规则浅裂或波状，疏生短刺，上面深绿色，被短毛，下面淡绿带褐色，被短毛；茎生叶较小，叶基翼状，下延抱茎。头状花序顶生及腋生，通常2个～3个丛生于花茎先端，几无总花梗，腋生者单一，有长的总花梗；总苞片约10层，先端软骨质针刺头短渐尖；全部总苞片直立。小花管状，暗紫色，花冠5裂；瘦果长锥形，棱4～5，长约8mm，褐色，常具深褐色花纹，偶见冠毛。冠毛1层，浅褐色，羽毛状，花期4月～5月，果期7月。

5 历史沿革

5.1 品种沿革

木香别名蜜香、青木香、云木香、广木香等。始载于《神农本草经》，被列为上品，“生山谷”。

南北朝时期《名医别录》记载：“一名蜜香，生永昌。”“永昌”指现在的云南保山境内，为古代重要的商贾要地。当时中国内陆通往世界的“西南丝绸之路”，就是从今天的四川经永昌（即保山）到缅甸、印度，并连通西亚、欧洲。故《名医别录》所述木香，可能是永昌当地所产，亦可能只是集散于永昌。而永昌郡自东晋成帝时已废，木香也不再作为地方特产向朝廷进贡，正如《本草经集注》记载：“永昌不复贡，今皆从外国舶上来。”

唐代《新修本草》记载：“此有二种，当以昆仑来者为佳，出西胡来者不善。”“昆仑”指今东南亚地区；“西胡”是古代对西域各族的泛称，西汉时仅指葱岭（今帕米尔高原）以东各族为西胡。可见，唐代时的木香主要出自东南亚以及西域，其中以东南亚所出的“形如枯骨”者质量为上。

宋代《本草图经》记载：“生永昌山谷，今唯广州舶上有来者，他无所出。”又曰：“以其形如枯骨者良。”宋代已明确木香主要经广州进口而来。

明代《本草纲目》记载：“南番诸国皆有。”《本草品汇精要》记载：“〔道地〕昆仑及广州舶上来者佳。”

民国时期《药物出产辨》记载：“产中国西藏、印度、叙利亚等处，名番木香，味浓厚。”

中华人民共和国成立后，木香主要来源已经为国内栽培。《中药材手册》记载：“云木香主产于云南丽江，尤以鲁甸、榕峰等地最多。”《药材资料汇编》记载：“云木香，主产云南丽江专区巨甸区、鲁甸村、安乐、太平、拖龙等地，形态质量与印木香相同。【注】在抗战前，有鹤庆人张茂明，由印度携回木香种子，在丽江鲁甸村试种，生长良好，因张家围墙密栽，不使外人知晓，昆明药商，均以广木香之价。”

《中华本草》记载：“原产于印度，从广州进口，习称‘广木香’；我国现主要栽培于云南丽江、迪庆、大理，四川涪陵等地，又称‘云木香’。销全国，并出口。此外，湖南、湖北、广东、广西、陕西、甘肃、西藏亦产。”

综上所述，历史上木香原产国外，并以经广州进口的木香质量最佳，又称“广木香”。民国时期从印度等地引种。中华人民共和国成立后，国内木香栽培发展很快，其产量和质量足以满足国内需求，现基本无进口。木香国内主要栽培于云南西北部，其他如重庆、四川、湖北、湖南、贵州等地亦有栽培，以云南丽江及周边地区所产木香质量最佳，故名云木香。

5.2 产地沿革

木香历代产地记载，东汉至梁，其质优者可能是云南保山所产，亦可能只是集散于保山；集散于保山者，其产地则为东南亚地区。至梁代后期开始，木香则多由广州进口，其产地亦为东南亚地区，质量较差者产于西域。中华人民共和国成立后，国产木香足以满足需求，故不再进口，木香主要栽培在云南西北部地区。云木香产地沿革见表1。

表1 云木香产地沿革

年代	出处	产地及评价
秦汉	《神农本草经》	生山谷
南北朝	《名医别录》	生永昌（今云南保山）

表1（续）

年代	出处	产地及评价
	《本草经集注》	永昌不复贡，今皆从外国舶上来
唐	《新修本草》	此有二种，当以昆仑（今东南亚地区）来者为佳，出西胡（即西域）来者不善
宋	《本草图经》	生永昌山谷，今唯广州舶上有来者，他无所出……以其形如枯骨良
明	《本草纲目》	南番诸国皆有
	《本草品汇精要》	〔道地〕昆仑及广州舶上来者佳
民国	《药物出产辨》	产中国西藏、印度、叙利亚等处，名番木香，味浓厚
现代	《中药材手册》	云木香主产于云南丽江，尤以鲁甸、榕峰等地最多
	《药材资料汇编》	云木香，主产云南丽江专区巨甸区、鲁甸村、安乐、太平、拖龙等地，形态质量与印木香相同。【注】在抗战前，有鹤庆人张茂明，由印度携回木香种子，在丽江鲁甸村试种，生长良好，因张家围墙密栽，不使外人知道，昆明药商，均以广木香之价
	《中华本草》	原产于印度，从广州进口，习称“广木香”；我国现主要栽培于云南丽江、迪庆、大理，四川涪陵等地，又称“云木香”。销全国，并出口。此外，湖南、湖北、广东、广西、陕西、甘肃、西藏亦产

6 道地产区及生境特征

6.1 道地产区

以云南丽江、迪庆、大理、怒江等为核心的云南西北部及周边高山地区。

6.2 生境特征

云木香属阳性植物，喜凉爽湿润气候，耐寒冷、耐阳光、忌高温。主产于云南西北部云贵高原与青藏高原的衔接地段，属高原型西南季风气候，气温偏低，昼夜温差大。栽培地适宜海拔2200m～3200m，年平均气温5.0℃～16.0℃，无霜期150d左右，空气湿度60%～80%，年平均降水量800mm～1100mm。土壤环境质量要求土层深厚、疏松、肥沃、湿润、排水良好，含腐殖质较多的微酸性砂壤土，pH 6.5～7.0。

7 质量特征

7.1 质量要求

应符合《中华人民共和国药典》一部对木香的相关质量规定。

7.2 性状特征

木香呈圆柱形、半圆柱形或枯骨状，长5cm～10cm，直径0.5cm～5cm。表面黄棕色至灰褐色，有明显的皱纹、纵沟及侧根痕，网状纹理。质坚硬，不易折断，断面较平坦，灰褐色至暗褐色，散有大型油点，形成层环棕黄色，有放射状纹理，老根中央多枯朽。气芳香浓烈而特异，味先甜后微苦，稍有刺舌感。

云木香质坚实，断面油点密集，气香浓烈而特异。

云木香与其他产地木香相比，其气香味更加浓烈，二者其他方面性状较难准确区分。云木香与其他产地木香性状鉴别要点见表2。

表2　云木香与其他产地木香性状鉴别要点

比较项目	云木香	其他产地木香
外形	呈圆柱形、半圆柱形或枯骨形，个头稍小	为圆柱形或半圆柱形
质地	坚实	稍松
横切面	形成层环棕色，菊花心状放射纹理明显，油点密	有放射状纹理及散在的褐色点状油室

参 考 文 献

[1] 佚名. 神农本草经 [M]. 吴普等述. 孙星衍, 孙冯翼辑. 北京: 科学技术文献出版社, 1996: 17.

[2] 陶弘景. 名医别录(辑校本)[M]. 尚志钧辑校. 北京: 人民卫生出版社, 1986: 32.

[3] 陶弘景. 本草经集注(辑校本)[M]. 尚志钧, 尚元胜辑校. 北京: 人民卫生出版社, 1994: 212.

[4] 苏敬等. 新修本草(辑复本)[M]. 尚志钧辑校. 合肥: 安徽科学技术出版社, 1981: 172.

[5] 苏颂. 本草图经(辑校本)[M]. 尚志钧辑较. 北京: 学苑出版社, 2017: 113.

[6] 李时珍. 金陵本《本草纲目》新校正 [M]. 钱超尘, 温长路, 赵怀舟, 等校. 上海: 上海科学技术出版社, 2008: 567.

[7] 刘文泰. 本草品汇精要 [M]. 北京: 人民卫生出版社, 1982: 239.

[8] 陈仁山, 蒋淼, 陈思敏, 等. 药物出产辨(三)[J]. 中药与临床, 2010, 1 (3): 62-64.

[9] 中华人民共和国卫生部药政管理局. 中药材手册 [M]. 北京: 人民卫生出版社, 1959: 34.

[10] 中国药学会上海分会, 上海市药材公司. 药材资料汇编: 上集 [M]. 上海: 科学卫生出版社, 1959: 142.

[11] 国家中医药管理局《中华本草》编委会. 中华本草: 第7册 [M]. 上海: 上海科学技术出版社, 1999: 722.

ICS 11.120.01
C 23

团 体 标 准

T/CACM 1020.126—2019

道地药材 第126部分：云南草果

Daodi herbs—Part 126: Yunnancaoguo

2019-08-13 发布 2019-08-13 实施

中华中医药学会 发布

前　　言

T/CACM 1020《道地药材》标准分为157个部分：

——第1部分：标准编制通则；

……

——第125部分：云木香；

——第126部分：云南草果；

——第127部分：滇龙胆；

……

——第157部分：汉射干。

本部分为T/CACM 1020的第126部分。

本部分按照GB/T 1.1—2009给出的规则起草。

本部分由道地药材国家重点实验室及国家中医药管理局道地药材生态遗传重点研究室提出。

本部分由中华中医药学会归口。

本部分起草单位：云南省农业科学院药用植物研究所、北京联合大学、中国医学科学院药用植物研究所云南分所、中国中医科学院中药资源中心、中药材商品规格等级标准研究技术中心、北京中研百草检测认证有限公司。

本部分主要起草人：杨绍兵、张金渝、张元、黄迎春、黄璐琦、郭兰萍、詹志来、杨美权、杨维泽、李学兰、牟燕、郭亮。

道地药材　第126部分：云南草果

1　范围

T/CACM 1020的本部分规定了道地药材云南草果的来源及形态、历史沿革、道地产区及生境特征、质量特征。

本部分适用于中华人民共和国境内道地药材云南草果的生产、销售、鉴定及使用。

2　规范性引用文件

下列文件对于本文件的应用是必不可少的。凡是注日期的引用文件，仅注日期的版本适用于本文件。凡是不注日期的引用文件，其最新版本（包括所有的修改单）适用于本文件。

T/CACM 1020.1—2016　道地药材　第1部分：标准编制通则

中华人民共和国药典一部

3　术语和定义

T/CACM 1020.1—2016界定的以及下列术语和定义适用于本文件。

3.1

云南草果　yunnancaoguo

产于以滇南和滇东南的金平、屏边、绿春、元阳、文山、马关、麻栗坡等临边境山区为核心的及云南其他沿边境山区的栽培草果。

4　来源及形态

4.1　来源

本品为姜科植物草果 *Amomum tsaoko* Crevost et Lemaire 的干燥成熟果实。

4.2　形态特征

茎丛生，高可达3m，全株有辛香气。茎基部膨大，直径达6cm。叶2列，11～14，无叶柄，或上部叶有短柄；叶舌带紫色，长1cm～2cm，膜质，被疏柔毛；叶鞘具条纹，叶舌及叶鞘边缘近革质；叶片长圆状披针形至卵形，长20cm～83cm，宽5cm～19cm，先端长渐尖，基部楔形，全缘，两面无毛，花葶从茎基部抽出，长渐尖，基部楔形，全缘，长13cm～28cm；总花梗长4cm～13cm；鳞片阔卵形，长1cm～8cm；穗状花序不分枝，长13cm～18cm；苞片淡红色，长圆形，长3.3cm～4cm，宽0.6cm～0.9cm，外面疏被短柔毛；小苞片管状，长1.7cm～2cm，2浅裂；外被疏短柔毛；花浅橙色，长5.5cm～7cm；小花梗长不超过5mm；花萼长2.3cm～3cm，3齿裂，一侧浅裂，近无毛或疏被短柔毛；花冠管长2.5cm～2.8cm，被短柔毛，裂片长圆形，长约2.3cm，宽约6mm，后方1枚兜状，长约2.5cm，宽约1.5cm；唇瓣长圆状倒卵形，长3cm～3.5cm，宽约1.6cm，边缘多皱，中脉两侧各有一条红色条纹；雄蕊长 2cm ~ 2.5cm，花丝长约 1cm，花药长 1.3cm ~ 1.5cm，药隔附属体长约 5mm，具啮蚀状牙齿；花柱被疏短毛，柱头漏斗状；子房无毛。蒴果成熟时红色，长 2.5cm ~ 4.5cm，直径 2cm ~ 2.5cm，干后暗紫色或褐色，长圆形或长椭圆形，具纵棱，先端具残存的花被管，基部有短柄。花期 4 ~ 6 月，果期 8 ~ 12 月。

5 历史沿革

5.1 品种沿革

草果又名草果仁、草果子、老蔻、红草果。其入药始载于宋代《太平惠民和剂局方》，该书有"草果饮"等 16 个方剂记载使用草果，使用部位有草果、草果仁、草果肉等，用途与当今无异，同时还有草豆蔻、豆蔻、肉豆蔻、白豆蔻等近似药材入方的记载；南宋时期《宝庆本草折衷》首先将其补入本草："或云生广西州郡。实熟时采，暴干。"南宋时期范成大《桂海虞衡志》记载："红盐草果，邕州取生草豆蔻。"由此可知，宋代对草果的使用已经很熟悉，并且能够区分草果与其他近似药材，但由于没有对草果形态进行描述，因此是草豆蔻还是草果不是很明确。

元代《饮膳正要》记载："草果，味辛，温，无毒。治心腹痛，止呕，补胃，下气，消酒毒。"该书对草果性味及功效进行了描述，没有对草果进行药材描述，但从其绘图看，果似草果有纵棱，但植株形态似草豆蔻。

明代《滇南本草》记载："豆蔻，即草果，味辛，性温，无毒。生山野中或疏圃地。叶似芦，开白花，结果，内含瓤，藏子如豆蔻而粒大。"该书所指的草果应为豆蔻，而《本草品汇精要》记载："草果生广南及海南。形如橄榄，其皮薄，其色紫，其仁如缩砂仁而大。又云南出者，名云南草果，其形差小耳。"《本草蒙筌》卷二记载"草果味辛，气温。内子大粒成团，外壳紧厚黑皱"。以上所描述性状与今草果一致，应为当今草果。《本草纲目》记载"草豆蔻、草果虽是一物，然微有不同。今建宁所产豆蔻，大如龙眼而形微长，其皮黄白薄而棱峭，其仁大如缩砂仁而辛香气和。滇广所产草果，长大如诃子，其皮黑浓而棱密，其子粗而辛臭，正如斑蝥之气。彼人皆用茶及作食料，恒用之物"。《本草汇言》记载"草果，长如荔枝，其皮黑厚有直纹，内子大粒成团……生闽广"。以上本草典籍记载草果多列在草豆蔻或豆蔻下，作为草豆蔻或豆蔻的同物异名，但在对果实形态描述上已将其分开。

清代本草典籍增加了对草果产地、性状和功效的描述，如《本草求真》记载："草果与草豆蔻，诸书皆载气味相同，功效无别，服之皆能温胃逐寒。"《南越笔记》记载："解草果，人多种以为香料，盖即杜若，非药中之草果也。其苗似缩砂，三月开花，作穗色白微红，五六月子结其根，胜于叶，味辛以温，能除瘴气，久服益精、明目，令人不忘。"从其功用作香料，植物形态似缩砂仁，花期三月，花白色微红，果期五六月来看，与云南、广西南部分布的豆蔻属植物拟草果 *Amomum paratsaoko* S. Q. Tong et Y. M. Xia 一致；《本草备要》中也称"草豆蔻，一名草果"，福建产的称草蔻，云南、广西所产的称为草果，"二者虽是一物，微有不同"。《本草从新》记载："草果，形如诃子，皮黑浓而棱密，子粗而辛臭……滇广所产。""滇广"即今云南及广西。

民国时期主要强调草果产地描述，如《新纂云南通志》记载："草果，麻栗坡年产百万斤，广南、永善亦产。"《药物出产辨》记载："草果产云南百色、广西龙州等处。"

现代随着草果用量大幅度增加，增加了对草果产地、生境、鉴定及药理等方面的研究，如《金世元中药材传统鉴别经验》记载："主要产于云南西畴、马关、文山、屏边、麻栗坡，广西的靖西、睦边和贵州的罗甸等地。"《中药大辞典》记载："生于山坡阴湿处。分布四川、云南等地。"《中华本草》记载："生于沟边林下，分布于广西和云南南部地区。"《常用中药材品种整理和质量研究》通过本草考证、文献查考、药源调查、分类学鉴定、性状鉴定、显微鉴定、商品鉴定、挥发油成分分析、药理研究，最终得出结论：草果 *Amomum tsaoko* Crevost et Lemaire 分布于云南，生于海拔 1600m ~ 1800m 的沟边林下，云南南部地区大量栽培；拟草果 *Amomum paratsaoko* S. Q. Tong et Y. M. Xia 分布于广西、云南和贵州等省区，生于山坡疏林下，现广西西南部有栽培，为当地草果的习用品种，药理也类同草果；野草果 *Amomum kongeigii* J. F. Gmelin 分布于广西、云南，生于山坡林下阴湿处。澄清了国内文献对草果植物及其学名记述的混乱，查清我国广西草果并非草果 *Amomum tsaoko* Crevost et Lemaire，而是拟草果 *Amomum paratsaoko* S. Q. Tong et Y. M. Xia。综上所述，本草文献中常将草果与草豆蔻以及其他姜科豆蔻属植物混淆，直到近现代才被区分开来。

5.2 产地沿革

历代本草文献对草果产地记载主要以云南、广西居多，另外还有福建、台湾、贵州、四川和藏南地区，以及越南、印度等地，而云南最早有草果记载的时期为宋代，如《竹洲集·邕州化外诸国土俗记》记载："汉西南夷故地（包括今云南东部文山、曲靖与红河东部地区）……药有牛黄、人参、草果等。"云南草果自宋、元代以来就作为药食同源的药材及辛香料广泛使用。明代《云南图经志书》"草果，入药品，出临安府教化三部"和《云南通志》"草果俱临安府出"等记载表明，云南文山、红河一带盛产草果。云南草果产地沿革见表1。

表1 云南草果产地沿革

年代	出处	产地及评价
宋	《竹洲集·邕州化外诸国土俗记》	与南宋时期邕州接壤的西南番等诸国……药有牛黄、人参、草果等
	《宝庆本草折衷》	或云生广西州郡。实熟时采，暴干
明	《本草品汇精要》	草果生广南及海南……又云南出者，名云南草果，其形差小耳
	《本草纲目》	滇广所产草果
	《云南图经志书》	草果，入药品，出临安府教化三部
	《云南通志》	草果俱临安府出
清	《本草备要》	闽产名草蔻，滇广所产名草果
	《本草从新》	草果，形如诃子……滇广所产
	《植物名实图考》	云南山中多有之
民国	《药物出产辨》	草果产云南和广西百色、龙州等处
	《新纂云南通志》	草果，麻栗坡年产百万斤，广南、永善亦产
现代	《中国植物志》	云南、广西、贵州等省区
	《金世元中药材传统鉴别经验》	主要产于云南西畴、马关、文山、屏边、麻栗坡，广西的靖西、睦边和贵州的罗甸等地
	《中药大辞典》	生于山坡阴湿处。分布四川、云南等地
	《中华本草》	生于沟边林下，分布于广西和云南南部地区
	《常用中药材品种整理和质量研究》	通过考证研究得出草果 *Amomum tsaoko* Crevost et Lemaire 主要分布于云南，广西草果实为拟草果 *Amomum paratsaoko* S. Q. Tong et Y. M. Xia 而非草果 *Amomum tsaoko* Crevost et Lemaire，并通过实地调查，证实了广西、贵州无草果分布

6 道地产区及生境特征

6.1 道地产区

以滇南和滇东南的金平、屏边、绿春、元阳、文山、马关、麻栗坡等临边境山区为核心及云南其他沿边境山区。

6.2 生境特征

主要分布在云南南部和东南部相对湿润的地区，多生长在山区或半山区有树木庇荫、沟谷两侧荫湿林缘或沿江地区，植被为混交林或杂木地，具有喜冷凉湿润、怕霜冻、怕干旱的习性，以年平均气温 18℃ ~20℃为适宜，年平均降水量 1400mm 以上，相对湿度要求在 80% 左右，郁闭度 50% ~60% 为宜，无霜期 240d 以上。土壤多呈酸性，植被好，肥力较高。

7 质量特征

7.1 质量要求

应符合《中华人民共和国药典》一部对草果的相关质量规定。

7.2 性状特征

草果呈长椭圆形，具三钝棱，长 2cm ~4cm，直径 1cm ~2.5cm。表面灰棕色至红棕色，具纵沟及棱线，先端有圆形突起的柱基，基部有果梗或果梗痕。果皮质坚韧，易纵向撕裂。剥去外皮，中间有黄棕隔膜，种子团长圆形，三室，每室有种子 8 ~22。种子呈锥状，四至多面体，背面较大，有下陷合点，直径约 5mm，表面红棕色或暗棕色。外被灰白色膜质的假种皮，种脊为一条纵沟，尖端有凹状的种脐；质硬，胚乳灰白色。有特异香气，味辛、微苦。

云南草果呈长圆形或长椭圆形，具三钝棱，个大、大小基本一致，果实饱满、纵棱明显、色红棕。

云南草果与其他产地草果性状鉴别要点见表 2。

表 2　云南草果与其他产地草果性状鉴别要点

比较项目	云南草果	其他产地草果
外形及颜色	长圆形或长椭圆形，具三钝棱，个大，大小基本一致，果实饱满，纵棱明显，红棕色	个头大小不一，其他性状基本一致
种子	剥去外皮，中间有黄棕色隔膜，种子团长圆形，三室，每室有种子 8 ~22。种子呈锥状，四至多面体，背面较大，有下陷合点，直径约 5mm，表面红棕色或暗棕色。外被灰白色膜质的假种皮，种脊为一条纵沟，尖端有凹状的种脐；质硬，胚乳灰白色	与云南草果基本一致
气味	有特异香气，气浓，味辛、辣	气香、味辛、微苦

参 考 文 献

［1］陈承，许洪，橘亲显，等. 增广太平惠民和剂局方［M］. 海口：海南出版社，2002：107.

［2］吴彦夔. 传信适用方［M］. 北京：人民卫生出版社，1956：11.

［3］佚名. 小儿卫生总微论方［M］. 上海：上海科学技术出版社，1959：101.

［4］方鼎. 广西药用植物名录［M］. 南宁：广西人民出版社，1986：525－535.

［5］中国科学院中国植物志编辑委员会. 中国植物志：第十六卷［M］. 北京：科学出版社，1981：112.

［6］陈衍. 宝庆本草折衷［M］. 郑金生整理. 北京：人民卫生出版社，2007：588.

［7］范成大. 桂海虞衡志［M］. 严沛校注. 南宁：广西人民出版社，1986：83.

［8］忽思慧. 饮膳正要［M］. 刘玉书点校. 北京：人民卫生出版社，1986：149.

［9］兰茂. 滇南本草：第二卷［M］. 昆明：云南科技出版社，2009：280.

［10］刘文泰. 本草品汇精要［M］. 北京：商务印书馆，1926：15.

［11］陈嘉谟. 本草蒙筌［M］. 王淑民，陈湘萍，周超凡点校. 北京：人民卫生出版社，1988：94.

［12］李时珍. 本草纲目［M］. 北京：人民卫生出版社，1982：2837.

［13］倪朱谟. 本草汇言［M］. 戴慎，陈仁寿，虞舜点校. 上海：上海科学技术出版社，2005：100.

［14］黄宫绣. 本草求真［M］. 上海：上海科学技术出版社，1959：185.

［15］李调元. 南越笔记［M］. 北京：中华书局，1985：575.

［16］汪昂. 本草备要［M］. 重庆：重庆大学出版社，1996：125.

［17］续修《四库全书》编纂委员会. 本草从新：第二卷［M］. 上海：上海古籍出版社，1912：42.

［18］中国地方志集成编委会. 新纂云南通志［M］. 南京：凤凰出版社，2010：666.

［19］陈仁山. 药物出产辨［M］. 许鸿源重订. 台北：新医药出版社，1977：39.

［20］金世元. 金世元中药材传统鉴别经验［M］. 北京：中国中医药出版社，2010：216.

［21］南京中医药大学. 中药大辞典：下册［M］. 2 版. 上海：上海科学技术出版社，2006：2125.

［22］国家中医药管理局《中华本草》编委会. 中华本草：第 3 册［M］. 上海：上海科学技术出版社，1999：616.

［23］徐国钧，徐珞珊，王峥涛. 常用中药材品种整理和质量研究：第三册［M］. 福州：福建科学技术出版社，1999：405.

［24］吴儆. 竹洲集：卷九（邕州化外诸国土俗记）［M］. 古本，刊印者不明：16.

［25］陈文等. 云南图经志书［M］. 上海：上海古籍出版社，1995：56.

［26］江燕. 以万历《云南通志》为例兼述其特点价值［J］. 西南古籍研究，2006：259－337.

［27］吴其濬. 植物名实图考［M］. 北京：中华书局，1963：630.

ICS 11.120.01
C 23

团 体 标 准

T/CACM 1020.127—2019

道地药材 第127部分：滇龙胆

Daodi herbs—Part 127: Dianlongdan

2019-08-13 发布 2019-08-13 实施

中华中医药学会 发布

前　言

T/CACM 1020《道地药材》标准分为157个部分：

——第1部分：标准编制通则；

……

——第126部分：云南草果；

——第127部分：滇龙胆；

——第128部分：滇重楼；

……

——第157部分：汉射干。

本部分为T/CACM 1020的第127部分。

本部分按照GB/T 1.1—2009给出的规则起草。

本部分由道地药材国家重点实验室及国家中医药管理局道地药材生态遗传重点研究室提出。

本部分由中华中医药学会归口。

本部分起草单位：云南省农业科学院药用植物研究所、中国中医科学院中药资源中心、北京中研百草检测认证有限公司。

本部分主要起草人：杨美权、张金渝、左应梅、黄璐琦、郭兰萍、詹志来、杨绍兵、杨维泽、杨天梅、郭亮。

道地药材 第127部分：滇龙胆

1 范围

T/CACM 1020的本部分规定了道地药材滇龙胆的来源及形态、历史沿革、道地产区及生境特征、质量特征。

本部分适用于中华人民共和国境内道地药材滇龙胆的生产、销售、鉴定及使用。

2 规范性引用文件

下列文件对于本文件的应用是必不可少的。凡是注日期的引用文件，仅注日期的版本适用于本文件。凡是不注日期的引用文件，其最新版本（包括所有的修改单）适用于本文件。

T/CACM 1020.1—2016 道地药材 第1部分：标准编制通则

中华人民共和国药典一部

3 术语和定义

T/CACM 1020.1—2016界定的以及下列术语和定义适用于本文件。

3.1

滇龙胆 dianlongdan

产于云南西部、中部以及与此区域接壤或临近的周边温凉地区的坚龙胆。

4 来源及形态

4.1 来源

本品为龙胆科植物坚龙胆 *Gentiana rigescens* Franch. 的干燥根和根茎。

4.2 形态特征

多年生草本，高30cm~50cm。须根肉质。主茎粗壮，发达，有分枝。花枝多数，丛生，直立，坚硬，基部木质化，上部草质，紫色或黄绿色，中空，近圆形。叶革质，对生，无柄，卵形或卵状长圆形，长2.5cm~5cm，宽1cm~2cm，先端钝或急尖，基部渐窄，联合成鞘稍抱茎，全缘反卷，主脉三出。花多数，簇生枝端呈头状，稀腋生或簇生小枝先端，被包围于最上部的苞叶状的叶丛中；无花梗；花萼倒锥形，长10mm~12mm，萼筒膜质，全缘不开裂，裂片绿色，不整齐；花冠蓝紫色或蓝色，冠檐具多数深蓝色斑点，漏斗形或钟形，长2.5cm~3cm，裂片宽三角形，长5mm~5.5mm，先端具尾尖，全缘或下部边缘有细齿，褶偏斜，三角形，长1mm~1.5mm，先端钝，全缘；蒴果内藏；种子黄褐色，表面有蜂窝状网隙。花果期8月~12月。

5 历史沿革

5.1 品种沿革

明代《滇南本草》记载："龙胆草，味苦，性寒。泻肝经实火，止喉痛。"据郭瑞等学者考证，《滇南本草》记载的龙胆草为坚龙胆。明景泰年间《云南图经志书》记载："龙胆草叶细而尖，花黄白色，其味甚苦，土人五月采之以为酒药。"龙胆草的描述以及作酒药用，与今坚龙胆说法一致，在滇西片区，"龙胆草"俗名"酒药草根"。

清代《植物名实图考》记载："滇龙胆生云南山中，丛根簇茎，叶似柳微宽，又似橘叶而小，叶中发苞开花，花如钟形，一一上耸，茄紫色，颇似沙参花，五尖瓣而不反卷，白心数点，叶既蒙密，花亦繁聚，逐层开舒，经月未歇。"并附图1幅。图中描绘的特征，与现今的坚龙胆相同。

民国时期《新纂云南通志》记载："龙胆草，属龙胆草科山野宿根草本，茎长尺许，叶披针形，色嫩绿，旧历十月开花，色紫红，作深筒或钟状，除花供观赏外，根部有苦味，质入药健胃，大理一带俗名山豆根，亦云鸡脚黄连。"《中药材手册》记载："云南、贵州所产的龙胆根，顶端有或无芦头，芦头上生有独根或三、五条根。根细长稍弯曲。长约4寸~6寸，直径约0.5分~1分。表面黄色或黄棕色。无横纹，有细纵皱。质硬脆易折断。断面黄色或黄棕色；中心有黄色木质硬心。无臭，味苦。"与今坚龙胆描述一致。

综上分析，明代《滇南本草》中有了坚龙胆 *Gentiana rigescens* Franch. 的记载，在《植物名实图考》中对其外观形态进行了详细的描述。其后的本草文献也将坚龙胆列为龙胆药材的基原植物，并被历版《中华人民共和国药典》收载。

当代随着龙胆的用量大幅度增加，野生药材难以满足实际所需，因此龙胆于20世纪90年代开始被广泛栽培，逐渐以栽培为主，目前的主流商品有北龙胆和南龙胆。北龙胆主产东北地区，以条叶龙胆和龙胆为主流，习称"关龙胆"；南龙胆主产云南，以坚龙胆为主流，习称"滇龙胆"。坚龙胆有近500多年的历史，且被广大医家及道地产区所认可，因此，本标准将南龙胆的道地药材定为滇龙胆。

5.2 产地沿革

坚龙胆始载于《滇南本草》，曰："龙胆草，味苦，性寒。泻肝经实火，止喉痛。"明景泰年间《云南图经志书》记载："楚雄府（今楚雄）有产。"明万历年间《云南通志》记载："在楚雄府、大理府（今大理、洱源、祥云、云龙）、鹤庆军民府（今鹤庆、剑川，以及永胜、宁蒗、华坪、兰坪的部分地区）、澄江府（今玉溪）、金齿军民指挥使司（今保山、潞西二市和永平、龙陵、腾冲、耿马、昌宁、镇康、永德、盈江、陇川、梁河等市县及缅甸八莫、景栋等地区）均记载有龙胆草。"清代《植物名实图考》记载："滇龙胆生云南山中。"

民国时期《新纂云南通志》记载："大理、楚雄、双柏、武定、平彝（今富源）、富州（今富宁）、芒遮板（今德宏州潞西市芒市）、建水、祥云、曲靖、大关有分布。"说明滇龙胆在云南分布很广。

《中华本草》记载："坚龙胆（滇龙胆）主产云南、四川、贵州。自产自销，少量销外省。"《常用中药材品种整理和质量研究》相关实验数据表明：滇龙胆主产于云南、贵州，产量大，行销全国……东北龙胆 *Gentiana manshurica* Kitag.、三花龙胆 *Gentiana triflora* Pall.、粗糙龙胆 *Gentiana scabra* Bunge 和坚龙胆的龙胆苦苷含量分别为4.265%、3.95%、6.08%、5.10%，含量最高的为粗糙龙胆，其次为坚龙胆。说明坚龙胆的质量较好。《云南重要天然药物》记载："经实地考察云南省大部分地区均有滇龙胆的分布，尤以昆明、临沧、保山、大理、楚雄、昭通、曲靖等地为多。"李智敏等对云南46个不同产地滇龙胆中龙胆苦苷的含量测定，结果表明，龙胆苦苷含量为2.11%~8.24%，平均含量

4.77%，含量超6%的有6份，分别来自丽江永胜、曲靖罗平、大理洱源、红河蒙自、保山、文山马关。沈涛等对不同产地野生滇龙胆中主要裂环烯醚萜类成分的含量比较，结果显示：来自楚雄的滇龙胆3种有效成分含量均较高。说明云南产滇龙胆品质较好，尤以云南楚雄、大理、保山及周边地区为佳。

云南是坚龙胆的道地产区，在云南分布广，习称“滇龙胆”，特别是以云南西部、中部为核心，以及与此区域接壤或临近的周边温凉地区的坚龙胆，品质较好，为云南道地产区。滇龙胆产地沿革见表1。

表1　滇龙胆产地沿革

年代	出处	产地及评价
明	《滇南本草》	龙胆草，味苦，性寒。泻肝经实火，止喉痛
	《云南图经志书》	楚雄府（今楚雄）有产
	《云南通志》	楚雄府、大理府（今大理、洱源、祥云、云龙）、鹤庆军民府（今鹤庆、剑川，以及永胜、宁蒗、华坪、兰坪的部分地区）、澄江府（今玉溪）、金齿军民指挥使司（今保山、潞西二市和永平、龙陵、腾冲、耿马、昌宁、镇康、永德、盈江、陇川、梁河等市县及缅甸八莫、景栋等地区）均记载有龙胆草
清	《植物名实图考》	滇龙胆生云南山中

6　道地产区及生境特征

6.1　道地产区

以云南西部、中部为核心，以及与此区域接壤或临近的周边温凉地区。

6.2　生境特征

滇龙胆主要分布在云南中部和西部各县，生于海拔1100m～3000m的山坡草地、灌丛、林下及山谷中，喜冷凉气候，有较强的耐寒性，种子萌发时，必须有适宜的温度和一定的光照条件，在较为湿润及肥沃的土壤生长良好。滇龙胆生态因子的最适范围：年平均气温14℃～16℃，大于或等于10℃年积温4000℃～5250℃，无霜期275d～305d，年平均降水量1200mm～1500mm。土壤类型为黑土、黑砂土等，土层深厚，质地疏松，透气性好。

7　质量特征

7.1　质量要求

应符合《中华人民共和国药典》一部对龙胆的相关质量规定。

7.2　性状特征

龙胆根茎呈不规则的块状，长1cm～3cm，直径0.3cm～1cm；表面暗灰棕色或深棕色，上端有茎痕或残留茎基，周围和下端着生多数细长的根。根圆柱形，略扭曲，长10cm～20cm，直径2mm～5mm；表面淡黄色或黄棕色，上部多有显著的横皱纹，下部较细，有纵皱纹及支根痕。质脆，易折断，断面略平坦，皮部黄白色或淡黄棕色，木部色较浅，呈点状环列。气微，味甚苦。

滇龙胆根茎极短，结节状，上有残茎痕，并常有越冬芽二至十数个；根茎侧面及下端着生有4条~30余条根。根细长，略呈圆柱形，长10cm~23cm，直径1mm~4mm，近根茎处较细，向下逐渐增粗，常于距着生点3cm左右处最粗，然后又逐渐变细，稍扭曲；表面黄棕色或红棕色，略呈角质状，表面无横皱纹，有纵皱纹；表皮膜质，常脱落。质硬脆，易折断，断面平坦，木部黄白色或黄色，易与皮部分离。气微，味极苦。

滇龙胆与其他产地龙胆（关龙胆）性状鉴别要点见表2。

表2　滇龙胆与其他产地龙胆（关龙胆）性状鉴别要点

比较项目	滇龙胆	其他产地龙胆（关龙胆）
外形	根茎极短，结节状	根茎呈不规则的块状
颜色	根表面黄棕色或红棕色	根表面淡黄色或黄棕色
根数	4~30	多数
长度	10cm~23cm	10cm~20cm
直径	1mm~4mm	2mm~5mm
质地	质硬脆，易折断	质脆，易折断
表面横纹	表面无横皱纹，有细的纵皱纹	表面具显著横皱纹
外皮	外皮膜质，易脱落，木部黄白色或黄色	具外皮层，无木纤维
气味	味极苦	味甚苦

参 考 文 献

[1] 兰茂. 滇南本草：第三卷 [M].《滇南本草》整理组整理. 昆明：云南人民出版社，1975：416.

[2] 续修四库全书编委会. 续修四库全书 [M]. 上海：上海古籍出版社，2013：73.

[3] 吴其濬. 植物名实图考 [M]. 北京：商务印书馆，1957：246.

[4] 中国地方志集成编委会. 新纂云南通志 [M]. 南京：凤凰出版社，2010：660，669.

[5] 卫生部药政管理局. 中药材手册 [M]. 北京：人民卫生出版社，1959：70－71.

[6] 江燕. 明代云南省志中的物产——以万历《云南通志》为例兼述其特点价值 [J]. 西南古籍研究，2006：259－337.

[7] 国家中医药管理局《中华本草》编委会. 中华本草：第6册 [M]. 上海：上海科学技术出版社，1999：240.

[8] 楼之岑，秦波. 常用中药材品种整理和质量研究：北方协作组：第3册 [M]. 北京：北京医科大学与中国协和医科大学联合出版社，1994：437－502.

[9] 云南省药物研究所. 云南重要天然药物 [M]. 昆明：云南科技出版社，2006：354－357.

[10] 李智敏，刘莉，李晚谊，等. 滇龙胆的药用资源研究与开发进展 [J]. 云南大学学报，2009，31（S1）：485－487，491.

[11] 沈涛，金航，王元忠，等. 滇龙胆不同部位裂环烯醚萜类物质含量比较分析 [J]. 西北植物学报，2011，31（9）：1886－1890.

ICS 11.120.01
C 23

团 体 标 准

T/CACM 1020.128—2019

道地药材 第128部分：滇重楼

Daodi herbs—Part 128: Dianchonglou

2019-08-13 发布 2019-08-13 实施

中华中医药学会 发布

前　言

T/CACM 1020《道地药材》标准分为157个部分：

——第1部分：标准编制通则；

……

——第127部分：滇龙胆；

——第128部分：滇重楼；

——第129部分：诃子；

……

——第157部分：汉射干。

本部分为T/CACM 1020的第128部分。

本部分按照GB/T 1.1—2009给出的规则起草。

本部分由道地药材国家重点实验室及国家中医药管理局道地药材生态遗传重点研究室提出。

本部分由中华中医药学会归口。

本部分起草单位：云南省农业科学院药用植物研究所、中国中医科学院中药资源中心、华润三九医药股份有限公司、北京中研百草检测认证有限公司。

本部分主要起草人：张金渝、杨美权、杨天梅、黄璐琦、郭兰萍、詹志来、杨维泽、左应梅、杨绍兵、许宗亮、李纪潮、谭沛、张辉、郭亮。

道地药材　第128部分：滇重楼

1　范围

T/CACM 1020的本部分规定了道地药材滇重楼的来源及形态、历史沿革、道地产区及生境特征、质量特征。

本部分适用于中华人民共和国境内道地药材滇重楼的生产、销售、鉴定及使用。

2　规范性引用文件

下列文件对于本文件的应用是必不可少的。凡是注日期的引用文件，仅注日期的版本适用于本文件。凡是不注日期的引用文件，其最新版本（包括所有的修改单）适用于本文件。

T/CACM 1020.1—2016　道地药材　第1部分：标准编制通则

中华人民共和国药典一部

3　术语和定义

T/CACM 1020.1—2016界定的以及下列术语和定义适用于本文件。

3.1

滇重楼　dianchonglou

产于云南的大理、丽江、曲靖、玉溪、昆明、楚雄、文山、红河及其周边地区的云南重楼。

4　来源及形态

4.1　来源

本品为百合科植物云南重楼 *Paris polyphylla* Smith var. *yunnanensis*（Franch.）Hand.-Mazz.的干燥根茎。

4.2　形态特征

多年生草本植物，高30cm～200cm。根茎多单一（栽培可能会分叉），横走粗壮而肥厚，圆柱状略弯曲，直径可达7cm，表面棕褐色，粗糙具节，节上生茎芽或纤维状须根。茎单一（主芽被破坏或栽培选育条件适宜下可诱发为多茎），直立，圆柱形，光滑无毛，绿色或基部常带紫红色。叶4～9，通常为7，轮生于茎顶，状如伞。叶片纸质或膜质，窄长卵形或倒披针形，长5cm～15cm，宽2cm～6cm，先端渐尖或锐尖，基部楔形；叶柄长1cm～2cm，紫红色或绿色。花两性，顶生，黄绿色，花梗由茎顶伸出，不分枝；萼外花被片4～9，形状与叶片状相似，卵状披针形；花瓣内花被片4～9，线形，先端多狭匙形，长于或等于花萼，较宽，上部常扩大为宽2mm～5mm的狭匙形；雄蕊12～16，除2轮外常有3轮；药隔突出部分窄于花药，长0.2mm～2mm；子房具棱，顶部与花柱为紫色，其余部分为黄绿色。蒴果室背开裂，棕黄色；种子多数，红色或橘红色；花期5月～7月，果期10月～11月。

5 历史沿革

5.1 品种沿革

重楼药材原名蚤休，在我国药用历史悠久，使用较为普遍，向来被誉为蛇伤痈疽之良药，大部分本草书籍均有记载。早在秦汉时期《神农本草经》就有记载：“蚤休，味苦，微寒……一名蚩休，生川谷。”对其功效及生境进行了描述。南北朝时期《名医别录》记载：“蚤休，有毒。生山阳及宛朐（今山东菏泽）。”其记载无形状描述，无法确定物种。

唐代《新修本草》记载：“今谓重楼者是也。一名重台，南人名草甘遂，苗似王孙、鬼臼等，有二三层。根如肥大菖蒲，细肌脆白，醋摩疗痈肿，敷蛇毒，有效。”该书已确认蚤休为重楼。但从唐代的典籍只能推测为重楼属植物，未能明确其具体物种，产地未有扩大。

宋代《嘉祐本草》引《蜀本图经》云：“叶似鬼臼、牡蒙辈。年久者二三重根。根似紫参，皮黄肉白。五月采根，日干用之。”《本草图经》记载：“蚤休，即紫河车也，俗呼重楼金线。生山阳川谷及冤句，今河中（今山西永济）、河阳（今河南焦作）、华（今陕西华县）、凤（今陕西凤县）、文州（今甘肃文县）及江淮间亦有之。”表明其分布于黄河以南及江淮间。结合《本草图经》中的滁州蚤休图和文字记载分析，滁州蚤休为七叶一枝花 *Paris polyphylla* Smith var. Chinensis（Franch.）Hara。

明代《滇南本草》记载：“重楼，一名紫河车，一名独脚莲。味辛、苦，性微寒。俗云：是疮不是疮，先用重楼解毒汤。此乃外科之至药也。主治一切无名肿毒。攻各种疮毒痈疽，发背痘疔等症最良。”首次以“重楼”作为正式药名记载，后来《滇南本草》整理组定重楼为云南重楼 *Paris polyphylla* Smith var. *yunnanensis*（Franch.）Hand.-Mazz.，因为云南分布最广、应用最普遍的正是云南重楼，群众都称之为重楼。明万历年间《云南通志》姚安军民府（今楚雄彝族自治州姚安）、大理府（今大理白族自治州大理）、鹤庆军民府（今大理白族自治州鹤庆）均记载有重娄（重楼）。《本草纲目》记载：“重楼金线，处处有之……茎头夏月开花，一花七瓣，有金丝蕊，长三四寸。”“有金丝蕊，长三四寸”者，应是多叶重楼 *Paris polyphylla* Smith var. polyphylla 或狭叶重楼 *Paris polyphylla* var. *stenophylla* Franch.。

清代《植物名实图考》记载：“蚤休本经下品，江西、湖南山中多有，人家亦种之，通呼为草河车，亦曰七叶一枝花，为外科要药，滇南谓之重楼一枝箭，以其根老、横纹、粗皱如虫形，乃作虫蒌字……滇多瘴，当是习用药也。”根据图及分布区域，“湖南、江西山中多有”应为七叶一枝花 *Paris polyphylla* Smith var. *chinensis*（Franch）Hara、多叶重楼 *Paris polyphylla* Smith var. polyphylla。此外，文中谈到的“滇南（今云南）谓之重楼一枝箭”应该为云南重楼 *Paris polyphylla* Smith var. *yunnanensis*（Franch.）Hand.-Mazz.。

综上所述，唐代以前未对重楼形态进行描述，无法确定其基原，唐代《新修本草》首次以重楼命名，并通过形态描述可推断为重楼属植物。其后本草典籍中，物种由单一的七叶一枝花增加为多叶重楼、狭叶重楼、云南重楼等多种植物。宋代之前，重楼（蚤休）一直指重楼属植物中根茎较为肥厚的类型。至宋代，黄河以南及江淮间七叶一枝花。至明代，《滇南本草》首次记载云南重楼，大理、鹤庆、姚安将重楼作为物产进行记载，长江以北为多叶重楼或狭叶重楼。其后《植物名实图考》也记载了重楼一支箭，根据附图可确定为云南重楼，为历版《中华人民共和国药典》记载的基原植物。

5.2 产地沿革

滇重楼首次在《滇南本草》中被记载，其后《云南通志》和《植物名实图考》均有记载。明万历年间《云南通志》姚安军民府、大理府、鹤庆军民府均记载有重娄（重楼）。

《常用中药材品种整理和质量研究》记载，滇重楼主要分布在云南、四川、贵州，缅甸也有分布。《云南重要天然药物》记载，云南重楼主产区是曲靖、玉溪、昆明、大理、丽江等地，四川、贵州等亦有分布。大理、丽江地区是滇重楼的主要产区，也是市场上重楼类药材主流产品的来源之地，其中以大理的云龙、巍山、剑川、永平、丽江的永胜产量最大。林蓉通过调查认为，云南滇重楼主要分布在曲靖、大理、丽江、玉溪、昭通、楚雄等地。

综上所述，云南重楼在云南分布最广，是云南的道地药材，习称滇重楼。云南自古就用重楼治各种疮毒痈疽，《滇南本草》中就有“是疮不是疮，先用重楼解毒汤。此乃外科之至药也。主治一切无名肿毒。攻各种疮毒痈疽，发背痘疔等症最良”之记载。目前，重楼栽培主要集中在云南，以云南的大理、丽江、曲靖、玉溪、昆明、姚安及周边地区为滇重楼的道地产区。滇重楼以粗壮、粉性足为质优。滇重楼产地沿革见表1。

表1 滇重楼产地沿革

年代	出处	产地及评价
明	《滇南本草》	重楼，一名紫河车，一名独脚莲。味辛、苦，性微寒。俗云：是疮不是疮，先用重楼解毒汤。此乃外科之至药也。主治一切无名肿毒。攻各种疮毒痈疽，发背痘疔等症最良。云南全省各地均有分布
	万历年间《云南通志》	姚安军民府、大理府、鹤庆军民府均记载有重蒌（重楼）
清	《植物名实图考》	滇南谓之重楼一枝箭。云南产为滇重楼

6 道地产区及生境特征

6.1 道地产区

以云南大理、丽江、曲靖、玉溪、昆明、楚雄、文山和红河为核心及其周边地区。

6.2 生境特征

云南的大理、丽江、曲靖、玉溪、昆明、楚雄、文山和红河及其周边地区，地处低纬高原。年平均气温15℃，年平均日照时数2200h左右，年平均降水量800mm～1100mm，无霜期220d～250d。土壤大多呈弱酸性至中性，土层深厚，质地疏松，透气性好，有机质含量高，保肥力强。

7 质量特征

7.1 质量要求

应符合《中华人民共和国药典》一部对重楼的相关质量规定。

7.2 性状特征

重楼呈结节状扁圆柱形，略弯曲，具斜向环节，节间长1.5mm～5mm，先端及中部较稀疏，末端较密，并有不规则环纹，上侧有半圆形或椭圆形凹陷的茎痕，直径0.5cm～1.1cm，略交错排列。表面淡黄棕色或黄棕色，断面平坦，粉质或角质，白色或淡黄棕色。质坚实，不易折断，长5cm～12cm，直径1.0cm～4.5cm。

滇重楼根茎短粗，呈结节状扁圆柱形或类圆柱形，多较平直，少数略弯曲，长3cm～15cm，直径0.5cm～6cm。表面黄棕色或灰棕色，外皮脱落处呈白色；密生层状突起的粗环纹，一面结节明显，结节上具椭圆形凹陷茎痕，另一面有疏生的须根或疣状须根痕。先端具鳞叶及茎的残基或切芽后根茎。质坚实，断面平坦，近白色至浅棕色，粉质或角质。无臭，味微苦、麻。

滇重楼与其他产地重楼性状鉴别要点见表2。

表2　滇重楼与其他产地重楼性状鉴别要点

比较项目	滇重楼	其他产地重楼
外形	扁圆柱形或呈类圆柱形	呈扁圆柱形
环纹	粗壮，环纹粗皱明显	具环纹
表面颜色	黄棕色或灰棕色	淡黄棕色或黄棕色
断面颜色	近白色至浅棕色	白色或淡黄棕色
质地	粉质，粉性足，质较坚硬，不易折断	粉质或角质，质坚硬，不易折断
性味	苦、麻味明显	苦、麻味

参 考 文 献

［1］尚志钧. 神农本草经校注［M］. 北京：学苑出版社，2008：199.

［2］陶弘景. 名医别录（辑校本）［M］. 尚志钧辑校. 北京：人民卫生出版社，1986：228.

［3］苏敬等. 新修本草（辑复本）［M］. 尚志钧辑校. 合肥：安徽科学技术出版社，1962：278.

［4］掌禹锡等. 嘉祐本草（辑复本）［M］. 尚志钧辑复. 北京：中医古籍出版社，2009：251.

［5］苏颂. 本草图经［M］. 尚志钧辑校. 合肥：安徽科学技术出版社，1994：283.

［6］兰茂. 滇南本草［M］.《滇南本草》整理组整理. 昆明：云南人民出版社，1975：493.

［7］李时珍. 本草纲目（校点本）：第四册［M］. 北京：人民卫生出版社，1975：1201.

［8］吴其濬. 植物名实图考：下册［M］. 北京：中华书局，1963：605.

［9］江燕. 明代云南省志中的物产——以万历《云南通志》为例兼述其特点价值［J］. 西南古籍研究，2006：297，314，323.

［10］徐国钧，徐珞珊. 常用中药材品种整理和质量研究：南方协作组：第一册［M］. 福州：福建科学技术出版社，1992：398－437.

［11］云南省药物研究所. 云南重要天然药物［M］. 昆明：云南科技出版社，2016：54－55.

［12］林蓉. 云南省滇重楼栽培现状及可持续利用研究［J］. 教育教学论坛，2016，4（15）：54－55.

ICS 11.120.01
C 23

团 体 标 准

T/CACM 1020.129—2019

道地药材 第129部分：诃子

Daodi herbs—Part 129: Hezi

2019-08-13 发布 2019-08-13 实施

中华中医药学会 发布

前　言

T/CACM 1020《道地药材》标准分为157个部分：

——第1部分：标准编制通则；

……

——第128部分：滇重楼；

——第129部分：诃子；

——第130部分：阿胶；

……

——第157部分：汉射干。

本部分为T/CACM 1020的第129部分。

本部分按照GB/T 1.1—2009给出的规则起草。

本部分由道地药材国家重点实验室及国家中医药管理局道地药材生态遗传重点研究室提出。

本部分由中华中医药学会归口。

本部分起草单位：云南省农业科学院药用植物研究所、永德县溢康生物科技有限责任公司、中国中医科学院中药资源中心、北京中研百草检测认证有限公司、云县农业农村局。

本部分主要起草人：左应梅、张金渝、杨美权、邓先能、苗云峰、杨维泽、杨绍兵、杨天梅、黄璐琦、郭兰萍、詹志来、许宗亮、李纪潮、简邦丽、郭亮。

道地药材　第129部分：诃子

1　范围

T/CACM 1020的本部分规定了道地药材诃子的来源及形态、历史沿革、道地产区及生境特征、质量特征。

本部分适用于中华人民共和国境内道地药材诃子的生产、销售、鉴定及使用。

2　规范性引用文件

下列文件对于本文件的应用是必不可少的。凡是注日期的引用文件，仅注日期的版本适用于本文件。凡是不注日期的引用文件，其最新版本（包括所有的修改单）适用于本文件。

T/CACM 1020.1—2016　道地药材　第1部分：标准编制通则

中华人民共和国药典一部

3　术语和定义

T/CACM 1020.1—2016界定的以及下列术语和定义适用于本文件。

3.1

诃子　hezi

产于云南临沧、保山、德宏等怒江流域的河谷区域及周边区域的诃子。

4　来源及形态

4.1　来源

本品为使君子科植物诃子 *Terminalia chebula* Retz. 或绒毛诃子 *Terminalia chebula* Retz. var. *tomentella* Kurt. 的干燥成熟果实。

4.2　形态特征

乔木。高可达30m，直径可达1m，树皮灰黑色至灰色，粗裂而厚，枝无毛，皮孔细长，明显，白色或淡黄色；幼枝黄褐色，被绒毛。叶互生或近对生，叶片卵形或椭圆形至长椭圆形，长7cm～14cm，宽4.5cm～8.5cm，先端短尖，基部钝圆或楔形，偏斜，边全缘或微波状，两面无毛，密被细瘤点，侧脉6对～10对；叶柄粗壮，长1.8cm～2.3cm，稀达3cm，距先端1mm～5mm处有2（～4）腺体。穗状花序腋生或顶生，有时又组成圆锥花序，长5.5cm～10cm；花多数，两性，长约8mm；花萼杯状，淡绿而带黄色，干时变淡黄色，长约3.5mm，5齿裂，长约1mm，三角形，先端短尖，外面无毛，内面被黄棕色的柔毛；雄蕊10，高出花萼之上；花药小，椭圆形；子房圆柱形，长约1mm，被毛，干时变黑褐色；花柱长而粗，锥尖；胚珠2，长椭圆形。核果，坚硬，卵形或椭圆形，长2.4cm～4.5cm，直径1.9cm～2.3cm，粗糙，青色，无毛，成熟时变黑褐色，通常有5条钝棱。花期5月，果期7月～9月。

绒毛诃子与诃子主要区别特征：幼枝、幼叶全被铜色平伏长柔毛；苞片长过于花；花萼外无毛；果卵形，长不足2. 5cm。

5 历史沿革

5.1 品种沿革

诃子原名诃黎勒，始见于东汉末年张仲景《金匮要略》中的方剂“诃黎勒散”，系外来语音译，也译为“诃梨勒”“诃黎”“诃利勒”等。“诃子”一名始见于五代李珣《海药本草》，元代王好古《汤液本草》作为“俗名”，至清代汪昂《本草备要》才用为正名。

有关诃子原植物和药材的描述最早见于晋代嵇含《南方草木状》，云：“诃黎勒，树似木梡，花白，子形如橄榄，六路，皮肉相着，可作饮。变白髭髪令黑。出九真（今越南北部）。”

南北朝刘宋时期《雷公炮炙论》记载：“凡使，勿用毗梨勒、罨梨勒、榔精勒、杂路勒。若诃梨勒，文只有六路。或多或少，并是杂路勒。毗梨勒，个个毗；杂路勒皆圆，露文或八路至十三路，号曰榔精勒，多涩，不入用。”提出了诃子的伪品及鉴别方法。

唐代苏敬《新修本草》记载：“诃梨勒，味苦，温，无毒，主冷气，心腹胀满，下宿物，生交、爱州。”“交州”“爱州”为今越南的河内、清化等地；《新修本草》记载：“树似木梡，花白，子形似栀子，青黄色，皮肉相着。水磨或散水服之。”该书的记述与《南方草木状》一脉相承。可知诃子为乔木，果实青黄色，形状类椭圆形，具6纵棱。《南海寄归内法传》比较了中印两国药物，提到“西（指今印度、尼泊尔、巴基斯坦等地）则多是诃黎勒”。樊绰《蛮书》记载：“诃黎勒，永昌（今指保山、临沧、德宏、怒江等地）、丽水（今指伊洛瓦底江）、长傍（意为‘长山’在今德宏自治州以北）并有之。”说明当时诃子在云南保山、德宏、临沧等地区有分布。刘禹锡提到“波斯舶上来者，六路、黑色、肉厚者良”，指出进口诃子从海上流入，且质量佳。

五代李珣《海药本草》记载：“生南海诸国。味酸、涩，温，无毒。方家使陆路诃梨勒，即六棱是也，按波斯将诃梨勒、大腹等，舶上用防不虞。”其中“南海”含当今两广沿海及南洋群岛一带。

宋代苏颂《本草图经》记载：“诃梨勒生交、爱州，今岭南皆有，而广州最盛，株似木梡，花白，子似栀子，青黄色，皮肉相著，七月、八月实熟时采，六路者佳。《岭南异物志》云：广州法性寺佛殿前有四五十株，子极小而味不涩，皆是六路，每岁州贡，只以此寺者。”法性寺即今光孝寺，寺中石碑记载该寺原址为三国时期吴国虞番被贬居之寓所，吴国虞番曾在园中种植大量诃子，故该寺又有“诃林”之称。由此可见，广州早有诃子种植史，至宋代时广州已成为诃子主产地，且广州诃子以形小、质优为特点。现光孝寺尚存一株古诃子树，植物学家侯宽昭鉴定为使君子科植物诃子 *Terminalia chebula* Retz. 。《本草图经》有“广州诃梨勒”图，精美细致，优胜后世本草。图中可见其叶椭圆状披针形、近对生，花5数，花序穗状或组成圆锥状；果小，椭圆形，核1枚，与今光孝寺和罗岗镇所产“小诃子”完全符合。

元代朱丹溪《本草衍义补遗》记载：“诃子即诃梨勒也，六路黑色肉厚者良。”

明代《本草品汇精要》收载了《雷公炮炙论》和《本草图经》有关诃子的论述，并指出：“春生叶，七八月取实，暴干，子肉厚，六棱者为良，质类橄榄而有棱，色青黄，味酸苦，性温，气薄味厚，阴中之阳，香。”对此前本草典籍中诃子的特征做了全面而准确的总结。并在“〔道地〕”项下记载：“广州者最盛，波斯船上者良。”陈嘉谟《本草蒙筌》记载：“诃黎勒，岭南俱生，广州独胜。六棱黑色为美。”足见明代已明确广州为诃子道地产地，所产诃子质量最佳。李时珍《本草纲目》记载：“诃黎勒，梵言天主持来也。”提示诃子当系西域“天竺、大食等”常用药。

清代帝玛尔·丹增彭措的《晶珠本草》中记载诃子内容多，绘图准确，并按其生长部位分为五类、七类等。檀萃《滇海虞衡志》记载：“大药、鲜子、诃子，俱出土司地方，明统志云镇康州（今云南永德永康）大药有大如斗者，味极甘善。鲜子大如枣，味酸。大药，盖谓大山药也。”其他各家本草对该药均有收录，但对诃子的记述基本上沿用唐宋各家本草，无所增益发挥，所附药物图多系《本草图经》临摹而来，不足为证。唯有晚于《本草纲目》的李中立《本草原始》重实际观察，云诃黎勒“有白色者，有青黄色者及苍黑色者亦有火炮用”。但经调查考证，市售的诃子药材由于产地及加工炮制方法有所不同，故颜色存在差异，有棕色、黄棕色、暗棕色、黑褐色等，其他诸如苍黑色、紫黑色等应为加工过程中处理不当，以及果实的成熟度不同或是采集后加工处理不及时等因素所导致的颜色差异。

近代，诃子仍会从印度、斯里兰卡等国进口，而印度等国所产诃子原植物有诃子及其数个变种，而今进口的诃子大小形态不一，显系有不同来源，故此前本草所载“波斯舶上来者”究竟是何种诃子难以断定。据清代《本草求真》记载的“诃黎勒”，果大，纵棱清晰，兼有附棱，颇似今广州产之“大诃子”；杨华亭《药物图考》所附诃黎勒市售商品图，与今广州的“大诃子”或进口的诃子形状极为相似。推测清代可能已出现诃子栽培变异，形成大果的类型。

现代的植物地理学及分类学研究表明，云南永德、昌宁等怒江流域有大量野生诃子资源，所产的诃子既有原植物诃子 *Terminalia chebula* Retz.，也有其变种绒毛诃子 *Terminalia chebula* Retz. var. *tomentella* Kurt.，二者作为诃子药材的基原植物一并被收载于历版《中华人民共和国药典》。

与历代本草记载的诃子成熟期外形作比较，从云南永德所采集的药材，外形多为五棱或不规则的皱纹，极少为六棱。诃子果实成熟期一般为农历八月至十月，本草文献记载的果实成熟期为七月、八月，推测可能与古今气候变化有关。现今诃子品种已增多，原主产地广州除产诃子外，还产大诃子 *Terminalia chebula* Retz. f. macrocarpa（变型）；广西产的诃子为另一变种恒河诃子 *Terminalia chebula* Retz. var. *gangetica*；银叶诃子 *Terminalia argyrophylla* Pottinger. et Prain，又名小诃子，产于云南西南部（耿马），在云南以及缅甸将此种的果实代替诃子入药。

5.2 产地沿革

本草文献记载的道地诃子原植物为使君子科植物诃子 *Terminalia chebula* Retz.，产于岭南一带，尤以广州为道地并兼用进口药材，品质以六棱、黑色、肉厚者佳。但在云南最早有关南诏国的地方志《蛮书》中就记载怒江流域产诃子。明代正德年间《云南通志》记载：“诃子出潞江。”“潞江”今指保山、德宏、临沧境内的怒江流域。清代《滇海虞衡志》记载：“诃子俱出土司地方，明统志云镇康州（今为云南永德的永康）。”现代《中药材手册》记载：“原植物系使君子科落叶乔木，野生与栽培均有。主产于云南临沧、德宏傣族景颇族自治州等地，此外广东、广西亦产。”《中华本草》记载：“诃子，主产于云南省临沧地区和德宏傣族景颇族自治州。”《中华道地药材》记载：“诃子分布于云南西部和西南部，尤以云南永德、镇康、龙陵、昌宁、耿马、双江、施甸等地最适宜。在广西邕宁，广东增城有栽培。”《新编中药志》记载：“诃子分布于广东、广西、云南等省（自治区）；绒毛诃子分布于云南永德、双江、镇康、龙陵、瑞丽等地。缅甸也有。”

综上所述，云南为现今诃子主产地，产地为保山、德宏、临沧境内的怒江流域，与古代记载相同，为道地产区。云南所产的诃子为全国商品主流品种，而广州等诃子产地由于量少而逐渐被淘汰，产地变迁的同时出现品种的变化。诃子产地沿革见表1。

表1　诃子产地沿革

年代	出处	产地及评价
晋	《南方草木状》	出九真
唐	《新修本草》	生交、爱州
	《蛮书》	永昌（今指保山、临沧、德宏、怒江等地）、丽水（今指伊洛瓦底江）、长傍（意为“长山”在今德宏自治州以北）并有之

表 1（续）

年代	出处	产地及评价
五代	《海药本草》	生南海诸国……方家使陆路诃梨勒，即六棱是也，按波斯将诃梨勒、大腹等，舶上防用不虞
宋	《本草图经》	生交、爱州，今岭南皆有，而广州最盛
明	《本草品汇精要》	生交、爱州，今岭南皆有，广州者最胜，波斯舶上者良
	《本草蒙筌》	岭南俱生，广州独胜
	《本草纲目》	梵言天主持来也
	《云南通志》	出潞江（今指保山、德宏、临沧境内的怒江流域）
清	《滇海虞衡志》	大药、鲜子、诃子，俱出土司地方，明统志云镇康州（今为云南永德的永康）大药有大如斗者，味极甘善。鲜子大如枣，味酸。大药，盖谓大山药也
现代	《中药材手册》	主产于云南临沧、德宏傣族景颇族自治州等地，此外广东、广西亦产
	《中华本草》	主产于云南省临沧地区和德宏傣族景颇族自治州
	《中华道地药材》	分布于云南西部和西南部，尤以云南永德、镇康、龙陵、昌宁、耿马、双江、施甸等地最适宜。在广西邕宁，广东增城有栽培
	《新编中药志》	分布于广东、广西、云南等省（自治区）；绒毛诃子分布于云南永德、双江、镇康、龙陵、瑞丽等地。缅甸也有

6 道地产区及生境特征

6.1 道地产区

以云南临沧、保山、德宏等怒江流域的河谷区域为核心及周边区域。

6.2 生境特征

诃子的野生分布范围为海拔 1500m 以下的地区，主要集中在 1300m 以下，年平均气温 20℃左右，年平均降水量 755mm～1500mm，终年无霜或轻霜。其适宜在低热河谷干旱或半干旱地区生长，伴生植物有大叶龙眼、余甘子、车桑子、滇刺枣，以及桑科植物、壳斗科植物。诃子在干旱瘠薄的荒山荒坡地均能正常生长发育，但在土层深厚、较肥沃的阴坡地生长发育最好，果实较大。诃子最宜生长于赤红壤上，但也可在黄红壤、黄壤以及褐红壤等酸性土壤上生长。

7 质量特征

7.1 质量要求

应符合《中华人民共和国药典》一部对诃子的相关质量规定。

7.2 性状特征

诃子果实呈椭圆形或卵圆形不等，表面呈棕色、黑褐色、灰褐色等，果肉稍薄，味酸、涩，后甜，甘味浅。

道地产区诃子果实呈椭圆形或卵圆形，长 2.5cm～4cm，直径 2cm～2.5cm，表面较皱缩呈黄棕色或暗棕色，略具光泽，有 5 条～6 条明显纵棱线和不规则的皱纹，基部有圆形果梗痕。质坚实。果肉厚0.2cm~0.4cm，黄棕色或黄褐色。果核长1.5cm~2.5cm，直径1cm~1.5cm，浅黄色，粗糙，坚硬。种子狭长纺锤形，长约1cm，直径0.2cm~0.4cm。种皮，黄棕色，子叶2，白色，相互重叠卷旋。气微，味酸、涩，后甜。

道地产区诃子与其他产地诃子性状鉴别要点见表2。

表2 道地产区诃子与其他产地诃子性状鉴别要点

比较项目	道地产区诃子	其他产地诃子
外形	椭圆形或卵圆形	基本一致
果长	2.5cm~4cm	2cm~4cm
直径	2cm~2.5cm	1cm~2.5cm
果肉厚	0.2cm~0.4cm	0.15cm~0.25cm
色泽	成熟果实干燥后呈黄棕色或暗棕色	成熟果实干燥后呈棕色或黑褐色
质地	质坚而脆	基本一致
气味	味酸、涩，后甜，甘味浓	味酸、涩，后甜，甘味浅

参 考 文 献

［1］刘渡舟. 白话中医四部经典［M］. 天津：天津科技翻译出版公司，1993：589.

［2］李珣. 海药本草（辑校本）［M］. 尚志钧辑校. 北京：人民卫生出版社，1997：63.

［3］王好古. 汤液本草［M］. 北京：人民卫生出版社，1987：13.

［4］汪昂. 本草备要［M］. 谢观，董丰培评校. 重庆：重庆大学出版社，1996：159.

［5］嵇含. 南方草木状［M］. 上海：商务印书馆，1955：36.

［6］雷敩. 雷公炮炙论（辑佚本）［M］. 王兴法辑校. 上海：上海中医学院出版社，1986：111.

［7］苏敬等. 新修本草（辑复本）［M］. 尚志钧辑校. 合肥：安徽科学技术出版社，1981：358.

［8］樊绰. 蛮书校注［M］. 向达校注. 北京：中华书局，1962：171.

［9］苏颂. 本草图经［M］. 尚志钧辑校. 合肥：安徽科学技术出版社，1994：416-417.

［10］郑金生等. 中华大典·医药卫生典：药学分典八［M］. 成都：巴蜀书社，2006：471.

［11］刘文泰. 本草品汇精要［M］. 北京：人民卫生出版社，1982：57-59.

［12］陈嘉谟. 本草蒙筌［M］. 北京：人民卫生出版社，1988：254.

［13］李时珍. 本草纲目（校点本）：第三册［M］. 北京：人民卫生出版社，1978：2027.

［14］续修四库全书编撰委员会. 续修四库全书［M］. 上海：上海古籍出版社，2002：686.

［15］帝玛尔·丹增彭措. 晶珠本草［M］. 上海：上海科学技术出版社，1956：52-57.

［16］檀萃. 滇海虞衡志［M］. 王云五校注. 上海：商务印书馆，1936：73.

［17］黄宫绣. 本草求真［M］. 上海：上海科学技术出版社，1959：64.

［18］杨华亭. 药物图考：下册［M］. 南京：中央国医馆，1935：275-276.

［19］健康报编辑部. 云南发现诃子［J］. 中药通报，1958（5）：169.

［20］徐国钧，徐珞珊，王峥涛. 常用中药材品种整理和质量研究：南方协作组：第四册［M］. 福州：福建科学技术出版社，1994：551-558.

［21］江燕. 明代云南省志中的物产——以万历《云南通志》为例兼述其特点价值［J］. 西南古籍研究，2006，329.

［22］中华人民共和国卫生部药政管理局. 中药材手册［M］. 北京：人民卫生出版社，1959：278.

［23］国家中医药管理局《中华本草》编委会. 中华本草：第5册［M］. 上海：上海科学技术出版社，1999：621.

［24］彭成. 中华道地药材：中册［M］. 北京：中国中医药出版社，2011：1686.

［25］肖培根. 新编中药志：第5卷.［M］. 北京：化学工业出版社，2006：821.

［26］肖培根. 新编中药志：第2卷.［M］. 北京：化学工业出版社，2002：329.

ICS 11.120.01
C 23

团 体 标 准

T/CACM 1020.130—2019

道地药材 第130部分：阿胶

Daodi herbs—Part 130: Ejiao

2019-08-13 发布 2019-08-13 实施

中华中医药学会 发布

前　言

T/CACM 1020《道地药材》标准分为157个部分：

——第1部分：标准编制通则；

……

——第129部分：诃子；

——第130部分：阿胶；

——第131部分：东银花；

……

——第157部分：汉射干。

本部分为T/CACM 1020的第130部分。

本部分按照GB/T 1.1—2009给出的规则起草。

本部分由道地药材国家重点实验室及国家中医药管理局道地药材生态遗传重点研究室提出。

本部分由中华中医药学会归口。

本部分起草单位：东阿阿胶股份有限公司、中国中医科学院中药资源中心、中药材商品规格等级标准研究技术中心、山东省食品药品检验研究院、无限极（中国）有限公司、北京中研百草检测认证有限公司。

本部分主要起草人：周祥山、田守生、徐云鹏、郝向慧、郭兰萍、黄璐琦、詹志来、何雅莉、郭尚伟、段小波、刘海滨、张淹、石永坚、王玉娇、王静、王雨华、林永强、刘新丽、牛伟霞、张守元、郭亮、余意。

道地药材　第130部分：阿胶

1　范围

T/CACM 1020的本部分规定了道地药材阿胶的来源及形态、历史沿革、道地产区及生境特征、质量特征。

本部分适用于中华人民共和国境内道地药材阿胶的生产、销售、鉴定及使用。

2　规范性引用文件

下列文件对于本文件的应用是必不可少的。凡是注日期的引用文件，仅注日期的版本适用于本文件。凡是不注日期的引用文件，其最新版本（包括所有的修改单）适用于本文件。

T/CACM 1020.1—2016　道地药材　第1部分：标准编制通则

中华人民共和国药典一部

国家药品监督管理局药品检验补充检验方法（编号：2012001）阿胶中牛皮源含量的补充检验方法

国家药品监督管理局药品检验补充检验方法（编号：BJY 201917）阿胶中猪皮源成分检查项补充检验方法

3　术语和定义

T/CACM 1020.1—2016界定的以及下列术语和定义适用于本文件。

3.1

阿胶　ejiao

指在山东东阿及其周边地区，使用东阿地下水，将驴皮经过道地阿胶制作技艺处理加工而成并符合相关道地药材质量要求的阿胶。

4　来源及形态

4.1　来源

本品为马科动物驴 *Equus asinus* L.的干燥皮或鲜皮经煎煮、浓缩制成的固体胶。

4.2　形态特征

驴，形体如马而较小，头大，眼圆、耳长。面部平直，头颈高扬，颈部较宽厚，鬃毛稀少。四肢粗短，蹄质坚硬，尾部粗而末梢细。体毛厚而短，有黑色、栗色、灰色三种。颈背部有一条短的深色横纹，嘴部布明显的白色嘴圈。耳郭背面同身色，内面色较浅，尖端几呈黑色。腹部及四肢内侧或为白色。成年驴体高一般在105cm以上，体长大于100cm。

5 历史沿革

5.1 品种沿革

胶的药用记载始见于《五十二病方》，其云："煮胶……令药已成而发之。"《神农本草经》始有"阿胶"之名，将其列为上品，其云："主心腹内崩，劳极洒洒如疟状，腰腹痛，四肢酸痛，女子下血，安胎，久服轻身益气。"《名医别录》最早记载其来源及产地："生东平郡，煮牛皮作之。出东阿。"可见，早期阿胶的来源多为牛皮。陶弘景《本草经集注》对其进行释名，曰"出东阿，故曰阿胶"。

唐代陈藏器《本草拾遗》记载："阿胶，阿井水煎成胶，人间用者多非真也。凡胶俱能疗风，止泄，补虚，驴皮胶主风为最。"可见，唐代以来逐步推崇驴皮，对此李时珍《本草纲目》做了解释："陈藏器言诸胶皆能疗风止泄补虚，而驴皮胶主风为最，此阿胶所以胜诸胶也……大抵古方所用多是牛皮，后世乃贵驴皮。"

宋代苏颂《本草图经》记载："以阿县城北井水作煮为真。造之，用阿井水煎乌驴皮，如常煎胶法。其井官禁，真胶极难得……所以胜诸胶者，大抵以驴皮得阿井水乃佳耳……又今时方家用黄明胶，多是牛皮。《本经》阿胶亦用牛皮，是二皮亦通用。然今牛皮胶制作不甚精，但以胶物者，不堪药用之。"已明确记载"驴皮得阿井水"为佳。反观牛皮胶，已被单独称为黄明胶，且存在制作不精的现象，以致不堪药用。综上所述，唐宋时期驴皮阿胶逐渐占主导地位。

明代陈嘉谟《本草蒙筌》记载："汲东阿井水，用纯黑驴皮。诸胶多系牛皮熬成，惟此用驴皮耳。"李时珍《本草纲目》中将黄明胶、阿胶分为两种药材著录，对二者原料、功效等分别进行阐述，并对阿胶的性状鉴别做了精辟的描述："当以黄透如琥珀色，或光黑如瑿漆者为真。真者不作皮臭，夏月亦不湿软"。《本草乘雅半偈》记载："（阿胶）煮法：必取乌驴皮，刮净去毛……味淡而甘，亦须陈久，方堪入药。设用牛皮，及黄胶，并杂他药者，慎不可用。"

清代《本草崇原》记载："古东阿县地有阿井，汲其水煎乌驴皮成胶，故名阿胶……明净不臭者为真，俗尚黑如漆。故伪造者，以寻常之水煎牛皮成胶，搀以黑豆汁，气臭质浊，不堪入药。"《本草求真》《本草从新》《本草述钩元》均记载阿胶应以乌驴皮和阿井水制成。民国时期《增订伪药条辨》亦明确"寻常之水煎牛皮成胶"为伪品。

现代《中华人民共和国药典》已明确规定阿胶原料是驴皮，"为马科动物驴 *Equus asinus* L. 的干燥皮或鲜皮经煎煮、浓缩制成的固体胶"。

综上所述，随着阿胶药用发展，逐渐形成了"凡胶俱能疗风止泄补虚，驴皮胶主风为最"的论断，胶逐步演变成两种不同的药材，其中牛皮胶被称为黄明胶，驴皮胶被称为阿胶。阿胶以驴皮为其来源，其疗效得到临床验证和认可，并被历代医家所推崇，沿用至今。

5.2 产地沿革

历代文献对阿胶产地的记载均以"东阿"为地理标志。北魏郦道元《水经注》记载："（东阿）大城北门内西侧，皋上有大井，其巨若轮，深六七丈，岁尝煮胶，以贡天府。《本草》所谓阿胶也。故世俗有阿井之名。"早在北魏时期就有阿井水煮胶进贡的记载。此外，唐代《通典》《宋史》《金史》均将阿胶作为贡品记载。唐代《元和郡县图志》中更有"东阿贡阿胶"的记载。自唐代以来，阿井官禁，阿井水煮胶作为贡品，真胶极难得。历代医家均认为道地阿胶的制作离不开东阿井水（地下水），阿胶的地缘属性因水而成，以东阿地下水熬制而成者质佳，故有阿胶之名。阿胶道地产区始终在以东阿为中心的地区及其周边地区。阿胶产地沿革见表1。

表1 阿胶产地沿革

年代	出处	产地及评价
南北朝	《本草经集注》	出东阿，故曰阿胶
	《水经注》	“（东阿）大城北门内西侧，皋上有大井，其巨若轮，深六七丈，岁尝煮胶，以贡天府。《本草》所谓阿胶也。”故世俗有阿井之名
唐	《新修本草》	出东阿，故名阿胶
宋	《梦溪笔谈》	东阿亦济水所经，取井水煮胶，谓之“阿胶”
	《本草图经》	以阿县城北井水作煮为真。造之，用阿井水煎乌驴皮，如常煎胶法。其井官禁，真胶极难得……所以胜诸胶者，大抵以驴皮得阿井水乃佳耳
明	《本草品汇精要》	出东平郡之东阿，故名阿胶也，其法以阿县城北井水煮乌驴皮成之
	《本草蒙筌》	汲东阿井水（东阿县属山东兖州府，井在城北），用纯黑驴皮
	《本草纲目》	东阿有井，大如轮，深六七丈，岁常煮胶以贡天府者，即此也。其井乃济水所注，取井水煮胶，用搅浊水则清……当以黄透如琥珀色，或光黑如瑿漆者为真。真者不作皮臭，夏月亦不湿软……和血滋阴，除风润燥，化痰清肺，利小便，调大肠，圣药也
	《神农本草经疏》	阿井在山东兖州府东阿县，乃济水之伏者所注
清	《本草崇原》	山东兖州府，古东阿县地有阿井
	《本草从新》	用黑驴皮、阿井水煎成……夏月不软者良
民国	《增订伪药条辨》	“阿胶出山东东阿县，以纯黑驴皮、阿井水煎之，故名阿胶”。考阿井在东阿县城西
现代	《中国道地药材》	现代仍以山东阿胶最为驰名……阿井的确切位置在东阿县岳家庄西北约三公里

6 道地产区及生境特征

6.1 道地产区

以山东东阿为中心，核心区域为东阿岩溶水水文地质单元，包括东阿及其周边地区的低山丘陵区、黄河冲积平原区等。

6.2 生境特征

阿胶道地产区内的主要河系为黄河。黄河由其道地产区的西南部流入，与东平湖水汇流后，沿山前平原地带经由东阿、济阳、滨州等，最终注入渤海。阿胶道地产区的东南部为低山丘陵区，属鲁中山区的一部分，西北部为黄河冲积平原区。地形地貌的基本格局受地质构造的控制，纵向上东南高、西北低，自东南向西北依次由低山丘陵区过渡到黄河冲积平原区；横向上山体南西—北东向，黄河流向与山体走向平行，不同的地形地貌呈南西—北东向条带状平行分布，规律较为明显。

中国科学院地理科学与资源研究所、山东省地矿工程勘察院对东阿地质水文环境进行深入研究，表明东阿地下水水源地位于寒武-奥陶系裂隙岩溶含水层的强富水区。其所在水文地质单元在此称为东阿岩溶水水文地质单元，简称“东阿水文地质单元”。该地质单元西北边界为东阿断裂，东边界为牛角店断裂，黄山岩脉、孝直断裂，西南边界为西南部地下分水岭，在西南角娄营以北为一径流补给边界，东北部牛角店断裂附近为径流排泄边界，西北、东部及东南部三个方向阻水，西南角进水，东北部排泄的一个较为完整的水文地质单元。东阿地下水35%来源于泰山山脉，19%来源于太行山山脉，其余46%来源于大气降水和黄河水。东阿地下水由“两山一河”及大气降水经过层层渗透与过滤而形成，造就了东阿优质的水源。

东阿地下水中富含钾、钙、镁及其他微量元素，比重较高。明代卢之颐《本草乘雅半偈》指出：“取义在水，仍存井名……与阿水质之清重，性之下趋。”清代徐大椿《神农本草经百种录》记载：“阿井之水，较其旁诸水重十之一二不等。”东阿地下水是重碳酸钙镁型饮用水，呈弱碱性，平均钙、镁比值为3.18:1，恰好与人体血液中钙、镁比值3:1相当。用此水炼胶，驴皮中的胶质与杂质易于分离，使胶质纯正、色如琥珀，且有助药效发散。

7　质量特征

7.1　质量要求

应符合《中华人民共和国药典》一部对阿胶的相关质量规定。

7.2　性状特征

阿胶呈长方形块、方形块或丁状。棕色至黑褐色，有光泽。质硬而脆，断面光亮，碎片对光照视呈棕色半透明状。气微，味微甘。

道地产区阿胶呈长方形块、方形块或丁状。棕色至黑褐色，有光泽，胶块表面有擦胶形成的拉丝纹理。质硬而脆，断面光亮，碎片对光照视呈棕色半透明状。气微，味微甘。以色匀、质脆、断面光亮、无腥臭气者为佳。

道地产区阿胶与其他产地阿胶性状鉴别要点见表2。

表2　道地产区阿胶与其他产地阿胶性状鉴别要点

比较项目	道地产区阿胶	其他产地阿胶
外形	多呈长方形块，块形规则、平整，无弯曲	多呈长方形块，也有方形块或丁状，部分有油气孔，块形或不均一，或有弯曲
表面颜色	棕色至黑褐色，表面平整，光滑细腻，有拉丝纹理	棕色至深黑色，光泽较暗，一般无拉丝纹理
碎片对光照视	棕色，半透明状，断面光亮	透明度略差，断面光亮度不明显
质地	质硬而脆，经夏不软，一拍即碎	质硬，脆度较差，不易拍碎，或经夏变软
气味	打粉、熬制均有独特的胶香味	偶有腥臭味

7.3　特征性成分检测

7.3.1　杂皮源成分检查

a）牛皮源、猪皮源成分的检查

参照国家药品监督管理局下发的药品检验补充检验方法（阿胶中牛皮源含量的补充检验方法，编号：2012001；阿胶中猪皮源成分检查项补充检验方法，编号：BJY 201917）。

b）马皮源、羊皮源成分的检查

见附录A“阿胶中马皮源、羊皮源成分的检测方法”进行检测，检测结果应符合该方法结果判断项中要求。

7.3.2 驴皮源成分含量检测

见附录B“阿胶中驴皮源成分含量检测方法”进行检测，结果应符合该方法结果判断项中要求。

附录 A
（规范性附录）
阿胶中马皮源、羊皮源成分的检测方法

A.1 供试品溶液的制备

精密称取本品粉末0.1g于50ml容量瓶中，加入1%碳酸氢铵溶液40ml，置于超声波清洗器中超声30min，使样品完全溶解，冷却至室温后，用1%碳酸氢铵溶液定容至刻度，0.22μm微孔滤膜滤过，取续滤液200μl，加入胰蛋白酶溶液（取胰蛋白酶，加1%碳酸氢铵溶液制成每1ml中含2mg的溶液，临用前现配）20μl，混匀，37℃恒温酶解12h，即得供试品溶液。

A.2 阿胶基质溶液的制备

取阿胶对照药材粉末0.1g，置50ml容量瓶中，加入1%碳酸氢铵溶液40ml，置于超声波清洗器中超声处理30min，使样品完全溶解，加1%碳酸氢铵溶液稀释至刻度，摇匀，即得。

A.3 对照品溶液的制备

马源寡肽A（中国食品药品检定研究院），羊皮特征肽由多肽合成公司合成，要求纯度95%以上并经脱盐处理。羊皮特征肽的氨基酸序列为Thr-Gly-Glu-Hyp-Gly-Ala-Ala-Gly-Pro-Hyp-Gly-Phe-Val-Gly-Glu-Lys。

取马源寡肽A、羊皮特征肽适量，精密称定，加阿胶基质溶液，制成每1ml含0.2μg马源寡肽A、0.2μg羊皮特征肽的对照品溶液，摇匀，即得。

A.4 检测

A.4.1 液相条件

色谱柱以十八烷基硅烷键合硅胶（2.1mm×100mm，1.8μm）为填充剂；以0.1%甲酸溶液为流动相A，以乙腈为流动相B，按下表中的规定进行梯度洗脱，流速为0.3ml/min，进样量5μl。

时间（min）	流动相A（%）	流动相B（%）
0～5	97→95	3→5
5～25	95→83	5→17
25～25.5	83→0	17→100
25.5～34	0	100
34～34.5	0→97	100→3
34.5～40	97	3

A.4.2 质谱条件

采用质谱检测器，电喷雾正离子模式（ESI^+），进行多反应监测，马皮源性成分选择 m/z 386.3

（双电荷）→499.3、642.9 作为检测离子对，羊皮源性成分选择 m/z 751.9（双电荷）→608.4、846.6 作为检测离子对。对照品溶液中马源寡肽 A 的色谱峰（m/z 386.3→499.3）、羊皮特征肽的色谱峰（m/z 751.9→608.4）的信噪比均应大于 10:1。

A.5 结果判断

A.5.1 马皮源成分检测

供试品的 m/z 386.3→499.3 和 m/z 386.3→642.9 提取离子流色谱图中，应不得同时出现与对照品色谱保留时间相同的色谱峰；若同时出现，则要求样品中 m/z 386.3→499.3 提取离子流图中色谱峰面积不得超过对照品 m/z 386.3→499.3 提取离子流图的峰面积。

A.5.2 羊皮源成分检测

供试品的 m/z 751.9→608.4 和 m/z 751.9→846.6 提取离子流色谱图中，应不得同时出现与对照品色谱保留时间相同的色谱峰；若同时出现，则要求样品中 m/z 751.9→608.4 提取离子流图中色谱峰面积不得超过对照品 m/z 751.9→608.4 提取离子流图的峰面积。

附录 B
（规范性附录）
阿胶中驴皮源成分含量检测方法

B.1 供试品溶液的制备

精密称取本品粉末0.1g于50ml容量瓶中，加入1%碳酸氢铵溶液40ml，置于超声波清洗器中超声30min，使样品完全溶解，冷却至室温后，用1%碳酸氢铵溶液定容至刻度，0.22μm微孔滤膜滤过，取续滤液200μl，加入胰蛋白酶溶液（取胰蛋白酶，加1%碳酸氢铵溶液制成每1ml中含2mg的溶液，临用前现配）20μl，混匀，37℃恒温酶解12h，即得供试品溶液。

B.2 对照品溶液的制备

取阿胶对照药材粉末0.1g，按照B.1供试品溶液的制备方法制成对照药材溶液。

B.3 检测

B.3.1 液相条件

色谱柱以十八烷基硅烷键合硅胶（2.1mm×100mm，1.8μm）为填充剂；以0.1%甲酸溶液为流动相A，以乙腈为流动相B，按下表中的规定进行梯度洗脱，流速为0.3ml/min，进样量5μl。

时间（min）	流动相A（%）	流动相B（%）
0~5	97→95	3→5
5~25	95→83	5→17
25~25.5	83→0	17→100
25.5~34	0	100
34~34.5	0→97	100→3
34.5~40	97	3

B.3.2 质谱条件

采用质谱检测器，电喷雾正离子模式（ESI^+），进行多反应监测，选择m/z 592.2（双电荷）→910.5，556.3作为检测离子对，对照品溶液中驴皮特征肽的色谱峰（m/z 592.2→910.5，556.3）信噪比应大于10:1。

B.4 结果判断

供试品的m/z 592.2（双电荷）→910.5和m/z 592.2（双电荷）→556.3提取离子流色谱图中，应同时出现与对照品色谱保留时间相同的色谱峰，且供试品中m/z 592.2（双电荷）→910.5提取离子流图中色谱峰面积不得少于对照品m/z 592.2（双电荷）→910.5提取离子流图峰面积的0.8倍。

参 考 文 献

［1］尚志钧．神农本草经校注［M］．北京：学苑出版社，2008：86.

［2］陶弘景．本草经集注（辑校本）［M］．尚志钧，尚元胜辑校．北京：人民卫生出版社，1994：400.

［3］严健民．五十二病方注译［M］．北京：中医古籍出版社，2005：70.

［4］陈藏器．本草拾遗辑释［M］．尚志钧辑释．合肥：安徽科学技术出版社，2004：398.

［5］苏颂．本草图经［M］．尚志钧辑校．合肥：安徽科学技术出版社，1994：439－440.

［6］黄宫绣．本草求真［M］．北京：人民卫生出版社，1987：19.

［7］陈嘉谟．本草蒙筌［M］．合肥：安徽科学技术出版社，1990：308.

［8］李时珍．本草纲目［M］．北京：人民卫生出版社，1982：2793.

［9］卢之颐．本草乘雅半偈（校点本）［M］．冷方南，王齐南点校．北京：人民卫生出版社，1986：194.

［10］张志聪．本草崇原［M］．刘小平点校．北京：中国中医药出版社，1992：53.

［11］黄宫绣．本草求真［M］．北京：中国中医药出版社，2008：27.

［12］吴仪洛．本草从新［M］．窦钦鸿，曲京峰点校．北京：人民卫生出版社，1990：251.

［13］杨时泰．本草述钩元释义［M］．黄雄，崔晓艳编著．太原：山西科学技术出版社，2009：837.

［14］曹炳章．增订伪药条辨［M］．刘德荣点校．福州：福建科学技术出版社，2004：117－118.

［15］郦道元．水经注［M］．陈桥驿译注．王东补注．北京：中华书局，2007：143.

［16］李吉甫．元和郡县图志［M］．北京：中华书局，1983：261.

［17］苏敬等．新修本草（辑复本）［M］．尚志钧辑校．合肥：安徽科学技术出版社，1981：371.

［18］沈括．新校正梦溪笔谈［M］．胡道静校注．北京：中华书局，1957：44.

［19］刘文泰．御制本草品汇精要［M］．陈仁寿，杭爱武点校．上海：上海科学技术出版社，2005：818.

［20］缪希雍．神农本草经疏［M］．夏魁周，赵瑗校注．北京：中国中医药出版社，1997：232.

［21］胡世林．中国道地药材［M］．哈尔滨：黑龙江科学技术出版社，1989：437.

［22］徐大椿．神农本草经百种录［M］．刘洋校注．北京：中国中医药出版社，1999：65.

［23］刘维鋕．阿胶与水质［J］．中成药研究，1980（6）：23－25.

ICS 11.120.01
C 23

团　　体　　标　　准

T/CACM 1020.131—2019

道地药材　第131部分：东银花

Daodi herbs—Part 131: Dongyinhua

2019-08-13 发布　　2019-08-13 实施

中华中医药学会　发布

前　言

T/CACM 1020《道地药材》标准分为157个部分：

——第1部分：标准编制通则；

……

——第130部分：阿胶；

——第131部分：东银花；

——第132部分：莱阳沙参；

……

——第157部分：汉射干。

本部分为T/CACM 1020的第131部分。

本部分按照GB/T 1.1—2009给出的规则起草。

本部分由道地药材国家重点实验室及国家中医药管理局道地药材生态遗传重点研究室提出。

本部分由中华中医药学会归口。

本部分起草单位：中国中医科学院中药资源中心、山东省分析测试中心、济南大学、山东中医药大学、南阳理工学院、山东省中医药研究院、平邑县金银花果茶管理办公室、中药材商品规格等级标准研究技术中心、无限极（中国）有限公司、北京中研百草检测认证有限公司、平邑县农业农村局、山东省金银花行业协会、中国中药协会金银花专业委员会。

本部分主要起草人：詹志来、王晓、周洁、张永清、林慧彬、付晓、刘伟、黄显章、黄璐琦、郭兰萍、郭亮、余意。

道地药材　第 131 部分：东银花

1　范围

T/CACM 1020 的本部分规定了道地药材东银花的来源及形态、历史沿革、道地产区及生境特征、质量特征。

本部分适用于中华人民共和国境内道地药材东银花的生产、销售、鉴定及使用。

2　规范性引用文件

下列文件对于本文件的应用是必不可少的。凡是注日期的引用文件，仅注日期的版本适用于本文件。凡是不注日期的引用文件，其最新版本（包括所有的修改单）适用于本文件。

T/CACM 1020. 1—2016　道地药材　第 1 部分：标准编制通则

中华人民共和国药典一部

3　术语和定义

T/CACM 1020. 1—2016 界定的以及下列术语和定义适用于本文件。

3. 1

东银花　dongyinhua

产于山东沂蒙山区及周边地区的野生或栽培的金银花。

4　来源及形态

4. 1　来源

本品为忍冬科植物忍冬 *Lonicera japonica* Thunb. 的干燥花蕾或带初开的花。

4. 2　形态特征

多年生落叶或半长绿缠绕性藤本植物，单叶对生，呈现宽披针形至卵椭圆形，其抗寒性较强，叶片凌冬不凋，初春叶腋之中又生新叶，青翠如故，碧绿可爱，花通常单生于小枝上部叶腋，花冠白色，有时基部向阳面呈微红，后变黄色，长 3cm ~ 4. 5cm，春、夏着花时节，在碧绿叶腋之间生出两朵并蒂小白花，开放后一大一小，气味芬芳，花开一两天由白色变为金黄色。金银花花芽的分化发育属于多级枝先后多次分化花芽的类型，在鲁南一带，3 月初为花芽萌动期，3 月底为展叶期，5 月初为现蕾期，5 月中旬进入花期，通常年产花四茬，5 月中旬至下旬产头茬花，6 月下旬至 7 月中旬产二茬花，7 月下旬至 8 月下旬产三茬花，9 月中旬至 10 月初产四茬花。当花蕾上部膨大，但未开放、呈青白色时采收最为适宜。花蕾呈棒状，上粗下细，略弯曲，长 2cm ~ 3cm，上部直径约 3mm，下部直径约 1. 5mm。表面黄白色或绿白色（贮久色渐深），密被短柔毛。偶见叶状苞片。花萼绿色，先端 5 裂，裂片有毛，长约 2mm。开放者花冠筒状，先端二唇形；雄蕊 5，附于筒壁，黄色；雌蕊 1，子房无毛。气清香，味淡，微苦。

5 历史沿革

5.1 品种沿革

金银花又名忍冬，现存最早记载“忍冬”的医学文献是晋代葛洪的《肘后备急方》，云：“忍冬茎叶挫数壶煮。”首载“忍冬”的本草学专著是南北朝时期《名医别录》，云：“味甘，温，无毒。主治寒热、身肿，久服轻身，长年，益寿。十二月采，阴干。”南北朝时期陶弘景《本草经集注》记载：“今处处皆有，似藤生凌冬不凋，故名忍冬。”其后历代本草专著均有记载。

对金银花原植物形态的描述始见于唐代《新修本草》，云：“此草藤生，绕覆草木上，苗茎赤紫色，宿者有薄白皮膜之，其嫩茎有毛。叶似胡豆，亦上下有毛。花白蕊紫。”此应为忍冬属忍冬组缠绕亚组植物。宋代《苏沈良方》首次以“金银花”药名收载该药，并对其植物形态有详细的描述：“叶尖圆茎生，茎叶皆有毛，生田野篱落，处处有之，两叶对生。春夏新叶梢尖，而色嫩绿柔薄，秋冬即坚厚，色深而圆，得霜则叶卷而色紫，经冬不凋。四月开花，极芬，香闻数步，初开色白，数日则变黄。每黄白相间，故一名金银花。”与今忍冬 *Lonicera japonica* Thunb. 形态一致。

明代《本草品汇精要》《本草纲目》《本草原始》等本草中均有对金银花植物形态的描述，且《本草原始》所附忍冬图与今忍冬 *Lonicera japonica* Thunb. 完全一致，可以判定明代所用中药金银花即忍冬科植物忍冬 *Lonicera japonica* Thunb.。

清代《本草备要》《植物名实图考》均附有金银花植物图，均与今金银花植物形态一致，且《植物名实图考》记载了金银花的道地产地：“吴中暑月，以花入茶饮之，茶肆以新贩到金银花为贵，皆中州产也。”“中州”即今河南一带。

综上所述，金银花早期以忍冬之名入药，且以茎叶用药为主，宋代以来逐步划分成两个药材，从历代所描述的植物形态，结合药图及其分布来看，历代所用的主流品种为忍冬科植物忍冬 *Lonicera japonica* Thunb.。

5.2 产地沿革

宋代以前主要以忍冬全株嫩苗或茎叶入药，宋代以后医家开始将忍冬藤与金银花分别入药。宋代《曲洧旧闻》最早记载了金银花的产地：“（金银花）郑许田野间二三月有。一种花蔓生，其香清远，马上闻之，颇似木樨，花色白，土人呼为鹭鸶花，取其形似也。亦谓五里香。”郑许指南宋时期的郑州和许州，在南宋时期属于金的辖地，属于南京路，即与今河南郑州、许昌位置大致相当。

明代朱橚所编的《救荒本草》记载了金银花的产地：“金银花，本草，名忍冬，一名鹭鸶藤，一名左缠藤，一名金钗股，又名老翁须，亦名忍冬藤。旧不载所出州土，今辉县山野中亦有之。”这里指出金银花生于“辉县山野中”。明代辉县属于河南布政司，与今河南辉县位置大致相当。

清代嘉庆年间（1817）的《密县志》即记载该县“金银花鲜者香味甚浓，山中种植者多，颇获利”。《植物名实图考》云：“忍冬，吴中暑月，以花入茶饮之，茶肆以新贩到金银花为贵，皆中州产也。”这里的中州指河南，因其地在古九州之中得名。

民国时期曹炳章的《增订伪药条辨》记载：“（金银花）以河南所产为良……产河南淮庆者为淮密……禹州产者曰禹密……济南出者为济银……亳州出者……更次。湖北广州出者……不堪入药。”《药物出产辨》记载：“顶蜜花产河南禹州府蜜县，名曰蜜银花。中蜜花产山东济南府，名曰济银花。又有一种净山银花，由镇江来。广东产者为土银花，广西亦有产，均名土银花，稍次。以上均秋夏出新。”

《药材资料汇编》记载：“济银花，产山东沂蒙山区，以费县、平邑为主要产地。”《中国中药区划》（1995）记载：“山东省是我国金银花主要传统产地之一，栽培历史近200年。”

综上分析，清以前金银花主产地为河南。自清末民国初以来，逐步形成河南、山东两大知名产区，其中河南的密银花与山东的济银花为中医临床所推崇，济银花因在济南集散而得名，主产于沂蒙山区等地，又称“东银花”。东银花产地沿革见表1。

表1　东银花产地沿革

年代	出处	产地及评价
宋	《曲洧旧闻》	郑许田野间二三月有。一种花蔓生，其香清远，马上闻之……鹭鸶花……五里香
明	《救荒本草》	金银花，本草，名忍冬……旧不载所出州土，今辉县山野中亦有之
	《密县志》	金银花鲜者香味甚浓，山中种植者多，颇获利
清	《植物名实图考》	忍冬，吴中暑月，以花入茶饮之，茶肆以新贩到金银花为贵，皆中州（今河南）产也
民国	《增订伪药条辨》	济南出者为济银
	《药物出产辨》	中蜜花产山东济南府，名曰济银花
现代	《药材资料汇编》	济银花，产山东沂蒙山区，以费县、平邑为主要产地

6　道地产区及生境特征

6.1　道地产区

以山东平邑为核心的沂蒙山区以及周边费县、蒙阴等区域的浅山丘陵地区。

6.2　生境特征

金银花是喜温喜光植物，生态适应性较强，具有耐寒冷、耐干旱、耐瘠薄等特点，较适宜的生长温度为15℃～25℃。东银花生长区域以丘陵山区为主，土质主要是棕壤，山地小气候特点显著。平邑位于鲁南沂蒙山区西南部，处在南北气候过渡带，属于暖温带季风大陆性气候，四季分明，雨量充沛，气候适宜，土壤以棕壤为主，昼夜温差大，利于内在成分积累。

7　质量特征

7.1　质量要求

应符合《中华人民共和国药典》一部对金银花的相关质量规定。

7.2　性状特征

金银花呈棒状，上粗下细，略弯曲，长2cm～3cm，上部直径约0.3cm，下部直径约0.15cm。表面黄白色或绿白色，密被短柔毛，偶见叶状苞片，花萼绿色，先端5裂。裂片有毛，长约0.2cm。开放者花冠筒状，先端二唇形；雄蕊5，附于筒壁，黄色；雌蕊1，子房无毛。气清香，味淡，微苦。

东银花以大白、二白为主，花蕾肥大饱满，表面颜色黄白，香气浓郁。

参　考　文　献

［1］葛洪．肘后备急方［M］．尚志钧辑校．北京：人民卫生出版社，1963：13.

［2］陶弘景．名医别录（辑校本）［M］．尚志钧辑校．北京：人民卫生出版社，1986：50.

［3］陶弘景．本草经集注（辑校本）［M］．尚志钧，尚元胜辑校．北京：人民卫生出版社，1994：238.

［4］苏敬等．新修本草［M］．尚志钧辑校．合肥：安徽科学技术出版社，1981：178.

［5］沈括，苏轼．苏沈良方［M］．北京：人民卫生出版社，1956：80.

［6］刘文泰．本草品汇精要（校注研究本）［M］．曹晖校注．北京：华夏出版社，2004：145.

［7］李时珍．本草纲目［M］．北京：人民卫生出版社，1979：1334.

［8］汪昂．本草备要［M］．北京：商务印书馆，1955：122.

［9］吴其濬．植物名实图考［M］．北京：中华书局，1963：547.

［10］朱弁．曲洧旧闻［M］．北京：中华书局，2002：101.

［11］朱橚．救荒本草校释与研究［M］．北京：中医古籍出版社，2007：205.

［12］曹炳章．增订伪药条辨［M］．上海：科技卫生出版社，1959：32.

［13］陈仁山．药物出产辨［M］．广州：朗明印刷社，1930：65.

［14］中国药学会上海分会，上海市药材公司．药材资料汇编［M］．上海：科技卫生出版社，1959：42－43.

ICS 11.120.01
C 23

团　　　体　　　标　　　准

T/CACM 1020.132—2019

道地药材　第 132 部分：莱阳沙参

Daodi herbs—Part 132: Laiyangshashen

2019-08-13 发布　　　　2019-08-13 实施

中华中医药学会　发布

前　言

T/CACM 1020《道地药材》标准分为157个部分：
——第1部分：标准编制通则；
……
——第131部分：东银花；
——第132部分：莱阳沙参；
——第133部分：青州蝎；
……
——第157部分：汉射干。

本部分为T/CACM 1020的第132部分。

本部分按照GB/T 1.1—2009给出的规则起草。

本部分由道地药材国家重点实验室及国家中医药管理局道地药材生态遗传重点研究室提出。

本部分由中华中医药学会归口。

本部分起草单位：中国中医科学院中药资源中心、北京联合大学、北京中研百草检测认证有限公司。

本部分主要起草人：张元、詹志来、康利平、黄璐琦、郭兰萍、陈金龙、李可意、郭亮。

道地药材　第132部分：莱阳沙参

1　范围

T/CACM 1020的本部分规定了道地药材莱阳沙参的来源及形态、历史沿革、道地产区及生境特征、质量特征。

本部分适用于中华人民共和国境内道地药材莱阳沙参的生产、销售、鉴定及使用。

2　规范性引用文件

下列文件对于本文件的应用是必不可少的。凡是注日期的引用文件，仅注日期的版本适用于本文件。凡是不注日期的引用文件，其最新版本（包括所有的修改单）适用于本文件。

T/CACM 1020—2016　道地药材　第1部分：标准编制通则

中华人民共和国药典一部

3　术语和定义

T/CACM 1020—2016界定的以及下列术语和定义适用于本文件。

3.1

莱阳沙参　laiyangshashen

产于山东莱阳及其周边地区的栽培北沙参。

4　来源及形态

4.1　来源

本品为伞形科植物珊瑚菜 *Glehnia littoralis* Fr. Schmidt ex Miq. 的干燥根。

4.2　形态特征

多年生草本，高5cm～35cm。主根细长圆柱形。茎大部埋在沙中，一部分露出地面。叶基出，互生；叶柄长，基部鞘状；叶片卵圆形，3出式分裂至2回羽状分裂，最后裂片圆卵形，先端圆或渐尖，基部截形，边缘刺刻，质厚。复伞形花序顶生，具粗毛；伞梗10～20，长1cm～2cm；无总苞，小总苞由数个线状披针形的小苞片组成；花白色，每1小伞形花序有花15～20；花萼5齿裂，狭三角状披针形，疏生粗毛；花瓣5，卵状披针形；雄蕊5，与花瓣互生；子房下位，花柱基部扁圆锥形。果实近圆球形，具绒毛，果棱有翅。花期5月～7月，果期6月～8月。

5　历史沿革

5.1　品种沿革

沙参始载于秦汉时期的《神农本草经》，曰："白沙参，生河内川谷，或般阳渎山。"《范子计然》

云："白沙参，出洛阳白者，善。"

魏晋时期《吴普本草》记载："生河内川谷，或般阳渎山。三月生，如葵，叶青，实白如芥，根大白如芜菁。三月采。"

唐代《新修本草》记载："丛生，叶似枸杞。今沙参出华州为善。"其形态描述符合南沙参茎生叶狭倒卵形或披针形的植物特征，古华州是指今陕西华县、华阴、潼关等市县及渭北下镇附近，并不沿海，而北沙参野生于海边沙滩，故可推断唐代以前使用的沙参主要为桔梗科植物。

宋代《本草图经》记载："生河内川谷及冤句般阳续山，今出淄、齐、潞、随州，而江、淮、荆、湖州郡或有之。苗长一二尺以来，丛生崖壁间；叶似枸杞而有义牙，七月间紫花；根如葵根，筋许大，赤黄色，中正白实者佳。二月、八月采根，曝干。南土生者，叶有细有大，花白，瓣上仍有白黏胶，此为小异。古方亦单用。"首次对沙参的生境、产地、形态做了较详细的描述，并附有淄州沙参、归州沙参、随州沙参的图。其中淄州沙参和随州沙参均有轮生叶，是桔梗科沙参属植物，而归州沙参则是伞形科植物，故可推断宋代已出现了南、北沙参同为沙参的植物来源。

明代《救荒本草》记载："并淄、齐、潞、随、归州而江淮、荆、湖州郡皆有，今辉县太行山边亦有之。"《本草品汇精要》记载："七月开紫花……【地】随州、华州。"《本草纲目》记载："沙参处处山原有之。"对沙参的产地和形态描述作补充并附图，为桔梗沙参 *Adenophora stricta* Miq.，本种叶无柄，"处处山原有之"。但其在描述的最后又加一句"亦有白花者"，则把杏叶沙参 *Adenophora petiolata* Pax et Hoffm. subsp. *hunanensis*（Nannf.）D. Y. Hong et S. Ge 也混作沙参了。因无叶柄的杏叶沙参 *Adenophora petiolata* Pax et Hoffm. subsp. *hunanensis*（Nannf.）D. Y. Hong et S. Ge 和桔梗沙参 *Adenophora stricta* Miq. 非常相似，在当时难以区分。倪朱谟《本草汇言》在沙参【集方】中记载："《卫生易简方》：治阴虚火炎，咳嗽无痰，骨蒸劳热，肌皮枯燥，口苦烦渴等证，用真北沙参、麦门冬、知母、川贝母、怀熟地、鳖甲、地骨皮各四两。或作丸，或作膏，每早服三钱，白汤下。"

清代蒋仪《药镜》首次将北沙参立条。南、北沙参之分始于张璐《本经逢原》，云："沙参有南北二种，北者质坚、性寒，南者体虚力微。"吴仪洛《本草从新》也提到："北沙参……白实长大者良"。《植物名实图考》记载："沙参本经上品，处处皆有，以北产及太行山为上，其类亦有数种，详救荒本草，花与荠苨相同，惟叶小而根有心为别。"根据其分布，图中叶无柄，基部楔状，花序假总状，显然是桔梗科沙参 *Adenophora stricta* Mig。"

民国时期《增订伪药条辨》记载："北沙参，山东日照县、故墩县、莱阳县、海南县俱出。海南出者，条细质坚，皮光洁色白，鲜活润泽者为佳。莱阳出者，质略松，皮略糙、白黄色，亦佳。日照、故墩出者，条粗质松，皮糙，黄色者次。关东出者，粗松质硬，皮糙，呆黄色，更次。"《药物出产辨》记载："产山东莱阳。"山东栽植北沙参记载历史最久，以莱阳最佳。1935 年的《莱阳县志》记载："莱参，邻封所不及，性宜松土，故产于五龙河沿岸者品质优良。"赵燏黄先生在其《本草药品实地之观察》一书中对沙参历代基原做了详尽的考证分析，并根据其在当时所做的调查整理，对诸多沙参做了鉴定，其中北沙参一节记载："北沙参，名出《逢原》，既如上述，与南沙参乃完全各别之物也；今南北药肆采用之品，多在山东之莱阳县及海南县培植之，原植物之调查，据本院植物研究所报告，为伞形科之 *Phelopterus littoralis*（A. Gray）Benth.，本品在莱阳金口一带，尤多培植者，其根宜生于沙土之地，2 年之根已可采用，但以 3 年之根细长达 60cm 以上者为最佳，凡一亩之地，年可收获 600 斤，每年共产数千箱，每箱装 100 斤，由烟台出口，销至各地。"可见民国时期北沙参就已经在山东莱阳等地广为种植，并畅销国内外。

5.2 产地沿革

南、北沙参同为沙参的植物来源开始于宋代。《本草从新》首次将南、北沙参分别列出。清末民国以来便已人工栽培，且推崇山东莱阳产的"莱阳参"。山东莱阳产的"莱阳参"栽培及出口历史较久，莱阳沙参已成为公认的传统道地药材。近年来，随着经济的发展，市场难寻莱阳产的北沙参。"因河北、内蒙古等地广泛进行引种，莱阳沙参的种植面积呈现出逐年减少趋势”，沿原北沙参的主产地莱阳五龙河流域，几乎无人再种沙参。莱阳沙参产地沿革见表1。

表1 莱阳沙参产地沿革

年代	出处	产地及评价
清	《本经逢原》	沙参有南北二种，北者质坚、性寒，南者体虚力微
	《本草从新》	北沙参……白实长大者良
	《本草崇原》	出河内川谷及冤句、般阳，今淄齐，潞随，江淮，荆湖州郡，及处处山原有之
民国	《增订伪药条辨》	北沙参山东日照县、故墩县、莱阳县、海南县俱出。海南出者，条细质坚，皮光洁色白，鲜活润泽者为佳
	《药物出产辨》	产山东莱阳
	《莱阳县志》	莱参，邻封所不及，性宜松土，故产于五龙河沿岸者品质优良
现代	《中药志》	北沙参主产山东莱阳、烟台、文登，以莱阳胡城村产品最著名
	《500味常用中药材的经验鉴别》	尤以山东莱阳所产量大质优，为道地药材
	《金世元中药材传统鉴别经验》	主产山东莱阳、烟台、海阳等地，多为家种……其中以莱阳胡城村产品质量最佳，称为“地道药材”

6 道地产区及生境特征

6.1 道地产区

以山东莱阳为核心及周边砂壤土和冲积砂土地带。

6.2 生境特征

莱阳位于北纬36°34′10″~37°09′52″，东经120°31′~120°59′12″。地形为低山丘陵区，山丘起伏和缓。莱阳属大陆季风型半湿润性气候，具有光照充足、四季分明的特点。莱阳年平均降水量为800mm，年平均气温11.2℃，年平均日照时数2996h，无霜期173d。北沙参喜温暖湿润的气候，以土层深厚、疏松肥沃、排水良好的油砂土、砂壤土和冲积砂土栽种。

7 质量特征

7.1 质量要求

应符合《中华人民共和国药典》一部对北沙参的相关质量规定。

7.2 性状特征

北沙参细长圆柱形，偶有分枝，长15cm~45cm，直径0.4cm~1.2cm。表面淡黄白色，略粗糙，偶有残存外皮，不去外皮的表面黄棕色。全体有细纵皱纹和纵沟，并有棕黄色点状细根痕，先端常留有黄棕色根茎残基，上端稍细，中部略粗，下部渐细。质脆，易折断。断面皮部浅黄白色，木部黄色，气特异，味微甘。

莱阳沙参呈细长圆柱形，分枝极少，其细如香，头尾粗细均匀顺直，表面淡黄白色，光滑洁白纹细嫩。长40cm~50cm，直径不超过0.5cm。

莱阳沙参与其他产地北沙参性状鉴别要点见表2。

表2　莱阳沙参与其他产地北沙参性状鉴别要点

比较项目	莱阳沙参	其他产地北沙参
外形	呈细长圆柱形，分枝极少，其细如香，头尾粗细均匀顺直	根细长圆柱形，偶有分枝，先端有根茎残基
表面颜色	表面淡黄白色，光滑洁白纹细嫩	表面淡黄色，粗糙，可见纵皱纹或纵沟明显
质地	质地细腻体重	质松粗糙，易断
气味	气香，味微甜	气特异，味微甜

参 考 文 献

[1] 尚志钧. 神农本草经校注 [M]. 北京：学苑出版社，1998：122.

[2] 苏敬等. 新修本草（辑复本）[M]. 尚志钧辑校. 合肥：安徽科学技术出版社，1981：183.

[3] 苏颂. 本草图经 [M]. 尚志钧辑校. 合肥：安徽科学技术出版社，1994：127.

[4] 李时珍. 本草纲目 [M]. 北京：人民卫生出版社，2000：634.

[5] 陈嘉谟. 本草蒙筌 [M]. 北京：人民卫生出版社，1988：119.

[6] 倪朱谟. 本草汇言 [M]. 郑金生，甄雪燕，杨梅香校注. 北京：中医古籍出版社，2005：24.

[7] 蒋仪. 药镜 [M]. 王振国，丁兆平校注. 北京：中国中医药出版社，2015：11.

[8] 张璐. 本经逢原 [M]. 赵小青，裴晓峰，杜亚伟校注. 北京：中国中医药出版社，2007：32.

[9] 吴仪洛. 本草从新 [M]. 曲京峰，窦钦鸿点校. 天津：天津科学技术出版社，2012：54.

[10] 赵学敏. 本草纲目拾遗 [M]. 闫志安，肖培新校注. 北京：中国中医药出版社，2007：65.

[11] 吴其濬. 植物名实图考长编 [M]. 北京：中华书局，1963：329.

[12] 曹炳章. 增订伪药条辨 [M]. 刘德荣点校. 福州：福建科学技术出版社，2004：26.

[13] 许保海，赵惠萍，李静. 北沙参本草考证及道地产地探源 [J]. 中国药业，2017，26(23)：28-30.

[14] 屠鹏飞，徐国钧，徐珞珊，等. 沙参和荠苨的本草考证 [J]. 中国中药杂志，1991，16(4)：200-201.

[15] 赵燏黄. 本草药品实地之观察 [M]. 樊菊芬点校. 福州：福建科学技术出版社，2006：125.

ICS 11.120.01
C 23

团 体 标 准

T/CACM 1020.133—2019

道地药材 第133部分：青州蝎

Daodi herbs—Part 133: Qingzhouxie

2019-08-13 发布 2019-08-13 实施

中华中医药学会 发布

前　言

T/CACM 1020《道地药材》标准分为157个部分：

——第1部分：标准编制通则；

……

——第132部分：莱阳沙参；

——第133部分：青州蝎；

——第134部分：半夏；

……

——第157部分：汉射干。

本部分为T/CACM 1020的第133部分。

本部分按照GB/T 1.1—2009给出的规则起草。

本部分由道地药材国家重点实验室及国家中医药管理局道地药材生态遗传重点研究室提出。

本部分由中华中医药学会归口。

本部分起草单位：陕西步长制药有限公司、中国中医科学院中药资源中心、北京中研百草检测认证有限公司。

本部分主要起草人：马存德、黄璐琦、郭兰萍、詹志来、李军德、郭亮、王二欢、任振丽、刘峰。

道地药材　第133部分：青州蝎

1　范围

T/CACM 1020的本部分规定了道地药材青州蝎的来源及形态、历史沿革、道地产区及生境特征、质量特征。

本部分适用于中华人民共和国境内道地药材青州蝎的生产、销售、鉴定及使用。

2　规范性引用文件

下列文件对于本文件的应用是必不可少的。凡是注日期的引用文件，仅注日期的版本适用于本文件。凡是不注日期的引用文件，其最新版本（包括所有的修改单）适用于本文件。

T/CACM 1020.1—2016　道地药材　第1部分：标准编制通则

中华人民共和国药典一部

3　术语和定义

T/CACM 1020.1—2016界定的以及下列术语和定义适用于本文件。

3.1

青州蝎　qingzhouxie

产于山东青州、临朐、昌乐、沂源及其周边道地产区以内的全蝎药材，也称青州全蝎。

4　来源及形态

4.1　来源

本品为钳蝎科动物东亚钳蝎 *Buthus martensii* Karsch 的干燥体。

4.2　形态特征

头胸部与前腹部呈扁平长椭圆形，后腹部呈尾状，雄性体长50mm～55mm，雌性体长52mm～65mm。基本体色棕黄色。头胸部呈绿黑色，前面有1对棕黄色短小的螯肢和1对浅棕黄色较长大的钳状触肢，形似蟹螯，上、下肢内侧有12行颗粒斜列。背面覆有梯形背甲，侧眼3对；背甲中央脊与后中脊相连，中侧脊与后中脊通过一列较小的颗粒相连，背甲的各脊均较为发达，背甲黑褐色，背甲颗粒中等大小，有少量深色斑点分布，其中多数集中于后中脊两侧的背甲后半部，中眼和侧眼的周围具黑色色素；胸板三角形，腹面有步足4对，浅黄色，无色素，均为7节，末端各具2爪钩；第3对、第4对步足胫节有距。前腹部由7节组成，背板黑褐色，第1节～第6节具3条脊，各脊末端均为一小的较为尖锐的突起，略微超过背板后边缘；第7节色深，背板上有5条隆脊线；背板各脊和后缘具分散的深色色素，颗粒中等大小；生殖厣由2个半圆形甲片组成；栉状器栉齿数18～27。后腹部棕黄色，6节，节上均有纵沟，1～4节各面均无斑纹，第5节各面具显著的黑棕色斑纹，腹侧脊发达，锯齿状，小齿往后逐渐增大，末节有锐钩状毒刺，毒刺长度约等于毒囊，毒刺下方无距。

5 历史沿革

5.1 品种沿革

全蝎作为中药以“蛜蝌”之名首载于后蜀时期的《蜀本草》，以“蠍”之名最早记载于《开宝本草》。“蝎”为“蠍”的简体。

《证类本草》转引了唐代段成式的《酉阳杂俎》对陈州蝎子的描述：“陈州古仓有蝎，形如钱，螫人必死。”这是目前已知本草文献中对全蝎形态最早的记载。陈州为今河南淮阳。“形如钱”是指蝎子形态轮廓像古刀钱币。“螫人必死”说明陈州蝎子是一种毒性很大的蝎子。但通过现代的全蝎种类调查，在河南没有发现东亚钳蝎以外的其他毒性较大的蝎子种类。

对全蝎的形态描述较详细的是李时珍的《本草纲目》，曰：“蝎形如水黾，八足而长尾，有节，色青。”该描述接近现在对东亚钳蝎的形态描述。

古代蝎子的产地，北宋时期《开宝本草》提出“蝎出青州”，到清代，全蝎的产地记录从山东扩大到河南、山西、陕西及长江以北至黄河两岸广大地区。结合现在对这些区域蝎子种类的调查研究，结果表明，目前全蝎的主产地山东、河南、陕西、山西、宁夏、河北、辽宁等只分布了一种蝎。现在的全蝎产地与古代全蝎产地高度吻合。由此说明，古代使用的全蝎和现在使用的全蝎是一个物种，而且仅此一种，即东亚钳蝎 *Buthus martensii* Karsch。青州的全蝎自古至今也是东亚钳蝎 *Buthus martensii* Karsch。

1935 年《中国药学大辞典》记载：“（全蝎）原名：蝎。基本：属蜘蛛类，为节足动物之蝎。凡阴湿石下，及墙壁地板之下，恒多栖息焉。形态：按蝎之头胸部短。腹部较长。后腹部狭而尤长，末端具有毒钩。全体凡十三环节。其中后腹部有六环节，眼有二。在头之中央，尚有单眼四，足四对。末端有爪。触须长大能螫人。全体长二三寸至五寸。其大小随产地而异。色有红、褐、青、黑各种。动作悉恃触须，以之挟持他虫。而以上腮噬啮之，或则以其后腹部反转头上。而以毒钩刺杀之。毒钩之猛烈，出人意外，人若被其刺伤，竟有肿痛至死者，乃最可畏之节足动物也。”该书已用科、属、种名表示中药基原，对全蝎形态描述详细，已经现代化了。

5.2 产地沿革

宋代《开宝本草》记载：“蝎出青州，形紧小者良。”古青州为今山东潍坊一带。该书是较早提出全蝎道地产地的本草文献。《本草图经》记载：“蝎，旧不著所出州土，注云出青州者良，今京东西及河、陕州郡皆有之。采无时。用之欲紧小者良。”北宋时期的京城位于今天的开封，开封以东和以西、陕县和山西南部均产。“河、陕州郡”中的“河”应指河东郡，即今山西西南部，地理上与陕州接壤。

明代《本草蒙筌》记载：“陕西江北具多，青州出者独胜。”

民国时期《药物出产辨》记载：“（全蝎）湖北郧阳府、河南南阳府、山东等处均有出。”重点提了湖北北部、河南南部和山东三个产地。由此可以说明，在清末至民国初期全蝎主产地在河南南阳至湖北郧阳一带和山东。

现代《中药材手册》记载：“主产于河南南阳，山东益都，河北、辽宁等地。此外，湖北、安徽、云南、浙江、江苏、陕西各省亦产。”山东益都就是现在的青州。《药材学》记载：“（全蝎）以河南南阳专区、山东昌潍专区产量最多，其次，安徽、河北、江苏、东北等地均有出产。”

从本草文献考证来看，根据古代全蝎产地和形态描述结合现在全蝎的产地品种调查，古今所用全蝎均为东亚钳蝎。从古代到现在，全蝎的产地没有发生变迁，只是越来越广泛，先有青州，后依次增加了河南、陕西以及长江以北诸地。近代以来，全蝎的产地为河南、山东、河北、辽宁、湖北、安徽、云南、浙江、江苏、陕西等地。其道地产区的变迁不大，古时均以山东青州（今山东潍坊一带）为道地产区。中华人民共和国成立以后，认为河南是道地产区，山东是主产区，或者以山东、河南产的同为道地药材。目前，全蝎虽然主产于陕西、山西、宁夏、甘肃、河北、内蒙古、河南、山东等地，但均认为山东全蝎品质最佳，是道地药材，尤其以青州为中心的临朐、沂源、蒙阴、历城等地区为全蝎的道地产区。青州全蝎的道地药材史已经延续了1000多年。青州蝎产地沿革见表1。

表1 青州蝎产地沿革

年代	出处	产地及评价
宋	《开宝本草》	蝎出青州，形紧小者良。今青州山中石下捕得
	《本草图经》	蝎，旧不著所出州土，注云出青州者良
	《证类本草》	形紧小者良。〔出青州者良。(今附)〕
明	《本草蒙筌》	陕西江北具多，青州出者独胜
民国	《药物出产辨》	湖北郧阳府、河南南阳府、山东等处均有出
现代	《中药材手册》	主产于河南南阳，山东益都，河北、辽宁等地
	《药材学》	以河南南阳专区、山东昌潍专区产量最多

6 道地产区及生境特征

6.1 道地产区

以山东青州、临朐、昌乐、沂源等鲁中沂山山脉和鲁北平原过渡地带为核心的地区。

6.2 生境特征

青州蝎道地产区地处鲁中沂山山脉和鲁北平原过渡地带，地势西南高东北低，西南部为石灰岩山区，是鲁中南台隆的一部分。区域位于北纬35°00′~37°10′，东经117°00′~119°00′，海拔16.2m~954.3m。地下水为岩溶裂隙水。为暖温带半湿润季风气候，气候温和，四季分明，冬季寒冷干燥，夏季炎热多雨，春秋温暖适中。年平均降水量为700mm。年平均气温10℃，无霜期190d。全蝎主要分布的山体为层状石灰岩山体，层与层之间有较宽的裂隙，裂隙中温暖湿润。这种环境既满足了蝎子的生长繁殖，又避免了天敌的捕食，裂隙中生活的蚂蚁等昆虫又给它提供了丰富的食物来源。全蝎在低丘陵和平原旷野废弃旧老宅院或片块石砾丰富的地方多见。

7 质量特征

7.1 质量要求

应符合《中华人民共和国药典》一部对全蝎的相关质量规定。

7.2 性状特征

全蝎头胸与前腹部扁平长椭圆形，后腹部呈尾状，皱缩弯曲，完整者体长约6cm。头胸部呈绿褐色，前面有1对短小的钳肢及1对较长大的钳状脚须，形似蟹螯，背面覆有梯形背甲，腹面有足4对，均为7节，末端各具2爪钩。前腹部由7节组成，第7节色深，背甲上有5条隆脊线。背面绿褐色，后腹部棕黄色，6节，节上均有纵沟，末节有锐钩状毒刺，毒刺下方无距。气微臭，味咸。

青州蝎头胸与前腹部扁平长椭圆形，后腹部呈尾状，皱缩弯曲，完整者体长约6cm。头胸部呈绿褐色，前面有1对短小的钳肢及1对较长大的钳状脚须，形似蟹螯，背面覆有梯形背甲，腹面有足4

对，均为7节，末端各具2爪钩。前腹部由7节组成，第7节色深，背甲上有5条隆脊线。背面深黑褐色，后腹部深棕黄色，6节，节上均有纵沟，第5节密布深黑褐色条纹，末节有锐钩状毒刺，毒刺下方无距。气微臭，味咸。

青州蝎与其他产地全蝎性状鉴别要点见表2。

表2　青州蝎与其他产地全蝎性状鉴别要点

比较项目	青州全蝎	其他产地全蝎
体长	6cm～6.5cm	4.5cm～5.5cm
背面颜色	背面青褐色至深黑褐色	背面绿褐色
后腹部颜色	后腹部深棕黄色	后腹部棕黄色
后腹部第五节	后腹部第5节密布深黑褐色条纹	后腹部第5节色深，无深黑褐色条纹

参 考 文 献

［1］李时珍. 本草纲目［M］. 北京：人民卫生出版社，1982.

［2］唐慎微. 重修政和经史证类备用本草［M］. 北京：人民卫生出版社，1957：452.

［3］孙栋. 中国蝎目分类与资源状况（螯肢亚门：蛛形纲）［D］. 保定：河北大学，2010.

［4］陈存仁. 中国药学大辞典：上册［M］. 上海：中国医药研究社，1935：479.

［5］陈嘉谟. 本草蒙筌［M］. 王淑民，陈湘萍，周超凡点校. 北京：人民卫生出版社，1988：414.

［6］陈仁山. 药物出产辨［M］. 广州：朗明印刷社，1932：121.

［7］中华人民共和国卫生部药政管理局. 中药材手册［M］. 北京：人民卫生出版社，1959：488.

［8］南京药学院药材学教研组. 药材学［M］. 北京：人民卫生出版社，1960：1184.

ICS 11.120.01
C 23

团 体 标 准

T/CACM 1020.134—2019

道地药材 第134部分：半夏

Daodi herbs—Part 134: Banxia

2019-08-13 发布 2019-08-13 实施

中华中医药学会 发布

前　言

T/CACM 1020《道地药材》标准分为157个部分：

——第1部分：标准编制通则；

……

——第133部分：青州蝎；

——第134部分：半夏；

——第135部分：山东徐长卿；

……

——第157部分：汉射干。

本部分为T/CACM 1020的第134部分。

本部分按照GB/T 1.1—2009给出的规则起草。

本部分由道地药材国家重点实验室及国家中医药管理局道地药材生态遗传重点研究室提出。

本部分由中华中医药学会归口。

本部分起草单位：湖北中医药大学、中国中医科学院中药资源中心、贵州中医药大学、中国中药公司、山东省分析测试中心、潜江市潜半夏药业股份有限公司、北京中研百草检测认证有限公司。

本部分主要起草人：刘大会、黄璐琦、詹志来、黄必胜、郭兰萍、周涛、雷咪、罗寅珠、王继永、王晓、马毅平、袁海军、罗丹丹、江维克、刘伟、何雅莉、方艳、曾燕、桂春。

道地药材　第134部分：半夏

1　范围

T/CACM 1020 的本部分规定了道地药材半夏的来源及形态、历史沿革、道地产区及生境特征、质量特征。

本部分适用于中华人民共和国境内道地药材半夏的生产、销售、鉴定及使用。

2　规范性引用文件

下列文件对于本文件的应用是必不可少的。凡是注日期的引用文件，仅注日期的版本适用于本文件。凡是不注日期的引用文件，其最新版本（包括所有的修改单）适用于本文件。

T/CACM 1020.1—2016　道地药材　第1部分：标准编制通则

中华人民共和国药典一部

3　术语和定义

T/CACM 1020.1—2016 界定的以及下列术语和定义适用于本文件。

3.1

荆半夏　jingbanxia

产于湖北江陵、京山、钟祥、沙洋、潜江、天门、襄阳等县市及周边地区的半夏。

3.2

齐州半夏　qizhoubanxia

产于山东济南、章丘、济阳、禹城、齐河、临邑等县市及周边地区的半夏。

4　来源及形态

4.1　来源

本品为天南星科植物半夏 *Pinellia ternata*（Thunb.）Breit. 的干燥块茎。

4.2　形态特征

多年生宿根草本植物，高 15cm ~ 35cm。须根分布较浅，着生于块茎盘下。块茎圆球形，直径 1cm ~ 2cm，表面有黄棕色叶基残体。叶 2 ~ 5，有时 1 枚，着生于块茎先端，全缘或具不明显的浅波状圆齿。叶柄长 15cm ~ 20cm，基部具鞘，鞘内、鞘部以上或叶片基部（叶柄顶头）有直径 3mm ~ 5mm 的珠芽，珠芽在母株上萌发或落地后萌发；幼苗叶片卵状心形至戟形，为全缘单叶，长 2cm ~ 3cm，宽 2cm ~ 2.5cm；老株叶片 3 全裂，裂片绿色，背淡，长圆状椭圆形或披针形，两头锐尖，中裂片长 3cm ~ 10cm，宽 1cm ~ 3cm；侧裂片稍短；全缘或具不明显的浅波状圆齿，侧脉 8 对 ~ 10 对，细弱，细脉网状，密集，集合脉2圈。肉穗花序顶生，花序柄长25cm~35cm，长于叶柄。佛焰苞绿色或绿白色，管部狭圆柱形，长1.5cm~2cm；檐部长圆形，绿色，有时边缘青紫色，长4cm~5cm，宽1.5cm，钝或锐尖。花单性，无花被，雌雄同株。雌花着生于花序轴基部，雌花序长2cm，雄花序长5mm~7mm，其中间隔3mm；附属器绿色变青紫色，长6cm~10cm，直立，有时“S”形弯曲。浆果卵圆形，黄绿色，先端渐狭为明显的花柱。花期5月~7月，果期8月。

5 历史沿革

5.1 品种沿革

半夏之名始见于《礼记·月令》，曰：“仲夏之月，鹿角解，蝉始鸣，半夏生，木堇荣。”此处没有可供考证半夏品种特征的详细描述，来源存疑。

秦汉时期《神农本草经》将半夏列为下品，曰：“一名地文，一名水玉。”仅简单记述了半夏名称，未见对植物形态和药材性状的描述。魏晋时期《吴普本草》记载半夏“生微邱，或生野中，叶三三相偶，二月始生，白华圆上”，描述半夏为三叶，农历二月出苗，虽描述较含糊，但已基本符合今用天南星科半夏 *Pinellia ternata*（Thunb.）Breit. 特征。

宋代《本草图经》记载：“二月生苗，一茎，茎端出三叶，浅绿色，颇似竹叶而光，江南者似芍药叶。根下相重生，上大下小，皮黄肉白。”并附半夏图。其对半夏的描述较为详细，并且首次提出半夏有竹叶形和芍药形两种不同叶形，从文字描述结合图片，基本可确定为今用天南星科半夏 *Pinella ternata*（Thunb.）Bteit.。

清代《植物名实图考》记载：“半夏，所在皆有，有长叶、圆叶二种，同生一处，夏亦开花，如南星而小，其梢上翘似蝎尾……半夏，一茎三叶，诸书无异词。”其在《本草图经》基础上又增加记载了半夏的叶形有长叶形和圆叶形两者，并且指出半夏与天南星形状大小的差异。现代研究表明，半夏基本叶型有桃叶型、竹叶型、柳叶型、芍药叶型，其变化没有规律。书中绘图半夏特征，和今半夏植物学特征基本一致。

结合《证类本草》《本草品汇精要》《本草纲目》对半夏形态的描述，可推测自魏晋时期以来的半夏与现时半夏 *Pinellia ternata*（Thunb.）Breit. 品种应该一致。

唐代《新修本草》记载：“半夏所在皆有，生平泽中者，名羊眼半夏，圆白为胜，然江南者，大乃径寸，南人特重之，顷来互相用，功状殊异。问南人，说苗乃是由跋，陶注云：虎掌极似半夏，由跋乃说鸢尾，于此注中似说由跋。三事混淆，陶终不识。”据此可见，唐代已出现半夏、虎掌、由跋混淆现象。《本草图经》则记载：“又由跋绝类半夏，而苗高近一二尺，根如鸡卵大，多生林下，或云即虎掌小者，足以相乱。”说明由跋不能混作半夏使用。

5.2 产地沿革

秦汉时期《神农本草经》记载半夏“生川谷”，简单记述了半夏生长环境，未记载产地。南北朝时期《名医别录》首载半夏产地，曰“生槐里”。《本草经集注》记载：“槐里属扶风，今第一出青州，吴中亦有，以肉白者为佳，不厌陈久。”槐里为今陕西兴平东南，扶风即扶风郡，三国属雍州，约今陕西永寿、礼县、鄠邑区以西、秦岭以北地区；青州在山东中部，约指泰山以东至渤海的一片区域；吴中，泛指春秋时吴地，即今江苏、上海大部及安徽、浙江两省部分地区。从上可知，魏晋南北朝时期半夏的主产地在陕西、山东一带，江苏、安徽等地亦产，质量最好的是山东中部半夏，以肉白者为佳。

唐代《千金翼方·药出州土》记载：“半夏者产河南道谷州、江南东道润州、江南西道宣州三处……其余州土皆有，不堪进御。”《新修本草》记载：“半夏所在皆有，生平泽中者，名羊眼半夏，圆白为胜。”谷州即为今河南新安、洛宁西北部、宜阳、光山西部一带；润州辖境约为今江苏南京、镇江、丹阳、句容、金坛、江宁等地；唐代宣州辖境相当于今安徽长江以南，黄山、九华山以北地区及江苏溧水、溧阳等县地。上述表明，唐代半夏产地较多，以产于河南、江苏、安徽一带的半夏质量最佳。

宋代《本草图经》记载：“今在处有之，以齐州者为佳。皮黄肉白，圆白陈久者为佳。”并附齐州半夏图。《宝庆本草折衷》记载：“生槐里川谷及吴中江南，及青州、齐州。今在处平泽有之。”元代《本草元命苞》记载半夏“以齐州生者为上”。齐州为今山东济南、章丘、济阳、禹城、齐河、临邑等地，宋元时期半夏以山东济南一带为道地产区。

明代《本草品汇精要》记载：“〔道地〕齐州者为佳。”《本草乘雅半偈》记载：“今青州、齐州、吴中、浙中亦有之，生丘泽田野间。”明代对半夏的质量评价继续延续宋代“以齐州者为佳”的评价，即山东济南一代为道地；另在山东中部（青州），江苏、安徽和上海（吴中），以及浙江中部地区（浙中），均有半夏分布。

清代《植物名实图考》记载：“乃以鹊山为佳。”鹊山位于今山东济南北。《握灵本草》记载：“半夏出青州者佳，吴中亦有之。大而白者佳。”《本草求真》记载：“圆白而大，陈久者良。”《宿州志》记载：“宿西半夏唯独四铺、孙疃佳也，宿西半夏，粉足，色白，北京同仁堂点名要此地半夏。”《和州志》记载：“半夏，和县之姥下产者为佳。”清代除延续前朝齐州、青州、吴中产地记载外，还认为济南北鹊山，安徽淮北濉溪四铺、孙疃、南坪等地（宿西的四铺、孙疃）和马鞍山和县姥下河一带出产半夏质量佳。

民国时期陈仁山《药物出产辨》记载：“产湖北荆州为最。”《中国药学大辞典》记载：“半夏产湖北荆州为最，其次湖南常德，又其次则云南、四川、安徽。”民国时期荆州辖境为今江陵、京山、钟祥、天门、潜江等地，首次明确半夏的道地产区在湖北。而《增订伪药条辨》则记载：“半夏，三四月出新，杭州富阳出者，蒂平粒圆，色白质坚实，惟颗粒不大为最佳。衢州、严州出者，略扁，蒂凹陷，色白微黄，亦佳。江南出者，粒小，江北出者如帽顶形，皆次。四川、荆州出者，粒圆而大，色白质松有筋，落水即胖大易腐，亦次。饶州、泾县、扬州、泰兴出者，皆松碎，不道地，不能切片，漂作半夏粉用尚可。福建出者，浸入水中即腐烂，更次，不入药用。”记载半夏产杭州富阳为道地，也记载湖北荆州产半夏粒圆而大、色白质松有筋。

1959年《中药志》记载：“我国大部分地区均有野生，主产于四川遂宁、达县、湖北江陵、襄阳，河南信阳、西峡，安徽颍上、阜南，江苏宿迁、镇江，浙江富阳、建德；此外云南、贵州、山东等省均产。以四川产量最大，品质亦佳，畅销全国并大量出口。”记载了湖北江陵、襄阳为半夏主产地。1959年《药材资料汇编》记载：“产区极广，长江流域各省均有野生，以四川、云南毗邻地区、昭通所产为最优良。其附近雷波、屏山、马边所产，品质亦佳，但不及昭通货。集散叙府，故有‘叙府子’之称。川东地区产地亦广，沿长江的垫江、忠县、平梁，渠江方面的大竹、邻水、岳池、渠县、仪陇，嘉陵江上的南充、阆中、蓬安，涪江方面的遂宁等地均有产，多集散在重庆，统称川子。湖北江陵（荆州）潜江、钟祥等地所产集散于荆州称为荆州子。”1959年《中药材手册》记载：“全国大部地区均有生产。习惯认为湖北、河南、安徽、山东所产的品质较佳。”

综上分析，半夏产地全国分布较广，魏晋南北朝时期半夏的主产地在陕西、山东一带，以山东中部半夏质量最好，此外江苏、安徽等地亦产。唐代半夏产地较多，以产于河南、江苏、安徽一带半夏质量最佳。宋、元、明三代以山东济南及其周边地区（古齐州）为道地产区。清代以山东济南鹊山和安徽淮北濉溪与马鞍山和县产半夏为佳。民国时期半夏以湖北荆州，浙江富阳、衢州、严州等为道地产地。现代产地较多，以湖北潜江、天门、京山、江陵、襄阳、钟祥等地产半夏质量较佳。现今半夏已大规模人工栽培，湖北、四川、贵州、云南、安徽、河北、河南、甘肃、湖南等省均有大面积种植。半夏产地沿革见表1。

表1 半夏产地沿革

年代	出处	产地及评价
南北朝	《名医别录》	“生槐里”。槐里为今陕西兴平市东南。首载半夏产地
	《本草经集注》	“槐里属扶风，今第一出青州，吴中亦有，以肉白者为佳，不厌陈久”。青州在山东中部，约指泰山以东至渤海的一片区域。吴中，泛指春秋时吴地，即今江苏、上海大部分及安徽、浙江两省部分地区
唐	《千金翼方·药出州土》	“半夏者产河南道谷州、江南东道润州、江南西道宣州三处……其余州土皆有，不堪进御”。谷州即为今河南新安、洛宁西北部、宜阳、光山西部一带；润州辖境约为今江苏南京、镇江、丹阳、句容、金坛、江宁等市县；唐代宣州辖境相当于今安徽长江以南，黄山、九华山以北地区及江苏溧水、溧阳等县地
	《新修本草》	“半夏所在皆有，生平泽中者，名羊眼半夏，圆白为胜，然江南者，大乃径寸，南人特重之，顷来互相用，功状殊异”。江南主要指今江苏、浙江和上海等地
宋	《本草图经》	“今在处有之，以齐州者为佳”。齐州为当今山东济南、章丘、济阳、禹城、齐河、临邑等市县，宋代半夏以山东济南一带为道地产区。附齐州半夏图
	《宝庆本草折衷》	生槐里川谷及吴中江南，及青州、齐州。今在处平泽有之
元	《本草元命苞》	以齐州生者为上
明	《本草品汇精要》	“〔道地〕齐州者为佳”，并附齐州半夏图
	《本草乘雅半偈》	出槐里川谷，槐里属扶风。今青州、齐州、吴中、浙中亦有之，生丘泽田野间
清	《植物名实图考》	“半夏，所在皆有……乃以鹊山为佳”。鹊山为今山东济南北
	《握灵本草》	半夏出青州者佳，吴中亦有之。大而白者佳
	《宿州志》	“宿西半夏唯独四铺、孙疃佳也，宿西半夏，粉足，色白，北京同仁堂点名要此地半夏”。宿西的四铺、孙疃为今安徽淮北濉溪四铺、孙疃、南坪等地
	《和州志》	“半夏，和县之姥下产者为佳”。和县之姥下为今安徽马鞍山和县姥下河一带
民国	《增订伪药条辨》	杭州富阳出者，蒂平粒圆，色白质坚实，惟颗粒不大为最佳。衢州、严州出者，略扁，蒂凹陷，色白微黄，亦佳。江南出者，粒小，江北出者如帽顶形，皆次。四川、荆州出者，粒圆而大，色白质松有筋，落水即胖大易腐，亦次。饶州、泾县、扬州、泰兴出者，皆松碎，不道地，不能切片，漂作半夏粉用尚可。福建出者，浸入水中即腐烂，更次，不入药用
	《药物出产辨》	“产湖北荆州为最”。荆州辖境为今江陵县、京山、钟祥、天门、潜江等地，首次明确半夏的道地产地在湖北
	《中国药学大辞典》	半夏产湖北荆州为最，其次湖南常德，又其次则云南、四川、安徽

表1（续）

年代	出处	产地及评价
现代	《中药志》	我国大部分地区均有野生，主产于四川遂宁、达县、湖北江陵、襄阳，河南信阳、西峡，安徽颍上、阜南，江苏宿迁、镇江，浙江富阳、建德；此外云南、贵州、山东等省均产。以四川产量最大，品质亦佳，畅销全国并大量出口
	《药材资料汇编》	产区极广，长江流域各省均有野生，以四川、云南毗邻地区、昭通所产为最优良。其附近雷波、屏山、马边所产，品质亦佳，但不及昭通货。集散叙府，故有“叙府子”之称。川东地区产地亦广，沿长江的垫江、忠县、平梁，渠江方面的大竹、邻水、岳池、渠县、仪陇，嘉陵江上的南充、阆中、蓬安，涪江方面的遂宁等地均有产，多集散在重庆，统称川子。湖北江陵（荆州）潜江、钟祥等地所产集散于荆州称为荆州子。湖南湘阴、湘乡、溆浦、安化、常德等地，江西的瑞昌、德安等，皖北的霍丘、阜阳，皖南的宁国、宣城、孙家埠、泾县、当涂等，浙江的富阳、衢县、乐清、黄岩、兰溪、温岭、台州、温州，江苏的大桥（江都）、淮阴、阜宁、宝应、涟水、滨海，贵州的镇宁，山东的沂水、临沂、即墨等处及河南省各地都有出产。昭通所产粒圆质结，色白光泽，在叙府有“珍珠半夏”之称，为最好；雷波、马边所产颗粒欠匀，又不圆整，多加工削铲，再以矾水淘洗熏磺后亦有掺入昭通子内的。川东货亦佳；南充、遂宁半夏亦是有名的（建宁货粒圆质结，惜粒不大），其他一般普通货，多数做统拣夏。余如荆州子、富阳子、宁国子都称上选。苏北货（称苏北子）及温台货（称温台子），多带皮粗糙为次
	《中药材手册》	全国大部分地区均有生产。习惯认为湖北、河南、安徽、山东所产的品质较佳

6 道地产区及生境特征

6.1 道地产区

6.1.1 荆半夏

以湖北江汉平原的江陵、京山、钟祥、沙洋、潜江、天门、襄阳等县市为核心及其周边地区。

6.1.2 齐州半夏

以山东济南、章丘、济阳、禹城、齐河、临邑等县区为核心及周边地区。

6.2 生境特征

6.2.1 荆半夏

江陵、京山、钟祥、沙洋、潜江、天门、襄阳位于江汉平原地区，海拔35m左右，属亚热带季风气候，年平均日照时数约2000h，年太阳辐射总值460kJ/cm^2～480kJ/cm^2，无霜期240d～260d，大于或等于10℃持续期230d～240d，活动积温5100℃～5300℃，年平均降水量1100mm～1300mm，气温较高的4月～9月降水量约占年降水总量的70%。土壤为冲积土壤，旱地主要为灰潮土，土壤酸碱度为中性至碱性。地形平坦开阔，水源充足。

上述地区的自然环境正适合半夏根浅，喜温和、湿润气候，怕干旱，忌高温，畏强光，耐阴，耐寒的生物学特性，且满足半夏要求土壤湿润、肥沃、深厚，含水量在20%～30%，pH 6～7呈中性反应的砂壤土的土壤条件。

6.2.2 齐州半夏

济南、章丘、济阳、禹城、齐河、临邑位于山东中部，地处鲁中南低山丘陵与鲁西北冲积平原的交接带上，属于温带季风气候。其特点是季风明显，四季分明，春季干旱少雨，夏季温热多雨，秋季凉爽干燥，冬季寒冷少雪。年平均气温14.7℃，无霜期235d，月最高平均气温27.2℃（7月），月最低平均气温-0.4℃（1月），年平均日照时数2616.8h，年平均降水量685mm，其中，夏季降水量平均450mm左右。土壤为冲积土壤，旱地主要为褐土和潮土，土壤酸碱度为中性至碱性，土壤质地适中，土层深厚，土壤肥沃。

7 质量特征

7.1 质量要求

应符合《中华人民共和国药典》一部对半夏的相关质量规定。

7.2 性状特征

半夏呈类球形，有的稍偏斜，直径1cm~1.5cm。表面白色或浅黄色，先端有凹陷的茎痕，周围密布麻点状根痕；下面钝圆，较光滑。质坚实，断面洁白，富粉性。无臭，味辛、辣、麻舌而刺喉。

荆半夏加工后粒圆而大，色白粉性足；其鲜品表皮多为紫皮，其他产地半夏表皮多为黄白色；齐州半夏现市售商品量较少。

参考文献

[1] 李时珍. 本草纲目 [M]. 北京：人民卫生出版社，1979：1192.

[2] 佚名. 神农本草经 [M]. 吴普等述. 孙星衍，孙冯翼辑. 上海：商务印书馆，1955：56.

[3] 吴普. 吴氏本草经 [M]. 尚志钧辑校. 北京：中医古籍出版社，2005：62.

[4] 苏颂. 本草图经 [M]. 尚志钧辑校. 合肥：安徽科学技术出版社，1994：265.

[5] 吴其濬. 植物名实图考 [M]. 北京：中华书局，1963：603.

[6] 苏敬等. 新修本草（辑复本）[M]. 尚志钧辑校. 合肥：安徽科学技术出版社，1981：264.

[7] 陶弘景. 名医别录（辑校本）[M]. 尚志钧辑校. 北京：中国中医药出版社，2013：198.

[8] 陶弘景. 本草经集注 [M]. 北京：学苑出版社，2013：9.

[9] 高文柱. 药王千金方 [M]. 北京：华夏出版社，2004：552－553.

[10] 陈衍. 宝庆本草折衷 [M]. 郑金生辑校. 北京：人民卫生出版社，1991：44.

[11] 中国文化研究会. 中国本草全书：第22卷 [M]. 北京：华夏出版社，1999：12.

[12] 刘文泰. 御制本草品汇精要 [M]. 陈仁寿，杭爱武点校. 上海：上海科学技术出版社，2005：434.

[13] 卢之颐. 本草乘雅半偈 [M]. 张永鹏校注. 北京：中国医药科技出版社，2014：123.

[14] 王翃. 握灵本草 [M]. 叶新苗校注. 北京：中国中医药出版社，2012：108－109.

[15] 黄宫绣. 本草求真 [M]. 太原：山西科学技术出版社，2015：153.

[16] 朱大绅. 中国地方志集成：安徽府县志辑：光绪直隶和州志 [M]. 高照纂. 南京：江苏古籍出版社，1998：151.

[17] 陈仁山，蒋淼，陈思敏，等. 药物出产辨（三）[J]. 中药与临床，2010，(3)：62－64.

[18] 陈存仁. 中国药学大辞典 [M]. 北京：人民卫生出版社，1956：242.

[19] 曹炳章. 增订伪药条辨 [M]. 刘德荣点校. 福州：福建科学技术出版社，2004：66.

[20] 中国医学院科学院药物研究所等. 中药志：第1册 [M]. 北京：人民卫生出版社，1959：118.

[21] 中国药学会上海分会，上海市药材公司. 药材资料汇编：上册 [M]. 上海：科技卫生出版社，1959：86.

[22] 中华人民共和国卫生部药政管理局. 中药材手册 [M]. 北京：人民卫生出版社，1959：100－101.

ICS 11.120.01
C 23

团　　　　体　　　　标　　　　准

T/CACM 1020.135—2019

道地药材　第135部分：山东徐长卿

Daodi herbs—Part 135: Shandongxuchangqing

2019-08-13发布　　　　2019-08-13实施

中华中医药学会　发布

前　言

T/CACM 1020《道地药材》标准分为157个部分：

——第1部分：标准编制通则；

……

——第134部分：半夏；

——第135部分：山东徐长卿；

——第136部分：祁薏米；

……

——第157部分：汉射干。

本部分为T/CACM 1020的第135部分。

本部分按照GB/T 1.1—2009给出的规则起草。

本部分由道地药材国家重点实验室及国家中医药管理局道地药材生态遗传重点研究室提出。

本部分由中华中医药学会归口。

本部分起草单位：山东省中医药研究院、中国中医科学院中药资源中心、北京中研百草检测认证有限公司。

本部分主要起草人：林慧彬、管仁伟、路俊仙、王萌、郭瑞齐、梁瑞雪、周建永、陈兵、杨金平、黄璐琦、郭兰萍、詹志来、郭亮。

道地药材 第135部分：山东徐长卿

1 范围

T/CACM 1020 的本部分规定了道地药材山东徐长卿的来源及形态、历史沿革、道地产区及生境特征、质量特征。

本部分适用于中华人民共和国境内道地药材山东徐长卿的生产、销售、鉴定及使用。

2 规范性引用文件

下列文件对于本文件的应用是必不可少的。凡是注日期的引用文件，仅注日期的版本适用于本文件。凡是不注日期的引用文件，其最新版本（包括所有的修改单）适用于本文件。

T/CACM 1020. 1—2016 道地药材 第1部分：标准编制通则

中华人民共和国药典一部

3 术语和定义

T/CACM 1020. 1—2016 界定的以及下列术语和定义适用于本文件。

3.1

山东徐长卿 shandongxuchangqing

产于山东泰沂山区及周边地区的栽培徐长卿。

4 来源及形态

4.1 来源

本品为萝藦科植物徐长卿 *Cynanchum paniculatum*（Bge.）Kitag. 的干燥根和根茎。

4.2 形态特征

株高约1m。根须状，多至50余条。茎不分枝，稀从根部发生几条，无毛或被微毛。叶对生，纸质，披针形至线形，长5cm～13cm，宽5mm～15mm，两端锐尖，两面无毛或叶面具疏柔毛，叶缘有边毛；侧脉不明显；叶柄长约3mm。圆锥状聚伞花序生于先端的叶腋内，长达7cm，着花10余朵；花冠黄绿色，近辐状，裂片长达4mm，宽3mm；副花冠裂片5，基部增厚，先端钝；花粉块每室1，下垂；子房椭圆形；柱头5角形，先端略为突起。蓇葖果单生，披针形，长6cm，直径6mm，向端部长渐尖；种子长圆形，长3mm；种毛白色绢质，长1cm。花期5月～7月，果期9月～12月。

5 历史沿革

5.1 品种沿革

徐长卿始载于《神农本草经》，被列为上品，云：“味辛、温。主鬼物，百精，蛊毒，疫疾邪恶气，温疟。久服强悍轻身。一名鬼督邮。生山谷。"

魏晋时期《吴普本草》记载："一名石下长卿。或生陇西。三月采。""陇"为古时山名，绵延于甘肃、陕西交界处，"陇西"为陇山以西，大概是今甘肃六盘山以西、黄河以东一带。南北朝时期《名医别录》记载："生太山及陇西，三月采。"《本草经集注》记载："鬼督邮之名甚多，今世用徐长卿者，其根正如细辛，小短扁扁尔，气亦相似。今狗脊散用鬼督邮，当取其强悍宜腰脚，所以知是徐长卿，而非鬼箭、赤箭。""太山"即今之泰山，位于山东境内。

唐代苏敬《新修本草》记载："此药，叶似柳，两叶相当，有光润，所在川泽有之。根如细辛，微粗长，而有臊气。今俗用代鬼督邮，非也。"《蜀本草》记载："生下湿川泽之间，今所在有之。"并云："苗似小麦，两叶相对，三月苗青，七月、八月着子，似萝藦子而小，九月苗黄，十月凋。"根据以上描述，应为萝藦科植物徐长卿 *Cynanchum paniculatum*（Bge.）Kitag.。

宋代唐慎微《证类本草》记载："生太山山谷及陇西。三月采。"苏颂《本草图经》记载："生泰山山岩谷及陇西，今淄、齐、淮、泗间亦有之，三月生青苗、叶似小桑，两两相当，而有光润；七八月着子，似萝藦而小。九月苗黄，十月而枯，根黄色，似细辛微粗长，有臊气。三月、四月采，一名别仙踪。""淄"为今山东的淄河；"齐"为今山东泰山以北黄河流域和胶东半岛地区；"淮"为今淮河流域；"泗"为今山东泗水。对于植物形态的描述与《蜀本草》相似，并更加细致。

明代陈嘉谟《本草蒙筌》记载："淄齐淮间俱有，卑湿川泽皆生。"李时珍《本草纲目》引用《吴普本草》之言，描述为："徐长卿一名石下长卿。其为一物甚明，但石间生者为良。"朱橚《救荒本草》记载："生密县梁家衡山野中，苗高二三尺，叶似细柳叶，更又细长而尖，叶皆两两插茎对生，叶间开淡黄花，结尖角儿，长二寸许，粗如萝卜，角中有白穰及小扁黑子，其叶味甘。"

清代吴其濬《植物名实图考》引《蜀本草》"子似萝藦子而小，核其形状，盖即湖南仅医所谓土细辛"。根据这些描述，应为萝藦科植物徐长卿 *Cynanchum paniculatum*（Bge.）Kitag.。

综上所述，历代本草记载的徐长卿应是现在应用的品种，即萝藦科植物徐长卿 *Cynanchum paniculatum*（Bge.）Kitag.。

5.2 产地沿革

本草文献记载徐长卿主要分布于我国东部及西北地区，南北朝时期《名医别录》记载："生太山及陇西，三月采。""陇西"为陇山以西，大概是今甘肃六盘山以西、黄河以东一带。宋代苏颂《图经本草》记载："生泰山山岩谷及陇西，今淄、齐、淮、泗间亦有之。""淄"为今山东的淄河；"齐"为今山东泰山以北黄河流域和胶东半岛地区；"淮"为今淮河流域，"泗"为今山东泗水。自古山东就是徐长卿的主要产区，在山东境内徐长卿主要分布于泰沂山区及周边地区。近代书籍记载徐长卿分布较广，如《中华本草》对徐长卿产地的描述为："分布于东北、华东、中南、西南及内蒙古、河北、陕西、甘肃。"徐长卿是常用中药材，过去一直使用野生品，20 世纪 80 年代在山东临沂山区开始野生变家种，山东泰沂山区及周边地区是目前徐长卿药材主要的人工种植区。山东徐长卿产地沿革见表 1。

表 1　山东徐长卿产地沿革

年代	出处	产地及评价
秦汉	《神农本草经》	一名鬼督邮。生山谷
南北朝	《名医别录》	生太山及陇西，三月采
	《本草经集注》	生太山山谷及陇西，三月采。鬼督邮之名甚多，今世用徐长卿者，其根正如细辛，小短扁扁尔，气亦相似。今狗脊散用鬼督邮，当取其强悍宜腰脚，所以知是徐长卿，而非鬼箭、赤箭
魏晋	《吴普本草》	一名石下长卿。或生陇西

表1（续）

年代	出处	产地及评价
唐	《新修本草》	生太山山谷及陇西，三月采。所在川泽有之。此药，叶似柳，两叶相当，有光润，所在川泽有之。根如细辛，微粗长，而有臊气。今俗用代鬼督邮，非也
宋	《证类本草》	生太山山谷及陇西。三月采
	《本草图经》	生泰山山岩谷及陇西，今淄、齐、淮、泗间亦有之。三月生青苗，叶似小桑，两两相当，而有光润；七、八月着子，似萝藦而小；九月苗黄，十月而枯，根黄色，似细辛微粗长，有臊气。三月、四月采，一名别仙踪
明	《本草蒙筌》	淄齐淮间俱有，卑湿川泽皆生
	《本草纲目》	徐长卿一名石下长卿。其为一物甚明，但石间生者为良
清	《植物名实图考》	子似萝藦子而小，核其形状盖即湖南俚医所谓土细辛
现代	《中华本草》	分布于东北、华东、中南、西南及内蒙古、河北、陕西、甘肃

6 道地产区及生境特征

6.1 道地产区

以山东泰沂山区为核心及周边地区。

6.2 生境特征

山东泰沂山区位于山东中部，地形以山地和丘陵为主，境内有崇山峻岭、低山丘陵，间有若干谷状盆地及波状平原。该区属于暖温带半湿润大陆性季风气候，气候温和，雨量适中，光照充足，四季分明。徐长卿生态因子的最适宜范围：年平均气温13℃，年平均日照天数82d以上，无霜期195d，年平均降水量750mm。适宜土壤呈中性或微碱性，土层深厚肥沃，质地疏松，透气性好，保水保肥。徐长卿的适应性较强，喜向阳、温暖、湿润的环境，但忌积水，以腐殖质土或肥沃深厚、排水良好的砂壤土生长较好。山东泰沂山区的自然环境有利于徐长卿生长，易于形成优质的徐长卿药材。山东徐长卿种植区的土壤、空气、水质无污染，徐长卿种植规模较大，品质优良。

7 质量特征

7.1 质量要求

应符合《中华人民共和国药典》一部对徐长卿的相关质量规定。

7.2 性状特征

徐长卿根茎呈不规则柱状，有盘节，长0.5cm~3.5cm，直径2mm~4mm。有的顶端带有残茎，细圆柱形，长约2cm，直径1mm~2mm，断面中空；根茎节处周围着生多数根。根呈细长圆柱形，弯曲，长10cm~16cm，直径1mm~1.5mm。表面淡黄白色至淡棕黄色或棕色，具微细的纵皱纹，并有纤细的须根。质脆，易折断，断面粉性，皮部类白色或黄白色，形成层环淡棕色，木部细小。气香，味微辛、凉。

山东徐长卿根茎长0.5cm~5cm，直径3mm~7mm。先端带有茎基，直径1mm~5mm。根茎节间短，节处膨大，周围着生多数细根。根长10cm~25cm，直径1mm~1.8mm。质脆，易折断，断面平坦，粉性。皮部黄白色，形成层环淡棕色，木部细小，棕色。香气浓，味微辛、凉。

山东徐长卿与其他产地徐长卿性状鉴别要点见表2。

表2　山东徐长卿与其他产地徐长卿性状鉴别要点

比较项目	山东徐长卿	其他产地徐长卿
形状	山东野生徐长卿根茎呈不规则柱状，有盘节，长0.5cm～5cm，直径3mm～7mm。有的先端带有残茎，细圆柱形，直径1mm～5mm，断面中空；根茎节处周围着生多数根。根呈细长圆柱形，弯曲，长10cm～25cm，直径1mm～1.8mm。表面淡黄白色至淡棕黄色或棕色，具微细的纵皱纹，并有纤细的须根。质脆，易折断，断面粉性，皮部黄白色，形成层环淡棕色，木部细小，棕色	根茎呈不规则柱状，长0.5cm～3.5cm，直径2mm～4mm。根呈细长圆柱形，弯曲，长10cm～16cm，直径1mm～1.5mm
直径	根茎呈不规则柱状，直径3mm～7mm。根呈细长圆柱形，直径1mm～1.8mm	根茎直径2mm～4mm。根直径1mm～1.5mm
先端	有的根茎先端带有残茎	根茎先端常有残茎
质地	质脆，易折断	质脆易断
断面	断面粉性	断面粉性
气味	香气浓，味微辛、凉	气香，味微辛、凉

参 考 文 献

［1］佚名．神农本草经［M］．吴普等述．孙星衍，孙冯翼辑．上海：商务印书馆，1955：35.

［2］陶弘景．名医别录（辑校本）［M］．尚志钧辑校．北京：人民卫生出版社，1986：59.

［3］吴普．吴普本草［M］．尚志钧辑校．北京：人民卫生出版社，1987：30.

［4］陶弘景．本草经集注［M］．尚志钧，尚元胜辑校．北京：人民卫生出版社，1994：248.

［5］苏敬等．新修本草［M］．尚志钧辑校．合肥：安徽科学技术出版社，1981：193.

［6］唐慎微．证类本草［M］．尚志钧，郑金生，尚元藕，等校点．北京：华夏出版社，1993：208.

［7］苏颂．本草图经［M］．尚志钧辑校．合肥：安徽科学技术出版社，1994：141.

［8］陈嘉谟．本草蒙筌［M］．王淑民，陈湘萍，周超凡点校．北京：人民卫生出版社，1988：133.

［9］李时珍．本草纲目：上册［M］．北京：人民卫生出版社，1982：822.

［10］倪根金．救荒本草校注［M］．北京：中国农业出版社，2008：302－303.

［11］吴其濬．植物名实图考长编［M］．上海：商务印书馆，1959：338－339.

［12］国家中医药管理局《中华本草》编委会．中华本草：第6册［M］．上海：上海科学技术出版，1999：345－349.

ICS 11.120.01
C 23

团 体 标 准

T/CACM 1020.136—2019

道地药材 第136部分：祁薏米

Daodi herbs—Part 136：Qiyimi

2019-08-13 发布 2019-08-13 实施

中华中医药学会 发布

前　言

T/CACM 1020《道地药材》标准分为157个部分：

——第1部分：标准编制通则；

……

——第135部分：山东徐长卿；

——第136部分：祁薏米；

——第137部分：祁紫菀；

……

——第157部分：汉射干。

本部分为T/CACM 1020的第136部分。

本部分按照GB/T 1.1—2009给出的规则起草。

本部分由道地药材国家重点实验室及国家中医药管理局道地药材生态遗传重点研究室提出。

本部分由中华中医药学会归口。

本部分起草单位：北京联合大学、中国中医科学院中药资源中心、厦门本草真源生物医药科技有限公司、无限极（中国）有限公司、中药材商品规格等级标准研究技术中心、北京中研百草检测认证有限公司。

本部分主要起草人：张元、詹志来、孙广振、任亚风、黄璐琦、郭兰萍、李可意、黄迎春、何雅莉、郭亮、余意、陈金龙、马方励。

道地药材　第136部分：祁薏米

1　范围

T/CACM 1020的本部分规定了道地药材祁薏米的来源及形态、历史沿革、道地产区及生境特征、质量特征。

本部分适用于中华人民共和国境内道地药材祁薏米的生产、销售、鉴定及使用。

2　规范性引用文件

下列文件对于本文件的应用是必不可少的。凡是注日期的引用文件，仅注日期的版本适用于本文件。凡是不注日期的引用文件，其最新版本（包括所有的修改单）适用于本文件。

T/CACM 1020.1—2016　道地药材　第1部分：标准编制通则

中华人民共和国药典一部

3　术语和定义

T/CACM 1020.1→2016界定的以及下列术语和定义适用于本文件。

3.1

祁薏米　qiyimi

产于河北安国及周边地区的栽培薏苡仁。

4　来源及形态

4.1　来源

本品为禾本科植物薏苡 *Coix lacryma - jobi* L. var. *ma - yuen*（Roman.）Stapf的干燥成熟种仁。

4.2　形态特征

一年生草本，秆高1m～1.5m。具6节～10节。多分枝。叶片宽大开展，无毛，总状花序腋生，雄花序位于雌花序上部，具5对～6对雄小穗，雌小穗位于花序下部，为甲壳质的总苞所包；总苞椭圆形，先端成颈状之喙，并具一斜口，基部短收缩，长8mm～12mm，宽4mm～7mm，有纵长直条纹，质地较薄，揉搓和手指按压可破，暗褐色或浅棕色。颖果大，长圆形，长5mm～8mm，宽4mm～6mm，厚3mm～4mm，腹面具宽沟，基部有棕色种脐，质地粉性坚实，白色或黄白色。雄小穗长约9mm，宽约5mm；雄蕊3，花药长3mm～4mm。花果期7月～12月。

5　历史沿革

5.1　品种沿革

秦汉时期《神农本草经》记载："味甘，微寒。主治筋急拘挛，不可屈伸，风湿痹，下气。久服轻身益气。其根：下三虫。一名解蠡。”

南北朝时期《名医别录》记载：“除筋骨邪气不仁，利肠胃，消水肿，令人能食。一名屋菼（音毯），一名起实，一名赣（音感）。生真定平泽及田野。八月采实，采根无时。”就薏苡仁的产地做出了描述，并对采收时间进行了记载。真定为今河北正定。《本草经集注》记载：“真定县属常山郡，近道处处有，多生人家。交趾者子最大，彼土呼为秆珠。马援大取将还，人谗以为珍珠也。实重累者为良。用之取中仁。”马援为西汉末年至东汉初年著名军事家，东汉开国功臣之一，据说马援南征交趾携薏米回洛阳，交趾今属越南北部一带。

宋代《本草图经》记载：“ 春生苗，茎高三四尺；叶如黍；开红白花作穗子；五月、六月结实，青白色，形如珠子而稍长，故呼意珠子。小儿多以线穿如贯珠为戏。八月采实，采根无时。今人通以九月、十月采，用其实中人。”该描述与今之薏苡（原变种）*Coix lacryma - jobi* L. var. *lacryma - jobi* 一致，《中国植物志》记载该种为：“本种为念佛穿珠用的菩提珠子，总苞坚硬，美观，按压不破，有白、灰、蓝、紫等各色，有光泽而平滑，基端之孔大，易于穿线成串，工艺价值大，但颖果小，质硬，淀粉少，遇碘成蓝色，不能食用。”

明代《本草蒙筌》记载：“味甘，气微寒。无毒。近道俱出，真定（郡名，属北直隶）者良。多生旷野泽中，茎高三四尺许。叶类垂黍，花开浅黄。结实而名薏珠，小儿每穿为戏。医家采用，春壳取仁。”《本草蒙筌》沿用了前人对薏苡仁的描述。《本草纲目》记载：“时珍曰：薏苡，人多种之。二三月宿根自生。叶如初生芭茅。五六月抽茎开花结实。有二种：一种粘牙者，尖而壳薄，即薏苡也。其米白色如糯米，可作粥饭及磨面食，亦可同米酿酒。一种圆而壳浓坚硬者，即菩提子也。其米少，即粳穇也，但可穿作念经数珠，故人亦呼为念珠。云其根并白色，大如匙柄，纠结而味甘也。”李时珍将薏苡仁的野生原变种与栽培的食用种做了细致的观察并做出了分类，其中食用粘牙而壳薄的为薏米 *Coix chinensis* Tod.，该种另有别名 *Coix lacryma - jobi* L. var. *ma - yuen*（Roman.）Stapf，其中的“*ma - yuen*”即为纪念马援将军，而壳硬做珠的为薏苡（原变种）*Coix lacryma - jobi* L. var. *lacryma - jobi*。

清代《植物名实图考》记载：“薏苡，本经上品。江西、湖南所产颇多。北地出一种草子，即《图经》所云小儿以线穿如贯珠为戏者，盖雷敩所谓穇米也，与薏苡仁相似，不可食。”《植物名实图考》明确指出野生原变种不可食。

民国时期《药物产出辨》记载薏苡仁：“引自《本经》薏苡仁，以产山东牛庄为上，其次广西昭平。主治：甘，微寒。筋急拘挛不可屈伸，久风湿痹，下气。”

现代《金世元中药材传统鉴别经验》记载薏苡仁：“商品均来源于栽培品。全国大部分地区均有出产。主要分布于福建、浙江、河北、辽宁、江苏等省区。以福建浦城产者名‘浦慧米’；河北安国（祁州）产者名‘祁慧米’；辽宁产者名‘关慧米’，最为著名。”

综上所述，薏苡仁自明代以后明确为食用的薏米 *Coix chinensis* Tod.（《中国植物志》），而2015年版《中华人民共和国药典》采用其别名 *Coix lacryma - jobi* L. var. *ma - yuen*（Roman.）Stapf。

5.2 产地沿革

自《名医别录》起，薏苡仁以产自真定（今河北正定）者为佳，直至近代以来形成祁州知名道地药材，至今仍为中医药界所推崇，然受到各种因素影响，安国及周边等地种植薏米较少，当前薏苡仁主流产地主要在贵州兴仁，其他地区如云南、东北等地亦有一定规模的种植。祁薏米产地沿革见表1。

表1　祁薏米产地沿革

年代	出处	产地及评价
秦汉	《神农本草经》	味甘，微寒。主治筋急拘挛，不可屈伸，风湿痹，下气。久服轻身益气。其根：下三虫。一名解蠡。生平泽及田野
南北朝	《本草经集注》	生真定平泽及田野。八月采实，采根无时
唐	《新修本草》	生真定平泽及田野。八月采实，采根无时。真定县属常山郡，近道处处有，多生人家
宋	《本草图经》	生真定平泽及田野今所在有之。春生苗，茎高三四尺；叶如黍；开红白花作穗子；五月、六月结实，青白色，形如珠子而稍长，故呼意珠子
明	《本草蒙筌》	近道俱出，真定（郡名，属北直隶）者良
清	《植物名实图考》	薏苡，本经上品。江西、湖南所产颇多
民国	《药物出产辨》	引自《本经》薏苡仁，以产山东牛庄为上，其次广西昭平。主治：甘，微寒。筋急拘挛不可屈伸，久风湿痹，下气
现代	《金世元中药材传统鉴别经验》	李时珍曰：薏苡仁多种之，二三月宿根自生，叶如初生芭芽，五六月抽茎开花结实，有两种。一种黏牙者，尖而壳薄，即薏苡也，其米白色如糯米，可做粥饭及磨面食，亦可回米酿酒。其述即本品而言

6　道地产区及生境特征

6.1　道地产区

以河北安国为核心及周边地区。

6.2　生境特征

安国隶属河北，是由保定代管的县级市，中心位置为北纬38°42’48″，东经115°33’30″，位于河北中部、保定南部，地处华北平原腹地。属温带季风气候，在一年四季中，冬季寒冷降雪少，春季干旱风沙多，夏季高温多雨，秋季天气晴朗，冷暖适中，年主要风向为东北风和西南风。年平均气温12.4℃，年平均降水量555.3mm，年平均相对湿度60%；年无霜期最长208d，最短171d。薏苡仁喜温暖湿润气候，怕干旱、耐肥。各类土壤均可种植，对盐碱地、沼泽地的盐害和潮湿的耐受性较强，但以向阳、肥沃的壤土或黏壤土栽培为宜。忌连作。

7　质量特征

7.1　质量要求

应符合《中华人民共和国药典》一部对薏苡仁的相关质量规定。

7.2　性状特征

薏苡仁呈宽卵形或长椭圆形，长4mm～8mm，宽3mm～6mm。表面乳白色，光滑，偶有残存的黄褐色种皮。一端钝圆，另端较宽而微凹，有1淡棕色点状种脐；背面圆凸，腹面有1条较宽而深的纵沟。质坚实，断面白色，粉性。气微，味微甜。以粒大、饱满、色白、完整者为佳。

祁薏米：背圆腹沟深，乳白光滑，质坚实，粉性强。

祁薏米与其他产地薏苡仁（兴仁小薏米）性状鉴别要点见表2。

表2　祁薏米与其他产地薏苡仁（兴仁小薏米）性状鉴别要点

比较项目	祁薏米	其他产地薏苡仁（兴仁小薏米）
外形	呈宽卵形或长椭圆形，体大粒圆，长4mm～8mm，宽3mm～6mm，偶有残存的红棕色种皮，一端钝圆，另端较宽而微凹，有一波棕色点状种脐，背面圆凸，腹面有一条较宽而深的纵沟	果小，呈宽卵圆形或椭圆形，长4mm～6mm，宽4mm～5mm，偶有残存的红棕色种皮，一端钝圆，另一端较宽而微凹，有1淡棕色点状种脐，背面圆滑，腹面有1条较宽的纵沟
颜色	表面乳白色，光滑	灰白色，光滑
质地	质坚实，断面白色，粉性	质坚实，断面白色，粉性
气味	气微，味微甜	性凉，味甘、淡

参 考 文 献

[1] 尚志钧. 神农本草经校注 [M]. 北京：学苑出版社，2008：60.
[2] 陶弘景. 名医别录（辑校本）[M] 尚志钧辑校. 北京：人民卫生出版社，1986：46.
[3] 苏敬. 新修本草 [M]. 李勣，尚志钧等校注. 太原：山西科学技术出版社，2013：169.
[4] 苏颂. 本草图经 [M]. 尚志钧辑校. 合肥：安徽科学技术出版社，1994：106.
[5] 陈嘉谟. 本草蒙筌 [M]. 王淑民，陈湘萍，周超凡点校. 北京：人民卫生出版社，1988：49.
[6] 吴其濬. 植物名实图考 [M]. 上海：商务印刷馆，1919：3.
[7] 陈仁山，蒋淼，陈思敏，等. 药物出产辨（三）[J]. 中药与临床，2010，1（3）：62-64.
[8] 金世元. 金世元中药材传统鉴别经验 [M] 北京：中国中医药出版社，2010：265.
[9] 国家药典委员会. 中华人民共和国药典一部 [S]. 北京：人民卫生出版社，2015：376.

ICS 11.120.01
C 23

团　体　标　准

T/CACM 1020.137—2019

道地药材　第137部分：祁紫菀

Daodi herbs—Part 137：Qiziwan

2019-08-13发布　　2019-08-13实施

中华中医药学会　发布

前　　言

T/CACM 1020《道地药材》标准分为157个部分：

——第1部分：标准编制通则；

……

——第136部分：祁薏米；

——第137部分：祁紫菀；

——第138部分：西陵知母；

……

——第157部分：汉射干。

本部分为T/CACM 1020的第137部分。

本部分按照GB/T 1.1—2009给出的规则起草。

本部分由道地药材国家重点实验室及国家中医药管理局道地药材生态遗传重点研究室提出。

本部分由中华中医药学会归口。

本部分起草单位：河北中医学院、中国中医科学院中药资源中心、北京中研百草检测认证有限公司。

本部分主要起草人：张丹、郑玉光、黄璐琦、郭兰萍、詹志来、郑开颜、郭龙、郭亮、张慧康、王乾、木盼盼。

道地药材　第137部分：祁紫菀

1　范围

T/CACM 1020的本部分规定了道地药材祁紫菀的来源及形态、历史沿革、道地产区及生境特征、质量特征。

本部分适用于中华人民共和国境内道地药材祁紫菀的生产、销售、鉴定及使用。

2　规范性引用文件

下列文件对于本文件的应用是必不可少的。凡是注日期的引用文件，仅注日期的版本适用于本文件。凡是不注日期的引用文件，其最新版本（包括所有的修改单）适用于本文件。

T/CACM 1020.1—2016　道地药材　第1部分：标准编制通则

中华人民共和国药典一部

3　术语和定义

T/CACM 1020.1—2016界定的以及下列术语和定义适用于本文件。

3.1

祁紫菀　qiziwan

产于河北安国及其临近的博野、定州、清苑、高阳、蠡县等县市的砂壤土田地的紫菀。

4　来源及形态

4.1　来源

本品为菊科植物紫菀 *Aster tataricus* L. f. 的干燥根及根茎。

4.2　形态特征

多年生草本，根茎斜升。茎直立，高40cm～50cm，粗壮，基部有纤维状枯叶残片且常有不定根，有棱及沟，被疏粗毛，有疏生的叶。基部叶在花期枯落，长圆状或椭圆状匙形，下半部渐狭成长柄，连柄长20cm～50cm，宽3cm～13cm，先端尖或渐尖，边缘有具小尖头的圆齿或浅齿。下部叶匙状长圆形，常较小，下部渐狭或急狭成具宽翅的柄，渐尖，边缘除顶部外有密锯齿；中部叶长圆形或长圆披针形，无柄，全缘或有浅齿，上部叶狭小；全部叶厚纸质，上面被短糙毛，下面被稍疏的但沿脉被较密的短粗毛；中脉粗壮，与5对～10对侧脉在下面突起，网脉明显。头状花序多数，直径2.5cm～4.5cm，在茎和枝端排列成复伞房状；花序梗长，有线形苞叶。总苞半球形，长7mm～9mm，直径10mm～25mm；总苞片3层，线形或线状披针形，先端尖或圆形，外层长3mm～4mm，宽1mm，全部或上部草质，被密短毛，内层长达8mm，宽达1.5mm，边缘宽膜质且带紫红色，有草质中脉。舌状花约20余个；管部长3mm，舌片蓝紫色，长15mm～17mm，宽2.5mm～3.5mm，有4至多脉；管状花长

6mm～7mm 且稍有毛，裂片长 1.5mm；花柱附片披针形，长 0.5mm。瘦果倒卵状长圆形，紫褐色，长 2.5mm～3mm，两面各有 1 或少有 3 脉，上部被疏粗毛。冠毛污白色或带红色，长 6mm，有多数不等长的糙毛。花期 7 月～9 月，果期 8 月～10 月。

5 历史沿革

5.1 品种沿革

紫菀始载于《神农本草经》，被列为中品，又名紫蒨、青苑、小辫儿、夹板菜、驴耳朵菜、软紫菀等。陶弘景《本草经集注》记载："紫菀，近道处处有，生布地，花亦紫，本有白毛，根甚柔细。有白者名白菀，不复用。"

宋代《本草图经》记载："紫菀生房陵（今湖北房县）山谷及真定邯郸（今河北正定、邯郸）……三月内布地生苗叶，其叶三四相连，五月、六月内开黄、紫、白花，结黑子。本有白毛，根甚柔细。二月、三月内取根阴干用。又有一种白者名白菀。苏恭云：白菀即女菀也。疗体并同，无紫菀时，亦可通用。女菀下自有条，今人亦稀用。"《本草图经》对紫菀的植物形态描述与今用紫菀有一定差别，书中附有成州紫菀、解州（今山西运城）紫菀和泗州紫菀 3 幅紫菀植物图，附图所绘成州紫菀图和泗州紫菀图与现在的紫菀 *Aster tataricus* L. f. 一致，而解州紫菀图具有头状花序，网状脉，上部叶宽卵形、下部叶浅裂，须根较多、柔软纤细等特征，与今药用的紫菀植物形态不一致，疑为橐吾属 *Ligularia* 植物。之后历代本草中附图多与《本草图经》中附图接近。

明代《本草蒙筌》记载："近道多生，真定，独胜。根甚柔细，春初采收。"指出河北正定所产紫菀质量好。《本草纲目》记载："紫菀以牢山（今山东崂山）所出根如北细辛者为良，沂（今山东临沂）、兖（今山东济宁）以东皆有之。"增加了产地山东，并指出山东崂山所产者为佳。书中附有紫菀植物图，图中植物具有头状花序，叶宽卵形，浅裂，具网状脉，须根较多，与今药用的紫菀植物形态不一致，与《本草图经》解州紫菀相似，疑为橐吾属 *Ligularia* 植物。

清代《植物名实图考》记载："江西建昌谓之关公须，肖其根形。初生铺地，秋抽方紫茎，开紫花，微似丹参"。并附有紫菀植物图，形态与今药用紫菀 *Aster tataricus* L. f. 一致。

民国时期《增订伪药条辨》记载："紫菀凤阳府、亳州龙王庙四乡出著，须根粗，软糯，色紫红，硬梗少者佳。河南淮庆府出，枝略细，软糯，亦可用。湖北出者，性硬根细，泥屑重者次。伪者浙江尚少。因价贱，出货亦多故耳。"指出紫菀以凤阳、亳州产者为佳。赵燏黄《祁州药志》记载："自祁州本帮所得者，乃亳州（亳紫菀）移植于祁州之种。"

现代《中药大辞典》《新编中药志》《中华本草》等本草记载，紫菀主产于安徽、河北。《祁州中药志》记载："祁州所产紫菀，根粗且长，质柔韧。因其质地纯正，药效良好，畅销全国各地，故名'祁紫菀'。"《金世元中药材传统鉴别经验》记载："家种紫菀以河北安国、安徽亳州种植历史悠久，提供商品质优，称为'道地药材'。"《实用中药材经验鉴别》记载："紫菀主产于河北、河南、安徽、山西、黑龙江等省地，而以河北安国、安徽亳州出产者质量最佳。"可见河北安国、安徽亳州均为紫菀道地产区，而河北安国产者称为"祁紫菀"。

1958 年后，毛泽东、周恩来等同志相继到安国视察。"祁紫菀"品种逐渐成为安国的主流栽培品种。1999 年，祁紫菀被河北认定为"名优产品"。2013 年 4 月 15 日，中华人民共和国原农业部正式批准对"祁紫菀"实施农产品地理标志登记保护。

综上，历代本草文献中紫菀的基原与今药用紫菀并不完全一致，但主流品种的形态描述与今紫菀 *Aster tataricus* L. f. 较为一致。目前主流种植区域在河北安国及其周边地区以及安徽亳州，本标准将河北安国地区所产紫菀定为"祁紫菀"。

5.2 产地沿革

从本草考证来看，紫菀的产地主要在河北、安徽、陕西、河南、山东、甘肃等地，在应用过程中品种亦有混杂，包括有白菀等，但主流品种仍以紫菀为主，白菀作替代品用。其道地产区的变迁不大，南北朝时期为湖北、河北，明代为河北、安徽等地。与今紫菀的主要栽培产区（安国、亳州）较为接近。目前栽培紫菀主产于河北安国、安徽亳州，其中安国所产紫菀，根粗且长，质柔韧。因其质地纯正，药效良好，畅销全国各地，故名"祁紫菀"。祁紫菀产地沿革见表1。

表1　祁紫菀产地沿革

年代	出处	产地及评价
秦汉	《神农本草经》	生山谷
南北朝	《名医别录》	生房陵山谷及真定、邯郸，二月、三月采根，阴干
	《本草经集注》	生房陵山谷及真定、邯郸，二月、三月采根，阴干
宋	《本草图经》	生房陵山谷及真定、邯郸，二月、三月采根，阴干
	《证类本草》	紫菀生房陵山谷及真定、邯郸。今耀、成、泗、寿、台、孟诸州，兴国军（今湖北省阳新县）皆有之
明	《药性粗评》	生江北州郡山谷，今江南近道亦有之
	《本草蒙筌》	近道多生，真定，独胜
	《本草纲目》	紫菀以牢山所出根如北细辛者为良，沂、兖以东皆有之
清	《植物名实图考》	江西建昌谓之关公须，肖其根形，初生铺地，秋抽方紫茎，开紫花微似丹参
民国	《增订伪药条辨》	紫菀凤阳府、亳州龙王庙四乡出著，须根粗，软糯，色紫红，硬梗少者佳。河南淮庆府出，枝略细，软糯，亦可用。湖北出者，性硬根细，泥屑重者次。伪者浙江尚少。因价贱，出货亦多故耳
	《祁州药志》	自祁州本帮所得者，乃亳州（亳紫菀）移植于祁州之种
现代	《中药大辞典》	紫菀主产安徽亳州、涡阳及河北安国，其中河北安国、安徽亳县、涡阳均为栽培
	《新编中药志》	紫菀主产安徽亳州、涡阳及河北安国，其中河北安国、安徽亳县、涡阳均为栽培
	《中华本草》	紫菀主产安徽亳州、涡阳及河北安国，其中河北安国、安徽亳县、涡阳均为栽培
	《祁州中药志》	祁州所产紫菀，根粗且长，质柔韧。因其质地纯正，药效良好，畅销全国各地，故名"祁紫菀"
	《金世元中药材传统鉴别经验》	家种紫菀以河北安国、安徽亳州种植历史悠久，提供商品质优，称为"道地药材"
	《实用中药材经验鉴别》	紫菀主产于河北、河南、安徽、山西、黑龙江等省地，而以河北安国、安徽亳州出产者质量最佳

6 道地产区及生境特征

6.1 道地产区

以河北安国为核心及其临近的博野、定州、清苑、高阳、蠡县等县市。

6.2 生境特征

安国西依太行山，属太行山东麓山前扇缘平原向冲积平原过渡地带，地势自西北向东南缓倾，海拔24.6m~36.4m；属温带季风气候，冬季寒冷，夏季炎热，气温的年温差较大，降水季节分配不均匀，表现出明显的大陆性气候特征。年平均气温12.4℃，年平均降水量555.3mm，年平均相对湿度60%，年平均蒸发量1707.1mm。《中国植物志》记载紫菀生于海拔400m~2000m的低山阴坡湿地、山顶和低山草地及沼泽地。喜温暖湿润气候，耐寒，耐涝，怕干旱。冬季气温-20℃时根可以安全越冬。除盐碱地外均可栽种，尤以土层深厚，疏松肥沃，富含腐殖质，排水良好的砂壤土栽培为宜，粘性土不宜栽培。忌连作。

7 质量特征

7.1 质量要求

应符合《中华人民共和国药典》一部对紫菀的相关质量规定。

7.2 性状特征

紫菀根茎呈不规则块状，大小不一，先端有茎、叶的残基；质稍硬。根茎簇生多数细根，长3cm~15cm，直径0.1cm~0.3cm，多编成辫状；表面紫红色或灰红色，有纵皱纹；质较柔韧。气微香，味甜、微苦。

祁紫菀根茎呈不规则的疙瘩块状，下部簇生许多细根，编成辫状。表面淡紫色或紫棕色，具纵皱纹。质稍柔软，断面灰白色或灰棕色。以根粗长、身干、色紫、无泥土、辫子整齐不碎者为佳。

祁紫菀与其他产地紫菀性状鉴别要点见表2。

表2 祁紫菀与其他产地紫菀性状鉴别要点

比较项目	祁紫菀	其他产地紫菀
根茎	根茎呈不规则的疙瘩块状，下部簇生许多细根，编成辫形	根茎簇生多数细根，不编成辫状
表皮	表面淡紫色或紫棕色，具纵皱纹	表面紫红色或灰红色，有纵皱纹
质地	质稍柔软，断面灰白色或灰棕色	质较柔韧

参 考 文 献

[1] 马继兴. 神农本草经辑注 [M]. 北京：人民卫生出版社，2013：159.

[2] 陶弘景. 本草经集注（辑校本）[M]. 尚志钧，尚元胜辑校. 北京：人民卫生出版社，1994：304，359.

[3] 苏颂. 本草图经 [M]. 尚志钧辑校. 合肥：安徽科学技术出版社，1994：182.

[4] 徐国兵，万德光，曾万章. 紫菀、女菀、白菀、山紫菀的考证 [J]. 中药材，1995，18(12)：635-636.

[5] 李时珍. 本草纲目 [M]. 5版. 刘衡如，刘山永校注. 北京：华夏出版社，2013：711-712.

[6] 吴其濬. 植物名实图考校释 [M]. 张瑞贤，王家葵，张卫校注. 北京：中医古籍出版社，2008：210.

[7] 陶弘景. 名医别录（辑校本）[M]. 尚志钧辑校. 北京：中国中医药出版社，2013：122.

[8] 唐慎微. 证类本草 [M]. 郭君双，金秀梅，赵益梅校注. 北京：中国医药科技出版社，2011：249.

[9] 陈嘉谟. 本草蒙筌 [M]. 北京：中医古籍出版社，2009：86.

[10] 曹炳章. 增订伪药条辨 [M]. 刘德荣点校. 福州：福建科学技术出版社，2004：55.

[11] 赵燏黄. 祁州药志 [M]. 福州：福建科学技术出版社，2004：22.

[12] 南京中医药大学. 中药大辞典：下册 [M]. 上海：上海科学技术出版社，2006：3277-3279.

[13] 肖培根. 新编中药志：第一卷 [M]. 北京：化学工业出版社，2002：988.

[14] 国家中医药管理局《中华本草》编委会. 中华本草：第3册 [M]. 上海：上海科学技术出版社，1998：703-704.

[15] 杨见瑞. 祁州中药志 [M]. 石家庄：河北科学技术出版社，1987：65.

[16] 金世元. 金世元中药材传统经验鉴别 [M]. 北京：中国中医药出版社，2010：152.

[17] 郝近大. 实用中药材经验鉴别 [M]. 2版. 北京：人民卫生出版社，2009：474-476.

[18] 国家药典委员会. 中华人民共和国药典一部 [S]. 北京：中国医药科技出版社，2015：172.

[19] 中国科学院中国植物志编辑委员会. 中国植物志：第74卷 [M]. 北京：科学出版社，1985：136.

ICS 11.120.01
C 23

团 体 标 准

T/CACM 1020.138—2019

道地药材 第138部分：西陵知母

Daodi herbs—Part 138: Xilingzhimu

2019-08-13 发布 2019-08-13 实施

中华中医药学会 发布

前　　言

T/CACM 1020《道地药材》标准分为157个部分：

——第1部分：标准编制通则；

……

——第137部分：祁紫菀；

——第138部分：西陵知母；

——第139部分：河北款冬；

……

——第157部分：汉射干。

本部分为T/CACM 1020的第138部分。

本部分按照GB/T 1.1—2009给出的规则起草。

本部分由道地药材国家重点实验室及国家中医药管理局道地药材生态遗传重点研究室提出。

本部分由中华中医药学会归口。

本部分起草单位：河北中医学院、河北省安国市科学技术局、中国中医科学院中药资源中心、北京中研百草检测认证有限公司。

本部分主要起草人：张丹、郑玉光、叩根来、黄璐琦、郭兰萍、詹志来、郭龙、郭亮、张慧康、郑开颜、木盼盼、郭梅、薛紫鲸。

道地药材 第138部分：西陵知母

1 范围

T/CACM 1020 的本部分规定了道地药材西陵知母的来源及形态、历史沿革、道地产区及生境特征、质量特征。

本部分适用于中华人民共和国境内道地药材西陵知母的生产、销售、鉴定及使用。

2 规范性引用文件

下列文件对于本文件的应用是必不可少的。凡是注日期的引用文件，仅注日期的版本适用于本文件。凡是不注日期的引用文件，其最新版本（包括所有的修改单）适用于本文件。

T/CACM 1020.1—2016 道地药材 第1部分：标准编制通则

中华人民共和国药典一部

3 术语和定义

T/CACM 1020.1—2016 界定的以及下列术语和定义适用于本文件。

3.1

西陵知母 xilingzhimu

产于河北易县及其周边地区的知母。

4 来源及形态

4.1 来源

本品为百合科植物知母 *Anemarrhena asphodeloides* Bge. 的干燥根茎。

4.2 形态特征

多年生草本。根茎粗 0.5cm～1.5cm，为残存的叶鞘所覆盖。叶长 15cm～60cm，宽 1.5mm～11mm，向先端渐尖而成近丝状，基部渐宽而成鞘状，具多条平行脉，没有明显的中脉。花葶比叶长得多；总状花序通常较长，可达 20cm～50cm；苞片小，卵形或卵圆形，先端长渐尖；花粉红色、淡紫色至白色；花被片条形，长 5mm～10mm，中央具 3 脉，宿存。蒴果狭椭圆形，长 8mm～13mm，宽 5mm～6mm，先端有短喙。种子长 7mm～10mm。花果期 6 月～9 月。

5 历史沿革

5.1 品种沿革

知母入药始载于《神农本草经》，云："知母，味苦、寒。主消渴，热中，除邪气，肢体浮肿，下水，补不足，益气。一名蚳母，一名连母，一名野蓼，一名地参，一名水参，一名水浚，一名货母，一名蝭母。生川谷”。南北朝时期《名医别录》最早记载其产地，“生河内（即今山西、河北西部和北部，河南一部分地区）。二月、八月采根，暴干”，与今知母产区大致相当。南北朝时期陶弘景所撰《本草经集注》首次描述了其植物形态及生长状态，“今出彭城（今江苏徐州）。形似菖蒲而柔润，叶至难死，掘出随生，须枯燥乃止”。“形似菖蒲”与今知母叶形相似。宋代苏颂所著《本草图经》对知母的植物形态及用药部位进行了详细描述，“生河内川谷，今濒河诸郡及解州、滁州亦有之。根黄色，似菖蒲而柔润；叶至难死，掘出随生，须燥乃止；四月开青花如韭花；八月结实。二月、八月采根，暴干用”。其后附威胜军知母、滁州知母、隰州知母、解州知母、卫州知母原植物图，其中威胜军知母、卫州知母、解州知母与百合科知母属植物知母相似，特别是隰州知母植物形态与今用知母 *Anemarrhena asphodeloides* Bge. 基本一致，而滁州知母则与杏叶沙参相似。《植物名实图考》记载“今药肆所售，根皮黄，肉白，长数寸，原图三种，盖其韭叶者”，附有三幅知母原植物图，经考证其中两幅非百合科知母属知母，实转绘自《本草图经》，另一幅“韭叶者”植物形态与今用知母 *Anemarrhena asphodeloides* Bge. 一致。由上可知，百合科知母属知母 *Anemarrhena asphodeloide* Bge. 是历代沿用的主流品种。

5.2 产地沿革

西陵知母一词最早见于民国时期的《药物出产辨》，该书记载：“知母产直隶东陵、西陵等。清明后收成，野生。”但知母道地产区变化较大，现将其产地变迁梳理如下。

《名医别录》记载：“生河内。二月、八月采根，曝干。”其中“河内”即今山西、河北西部和北部，河南一部分地区。《本草经集注》记载：“今出彭城。形似菖蒲而柔润，叶至难死，掘出随生，须枯燥乃止。”增加了“彭城”产区，彭城即今江苏徐州。《本草图经》记载：“生河内川谷，今濒河诸郡及解州、滁州亦有之。”除《名医别录》所载产区外，还增加了濒河诸郡及解州、滁州产区，濒河诸郡即今河南沁阳、汲县（卫辉）、汝南，山东德州；解州即今山西解县；滁州即今安徽滁州。其所描述植物形态与今用知母 *Anemarrhena asphodeloides* Bge. 一致，其后历代本草文献所描述也均与此一致，但其图上所描述的“解州知母、滁州知母”与今用知母植物形态差异较大，有异物同名之嫌。

明代《本草品汇精要》对知母的产区记载除有《本草经集注》《本草图经》中所述产区外，还指出：“〔道地〕卫州、威胜郡隰州，根黄白。脂润者为好。”指出知母的道地产区为今河南汲县（卫辉）、陕西乾县和山西隰县。后世本草著作《本草纲目》《本草原始》《药镜》所述之产区皆不脱离于上述。

清代王翃所著《握灵本草》记载：“知母出河南诸郡。”该书指出了知母的产地为河南。

民国时期《药物出产辨》记载：“知母产直隶东陵、西陵等。清明后收成，野生。”该书增加了东陵、西陵即今河北的唐山遵化、保定易县等地为知母的产区。自此出现“西陵知母”的描述。

现代对于知母产区的描述较为固定，主要为河北、山西、陕西、内蒙古等。《中药志》记载：“知母，主产于河北易县（西陵）、怀来、房山、涞源、承德、张家口；此外山西盂县、长治，河南济源、林县，内蒙古，甘肃，陕西及东北各省均产。以易县所产品质最佳，又称西陵知母，主销华北，华南并出口；西南及中南都销毛知母；华北及东北销知母肉。”《中药大辞典》记载：“产地河内、川谷、濒河及解州、滁州、河北东陵、西陵等处都产。”《中华本草》记载：“主产于河北、山西、陕西、内蒙古；甘肃、河南、山东、辽宁、黑龙江等地亦产。以河北易县产者质量最好。主销华东、华南，并有出口。”《药用本草》《全国中草药汇编》《常用中药彩色图谱》《中国道地药材》等皆记载：知母主产于河北、山西、内蒙古等地，以河北易县者为优，称“西陵知母”。历史上一直使用知母野生药材，直到现代才出现了栽培品。其中河北易县产的西陵知母品质最佳，主销华东、华南，并由天津口岸出口。人类活动的影响及需求量的增加导致野生知母越来越少，栽培品种和栽培面积日益增加，经过自然和人工选择，一些优良品种逐渐兴起，并形成了固定的产地。知母药材的分布范围逐渐向栽培地集中。因此，河北易县成了西陵知母的道地产区。

从本草考证来看，知母的产地主要在河北、山西、陕西、内蒙古及北京郊区等地。历代以来其道地产区的变迁不大，与今知母的主要栽培产区较为接近。目前，栽培知母主产于河北易县、河北安国及其周边地区和安徽亳州。其中易县所产知母条粗肥大、质硬、外皮色黄、断面色白，质量佳。因其质地纯正，药效良好，畅销全国各地，故名“西陵知母”。西陵知母产地沿革见表1。

表1　西陵知母产地沿革

年代	出处	产地及评价
秦汉	《神农本草经》	生川谷
南北朝	《名医别录》	生河内。二月、八月采根，暴干
	《本草经集注》	今出彭城
宋	《本草图经》	生河内川谷，今濒河诸郡及解州、滁州亦有之
	《本草品汇精要》	〔道地〕卫州、威胜郡隰州，根黄白。脂润者为好
明	《本草纲目》	《别录》曰：知母，生河内川谷。二月、八月采根，曝干。弘景曰：今出彭城。形似菖蒲而柔润，叶至难死，掘出随生，须枯燥乃止。禹锡曰：按：《范子》云：提母出三辅，黄白者善。郭璞释《尔雅》云：荨，知母也。生山上，叶如韭。颂曰：今濒河怀、卫、彰、德诸郡及解州、滁州亦有之。四月开青花如韭花，八月结实
清	《握灵本草》	知母出河南诸郡
民国	《药物出产辨》	知母产直隶东陵、西陵等
现代	《中药志》	主产于河北易县（西陵）、怀来、房山、涞源、承德、张家口；此外山西孟县、长治，河南济源、林县，内蒙古，甘肃，陕西及东北各省均产。以易县所产品质最佳，又称西陵知母，主销华北，华南并出口；西南及中南都销毛知母；华北及东北销知母肉
	《中药大辞典》	河内、川谷、濒河及解州、滁州、河北东陵、西陵等处都产
	《中华本草》	主产于河北、山西、陕西、内蒙古；甘肃、河南、山东、辽宁、黑龙江等地亦产。以河北易县产者质量最好。主销华东、华南，并有出口

6　道地产区及生境特征

6.1　道地产区

西陵知母在河北易县及其周边有大量栽培，野生资源较少。野生品主要分布在河北易县、涞水、涞源、满城等地的阳坡，栽培品在河北保定大部分地区均有引种，尤以疏松的腐殖质壤土栽培为宜。

6.2　生境特征

易县位于保定西北部，太行山北端东麓。地理坐标北纬39°02′~39°35′，东经114°51′~115°37′。处太行山区向华北平原过渡倾斜地带，十分之七为山地，平均海拔324m，地势由西向东下降明显；山体多为侵蚀、剥蚀、岩溶地貌。属温带季风气候，春、秋季干旱多风，夏季炎热多雨，春季平均气温3.2℃，夏季平均气温32.2℃，秋季平均气温-3.3℃，全年极端最低气温-23℃，极端最高气温41℃。冬季严寒少雪，四季分明。西陵知母适应性很强，野生于向阳山坡地边、草原和杂草丛中。土壤多为黄土及腐殖质壤土。西陵知母性耐寒，北方可在田间越冬，喜温暖，耐干旱，除幼苗期须适当浇水外，生长期间不宜过多浇水，特别在高温期间，如土壤水分过多，会生长不良，且根茎容易腐烂。

土壤以疏松的腐殖质壤土为宜，低洼积水和过劲的土壤均不宜栽种。

7 质量特征

7.1 质量要求

应符合《中华人民共和国药典》一部对知母的相关质量规定。

7.2 性状特征

知母呈长条状，微弯曲，略扁，偶有分枝，长3cm～15cm，直径0.8cm～1.5cm，一端有浅黄色的茎叶残痕。表面黄棕色至棕色，上面有一凹沟，具紧密排列的环状节，节上密生黄棕色的残存叶基，由两侧向根茎上方生长；下面隆起而略皱缩，并有凹陷或突起的点状根痕。质硬，易折断，断面黄白色。气微，味微甜、略苦，嚼之带黏性。

西陵知母根茎肥大，先端残留有浅黄色叶柄痕及茎痕（习称"金包头"），分支较少，外皮色黄，密生黄毛（节上密生黄棕色的残存叶基），断面白色，滋润而味苦带甘。

西陵知母与其他产地知母性状鉴别要点见表2。

表2 西陵知母与其他产地知母性状鉴别要点

比较项目	西陵知母	其他产地知母
根茎	根茎肥大，先端残留有浅黄色叶柄痕及茎痕（习称"金包头"）	长条状，微弯曲，略扁，一端有浅黄色的茎叶残痕
表面	外皮色黄，密生黄毛（节上密生黄棕色的残存叶基）	表面黄棕色至棕色，节上密生黄棕色的残存叶基
断面	断面白色	断面黄白色

参 考 文 献

[1] 佚名. 神农本草经 [M]. 吴普等述. 长春: 时代文艺出版社, 2008: 116.

[2] 陶弘景. 名医别录 (辑校本) [M]. 尚志钧辑校. 北京: 人民卫生出版社, 1986: 222-223.

[3] 陶弘景. 本草经集注 (辑校本) [M]. 尚志钧, 尚元胜辑校. 北京: 人民卫生出版社, 1994: 272.

[4] 苏颂. 本草图经 [M]. 尚志钧辑校. 合肥: 安徽科学技术出版社, 1994: 163.

[5] 吴其濬. 植物名实图考 [M]. 北京: 中华书局, 2018: 167-168.

[6] 鲁军. 中国本草全书 [M]. 中国文化研究会纂. 北京: 华夏出版社, 1999: 484.

[7] 刘文泰. 本草品汇精要 [M]. 陆拯, 黄辉, 方红, 等校点. 北京: 中国中医药出版社, 2013: 215.

[8] 李时珍. 本草纲目 [M]. 4版. 刘衡如, 刘山永校注. 北京: 华夏出版社, 2011: 506-507.

[9] 李中立. 本草原始 [M]. 张卫, 张瑞贤校注. 北京: 学苑出版社, 2011: 120.

[10] 蒋仪. 药镜 [M]. 王振国, 丁兆平校注. 北京: 中国中医药出版社, 2015: 68.

[11] 王翃. 握灵本草 [M]. 叶新苗校注. 北京: 中国中医药出版社, 2012: 44.

[12] 中国医学科学院药物研究所. 中药志: 第一册 [M]. 北京: 人民卫生出版社, 1959: 268-271.

[13] 南京中医药大学. 中药大辞典: 上册 [M]. 上海: 上海科学技术出版社, 2006: 1922-1925.

[14] 国家中医药管理局《中华本草》编委会. 中华本草: 第3册 [M]. 上海: 上海科学技术出版社, 1998: 2019-2026.

[15] 时继田. 药用本草 [M]. 天津: 天津古籍出版社, 2007: 24.

[16]《全国中草药汇编》编写组. 全国中草药汇编 [M]. 北京: 人民卫生出版社, 1975: 545.

[17] 沈连生. 常用中药彩色图谱 [M]. 北京: 中国中医药出版社, 1996: 70-71.

[18] 胡世林. 中国道地药材 [M]. 哈尔滨: 黑龙江科学技术出版社, 1989: 413-414.

[19] 钟可, 王文全, 靳凤云, 等. 知母道地药材史学探讨 [J]. 中医药信息, 2013, 30 (1): 29-33.

ICS 11.120.01
C 23

团 体 标 准

T/CACM 1020.139—2019

道地药材　第 139 部分：河北款冬

Daodi herbs—Part 139: Hebeikuandong

2019-08-13 发布　　2019-08-13 实施

中华中医药学会　发布

前　言

T/CACM 1020《道地药材》标准分为157个部分：

——第1部分：标准编制通则；

……

——第138部分：西陵知母；

——第139部分：河北款冬；

——第140部分：邢枣仁；

……

——第157部分：汉射干。

本部分为T/CACM 1020的第139部分。

本部分按照GB/T 1.1—2009给出的规则起草。

本部分由道地药材国家重点实验室及国家中医药管理局道地药材生态遗传重点研究室提出。

本部分由中华中医药学会归口。

本部分起草单位：河北中医学院、河北省中医药科学院、中国中医科学院中药资源中心、北京中研百草检测认证有限公司。

本部分主要起草人：郑玉光、沈正先、张丹、裴林、刘佳、黄璐琦、郭兰萍、詹志来、郭龙、郭亮、张慧康、郑开颜、木盼盼、郭梅、薛紫鲸。

道地药材　第139部分：河北款冬

1　范围

T/CACM 1020的本部分规定了道地药材河北款冬的来源及形态、历史沿革、道地产区及生境特征、质量特征。

本部分适用于中华人民共和国境内道地药材河北款冬的生产、销售、鉴定及使用。

2　规范性引用文件

下列文件对于本文件的应用是必不可少的。凡是注日期的引用文件，仅注日期的版本适用于本文件。凡是不注日期的引用文件，其最新版本（包括所有的修改单）适用于本文件。

T/CACM 1020.1—2016　道地药材　第1部分：标准编制通则

中华人民共和国药典一部

3　术语和定义

T/CACM 1020.1—2016界定的以及下列术语和定义适用于本文件。

3.1

河北款冬　hebeikuandong

产于河北张家口蔚县及其周边地区的款冬花。

4　来源及形态

4.1　来源

本品为菊科植物款冬 *Tussilago farfara* L. 的干燥花蕾。

4.2　形态特征

多年生草本。根茎横生地下，褐色。早春花叶抽出数个花葶，高5cm～10cm，密被白色茸毛，有鳞片状，互生的苞叶，苞叶淡紫色。头状花序单生先端，直径2.5cm～3cm，初时直立，花后下垂；总苞片1层～2层，总苞钟状，结果时长15mm～18mm，总苞片线形，先端钝，常带紫色，被白色柔毛及脱毛，有时具黑色腺毛；边缘有多层雌花，花冠舌状，黄色，子房下位；柱头2裂；中央的两性花少数，花冠管状，先端5裂；花药基部尾状；柱头头状，通常不结实。瘦果圆柱形，长3mm～4mm；冠毛白色，长10mm～15mm。后生出基生叶阔心形，具长叶柄，叶片长3cm～12cm，宽4cm～14cm，边缘有波状，先端具增厚的疏齿，掌状网脉，下面被密白色茸毛；叶柄长5cm～15cm，被白色棉毛。花期1月～2月，果期4月。

5 历史沿革

5.1 品种沿革

款冬花入药始载于《神农本草经》："主咳逆上气，善喘，喉痹，诸惊痫，寒热邪气。一名橐吾（御览作石），一名颗冻（御览作颗冬），一名虎须，一名菟奚。生山谷。"说明了款冬花的生境，即生于山谷之间。

南北朝时期《名医别录》记载："款冬花，味甘，无毒。主消渴，喘息呼吸。一名氐冬。生常山及上党水傍。十一月采花，阴干。"其中"常山"即今河北石家庄一带，"上党"即今山西东南部的长治、晋城一带。可见在南北朝时期，河北即为款冬花的主要产区。《本草经集注》记载："第一出河北，其形如宿莼，未舒者佳，其腹里有丝。次出高丽、百济，其花乃似大菊花。"除与《名医别录》中记载相似的产区外，还明确指出"第一出河北"，其中"河北"指今河北大名县东，"高丽、百济"，指今韩国全州地区。但以上均未提及原植物的形态特征，无法确定款冬花基原。

唐代《新修本草》记载："今出雍州南山溪水及华州山谷涧间。叶似葵而大，丛生，花出根下。"宋代苏颂所著《本草图经》记载："款冬花，出常山山谷及上党水傍，今关中亦有之。根紫色，茎青紫，叶似萆薢；十二月开黄花，青紫萼，去土一二寸，初出如菊花萼，通直而肥；实无子。则陶隐居所谓出高丽百济者，近此类也。又有红花者，叶如荷而斗直，大者容一升，小者容数合，俗呼为蜂斗叶，又名水斗叶。则唐注所谓大如葵而丛生者是也。十一月采花阴干，或云花生于冰下，正月旦采之。"对款冬的基原、采收时间进行了考证，首次记录了款冬花的植物形态，"其根为紫色，茎呈青紫色，叶与蓖麻（萆）相似，十二月盛开黄色花，花萼呈青紫色，长出土面一二寸，始像菊花花萼，其笔直不弯曲"。如此简单的描述可判断其特征符合菊科植物款冬 *Tussilago farfara* L. 的特征。此外，"有红花者，叶如荷而斗直，大者容一升，小者容数合，俗呼为蜂斗叶，又名水斗叶"与蜂斗菜 *Petasites japonicus*（Sieb. et Zucc.）Maxim. 相似。

清代吴其濬《植物名实图考》中记载"救荒本草：款冬叶似葵而大，开黄花，嫩叶可食"。形态描述及所附图也与今用款冬 *Tussilago farfara* L. 一致。

从品种考证可知，历代款冬花药材主流品种为今用菊科植物款冬 *Tussilago farfara* L.。

5.2 产地沿革

《名医别录》最早记载款冬产于河北，即"生常山及上党水傍。十一月采花，阴干"。其中"常山"即今河北石家庄一带。《本草经集注》除记载了其道地产区外，还对其品质进行了评价："第一出河北，其形如宿莼，未舒者佳，其腹里有丝。次出高丽、百济，其花乃似大菊花。"明确指出"第一出河北"，其中"河北"指今河北大名县东。

唐代《新修本草》注云："今出雍州南山溪及华州，山谷涧间。"三国时期开始有雍州的正式行政区划，包括现在的陕西中部、甘肃南部。可见唐代款冬花以"陕西、甘肃"一带为主产区。

宋代苏颂所著《本草图经》记载："款冬花，出常山山谷及上党水旁，今关中亦有之。"增加了产地"关中"，即今陕西一带。

明代《救荒本草》记载："款冬花，一名橐石，一名颗冻，一名虎须，一名菟奚，一名氐冬。生常山山谷及上党水傍，关中蜀北宕昌、秦州、雄州皆有。今钧州密县山谷间亦有之。"除记载款冬花的产地为河北石家庄、甘肃天水一带，还有河南密县。增加了河南密县产地。《本草品汇精要》对款冬花的产区记载除有《本草经集注》《本草图经》中所述产区，还指出："〔道地〕晋州、潞州、耀州、秦州。"指出款冬花的道地产区为今河北晋州、山西长治、陕西铜川、甘肃天水。后世本草著作《本草纲目》《本草蒙筌》《本草乘雅半偈》《本草原始》《本草备要》《本草崇原》所述之产区皆不脱离于上述。

清代吴其濬所著《植物名实图考》指出："款冬花，今江西、湖南亦有。"增加了产地江西和湖南。

民国时期《增订伪药条辨》记载："生河北关中，微见花未舒放者良。……山西太原出者，色紫红无梗，为手瓣冬花，最佳。有梗者，曰上冬花，次之。梗多色黑紫者，曰中冬花，亦次。亳州出者更次。"可见"河北、山西产者质量最佳"。

从历代文献记载可见，款冬花主要生长于常山（今河北正定）山谷及上党（今山西东南部，主要为长治、晋城）水旁。此外甘肃、陕西、河南等地亦为其产区。以品质来论，"第一出河北"，说明河北（今河北大名县东）产者最佳。

现代对款冬花产区的描述较为固定，主要为河北、山西、陕西、甘肃、河南等。《中国药材学》记载："主产于陕西、山西、河南、河北、甘肃、青海、四川、内蒙古等地。以河南产量最大，甘肃品质最好。销外地并出口。"《中华本草》记载："生于向阳较暖的水沟两旁。分布于华北、西北及江西、湖北、湖南等地。"《中药大全》记载："主产于河南、甘肃、陕西、山西等地。湖北、四川、内蒙古、青海、新疆、西藏等地亦产。"《现代中药材商品通鉴》记载："主产于河南嵩县、卢氏，陕西榆林、神木，甘肃灵台、天水，山西兴县、临县等。河北、青海、四川亦产。以河南产量大。以甘肃灵台、陕西榆林所产的质量最佳。"《500味常用中药材的经验鉴别》记载："主产于四川广元、南江、城口、巫江；陕西府谷、子长、镇巴、宁强、榆林、神木、凤县；山西娄烦、忻州、静乐；湖北郧县、南漳；河南宜阳、卢氏、栾州。以河南冬花产量大。"《实用本草纲目彩色图鉴》记载："生长于河边沙地，分布于山西、河南、四川、陕西、甘肃等地。"《中华药海》记载："生长于河边、沙地，分布于河北、河南、四川、山西、陕西、甘肃、内蒙古、新疆、青海、西藏等地。"《金世元中药材传统鉴别经验》记载："主产于河南嵩县、卢氏，甘肃灵台、泾川、天水，山西兴县、临县、静乐，陕西榆林、神木，以及宁夏、内蒙古等地。以河南产量大，甘肃灵台、陕西榆林所产的质量最佳。栽培品主产于重庆、巫溪、城口、广元，陕西府口、子长、镇巴、榆林，山西忻州、兴县、静乐，甘肃政和、康乐、渭源等地。"

从本草考证来看，款冬花的产地主要分布在河北、山西、陕西、甘肃等地。古籍中记载款冬花的道地产区变迁不大，与今款冬花的主要栽培产区较为接近。但到近现代，款冬花的道地产区发生了变迁，文献记载"以河南产量最大，而以甘肃灵台、陕西榆林为佳"，可见道地产区由河北变迁到陕西、甘肃部分地区。目前栽培款冬花主产于河南、重庆、甘肃、陕西等地。而河北作为款冬花的传统道地产区，其产区优势已经弱化，现河北款冬花主要栽培产区为张家口蔚县，需进一步加强款冬花药材的道地优势，扩大其栽培引种范围。河北款冬产地沿革见表1。

表1　河北款冬产地沿革

年代	出处	产地及评价
秦汉	《神农本草经》	生山谷
南北朝	《名医别录》	生常山及上党水傍
	《本草经集注》	生常山山谷及上党水傍。十一月采花，阴干。第一出河北，其形如宿莼，未舒者佳，其腹里有丝。次出高丽、百济，其花乃似大菊花
唐	《新修本草》	今出雍州南山溪及华州，山谷涧间
宋	《本草图经》	款冬花，出常山山谷及上党水傍
	《证类本草》	陶隐居云：第一出河北，其形如宿莼，未舒者佳，其腹里有丝。次出高丽百济，其花乃似大菊花。次亦出蜀北部宕昌，而并不如

表1（续）

年代	出处	产地及评价
明	《救荒本草》	款冬花，生常山山谷及上党水傍
	《本草品汇精要》	〔道地〕晋州、潞州、耀州、秦州
	《本草纲目》	今关中亦有之
	《本草蒙筌》	生常山山谷及上党水旁
	《本草乘雅半偈》	出关中，及雍州、南山、溪水、华州，山谷水涧间
	《本草原始》	始出常山山谷及上党水傍，今关中亦有之
清	《本草备要》	生河北关中
	《本草崇原》	款冬花出关中、雍州、华州山谷溪涧间
	《植物名实图考》	今江西、湖南亦有此草
民国	《增订伪药条辨》	生河北关中，微见花未舒放者良……山西太原出者，色紫红无梗，为手瓣冬花，最佳。有梗者，曰上冬花，次之。梗多色黑紫者，曰中冬花，亦次。亳州出者更次
现代	《中国药材学》	主产于陕西、山西、河南、河北、甘肃、青海、四川、内蒙古等地。以河南产量最大，甘肃品质最好。销外地并出口
	《中华本草》	生于向阳较暖的水沟两旁。分布于华北、西北及江西、湖北、湖南等地
	《中药大全》	主产于河南、甘肃、陕西、山西等地。湖北、四川、内蒙古、青海、新疆、西藏等地亦产
	《现代中药材商品通鉴》	主产于河南嵩县、卢氏，陕西榆林、神木，甘肃灵台、天水，山西兴县、临县等。河北、青海、四川亦产。以河南产量大。以甘肃灵台、陕西榆林所产的质量最佳
	《500味常用中药材的经验鉴别》	主产于四川广元、南江、城口、巫江；陕西府谷、子长、镇巴、宁强、榆林、神木、凤县；山西娄烦、忻州、静乐；湖北郧县、南漳；河南宜阳、卢氏、栾州。以河南冬花产量大
	《实用本草纲目彩色图鉴》	生长于河边沙地，分布于山西、河南、四川、陕西、甘肃等地
	《中华药海》	生长于河边、沙地，分布于河北、河南、四川、山西、陕西、甘肃、内蒙古、新疆、青海、西藏等地
	《金世元中药材传统鉴别经验》	主产于河南嵩县、卢氏，甘肃灵台、泾川、天水，山西兴县、临县、静乐，陕西榆林、神木，以及宁夏、内蒙古等地。以河南产量大，甘肃灵台、陕西榆林所产的质量最佳。栽培品主产于重庆、巫溪、城口、广元，陕西府口、子长、镇巴、榆林，山西忻州、兴县、静乐，甘肃政和、康乐、渭源等地

6 道地产区及生境特征

6.1 道地产区

河北款冬在张家口蔚县及其周边的林地均有种植，其中主要分布在壶流河沿岸地区暖泉、代王城、西合营、陈家洼等乡镇。

6.2 生境特征

蔚县属暖温带大陆性季风气候。平均海拔900m~2000m，高低悬殊，立体气候明显。其主要特点是夏季凉爽、秋季气候多变。蔚县各地年平均降水量为380mm~683mm。降水量最多的是东部的小五台山地区，为580mm~700mm；最少的是中北部壶流河两岸的河川地区，为380mm~430mm，南部山区降水量为530mm~580mm。蔚县气温分布总的趋势是随海拔高度的增加而递减。年平均气温为6.8℃~7.6℃。款冬花性喜凉爽湿润气候和肥沃疏松土壤，怕热、怕旱、怕涝。生于河边、沙地、林缘、路旁、林下等处，气温在15℃~25℃时生长良好，超过36℃时易萎叶，甚至枯死。款冬花耐寒，较耐荫蔽，忌高湿和干旱。

7 质量特征

7.1 质量要求

应符合《中华人民共和国药典》一部对款冬花的相关质量规定。

7.2 性状特征

款冬花呈长圆棒状。单生或2个~3个基部连生，长1cm~2.5cm，直径0.5cm~1cm。上端较粗，下端渐细或带有短梗，外面被有多数鱼鳞状苞片。苞片外表面紫红色或淡红色，内表面密被白色絮状茸毛。体轻，撕开后可见白色茸毛。气香，味微苦而辛。

河北款冬花个大、肥壮、色紫红、无花梗。

河北款冬与其他产地款冬花性状鉴别要点见表2。

表2 河北款冬与其他产地款冬花性状鉴别要点

比较项目	河北款冬	其他产地款冬花
花蕾	2个~3个基部连生，花蕾肥大，个头均匀，颜色鲜艳	单生或2个~3个基部连生
苞片	苞片外表面紫红色	苞片外表面紫红色或淡红色
花柄长度	花柄长不超过0.5cm	花柄长不超过2cm

参 考 文 献

[1] 徐树楠，牛兵占. 中医经典通释：神农本草经 [M]. 石家庄：河北科学技术出版社，1996：84.

[2] 陶弘景. 名医别录（辑校本）[M]. 尚志钧辑校. 北京：人民卫生出版社，1986：243.

[3] 陶弘景. 本草经集注（辑校本）[M]. 尚志钧，尚元胜辑校. 北京：人民卫生出版社，1994：355.

[4] 苏颂. 本草图经 [M]. 尚志钧辑注. 合肥：安徽科学技术出版社，1988：179－181.

[5] 唐慎微. 重修政和经史证类备用本草 [M]. 陆拯，郑苏，傅睿校注. 北京：中国中医药出版社，2013：590－591.

[6] 吴其濬. 植物名实图考：上册 [M]. 北京：中华书局，1963：273.

[7] 苏敬. 新修本草 [M]. 胡方林整理. 太原：山西科学技术出版社，2013：203.

[8] 朱橚. 救荒本草译注 [M]. 王锦秀，汤彦承译注. 上海：上海古籍出版社，2015：16－18.

[9] 刘文泰. 本草品汇精要 [M]. 陆拯，黄辉，方红，等校点. 北京：中国中医药出版社，2013：247.

[10] 李时珍. 本草纲目 [M]. 北京：人民卫生出版社，1982：161－162.

[11] 陈嘉谟. 本草蒙筌 [M]. 张印生，韩学杰，赵慧玲校注. 北京：中医古籍出版社，2008：88.

[12] 卢之颐. 本草乘雅半偈（校点本）[M]. 冷方南，王齐南校点. 北京：人民卫生出版社，1986：246.

[13] 李中立. 本草原始 [M]. 张卫，张瑞贤校注. 北京：学苑出版社，2011：158－159.

[14] 汪昂. 本草备要 [M]. 北京：人民军医出版社，2007：21.

[15] 张志聪. 本草崇原 [M]. 北京：中国中医药出版社，1992：336－338.

[16] 曹炳章. 增订伪药条辨 [M]. 刘德荣点校. 福州：福建科学技术出版社，2004：55－56.

[17] 徐国钧，何宏贤，徐珞珊，等. 中国药材学 [M]. 北京：中国医药科技出版社，1996：1001－1005.

[18] 国家中医药管理局《中华本草》编委会. 中华本草：第2册 [M]. 上海：上海科学技术出版社，1999：994－997.

[19] 崔树德. 中药大全 [M]. 哈尔滨：黑龙江科学技术出版社，1998：507.

[20] 张贵君. 现代中药材商品通鉴 [M]. 北京：中国中医药出版社，2001：1441－1445.

[21] 卢赣鹏. 500味常用中药材的经验鉴别 [M]. 北京：中国中医药出版社，2002：521.

[22] 高学敏，张德芹，张建军. 实用本草纲目彩色图鉴：第四卷 [M]. 北京：外文出版社，2013：721.

[23] 冉先德. 中华药海（精华本）[M]. 北京：东方出版社，2010：1417－1418.

[24] 金世元. 金世元中药材传统鉴别经验 [M]. 北京：中国中医药出版社，2012：202－204.

ICS 11.120.01
C 23

团　　体　　标　　准

T/CACM 1020.140—2019

道地药材　第140部分：邢枣仁

Daodi herbs—Part 140: Xingzaoren

2019-08-13 发布　　2019-08-13 实施

中华中医药学会　发布

前　　言

T/CACM 1020《道地药材》标准分为157个部分：

——第1部分：标准编制通则；

……

——第139部分：河北款冬；

——第140部分：邢枣仁；

——第141部分：安阳花粉；

……

——第157部分：汉射干。

本部分为T/CACM 1020的第140部分。

本部分按照GB/T 1.1—2009给出的规则起草。

本部分由道地药材国家重点实验室及国家中医药管理局道地药材生态遗传重点研究室提出。

本部分由中华中医药学会归口。

本部分起草单位：河北中医学院、中国中医科学院中药资源中心、北京中研百草检测认证有限公司、无限极（中国）有限公司、邢台学院。

本部分主要起草人：郑玉光、沈正先、张丹、黄璐琦、郭兰萍、詹志来、张慧康、刘爱朋、侯芳洁、郭龙、郭亮、马东来、余意。

道地药材　第140部分：邢枣仁

1　范围

T/CACM 1020的本部分规定了道地药材邢枣仁的来源及形态、历史沿革、道地产区及生境特征、质量特征。

本部分适用于中华人民共和国境内道地药材邢枣仁的生产、销售、鉴定及使用。

2　规范性引用文件

下列文件对于本文件的应用是必不可少的。凡是注日期的引用文件，仅注日期的版本适用于本文件。凡是不注日期的引用文件，其最新版本（包括所有的修改单）适用于本文件。

T/CACM 1020.1—2016　道地药材　第1部分：标准编制通则

中华人民共和国药典一部

3　术语和定义

T/CACM 1020.1—2016界定的以及下列术语和定义适用于本文件。

3.1

邢枣仁　xingzaoren

产于河北邢台及其周边的半干旱丘陵地带的酸枣仁。

4　来源及形态

4.1　来源

本品为鼠李科植物酸枣 *Ziziphus jujuba* Mill. var. *spinosa*（Bunge）Hu ex H. F. Chou的干燥成熟种子。

4.2　形态特征

落叶灌木或小乔木，高1m~3m。老枝褐色，幼枝绿色；枝上有两种刺，一为针形刺，长约2cm，一为反曲刺，长约5mm。叶互生；叶柄极短；托叶细长，针状；叶片椭圆形至卵状披针形，长2.5cm~5cm，宽1.2cm~3cm，先端短尖而钝，基部偏斜，边缘有细锯齿，主脉3条。花2~3簇生叶腋，小型，黄绿色；花梗极短萼片5，卵状三角形；花瓣小，5，与萼互生；雄蕊5，与花瓣对生，比花瓣稍长；花盘10浅裂；子房椭圆形，2室，埋于花盘中，花柱短，柱头2裂。核果近球形，直径1cm~1.4cm，先端钝，熟时暗红色，有酸味。花期4月~5月，果期9月~10月。

5 历史沿革

5.1 品种沿革

酸枣入药最早见于《神农本草经》，被列为上品，记载："酸枣，味酸，平。主心腹寒热，邪结气聚，四肢酸疼，湿痹。久服安五脏，轻身延年。"

南北朝时期《名医别录》记载："（酸枣）主治烦心不得眠，脐上下痛，血转，久泄，虚汗，烦渴，补中，益肝气，坚筋骨，助阴气，令人肥健。生河东。八月采实，阴干。"陶弘景《本草经集注》记载："今出东山间，云即是山枣树，子似武昌枣而味极酸，东人乃啖之以醒睡，与此治不得眠，正反矣。"陶弘景在此质疑酸枣果实入药能治不寐的功效，认为果肉味酸当促人清醒，不应"治不得眠"。他所言味极酸与今用酸枣 *Ziziphus jujuba* Mill. var. *spinosa*（Bunge）Hu ex H. F. Chou 的味道相一致。《新修本草》记载："此即樲枣实也，树大如大枣，实无常形，但大枣中味酸者是。《本经》唯用实，疗不得眠，不言用仁。今方用其仁，补中益气，自补中益肝已下，此为酸枣仁之功能。又于下品白棘条中，复云用其实。今医以棘实为酸枣，大误矣。"该书强调应用酸枣仁入药，在此之前均未明确其药用部位。从"味酸"和陶弘景的疑问来看，可能曾以果肉入药。宋代《开宝本草》对之前的疑问做了明确的解释："陶云醒睡，而《经》云疗不得眠。盖其子肉味酸，食之使不思睡，核中仁，服之疗不得眠，正如麻黄发汗，根节止汗也。此乃棘实，更非他物。若谓是大枣味酸者，全非也。酸枣小而圆，其核中仁微扁；大枣仁大而长，不类也。"认为是果肉味酸，与种子性味不同，功效相反。与麻黄之根与茎功效相反的道理类似；其明确提出酸枣仁并非大枣中的呈酸味者，而是别有一物；其提出的性状鉴别方法十分准确。《本草图经》记载："今近京及西北州郡皆有之，野生多在坡坂及城垒间。似枣木而皮细，其木心赤色，茎叶俱青，花似枣花，八月结实，紫红色，似枣而圆小味酸。"

综上所述，古人所论之酸枣与今之鼠李科植物酸枣 *Ziziphus jujuba* Mill. var. *spinosa*（Bunge）Hu ex H. F. Chou 原植物特征一致，说明古今药用酸枣仁当为同一基原。

5.2 产地沿革

河北邢台作为酸枣仁的道地产区最早记载于民国时期的《药物出产辨》，书中记载："酸枣仁产直隶顺德府、山东济宁府。"其中顺德府即今邢台。

南北朝时期《本草经集注》中最早记载了酸枣的产地："今出东山间，云即是山枣树，子似武昌枣而味极酸，东人乃啖之以醒睡，与此治不得眠，正反矣。"东山，在今陕西以东的山西、河南、河北一带。

宋代《嘉祐本草》记载："《蜀本图经》云：今河东及滑州以其木为车轴及匙筋等，木甚细理而硬，所在有之。"滑州，在今河南滑县一带。苏颂《本草图经》记载："酸枣，生河东川泽，今近京及西北州郡皆有之，野生多在坡坂及城垒间。"北宋时近京为今河南开封附近，西北州郡在今河南西北部、山西、河北等一带，还描述了其生境。

民国时期的《药物出产辨》及《中国药学大辞典》记载：酸枣仁产直隶顺德府、山东济宁府。顺德府即今邢台。

《全国中药材资源分布》记载："品名：酸枣仁。产区分布（县）：邢台、沙河、临城、内丘。产况：主产。品质：地道。产季：秋末。"明确界定了邢台地区酸枣仁的优秀道地产区。《中国道地药材》记载："现时仍以北方干旱山区为主产，河北邢台及辽宁朝阳所产量大质优……分布于辽宁、河北、河南、山东、山西。"《中药资源学》记载："其中，以河北邢台和辽宁朝阳地区产量大且质优。"《中国中药区划》记载："酸枣仁是本区的地道药材之一，在国内外享有盛誉。区内酸枣仁的蕴藏量上万公斤以上的县有武安、涉县、磁县、永年，邢台、内丘、沙河、临城……等地，其中邢台、内丘、平山、迁西、平泉等县的蕴藏量均在10万公斤以上。集中分布区总蕴藏量在200万公斤以上，正常年收购量约40万公斤，居全国之首。邢台及毗邻各县所产的酸枣仁有‘梅酸枣’或‘顺酸枣’之称，其果紫红，籽饱满，耐贮存，为商品中之上乘。”该书从产量和产区上说明了邢台酸枣仁产业的大规模、高质量、高产量。《药材资料汇编》记载：“现时主产于河北邢台、内丘、沙河、临城、平山、赞皇、武安……尤以邢台酸枣仁为历史悠久。以河北野生产量大，河南家种产量大。”《中药材产销》记载：“产地：河北的内丘、平山、平泉、邢台、迁安、抚宁、迁西、沙河、赞皇、元氏、青龙、灵寿、井陉、临县、阜平……以河北邢台、内丘产区历史悠久、质地优良最为著名。”

经本草考证，酸枣仁产地以河北、山西、河南、山东、辽宁等地为主，主要生长于丘陵及山地，在应用中亦出现酸枣仁与酸枣肉同用的时期，但后逐渐淘汰酸枣肉的应用，以酸枣仁为商品主流。就其道地产区来说，古今酸枣仁产地较为接近，主要为河北、山西、河南、辽宁以及山东等地，其中河北邢台所产酸枣仁“粒大饱满，皮紫红色，无核壳”质量佳，称为“邢枣仁”。邢枣仁产地沿革见表1。

表1　邢枣仁产地沿革

年代	出处	产地及评价
秦汉	《神农本草经》	“酸枣，生河东川泽”。其中“河东川泽”大约包括今山西南部、东南部、西南部的山区地带
南北朝	《名医别录》	（酸枣）生河东，八月采实，阴干
	《本草经集注》	今出东山间，云即是山枣树，子似武昌枣而味极酸，东人乃啖之以醒睡，与此治不得眠，正反矣
宋	《嘉祐本草》	《蜀本图经》云：今河东及滑州以其木为车轴及匙筯等，木甚细理而硬，所在有之
	《本草图经》	“酸枣，生河东川泽，今近京及西北州郡皆有之，野生多在坡坂及城垒间”。北宋时近京为今河南开封附近，西北州郡在今河南西北部、山西、河北等范围
民国	《药物出产辨》	产直隶顺德府、山东济宁府
现代	《全国中药材资源分布》	产区分布（县）：邢台、沙河、临城、内丘。产况：主产。品质：地道
	《中国道地药材》	现时仍以北方干旱山区为主产，河北邢台及辽宁朝阳所产量大质优……分布于辽宁、河北、河南、山东、山西
	《中药资源学》	其中，以河北邢台和辽宁朝阳地区产量大且质优
	《中国中药区划》	酸枣仁是本区的地道药材之一，在国内外享有盛誉。区内酸枣仁的蕴藏量上万公斤以上的县有武安、涉县、磁县、永年、邢台、内丘、沙河、临城……等地。邢台及毗邻各县所产的酸枣仁有“梅酸枣”或“顺酸枣”之称，其果紫红，籽饱满，耐贮存，为商品中之上乘
	《药材资料汇编》	现时主产于河北邢台、内丘、沙河、临城、平山、赞皇、武安……尤以邢台酸枣仁为历史悠久。以河北野生产量大，河南家种产量大
	《中药材产销》	产地：河北的内丘、平山、平泉、邢台、迁安、抚宁、迁西、沙河、赞皇、元氏、青龙、灵寿、井陉、临县、阜平……以河北邢台、内丘产区历史悠久、质地优良最为著名

6 道地产区及生境特征

6.1 道地产区

河北邢台及其周边的半干旱丘陵地带。

6.2 生境特征

邢枣仁分布在海拔200m～500m丘陵地区的阳坡，喜生长在pH 8～8.2的石灰性土壤中。年平均气温14℃左右，冷月平均最低气温为－2.3～0.6℃，热月平均最高气温为25.9℃，年平均降水量504mm，年平均空气相对湿度在60%～80%。

邢台属于暖温带亚湿润季风气候，四季分明，年内温差大，降水集中。年平均气温12℃～14℃，其中1月为最冷，平均气温－2℃左右，极端最低气温可达－20℃；7月最热，平均气温为27℃，极端最高气温可达41℃。这里春季多扬尘风沙，气候干燥；夏季炎热多雨，气候潮湿；秋季天气稳定，气候凉爽；冬季雨雪偏少，干燥寒冷。

7 质量特征

7.1 质量要求

应符合《中华人民共和国药典》一部对酸枣仁的相关质量规定。

7.2 性状特征

酸枣仁呈扁圆形或扁椭圆形，长5mm～9mm，宽5mm～7mm，厚约3mm。表面紫红色或紫褐色，平滑有光泽，有的有裂纹。有的两面均呈圆隆状突起；有的一面较平坦，中间有1条隆起的纵线纹；另一面稍突起。一端凹陷，可见线形种脐；另端有细小突起的合点。种皮较脆，胚乳白色，子叶2，浅黄色，富油性。气微，味淡。

邢枣仁类圆形，长5mm～11mm，宽5mm～7mm，厚3mm～4mm，果仁大、饱满，大小均匀。表面深红色或紫褐色，外皮光滑有光泽。断面内仁浅黄色，富油性，味甘淡。核壳不超过2%，碎仁不超过5%。杂质含量低于2%，含水量低于17%，千粒重大于45g。以粒大饱满，皮紫红色，无核壳者为佳。

邢枣仁与其他产地酸枣仁性状鉴别要点见表2。

表2 邢枣仁与其他产地酸枣仁性状鉴别要点

比较项目	邢枣仁	其他产地酸枣仁
外形	类圆形	扁圆形或扁椭圆形
表面颜色	表面深红色或紫褐色，外皮光滑有光泽	表面紫红色或紫褐色，平滑有光泽，有的有裂纹
气味	味甘、淡	气微、味淡

参 考 文 献

［1］佚名. 神农本草经［M］. 森立之辑. 北京：北京科学技术出版社，2016：41.

［2］陶弘景. 名医别录（辑校本）［M］. 尚志钧辑校. 北京：中国中医药出版社，2013：36.

［3］陶弘景. 本草经集注（辑校本）［M］. 尚志钧，尚元胜辑校. 北京：人民卫生出版社，1994：275.

［4］苏敬等. 新修本草（辑校本）［M］. 尚志钧辑校. 合肥：安徽科学技术出版社，1981：318.

［5］卢多逊等. 开宝本草［M］. 尚志钧辑校. 合肥：安徽科学技术出版社，1998：269.

［6］苏颂. 本草图经［M］. 尚志钧辑校. 合肥：安徽科学技术出版社，1994：352.

［7］陈仁山，蒋森，陈思敏，等. 药物出产辨（十五）［J］. 中药与临床，2013，4（1）：64－65.

［8］尚志钧. 嘉祐本草辑复本［M］. 北京：中医古籍出版社，2009：292.

［9］陈存仁. 中国药学大辞典［M］. 上海：世界书局，1935：1607－1610.

［10］刘华轩. 全国中药材资源分布［M］. 郑州：河南大学出版社，1988：50.

［11］胡世林. 中国道地药材［M］. 哈尔滨：黑龙江科学技术出版社，1989：426－427.

［12］周荣汉. 中药资源学［M］. 北京：中国医药科技出版社，1993：394.

［13］中国药材公司. 中国中药区划［M］. 北京：科学出版社，1995：230.

［14］张明心. 药材资料汇编［M］. 北京：中国商业出版社，1999：209.

［15］王惠清. 中药材产销［M］. 成都：四川科学技术出版社，2007：379.

ICS 11.120.01
C 23

团　　体　　标　　准

T/CACM 1020.141—2019

道地药材　第141部分：安阳花粉

Daodi herbs—Part 141: Anyanghuafen

2019-08-13 发布　　2019-08-13 实施

中华中医药学会　发布

前　言

T/CACM 1020《道地药材》标准分为157个部分：

——第1部分：标准编制通则；

……

——第140部分：邢枣仁；

——第141部分：安阳花粉；

——第142部分：禹白附；

……

——第157部分：汉射干。

本部分为T/CACM 1020的第141部分。

本部分按照GB/T 1.1—2009给出的规则起草。

本部分由道地药材国家重点实验室及国家中医药管理局道地药材生态遗传重点研究室提出。

本部分由中华中医药学会归口。

本部分起草单位：河北中医学院、中国中医科学院中药资源中心、广州白云山中一药业有限公司、北京中研百草检测认证有限公司。

本部分主要起草人：张丹、郑玉光、黄璐琦、郭兰萍、詹志来、康传志、何雅莉、张慧康、郭龙、侯芳洁、张春波、邹琦、尹震、刘国雄、郭亮。

道地药材 第141部分：安阳花粉

1 范围

T/CACM 1020的本部分规定了道地药材安阳花粉的来源及形态、历史沿革、道地产区及生境特征、质量特征。

本部分适用于中华人民共和国境内道地药材安阳花粉的生产、销售、鉴定及使用。

2 规范性引用文件

下列文件对于本文件的应用是必不可少的。凡是注日期的引用文件，仅注日期的版本适用于本文件。凡是不注日期的引用文件，其最新版本（包括所有的修改单）适用于本文件。

T/CACM 1020.1—2016 道地药材 第1部分：标准编制通则

中华人民共和国药典一部

3 术语和定义

T/CACM 1020.1—2016界定的以及下列术语和定义适用于本文件。

3.1

安阳花粉 anyanghuafen

产于河南安阳、新乡至河北邯郸、武安一带的天花粉。

4 来源及形态

4.1 来源

本品为葫芦科植物栝楼 *Trichosanthes kirilowii* Maxim. 的干燥根。

4.2 形态特征

攀援藤本，长达10m。块根圆柱状，粗大肥厚，富含淀粉，淡黄褐色。茎较粗，多分枝，具纵棱及槽，被白色伸展柔毛。叶片纸质，轮廓近圆形，长、宽均5cm～20cm，常3～5（～7）浅裂至中裂，稀深裂或不分裂而仅有不等大的粗齿，裂片菱状倒卵形、长圆形，先端钝，急尖，边缘常再浅裂，叶基心形，弯缺深2cm～4cm，上表面深绿色，粗糙，背面淡绿色，两面沿脉被长柔毛状硬毛，基出掌状脉5，细脉网状；叶柄长3cm～10cm，具纵条纹，被长柔毛。卷须3歧～7歧，被柔毛。花雌雄异株。雄总状花序单生，或与一单花并生，或在枝条上部者单生，总状花序长10cm～20cm，粗壮，具纵棱与槽，被微柔毛，先端有花5～8，单花花梗长约15cm，小花梗长约3mm，小苞片倒卵形或阔卵形，长1.5cm～2.5cm（～3cm），宽1cm～2cm，中上部具粗齿，基部具柄，被短柔毛；花萼筒筒状，长2cm～4cm，先端扩大，直径约10mm，中、下部直径约5mm，被短柔毛，裂片披针形，长10mm～15mm，宽3mm～5mm，全缘；花冠白色，裂片倒卵形，长20mm，宽18mm，先端中央具1绿色尖头，两侧具丝状流苏，被柔毛；花药靠合，长约6mm，直径约4mm，花丝分离，粗壮，被长柔毛。雌花单生，花梗长7.5cm，被短柔毛；花萼筒圆筒状，长2.5cm，直径1.2cm，裂片和花冠同雄花；子房椭圆形，绿色，长2cm，直径1cm，花柱长2cm，柱头3。果梗粗壮，长4cm～11cm；果实椭圆形或圆形，长7cm～10.5cm，成熟时黄褐色或橙黄色；种子卵状椭圆形，压扁，长11mm～16mm，宽7mm～12mm，淡黄褐色，近边缘处具棱线。花期5月～8月，果期8月～10月。

5 历史沿革

5.1 品种沿革

天花粉入药最早记载于《神农本草经》，但该书并无天花粉之名，而是以“栝楼根”之名被列为中品，其云：“栝楼根，味苦，寒……生川谷。”

南北朝时期陶弘景《本草经集注》记载了栝楼植物形态，云：“出近道。藤生，状如土瓜而叶有叉……其实，今以杂作手膏用。根入土六七尺，大二三围者，服食亦用之。”土瓜即指王瓜 *Trichosanthes cucumeroides*（Ser.）Maxim.。王瓜叶阔卵形或圆形，而栝楼叶通常3～5浅裂或深裂，因而谓之有叉。因此，该书所描述的基原即今栝楼 *Trichosanthes kirilowii* Maxim.。《本草图经》记载：“三四月内生苗，引藤蔓。叶如甜瓜叶，作叉，有细毛。七月开花，似葫芦花，浅黄色。实在花下，大如拳，生青，至九月熟，赤黄色……其实有正圆者，有锐而长者，功用皆同。”对栝楼的形态特征进行了较为详细的描述。《本草纲目》对栝楼进行了更为详细的描述：“其根直下生，年久者长数尺。秋后掘者结实有粉…… 其实圆长，青时如瓜，黄时如熟柿……内有扁子，大如丝瓜子，壳色褐，仁色绿，多脂，作青气。”《植物名实图考》附图二幅，图一叶三裂，裂片边缘平直，果椭圆形；图二叶浅裂，果先端有柱基。从各本草的形态描述和附图来看，历代所用中药栝楼的原植物为藤本，具有卷须、单叶（裂或不裂）、果多圆形等特征，均应为葫芦科植物，并以栝楼 *Trichosanthes kirilowii* Maxim. 为主流。

“天花粉”一词目前最早见于宋代《本草图经》，该书列“栝楼”条，曰：“栝楼，生洪农山谷及山阴地，今所在有之。实，名黄瓜。《诗》所谓果裸之实是也。根亦名白药，皮黄肉白。三四月内生苗，引藤蔓……其根惟岁久入土深者佳，卤地生者有毒。”在“栝楼”条之后，同时又列“天花粉”为正名作另一条，这可能是本草著作中关于“天花粉”之名的最早记载，后世诸家引述，盖多不出此例。李时珍《本草纲目》记载：“其根做粉，洁白如雪，故谓之天花粉。白药，瑞雪，义并近也。”

5.2 产地沿革

南北朝时期《名医别录》首次记载了其产地：“栝楼，一名果赢，一名天瓜，一名泽姑，实，名黄瓜……生洪农及山阴地。入土深者良，生卤地者有毒。二月、八月采根，暴干，三十日成。”其中“洪农”同“弘农”，因避讳而改，辖境在今河南洛阳以西至陕县之间，大约在今河南灵宝附近。可见河南在汉代即为天花粉的主要产区。

明代《滇南本草》记载：“瓜蒌，迤西各处俱有。”其中迤西即今云南大理。《本草品汇精要》记载：“栝楼根：〔道地〕衡州及均州、陕州者最佳……用根坚实者佳。栝楼实：〔道地〕衡州及均州、陕州者佳……用仁。天花粉：《图经》曰生明州……用根。”衡州，今湖南衡阳。均州，今湖北丹江口市一带。陕州，今河南三门峡一带。明州，今宁波。

安阳天花粉早在清代就驰名全国，清乾隆四年《医宗金鉴》中就有“安阳花粉”之说，奉为道地。至近代，1933年续修的《安阳县志》记载：“药品在本县称地道者，厥为天花粉，与瓜蒌同种，瓜蒌其实，天花粉其根也。”说明河南安阳作为天花粉的道地产区历史悠久。

天花粉的道地产区至近代则发生了一些变化。《全国中药材资源分布》（1988）记载：“品名：天花粉。产区分布：安阳、汤阴。产况：主产。品质：地道。产季：秋、春。”此处则说明了天花粉的产区在河南北部的安阳、汤阴一带，且品质地道。《中国道地药材》（1989）记载："且用根者以河南安阳为道地，用果者山东长清为道地之一。"也说明了天花粉的道地产区即在安阳。《中国中药区划》（1995）记载："安阳的天花粉（安阳花粉）……已经形成生产地域分工。"体现了安阳花粉的种植已经呈现出成熟的产业化、规模化特点。《药材资料汇编》（1999）记载："产地：现时主产于山东长清、安丘、莱州、肥城、苍山；河南安阳、淇县、滑县、商水、周口……历史产区：瓜蒌皮、瓜蒌仁，主产江苏南通、海门……天花粉主产安徽亳县、河南安阳。"此处既说明了天花粉的历史产区，也说明了天花粉的现时产区。《中药材产销》（2007）记载："我国黄淮平原及南方各地广有栽培或少量野生。河南的安阳、汤阴、南乐、濮阳、济源、孟县……以河南安阳为著名产地，河北安国种植最多。"则确定了安阳天花粉的著名产地。《本草古籍常用道地药材考》（2007）记载："药材天花粉以色洁白、粉性足、质细嫩、体肥满者为佳。河南产量大质优，习称'安阳花粉'。"本书则主要从药材质量上进一步明确了安阳花粉的道地特点。

以上表明，在古代文献记载中，天花粉的来源植物栝楼主要分布在华北、陕西、华东一带，其中以河南陕县、灵宝及浙江宁波的产出为佳，且所描述植物特征与今用栝楼一致。到近代，其产地发生了一定变迁，但仍以河南、河北、山东为其主产区。可见栝楼药材的道地变迁与地域特征以及相关市场形成具有一定的相关性，形成了以河南安阳为天花粉的道地产区，即"安阳花粉"，以色洁白、粉性足、质细嫩、体肥满者为佳。安阳花粉产地沿革见表1。

表1 安阳花粉产地沿革

年代	出处	产地及评价
先秦	《诗经》	"果赢之实，亦施于宇"。"果赢"即"栝楼"，"豳"也作"邠"，大约在今陕西彬县、旬邑县一带
秦汉	《神农本草经》	栝楼根，味苦，寒……生川谷，及山阴
南北朝	《名医别录》	栝楼，一名果赢，一名天瓜，一名泽姑，实，名黄瓜……生洪农及山阴地
	《本草经集注》	出近道
唐	《新修本草》	今出陕州者，白实最佳
宋	《本草图经》	栝楼，生洪农山谷及山阴地，今所在有之
明	《滇南本草》	瓜蒌，迤西各处俱有
	《本草品汇精要》	栝楼根：〔道地〕衡州及均州、陕州者最佳……用根坚实者佳。栝楼实：〔道地〕衡州及均州、陕州者佳……用仁。天花粉：《图经》曰生明州……用根
	《本草纲目》	弘景曰：出近道。恭曰：出陕州者，白实最佳。颂曰：所在有之
现代	《全国中药材资源分布》	品名：天花粉。产区分布：安阳、汤阴。产况：主产。品质：地道。产季：秋、春
	《中国道地药材》	且用根者以河南安阳为道地，用果者山东长清为道地之一
	《中国中药区划》	安阳的天花粉（安阳花粉）……已经形成生产地域分工
	《药材资料汇编》	产地：现时主产于山东长清、安丘、莱州、肥城、苍山；河南安阳、淇县、滑县、商水、周口……历史产区：瓜蒌皮、瓜蒌仁主产江苏南通、海门……天花粉主产安徽亳县、河南安阳……
	《中药材产销》	我国黄淮平原及南方各地广有栽培或少量野生。河南的安阳、汤阴、南乐、濮阳、济源、孟县……以河南安阳为著名产地，河北安国种植最多
	《本草古籍常用道地药材考》	药材天花粉以色洁白、粉性足、质细嫩、体肥满者为佳。河南产量大质优，习称"安阳花粉"

6 道地产区及生境特征

6.1 道地产区

河南安阳及其周边的新乡至河北邯郸、武安一带的低中山区。

6.2 生境特征

安阳辖区地质表层为黑土及黑钙土层，富含有机质，表层厚度0.5m；表层下为黄土状亚沙土，厚度为5m左右；黄土状亚沙土下为粉砂层，厚度为10m左右。这里的土壤为两合土、砂壤土，且土层深厚，养分含量高，保水肥力较强，排灌条件良好，土壤pH 6.8左右，非常适合深根植物——栝楼的生长和发育。安阳辖区地处北暖温带，属大陆性季风气候，四季分明，夏、秋季多雨。年平均降水量600mm～700mm，多集中在7月、8月；年平均气温14.1℃～14.9℃，大于或等于10℃年活动积温为4632℃～4875℃，无霜期为215d左右；年平均日照时数2484h，7月、8月平均气温27.2℃，年日照率为54%。这为安阳栝楼在7月、8月的旺盛生长期提供了充足的光热资源，利于安阳栝楼特定品质的形成，尤其对栝楼的根——天花粉的形成和凝集，这是不可替代的自然环境资源。安阳天花粉喜温暖湿润、阳光充足的环境，不耐旱，怕涝洼积水，适宜生长于冬暖夏凉的低、中山区。年平均气温在20℃左右，7月平均气温28℃以下、1月6℃以上时较利于植株的生长发育。

7 质量特征

7.1 质量要求

应符合《中华人民共和国药典》一部对天花粉的相关质量规定。

7.2 性状特征

天花粉呈不规则圆柱形、纺锤形或瓣块状，长8cm～16cm，直径1.5cm～5.5cm。表面黄白色或淡棕黄色，有纵皱纹、细根痕及略凹陷的横长皮孔，有的有黄棕色外皮残留。质坚实，断面白色或淡黄色，富粉性，横切面可见黄色木质部，略呈放射状排列，纵切面可见黄色条纹状木质部。气微，味微苦。

安阳花粉呈不规则圆柱形、纺锤形或瓣块状，长8cm～16cm，直径1.5cm～5.5cm。表面黄白色或淡棕黄色，有纵皱纹、细根痕及略凹陷的横长皮孔，有的有黄棕色外皮残留。质坚实，断面白色或淡黄色，富粉性，横切面可见黄色木质部，略呈放射状排列，纵剖面色质洁白、粉质良好、无黄色筋脉而多粉。以块大、均匀、色白、质坚细腻、纤维少、粉性足者为佳。

安阳花粉与其他产地天花粉性状鉴别要点见表2。

表2 安阳花粉与其他产地天花粉性状鉴别要点

比较项目	安阳花粉	其他产地天花粉
纵剖面	纵剖面色质洁白、粉质良好、无黄色筋脉而多粉	纵切面可见黄色条纹状木质部

参 考 文 献

[1] 佚名. 神农本草经 [M]. 吴普等述. 孙星衍，孙冯翼辑. 太原：山西科学技术出版社，1991：60.

[2] 马继兴. 神农本草经辑注 [M]. 北京：人民卫生出版社，2013：143－144.

[3] 苏颂. 本草图经 [M]. 尚志钧辑校. 合肥：安徽科学技术出版社，1994：165.

[4] 李时珍. 本草纲目 [M]. 北京：人民卫生出版社，1982：1267.

[5] 吴其濬. 植物名实图考：下册 [M]. 北京：中华书局，1963：537.

[6] 陶弘景. 名医别录（辑校本）[M]. 尚志钧辑校. 北京：人民卫生出版社，1986：124.

[7] 兰茂. 滇南本草 [M]. 北京：中国中医药出版社，2013：41.

[8] 刘文泰. 本草品汇精要 [M]. 曹晖校注. 北京：华夏出版社，2004：157.

[9] 吴谦等. 医宗金鉴 [M]. 闫志安，何源校注. 北京：中国中医药出版社，1994：679.

[10] 安阳县志编纂委员会. 安阳县志 [M]. 北京：中国青年出版社，1990：399.

[11] 刘华轩. 全国中药材资源分布 [M]. 郑州：河南大学出版社，1988：306.

[12] 胡世林. 中国道地药材 [M]. 哈尔滨：黑龙江科学技术出版社，1989：291.

[13] 中国药材公司. 中国中药区划 [M]. 北京：科学出版社，1995：237.

[14] 张明心. 药材资料汇编 [M]. 北京：中国商业出版社，1999：377.

[15] 王惠清. 中药材产销 [M]. 成都：四川科学技术出版社，2007：215－216.

[16] 徐春波. 本草古籍常用道地药材考 [M]. 北京：人民卫生出版社，2007：184－187.

ICS 11.120.01
C 23

团 体 标 准

T/CACM 1020.142—2019

道地药材 第142部分：禹白附

Daodi herbs—Part 142：Yubaifu

2019-08-13 发布 2019-08-13 实施

中华中医药学会 发布

前　　言

T/CACM 1020《道地药材》标准分为157个部分：

——第1部分：标准编制通则；

……

——第141部分：安阳花粉；

——第142部分：禹白附；

——第143部分：湘莲子；

……

——第157部分：汉射干。

本部分为T/CACM 020的第142部分。

本部分按照GB/T 1.1—2009给出的规则起草。

本部分由道地药材国家重点实验室及国家中医药管理局道地药材生态遗传重点研究室提出。

本部分由中华中医药学会归口。

本部分起草单位：河南中医药大学、中国中医科学院中药资源中心、北京中研百草检测认证有限公司。

本部分主要起草人：陈随清、刘嘉、张飞、杨珂、黄璐琦、郭兰萍、詹志来、郭亮。

道地药材　第 142 部分：禹白附

1　范围

T/CACM 1020 的本部分规定了道地药材禹白附的来源及形态、历史沿革、道地产区及生境特征、质量特征。

本部分适用于中华人民共和国境内道地药材禹白附的生产、销售、鉴定及使用。

2　规范性引用文件

下列文件对于本文件的应用是必不可少的。凡是注日期的引用文件，仅注日期的版本适用于本文件。凡是不注日期的引用文件，其最新版本（包括所有的修改单）适用于本文件。

T/CACM 1020.1—2016　道地药材　第 1 部分：标准编制通则

中华人民共和国药典一部

3　术语和定义

T/CACM 1020.1—2016 界定的以及下列术语和定义适用于本文件。

3.1

禹白附　yubaifu

产于河南许昌禹州、长葛等核心的地区，及周边新郑、汝州、登封、新密等附近适宜生长的暖温带地区的独角莲。

4　来源及形态

4.1　来源

本品为天南星科植物独角莲 *Typhonium giganteum* Engl. 的干燥块茎。

4.2　形态特征

多年生草本，植株常较高大，常生于阴湿的林下、山涧、水沟及庄稼地。块茎倒卵形，卵球形或卵状椭圆形，大小不等，直径 2cm ~ 4cm，外被暗褐色小鳞片，有 7 条 ~ 8 条环状节，颈部周围生多条须根。通常 1 年 ~ 2 年生的只有 1 叶，3 年 ~ 4 年生的有 3 叶 ~ 4 叶。叶与花序同时抽出。叶柄圆柱形，长约 60cm，密生紫色斑点，中部以下具膜质叶鞘；叶片幼时内卷如角状，后即展开，箭形，长15cm ~ 45cm，宽 9cm ~ 25cm，先端渐尖，基部箭状，后裂片叉开成 70° 的锐角；中肋背面隆起，Ⅰ 级侧脉 7 对 ~ 8 对，最下部的两条基部重叠，集合脉与边缘相距 5mm ~ 6mm。花序柄长 15cm。佛焰苞紫色，管部圆筒形或长圆状卵形，长约 6cm，粗 3cm；檐部卵形，展开，长达 15cm，先端渐尖常弯曲。肉穗花序几无梗，长达 14cm，雌花序圆柱形，长约 3cm，粗 1.5cm；中性花序长 3cm，粗约 5mm；雄花序长 2cm，粗 8mm；附属器紫色，长 2cm ~ 6cm，粗 5mm，圆柱形，直立，基部无柄，先端钝。雄花无柄，药室卵圆形，顶孔开裂。雌花：子房圆柱形，顶部截平，胚珠2；柱头无柄，圆形。花期6月~8月，果期7月~9月。

5 历史沿革

5.1 品种沿革

白附子始载于《名医别录》，言："生蜀郡。"白附子具体植物形态未见描述，故无法考证其植物基原。《本草经集注》云："此物乃言出芮芮，久绝，世无复真者，今人乃作之献用。"此时记载地区为甘肃中部以北地区，而此时这里的白附子已"久绝"，以他种代用，可见汉魏以来的白附子品种混乱。

唐代《新修本草》记载："此物本出高丽，今出凉州以西。形似天雄，《本经》出蜀郡，今不复有。凉州者，生沙中，独茎，似鼠尾草，叶生穗间。"此非禹白附，虽然描述其"形似天雄"，但是"生沙中""独茎，似鼠尾草，叶生穗间"的特征，与乌头属黄花乌头完全不同，故也非关白附，推测应为他种。《海药本草》对其产地有新的记载："生东海又新罗国。苗与附子相似。大温，有小毒。"

明代《本草蒙筌》记载："巴郡凉州俱多，砂碛卑湿才有。"此生境与独角莲生境相似，但其地上部分描述为："独茎发叶甚细，周匝生于穗间，形类天雄。"故推测，该品种非禹白附和关白附，可能为当时局部地区使用品种。

自明代嘉靖年间《钧州志》卷一物产中出现对白附子的记载，以后各版禹州地方志均有对白附子记载。明代钧州所辖区域包括现代以禹州为中心的许昌、长葛、新郑、汝州、登封、新密等。《本草纲目》记载："白附子因与附子相似，故得此名，实非附子类也。"又云："根正如草乌头之小者，长寸许，干者皱纹有节。"明代《本草原始》《本草汇言》及清代《本草汇》的白附子药材图中系禹白附，说明禹白附的主流地位最迟在明清时期已确定，至少是明代以来的主流品种。《本草乘雅半偈》记载："本出高丽，及东海、新罗国，今出凉州，及辽东。生砂碛，下湿地，独茎，类鼠尾草，细叶周匝，生于穗间。"

历史上，白附子曾出现过品种混乱的现象，但今使用的白附子均为禹白附（天南星科植物独角莲 *Typhonium giganteum* Engl. 的干燥块茎）和关白附［毛茛科植物黄花乌头 *Aconitum coreanum*（Lévl.）Rapaics 的干燥块根］两个品种，而未见其他品种。

"禹白附"以"独角莲"之名入药首载于《中国药用植物志》。《中药材手册》在白附子项下分别收载禹白附和关白附。20世纪30年代《药物出产辨》记载："白附子，产河南禹州。近日多由牛庄帮运来，用姜煲过，乃能用之。独角莲主产河南禹州等地，故称'禹白附'。"据以上考证可知，明代末期将今药材禹白附、关白附并称白附子入药。《中华本草》记载："白附子主产于河南禹县（今禹州）、长葛，甘肃天水、武都等地，此外湖北、山西、河北、四川、陕西等地也产。"《500味常用中药材的经验鉴别》记载："主产于河南禹县（今禹州市）、长葛、栾川、南召；湖北襄阳、恩施；山西平顺、壶关、垣曲；四川中江、金堂、宜宾、乐山；陕西石泉、西乡、洋县、汉阴；甘肃天水、武都等地，以河南禹县所产量大质优，故名'禹白附'。"《现代中药材商品通鉴》记载："主产于河南禹县（今禹州）、长葛，湖北襄阳、恩施，四川平顺、壶关、垣曲，四川中江、金堂、宜宾、乐山，甘肃天水、武都等地。此外，河北、陕西、湖南等地亦产。河南禹县产者为道地药材，故习称'禹白附'。"《全国中草药汇编》记载："以河南产量多，质佳。主产于河南禹县（今禹州）、长葛，甘肃天水、武都，湖北等地。"因此，本标准将白附子道地药材定为禹白附。

5.2 产地沿革

历史上记载白附子生于四川、甘肃等地，后流传至朝鲜半岛，整体上呈现由西向东的变迁，种植较为广泛。明嘉靖时期，禹州作为当时的药材集散地，明嘉靖三十三年编撰的《钧州志》中记载白附子为当地盛产药材，禹州成为全国白附子的主产区之一，种植历史悠久。综上所述，现代学者对禹白附较为推崇，普遍认为以河南禹州、长葛及附近周边县市所产白附子品质较高，为道地药材。禹白附产地沿革见表1。

表1　禹白附产地沿革

年代	出处	产地及评价
南北朝	《名医别录》	生蜀郡，三月采
	《本草经集注》	“出蜀郡”“此物乃言出芮芮，久绝，俗无复真者，今人乃作之献用”
唐	《新修本草》	此物本出高丽，今出凉州以西。形似天雄，《本经》出蜀郡，今不复有。凉州者，生沙中，独茎，似鼠尾草，叶生穗间
	《海药本草》	生东海又新罗国。苗与附子相似。大温，有小毒
宋	《证类本草》	形如天雄，新罗出者佳
明	《本草蒙筌》	“巴郡凉州俱多，砂碛卑湿才有”“独茎发叶甚细，周匝生于穗间，形似天雄”
	《本草乘雅半偈》	本出高丽，及东海、新罗国，今出凉州，及辽东。生砂碛，下湿地，独茎，类鼠尾草，细叶周匝，生于穗间
	《本草汇言》	白附子本出高丽及东海，新罗国。今凉州及辽东亦有。生沙碛，下湿地
清	《本草求真》	今惟凉州生
民国	《药物出产辨》	白附子，产河南禹州。近日多由牛庄帮运来，用姜煲过，乃能用之。独角莲主产河南禹州等地，故称“禹白附”
现代	《中华本草》	白附子主产于河南禹县（今禹州）、长葛，甘肃天水、武都等地，此外湖北、山西、河北、四川、陕西等地也产
	《500味常用中药材的经验鉴别》	主产于河南禹县（今禹州）、长葛、栾川、南召；湖北襄阳、恩施；山西平顺、壶关、垣曲；四川中江、金堂、宜宾、乐山；陕西石泉、西乡、洋县、汉阴；甘肃天水、武都等地，以河南禹县所产量大质优，故名“禹白附”
	《现代中药材商品通鉴》	主产于河南禹县（今禹州）、长葛，湖北襄阳、恩施，四川平顺、壶关、垣曲，四川中江、金堂、宜宾、乐山，甘肃天水、武都等地。此外，河北、陕西、湖南等地亦产。河南禹县产者为地道药材，故习称“禹白附”
	《全国中草药汇编》	以河南产量多，质佳。主产于河南禹县（今禹州）、长葛，甘肃天水、武都，湖北等地

6　道地产区及生境特征

6.1　道地产区

地处河南中部伏牛山脉与豫东平原过渡带，以河南许昌禹州、长葛、新郑为中心区域，及周边汝州、登封、新密等附近适宜生长地区。

6.2　生境特征

四季气候总的特征是春季干旱多风沙；夏季炎热雨集中；秋季晴和气爽日照长；冬季寒冷少雨雪。

历年年平均降水量为650mm左右，全年以夏季（6月~8月）雨水最为集中，占年平均降水量的54%。冬季雨雪稀少。禹州处于大陆季风区，风向、风速均有明显的季节变化。年平均风速为每秒2.5m。夏季多偏南风，冬季多偏北风，常年主要风为东北风。禹州地理坐标为北纬33°59′~34°09′与东经113°03′~113°39′。东西长55km，南北宽47km。总面积1472km²，其中平原占总面积的40.8%，岗地占30.6%，丘陵占14.7%，山地占13.9%，水域面积约4.5km²。四季变化分明，夏季炎热，冬季寒冷，无霜期长。土壤以典型褐土的立黄土、红黄土为主，土地集约化程度高。

7 质量特征

7.1 质量要求

应符合《中华人民共和国药典》一部对白附子的相关质量规定。

7.2 性状特征

白附子呈椭圆形或卵圆形，长2cm~5cm，直径1cm~3cm。表面黄白色或淡棕色，略粗糙，有环纹及须根痕。先端有茎痕或芽痕。质坚硬，断面淡白色，粉性。气微，味淡、麻辣刺舌。

禹白附呈椭圆形或卵圆形，长2cm~6cm，直径1cm~3.5cm。表面黄白色或淡棕色，略粗糙，有环纹及须根痕。先端有茎痕或芽痕。质坚硬，断面白色，粉性。气微，味淡、麻辣刺舌。以个大、质坚实、色白、粉性足为佳。

禹白附与其他产地白附子性状鉴别要点见表2。

表2 禹白附与其他产地白附子性状鉴别要点

比较项目	禹白附	其他产地白附子
大小	长2cm~6cm，直径1cm~3.5cm	长2cm~5cm，直径1cm~3cm
质地	坚实，粉性足	稍软
颜色	断面白色	断面淡白色

参 考 文 献

［1］陶弘景．名医别录（辑校本）［M］．尚志钧辑校．北京：人民卫生出版社，1986：232.

［2］陶弘景．本草经集注［M］．上海：群联出版社，1955：80.

［3］苏敬等．新修本草（辑复本）［M］．尚志钧辑校．合肥：安徽科学技术出版社，1981：296.

［4］李珣．海药本草（辑校本）［M］．尚志钧辑校．北京：人民卫生出版社，1997：46.

［5］陈嘉谟．本草蒙筌［M］．王淑民，陈湘萍，周超凡点校．北京：人民卫生出版社，1988：177－178.

［7］李时珍．本草纲目（校点本）：上册［M］．北京：人民卫生出版社，1982：1183－1185.

［8］卢之颐．本草乘雅半偈［M］．张永鹏校注．北京：中国医药科技出版社，2014：230.

［9］韩素杰．基于地方志文献的禹州药市研究［J］．中医文献杂志，2015，33（6）：25－29.

［10］陈仁山．药物出产辨［M］．台北：新医药出版社，1977：7.

［11］卢赣鹏．500种常用中药材的经验鉴别［M］．北京：中国中医药出版社，1999：3－4.

［12］陶弘景．本草经集注［M］．尚志钧，尚元胜辑校．北京：人民卫生出版社，1994：341.

［13］唐慎微．重修政和经史政类备用本草［M］．尚志钧辑校．北京：华夏出版社，1993：244.

［14］黄宫绣．本草求真［M］．上海：上海科学技术出版社，1959：83.

［15］张贵君．现代中药材商品通鉴［M］．北京：中国中医药出版社，2001：965－968.

［16］王国强．全国中草药汇编：第一卷［M］．3版．北京：人民卫生出版社，2014：188－190.

ICS 11.120.01
C 23

团 体 标 准

T/CACM 1020.143—2019

道地药材 第143部分：湘莲子

Daodi herbs—Part 143: Xianglianzi

2019-08-13 发布 2019-08-13 实施

中华中医药学会 发布

前　言

T/CACM 1020《道地药材》标准分为157个部分：

——第1部分：标准编制通则；

……

——第142部分：禹白附；

——第143部分：湘莲子；

——第144部分：湘玉竹；

……

——第157部分：汉射干。

本部分为T/CACM 1020的第143部分。

本部分按照GB/T 1.1—2009给出的规则起草。

本部分由道地药材国家重点实验室及国家中医药管理局道地药材生态遗传重点研究室提出。

本部分由中华中医药学会归口。

本部分起草单位：福建中医药大学、中国中医科学院中药资源中心、湖南农业大学、湖南省中药材产业协会、无限极（中国）有限公司、北京中研百草检测认证有限公司。

本部分主要起草人：杨成梓、安昌、黄璐琦、郭兰萍、孙景、唐德英、詹志来、曾建国、杨子墨、余意、马方励、郭亮。

道地药材 第143部分：湘莲子

1 范围

T/CACM 1020的本部分规定了道地药材湘莲子的来源及形态、历史沿革、道地产区及生境特征、质量特征。

本部分适用于中华人民共和国境内道地药材湘莲子的生产、销售、鉴定及使用。

2 规范性引用文件

下列文件对于本文件的应用是必不可少的。凡是注日期的引用文件，仅注日期的版本适用于本文件。凡是不注日期的引用文件，其最新版本（包括所有的修改单）适用于本文件。

T/CACM 1020.1—2016 道地药材 第1部分：标准编制通则

中华人民共和国药典一部

3 术语和定义

T/CACM 1020.1—2016界定的以及下列术语和定义适用于本文件。

3.1

湘莲子 xianglianzi

产于湖南湘潭为核心的区域包括湘江流域中下游的低山丘陵小区及周边地区的莲子。

4 来源及形态

4.1 来源

本品为睡莲科植物莲 *Nelumbo nucifera* Gaertn. 的干燥成熟种子。

4.2 形态特征

多年生水生草本植物。根茎横走，粗而肥厚，节间膨大，内有纵横通气孔道，节部缢缩。叶基生，挺出水面，盾形，直径30cm～90cm，波状边缘，上面深绿色，下面浅绿色。叶柄散生小刺，长1m～2m，挺出水面。花单生，直径10cm～25cm，椭圆花瓣多数，白色或粉红色；花柄长1m～2m。花托在果期膨大，直径5cm～10cm，海绵质。坚果椭圆形和卵圆形，长1.5cm～2.0cm，灰褐色。种子卵圆形，长1.2cm～1.7cm，种皮红棕色。花期6月～8月，果期8月～10月。

5 历史沿革

5.1 品种沿革

莲子始载于秦汉时期《神农本草经》，书中将莲子称为"藕实"或"水芝丹"，并记载："莲，夫渠之实也。”认为其主补中养神，益气力，除百疾。被列为上品，这也是莲有关于药用的最早记录。《尔雅》云：“荷，芙蕖……其实莲，其根藕。”南北朝时期《本草经集注》云：“即今莲子，八月、九月取坚黑者……花及根并入神仙用。今云茎恐即是根，不尔不应言甘也。”可见自古莲、藕等已作药用，魏晋南北朝时期已将莲子作为主要药用部位记述。

莲为多年生水生草本，自生或栽培在池塘或水田内。南北朝时期《名医别录》记载：“一名莲。生汝南，八月采……生池泽。”后世医家与学者也均采用其描述，故莲子生于汝南之说在古代已成共识。鲍远航考证《水经注》中汝南先贤传，其中记载：“汝南郡，汉置，初治平舆，后治新息，即今河南息县。”无论平舆、息县、汝南，今均处河南南部，故推测汝南应是今天河南南部地区的统称。汉代乐府《江南可采莲》描绘：“江南可采莲，莲叶何田田。”汉代江南指现今上海、浙江、江苏、安徽一带。“莲叶何田田”一句可以看出当时莲叶层层叠叠，莲子生长茂盛。

唐代《新修本草》记载：“藕实，一名水芝丹，一名莲。生汝南池泽，八月采。”作为当时政府颁布的具有药典性质的本草，该著说明莲子从有记载起至唐代大多产汝南，即今河南南部。

宋代《证类本草》记载：“一名莲。生汝南池泽。八月采。”

明代《本草纲目》引李当之言：“豫章汝南者良。”豫章为豫章郡，是汉朝时期地名，为今天江西北部一带。并记载：“荆、扬、豫、益诸处湖泽陂池皆有之。”说明了莲子的产区非常广泛。由汝南郡的所辖中原地区向全国各地扩散。

“湘莲”一词，目前的记载中最早见于南朝江淹《莲花赋》记载：“著缥菱兮出波，揽湘莲兮映渚。迎佳人兮北燕，送上宫兮南楚。”但湖南的莲子种植可追溯到3000多年前。由于湘莲在当地的经济价值、生活中的普遍存在性，其种植栽培一直延续。清代光绪《湘潭县志》记载：“莲有红、白二种，官买者入贡。”“土贡有莲实，产县西杨塘。既而求者众，土人种者，珍以自用。贡馈者买之衡阳清泉，署曰‘湘莲’。”湘莲在湖南湘潭已有3000余年栽培史。1930年《药物出产辨》记载：“建莲产福建，观其外质似丑陋，皮色老红，但质味之甘甜居首。湘莲产湖南湘潭，肉质幼嫩，宫粉红皮色，食谱喜用之，安南东京产者名东京莲，类似湘莲，但细粒些。岳州洞庭湖所产者名为湖莲，细粒皮瘀，红且味劫。”《药材资料汇编》（1959）记载：“各地湖泊池塘多有栽培，主产江浙间之太湖，苏皖间之洪泽湖，苏鲁间之微山湖，安徽巢湖及安庆附近的湖泊，湖北新堤的洪湖，浙江金华、兰溪和福建浦城、建阳、水吉，江西广昌等地。”《中国道地药材》（1989）明确指出：“现时莲子以湖南湘莲的产量大，质量优。”《湖南年鉴》（1997）记载：“以湖南产品最佳，福建产量最大。”将湘莲列为最佳。《药材资料汇编》（1999）记载：“现时主产于湖南常德、衡阳、华容、沅江、岳阳；湖北江陵、公安、松滋、洪湖；福建建阳、建瓯、建宁、浦城、龙岩；江苏宝应、镇江；浙江龙游、丽水；江西广昌等地。”鉴于湖南湘潭湘莲栽培历史悠久，质量较佳，加之“湘莲”在南北朝时已久负盛名，且被广大医家及道地产区所认可，因此，本标准将莲子的道地药材定为湘莲子。

综上所述，莲子古今药用基原一致，均为睡莲科植物莲 *Nelumbo nucifera* Gaertn. 的干燥成熟种子。湘莲一词最早出现于南朝，但形成道地药材应在中晚清时期，道地产区为以湖南湘潭为中心，核心区域包括湘江流域中下游的湘中低山丘陵区及周边地区。

5.2 产地沿革

莲子历代产地记载较广，呈现出从中原到南方一带扩散的变迁，南朝已有“湘莲”之名，“湘莲”在清光绪年间更是作为“贡莲”，近代以来形成以湖南湘潭为中心的道地产区，核心区域包括湘江流域中下游的湘中低山丘陵区及周边地区。湘莲子产地沿革见表1。

表 1 湘莲子产地沿革

年代	出处	产地及评价
南北朝	《名医别录》	一名莲。生汝南，八月采
明	《救荒本草》	本草有藕实，一名水芝丹，一名莲。生汝南池泽，今处处有之，生水中
	《本草纲目》	莲藕，荆、扬、豫、益诸处湖泽陂池皆有之
清	《湘潭县志》	土贡有莲实，产县西杨塘。既而求者众，土人种者，珍以自用。贡馈者买之衡阳清泉，署曰湘莲
民国	《药物出产辨》	湘莲产湖南湘潭，肉质幼嫩
现代	《中国道地药材》	现时莲子以湖南湘莲的产量大，质量优
	《湖南年鉴》	以湖南产品最佳，福建产量最大
	《500 种中药现代研究》	莲子，南方各地均产，习惯以湖南所产者品质最佳，称为湘莲子；福建产者品质亦佳，称为建莲子。又因产地不同而有湘莲肉、建莲肉之别。总之，入药以肉质幼嫩、色白者为优，故处方时常用白莲肉一名

6 道地产区及生境特征

6.1 道地产区

以湖南湘潭为中心，核心区域包括湘江流域中下游的湘中低山丘陵区及周边地区。

6.2 生境特征

主产区湘潭市，简称潭，因盛产湘莲而别称“莲城”，又称“潭城”。湘潭位于湖南的中部偏东地区，地跨北纬 27°21′~28°05′，东经 111°58′~113°05′。湘潭属中亚热带季风湿润气候，光能充足，热量丰富。年平均气温 16.7℃~17.4℃。降水量较充沛，年平均降水量为 1200mm~1500mm。莲为阳生植物，喜光。常种植于水源充足、排灌方便、土层 20cm~25cm、肥力中等以上的水田中。莲的生育期短，尤其在 7 月~10 月多次开花结果，消耗养分量大；若要获得高产，选用良田、施足基肥外，另需在这段时间内合理追肥、科学管水。莲为典型的水生植物，大面积种植需要成片的水田或池塘。湘潭市区内地表水系发达，有涓水、涟水河为主要支流，水田面积较大，因此为莲子的适宜种植区。

7 质量特征

7.1 质量要求

应符合《中华人民共和国药典》一部对莲子的相关质量规定。

7.2 性状特征

莲子呈椭圆形或类球形，长 1.2cm~1.8cm，直径 0.8cm~1.4cm。表面红棕色，有细纵纹和较宽的脉纹。一端中心呈乳头状突起，棕褐色，多有裂口，其周边略下陷。质硬，种皮薄，不易剥离。子叶 2，黄白色，肥厚，中有空隙，具绿色莲子心。气微，味甘、微涩；莲子心味苦。

湘莲子略呈规则的椭圆形或类球形，长 12mm~17mm，直径 9mm~14mm。表面红色，有细纵纹和脉纹，饱满圆润。一端中心微有突起，先端钝圆，红棕色，无裂口，底部具一针眼状小孔。湘莲子质硬，种皮没有经过机器打磨，不易剥离，红棕色。

湘莲子与其他产地莲子性状鉴别要点见表2。

表2　湘莲子与其他产地莲子性状鉴别要点

比较项目	湘莲子	福建、江西莲子	其他产地莲子
外形	呈规则的椭圆形或类球形，长12mm～18mm，直径12mm～15mm。子叶2，黄白色，肥厚，中有空隙，具绿色莲子心	略呈扁椭圆形或类球形，长13mm～18mm，直径11mm～14mm。子叶2，黄白色，肥厚，中有空隙	呈规则的椭圆形或类球形，长12mm～16mm，直径9mm～14mm
外观颜色	表面红色，有细纵纹和脉纹，饱满圆润。一端中心微有突起，先端钝圆，无裂口，底部具针眼状小孔。种皮未经打磨，红棕色	表面浅黄色至黄白色，有细纵纹和较宽的脉纹，呈略皱缩样，有的比较饱满油润。一端中心呈乳头状突起，先端尖，浅棕色，大部分都有裂口，且裂口开口较大，其周边略下陷，底部具针眼状小孔。果皮与种皮均已剥离，无残留	表面粉色至黄白色，无细纵纹和脉纹，光滑，粉性较为明显。两端中心微有突起，先端钝圆，无裂口，底部具针眼状小孔，两端多有加工过程中没有打磨干净的红棕色种皮
质地	质硬	质脆硬	质硬

参 考 文 献

[1] 尚志钧. 神农本草经校点 [M]. 芜湖: 皖南医学院科研处, 1981: 76.

[2] 郭璞. 尔雅 [M]. 北京: 中华书局, 1985: 98.

[3] 陶弘景. 本草经集注 (辑校本) [M]. 尚志钧, 尚元胜辑校. 北京: 人民卫生出版社, 1994: 463.

[4] 陶弘景. 名医别录 (辑校本) [M]. 尚志钧辑校. 北京: 中国中医药出版社, 2013: 74.

[5] 鲍远航.《水经注》文献学文学研究 [D]. 北京: 首都师范大学, 2004.

[6] 苏敬等. 新修本草 (辑复本) [M]. 尚志钧辑校. 合肥: 安徽科学技术出版社, 1981: 442-443.

[7] 唐慎微. 证类本草 [M]. 郭君双, 金秀梅, 赵益梅校注. 北京: 中国医药科技出版社, 2011: 631-632.

[8] 李时珍. 本草纲目 [M]. 北京: 中国医药科技出版社, 2016: 1474-1475.

[9] 湘潭县地方志编纂委员会. 湘潭县志 [M]. 长沙: 湖南出版社, 1995: 341.

[10] 陈仁山. 药物出产辨 [M]. 广州: 广州中医专门学校, 1930: 98.

[11] 中国药学会上海分会, 上海市药材公司. 药材资料汇编: 下册 [M]. 上海: 科技卫生出版社, 1959: 80-82.

[12] 胡世林. 中国道地药材 [M]. 哈尔滨: 黑龙江科学技术出版社, 1989: 49.

[13] 张明心. 药材资料汇编 [M]. 北京: 中国商业出版社, 1999: 386-389.

[14] 国家中医药管理局《中华本草》编委会. 中华本草: 第1册 [M]. 上海: 上海科学技术出版社, 1999: 399-402.

ICS 11.120.01
C 23

团　　　　体　　　　标　　　　准

T/CACM 1020.144—2019

道地药材　第144部分：湘玉竹

Daodi herbs—Part 144: Xiangyuzhu

2019-08-13 发布　　　　2019-08-13 实施

中华中医药学会　发布

前　言

T/CACM 1020《道地药材》标准分为157个部分：

——第1部分：标准编制通则；

……

——第143部分：湘莲子；

——第144部分：湘玉竹；

——第145部分：龙牙百合；

……

——第157部分：汉射干。

本部分为T/CACM 1020的第144部分。

本部分按照GB/T 1.1—2009给出的规则起草。

本部分由道地药材国家重点实验室及国家中医药管理局道地药材生态遗传重点研究室提出。

本部分由中华中医药学会归口。

本部分起草单位：湖南省中医药研究院、湖南省中药材产业协会、湖南农业大学、中国中医科学院中药资源中心、无限极（中国）有限公司、北京中研百草检测认证有限公司。

本部分主要起草人：刘浩、张水寒、曾建国、黄璐琦、郭兰萍、詹志来、谢景、谢红旗、何雅莉、杨子墨、郭亮、余意。

道地药材　第144部分：湘玉竹

1　范围

T/CACM 1020的本部分规定了道地药材湘玉竹的来源及形态、历史沿革、道地产区及生境特征、质量特征。

本部分适用于中华人民共和国境内道地药材湘玉竹的生产、销售、鉴定及使用。

2　规范性引用文件

下列文件对于本文件的应用是必不可少的。凡是注日期的引用文件，仅注日期的版本适用于本文件。凡是不注日期的引用文件，其最新版本（包括所有的修改单）适用于本文件。

T/CACM 1020.1—2016　道地药材　第1部分：标准编制通则

中华人民共和国药典一部

3　术语和定义

T/CACM 1020.1—2016界定的以及下列术语和定义适用于本文件。

3.1

湘玉竹　xiangyuzhu

产于以衡邵盆地为核心的邵阳、衡阳以及与此区域接壤的娄底、益阳、长沙等湘中丘陵盆地区域内的栽培玉竹。

4　来源及形态

4.1　来源

本品为百合科植物玉竹 *Polygonatum odoratum*（Mill.）Druce的干燥根茎。

4.2　形态特征

多年生草本。根茎圆柱形，直径5mm～14mm，肉质，黄白色，表面有环节，着生多数须根。茎高20cm～50cm，具叶7～12。叶互生，椭圆形至卵状矩圆形，长5cm～12cm，宽3cm～6cm，先端尖，下面带灰白色，下面脉上平滑至呈乳头状粗糙。花序具花1～4（在栽培情况下，可多至8），总花梗（单花时为花梗）长1cm～1.5cm，无苞片或有条状披针形苞片；花被黄绿色至白色，全长13mm～20mm，花被筒较直，裂片长3mm～4mm；花丝丝状，近平滑至具乳头状突起，花药长约4mm；子房长3mm～4mm，花柱长10mm～14mm。浆果蓝黑色，直径7mm～10mm，具种子7～9。花期5月～6月，果期7月～9月。

道地药材原植物根茎长圆柱形，直径10mm～30mm，常分3枝，间有2枝。花不育。

5　历史沿革

5.1　品种沿革

玉竹作为萎蕤的别名首见于《名医别录》。《神农本草经》载女萎，列为中品。《本草经集注》云："《本经》有女萎无萎蕤，《别录》无女萎有萎蕤，而为用正同。疑女萎即萎蕤也，惟名异尔。"《尔雅义疏》云："委萎，今之萎蕤，即玉竹也。"《本草纲目》正误云："《本经》女萎，乃《尔雅》委萎二字，即《别录》萎蕤也，上古钞写讹为女萎尔。"由上可知，女萎、委萎、萎蕤、玉竹，同物异名尔。《本草纲目》释名谓："其叶光莹而象竹，其根多节，故有荧及玉竹、地节诸名。"南北朝时期《本草经集注》谓萎蕤："其根似黄精而小异。"宋代《本草图经》载萎蕤云："叶狭而长，表白里青，亦类黄精。茎秆强直，似竹箭秆，有节；根黄多须，大如指，长一二尺，或云可啖；三月开青花，结圆实。"明代《本草纲目》云："其根横生似黄精，差小，黄白色，性柔多须，最难燥。其叶如竹，两两相值。亦可采根种之，极易繁也。嫩叶及根，并可煮淘食茹。"从历代本草对玉竹的形态和生物学特性的描述可知，其基原植物为百合科植物玉竹 *Polygonatum odoratum*（Mill.）Druce。

5.2　产地沿革

玉竹的产地历代皆有变迁。《名医别录》云："生太山山谷及丘陵。"《本草经集注》云："今处处有。"唐代《四声本草》云："萎蕤，补中益气，出均州（今湖北丹江口）。"《本草图经》云："生泰山山谷丘陵，今滁州（今安徽滁州）、舒州（今安徽安庆）及汉中皆有之。"并附滁州、舒州药图。《救荒本草》云："生太山山谷，及舒州、滁州、均州，今南阳府马鞍山亦有。"明代《本草蒙筌》谓："泰山山谷多生，滁州舒州俱有。"《本草纲目》云："处处山中有之。"清代诸本草文献未见玉竹产地描述，可推测明清以前，玉竹来源于野生资源，尚未形成明显的道地产区。

近百年来，本草著作记载了一些玉竹质量优良的产区。清代末《邵阳县乡土志·卷四地理·物产》记载："药属有元参、玉竹参……玉竹参一名葳蕤，又名女萎，近谷皮洞多产此。"民国时期《药物出产辨》记载："产北江连州、乐昌一带，名曰西竹。修长，开片好看，但糖质少，味鲜带淡。夏至前后出新。有产直隶北山一带，名曰海竹，又曰津竹，身短，味甜香浓厚，糖质重。凡食玉竹者，非此种莫属。有产湖南，名曰广竹，糖质与海竹同。"

中华人民共和国成立以来，玉竹产地不断发展变化。1959 年《中药志》记载："主产湖南邵东、祁阳，河南洛阳、伊川、栾川，江苏海门、南通，浙江新昌、孝丰……以湖南、河南产量最大，销全国；浙江新昌质最佳，但产量少。"1959 年《药材资料汇编》记载："主产江苏海门，称为江北玉竹。安徽安庆、铜陵、南陵所产称为安玉竹。河北丰润、玉田、遵化、怀来和辽宁绥中、锦西、建昌、凌源、辽阳、海城、盖平所产的统称为关玉竹。"1999 年《药材资料汇编》记载："家种主产湖南耒阳、隆回、新邵、邵东；广东连县；江苏宜兴、南通、海门；浙江东阳、磐安、仙居、新昌；以湖南产量大、质佳。"《中华本草》记载玉竹："主产于浙江、湖南、广东、江苏、河南等地……以湖南、浙江、广东产者质量为佳。"《中药材产销》于玉竹项下单列湘玉竹条目，记载："湖南邵东等地种植……销全国各地及出口。"

综上分析，古代玉竹药用商品主要来源于野生资源。近百年来，玉竹开始发展栽培，先后形成了浙江、河北、江苏、湖南等主要产地，最终湖南邵东及周边地区的栽培玉竹，具备了根条粗壮、色泽黄亮、质地柔润的质量特点，产量大，疗效好，尤其适用于食疗，以"湘玉竹"之名行销全国及出口，并被广大医家认可。因此本标准将玉竹的道地药材定为湘玉竹。湘玉竹产地沿革见表 1。

表1　湘玉竹产地沿革

年代	出处	产地及评价
南北朝	《名医别录》	生太山山谷及丘陵
	《本草经集注》	今处处有
唐	《四声本草》	出均州（今湖北丹江口）
宋	《本草图经》	生泰山山谷丘陵，今滁州（今安徽滁州）、舒州（今安徽安庆）及汉中皆有之
明	《救荒本草》	生太山山谷，及舒州、滁州、均州，今南阳府马鞍山亦有
	《本草蒙筌》	泰山山谷多生，滁州舒州俱有
	《本草纲目》	处处山中有之
清	《邵阳县乡土志·卷四地理·物产》	玉竹参一名葳蕤，又名女萎，近谷皮洞多产此
民国	《药物出产辨》	玉竹……有产湖南，名曰广竹，糖质与海竹同
现代	《中药志》	主产湖南邵东、祁阳，河南洛阳、伊川、栾川，江苏海门、南通，浙江新昌、孝丰……以湖南、河南产量最大，销全国
	《中华本草》	主产于浙江、湖南、广东、江苏、河南等地……以湖南、浙江、广东产者质量为佳
	《药材资料汇编》	家种主产湖南耒阳、隆回、新邵、邵东……以湖南产量大、质佳

6　道地产区及生境特征

6.1　道地产区

以衡邵盆地为核心的邵阳、衡阳以及与此区域接壤的娄底、益阳、长沙等湘中丘陵盆地。

6.2　生境特征

衡邵盆地位于湖南中部，为浸溶蚀地貌，丘岗面积约60%，地貌类型属于湘中丘陵盆地，气候类型属于内陆型亚热带季风气候。气候温和，四季分明。春多阴雨，夏暑期长，秋多干旱，冬寒期短。年平均气温16.6℃。无霜期270d。年平均降水量1150mm～1350mm。土壤为红壤，土层深厚，酸性强，含有机质少，富含铁、铝，养分缺乏，肥力较低。湘玉竹具有喜温暖湿润，怕涝、耐旱，秋季倒苗较早的生物学特性，一般种植在该地区海拔500m以下丘陵的砂壤土区域。

7　质量特征

7.1　质量要求

应符合《中华人民共和国药典》一部对玉竹的相关质量规定。

7.2　性状特征

玉竹呈长圆柱形，略扁，少有分枝，长4cm～18cm，直径0.3cm～1.6cm。表面黄白色或淡黄棕色，半透明，具纵皱纹和微隆起的环节，有白色圆点状的须根痕和圆盘状茎痕。质硬而脆或稍软，易折断，断面角质样或显颗粒性。气微，味甘，嚼之发黏。

湘玉竹呈长圆柱形，略扁，先端光滑，常分3枝，间有2枝，粗细均匀，长4cm～20cm，直径0.6cm～2.5cm。表面黄白色，半透明，具微隆起的环节，纵皱纹不明显，有白色圆点状的须根痕和圆盘状茎痕。质地柔润，易折断，断面角质样。气微，味甘，嚼之发黏。以根条粗壮，色泽黄亮，质地柔润，无僵皮、不泛油者为佳。

湘玉竹与其他产地玉竹性状鉴别要点见表2。

表2　湘玉竹与其他产地玉竹性状鉴别要点

比较项目	湘玉竹	其他产地玉竹
外形	长圆柱形，略扁，常分3枝，间有2枝，粗细均匀	长圆柱形，略扁，少有分枝
直径	0.6cm～2.5cm	0.3cm～1.6cm
色泽	黄白色，半透明	黄白色或淡黄棕色，半透明
表面	具微隆起的环节，纵皱纹不明显，有白色圆点状的须根痕和圆盘状茎痕	具纵皱纹和微隆起的环节，有白色圆点状的须根痕和圆盘状茎痕
质地	质地柔润	质硬而脆或稍软
断面	断面黄白色，角质样	断面角质样或显颗粒性

参 考 文 献

［1］尚志钧. 神农本草经校注［M］. 北京：学苑出版社，2008：38.

［2］陶弘景. 名医别录（辑校本）［M］. 尚志钧辑校. 北京：人民卫生出版社，1986：22.

［3］陶弘景. 本草经集注（辑校本）［M］. 尚志钧，尚元胜辑校. 北京：人民卫生出版社，1994：97－198.

［4］郝懿行. 尔雅义疏［M］. 北京：中华书局，2017：697.

［5］李时珍. 本草纲目［M］. 北京：华夏出版社，1998：1248－1252.

［6］苏颂. 本草图经［M］. 尚志钧辑校. 北京：学苑出版社，2017：72－73.

［7］唐慎微. 重修政和经史证类备用本草［M］. 北京：人民卫生出版社，1957：154.

［8］朱橚. 救荒本草［M］. 上海：上海古籍出版社，2015：169.

［9］陈嘉谟. 本草蒙筌［M］. 王淑民，陈湘萍，周超凡点校. 北京：人民卫生出版社，1988：110－111.

［10］姚炳奎. 邵阳县乡土志［M］. 上官廉等修. 台北：成文出版社，1970：662.

［11］陈仁山. 药物出产辨［M］. 广东：广东中医药专门学校印刷部，1931：22.

［12］中国医学科学院药物研究所. 中药志［M］. 北京：人民卫生出版社，1959：187.

［13］张明心. 药材资料汇编［M］. 北京：中国商业出版社，1999：301－303.

［14］国家中医药管理局《中华本草》编委会. 中华本草：第8册［M］. 上海：上海科学技术出版社，1999：137.

［15］王惠清. 中药材产销［M］. 成都：四川科学技术出版社，2007：194－197.

［16］湖南省经济地图集编纂委员会. 湖南省经济地图集［M］. 长沙：湖南地图出版社，1989：17－18.

ICS 11.120.01
C 23

团　　体　　标　　准

T/CACM 1020.145—2019

道地药材　第145部分：龙牙百合

Daodi herbs—Part 145: Longyabaihe

2019-08-13 发布　　2019-08-13 实施

中华中医药学会　发 布

前　　言

T/CACM 1020《道地药材》标准分为157个部分：

——第1部分：标准编制通则；

……

——第144部分：湘玉竹；

——第145部分：龙牙百合；

——第146部分：鳖甲；

……

——第157部分：汉射干。

本部分为T/CACM 1020的第145部分。

本部分按照GB/T 1.1—2009给出的规则起草。

本部分由道地药材国家重点实验室及国家中医药管理局道地药材生态遗传重点研究室提出。

本部分由中华中医药学会归口。

本部分起草单位：重庆市中药研究院、湖南省中药材产业协会、中国中医科学院中药资源中心、无限极（中国）有限公司、北京中研百草检测认证有限公司、重庆锦雲医药研究院有限公司。

本部分主要起草人：王昌华、舒抒、银福军、曾建国、谢红旗、黄璐琦、郭兰萍、詹志来、张小波、赵纪峰、周益权、危永胜、余意、马方励、郭亮。

道地药材　第145部分：龙牙百合

1　范围

T/CACM 1020的本部分规定了道地药材龙牙百合的来源及形态、历史沿革、道地产区及生境特征、质量特征。

本部分适用于中华人民共和国境内道地药材龙牙百合的生产、销售、鉴定及使用。

2　规范性引用文件

下列文件对于本文件的应用是必不可少的。凡是注日期的引用文件，仅注日期的版本适用于本文件。凡是不注日期的引用文件，其最新版本（包括所有的修改单）适用于本文件。

T/CACM 1020.1—2016　道地药材　第1部分：标准编制通则

中华人民共和国药典一部

3　术语和定义

T/CACM 1020.1—2016界定的以及下列术语和定义适用于本文件。

3.1

龙牙百合　longyabaihe

产于以湖南邵阳为核心及湘潭等周边地区的百合，以邵阳隆回产量大。

4　来源及形态

4.1　来源

本品为百合科植物百合 *Lilium brownii* F. E. Brown var. *viridulum* Baker 的干燥肉质鳞叶。

4.2　形态特征

鳞茎球形，直径2cm～4.5cm；鳞片披针形，无节，白色。茎高0.7m～2m，有的有紫色条纹，有的下部有小乳头状突起。叶散生，通常自下向上渐小，倒披针形至倒卵形，长7cm～15cm，宽（0.6cm～）1cm～2cm，先端渐尖，基部渐狭，具5脉～7脉，全缘，两面无毛。花单生或几朵排成近伞形；花梗稍弯；苞片披针形；花喇叭形，有香气，乳白色，外面稍带紫色，无斑点，向外张开或先端外弯而不卷，长13cm～18cm；外轮花被片宽2cm～4.3cm，先端尖；内轮花被片宽3.4cm～5cm，蜜腺两边具小乳头状突起；雄蕊向上弯，花丝长10cm～13cm，中部以下密被柔毛，少有具稀疏的毛或无毛；花药长椭圆形；子房圆柱形，长3.2cm～3.6cm，花柱长8.5cm～11cm，柱头3裂。蒴果矩圆形，长4.5cm～6cm，宽约3.5cm，有棱，具多数种子。花期5月～6月，果期9月～10月。

5 历史沿革

5.1 品种沿革

百合之名始载于秦汉时期《神农本草经》，并以“百合”为正名，后世皆沿用此名称。

百合产地的记载始于魏晋时期《吴普本草》：“生宛朐（今山东菏泽西南）及荆山（今湖北南漳西部）。”南北朝时期《名医别录》记载：“生荆州（今湖北荆州）。”说明魏晋南北朝时期，药用百合分布于山东菏泽、湖北南漳和湖北荆州一带。

南北朝时期《本草经集注》记载：“近道处处有，根如胡蒜，数十片相累。”唐代《新修本草》记载：“生荆州川谷……此药有二种：一种细叶，花红白色；一种叶大，茎长，根粗，花白，宜入药用。”

宋代《本草图经》记载：“百合生荆州川谷，今近道处处有之。春生苗，高数尺，秆粗如箭；四面有叶如鸡距，又似柳叶，青色，叶近茎微紫，茎端碧白；四五月开红白花，如石榴觜而大；根如胡蒜重叠，生二三十瓣……又有一种，花黄有黑斑细叶，叶间有黑子，不堪入药。”

宋代《本草衍义》记载：“茎高三尺许，叶如大柳叶，四向攒枝而上。其颠即有淡黄白花，四垂向下覆长蕊。花心有檀色，每一枝颠须五六花。子紫色，圆如梧子，生于枝叶间。每叶一子，不在花中，此又异也。根即百合，其色白，其形如松子壳，四向攒生，中间出苗。”说明从南北朝时期到宋代，药用百合有白花、红白花、黄花、淡黄白色花等数种，以白花品质为佳，其中黄花应为百合科植物卷丹 *Lilium lancifolium* Thunb.，其余均为百合科百合属植物，分布于湖北荆州一带。

明代《救荒本草》记载：“又有一种开红花名山丹，不堪用。”《本草品汇精要》记载：“〔道地〕滁州（今安徽滁州）、成州（今甘肃成县）。”《本草纲目》详细记载了百合植物形态：“百合一茎直上，四向生叶。叶似短竹叶，不似柳叶。五六月茎端开大白花，长五寸，六出，红蕊四垂向下，色亦不红……百合结实略似马兜铃，其内子亦似之。”可确定药用百合基原为百合科植物百合 *Lilium brownii* F. E. Brown var. *viridulum* Baker。《本草纲目》归纳和区分了以前记载的百合、卷丹、山丹三种植物，曰：“叶短而阔，微似竹叶，白花四垂者，百合也。叶长而狭，尖如柳叶，红花，不四垂者，山丹也。茎叶似山丹而高，红花带黄而四垂，上有黑斑点，其子先结在枝叶间者，卷丹也。卷丹以四月结子，秋时开花，根似百合。其山丹四月开花，根小少瓣。盖一类三种也。”并通过比较认为山丹和卷丹品质不如百合，并引孟诜《食疗本草》曰：“山丹。其根食之不甚良，不及白花者。”李时珍自述曰：“卷丹……其根有瓣似百合，不堪食，别一种也。”《本草乘雅半偈》记载：“核曰：近道虽有，唯荆州（今湖北荆州）山谷者良。”根据上述明代文献记载，药用百合在明代明确了优质品种为白花的百合科植物百合 *Lilium brownii* F. E. Brown var. *viridulum* Baker，山丹和卷丹归于山丹一类，其功能主治皆与百合药效不同，其中山丹来源于百合科植物渥丹 *Lilium concolor* Salisb.，卷丹来源于百合科植物卷丹 *Lilium lancifolium* Thunb.。产地方面，上述明代文献首次记载了安徽滁州和甘肃成县为道地产区，湖北荆州所产品质亦好。

清代《本草崇原》记载：“一种……山丹也。一种……卷丹也。其根皆同百合，皆可煮食，而味不美。盖一类三种，唯白花者入药，余不可用。”《本草易读》记载：“根如大蒜，味甘美可食。又有二种与百合相似，其根味颇苦，不堪入药。”《本草备要》记载：“花白者入药。”《本经逢原》记载：“白花者补脾肺，赤花者名山丹，散瘀血药用之。”《本草从新》记载：“花白者入药。”《本草纲目拾遗》记载：“藻异云：百合有三种：一名山百合，花迟不香；二名檀香百合，可食；三名虎皮百合，食之杀人。百草镜：百合白花者入药；红花者名山丹，黄花者名夜合，今惟作盆玩，不入药。百合以野生者良，有甜、苦二种，甜者可用，取如荷花瓣无蒂无根者佳。”《本草求真》记载：“花白者入药。”《本草害利》记载：“茎端五六月开大白花者佳……山丹，其根微苦，食之不甚良，是不及白花也。”《植物名实图考》将百合、山丹、卷丹分别记载，其中百合记载为：“百合……根大，开大白花……近以嵩山（今河南登封西北）产者为良。江西广饶（今江西上饶一带）……洵推此种。夷门（今河南开封）植此为业，以肥甘不苦者为佳。滇南（今云南）土沃，乃至翦采如薪，供瓶经夏。”山丹记载为：“山丹，叶狭而长，枝茎微柔，花红四垂，根如百合而小，少瓣。”此处记载的山丹应为百合科植物山丹（细叶百合）*Lilium pumilum* DC.。卷丹记载为：“卷丹，叶大如柳叶，四向攒枝而上，其颠开红黄花，斑点星星，四垂向下，花心有檀色长蕊，枝叶间生黑子，根如百合……京师花圃，艺之为玩，不以入馔。”说明在清代，药用百合仍以白花的植物百合 *Lilium brownii* F. E. Brown var. *viridulum* Baker 为正品，以河南登封西北嵩山所产者质量为好，并在江西上饶大面积推广种植，在河南开封已形成了种植产业，在云南也有大量栽培。

民国时期《药物出产辨》记载：“湖南湘潭（今湖南湘潭）宝庆（今湖南邵阳）产者，名拣片外合，为最佳。由湘潭经北江到广州，在北江栈沽。以龙牙合（龙牙百合）为最，拣片次之。一产湖北麻城，名麻城合，用硫黄熏至其味酸，不适用。有产四川者，为川合，亦可用。有产江苏省，名苏合，味略苦。均夏季出新。”说明百合在民国时期以湖南湘潭、邵阳所产的百合质量最好，产品远销广州，形成了特定称谓的“龙牙合”商品名，并以之为最佳，后一直沿用至今。

综上，历代文献记载的百合主要有白花、红花、红黄花三类，药用以白花类的百合 *Lilium brownii* F. E. Brown var. *viridulum* Baker 质量为好，红花类的山丹（细叶百合）*Lilium pumilum* DC. 或渥丹 *Lilium concolor* Salisb.，以及红黄花的卷丹 *Lilium lancifolium* Thunb. 质量差不堪入药，或者单列与百合功效不同。2015 年版《中华人民共和国药典》记载卷丹 *Lilium lancifolium* Thunb.、百合 *Lilium brownii* F. E. Brown var. *viridulum* Baker 或山丹（细叶百合）*Lilium pumilum* DC. 均为百合药材的来源，但市场普遍认为百合 *Lilium brownii* F. E. Brown var. *viridulum* Baker 品质优于卷丹，且为与卷丹区别，自民国时期以来将来源于植物百合 *Lilium brownii* F. E. Brown var. *viridulum* Baker 的药材均称为“龙牙百合”，因此，本标准将百合的道地药材定为龙牙百合。

5.2 产地沿革

百合药材产区分布较广，道地产区的变迁较大，在明代时为滁州（今安徽滁州）、成州（今甘肃成县）和荆州（今湖北荆州），清代为嵩山（今河南登封），民国时期为湖南湘潭（今湖南湘潭）、宝庆（今湖南邵阳），近代以湖南邵阳为核心及周边地区为道地产区。龙牙百合产地沿革见表 1。

表 1 龙牙百合产地沿革

年代	出处	产地及评价
明	《本草品汇精要》	〔道地〕滁州（今安徽滁州）、成州（今甘肃成县）
	《本草乘雅半偈》	唯荆州（今湖北荆州）山谷者良
清	《植物名实图考》	近以嵩山（今河南登封西北）产者为良
民国	《药物出产辨》	湖南湘潭（今湖南湘潭）、宝庆（今湖南邵阳）产者，名拣片外合，为最佳。由湘潭经北江到广州，在北江栈沽。以龙牙合（龙牙百合）为最，拣片次之

6 道地产区及生境特征

6.1 道地产区

以湖南邵阳为核心，以及周边湿润亚热带地区。

6.2 生境特征

龙牙百合主产区位于湖南中部偏西南，系江南丘陵向云贵高原过渡地带，以丘陵、山地为主。地处亚热带，属典型亚热带季风性湿润气候。四季分明，光热充足，雨水充沛，雨热同季，年平均气温16.1℃～17.1℃，年平均日照时数1350h～1670h。龙牙百合喜凉爽，耐荫蔽，喜湿润，怕水涝，宜生长于地势高的高垄田或坡地，土壤条件一般为土质肥沃、排水良好的砂壤土。

7 质量特征

7.1 质量要求

应符合《中华人民共和国药典》一部对百合的相关质量规定。

7.2 性状特征

百合呈长椭圆形，长2cm～5cm，宽1cm～2cm，中部厚1.3mm～4mm。表面黄白色至淡棕黄色，有的微带紫色，有数条纵直平行的白色维管束。先端稍尖，基部较宽，边缘薄，微波状，略向内弯曲。质硬而脆，断面较平坦，角质样。气微，味微苦。

龙牙百合多呈长椭圆形，形似"龙牙"，长2cm～5cm，宽1cm～2cm，中部多数厚2mm～4mm。表面乳白色、黄白色至淡棕黄色，有数条纵直平行的白色维管束，有些不明显。先端稍尖，基部稍宽，中间厚，边缘薄，微波状，略向内弯曲。质硬而脆，断面较平坦，角质样。气微，味微苦。

龙牙百合与其他产地百合性状鉴别要点见表2。

表2 龙牙百合与其他产地百合性状鉴别要点

比较项目	龙牙百合	其他产地百合
外形	长椭圆形，片体厚实	长卵形至长椭圆形，片体稍薄
中部厚度	2mm～4mm	1.3mm～4mm
表面	表面乳白色、黄白色至淡棕黄色，有数条纵直平行的白色维管束，有些不明显	表面黄白色至淡棕黄色，有的微带紫色，有数条纵直平行的白色维管束
味道	嚼之粉性足，味微苦	嚼之粉性稍差，苦味稍重

参 考 文 献

[1] 尚志钧. 神农本草经校注 [M]. 北京：学苑出版社，2008：139.

[2] 吴普. 吴普本草 [M]. 尚志钧，尤荣辑，郝学君，等辑校. 北京：人民卫生出版社，1987：35.

[3] 陶弘景. 名医别录（辑校本）[M]. 尚志钧辑校. 北京：人民卫生出版社，1986：142.

[4] 陶弘景. 本草经集注（辑校本）[M]. 尚志钧，尚元胜辑校. 北京：人民卫生出版社，1994：300.

[5] 苏敬等. 新修本草（辑复本）[M]. 尚志钧辑校. 合肥：安徽科学技术出版社，1981：223.

[6] 苏颂. 本草图经（辑校本）[M]. 尚志钧辑校. 北京：学苑出版社，2017：197.

[7] 寇宗奭. 本草衍义 [M]. 颜正华，常章富，黄幼群点校. 北京：人民卫生出版社，1990：60.

[8] 王锦绣，汤彦承. 救荒本草译注 [M]. 上海：上海古籍出版社，2015：170.

[9] 孝宗. 御制本草品汇精要 [M]. 鲁军整理. 北京：九州出版社，2002：306.

[10] 李时珍. 金陵本《本草纲目》新校正 [M]. 钱超尘，温长路，赵怀舟，等校. 上海：上海科学技术出版社，2008：1063.

[11] 卢之颐. 本草乘雅半偈 [M]. 张永鹏校注. 北京：中国医药科技出版社，2014：95.

[12] 张志聪. 本草崇原 [M]. 刘小平点校. 北京：中国中医药出版社，1992：80.

[13] 汪讱庵. 本草易读 [M]. 吕广振，陶振岗，王海亭，等点校. 北京：人民卫生出版社，1987：265.

[14] 汪昂. 本草备要 [M]. 王效菊点校. 天津：天津科学技术出版社，1993：188.

[15] 张璐. 本经逢原 [M]. 上海：上海科学技术出版社，1959：138.

[16] 吴仪洛. 本草从新 [M]. 上海：上海科学技术出版社，1958：184.

[17] 赵学敏. 本草纲目拾遗 [M]. 北京：人民卫生出版社，1983：332.

[18] 黄宫绣. 本草求真 [M]. 上海：上海科学技术出版社，1959：210.

[19] 凌奂. 本草害利 [M]. 北京：中医古籍出版社，1982：224.

[20] 吴其濬. 植物名实图考校释 [M]. 张瑞贤，王家葵，张卫校注. 北京：中医古籍出版社，2008：42.

[21] 陈仁山，蒋淼，陈思敏，等. 药物出产辨（十一）[J]. 中药与临床，2012，3（1）：64－65.

ICS 11.120.01
C 23

团　　体　　标　　准

T/CACM 1020.146—2019

道地药材　第146部分：鳖甲

Daodi herbs—Part 146: Biejia

2019-08-13 发布　　2019-08-13 实施

中华中医药学会　发布

前　　言

T/CACM 1020《道地药材》标准分为157个部分：

——第1部分：标准编制通则；

……

——第145部分：龙牙百合；

——第146部分：鳖甲；

——第147部分：辰砂；

……

——第157部分：汉射干。

本部分为T/CACM 1020的第146部分。

本部分按照GB/T 1.1—2009给出的规则起草。

本部分由道地药材国家重点实验室及国家中医药管理局道地药材生态遗传重点研究室提出。

本部分由中华中医药学会归口。

本部分起草单位：湖南省中医药研究院、中国中医科学院中药资源中心、湖南农业大学、湖南省中药材产业协会、北京中研百草检测认证有限公司。

本部分主要起草人：刘浩、张水寒、黄璐琦、郭兰萍、詹志来、王勇庆、曾建国、谢红旗、杨子墨、何雅莉、郭亮。

道地药材　第146部分：鳖甲

1　范围

T/CACM 1020的本部分规定了道地药材鳖甲的来源及形态、历史沿革、道地产区及生境特征、质量特征。

本部分适用于中华人民共和国境内道地药材鳖甲的生产、销售、鉴定及使用。

2　规范性引用文件

下列文件对于本文件的应用是必不可少的。凡是注日期的引用文件，仅注日期的版本适用于本文件。凡是不注日期的引用文件，其最新版本（包括所有的修改单）适用于本文件。

T/CACM 1020.1—2016　道地药材　第1部分：标准编制通则

中华人民共和国药典一部

3　术语和定义

T/CACM 1020.1—2016界定的以及下列术语和定义适用于本文件。

3.1

鳖甲　biejia

产于以洞庭湖为核心的湖南岳阳、益阳、常德以及周边与其接壤或临近的洞庭湖区内的鳖甲。

4　来源及形态

4.1　来源

本品为鳖科动物鳖 *Trionyx sinensis* Wiegmann 的背甲。

4.2　形态特征

水陆两栖卵生爬行类动物，体呈椭圆形或近卵圆形，成体全长30cm～40cm。头尖，吻长，形成吻突呈短管状；鼻孔位于吻突前端，上下颌缘覆有角质硬鞘，无齿，眼小；瞳孔圆形，鼓膜不明显，颈部可长达70mm以上，颈基部无颗粒状疣，头、颈可完全缩入甲内。背腹甲均无角质板而被有革质软皮，边缘具柔软且较厚的结缔组织，俗称"裙边"。背部中央稍凸起，皮肤有突起小疣，成纵行棱起，椎板8对，肋板8对，无臀板，边缘无缘板相连。背部骨片没有完全骨质化，肋骨与肋板愈合，其末端突出于肋板外侧。四肢较扁平，前肢5指，内侧3指有外露的爪，外侧2指的爪全被皮肤包裹而不外露，后肢趾爪生长情况亦同，指、趾间具蹼而发达。雄性体较扁而尾较长，末端露出于裙边；雌性尾粗短，不露出裙边。泄殖肛孔纵裂。头颈部上面橄榄绿色，下面黄色，下颌至喉部有黄色斑纹，两眼前后有黑纹，眼后头顶部有10余个黑点。体背橄榄绿色或黑棕色，具黑斑，腹部肉黄色，两侧裙边处有绿色大斑纹，近尾部有两团豌豆大的绿色斑纹。前肢上面橄榄绿色；下面淡黄色，后肢上面色较浅。尾部正中为橄榄绿色，余皆为淡黄色。

5　历史沿革

5.1　品种沿革

鳖甲始载于《神农本草经》，被列为中品。《本草图经》附江陵府鳖，其形背甲无纹，头尖吻长，眼小尾短，可以判定为鳖科鳖属动物。《本草纲目》释名云："鳖行蹩躄，故谓之鳖。"可见鳖之名为形容其爬行方式，又曰"淮南子曰：鳖无耳而守神。神守之名以此"，亦可知鳖无外耳。《本草纲目》集解云："鳖，甲虫也，水居陆生，穹脊连胁，与龟同类。四缘有肉裙，故曰龟，甲里肉；鳖，肉里甲。"我国鳖属动物中只有鳖 *Trionyx sinensis* Wiegmann 分布较广。分析本草记述，结合《本草图经》所附江陵鳖图及我国鳖科动物分布状况、形态特征分析，可见，鳖甲的基原动物为鳖 *Trionyx sinensis* Wiegmann。

5.2　产地沿革

南北朝时期《名医别录》曰："生丹阳（今江苏南京、溧阳、句容，安徽当涂等地区）。"可见，此时鳖甲主产于长江下游地区。

唐代孟诜《食疗本草》记载："其甲岳州昌江（今平江）者为上。"《新唐书·地理志》岳州条记载："昌江。中下。神龙三年析湘阴置。"辖区即今平江。《新唐书·地理志》记载："岳州巴陵郡（今岳阳、益阳北部）……土贡苎布、鳖甲。"说明唐代湖南不仅出产鳖甲，而且被认为质量较好，被选作贡品。

宋代苏颂《本草图经》记载："鳖生丹阳池泽，今处处有之，以岳州沅江（今沅江），其甲有九肋者为胜。取无时，仍生取甲，剔去肉为好，不用煮脱者。"明确了岳州沅江所产鳖甲质量最佳，而且以生取之甲为佳。

明代陈嘉谟《本草蒙筌》记载："深潭生，岳州（属湖广）胜。"《本草品汇精要》《本草纲目》则因《本草图经》所言，皆以岳州为胜。《太乙仙制本草药性大全》记载："鳖甲出江河湖海，丹阳池泽，今处处有之，以岳州沅江（今沅江）洞庭湖色绿七两为佳。大者有毒，杀人。裙多九肋益妙。"

民国时期陈仁山《药物出产辨》记载："各省均有，以长江扬子江一带为多出。"

1959 年《药材资料汇编》记载："主产于长江流域。"可见，清代以来，鳖甲的产区扩展到长江中下游流域。1999 年《药材资料汇编》记载："现时主产于湖北江陵、监利、松滋、公安、石首、嘉鱼；湖南岳阳、华容、湘阴、南县、沅江；安徽六安、南陵、芜湖、五河、枞阳、太湖；江苏常州、无锡、南京、兴化、淮阴、洪泽、如东、高邮、高淳、吴县、如皋；江西都昌、湖口、永修；浙江杭州、萧山、绍兴、黄岩、湖州、富阳、余杭；四川仁寿、通江、万县；福建古田、泰宁、沙县、浦城；广东信宜、仁化、电白、怀集；广西东兰、平果；海南保亭、琼海。"近代以来鳖甲产区有所增加，但洞庭湖地区仍然是最主要的产区之一。

从历代本草文献记述可见，唐代鳖甲即以岳州为上，《本草图经》进一步明确以岳州、沅江（今沅江），其甲有九肋者为胜，其后历代本草文献因袭。鳖甲产地沿革见表 1。

表 1　鳖甲产地沿革

年代	出处	产地及评价
南北朝	《名医别录》	生丹阳
唐	《食疗本草》	其甲岳州昌江（今平江）者为上
	《新唐书·地理志》	岳州巴陵郡（今岳阳、益阳北部）……土贡苎布、鳖甲

表1（续）

年代	出处	产地及评价
宋	《本草图经》	以岳州沅江（今沅江），其甲有九肋者为胜
明	《本草蒙筌》	深潭生，岳州（属湖广）胜
	《太乙仙制本草药性大全》	以岳州沅江（今沅江）洞庭湖色绿七两为佳
民国	《药物出产辨》	各省均有，以长江扬子江一带为多出

6 道地产区及生境特征

6.1 道地产区

以洞庭湖为核心的湖南岳阳、益阳、常德以及周边与其接壤或临近的洞庭湖区。

6.2 生境特征

道地产区洞庭湖区境内河网密布，堤垸交错，地势低平，水源丰富，阳光充足，气候温和，海拔一般在150m以下，年平均气温16.6℃～17.9℃，1月平均气温3.8℃～4.7℃，7月平均气温29℃左右，大于或等于10℃积温5300℃～5400℃，大于或等于15℃积温4200℃～4400℃，年平均降水量1250mm～1450mm。江河、湖泊、池塘、水库、山涧溪流或低洼的灌木草丛、潮湿洞穴等适生环境丰富，盛产鱼、虾、蚌、螺、蚯蚓及昆虫等鳖喜食的饲料资源。

7 质量特征

7.1 质量要求

应符合《中华人民共和国药典》一部对鳖甲的相关质量规定。

7.2 性状特征

鳖甲呈椭圆形或卵圆形，背面隆起，长10cm～15cm，宽9cm～14cm，厚1mm～2mm。外表面黑褐色或墨绿色，略有光泽，有不规则细密蠕虫状凹坑纹理和灰黄色或灰白色斑点，中间有一条纵棱。前端有翼状颈板1块，两侧各有对称的肋板8块，椎板纵列，呈不规则长方形。第7、8对或仅第8对肋板背脊部彼此相接，无缘板。外皮脱落后，可见锯齿状嵌接缝。内表面类白色，颈骨翼状，向内卷曲，中部有突起的脊椎骨，两侧各有肋骨8条，伸出边缘。质坚硬。气微腥，味淡。以身干、只大、甲厚、无残肉者为佳，活杀取甲者更佳。

道地产区鳖甲呈椭圆形或卵圆形，背面微隆，前后端微向内卷曲，使整个甲板向内侧形成一个浅凹状，长10cm～20cm，宽8cm～17cm，厚3mm～5mm。外表面灰褐色或墨绿色，略有光泽；内表面灰白色。边缘多附有硬皮。道地产区鳖甲与其他产地鳖甲性状鉴别要点见表2。

表2 道地产区鳖甲与其他产地鳖甲性状鉴别要点

比较项目	道地产区鳖甲	其他产地鳖甲
外形	椭圆形或卵圆形，背面微隆，前后端微向内卷曲，使整个甲板向内侧形成一个浅凹状	椭圆形或卵圆形，背面隆起

表2（续）

比较项目	道地产区鳖甲	其他产地鳖甲
大小	长 10cm ~ 20cm，宽 8cm ~ 17cm，厚3mm ~ 5mm	长 10cm ~ 15cm，宽 9cm ~ 14cm，厚 1mm ~ 2mm
颜色	外表面灰褐色或墨绿色，略有光泽；内表面灰白色	外表面黑褐色或墨绿色，略有光泽；内表面类白色
子裙	边缘多附有硬皮	偶有附硬皮者

参 考 文 献

[1] 尚志钧. 神农本草经校注 [M]. 北京：学苑出版社，2008：173.

[2] 苏颂. 本草图经（辑校本）[M]. 尚志钧辑校. 北京：学苑出版社，2017：472.

[3] 李时珍. 本草纲目 [M]. 北京：华夏出版社，1998：1659.

[4] 周婷. 中国龟鳖动物的分布 [J]. 四川动物，2006，25（2）：272－276.

[5] 杨萍，唐业忠，王跃招. 中国鳖属的分类历史简述 [J]. 四川动物，2011，30（1）：156－159.

[6] 陶弘景. 名医别录（辑校本）[M]. 尚志钧辑校. 北京：中国中医药出版社，2013：158.

[7] 孟诜. 食疗本草译注 [M]. 张鼎增补. 郑金生，张同君译注. 上海：上海古籍出版社，2007：141.

[8] 欧阳修，宋祁. 新唐书·地理志：卷四十一 [M]. 北京：中华书局，2013：1069.

[9] 陈嘉谟. 本草蒙筌 [M]. 王淑民，陈湘萍，周超凡点校. 北京：人民卫生出版社，1988：424.

[10] 刘文泰. 本草品汇精要（校注研究本）[M]. 曹晖校注. 北京：华夏出版社，2004：495.

[11] 郑金生等. 中华大典·医药卫生典·药学分典：第9册 [M]. 成都：巴蜀书社，2013：492.

[12] 陈仁山，蒋淼，陈思敏，等. 药物出产辨（二十）[J]. 中药与临床，2014，5（2）：97.

[13]《药材资料汇编》编审委员会. 药材资料汇编 [M]. 北京：中国商业出版社，1999：494－495.

[14] 谭其骧. 中国历史地图集：东晋十六国·南北朝时期 [M]. 北京：中国地图出版社，1982：42－43.

[15] 谭其骧. 中国历史地图集：宋·辽·金时期 [M]. 北京：中国地图出版社，1982：27－28.

ICS 11.120.01
C 23

团　　体　　标　　准

T/CACM 1020.147—2019

道地药材　第147部分：辰砂

Daodi herbs—Part 147: Chensha

2019-08-13 发布　　2019-08-13 实施

中华中医药学会　发布

前　　言

T/CACM 1020《道地药材》标准分为157个部分：

——第1部分：标准编制通则；

……

——第146部分：鳖甲；

——第147部分：辰砂；

——第148部分：常吴萸；

……

——第157部分：汉射干。

本部分为T/CACM 1020的第147部分。

本部分按照GB/T 1.1—2009给出的规则起草。

本部分由道地药材国家重点实验室及国家中医药管理局道地药材生态遗传重点研究室提出。

本部分由中华中医药学会归口。

本部分起草单位：湖南省中医药研究院、中国中医科学院中药资源中心、湖南农业大学、湖南省中药材产业协会、北京中研百草检测认证有限公司。

本部分主要起草人：刘浩、张水寒、黄璐琦、郭兰萍、詹志来、钟灿、曾建国、谢红旗、杨子墨、何雅莉、郭亮。

道地药材　第147部分：辰砂

1　范围

T/CACM 1020 的本部分规定了道地药材辰砂的来源及形态、历史沿革、道地产区及生境特征、质量特征。

本部分适用于中华人民共和国境内道地药材辰砂的生产、销售、鉴定及使用。

2　规范性引用文件

下列文件对于本文件的应用是必不可少的。凡是注日期的引用文件，仅注日期的版本适用于本文件。凡是不注日期的引用文件，其最新版本（包括所有的修改单）适用于本文件。

T/CACM 1020.1—2016　道地药材　第1部分：标准编制通则

中华人民共和国药典一部

3　术语和定义

T/CACM 1020.1—2016 界定的以及下列术语和定义适用于本文件。

3.1

辰砂　chensha

产于以武陵山南支为核心的湖南新晃、凤凰，贵州万山、务川及周边武陵山区的朱砂。

4　来源及形态

4.1　来源

本品为硫化物类矿物辰砂族辰砂，主含硫化汞（HgS）。

4.2　形态特征

自然矿石，属三方晶体，富矿晶体呈晶簇状结晶集合体，一般矿床晶体呈厚板状或菱面分散夹生在岩石中。鲜红色或暗红色，条痕红色至褐红色，硬度2~2.5，相对密度8~8.2，性脆。朱砂多数在富矿中选择，贫矿多做炼汞的原料。

5　历史沿革

5.1　品种沿革

《神农本草经》上品记载丹沙，并曰“能化为汞”。吴普曰：“能化朱成水银。”《名医别录》记载丹砂“作末名真朱，光色如云母”，记载水银“一名汞。生符陵，出于丹沙”。《本草经集注》曰：“案此化为汞及名真朱者，即今朱沙也。”《新修本草》云：“丹砂大略二种，有土砂、石砂……但不入心腹之药尔，然可烧之，出水银乃多。”《本草图经》记载丹砂：“生深山石崖间，土人采之，穴地数十尺，始见其苗乃白石耳，谓之朱砂床。砂生石上，其块大者如鸡子，小者如石榴子，状若芙蓉头、箭镞，连床者紫黯若铁色，而光明莹澈，碎之崭岩作墙壁，又似云母片可析者，真辰砂也，无石者弥佳。”又记载水银制法：“出于丹砂者，乃是山石中采粗次朱砂，作炉置砂于中，下承以水，上覆以盎，器外加火煅养，则烟飞于上，水银溜于下，其色小白浊。”此以朱砂矿石炼制水银的方法一直在民间沿用。《本草纲目》释名曰：“丹乃石名，其字从井中一点，象丹在井中之形，义出许慎说文。后人以丹为朱色之名，故呼朱砂。”《本草求真》记载：“辰砂，即书所云丹砂、朱砂者是也。”可见本草中所谓朱砂、丹砂、丹沙、辰砂为同物异名。历代相承其能炼制水银，并能作为书画的红色颜料，且与石英矿伴生。综上可知，历代本草所载朱砂为辰砂族矿物辰砂，主含硫化汞（HgS）。

5.2 产地沿革

朱砂的生产利用起源很早。典籍记其产地，首见《尚书·禹贡》“荆州厥贡丹”，孔颖达注荆州云：“此州北界至荆山（在今湖北西部，武当山东南，汉江西岸）之北……南极衡山（在今湖南衡山西）之阳，其境过衡山也。”《汲冢周书·王会》记载：“成王时，濮人献丹砂。”李昉注云：“濮人，西南角之蛮，丹砂所出。”可见这一时期朱砂产地范围不具体，但主要在我国西南、中南地区。

魏晋南北朝时期，朱砂产地逐渐具体。《吴氏本草经》曰：“或生武陵。”《名医别录》云：“生符陵。”《本草经集注》记载：“符陵是涪州（原文作涪州，但唐以前无涪州，当系传抄之误，应为涪陵，即今重庆涪陵、长寿等地），接巴郡南，今无复采者。乃出武陵、西川诸蛮夷中，皆通蜀巴地，故谓之巴沙。仙经亦用越沙，即出广州、临漳者，此二处并好。惟须光明莹澈为佳。如云母片者，谓云母沙。如樗蒲子、紫石英形者，谓马齿沙，亦好。”可见古时朱砂主产在西南地区。至南北朝时期，西南地区的朱砂已不复采。此时朱砂的产地出现了武陵、西川、广州、临漳等地。南朝梁所记武陵，为沿袭西汉所置武陵郡，所辖历代有所损益，大抵在沅水、澧水流域，南北朝时期所辖为今湖南常德、怀化北部、湘西州及张家界。

唐宋时期，朱砂道地产区逐渐确定。唐代《新修本草》承接陶弘景之说，丹砂产地没有变化。宋代《开宝本草》记载：“今出辰州（今怀化北部）、锦州（唐时建置，辖今湖南凤凰、麻阳、花垣，贵州铜仁、松桃）者，药用最良，余皆次焉。”首次明确了辰州、锦州所产丹砂药用最良。《本草图经》云：“丹砂生符陵山谷，今出辰州、宜州（今广西河池）、阶州（今甘肃陇南武都），而辰州者最胜，谓之辰砂。”首次将道地药材名称确定为辰砂。又云：“陶隐居注：谓出武陵西川诸蛮中。今辰州乃武陵故地，虽号辰砂，而本州境所出殊少，往往在蛮界中溪溆、锦州得之，此地盖陶所谓武陵西川者是也。”《本草衍义》亦谓：“丹砂，今人谓之朱砂。辰州朱砂多出蛮峒。”可见辰州虽有朱砂出产，但更多出产于“武陵西川”等地。刘明之《图经本草药性总论》记载：“出沅州麻阳（今湖南麻阳）。大块者有墙壁者佳。”可见辰砂虽以辰州为名，但产地也包括更西部的湘西、黔东等蛮峒之地。

明代《本草纲目》记载：“丹砂以辰、锦者为最。麻阳即古锦州地……苏颂、陈承所谓阶州、金、商州砂者，乃陶弘景所谓武都雄黄，非丹砂也。”可见李时珍承袭了宋代以来丹砂以辰州、锦州为最的认识，并且明确了宜州、阶州等地所产非丹砂。

《药材资料汇编》（1959）记载：“主产川、黔、湘三省毗邻之山地。贵州铜仁、省溪、万山场、婺川、印江，湖南凤凰猴子坪，晃县之龙溪口为主要产地。”《药材资料汇编》（1999）记载：“现时主产于贵州万山、务川、铜仁、丹寨；湖南新晃酒店矿、凤凰猴子坪、茶田、大同喇；广西南丹、灵川、平果；四川酉阳、秀山。”

综上可知，朱砂产地自古即在西南地区，湖南、贵州交界部分地区在南北朝时期即被认为是优质朱砂产区。《开宝本草》首次提出以辰州、锦州所产者，药用最良；《本草图经》进一步因地而名，称之辰砂，从而确立了辰砂的道地药材地位，之后历代皆以湖南、贵州交界处所产朱砂为道地药材。辰砂产地沿革见表1。

表1　辰砂产地沿革

年代	出处	产地及评价
魏晋	《吴氏本草经》	或生武陵
南北朝	《名医别录》	生符陵
	《本草经集注》	乃出武陵、西川诸蛮夷中，皆通蜀巴地，故谓之巴沙。仙经亦用越沙，即出广州、临漳者，此二处并好
宋	《开宝本草》	今出辰州（今怀化北部）、锦州（唐时建置，辖今湖南凤凰、麻阳、花垣，贵州铜仁、松桃）者，药用最良，余皆次焉
	《本草图经》	今出辰州、宜州（今广西河池）、阶州（今甘肃陇南武都），而辰州者最胜，谓之辰砂
	《本草衍义》	丹砂，今人谓之朱砂。辰州朱砂多出蛮峒
	《图经本草药性总论》	出沅州麻阳（今湖南麻阳）。大块者有墙壁者佳
明	《本草纲目》	丹砂以辰、锦者为最。麻阳即古锦州地
清	《本草求真》	辰砂，即书所云丹砂、朱砂者是也，因砂出于辰州，故以辰名
现代	《药材资料汇编》	主产川、黔、湘三省毗邻之山地。贵州铜仁、省溪、万山场、婺川、印江，湖南凤凰猴子坪，晃县之龙溪口为主要产地

6　道地产区及生境特征

6.1　道地产区

以武陵山南支为核心的湖南新晃、凤凰，贵州万山、务川及周边武陵山区。

6.2　生境特征

辰砂道地产区地处武陵山脉南支，属中国由西向东逐步降低的第二阶梯东缘。武陵山脉南支呈北东向延伸，弧顶突向北西，从贵州省境延伸进入湖南，为武陵山脉的主脉，澧水与沅水的分水岭。该区域平均海拔1000m左右，峰顶保持着一定平坦面，山体形态呈现出顶平、坡陡、谷深的特点。气候属于亚热带季风性湿润气候，具有明显的大陆性气候特征，四季分明，水热同季，暖湿多雨，光热偏少。境内石灰岩分布极广，岩溶发育充分，多溶洞、伏流。该地区的石灰岩、页岩、砂岩、石英斑岩、板岩、白云岩地质分布有辰砂，其仅产于低温热液矿床中，除在晶洞中呈晶簇状的结晶集合体产出外，主要在石灰岩、白云岩中与方解石或白云石连生。常与天然汞、石英、黄铁矿、辉锑矿、鸡冠石共存，其他金属矿脉中也有少量夹杂。

7　质量特征

7.1　质量要求

应符合《中华人民共和国药典》一部对朱砂的相关质量规定。

7.2 性状特征

朱砂为粒状或块状集合体，呈颗粒状或块片状。鲜红色或暗红色，条痕红色至褐红色，具光泽。体重，质脆，片状者易破碎，粉末状者有闪烁的光泽。气微，味淡。

辰砂颗粒较大，多呈片层状，颜色鲜红或亮红。以个大、饱满、皮细、质坚、断面金黄色、角质样、有光泽者为佳。

辰砂与其他产地朱砂性状鉴别要点见表2。

表2 辰砂与其他产地朱砂性状鉴别要点

比较项目	辰砂	其他产地朱砂
形状	颗粒状、片层状	颗粒状或块片状
颜色	鲜红色或亮红色	鲜红色或暗红色

参 考 文 献

［1］尚志钧. 神农本草经校注［M］. 北京：学苑出版社，2008：16.

［2］吴普. 吴氏本草经［M］. 尚志钧辑校. 北京：中医古籍出版社，2005：2.

［3］陶弘景. 名医别录（辑校本）［M］. 尚志钧辑校. 北京：人民卫生出版社，1986：2.

［4］陶弘景. 本草经集注（辑校本）［M］. 尚志钧，尚元胜辑校. 北京：人民卫生出版社，1994：129.

［5］苏敬等. 新修本草（辑复本）［M］. 2版. 尚志钧辑校. 合肥：安徽科学技术出版社，2004：4，6.

［6］苏颂. 本草图经［M］. 尚志钧辑校. 北京：学苑出版社，2017：4.

［7］李时珍. 本草纲目［M］. 北京：华夏出版社，1998：1248－1252.

［8］黄宫绣. 本草求真［M］. 北京：华夏出版社，1998：961.

［9］孔颖达. 尚书正义·十三经注疏［M］. 北京：中华书局，1980：149.

［10］李昉. 太平御览［M］. 台北：台湾商务印书馆，1980：4492.

［11］胡安徽，卢华语. 历史时期武陵山区丹砂产地分布及其变迁［J］. 中国历史地理论丛，2011，26（4）：35－43.

［12］谭其骧. 中国历史地图集：东晋十六国·南北朝时期［M］. 北京：中国地图出版社，1982：42－43.

［13］谭其骧. 中国历史地图集：隋·唐·五代十国时期［M］. 北京：中国地图出版社，1982：57－58.

［14］谭其骧. 中国历史地图集：宋·辽·金时期［M］. 北京：中国地图出版社，1982：27－28.

［15］卢多逊，李昉. 开宝本草［M］. 尚志钧辑校. 合肥：安徽科学技术出版社，1998：104.

［16］郑金生等. 中华大典·医药卫生典·药学分典：第3册［M］. 成都：巴蜀书社，2013：284.

［17］《药材资料汇编》编审委员会. 药材资料汇编［M］. 北京：中国商业出版社，1999：105－106.

ICS 11.120.01
C 23

团　　体　　标　　准

T/CACM 1020.148—2019

道地药材　第148部分：常吴萸

Daodi herbs—Part 148: Changwuyu

2019-08-13 发布　　2019-08-13 实施

中华中医药学会　发布

前　言

T/CACM 1020《道地药材》标准分为 157 个部分：

——第 1 部分：标准编制通则；

……

——第 147 部分：辰砂；

——第 148 部分：常吴萸；

——第 149 部分：黄芩；

……

——第 157 部分：汉射干。

本部分为 T/CACM 1020 的第 148 部分。

本部分按照 GB/T 1.1—2009 给出的规则起草。

本部分由道地药材国家重点实验室及国家中医药管理局道地药材生态遗传重点研究室提出。

本部分由中华中医药学会归口。

本部分起草单位：重庆市中药研究院、湖南省中药材产业协会、中国中医科学院中药资源中心、北京中研百草检测认证有限公司、重庆锦雲医药研究院有限公司。

本部分主要起草人：舒抒、银福军、王昌华、曾建国、黄璐琦、郭兰萍、詹志来、谢红旗、赵纪峰、张植玮、郭亮。

道地药材 第148部分：常吴萸

1 范围

T/CACM 1020 的本部分规定了道地药材常吴萸的来源及形态、历史沿革、道地产区及生境特征、质量特征。

本部分适用于中华人民共和国境内道地药材常吴萸的生产、销售、鉴定及使用。

2 规范性引用文件

下列文件对于本文件的应用是必不可少的。凡是注日期的引用文件，仅注日期的版本适用于本文件。凡是不注日期的引用文件，其最新版本（包括所有的修改单）适用于本文件。

T/CACM 1020.1—2016 道地药材 第1部分：标准编制通则

中华人民共和国药典一部

3 术语和定义

T/CACM 1020.1—2016 界定的以及下列术语和定义适用于本文件。

3.1

常吴萸 changwuyu

产于黔、湘、渝交界处的贵州铜仁，湖南新晃，重庆黔江、酉阳、秀山及周边地区的栽培吴茱萸。过去因交通不便，常运输至常德集散而称为“常吴萸”。

4 来源及形态

4.1 来源

吴茱萸为芸香科植物吴茱萸 *Euodia rutaecarpa*（Juss.）Benth.、石虎 *Euodia rutaecarpa*（Juss.）Benth. var. *officinalis*（Dode）Huang 或疏毛吴茱萸 *Euodia rutaecarpa*（Juss.）Benth. var. *bodinieri*（Dode）Huang 的干燥近成熟果实。常吴萸主要来源于芸香料植物石虎和疏毛吴茱萸。

4.2 形态特征

吴茱萸：小乔木或灌木，高3m~5m，嫩枝暗紫红色，与嫩芽同被灰黄或红锈色绒毛，或疏短毛。叶有小叶5~11，小叶薄至厚纸质，卵形，椭圆形或披针形，长6cm~18cm，宽3cm~7cm，叶轴下部的较小，两侧对称或一侧的基部稍偏斜，边全缘或浅波浪状，小叶两面及叶轴被长柔毛，毛密如毡状，或仅中脉两侧被短毛，油点大且多。花序顶生；雄花序的花彼此疏离，雌花序的花密集或疏离；萼片及花瓣均5片，偶有4片，镊合排列；雄花花瓣长3mm~4mm，腹面被疏长毛，退化雌蕊4深裂~5深裂，下部及花丝均被白色长柔毛，雄蕊伸出花瓣之上；雌花花瓣长4mm~5mm，腹面被毛，退化雄蕊鳞片状或短线状或兼有细小的不育花药，子房及花柱下部被疏长毛。果序宽（3mm~）12mm，果密集或疏离，暗紫红色，有大油点，每分果瓣有种子1；种子近圆球形，一端钝尖，腹面略平坦，长4mm～5mm，褐黑色，有光泽。花期4月～6月，果期8月～11月。

石虎：小乔木或灌木，高3m～5m，嫩枝暗紫红色，老枝赤褐色，上有明显皮孔。小叶5～11，对生，纸质，卵形、椭圆形或披针形，彼此疏离；叶背密被长毛，脉上最密，油点粗大、少。花序顶生，彼此疏松，每分果瓣有种子1；种子近圆球形，一端钝尖，腹面略平坦，长4mm～5mm，褐黑色，有光泽。花期4月～6月，果期7月～11月。

疏毛吴茱萸：与石虎的区别在于小叶薄纸质，叶背仅叶脉被疏柔毛，油点小。果梗纤细且延长。

5 历史沿革

5.1 品种沿革

吴茱萸，别名吴萸、茶辣、漆辣子、优辣子、气辣子，始载于《神农本草经》，被列为中品，曰："一名藙。生山谷。"

南北朝时期《名医别录》记载："生上谷及宛朐。"上谷，即今山西与河北边界附近；宛朐，即今山东菏泽。

唐代《本草拾遗》在食茱萸项下记载："且茱萸南北总有，以吴（今江苏南部、浙江北部、安徽、江西一带）为好，所以有吴之名。两处俱堪入食，若充药用，要取吴者。"这里南北是地域上的概说，意即吴茱萸的分布范围较广，入药应选产自吴地者，这在一定程度上明确了吴茱萸道地药材的历史地位。

宋代《本草图经》记载："生上谷川谷及冤句。今处处有之，江浙、蜀汉尤多。"江浙指今江苏、浙江、安徽等地，蜀汉指今四川及云南、贵州北部、陕西汉中一带。并附临江军（今江西樟树）吴茱萸和越州（今浙江绍兴）吴茱萸图，结合形态描述来看，越州吴茱萸应是石虎 *Euodia rutaecarpa*（Juss.）Benth. var. *officinalis*（Dode）Huang。

明代《本草品汇精要》记载："〔道地〕临江军、越州、吴地。"《本草纲目》记载："茱萸枝柔而肥，叶长而皱，其实结于梢头，累累成簇而无核，与椒不同。一种粒大，一种粒小，小者入药为胜。"李时珍对吴茱萸性状的描述与今之吴茱萸商品基本一致，并以小粒者质优，其中大粒吴茱萸应可能来源于今之吴茱萸 *Euodia rutaecarpa*（Juss.）Benth.，小粒吴茱萸可能来源于今之石虎 *Euodia rutaecarpa*（Juss.）Benth. var. *officinalis*（Dode）Huang 或疏毛吴茱萸 *Euodia rutaecarpa*（Juss.）Benth. var. *bodinieri*（Dode）Huang。

民国时期《增订伪药条辨》记述："吴茱萸，上春出新。湖南长沙、安化及广西出者，粒大梗亦多，气味触鼻，皆佳。浙江严州出者，粒细梗少，气味略薄，亦佳。"《药物出产辨》记载："产湖南常德府为最，广西左江亦佳，右江虽略逊，亦作好论。"

《中药材手册》记载："商品过去有常吴萸（集散于湖南常德）、川吴萸等数种规格，习惯认为常吴萸质量最佳……主产于贵州铜仁、遵义专区，湖南常德、新晃侗族自治县，四川涪陵、万县及宜宾专区，云南昭通、永善、彝良、巧家，陕西宝鸡、南郑等地。"《中国道地药材》记载："现在以贵州铜仁、凯里，广西百色、柳州，云南昭通、文山，四川涪陵以及陕西汉中等地为主产区，并认为湖南常德产者质量优。"《中华本草》记载："吴茱萸主产于贵州、广西、湖南、四川、云南、陕西及浙江。此外，江西、湖北、安徽、福建等地亦产。以贵州、广西产量较大，湖南常德质量最好。"

通过对历代本草文献的梳理表明，吴茱萸应来源于芸香科植物吴茱萸、石虎或疏毛吴茱萸，与2015年版《中华人民共和国药典》一部规定相一致。吴茱萸我国南北均产，以产吴地者入药为胜而得名，古代主要产于临江军、越州、吴地等，并形成今之"江吴萸"（主产江西樟树）、"杜吴萸"（主产浙江）、"常吴萸"（主产湖南西部、贵州东北部、重庆东南部各地）等道地药材。

5.2 产地沿革

吴茱萸产地记载较广，最早记载产于河北、山东等北方地区；南北朝时期以后逐渐转移到南方地区；宋代主要产地增加了四川、陕西等地，并形成了以江西樟树、浙江北部、贵州北部为核心的道地产区。其中产于贵州北部地区黔、湘、渝交界处的贵州铜仁，湖南新晃，重庆酉阳、秀山及周边地区的吴茱萸，在中华人民共和国成立前，因交通不便，主要集散于湖南常德而又称为常吴萸。常吴萸产地沿革见表1。

表1　常吴萸产地沿革

年代	出处	产地及评价
唐	《本草拾遗》	且茱萸南北总有，以吴（今江苏南部、浙江北部、安徽、江西一带）为好，所以有吴之名。两处俱堪入食，若充药用，要取吴者
宋	《本草图经》	生上谷川谷及冤句。今处处有之，江浙（今江苏、浙江、安徽等地）、蜀汉（今四川及云南、贵州北部、陕西汉中一带）尤多
民国	《增订伪药条辨》	吴茱萸，上春出新。湖南长沙、安化及广西出者，粒大梗亦多，气味触鼻，皆佳。浙江严州出者，粒细梗少，气味略薄，亦佳
	《药物出产辨》	产湖南常德府为最，广西左江亦佳，右江虽略逊，亦作好论
现代	《中药材手册》	商品过去有常吴萸（集散于湖南常德）、川吴萸等数种规格，习惯认为常吴萸质量最佳……主产于贵州铜仁、遵义专区，湖南常德、新晃侗族自治县，四川涪陵、万县及宜宾专区，云南昭通、永善、彝良、巧家，陕西宝鸡、南郑等地
	《中国道地药材》	现在以贵州铜仁、凯里，广西百色、柳州，云南昭通、文山，四川涪陵以及陕西汉中等地为主产区，并认为湖南常德产者质量优
	《中华本草》	吴茱萸主产于贵州、广西、湖南、四川、云南、陕西及浙江。此外，江西、湖北、安徽、福建等地亦产。以贵州、广西产量较大，湖南常德质量最好

6 道地产区及生境特征

6.1 道地产区

位于云贵高原向湘西丘陵过渡地带，主产于黔、湘、渝交界处的贵州铜仁，湖南新晃，重庆黔江、酉阳、秀山及周边向阳山坡。

6.2 生境特征

主产区黔、湘、渝交界处属中亚热带季风性湿润气候，四季分明，雨水充沛，无霜期长。年平均气温为16℃，年平均日照时数1044.7h～1266.2h，年平均降水量1110mm～1410mm，无霜期275d～317d，热量丰富，光照适宜，降水丰沛，适宜吴茱萸的生长。

7 质量特征

7.1 质量要求

应符合《中华人民共和国药典》一部对吴茱萸的相关质量规定。

7.2 性状特征

吴茱萸呈球形或略呈五角状扁球形，直径 2mm ~ 5mm。表面暗黄绿色至褐色，粗糙，有多数点状突起或凹下的油点。先端有五角星状的裂隙，基部残留被有黄色茸毛的果梗。质硬而脆，横切面可见子房 5 室，每室有淡黄色种子 1。气芳香浓郁，味辛辣而苦。

常吴萸多呈球形，直径 2mm ~ 3mm，表面青绿色，裂瓣不明显，多闭口，饱满。香气浓烈，味辛辣而苦。

常吴萸与其他产地吴茱萸性状鉴别要点见表 2。

表 2 常吴萸与其他产地吴茱萸性状鉴别要点

比较项目	常吴萸	其他产地吴茱萸
外形	球形或类球形，颗粒小，均匀，不开口，直径 2mm ~ 3mm	直径 2mm ~ 5mm
颜色	青绿色，习称“绿豆色”	绿色、暗黄绿色至褐色

参 考 文 献

［1］佚名. 神农本草经［M］. 吴普等述. 孙星衍，孙冯翼辑. 北京：科学技术文献出版社，1996：73.

［2］陶弘景. 名医别录（辑校本）［M］. 尚志钧辑校. 北京：人民卫生出版社，1986：114.

［3］陈藏器.《本草拾遗》辑释［M］. 尚志钧辑释. 合肥：安徽科学技术出版社，2002：384.

［4］苏颂. 本草图经（辑校本）［M］. 尚志钧辑校. 北京：学苑出版社，2017：374.

［5］刘文泰. 本草品汇精要［M］. 北京：人民卫生出版社，1982：500.

［6］李时珍. 金陵本《本草纲目》新校正［M］. 钱超尘，温长路，赵怀舟，等校. 上海：上海科学技术出版社，2008：1177.

［7］曹炳章. 增订伪药条辨［M］. 刘德荣点校. 福州：福建科学技术出版社，2004：66.

［8］陈仁山，蒋淼，陈思敏，等. 药物出产辨（十二）［J］. 中药与临床，2012，3（2）：65.

［9］中华人民共和国卫生部药政管理局. 中药材手册［M］. 北京：人民卫生出版社，1959：226.

［10］胡世林. 中国道地药材［M］. 哈尔滨：黑龙江科学技术出版社，1989：493.

［11］国家中医药管理局《中华本草》编委会. 中华本草：第4册［M］. 上海：上海科学技术出版社，1999：927.

ICS 11.120.01
C 23

团 体 标 准

T/CACM 1020.149—2019

道地药材 第149部分：黄芩

Daodi herbs—Part 149: Huangqin

2019-08-13 发布 2019-08-13 实施

中华中医药学会 发布

前　　言

T/CACM 1020《道地药材》标准分为157个部分：

——第1部分：标准编制通则；

……

——第148部分：常吴萸；

——第149部分：黄芩；

——第150部分：赤芝；

……

——第157部分：汉射干。

本部分为T/CACM 1020的第149部分。

本部分按照GB/T 1.1—2009给出的规则起草。

本部分由道地药材国家重点实验室及国家中医药管理局道地药材生态遗传重点研究室提出。

本部分由中华中医药学会归口。

本部分起草单位：南京中医药大学、中国中药有限公司、扬子江药业集团江苏龙凤阁中药材种植有限公司、陕西中医药大学、江苏省中药资源产业化过程协同创新中心、陕西省中药资源产业化协同创新中心、中国中医科学院中药资源中心、无限极（中国）有限公司、北京中研百草检测认证有限公司。

本部分主要起草人：严辉、曾燕、李虹、王胜升、赵明、郭盛、王继永、赵润怀、唐志书、段金廒、黄璐琦、郭兰萍、詹志来、肖生伟、郭亮、李晓菲、刘佳陇、汪英俊、余意。

道地药材　第149部分：黄芩

1　范围

T/CACM 1020 的本部分规定了道地药材黄芩的来源及形态、历史沿革、道地产区及生境特征、质量特征。

本部分适用于中华人民共和国境内道地药材黄芩的生产、销售、鉴定及使用。

2　规范性引用文件

下列文件对于本文件的应用是必不可少的。凡是注日期的引用文件，仅注日期的版本适用于本文件。凡是不注日期的引用文件，其最新版本（包括所有的修改单）适用于本文件。

T/CACM 1020. 1—2016　道地药材　第1部分：标准编制通则

中华人民共和国药典一部

3　术语和定义

T/CACM 1020. 1—2016 界定的以及下列术语和定义适用于本文件。

3.1

黄芩　huangqin

产于河北承德及其周边燕山—阴山—太行山地区的野生黄芩和仿野生栽培黄芩。

4　来源及形态

4.1　来源

本品唇形科植物黄芩 *Scutellaria baicalensis* Georgi 的干燥根。

4.2　形态特征

多年生草本。根茎肥厚，肉质。茎直立或斜生，多分枝。叶披针形或条状披针形，先端钝或稍尖，基部圆形，全缘，两面无毛或疏被短柔毛，下面密被下陷的腺点。花序顶生，总状，常于茎顶聚成圆锥状；下部的苞片叶状，上部的苞片较小为卵状披针形；花萼开花时常 4mm，果时增大。花冠紫色，紫红色或蓝色，二唇形；上唇盔状，先端微裂；下唇3，裂开，中裂片近圆形。雄蕊4，稍露出，前对较长，后对较短。子房4裂，光滑，褐色；花盘环状。小坚果，卵圆形，黑褐色，具瘤，腹面近基部具果脐。花期7月~8月，果期8月~9月。

5　历史沿革

5.1　品种沿革

汉代《范子计然》云："黄芩出三辅，色黄者善。"说明黄芩以根黄者为好，此为多年生黄芩性状特点。《吴普本草》对黄芩的原植物描述为："二月生，赤黄叶，两两四四相值，其茎空中，或方圆，高三、四尺，四月花紫红赤，五月实黑，根黄。二月至九月采。"

唐代《新修本草》记载："叶细长，两叶相对，作丛生，亦有独茎者。今出宜州、鄜州、径州者佳，兖州者大实亦好，名豚尾芩也。"

宋代《本草图经》记载："黄芩生秭归山谷及冤句，今川蜀、河东、陕西近郡皆有之。苗长尺余，茎干粗如筋，叶从地四面作丛生，类紫草，高一尺许，亦有独茎者，叶细长青色，两两相对，六月开紫花，根黄如知母粗细，长四五寸，二月、八月采根，暴干用之。"这些描述与黄芩属 *Scutellaria* 植物特征基本相符。由此证明从《本草经集注》到《本草图经》药用黄芩品种变化不大，基本都是唇形科黄芩属。结合《证类本草》所绘"耀州黄芩""潞州黄芩"药图及古代典籍中的产地描述，大致可以认为北芩为今用正品黄芩 *Scutellaria baicalensis* Georgi，一直是药用主流品种。

明代《本草纲目》记载："芩，说文作莶，谓其色黄也。或云芩者黔也，黔乃黄黑之色也。宿芩乃旧根，多中空，外黄内黑，即今所谓片芩，故又有腐肠，妒妇诸名。妒妇心黯，故以比之。子芩乃新根，多内实，即今所谓条芩。或云西芩多中空而色黔，北芩多内实而深黄。"所谓"西芩""北芩"应是根据产地划分者，其北芩当为今用正品，而西芩恐是甘肃黄芩 *Scutellaria rehderiana* Diels，或滇黄芩 *Scutellaria amoena* C. H. Wright 一类。《本草乘雅半偈》曰："出川蜀，及河东、陕西，近道亦有。二月生苗，茎干粗如筋子，中空外方，叶色黄赤……花色紫，实色黑，根色黄，一种独茎者，其叶细长而青，两两相对，花、实、根色则一也。"其所述形态亦符合黄芩特征。

清代《植物名实图考》记载："黄芩以秭归产著，后世多用条芩，滇南多有，土医不他取也。"并附图。滇南产的黄芩指今滇黄芩。又指出黄芩的同科不同属植物滇黄芩也作为药用植物。

现在黄芩的地区习用品主要有甘肃黄芩、西南黄芩、丽江黄芩和粘毛黄芩。前三种在历代本草著作中均有记载，而后一种在历代本草著作中没有记载。由于粘毛黄芩 *Scutellaria viscidula* Bge. 除植株被粘毛和花呈黄色以外，在形态上与黄芩极为相似，且产地亦在黄芩分布区以内。因此很难排除古人将其与黄芩兼采并用的可能性。综上所述，古今药用黄芩的来源大抵相似，上述黄芩属的几种原植物均可作黄芩入药，但习惯上认为黄芩 *Scutellaria baicalensis* Georgi 质量最佳，为药典正品。

5.2 产地沿革

黄芩始载于《神农本草经》，被列为草部中品，书中记载其"一名腐肠。生川谷"。只有生长环境描述，即山区山峦叠嶂，川谷崎岖之处，而无植物产地、形态的描述。东汉《范子计然》云："黄芩出三辅，色黄者，善。"三辅，即现在陕西中部地区。

南北朝时期《名医别录》记载黄芩"生秭归及冤句"。秭归即今湖北秭归，冤句即今山东菏泽。《本草经集注》云："秭归属建平郡。今第一出彭城，郁州亦有之。"彭城即今江苏徐州铜山，郁州即今江苏灌云东北部。可知南朝梁代以前黄芩的产地在长江上游以北、黄河下游地区。

唐代《新修本草》云："今出宜州、鄜州、泾州者佳，兖州者大实亦好，名豚尾芩也。"宜州即今湖北宜昌，鄜州即今陕西富县，泾州及今甘肃泾县，兖州即今山东西南及河南东部，这些地区处于长江以北至黄河以南之间的半干旱半湿润区，黄芩的产区也多以华北及华中地区为主，但以山东西南及河南东部地区所产质量较佳。《千金翼方》云："宁州、径州。"宁州即今甘肃东部宁县，径州即今甘肃泾川县北泾河北岸。该书指出黄芩的道地产地，甘肃东部宁县、泾川县与陕西中西部相接，纬度上与《范子计然》所载"三辅"地区基本上一致，属于渭北旱塬区。再结合此处地形，山、川、塬交错，仍与《神农本草经》生川谷相符。

宋代《本草图经》云："生秭归山谷及冤句。今川蜀、河东、陕西近郡皆有之。"川蜀为今四川，河东为今山西西南部，陕西近郡为现代的陕西富县、富平、铜川耀州区、同官、汉中地区等黄土高原地区。该书指出黄芩广泛分布于我国中部，仍以长江中游以北为主要地区，陕西近郡皆有之，说明当时陕西中北部、山西西南部和四川成为黄芩主产区。该书附图收录潞州黄芩和耀州黄芩，潞州即今山西长治，耀州即今陕西铜川耀州区。说明此时陕西铜川耀州、山西长治为代表的汾渭平原是黄芩的主产区。

明代《本草乘雅半偈》记载："出川蜀及河东、陕西，近道亦有。"川蜀即今四川，河东即今山西。该书指出黄芩的产地广泛分布于我国中部，仍以长江中游以北为主要地区。

清代《植物名实图考》云："黄芩以秭归产著，后世多用条芩，滇南多有，土医不他取也。"并附图。该书指出黄芩的产地以秭归即今湖北秭归县为好，其质量较优，但随时间流逝，黄芩的质量下降，多以细而不饱满的根入药。

民国时期《药物出产辨》记载："山西、直隶、热河一带均有出。"山西主要指太行山中北部五台、灵丘等地，直隶即今河北中南部（包括北京、天津等地），热河原指燕北、辽西、蒙东交界区域，指出黄芩产地主要在燕山—阴山地区。清朝和民国时期的地方志关于黄芩的资料记载较多，经查阅《江南通志》和《徐州志》，均未发现江苏有黄芩出产的记载，只在古本草书籍中提到江苏徐州地区有黄芩。湖北的《湖广通志》无黄芩记载；但在《湖北府县志辑》中共发现六个地方产黄芩。表明从古至今湖北一直产黄芩。陕西的《陕西通志》和山西的《山西通志》及一些府县志在物产卷均提到黄芩。这与古本草书籍的记载相符合，但产黄芩的府县并不是很多。山东的《山东通志》有黄芩的记载，在各府县的多于12个地方志也发现物产卷有黄芩，说明山东很多地方都产黄芩。河南的《河南通志》和县志在物产卷提到黄芩。河北的《畿辅通志》和各府县志也发现很多物产卷有黄芩的记载，如在《察哈尔省通志》中提到在山野及草地中，张北、万全、赤城、龙关、延广、怀安、怀来、阳原、沽源、康保、涿鹿、宣化均产。《钦定热河志》中记载："大宁和众二县、利州、惠州、兴中州土产黄芩。"《察哈尔省通志》中记载："张北、万全、赤城、龙关、延广、怀安、怀来、阳原、沽源、康保、涿鹿、宣化均产。"可见清代以来，黄芩主要产区向河北承德地区、内蒙古、赤峰北部山地草原发展。

现代《中国中药区划》记载："产于燕山北部承德地区的黄芩历来以条粗长、质坚实、加工后外皮金黄、杂质少而著称于世，被誉为'热河黄芩'。"《中华本草》记载："分布于东北、内蒙古、河北、山西、陕西、甘肃、山东、河南、四川、贵州、云南等地。"可见黄芩从南到北分布面非常广。《金世元中药材传统鉴别经验》记载："主产河北承德、北京、山西、内蒙古、河南、山东、甘肃。此外，东北三省、宁夏、陕西等省均有分布。其中山西产量最大，以河北质量佳，尤其承德产者质量优。"指出黄芩资源分布广，以山西栽培产量最大，河北承德所产质优。当前，家种黄芩主要集中在山东、陕西、甘肃、山西等地，尤其集中在北纬35°线附近的山东鲁南山区、陕西关中地区、山西运城地区、甘肃定西地区等地，这些区域古代多有黄芩分布记载。黄芩为直根系，前三年其主根长度、粗度、鲜重和干重均逐年增加。第四年以后，生长速度开始变慢，部分主根开始出现枯心，以后逐年加重，八年生的家种黄芩几乎所有主根及较粗的侧根全部枯心。山东、陕西、山西、甘肃等栽培黄芩产区属于传统农业主产区，土地及人工成本相对较高，出于生产效益的考虑，多数生长1年~2年即采挖。而以承德为代表的燕山地区的黄芩多为野生或仿野生的生产方式，生长年限多在3年~4年以上，更符合传统道地黄芩性状。

从历代本草文献记载来看，黄芩产地主要以华北地区及与其接壤的汉中地区、江淮地区、三峡地区等地为主，关于其道地产区考证存在一定争议。从黄芩生物学特性来看，黄芩性耐寒，耐旱，但不宜太旱，怕涝。课题组综合本草考证及产地历史气候考证，发现其产地历史变迁也与其特性相吻合，黄芩道地产区分布于我国大陆性温带半干旱、半湿润气候地区的中低山地及黄土塬区。

《名医别录》《本草经集注》《药性粗评》《植物名实图考》等本草文献记载湖北秭归等地为道地产区时，该区域基本都处于历史寒冷期，并同时处于历史干旱时期，此时，道地产区可南迁至湖北秭归为代表的三峡地区，秭归位于我国第二、第三阶梯过渡地带，也是湿润半湿润区交界处，在其历史干冷期，可能是黄芩药材产区分部的南界；本草文献记载陕西、山西、河北等地北方区域为道地产区时，相关区域基本都处于历史温暖期，同时产地均属于历史干旱时期，道地产区分布偏向北方。当前我国正处于历史温暖期，因此也就解释了现在东北半湿润半干旱山区也有一定量的黄芩出产。

据此推断：黄芩药材的道地产区受历史气候因素影响明显，其道地产区主要是以华北地区为中心的大陆性温带半干旱、半湿润气候地区，目前以燕山—阴山—太行山地区野生及仿野生黄芩质量更佳。黄芩产地沿革见表1。

表1　黄芩产地沿革

年代	出处	产地及评价
秦汉	《神农本草经》	生川谷
	《范子计然》	黄芩出三辅，色黄者，善
南北朝	《名医别录》	生秭归及冤句
	《本草经集注》	姊归属建平郡。今第一出彭城，郁州亦有之
唐	《新修本草》	今出宜州、鄜州、径州者佳，兖州者大实亦好，名豚尾芩也
	《千金翼方》	宁州、径州
宋	《本草图经》	生秭归山谷及冤句。今川蜀、河东、陕西近郡皆有之
	《证类本草》	附图为潞州黄芩和耀州黄芩
明	《药性粗评》	生川蜀、河陕川谷，今荆湘州郡亦有之，以西北出者为胜
清	《植物名实图考》	黄芩以秭归产著，后世多用条芩，滇南多有，土医不他取也
民国	《药物出产辨》	山西、直隶、热河一带均有出

6　道地产区及生境特征

6.1　道地产区

野生及仿野生黄芩道地产区以燕山—阴山—太行山中北部一带山地丘陵为核心的河北承德及周边等地区。

6.2　生境特征

野生及仿野生黄芩主要分布在河北北部、内蒙古东部、辽宁西部及山西北部交汇处，该区域气候类型属于温带大陆性季风型山地气候，多属于半干旱、半湿润气候区过渡带，四季干湿冷暖分明。年平均气温为7℃～10℃，年平均降水量400mm～600mm。

7　质量特征

7.1　质量要求

应符合《中华人民共和国药典》一部对黄芩的相关质量规定。

7.2　性状特征

黄芩栽培品较细长，长5cm～25cm，多有分枝。表面浅黄棕色，外皮紧贴，纵皱纹较细腻。断面黄色或浅黄色，略呈角质样。味微苦。

道地产区黄芩栽培方式多仿野生生长，其特征为：多生长3年～5年，具备较明显的野生黄芩药材特征。主根呈圆锥形，粗壮且直，分枝少。长10cm～25cm，直径1.5cm～3cm。表面棕褐色或棕黄色，有明显的纵向皱纹或不规则网纹和侧根残痕，先端有茎痕或残留茎基。上部较粗糙，下部皮细有顺纹或皱纹。撞皮干燥后表面金黄色，质硬而脆，断面深黄色，上端中央有黄绿色和棕褐色的枯心，以“条粗长，皮色金黄”为主要特点。气微，味苦。

道地产区黄芩与其他产地黄芩性状鉴别要点见表2。

表2 道地产区黄芩与其他产地黄芩性状鉴别要点

比较项目	道地产区黄芩	其他产地黄芩
根条形态	圆锥形，粗壮且直	圆锥形较细长，多有分枝
芦头下直径	多1.5cm 以上	一般1.5cm 以下
长度	一般长度10cm 以上	长度5cm～10cm 居多
表皮	棕褐色或棕黄色，表面纹理较粗糙	浅棕黄色、棕黄色或深黄色，纵皱纹较细腻
断面	断面深黄色，上端中央有黄绿色和棕褐色的枯心	断面浅黄色至黄色，中心红棕色；老根中心呈枯朽状或中空，暗棕色或棕黑色

参 考 文 献

[1] 尚志钧. 神农本草经校注 [M]. 北京：学苑出版社，2008：219.

[2] 陶弘景. 名医别录（辑校本）[M]. 尚志钧辑校. 北京：中国中医药出版社，2013：95.

[3] 陶弘景. 本草经集注（辑校本） [M]. 尚志钧，尚元胜辑校. 北京：人民卫生出版社，1994：264.

[4] 吴普. 吴普本草 [M]. 尚志钧等辑校. 北京：人民卫生出版社，1987：36.

[5] 苏敬. 新修本草（辑复本）[M]. 尚志钧辑校. 合肥：安徽科学技术出版社，1981：204.

[6] 孙思邈. 千金翼方 [M]. 北京：人民卫生出版社，1984：22.

[7] 苏颂. 本草图经 [M]. 尚志钧辑校. 合肥：安徽科学技术出版社，1994：153－154.

[8] 唐慎微. 证类本草 [M]. 尚志钧，郑金生，尚元藕，等校点. 北京：华夏出版社，1993：230－231.

[9] 许希周，喻正科. 湖湘名医典籍精华：本草卷 [M]. 长沙：湖南科学技术出版社，1999：35.

[10] 卢之颐. 本草乘雅半偈（校点本） [M]. 冷方南，王齐南校点. 北京：人民卫生出版社，1986：300.

[11] 兰茂. 滇南本草：第一册 [M]. 昆明：云南人民出版社，1975：466－468.

[12] 吴其濬. 植物名实图考：上册 [M]. 北京：中华书局，1963：165.

[13] 陈仁山. 药物出产辨 [M]. 广州：广东中医药专门学校，1930：24.

[14] 中国药材公司. 中国中药区划 [M]. 北京：科学出版社，1995：68－70.

[15] 国家中医药管理局《中华本草》编委会. 中华本草：第5册 [M]. 上海：上海科学技术出版社，1999：200－201.

[16] 金世元. 金世元中药材传统鉴别经验 [M]. 北京：中国中医药出版社，2010：76.

[17] 李子. 黄芩的本草考证及道地产区分布与变迁的研究 [D]. 北京：中国中医科学院，2010.

[18] 葛全胜. 中国历朝气候变化 [M]. 北京：科学出版社，2010：136－594.

[19] 郑景云，尹云鹤，李炳元. 中国气候区划新方案 [J]. 地理学报，2010，65（1）：3－12.

ICS 11.120.01
C 23

团　　体　　标　　准

T/CACM 1020.150—2019

道地药材　第150部分：赤芝

Daodi herbs—Part 150: Chizhi

2019-08-13 发布　　2019-08-13 实施

中华中医药学会　发布

前　　言

T/CACM 1020《道地药材》标准分为157个部分：

——第1部分：标准编制通则；

……

——第149部分：黄芩；

——第150部分：赤芝；

——第151部分：铁皮石斛；

……

——第157部分：汉射干。

本部分为T/CACM 1020的第150部分。

本部分按照GB/T 1.1—2009给出的规则起草。

本部分由道地药材国家重点实验室及国家中医药管理局道地药材生态遗传重点研究室提出。

本部分由中华中医药学会归口。

本部分起草单位：浙江寿仙谷医药股份有限公司、浙江省中药材产业协会、中国中医科学院中药资源中心、浙江省食品药品检验研究院、浙江康恩贝制药股份有限公司、浙江大学、浙江工业大学、杭州方回春堂集团有限公司、浙江胡庆余堂本草药物有限公司、浙江五养堂药业有限公司、武义寿仙谷中药饮片有限公司、杭州师范大学、浙江大德药业集团有限公司、浙江科达生物技术有限公司、龙泉市龙三秀生物科技有限公司、无限极（中国）有限公司、北京中研百草检测认证有限公司。

本部分主要起草人：李明焱、徐靖、王瑛、何伯伟、黄璐琦、郭兰萍、詹志来、李振皓、李振宇、赵维良、马临科、吴华庆、姚德中、毛碧增、孙培龙、郭怡飚、诸葛磊、吴学谦、王慧中、卢江杰、刘志风、汪享惠、马蕾、杨波、郭秀良、季丁福、郭亮、余意。

道地药材　第 150 部分：赤芝

1　范围

T/CACM 1020 的本部分规定了道地药材赤芝的来源及形态、历史沿革、道地产区及生境特征、质量特征。

本部分适用于中华人民共和国境内道地药材赤芝的生产、销售、鉴定及使用。

2　规范性引用文件

下列文件对于本文件的应用是必不可少的。凡是注日期的引用文件，仅注日期的版本适用于本文件。凡是不注日期的引用文件，其最新版本（包括所有的修改单）适用于本文件。

T/CACM 1020. 1—2016　道地药材　第 1 部分：标准编制通则

中华人民共和国药典一部

3　术语和定义

T/CACM 1020. 1—2016 界定的以及下列术语和定义适用于本文件。

3. 1

赤芝　chizhi

产于以浙江龙泉、武义，安徽金寨、霍山、岳西为中心的区域，包括武夷山山脉、仙霞岭山脉、括苍山山脉、大别山山脉及周边地区的栽培赤芝。

4　来源及形态

4. 1　来源

本品为多孔菌科真菌赤芝 *Ganoderma lucidum*（Leyss. ex Fr.）Karst. 的干燥子实体。

4. 2　形态特征

菌丝体：菌丝三体型；生殖菌丝透明、薄壁、分枝，直径 3μm ~ 4μm；骨架菌丝淡黄色，厚壁实心，树状分枝，分枝末端形成鞭毛状无色缠绕菌丝，厚壁，多弯曲；联络菌丝，有横隔、有分枝，也可以见到锁状联合。

子实体：一年生，有柄；木质或木栓质；菌盖近似圆形或肾形，直径 3cm ~ 32cm，厚 0. 6cm ~ 5cm，表面常有硬质皮壳，初期亮橘黄色，边缘白色，老后盖面红褐色，有漆样光泽；有同心环带和环沟，并有纵皱纹。菌肉多为两层，白色至深褐色，近菌管部分常呈淡褐色或近褐色，木栓质，厚约 1cm。菌管棕色，管长 0. 5cm ~ 1. 5cm，平均每毫米 3 个 ~ 5 个。菌柄侧生或偏生，罕见中生，近似圆柱形或扁圆形，中实，直径 2cm ~ 4cm，长 2cm ~ 20cm，与盖同色。

5 历史沿革

5.1 品种沿革

灵芝始载于《山海经》:“帝女死焉，其名曰女尸，化为䔄草（灵芝），其叶胥成，其华黄，其实如菟丘，服之媚于人。”《神农本草经》将赤芝列为上品，曰:“赤芝，味苦、平。主胸中结，益心气，补中，增智慧，不忘。久食，轻身不老，延年神仙。一名丹芝，生山谷。”叙述了赤芝的药性与功效等。与当今的赤芝描述吻合，因此本文遵循2015年版《中华人民共和国药典》规定，将赤芝基原定为多孔菌科真菌赤芝 *Ganoderma lucidum*（Leyss. ex Fr.）Karst. 的干燥子实体。

5.2 产地沿革

有关赤芝产地的叙述始载于南北朝时期《名医别录》，该书记载:“赤芝生霍山。”说明该时期赤芝主要产自霍山（旧称大别山地区）。据《霍山县志》（1905）记载，早在春秋时期就设有潜邑，汉代设为潜县，隋代始称霍山。如果从地域角度出发，大别山区包括了目前安徽、湖北、河南交界处的大别山区，介于北纬30°10′~32°30′，东经112°40′~117°10′。

南北朝时期《本草经集注》记载:“南岳本是衡山，汉武帝始以小霍山代之，非正也。此则应生衡山也。”说明赤芝主要产自霍山。此时产地发生变化，由原来的安徽霍山变为湖南衡山。沈约《早发定山》云:“眷言采三秀，徘徊望九仙。”定山一名狮子山，在浙江余杭东南。灵芝一名三秀，说明南北朝时期灵芝在浙江有产。

浙江《龙泉县志》记载:“南宋建炎三年（1129）己酉冬十一月，芝产前太常少卿季陵居屋。”据查“季陵”是浙江龙泉城南宏山人，政和二年（1112）进士，建炎初从太宗至扬州任太常少卿。可知当时灵芝栽培在浙江龙泉已相当普遍。据查，两宋时期，灵芝瑞应之事，十分兴隆，举国朝野，搜寻灵芝，进贡朝廷。北宋京官姜特立，受皇帝应召而“献百诗献灵芝”，说明当时浙江龙泉灵芝在全国已有一定的地位。

明代《本草品汇精要》记载:“赤芝【地】〔图经曰〕生霍山。”再次提出赤芝生霍山。《本草蒙筌》记载:“赤芝如珊瑚（一名珊芝）应火味苦，产衡山善养心神。增智慧不忘，开胸膈除结。”其记载赤芝产地为衡山。明嘉靖四十年（1561）《浙江通志》记载有赤芝。说明赤芝在明代时已产于浙江。

《中华本草》（1997）记载，灵芝生于向阳的壳斗科和松科松属植物等根际或枯树桩上，遍布全国，以长江以南为多。《中药灵芝使用的起源考古学研究》一文描述在浙江的田螺山遗址、余杭镇南湖遗址、湖州千金镇塔地遗址发现了5份灵芝样品，由中国中医科学院黄璐琦院士的研究团队鉴定这些样品均为灵芝科灵芝属真菌，其中最早一份样品距今已有6800年历史。

综上分析，古代灵芝以野生品为主，在浙江已有6800年的使用历史。明代浙江已有栽培赤芝；历代本草记载赤芝生霍山，从野生到栽培，在安徽逐渐形成了以金寨为中心的大别山段木赤芝产地。历史还表明浙江和安徽是赤芝段木栽培方式的发源地，并且以菌盖大、肥厚、坚实、有光泽者为佳，以此为标准来衡量赤芝是否道地，品质是否优良。因此，赤芝经过临床长期应用，形成了以浙江、安徽为中心的道地产区，并认为该产区的赤芝有独特的性状和疗效，品质佳，被认定为道地药材。赤芝产地沿革见表1。

表1 赤芝产地沿革

年代	出处	产地及评价
南北朝	《名医别录》	赤芝生霍山
	《本草经集注》	赤芝……生霍山

表1（续）

年代	出处	产地及评价
唐	《新修本草》	赤芝……生霍山
宋	《证类本草》	赤芝生霍山
	《图经衍义本草》	赤芝生霍山
明	《浙江通志》	青芝耳目记赤城山顶有青芝二根天台赋五芝舍秀而晨敷谓赤芝黄芝白芝黑芝紫芝也
	《本草品汇精要》	赤芝【地】〔图经曰〕生霍山
现代	《中华本草》	灵芝……生于向阳的壳斗科和松科松属植物等根际或枯树桩上。……我国普遍分布，但以长江以南为多。药材产于华东、西南及吉林、河北、山西、江西、广东、广西等地，有人工栽培。销全国各地

6 道地产区及生境特征

6.1 道地产区

以浙江龙泉、武义，安徽金寨、霍山、岳西为中心的区域，包括武夷山山脉、仙霞岭山脉、括苍山山脉、大别山山脉及周边地区。

6.2 生境特征

安徽属暖温带与亚热带的过渡地区。在淮河以北属暖温带半湿润季风气候，淮河以南属亚热带湿润季风气候。季风明显，四季分明，春暖多变，夏雨集中，秋高气爽，冬季寒冷。年平均气温14℃～17℃，年平均降水量773mm～1670mm。

浙江地处亚热带中部，属季风性湿润气候，四季分明，光照充足，雨量充沛。年平均气温15℃～18℃，年平均降水量980mm～2000mm，年平均日照时数1710h～2100h。

7 质量特征

7.1 质量要求

应符合《中华人民共和国药典》一部对灵芝的相关质量规定。

7.2 性状特征

赤芝外形呈伞状，菌盖肾形、半圆形或近圆形，直径10cm～18cm，厚1cm～2cm。皮壳坚硬，黄褐色至红褐色，有光泽，具环状棱纹和辐射状皱纹，边缘薄而平截，常稍内卷。菌肉白色至淡棕色。菌柄圆柱形，侧生，少偏生，长7cm～15cm，直径1cm～3.5cm，红褐色至紫褐色，光亮。孢子细小，黄褐色。气微香，味苦、涩。

道地产区赤芝外形呈伞状，菌盖肾形、半圆形或近圆形，直径15cm～25cm，厚1.5cm～4cm。菌盖上表面黄棕色至红褐色，有光泽，有环状和辐射状棱纹；下表面黄白色至浅褐色，密生小孔状菌管孔；菌柄表面黄褐色至紫褐色，光亮；切面疏松，木栓质，分为三层，上层为皮壳层，极薄，中间为菌肉层，类白色至深褐色，靠近上表面色浅，下层为菌管层，棕色或深棕色。质重，密实，不易折断。气微香，味苦、涩。

道地产区赤芝与其他产地赤芝性状鉴别要点见表2。

表2　道地产区赤芝与其他产地赤芝性状鉴别要点

比较项目	道地产区赤芝（浙江、安徽）	其他产地赤芝
外形	菌盖肾形、半圆形或近圆形	菌盖肾形、半圆形或近圆形，有丛生、叠生现象
菌盖大小	直径15cm~25cm，厚1.5cm~4cm	直径6cm~25cm，厚0.5cm~3cm
下表面	黄白色至浅褐色	黄白色至棕褐色
质地	质重，密实	质地稍疏松

参 考 文 献

［1］袁珂．山海经校注［M］．成都：巴蜀书社，1993：171－172．

［2］佚名．神农本草经［M］．孙星衍，孙冯翼辑．台北：集文书局，1976：17．

［3］陶弘景．名医别录（辑校本）［M］．尚志钧辑校．北京：人民卫生出版社，1986：14．

［4］陶弘景．本草经集注（辑校本）［M］．尚志钧，尚元胜辑校．北京：人民卫生出版社，1994：184－185．

［5］刘文泰．本草品汇精要［M］．北京：人民卫生出版社，1982：258－260．

［6］陈嘉谟．本草蒙筌［M］．王淑民，陈湘萍，周超凡点校．北京：人民卫生出版社，1988：46．

［7］嵇曾筠，李卫等．浙江通志：105 卷［M］．沈翼机，傅王露纂．上海：上海古籍出版社，1991：103．

［8］国家中医药管理局《中华本草》编委会．中华本草：第 1 册［M］．上海：上海科学技术出版社，1999：534－542．

［9］袁媛，王亚君，孙国平，等．中药灵芝使用的起源考古学［J］．科学通报，2018，63（13）：1180－1188．

［10］唐慎微．证类本草［M］．上海：上海古籍出版社，1991：179．

［11］寇宗奭．类编图经集注衍义本草［M］．北京：中国书店出版社，2012．

ICS 11.120.01
C 23

团体标准

T/CACM 1020.151—2019

道地药材 第151部分：铁皮石斛

Daodi herbs—Part 151: Tiepishihu

2019-08-13 发布 2019-08-13 实施

中华中医药学会 发布

前　言

T/CACM 1020《道地药材》标准分为157个部分：

——第1部分：标准编制通则；

……

——第150部分：赤芝；

——第151部分：铁皮石斛；

——第152部分：淳木瓜；

……

——第157部分：汉射干。

本部分为T/CACM 1020的第151部分。

本部分按照GB/T 1.1—2009给出的规则起草。

本部分由道地药材国家重点实验室及国家中医药管理局道地药材生态遗传重点研究室提出。

本部分由中华中医药学会归口。

本部分起草单位：浙江寿仙谷医药股份有限公司、浙江省中药材产业协会、中国中医科学院中药资源中心、浙江省中药研究所有限公司、浙江康恩贝制药股份有限公司、浙江大学、浙江省食品药品检验研究院、杭州胡庆余堂国药号有限公司、杭州方回春堂集团有限公司、浙江寿仙谷植物药研究院有限公司、乐清市铁皮石斛产业协会、浙江森宇药业有限公司、南京农业大学、杭州师范大学、天台县农业技术推广总站、华润三九医药股份有限公司、浙江铁枫堂生物科技股份有限公司、北京中研百草检测认证有限公司。

本部分主要起草人：李明焱、李振皓、李振宇、何伯伟、王志安、黄璐琦、郭兰萍、詹志来、毛碧增、陈碧莲、郭增喜、吴华庆、王如伟、郭怡飚、管金发、姚德中、宋仙水、王慧中、罗镭、徐靖、向增旭、俞巧仙、汪玲娟、胡凌娟、王晓彤、谭沛、张辉、张国亮、卢江杰、徐丹彬、姚国富、郭亮。

道地药材　第151部分：铁皮石斛

1　范围

T/CACM 1020的本部分规定了道地药材铁皮石斛的来源及形态、历史沿革、道地产区及生境特征、质量特征。

本部分适用于中华人民共和国境内道地药材铁皮石斛的生产、销售、鉴定及使用。

2　规范性引用文件

下列文件对于本文件的应用是必不可少的。凡是注日期的引用文件，仅注日期的版本适用于本文件。凡是不注日期的引用文件，其最新版本（包括所有的修改单）适用于本文件。

T/CACM 1020.1—2016　道地药材　第1部分：标准编制通则

中华人民共和国药典一部

3　术语和定义

T/CACM 1020.1—2016界定的以及下列术语和定义适用于本文件。

3.1

铁皮石斛　tiepishihu

产于以浙江乐清、台州天台、金华武义、杭州临安为中心，核心区域包括浙江（温台地区、金丽衢地区、杭州地区）、云南滇南地区以及德宏周边地区的栽培铁皮石斛。

4　来源及植物形态

4.1　来源

本品为兰科植物铁皮石斛 *Dendrobium officinale* Kimura et Migo的干燥或新鲜茎。

4.2　形态特征

多年生草本。茎丛生，圆柱形，长9cm～35cm，粗2mm～4mm，不分枝，具多节，节间长1.3cm～1.7cm，常在中部以上互生叶3～5；叶二列，纸质，长圆状披针形，长3cm～7cm，宽9mm～15mm，先端钝并且多少钩转，基部下延为抱茎的鞘，边缘和中肋常带淡紫色；叶鞘常具紫斑，老时其上缘与茎松离而张开，并且与节留下1个环状铁青的间隙。总状花序常从落了叶的老茎上部发出，具花2～3；花序柄长5mm～10mm，基部具短鞘2～3；花序轴回折状弯曲，长2cm～4cm；花苞片干膜质，浅白色，卵形，长5mm～7mm，先端稍钝；花梗和子房长2cm～2.5cm；萼片和花瓣黄绿色，近相似，长圆状披针形，长约1.8cm，宽4mm～5mm，先端锐尖，具5条脉；侧萼片基部较宽阔，宽约1cm；萼囊圆锥形，长约5mm，末端圆形；唇瓣白色，基部具1个绿色或黄色的胼胝体，卵状披针形，比萼片稍短，中部反折，先端急尖，不裂或不明显3裂，中部以下两侧具紫红色条纹，边缘多少波状；

唇盘密布细乳突状的毛，并且在中部以上具1个紫红色斑块；蕊柱黄绿色，长约3mm，先端两侧各具1个紫点；蕊柱足黄绿色带紫红色条纹，疏生毛；药帽白色，长卵状三角形，长约2.3mm，先端近锐尖并且2裂。花期3月~6月。

5 历史沿革

5.1 品种沿革

石斛入药首见于我国第一部药物学专著《神农本草经》，历代本草学著作记载多种石斛。

铁皮石斛之名见于《市隐庐医学杂著》"论湿温证用药之误"中，记载："湿温非死证，而今之患湿温者，往往致死岂非服药之误乎……既而见有霍斛矣，既而见有鲜斛矣，最后见有铁皮风斛矣。"此后《金子久医案》风温案二的处方、《中国药学大辞典》《安徽歙县志》《药材资料汇编》均记载了铁皮石斛。此外，《本草正义》的铁皮鲜斛，《孟河丁氏医案》的鲜铁石斛，《中国药物标本图影》的铁皮鲜石斛等是铁皮石斛的不同表述，只是简称或字序有所不同。

铁皮石斛的形态描述最早见于《绍兴本草》的温州石斛，并附图，根据其节是黑的、较短、较圆实（从节间长度与直径比来看）等特点和产地记载，初步考证为铁皮石斛 *Dendrobium officinale* Kimura et Migo，其源头《本草图经》和《大观本草》的温州石斛附图与之接近，《本草图经》的"温、台州亦有之"，与附图相呼应，再结合《台州总志》《温州府志》和《浙江通志》进贡石斛的史料，以及《本草汇言》"近以温、台者为贵"的记载，可以初步认为北宋时期的温州石斛即是分布于浙江的铁皮石斛 *Dendrobium officinale* Kimura et Migo。浙江瑞安陈葆善《本草时义》云："泰顺（今浙江温州地区泰顺）所产有铜兰、铁兰之别，铜兰色居青黄之间，颇有铜象；铁兰则色青黑，俨如钱形；至肥泽多脂则以铁兰为佳。"张山雷《本草正义》云："以皮色深绿，质地坚实，生嚼之脂膏黏舌，味厚微甘为上品，名铁皮鲜斛，价亦较贵。"将陈、张二人所述形色味特征联系起来可知，铁兰即铁皮石斛。广西土名为铁皮兰（见《六桥医话》），说明浙、桂两地民间对铁皮石斛有相近的观察和命名。湖南《永州府志》云："石斛为江浙间盛行之药；吴中药贾入山竞采，获利数倍。"彼时吴中药贾不远千里到湖南所采的石斛，应该是珍贵的铁皮石斛而不是其他种。近现代鲜石斛即是铁皮石斛的证据有二：一是张仁安《本草诗解药性注》记载"鲜石斛即铁皮石斛，大寒，治胃中大热，生津滋干，泻热益阴，胜于干者"；二是《浙江药用植物志》记载处方用鲜石斛即为铁皮石斛。此外，《中药材手册》鲜石斛照片也似铁皮石斛。多位专家实地调查表明，近现代枫斗主要以铁皮石斛为原料加工而成，鲜石斛以铁皮石斛为主。

兰科植物石斛类群的命名深受中医药影响。石斛属名源于《神农本草经》收载的石斛。*Dendrobium officinale* Kimura et Migo 的植物中文名铁皮石斛来源于药材名铁皮石斛，此拉丁学名发表于1936年，其定名人 Kimura（木村康一）曾赴广东、广西、云南、福建、江西、贵州、安徽、台湾等原产地觅集石斛植物标本和药材。但铁皮石斛的模式标本采自何地、藏于何处却不详（《中国植物志》）。木村康一采用种加词"*officinale*"（药用的），表明他在调查过程中发现这是一个用于医疗时间长久、知名度很高的新物种。铁皮石斛可能在历史上还是一种名为挂兰、吊兰的观赏植物，证据如下：高濂《遵生八笺》云"挂兰产浙之温台山中"；《宣平县志》云"石斛，俗名吊兰……人有取来，以沙石栽之或以物盛挂檐下，经年不死，俗名为千年润"；《浙江通志》有挂兰，"产温台山中，岩壑深处，悬根而生，人取之以竹为络，挂之树底，不土而生，生花微黄，肖兰而细，不可缺水，时当取下浸湿又挂，亦奇种也"。以上记载与《本草图经》等所述温、台产地相同。此外，1330—1650年间有以"挂兰"为题的三首诗，铁皮石斛的文化属性十分明显。

5.2 产地沿革

铁皮石斛的道地性，首先与产地有关，历史上有产江浙和广南之说，17世纪以来更强调温州、台州为贵。广西《容县志》云："都峤产者特良。"（丹霞地貌型。）由于江、浙、皖、闽等地铁皮石斛资源被采挖殆尽，随着科研水平的不断提高，逐步突破人工种植技术瓶颈，开始人工栽培，将浙江优良品种引至云南，而云南适宜的气候使其种植面积迅速扩大，逐渐形成了浙江与云南两大主产区。《药材资料汇编》中提到20世纪50年代市场上形成云南铁皮、贵州铁皮、广西铁皮为主的局面，铁皮石斛的分布很广，资源曾经很丰富。《中华本草》中也明确记载："又名黑节草（贵州、云南），铁皮兰（广西）……分布于广西、贵州、云南等地。"铁皮石斛的道地性还体现在生境方面，《神农本草经》的石斛之名体现了石生环境，多部本草文献记载"生石上"。《本草纲目》将石斛列为石草类。张三锡著《医学六要》之"本草选"标为石草部，记载石斛的"道地"是"丛生石上"。石斛属植物有70多种，但生于潮湿岩壁和石缝者为数不多，铁皮石斛是其中之一。

综上所述，铁皮石斛的使用历史佐证道地药材是由临床长期使用遴选出来的。在石斛属70多种植物中，历代医药学家通过临床长期实践和研究，发现了浙江铁皮石斛独特的性状和疗效，发明了枫斗的加工方法。21世纪以来，科技进步使铁皮石斛的生产加工高速发展，创造了巨大的经济效益，续写了铁皮石斛的辉煌。铁皮石斛的历史还清楚地表明，浙江和云南是铁皮石斛及其加工品枫斗的发源地，以"铁皮"或"铁"来命名而树立其正宗性是一个"色"字（色青如铁），并且"生嚼之脂膏黏舌"（茎饱满不虚、黏液丰富、多糖含量高），以此为标准来衡量铁皮石斛是否道地，评价生物技术生产铁皮石斛是否优质，是传承道地铁皮石斛的基本标准。通过历史文献考证表明，浙江、云南的铁皮石斛有独特的性状和疗效，临床医家对其较为推崇，认为浙江、云南产的铁皮石斛品质佳，为道地药材。铁皮石斛产地沿革见表1。

表1　铁皮石斛产地沿革

年代	出处	产地及评价
宋	《本草图经》	石斛，生六安山谷水傍石上，今荆、湖、川、广州郡及温、台州亦有之，以广南者为佳。多在山谷中
	《台州总志》	石斛，按本草，温、台亦有之，以广南者为佳
明	《本草品汇精要》	【地】〔图经曰〕生六安山谷水傍石上，今荆州、广州郡及温、台州亦有之。〔唐本注云〕荆襄及汉中江左。〔陶隐居云〕出始兴宣城庐江始安。〔道地〕广南者为佳
	《太平县志》	石斛，按本草，温、台亦有之，以广南者为佳
	《本草纲目》	荆州、光州、寿州、庐州、江州、温州、台州亦有之，以广南者为佳
	《本草汇言》	近以温、台者为贵……蜀人呼为金钗花。今充贡者取川地者进之
	《宣平县志》	石斛，俗名吊兰……人有取来，以沙石栽之或以物盛挂檐下，经年不死，俗名为千年润
	《本草乘雅半偈》	出六安山谷，及荆襄、汉中、江左、庐州、台州、温州诸处。近以温、台者为贵。谓其形似金钗……此即蜀中所产
清	《本草崇原》	石斛始出六安山谷水傍石上，今荆襄、汉中、庐州、台州、温州诸处皆有
	《本草从新》	温州最上、广西略次、广东最下
	《本草述钩元》	出六安山谷，及荆襄汉中，江左庐州，浙中台近以温台者为贵
民国	《临海县志》	石斛一名风兰，俗名吊兰，产高山石上，功用胜川产，值甚贵。有一种杆细而长者俗称竹兰，值较贱
	《台州府志》	台温亦有之，以广南者为佳
现代	《药材资料汇编》	铁皮石斛，广东、福建、江西所产，称本山货，湖南道县、广西八步，亦称本山货，品质好；云南所产质较好，当地称黑节草，市上称云南铁皮。贵州铁皮，广西铁皮，条干多属瘦长，叶薄而长，带有白色茎衣

6 道地产区及生境特征

6.1 道地产区

以浙江乐清、台州天台、金华武义、杭州临安为中心，核心区域包括浙江（温台地区、金丽衢地区、杭州地区）、云南滇南地区及德宏周边地区。

6.2 生境特征

浙江属亚热带季风气候，季风显著，四季分明，气温适中，光照较多，雨量丰沛，空气湿润。年平均气温15℃～18℃，年平均降水量980mm～2000mm，年平均日照时数1710h～2100h。云南属于亚热带高原季风气候，年温差小、日温差大，干湿季节分明，气温随地势高低垂直变化异常明显。全省最热月（7月）平均气温19℃～22℃，最冷月（1月）平均气温6℃～8℃，年温差一般只有10℃～12℃，日温差可达12℃～20℃。全省无霜期210d～330d。全省降水的地域分布差异大，最多的地方年降水量2200mm～2700mm，大部分地区年降水量在1000mm以上。铁皮石斛适宜在凉爽、湿润、空气流通的环境生长，喜温暖湿润气候和半阴半阳的环境，不耐寒，因此，浙江、云南的气候特别适合铁皮石斛的生长。

7 质量特征

7.1 质量要求

应符合《中华人民共和国药典》一部对铁皮石斛的相关质量规定。

7.2 性状特征

鲜铁皮石斛呈圆柱形，直径0.2cm～0.4cm。表面绿色至墨绿色，有时可见淡紫色斑点，光滑或有纵纹，节明显，色较深，节上可见带紫色斑点的膜质叶鞘。质柔软，肉质状，易折断，断面黄绿色。气微，味淡，嚼之有黏性。

铁皮枫斗呈螺旋形或弹簧状，通常为2个～6个旋纹，茎拉直后长3.5cm～8cm，直径0.2cm～0.4cm。表面暗绿色、黄绿色或略带金黄色，有细纵皱纹，节明显，节上有时可见残留的灰白色叶鞘；一端可见茎基部留下的短须根。质坚实，易折断，断面平坦，灰白色至灰绿色，略角质状。气微，味淡，嚼之有黏性。

铁皮石斛呈圆柱形的段，直径0.2cm～0.4cm。表面暗绿色或黄绿色，有细纵皱纹，节明显，略弯曲。质坚实，易折断，断面平坦，灰白色至灰绿色，略角质状。气微，味淡，嚼之有黏性。

道地产区铁皮石斛与其他产地铁皮石斛性状鉴别要点见表2。

表2 道地产区铁皮石斛与其他产地铁皮石斛性状鉴别要点

比较项目	铁皮枫斗		铁皮石斛	
	浙江、云南	其他产地	浙江、云南	其他产地
外形	螺旋形或弹簧状，以螺旋形为主，紧实度好	螺旋形或弹簧状，多弹簧状	圆柱形的段	圆柱形的段

表2（续）

比较项目	铁皮枫斗		铁皮石斛	
	浙江、云南	其他产地	浙江、云南	其他产地
表面颜色	以暗绿色、黄绿色为多，少数略带金黄色	黄绿色或略带金黄色	暗绿色或黄绿色	黄绿色或略带红色
节	节明显	节明显或不明显	节明显	节明显或不明显
断面	断面平坦	断面较平坦	断面平坦	断面较平坦
黏性	久嚼有浓厚的黏滞感，残渣极少或有少量	嚼之有黏性，纤维性残渣较多	久嚼有浓厚的黏滞感，残渣极少或有少量	嚼之有黏性，纤维性残渣较多

参 考 文 献

[1] 佚名. 神农本草经 [M]. 孙星衍, 孙冯翼辑. 台北: 集文书局, 1976: 20.

[2] 王严士. 中国医学大成: 44 册市隐庐医学杂著 [M]. 上海: 上海科学技术出版社, 1992: 18 - 19.

[3] 陈存仁. 中国药学大辞典: 上册 [M]. 上海: 世界书局, 1935: 445 - 447.

[4] 苏颂. 本草图经 [M]. 尚志钧辑校. 合肥: 安徽科学技术出版社, 1994: 93 - 94.

[5] 倪朱谟. 本草汇言 [M]. 戴慎, 陈仁寿, 虞舜点校. 上海: 上海科学技术出版社, 2005: 488.

[6] 国家中医药管理局《中华本草》编委会. 中华本草: 第 8 册 [M]. 上海: 上海科学技术出版社, 1999: 705 - 711.

[7] 李时珍. 金陵初刻本校注本草纲目: 下册 [M]. 尚志钧, 任何校注. 合肥: 安徽科学技术出版社, 2002: 826.

[8] 刘文泰. 本草品汇精要 [M]. 北京: 人民卫生出版社, 1982: 254.

[9] 卢之颐. 本草乘雅半偈 (校点本) [M]. 冷方南, 王齐南校点. 北京: 人民卫生出版社, 1986: 84 - 86.

[10] 张志聪. 本草崇原 [M]. 北京: 中国中医药出版社, 1992: 5 - 6.

[11] 吴仪洛. 本草从新 [M]. 曲京峰, 窦钦鸿点校. 北京: 人民卫生出版社, 1990: 109.

[12] 黄雄, 崔晓艳. 本草述钩元释义 [M]. 太原: 山西科学技术出版社, 2009: 481.

ICS 11.120.01
C 23

团　体　标　准

T/CACM 1020.152—2019

道地药材　第152部分：淳木瓜

Daodi herbs—Part 152: Chunmugua

2019-08-13 发布　　2019-08-13 实施

中华中医药学会　发布

前　　言

T/CACM 1020《道地药材》标准分为157个部分：

——第1部分：标准编制通则；

……

——第151部分：铁皮石斛；

——第152部分：淳木瓜；

——第153部分：淳萸肉；

……

——第157部分：汉射干。

本部分为T/CACM 1020的第152部分。

本部分按照GB/T 1.1—2009给出的规则起草。

本部分由道地药材国家重点实验室及国家中医药管理局道地药材生态遗传重点研究室提出。

本部分由中华中医药学会归口。

本部分起草单位：浙江省中药材产业协会、淳安县临岐中药材产业协会、中国中医科学院中药资源中心、浙江省中药研究所有限公司、浙江寿仙谷植物药研究院有限公司、武义寿仙谷中药饮片有限公司、金华市中医医院、金华市食品药品检验研究院、金华市中心医院、金华职业技术学院、北京联合大学、浙江省淳安县农业农村局中药材发展服务中心、无限极（中国）有限公司、北京中研百草检测认证有限公司。

本部分主要起草人：詹志来、李明焱、何伯伟、郑平汉、黄璐琦、郭兰萍、吴华庆、王志安、张国亮、姜娟萍、陈美红、王彩红、徐蒸轶、吴忠义、陈宗良、徐菲拉、陈坚波、张元、郭亮、童健全、余意。

道地药材 第152部分：淳木瓜

1 范围

T/CACM 1020 的本部分规定了道地药材淳木瓜的来源及形态、历史沿革、道地产区及生境特征、质量特征。

本部分适用于中华人民共和国境内道地药材淳木瓜的生产、销售、鉴定及使用。

2 规范性引用文件

下列文件对于本文件的应用是必不可少的。凡是注日期的引用文件，仅注日期的版本适用于本文件。凡是不注日期的引用文件，其最新版本（包括所有的修改单）适用于本文件。

T/CACM 1020.1—2016 道地药材 第1部分：标准编制通则

中华人民共和国药典一部

3 术语和定义

T/CACM 1020.1—2016 界定的以及下列术语和定义适用于本文件。

3.1

淳木瓜 chunmugua

产于以浙江杭州淳安、衢州开化为中心，核心区域包括杭州地区、金衢盆地及周边地区的栽培木瓜。

4 来源及形态

4.1 来源

本品为蔷薇科植物皱皮木瓜 *Chaenomeles speciosa*（Sweet）Nakai 的干燥近成熟果实。

4.2 形态特征

落叶灌木，高达2m，枝条直立开展，有刺；小枝圆柱形，微屈曲，无毛，紫褐色或黑褐色，有疏生浅褐色皮孔；冬芽三角卵形，先端急尖，近于无毛或在鳞片边缘具短柔毛，紫褐色。叶片卵形至椭圆形，稀长椭圆形，长3cm～9cm，宽1.5cm～5cm，先端急尖稀圆钝，基部楔形至宽楔形，边缘具有尖锐锯齿，齿尖开展，无毛或在萌蘖上沿下面叶脉有短柔毛；叶柄长约1cm；托叶大形，草质，肾形或半圆形，稀卵形，长5mm～10mm，宽12mm～20mm，边缘有尖锐重锯齿，无毛。花先叶开放，3朵～5朵簇生于二年生老枝上；花梗短粗，长约3mm或近于无柄；花直径3cm～5cm；萼筒钟状，外面无毛；萼片直立，半圆形稀卵形，长3mm～4mm，宽4mm～5mm，长约萼筒之半，先端圆钝，全缘或有波状齿，及黄褐色睫毛；花瓣倒卵形或近圆形，基部延伸成短爪，长10mm～15mm，宽8mm～13mm，猩红色，稀淡红色或白色；雄蕊45～50，长约花瓣之半；花柱5，基部合生，无毛或稍有毛，柱头头状，有不显明分裂，约与雄蕊等长。果实球形或卵球形，直径4cm～6cm，黄色或带黄绿色，有稀疏不显明斑点，味芳香；萼片脱落，果梗短或近于无梗。花期3月～5月，果期9月～10月。

5 历史沿革

5.1 品种沿革

木瓜之名可追溯到先秦，《尔雅》曰："楙，木瓜。"《诗经》曰："投我以木瓜，报之以琼琚。"木瓜以"木瓜实"作为药名首载于《名医别录》，《吴普本草》以"木瓜"作为药名，云："生夷陵。"《本草经集注》云："山阴兰亭尤多，彼人以为良果，最疗转筋。"

宋初以后历代本草多以木瓜作为药材名一直沿袭至今。详细记载其形态特征的当属宋代《本草图经》，该书记载："木瓜，旧不著所出州土。陶隐居云：山阴兰亭尤多，今处处有之，而宣城者为佳。其木状若柰，花生于春末，而深红色，其实大者如瓜，小者如拳……宣州人种莳尤谨，遍满山谷。始实成，则镞纸花薄其上，夜露日暴，渐而变红，花文如生。本州充上贡焉，又有一种榠楂，木、叶、花、实，酷类木瓜，陶云：大而黄，可进酒去痰者是也。欲辨之，看蒂间，别有重蒂如乳者，为木瓜，无此者为榠楂也。"《本草图经》同时附有"蜀州木瓜"图，图中所绘果为长椭圆形，果顶有突起，与皱皮木瓜 *Chaenomeles speciosa*（Sweet）Nakai 一致。

明代李时珍《本草纲目》中对正品木瓜及混淆品木桃、榠楂等进行了较为准确的区分："木瓜可种可接，可以枝压。其叶光而厚，其实如小瓜而有鼻，津润味不木者，为木瓜；圆小于木瓜，味木而酢涩者，为木桃；似木瓜而无鼻，大于木桃，味涩者，为木李，亦曰木梨，即榠楂及和圆子也。鼻乃花脱处，非脐蒂也。"并配图中的果为长椭圆形，可见还没有脱落的直立萼片，此为皱皮木瓜 *Chaenomeles speciosa*（Sweet）Nakai；如若是榠楂 *Chaenomeles sinensis*（Thouin）Koehne，萼片为反折，果顶凹陷。李时珍准确形象地描述了木瓜果顶在花柱脱落处突起如乳的特征。

根据以上文献对木瓜形态描述及附图，药用木瓜原植物为灌木，先开花后展叶，花色深红，果实如小瓜，花柱脱落处突起如乳等特点，与《中国植物志》记载的蔷薇科木瓜属植物皱皮木瓜 *Chaenomeles speciosa*（Sweet）Nakai 一致。现今木瓜分药用和食用两种，因木瓜药材干燥后表面皱缩，习称皱皮木瓜，《中国植物志》亦以皱皮木瓜 *Chaenomeles speciosa*（Sweet）Nakai 为其学名，由此可见药用木瓜古今基原一致。

5.2 产地沿革

木瓜最早产地记载见于《太平御览》所引《吴普本草》："木瓜，生夷陵。"夷陵为今湖北宜昌地区，可见鄂西等地自古木瓜分布较丰。南北朝《本草经集注》云："山阴兰亭尤多。"兰亭位于今浙江绍兴西南的兰渚山麓，因东晋著名书法家王羲之而闻名。秦始皇二十五年置山阴县，属会稽郡，今属浙江绍兴。可见浙江等地当时盛产木瓜。北宋《本草图经》记载："木瓜，旧不著所出州土。陶隐居云：山阴兰亭尤多，今处处有之，而宣城者为佳。"寇宗奭《本草衍义》记载："今人多取西京大木瓜为佳，其味和美。至熟止青白色，入药绝有功。胜宣州者味淡。"北宋西京为今河南洛阳，胜州为今内蒙古准噶尔旗，可见宋代木瓜产地较多，各地品质优劣说法亦多。

宋代以后大多推崇宣城产者，如明代《本草品汇精要》记载："〔图经曰〕旧不著所出州土，今山阴兰亭尤多，处处有之。〔道地〕宣城为佳。"陈嘉谟《本草蒙筌》记载："味酸，气温。无毒。各处俱产，宣州独良。"《本草乘雅半偈》记载："木瓜处处有之，西洛（今洛阳）者最胜，宣城者亦佳，山阴兰亭尤多也。可种可接可就，亦可枝压，木类之易生者。状似奈而材极坚。"《本草汇言》汇总前人之说："苏氏曰：木瓜处处有之。寇氏曰：西洛者，其味甘酸而美，最有功效，宣城者亦佳，味稍淡耳。陶氏曰：今山阴兰亭尤多。李氏曰：此果可种，可接，可就，亦可枝压，木类之易生者。"清代《本草害利》记载："八月采实，切片晒干入药。宣州瓜陈生者良。"再次提到了以安徽宣城木瓜最好，且以陈木瓜为佳。清代《得配本草》记载："宣州陈久者良。勿犯铁器，以铜刀切片。多食损齿及骨，病癃闭。血虚脚软者禁用。”

而近代以来，则逐步形成宣城、淳安、资丘三大道地产区，如民国《增订伪药条辨》记载：“按木瓜处处虽有，当以宣城产者为胜，陈久者良，气味酸温，皮薄，色黄赤，味极芳香……炳章按：木瓜为落叶灌木之植物，干高五六尺，叶长椭圆形，至春先叶后花，其花分红白两种，颇美艳，秋季结实，长圆形。产地首推浙江淳安县，名淳木瓜，最佳，外皮似皱纱纹，色紫红，体坚实，肉厚，心小，个匀。安徽宣城产者，名宣木瓜，体结色紫，纹皱，亦佳。其余紫秋巴东、济南等处所产，虽亦有佳种，然不及以上两处之美。”《药物出产辨》记载：“西药名木桃子。产湖北沙市内资邱为最，其次湖南津市、湘潭，四川更次。秋季出新。”

《药材资料汇编》记载：“产区颇广，有：①浙江淳安、昌化；②安徽宣城、宁国、歙县；③湖北资丘、长阳、巴东；④湖南慈利、桑植、石门、湘乡；⑤四川綦江、江津；其他各省亦有少量出产。以淳安、宣城所产品质最佳。”《中药材手册》记载：“主产于安徽宣城、宁国，浙江淳安、昌化，湖南慈利、湘乡，湖北长阳、资丘，四川江津、綦江等地。”《中华本草》记载：“以安徽宣城、湖北资丘和浙江淳安所产质量最好……安徽宣城产者称宣木瓜，浙江淳安产者称淳木瓜，四川綦江产者名川木瓜。”

综上所述，最早记载木瓜产地为湖北宜昌，其后为浙江绍兴等地，宋代以来推崇安徽宣城、河南洛阳等地木瓜。至清末民国初逐步形成淳木瓜、宣木瓜、资丘木瓜三个道地产区，并被业界所公认。鉴于此，本标准采纳淳木瓜称谓，淳木瓜产地沿革见表1。

表1　淳木瓜产地沿革

年代	出处	产地及评价
南北朝	《本草经集注》	山阴兰亭尤多
宋	《本草图经》	今处处有之，而宣城者为佳
	《本草衍义》	今人多取西京大木瓜为佳，其味和美。至熟止青白色，入药绝有功。胜宣州者味淡
明	《本草品汇精要》	〔图经曰〕旧不著所出州土，今山阴兰亭尤多，处处有之。〔道地〕宣城为佳
	《宁波府志》	贴梗海棠产鄞慈
民国	《增订伪药条辨》	按木瓜处处虽有，当以宣城产者为胜，陈久者良，气味酸温，皮薄，色黄赤，味极芳香……炳章按：木瓜为落叶灌木之植物，干高五六尺，叶长椭圆形，至春先叶后花，其花分红白两种，颇美艳，秋季结实，长圆形。产地首推浙江淳安县，名淳木瓜，最佳，外皮似皱纱纹，色紫红，体坚实，肉厚，心小，个匀。安徽宣城产者，名宣木瓜，体结色紫，纹皱，亦佳。其余紫秋巴东、济南等处所产，虽亦有佳种，然不及以上两处之美
	《药物出产辨》	西药名木桃子。产湖北沙市内资邱为最，其次湖南津市、湘潭，四川更次。秋季出新
现代	《中药材手册》	主产于安徽宣城、宁国，浙江淳安、昌化，湖南慈利、湘乡，湖北长阳、资丘，四川江津、綦江等地
	《中华本草》	以安徽宣城、湖北资丘和浙江淳安所产质量最好……安徽宣城产者称宣木瓜，浙江淳安产者称淳木瓜，四川綦江产者名川木瓜

6　道地产区及生境特征

6.1　道地产区

以浙江杭州淳安、衢州开化为中心，核心区域包括杭州地区、金衢盆地及周边地区。

6.2　生境特征

该产区属亚热带季风气候，温暖湿润，雨量充沛，四季分明。年平均气温16.4℃，昼夜平均温差为10.5℃，年平均降水量1814mm，年平均日照时数1712.5h，无霜期252d。

7　质量特征

7.1　质量要求

应符合《中华人民共和国药典》一部对木瓜的相关质量规定。

7.2　性状特征

淳木瓜呈长圆形，多纵剖成两半，长4cm～9cm，宽2cm～5cm，厚1cm～2.5cm。外表面紫红色或红棕色，有不规则的深皱纹；剖面边缘向内卷曲，果肉红棕色，中心部分凹陷，棕黄色；种子扁长三角形，多脱落。质坚硬。气微清香，味酸。

淳木瓜与其他产地木瓜性状鉴别要点见表2。

表2　淳木瓜与其他产地木瓜性状鉴别要点

比较项目	淳木瓜	其他产地木瓜
形状	果顶突起，果大，肉厚	果顶凹陷，果小，肉薄

参 考 文 献

[1] 陶弘景. 名医别录（辑校本）[M]. 尚志钧辑校. 北京：人民卫生出版社，1986：198.

[2] 吴普. 吴普本草 [M]. 尚志钧辑校. 北京：人民卫生出版社，1987：77-78.

[3] 陶弘景. 本草经集注（辑校本）[M]. 尚志钧，尚元胜辑校. 北京：人民卫生出版社，1994：468.

[4] 苏颂. 本草图经 [M]. 尚志钧辑校. 合肥：安徽科学技术出版社，1994：544-545.

[5] 李时珍. 本草纲目 [M]. 北京：中国书店，1988：676.

[6] 寇宗奭. 类编图经集注衍义本草 [M]. 方明甫校正. 北京：中国书店，2012：63.

[7] 刘文泰. 本草品汇精要 [M]. 北京：人民卫生出版社，1982：781-782.

[8] 陈嘉谟. 本草蒙筌 [M]. 张印生，韩学杰，赵慧玲校. 中医古籍出版社，2009：288.

[9] 卢之颐. 本草乘雅半偈（校点本）[M]. 冷方南，王齐南校点. 北京：人民卫生出版社，1986：510.

[10] 倪朱谟. 本草汇言 [M]. 郑金生校. 北京：中医古籍出版社，2005：564.

[11] 凌奂. 本草害利 [M]. 北京：中医古籍出版社，1982：29.

[12] 严洁，施雯，洪炜. 得配本草 [M]. 北京：中国中医药出版社，1997：174.

[13] 曹炳章. 增订伪药条辨 [M]. 刘德荣点校. 福州：福建科学技术出版社，2004：76-77.

[14] 陈仁山. 药物出产辨 [J]. 广州：广东中医药专门学校，1930：89.

[15] 中国药学会上海分会，上海市药材公司. 药材资料汇编：上集 [M]. 上海：科技卫生出版社，1959：110.

[16] 中华人民共和国卫生部药政管理局. 中药材手册 [M]. 北京：人民卫生出版社，1959：198-200.

[17] 国家中医药管理局《中华本草》编委会. 中华本草：第4册 [M]. 上海：上海科学技术出版社，1999：115-117.

ICS 11.120.01
C 23

团　　体　　标　　准

T/CACM 1020.153—2019

道地药材　第153部分：淳萸肉

Daodi herbs—Part 153: Chunyurou

2019-08-13 发布　　2019-08-13 实施

中华中医药学会　发布

前　　言

T/CACM 1020《道地药材》标准分为157个部分：

——第1部分：标准编制通则；

……

——第152部分：淳木瓜；

——第153部分：淳萸肉；

——第154部分：资丘木瓜；

……

——第157部分：汉射干。

本部分为T/CACM 1020的第153部分。

本部分按照GB/T 1.1—2009给出的规则起草。

本部分由道地药材国家重点实验室及国家中医药管理局道地药材生态遗传重点研究室提出。

本部分由中华中医药学会归口。

本部分起草单位：河南中医药大学、中国中医科学院中药资源中心、北京中研百草检测认证有限公司、浙江省淳安县农业农村局中药材发展服务中心、无限极（中国）有限公司。

本部分主要起草人：陈随清、崔永霞、张飞、黄璐琦、郭兰萍、詹志来、郭亮、崔健全、余意。

道地药材　第153部分：淳萸肉

1　范围

T/CACM 1020 的本部分规定了道地药材淳萸肉的来源及形态、历史沿革、道地产区及生境特征、质量特征。

本部分适用于中华人民共和国境内道地药材淳萸肉的生产、销售、鉴定及使用。

2　规范性引用文件

下列文件对于本文件的应用是必不可少的。凡是注日期的引用文件，仅注日期的版本适用于本文件。凡是不注日期的引用文件，其最新版本（包括所有的修改单）适用于本文件。

T/CACM 1020.1—2016　道地药材　第1部分：标准编制通则

中华人民共和国药典一部

3　术语和定义

T/CACM 1020.1—2016 界定的以及下列术语和定义适用于本文件。

3.1

淳萸肉　chunyurou

产于浙江淳安、临安及周边地区的山茱萸。

4　来源及形态

4.1　来源

本品为山茱萸科植物山茱萸 *Cornus officinalis* Sieb. et Zucc. 的干燥成熟果肉。

4.2　形态特征

落叶乔木或灌木，高 4m ~ 10m；树皮灰褐色；小枝细圆柱形，无毛或稀被贴生短柔毛，冬芽顶生及腋生，卵形至披针形，被黄褐色短柔毛。叶对生，纸质，卵状披针形或卵状椭圆形，长 5.5cm ~ 10cm，宽 2.5cm ~ 4.5cm，先端渐尖，基部宽楔形或近于圆形，全缘，上面绿色，无毛，下面浅绿色，稀被白色贴生短柔毛，脉腋密生淡褐色丛毛，中脉在上面明显，下面凸起，近于无毛，侧脉 6 对 ~ 7 对，弓形内弯；叶柄细圆柱形，长 0.6cm ~ 1.2cm，上面有浅沟，下面圆形，稍被贴生疏柔毛。伞形花序生于枝侧，有总苞片 4，卵形，厚纸质至革质，长约 8mm，带紫色，两侧略被短柔毛，开花后脱落；总花梗粗壮，长约 2mm，微被灰色短柔毛；花小，两性，先叶开放；花萼裂片 4，阔三角形，与花盘等长或稍长，长约 0.6mm，无毛；花瓣 4，舌状披针形，长 3.3mm，黄色，向外反卷；雄蕊 4，与花瓣互生，长 1.8mm，花丝钻形，花药椭圆形，2 室；花盘垫状，无毛；子房下位，花托倒卵形，长约 1mm，密被贴生疏柔毛，花柱圆柱形，长 1.5mm，柱头截形；花梗纤细，长 0.5cm ~ 1cm，密被疏柔毛。核果长椭圆形，长1.2cm～1.7cm，直径5mm～7mm，红色至紫红色；核骨质，狭椭圆形，长约12mm，有几条不整齐的肋纹。花期3月～4月；果期9月～10月。

5 历史沿革

5.1 品种沿革

山茱萸始载于秦汉时期的《神农本草经》，被列为中品。南北朝时期《名医别录》记载："山茱萸，微温，无毒。主治肠胃风邪，寒热，疝瘕，头脑风，风气去来，鼻塞，目黄，耳聋，面疱，温中下气，出汗，强阴，益精，安五脏，通九窍，止小便利。久服明目，强力，长年。九月、十月采实，阴干。"陶弘景《本草经集注》记载："出近道诸山中，大树，子初熟未干，赤色，如胡颓子，亦可啖。即干，皮甚薄，当以合核为用尔。"其所言"合核为用"与当今不符，"赤色，如胡颓子，亦可啖"与今山茱萸相符。雷敩《雷公炮炙论》记载："山茱萸味甘酸……使山茱萸须去内核……核能滑精，故去之。"首次提出去核，与当今用法一致。根据其描述的功用、性状及炮制方法，应为当今使用之山茱萸科植物山茱萸 *Cornus officinalis* Sieb. et Zucc.。

《本草图经》记载："山茱萸，生汉中山谷及琅琊冤句东海承县，今海州亦有之。木高丈余，叶似榆，花白；子初熟未干，赤色，似胡颓子，有核；亦可啖，既干，皮甚薄，九月、十月采实，阴干。吴普云：一名鼠矢，叶如梅有刺毛。二月花如杏，四月实如酸枣，赤，五月采实，与此小异也。"《本草图经》文字描述与当今山茱萸较为相近，且指出与《吴普本草》中记载的山茱萸有所差别。宋代《本草衍义》记载："山茱萸与吴茱萸甚不相类。山茱萸色红，大如枸杞子……山茱萸补养肾脏，无一不宜。"其性状及功效的描述均与当今山茱萸一致。

明代朱橚《救荒本草》记载："实枣儿树，本草名山茱萸，木高丈余，叶似榆叶而宽，稍团，纹脉微粗。开淡黄白花，结实似酸枣大，微长，两头尖鞘、色赤，即干则皮薄味酸。"陈嘉谟《本草蒙筌》记载："山茱萸，味酸、涩，气平，微温，无毒。多出汉中，遍生山谷。因名蜀枣，生青熟红，近霜降摘取阴干。"按以上文献所述：木高丈余，叶似榆，果赤色，生青熟红，如胡颓子，皮甚薄，九月、十月采实等特征，从植物形态来看应是山茱萸科植物山茱萸 *Cornus officinalis* Sieb. et Zucc.。

清代吴继志《质问本草》记载："木高丈许，初春开花，生叶结实……此一种，辨其实，即中国之山茱萸也。"所载山茱萸图谱绘制精准，弧形叶脉、伞形花序、鳞状苞片。

综上所述，历代本草文献对山茱萸原植物形态的描述与现代《药用植物学》对山茱萸的描述基本相符，说明山茱萸这一药用树种自古至今一脉相承，为同一基原，均为山茱萸科山茱萸属植物山茱萸 *Cornus officinalis* Sieb. et Zucc.。

5.2 产地沿革

对山茱萸产地的描述最早见于《神农本草经》，记载其"生汉中山谷"，陶弘景《名医别录》所载产地进一步扩大，云："生汉中及琅琊、宛朐、东海、承县。"汉中指今陕西西南部，琅琊为今山东东南沿海地区，宛朐为今山东菏泽一带，东海、承县为西汉时期东海郡下属的县，即今山东枣庄等地。

明代《救荒本草》补充道："今钧州、密县山谷中亦有之。"钧州、密县指今河南禹州、新密地区。《本草品汇精要》将山东兖州及江苏海州作为道地："〔图经曰〕生汉中山谷及琅琊、宛朐、东海、承县，今海州亦有之。〔陶隐居云〕出近道诸山中。〔道地〕兖州、海州。"

清代吴继志《质问本草》对山茱萸的记载："山茱萸即山萸肉，土名山枣皮，生浙中、承县山谷，九十月采摘，去核阴干，味酸、平，无毒。"张志聪《本草崇原》将山茱萸描述为："今海州、兖州，江浙近道诸山中皆有。"可见清代以来浙江逐渐成为山茱萸的优质产区，清光绪年间的《淳安县志》记载："山萸肉产邑北九都十都审岭为道地。"当时山茱萸已作为淳安县的名贵药材行销。

民国时期《药物出产辨》记载："产浙江省宁波府，十月新。向日朝鲜有出。干净无核而且肉厚。不来港者，已有二十载矣。《万国药方》卷四，八十七篇，谓产英美两国实属不知出处。"《药材资料汇编》将山茱萸列在山浙类下："主要在浙江淳安、昌化二县，过去最高年产量估计曾达4000担左右，规格以淳安县所属产区为最好……其次安徽歙县、三阳区鹿角岭一带、石隶县前井乡、后井乡等处规格亦佳，惜产量不多，陕西之佛坪、商榷，河南之内乡，山西之晋城、阳城等处亦产。"《中药材手册》记载："山茱萸，别名山萸肉、萸肉、枣皮。主产于浙江杭州、淳安、昌化等地，此外，安徽、陕西、山西、河南亦产。一般认为浙江杭州栽培者品质较佳，故有'杭萸肉'之称。以身干、无核、皮肉肥厚、色红油润者为佳。"《全国中草药汇编》记载："山茱萸生于山坡灌木丛中，分布于山西、陕西、甘肃、浙江、江西、河南、湖南、四川等省。主产于河南、四川，以浙江淳安'淳萸肉'为佳。"

综合以上古代文献及近现代文献所述可知，历代所用山茱萸之主流品种应为山茱萸科植物山茱萸 *Cornus officinalis* Sieb. et Zucc.。自明清以来逐步推崇浙江所产，逐步形成"淳萸肉"之称，为浙江知名道地药材。淳萸肉产地沿革见表1。

表1 淳萸肉产地沿革

年代	出处	产地及评价
秦汉	《神农本草经》	生山谷
南北朝	《名医别录》	生汉中（今陕西西南部）及琅琊（今山东东南沿海地区）、宛朐（今山东菏泽一带）、东海、承县（今山东枣庄等地）
明	《救荒本草》	今钧州（今河南禹州）、密县（今河南新密）山谷中亦有之
	《本草蒙筌》	多出汉中（今陕西西南部），遍生山谷
	《本草品汇精要》	［道地］兖州（今济宁兖州）、海州
清	《质问本草》	生浙中（今浙江金华等地）、承县山谷
	《本草崇原》	今海州、兖州，江浙近道诸山中皆有
	《淳安县志》	山萸肉产邑北九都十都审岭为道地
民国	《药物出产辨》	浙江省宁波府
现代	《药材资料汇编》	主要在浙江淳安、昌化二县，过去最高年产量估计曾达4000担左右，规格以淳安县所属产区为最好
	《中药材手册》	主产于浙江杭州、淳安、昌化等地。此外，安徽、陕西、山西、河南亦产。一般认为浙江杭州栽培者品质较佳，故有"杭萸肉"之称
	《全国中草药汇编》	生于山坡灌木丛中，分布于山西、陕西、甘肃、浙江、江西、河南、湖南、四川等省。主产于河南、四川，以浙江淳安"淳萸肉"为佳

6 道地产区及生境特征

6.1 道地产区

浙江淳安、临安及周边区域。

6.2 生境特征

主要分布于浙江西北部天目山区，地处北纬29°11′~30°23′，东经118°20′~119°52′，淳安、临安及周边区域。淳安地势四面多山，中间为丘陵，略呈盆地状。临安境内地势自西北向东南倾斜，区境北、西、南三面环山，形成一个东南向的马蹄形屏障。境内主要溪流属太湖水系或钱塘江水系，溪河纵横，流向复杂，形成独特的地理风貌，土壤肥沃，红壤、黄壤、黏质、砂质均有分布，森林覆盖率达65%。温暖湿润，光照充足，雨量充沛，四季分明。年平均降水量1425mm～1613.9mm，降水日158d；年平均气温17.8℃；无霜期为237d；年平均日照时数1951h。

7 质量特征

7.1 质量要求

应符合《中华人民共和国药典》一部对山茱萸的相关质量规定。

7.2 性状特征

山萸肉多呈不规则的片状或囊状，长1cm～1.5cm，宽0.5cm～1cm。表面紫红色至紫黑色，皱缩，有光泽。先端有的有圆形宿萼痕，基部有果梗痕。质柔软。气微，味酸、涩、微苦、略甘。

淳萸肉多呈不规则的片状或囊状，长1cm～1.5cm，宽0.5cm～1cm。新产者表面多鲜红色至紫红色，陈久则颜色加深至紫黑色，皱缩，肉较薄，油润、有光泽。先端有的有圆形宿萼痕，基部有果梗痕。质柔润不易碎。气微，味极酸、涩、微苦。以色红、味酸、身干、无核、皮肉肥厚、油润者为佳。

淳萸肉与其他产地山萸肉性状鉴别要点见表2。

表2 淳萸肉与其他产地山萸肉性状鉴别要点

比较项目	淳萸肉	其他产地山萸肉
表面颜色	鲜红色、紫红色至紫黑色	紫红色至紫黑色
质地	肉较薄，油润、有光泽	肉薄，质柔软、有光泽
气味	气微，味极酸、涩、微苦	气微，味酸、涩、微苦、微甘

参考文献

［1］裘宝林. 浙江植物志：第4卷［M］. 杭州：浙江科学技术出版社，1993：390.

［2］唐慎微. 重修政和经史证类备用本草［M］. 陆拯，郑苏，傅睿，等校注. 北京：中国中医药出版社，2013：881.

［3］陶弘景. 名医别录（辑校本）［M］. 尚志钧辑校. 北京：人民卫生出版社，1986：130.

［4］陶弘景. 本草经集注［M］. 芜湖：芜湖医学专科学校，1963：64.

［5］雷敩. 雷公炮炙论［M］. 北京：中国中医药出版社，2013：28.

［6］苏颂. 本草图经（辑校本）［M］. 尚志钧辑校. 北京：学苑出版社，2017：373.

［7］寇宗奭. 本草衍义［M］. 梁茂新，范颖点评. 北京：中国医药科技出版社，2012：125.

［8］倪根金. 救荒本草校注［M］. 北京：中国农业出版社，2008：264.

［9］陈嘉谟. 本草蒙筌［M］. 王淑民，陈湘萍，周超凡点校. 北京：人民卫生出版社，1988：237.

［10］吴继志. 质问本草［M］. 北京：中医古籍出版社，1984：158.

［11］熊耀康，严铸云. 药用植物学［M］. 2版. 北京：人民卫生出版社，2017：324.

［12］刘文泰. 本草品汇精要［M］. 陆拯，黄辉，方红，等校点. 北京：中国中医药出版社，2013：438.

［13］张志聪. 本草崇原［M］. 北京：中国中医药出版社，2008：106.

［14］李诗等. 淳安县志［M］. 淳安：淳安县署刊，1884：522.

［15］陈仁山. 药物出产辨［M］. 广州：广州中医专门学校，1930：116.

［16］中国药学会上海分会，上海市药材公司. 药材资料汇编：上集［M］. 上海：科技卫生出版社，1959：251.

［17］中华人民共和国卫生部药政管理局. 中药材手册［M］. 北京：人民卫生出版社，1959：191-192.

［18］王国强. 全国中草药汇编［M］. 北京：人民卫生出版社，2014：53.

ICS 11.120.01
C 23

团　　　　体　　　　标　　　　准

T/CACM 1020.154—2019

道地药材　第154部分：资丘木瓜

Daodi herbs—Part 154: Ziqiumugua

2019-08-13 发布　　　　2019-08-13 实施

中华中医药学会　发布

前　言

T/CACM 1020《道地药材》标准分为157个部分：

——第1部分：标准编制通则；

……

——第153部分：铁皮石斛；

——第154部分：资丘木瓜；

——第155部分：杜吴萸；

……

——第157部分：汉射干。

本部分为T/CACM 1020的第154部分。

本部分按照GB/T 1.1—2009给出的规则起草。

本部分由道地药材国家重点实验室及国家中医药管理局道地药材生态遗传重点研究室提出。

本部分由中华中医药学会归口。

本部分起草单位：湖北中医药大学、中国中医科学院中药资源中心、无限极（中国）有限公司、北京中研百草检测认证有限公司。

本部分主要起草人：刘义梅、张颖、陈科力、靳李娜、黄璐琦、郭兰萍、詹志来、刘大会、郭亮、李娟、胡志刚、余瑶瑶、余意。

道地药材　第154部分：资丘木瓜

1　范围

T/CACM 1020的本部分规定了道地药材资丘木瓜的来源及形态、历史沿革、道地产区及生境特征、质量特征。

本部分适用于中华人民共和国境内道地药材资丘木瓜的生产、销售、鉴定及使用。

2　规范性引用文件

下列文件对于本文件的应用是必不可少的。凡是注日期的引用文件，仅注日期的版本适用于本文件。凡是不注日期的引用文件，其最新版本（包括所有的修改单）适用于本文件。

T/CACM 1020.1—2016　道地药材　第1部分：标准编制通则

中华人民共和国药典一部

3　术语和定义

T/CACM 1020.1—2016界定的以及下列术语和定义适用于本文件。

3.1

资丘木瓜　ziqiumugua

产于以湖北宜昌长阳为核心及其周边的宜昌五峰、秭归、宜都和恩施土家族苗族自治州八县市等鄂西地区的木瓜。

4　来源及形态

4.1　来源

本品为蔷薇科植物皱皮木瓜 *Chaenomeles speciosa*（Sweet）Nakai的干燥近成熟果实。

4.2　形态特征

落叶灌木，高达2m，枝条直立开展，有刺；小枝圆柱形，微屈曲，无毛，紫褐色或黑褐色，有疏生浅褐色皮孔；冬芽三角卵形，先端急尖，近于无毛或在鳞片边缘具短柔毛，紫褐色。叶片卵形至椭圆形，稀长椭圆形，长3cm～9cm，宽1.5cm～5cm，先端急尖，稀圆钝，基部楔形至宽楔形，边缘具有尖锐锯齿，齿尖开展，无毛或在萌蘖上沿下面叶脉有短柔毛；叶柄长约1cm；托叶大形，草质，肾形或半圆形，稀卵形，长5mm～10mm，宽12mm～20mm，边缘有尖锐重锯齿，无毛。花先叶开放，3朵～5朵簇生于二年生老枝上；花梗短粗，长约3mm或近于无柄；花直径3cm～5cm；萼筒钟状，外面无毛；萼片直立，半圆形稀卵形，长3mm～4mm，宽4mm～5mm，长约萼筒之半，先端圆钝，全缘或有波状齿，及黄褐色睫毛；花瓣倒卵形或近圆形，基部延伸成短爪，长10mm～15mm，宽8mm～13mm，猩红色，稀淡红色或白色；雄蕊45～50，长约花瓣之半；花柱5，基部合生，无毛或稍有毛，柱头头状，有不明显分裂，与雄蕊等长。果实球形或卵球形，直径 4cm ~ 6cm，黄色或带黄绿色，有稀疏不明显斑点，味芳香；萼片脱落，果梗短或近于无梗。花期 3 月 ~ 5 月，果期 9 月 ~ 10 月。

5 历史沿革

5.1 品种沿革

木瓜之名可追溯到先秦，《尔雅》曰："楙，木瓜。"《诗经》曰："投我以木瓜，报之以琼琚。"南北朝时期木瓜以"木瓜实"作为药名首载于《名医别录》。《吴普本草》以"木瓜"作为药名，云："生夷陵。"《本草经集注》云："山阴兰亭尤多，彼人以为良果，最疗转筋。"

宋初以后历代本草文献多以木瓜作为药材名一直沿袭至今。详细记载其形态特征的当属宋代《本草图经》，该书记载："木瓜，旧不著所出州土。陶隐居云：山阴兰亭尤多，今处处有之，而宣城者为佳。其木状若柰，花生于春末，而深红色，其实大者如瓜，小者如拳……宣州人种莳尤谨，遍满山谷。始实成，则镞纸花薄其上，夜露日暴，渐而变红，花文如生。本州充上贡焉，又有一种榠楂，木、叶、花、实，酷类木瓜，陶云：大而黄，可进酒去痰者是也。欲辨之，看蒂间，别有重蒂如乳者，为木瓜，无此者为榠楂也。"《本草图经》同时附有"蜀州木瓜"图，图中所绘果为长椭圆形，果顶有突起，与皱皮木瓜 *Chaenomeles speciosa*（Sweet）Nakai 一致。

明代李时珍《本草纲目》中对正品木瓜及混淆品木桃、榠楂等进行了较为准确的区分："木瓜可种可接，可以枝压。其叶光而厚，其实如小瓜而有鼻，津润味不木者，为木瓜；圆小于木瓜，味木而酢涩者，为木桃；似木瓜而无鼻，大于木桃，味涩者，为木李，亦曰木梨，即榠楂及和圆子也。鼻乃花脱处，非脐蒂也。"配图中的果为长椭圆形，可见还没有脱落的直立萼片，此为皱皮木瓜 *Chaenomeles speciosa*（Sweet）Nakai；如若是榠楂 *Chaenomeles sinensis*（Thouin）Koehne，萼片为反折，果顶凹陷。李时珍准确形象地描述了木瓜果顶在花柱脱落处突起如乳的特征。

根据以上文献对木瓜形态描述及附图，药用木瓜原植物为灌木，先开花后展叶，花色深红，果实如小瓜，花柱脱落处突起如乳等特点，与《中国植物志》记载的蔷薇科木瓜属植物皱皮木瓜 *Chaenomeles speciosa*（Sweet）Nakai 一致。现今木瓜分药用和食用两种，因木瓜药材干燥后表面皱缩，习称皱皮木瓜，《中国植物志》亦以皱皮木瓜 *Chaenomeles speciosa*（Sweet）Nakai 为其学名，由此可见药用木瓜古今基原一致。

5.2 产地沿革

《吴普本草》以"木瓜"作为药名，云："生夷陵。"对木瓜产地沿革最早进行记载，夷陵即今湖北宜昌，而资丘木瓜的主要产区就在湖北宜昌，说明资丘木瓜历史可追溯至魏晋时期。南北朝时期陶弘景《本草经集注》云："山阴兰亭尤多，彼人以为良果，最疗转筋。"兰亭在浙江绍兴南部。宋代《本草图经》云："宣城者为佳。其木状若柰，花生于春末，而深红色，其实大者如瓜，小者如拳……宣州人种莳尤谨，遍满山谷。始实成，则镞纸花薄其上，夜露日暴，渐而变红，花文如生。本州充上贡焉，又有一种榠楂，木、叶、花、实，酷类木瓜……欲辨之，看蒂间，别有重蒂如乳者，为木瓜。"《本草图经》附有"蜀州木瓜"图，图中两枚果实长在同一个节上。《本草衍义》提到一种西京（洛）大木瓜，熟透的时候为青白色，其味和美，入药效果较好。西京即当时京都洛阳以西的区域，而这一区域只有鄂西、川东（现重庆东南）一带盛产木瓜，这与《吴普本草》所提的"夷陵（湖北宜昌附近）"大致在同一个范围。宋之后的本草文献大多以安徽宣城为木瓜道地产区，如明代《本草品汇精要》记载："〔图经曰〕旧不著所出州土，今山阴兰亭尤多，处处有之。〔道地〕宣城为佳。"陈嘉谟《本草蒙筌》记载木瓜："味酸，气温。无毒。各处俱产，宣州独良。"

清代以前本草文献多推崇宣木瓜，而少有资丘木瓜记载。土家族地方志《卯峒司志》（1720）首次提及资丘木瓜，并将其列入果部。乾隆年间编写的《长阳县志》云："长阳所产皱皮木瓜……主产于榔坪和秀峰桥两地（秀峰桥现亦为榔坪所辖）。"具有"质优、肉厚、气香"等特点。清末以长阳为中心的周边各地所产木瓜均陆运于长阳资丘的清江水运码头，又称资丘码头，包装再销至全国各地，标明"资丘木瓜，水运出境"，"资丘木瓜"因而得名。

民国时期曹炳章《增订伪药条辨》记载："木瓜产地首推浙江淳安，淳木瓜最佳，宣城亦佳，紫秋巴东、济南等处所产，虽亦有佳种，然不及以上两处（注：指浙江淳安与安徽宣城）。"《药物出产辨》对资丘木瓜的质量给予很高的评价："产湖北沙市内资丘为最，其次湖南津市，湘潭、四川更次。"

现代文献《中国药材学》《中药大辞典》《新编中药志》等均认为安徽宣城、湖北资丘和浙江淳安的木瓜质量最好，四川产量最大，以个大、皮皱、紫红色为佳。

综合以上文献，资丘木瓜的最早记载可追溯到魏晋时期，但可能由于交通闭塞或其他不明原因，其后的本草文献少有资丘木瓜的记载，清末之后才渐为推崇，与宣木瓜和淳木瓜合称皱皮木瓜。湖北宜昌长阳及其周边均为资丘木瓜道地产区。资丘木瓜产地沿革见表1。

表1　资丘木瓜产地沿革

年代	出处	产地及评价
魏晋	《吴普本草》	木瓜，生夷陵（湖北宜昌附近）
清	《长阳县志》	长阳所产皱皮木瓜，具有质优、肉厚、气香等特点，驰名中外。主产于榔坪和秀峰桥两地（秀峰桥现亦为榔坪所辖）
民国	《药物出产辨》	产湖北沙市内资丘为最
现代	《中国药材学》	以安徽、湖北资丘、浙江淳安的质量佳
	《中药大辞典》	以安徽、湖北资丘、浙江淳安的质量佳
	《新编中药志》	以安徽、湖北资丘、浙江淳安的质量佳

6　道地产区及生境特征

6.1　道地产区

以湖北宜昌长阳为核心及其周边的宜昌五峰、秭归、宜都和恩施土家族苗族自治州八县市等鄂西地区。

6.2　生境特征

资丘木瓜主产区位于湖北长阳，该区主要以山地丘陵为主，境内最高海拔2259.1m，最低海拔48.7m。属于亚热带季风气候，温暖湿润，降水充沛，光照充足，热量丰富，雨热同季，无霜期较长。降水时空分布差异很大，西多东少。年平均气温16.5℃，无霜期255d~280d。资丘木瓜喜温暖湿润气候，要求阳光充足、雨量充沛的环境，分布在海拔205m~1600m的地区，以海拔800m~1000m的地段生长最好，土壤主要为石灰岩发育的山地黄棕壤和页岩发育的砂质土，土壤呈酸性或微酸性，其中黄棕壤土层较厚肥力较强，生长的资丘木瓜产量较高、品质较好。

7　质量特征

7.1　质量要求

应符合《中华人民共和国药典》一部对木瓜的相关质量规定。

7.2 性状特征

木瓜药材长圆形，多纵剖成两半，长4cm~9cm，宽2cm~5cm，厚1cm~2.5cm。外表面紫红色或红棕色，有不规则的深皱纹；剖面边缘向内卷曲，果肉红棕色，中心部分凹陷，棕黄色；种子扁长三角形，多脱落。质坚硬。气微清香，味酸。

资丘木瓜与宣木瓜、淳木瓜相比，籽少，色正，皮皱，仅靠性状较难准确区分。

资丘木瓜与其他产地木瓜性状鉴别要点见表2。

表2 资丘木瓜与其他产地木瓜性状鉴别要点

比较项目	资丘木瓜	其他产地木瓜
外形	长椭圆形	长圆形
种子	没有发育成熟种子	扁长三角形，多脱落

参 考 文 献

[1] 陶弘景. 名医别录（辑校本）[M]. 尚志钧辑校. 北京：人民卫生出版社，1986：198.

[2] 吴普. 吴普本草 [M]. 尚志钧辑校. 北京：人民卫生出版社，1987：77－78.

[3] 陶弘景. 本草经集注（辑校本）[M]. 尚志钧，尚元胜辑校. 北京：人民卫生出版社，1994：468.

[4] 苏颂. 本草图经 [M]. 尚志钧辑校. 合肥：安徽科学技术出版社，1994：544－545.

[5] 李时珍. 本草纲目 [M]. 北京：中国书店，1988：676.

[6] 寇宗奭. 本草衍义 [M]. 上海：商务印书馆，1937：123.

[7] 刘文泰. 本草品汇精要 [M]. 北京：人民卫生出版社，1982：11.

[8] 陈嘉谟. 本草蒙筌 [M]. 王淑民，陈湘萍，周超凡点校. 北京：人民卫生出版社，1988：310.

[9] 湖北省长阳土家族自治县地方志编纂委员会. 长阳县志 [M]. 北京：中国城市出版社，1992：198.

[10] 曹炳章. 增订伪药条辨 [M]. 刘德荣点校. 福州：福建科学技术出版社，2004：76－77.

[11] 陈仁山. 药物出产辨 [J]. 广州：广州中医专门学校，1930：89.

[12] 徐国钧，何宏贤，徐珞珊，等. 中国药材学 [M]. 北京：中国医药科技出版社，1996：1047.

[13] 江苏新医学院. 中药大辞典 [M]. 上海：上海人民出版社，1997：349－350.

[14] 肖培根. 新编中药志：第二卷 [M]. 北京：化学工业出版社，2002：107－111.

ICS 11.120.01
C 23

团　体　标　准

T/CACM 1020.155—2019

道地药材　第155部分：杜吴萸

Daodi herbs—Part 155：Duwuyu

2019-08-13 发布　　2019-08-13 实施

中华中医药学会　发布

前　言

T/CACM 1020《道地药材》标准分为 157 个部分：

——第 1 部分：标准编制通则；

……

——第 154 部分：资丘木瓜；

——第 155 部分：杜吴萸；

——第 156 部分：岗梅；

——第 157 部分：汉射干。

本部分为 T/CACM 1020 的第 155 部分。

本部分按照 GB/T 1. 1—2009 给出的规则起草。

本部分由道地药材国家重点实验室及国家中医药管理局道地药材生态遗传重点研究室提出。

本部分由中华中医药学会归口。

本部分起草单位：浙江省中药材产业协会、重庆市中药研究院、中国中医科学院中药资源中心、浙江寿仙谷医药股份有限公司、浙江寿仙谷植物药研究院有限公司、金华市康寿制药有限公司、建德市中药材产业协会、丽水市中药材产业协会、北京中研百草检测认证有限公司、重庆锦雲医药研究院有限公司。

本部分主要起草人：何伯伟、李明焱、舒抒、银福军、王昌华、黄璐琦、郭兰萍、詹志来、李振皓、李振宇、郑化先、王林丽、赵纪峰、王汉波、吴叶锋、赵凤杰、徐蒸轶、陈美红、郭亮。

道地药材　第155部分：杜吴萸

1　范围

T/CACM 1020 的本部分规定了道地药材杜吴萸的来源及形态、历史沿革、道地产区及生境特征、质量特征。

本部分适用于中华人民共和国境内道地药材杜吴萸的生产、销售、鉴定及使用。

2　规范性引用文件

下列文件对于本文件的应用是必不可少的。凡是注日期的引用文件，仅注日期的版本适用于本文件。凡是不注日期的引用文件，其最新版本（包括所有的修改单）适用于本文件。

T/CACM 1020.1—2016　道地药材　第1部分：标准编制通则

中华人民共和国药典一部

3　术语和定义

T/CACM 1020.1—2016 界定的以及下列术语和定义适用于本文件。

3.1

杜吴萸　duwuyu

产于浙江丽水缙云、金华磐安、杭州临安及周边地区的栽培吴茱萸。

4　来源及形态

4.1　来源

本品为芸香科植物吴茱萸 *Euodia rutaecarpa*（Juss.）Benth.、石虎 *Euodia rutaecarpa*（Juss.）Benth. var. *officinalis*（Dode）Huang 或疏毛吴茱萸 *Euodia rutaecarpa*（Juss.）Benth. var. *bodinieri*（Dode）Huang 的干燥近成熟果实。

4.2　形态特征

吴茱萸：小乔木或灌木，高3m～5m，嫩枝暗紫红色，与嫩芽同被灰黄或红锈色茸毛，或疏短毛。有小叶5～11，小叶薄至厚纸质，卵形、椭圆形或披针形，长6cm～18cm，宽3cm～7cm，叶轴下部的较小，两侧对称或一侧的基部稍偏斜，边全缘或浅波浪状，小叶两面及叶轴被长柔毛，毛密如毡状，或仅中脉两侧被短毛，油点大且多。花序顶生；雄花序的花彼此疏离，雌花序的花密集或疏离；萼片及花瓣均5片，偶有4片，镊合排列；雄花花瓣长3mm～4mm，腹面被疏长毛，退化雌蕊4～5深裂，下部及花丝均被白色长柔毛，雄蕊伸出花瓣之上；雌花花瓣长4mm～5mm，腹面被毛，退化雄蕊鳞片状或短线状或兼有细小的不育花药，子房及花柱下部被疏长毛。果序宽（3mm～）12mm，果密集或疏离，暗紫红色，有大油点，每分果瓣有1种子；种子近圆球形，一端钝尖，腹面略平坦，长4mm～

5mm，褐黑色，有光泽。花期4月~6月，果期8月~11月。

石虎：小乔木或灌木，高3m~5m，嫩枝暗紫红色，老枝赤褐色，上有明显皮孔。小叶5~11，对生，纸质，卵形、椭圆形或披针形，彼此疏离；叶背密被长毛，脉上最密，油点粗大、少。花序顶生，彼此疏松，每分果瓣有种子1；种子近圆球形，一端钝尖，腹面略平坦，长4mm~5mm，褐黑色，有光泽。花期4月~6月，果期7月~11月。

疏毛吴茱萸：与石虎的区别在于小叶薄纸质，叶背仅叶脉被疏柔毛，油点小。果梗纤细且延长。

5 历史沿革

5.1 品种沿革

吴茱萸始载于《神农本草经》，被列为中品，曰："一名藙。生山谷。"

南北朝时期《名医别录》记载："生上谷及宛朐。"上谷即今山西与河北边境附近；宛朐即今山东菏泽地区。

唐代《本草拾遗》在食茱萸项下记载："且茱萸南北总有，以吴（今江苏南部、浙江北部、安徽、江西一带）为好，所以有吴之名。两处俱堪入食，若充药用，要取吴者。"从唐代开始，吴茱萸的产地已由北向南转移，入药应选产自吴地者，这在一定程度上明确了吴茱萸道地药材的历史地位。

宋代《本草图经》记载："生上谷川谷及冤句。今处处有之，江浙（今江苏、浙江、安徽等地）、蜀汉（今四川及云南、贵州北部、陕西汉中一带）尤多。"并附临江军（今江西樟树）吴茱萸和越州（今浙江绍兴）吴茱萸图，结合形态描述来看，越州吴茱萸应是石虎 *Euodia rutaecarpa*（Juss.）Benth. var. *officinalis*（Dode）Huang。

明代《本草品汇精要》记载："〔道地〕临江军越州吴地。"《本草纲目》记载："茱萸枝柔而肥，叶长而皱，其实结于梢头，累累成簇而无核，与椒不同。一种粒大，一种粒小，小者入药为胜。"李时珍对吴茱萸性状的描述与今之吴茱萸商品基本一致，其中大粒的可能是吴茱萸 *Euodia rutaecarpa*（Juss.）Benth.，小粒的可能是石虎 *Euodia rutaecarpa*（Juss.）Benth. var. *officinalis*（Dode）Huang 或疏毛吴茱萸 *Euodia rutaecarpa*（Juss.）Benth. var. *bodinieri*（Dode）Huang。

民国时期《增订伪药条辨》记载："吴茱萸，上春出新。湖南长沙、安化及广西出者，粒大梗亦多，气味触鼻，皆佳。浙江严州出者，粒细梗少，气味略薄，亦佳。"

《中药材手册》记载："江西、浙江所产者形较小；上海、河南及四川达县所产形较大。"《中华本草》记载："吴茱萸主产于贵州、广西、湖南、四川、云南、陕西及浙江。此外，江西、湖北、安徽、福建等地亦产。"

综上分析，从宋代以后文献中植物形态的描述可以确认中药吴茱萸来源于芸香科植物吴茱萸、石虎或疏毛吴茱萸，与2015年版《中华人民共和国药典》规定相一致。吴茱萸我国南北均产，各地所产略有差异，经古代医学家的长期临床实践，对吴地所产（今之杜吴萸）较为推崇，质量佳，有独特的疗效，为道地药材。

5.2 产地沿革

吴茱萸产地记载较广，最早记载其产于河北、山东等北方地区；南北朝以后逐渐转移到南方地区；宋代主要产地增加了四川、陕西等地，并形成了江西樟树、浙江北部、贵州北部为核心的道地产区。杜吴萸产地沿革见表1。

表 1 杜吴萸产地沿革

年代	出处	产地及评价
唐	《本草拾遗》	且茱萸南北总有，以吴（今江苏南部、浙江北部、安徽、江西一带）为好，所以有吴之名。两处俱堪入食，若充药用，要取吴者
宋	《本草图经》	生上谷川谷及冤句。今处处有之，江浙（今江苏、浙江、安徽等地）、蜀汉（今四川及云南、贵州北部、陕西汉中一带）尤多
明	《本草品汇精要》	〔道地〕临江军（今江西樟树）越州（今浙江绍兴）吴地（今江苏南部、浙江北部、安徽、江西一带）
民国	《增订伪药条辨》	吴茱萸，上春出新……浙江严州出者，粒细梗少，气味略薄，亦佳
现代	《中药材手册》	江西、浙江所产者形较小；上海、河南及四川达县所产形较大
	《中华本草》	吴茱萸主产于贵州、广西、湖南、四川、云南、陕西及浙江。此外，江西、湖北、安徽、福建等地亦产

6 道地产区及生境特征

6.1 道地产区

以浙江丽水缙云、金华磐安、杭州临安为中心，核心区域包括浙中丘陵盆地小区、浙西北丘陵山地小区及周边地区。

6.2 生境特征

属亚热带气候，四季分明，温暖湿润，日照充足。年平均气温 17℃，7 月平均气温 24.5℃ ~ 29.2℃，年平均降水量 1437mm，无霜期 245d，土壤以砂壤土为主。

7 质量特征

7.1 质量要求

应符合《中华人民共和国药典》一部对吴茱萸的相关质量规定。

7.2 性状特征

吴茱萸呈球形或略呈五角状扁球形，直径 2mm ~ 5mm。表面暗黄绿色至褐色，粗糙，有多数点状突起或凹下的油点。先端有五角星状的裂隙，基部残留被有黄色茸毛的果梗。质硬而脆，横切面可见子房 5 室，每室有淡黄色种子 1。气芳香浓郁，味辛辣而苦。

杜吴萸呈球形，颗粒细小，直径 2mm ~ 3mm。表面暗黄绿色，稍粗糙，有多数点状突起或凹下的油点。先端裂瓣不明显，多闭口。气芳香浓郁，味辛辣而苦。

杜吴萸与其他产地吴茱萸性状鉴别要点见表 2。

表2 杜吴萸与其他产地吴茱萸性状鉴别要点

比较项目	杜吴萸	其他产地吴茱萸
形状	呈球形，颗粒细小	呈球形或略呈五角状扁球形
直径	2mm～3mm	2mm～5mm
表面	表面暗黄绿色，稍粗糙，有多数点状突起或凹下的油点	表面暗黄绿色至褐色，粗糙，有多数点状突起或凹下的油点
先端	先端裂瓣不明显，多闭口	先端有五角星状的裂隙，基部残留被有黄色茸毛的果梗

参 考 文 献

［1］佚名．神农本草经［M］．吴普等述．孙星衍，孙冯翼辑．北京：科学技术文献出版社，1996：73.

［2］陶弘景．名医别录（辑校本）［M］．尚志钧辑校．北京：人民卫生出版社，1986：114.

［3］尚志钧．《本草拾遗》辑释［M］．合肥：安徽科学技术出版社，2002：384.

［4］苏颂．本草图经（辑校本）［M］．尚志钧辑校．北京：学苑出版社，2017：374.

［5］刘文泰．本草品汇精要［M］．北京：人民卫生出版社，1982：500－502.

［6］钱超尘，温长路，赵怀舟，等．金陵本《本草纲目》新校正［M］．上海：上海科学技术出版社，2008：1177.

［7］曹炳章．增订伪药条辨［M］．刘德荣点校．福州：福建科学技术出版社，2004：66.

［8］中华人民共和国卫生部药政管理局．中药材手册［M］．北京：人民卫生出版社，1959：226－228.

［9］国家中医药管理局《中华本草》编委会．中华本草：第4册［M］．上海：上海科学技术出版社，1999：927.

ICS 11.120.01
C 23

团　体　标　准

T/CACM 1020.156—2019

道地药材　第156部分：岗梅

Daodi herbs—Part 156: Gangmei

2019-08-13 发布　　2019-08-13 实施

中华中医药学会　发布

前　言

T/CACM 1020《道地药材》标准分为157个部分：

——第1部分：标准编制通则；

……

——第155部分：杜吴萸；

——第156部分：岗梅；

——第157部分：汉射干。

本部分为T/CACM 1020的第156部分。

本部分按照GB/T 1.1—2009给出的规则起草。

本部分由道地药材国家重点实验室及国家中医药管理局道地药材生态遗传重点研究室提出。

本部分由中华中医药学会归口。

本部分起草单位：华润三九医药股份有限公司、广州中医药大学、中国中医科学院中药资源中心、北京中研百草检测认证有限公司。

本部分主要起草人：刘晖晖、邢建永、韩正洲、吴正军、黄璐琦、郭兰萍、詹志来、詹若挺、黄煜权、许雷、李明辉、马庆、魏伟锋、魏民、张赟、张洪胜、谢文波、何雅莉、郭亮。

道地药材　第156部分：岗梅

1　范围

T/CACM 1020 的本部分规定了道地药材岗梅的来源及形态、历史沿革、道地产区及生境特征、质量特征。

本部分适用于中华人民共和国境内道地药材岗梅的生产、销售、鉴定及使用。

2　规范性引用文件

下列文件对于本文件的应用是必不可少的。凡是注日期的引用文件，仅注日期的版本适用于本文件。凡是不注日期的引用文件，其最新版本（包括所有的修改单）适用于本文件。

广东省中药材质量标准第一册

T/CACM 1020.1—2016　道地药材　第1部分：标准编制通则

中华人民共和国药典一部

3　术语和定义

T/CACM 1020.1—2016 界定的以及下列术语和定义适用于本文件。

3.1

岗梅　gangmei

产于广东沿海、南部及其周边的潮汕地区、梅州、惠州、云浮、茂名等地，特别是沿海地区及河流等近水资源丰富的山脉周边地区的岗梅。

4　来源及形态

4.1　来源

本品为冬青科植物秤星树（梅叶冬青）*Ilex asprella*（Hook. et Arn.）Champ. ex Benth. 的干燥根及茎。

4.2　形态特征

落叶灌木，高达3m；具长枝和宿短枝，长枝纤细，栗褐色，无毛，具淡色皮孔，短枝多皱，具宿存的鳞片和叶痕。叶膜质，在长枝上互生，在缩短枝的枝顶簇生1～4，卵形或卵状椭圆形，长（3cm～）4cm～6cm（～7cm），宽（1.5cm～）2cm～3.5cm，先端尾状渐尖，尖头长6mm～10mm，基部钝至近圆形，边缘具锯齿，叶面绿色，被微柔毛，背面淡绿色，无毛，主脉在叶面下凹，在背面隆起，侧脉5对～6对，在叶面平坦，在背面突起，拱形上升并于近叶缘处网结，网状脉两面可见；叶柄长3mm～8mm，上面具槽，下面半圆形，无毛；托叶小，胼胝质，三角形，宿存。雄花序：2或3花呈束状或单生于叶腋或鳞片腋内，位于腋芽与叶柄之间；花梗长4mm～6mm（～9mm）；花4或5基数；花萼盘状，直径2.5mm~3mm，无毛，裂片4~5，阔三角形或圆形，啮蚀状具缘毛；花冠白色，辐状，直径约6mm，花瓣4~5，近圆形，直径约2mm，稀具缘毛，基部合生；雄蕊4或5，花丝长约1.5mm，花药长圆形，长约1mm；败育子房叶枕状，中央具短喙。雌花序：单生于叶腋或鳞片腋内，花梗长1cm~2cm，无毛；花4~6基数；花萼直径约3mm，4~6深裂，裂片边缘具缘毛；花冠辐状，花瓣近圆形，直径2mm，基部合生；退化雄蕊长约1mm，败育花药箭头状；子房卵球状，直径约1.5mm，花柱明显，柱头厚盘状。果球形，直径5mm~7mm，熟时变黑色，具纵条纹及沟，基部具平展的宿存花萼，花萼具缘毛，先端具头状宿存柱头，花柱略明显，具分核4~6。分核倒卵状椭圆形，长5mm，背部宽约2mm，背面具3条脊和沟，侧面几平滑，腹面龙骨突起锋利，内果皮石质。花期3月，果期4月~10月。

5 历史沿革

5.1 品种沿革

岗梅始载于清代何克谏所著的《生草药性备要》，该书记载："冈梅根：杀螆，理跌打损伤如神。又名槽楼星。"岗梅于清康熙年间已在南方有一定的使用基础。由于《生草药性备要》为岭南地区本草专著，记载的中药材均产自岭南地区，进一步体现出广东等岭南地区岗梅资源分布、使用的广泛性。

清代《植物名实图考》卷三十三"秦皮"条下有云："湖南呼为秤星树，以其皮有白点如秤星，故名。"《本草释名考订》记载："经考，所云秤星树者应是梅叶冬青 *Ilex asprella*（Hook. et Arn.）Champ. ex Benth.。"

国家级非物质文化遗产——"凉茶"在广东、香港等地有近300年历史，岗梅为重要的凉茶原料之一。岭南凉茶系列产品中的广东凉茶（又名王老吉凉茶），始创于清道光年间，由岭南盛名草医王泽邦所创，至今已有近200年的历史，有"药王茶"的美誉，其组方为岗梅、木蝴蝶、火炭母、金钱草、布渣叶、淡竹叶、金沙藤、五指柑、山芝麻、金樱根10味草药。沙溪凉茶始于清代末年，《沙溪县志》记载其始创于1885年，其主要由岗梅、金纽扣、蒲桃、臭茉莉等组成，方中重用"岗梅"为主药，具有浓郁的广东用药特色。另外，像黄振龙斑砂凉茶等也使用了岗梅药材。

民国时期《岭南采药录》记载："冈梅根：杀疥虫，理跌打损伤如神。"《山草药指南》云："跌打药。冈梅根，别名槽楼星，枝似梅，根味甘，内服外敷，治跌打肿痛。""疥癣药。冈梅根，别名槽楼星，根味甘，清热解毒，煎茶饮能杀疥虫。"

《中华本草》《中药大辞典》亦收载"岗梅根"和"岗梅叶"，其中"岗梅根"的来源为"冬青科植物梅叶冬青 *Ilex asprella*（Hook. et Arn.）Champ. ex Benth. 的根"，"味苦、甘，性寒……清热，生津，散瘀，解毒"。

当代随着岗梅使用量的大幅提升，加之岗梅生长年限较长，野生资源已经难以满足市场需求，因此于2009年开始出现岗梅种植，目前的主流种植区域在广东梅州、普宁、河源，广西贺州等地，种植品种来源于秤星树（梅叶冬青）*Ilex asprella*（Hook. et Arn.）Champ. ex Benth.。岗梅药材各地别名较多，但是从清代一直沿用"岗梅"，因此，本标准将岗梅的道地药材定为岗梅。

5.2 产地沿革

岗梅在全国分布范围较广，在湖南、广东、广西、福建、浙江等地均有分布。岗梅始载于康熙年间岭南本草《生草药性备要》，该书记载的中药材均为当时岭南地区的常用药材，说明当时岗梅在岭南已经被广泛使用。近现代，《岭南采药录》《陆川本草》等代表性岭南医籍均收载岗梅药材，"广东凉茶"等凉茶产品都使用了岗梅药材，表明岗梅在两广地区具有悠久的使用历史，为岭南药中之知名者。近代以来形成了以广东沿海地区及河流等近水资源丰富的山脉周边地区为道地产区。岗梅产地沿革见表1。

表1 岗梅产地沿革

年代	出处	产地及评价
清	《生草药性备要》	冈梅根，杀螆，理跌打损伤如神。又名槽楼星
民国	《岭南采药录》	冈梅根：杀疥虫，理跌打损伤如神
现代	《陆川本草》	性味甘，寒，清凉解毒，生津止泻。治热病口燥渴，热泻，一般喉疾
	《岭南草药志》	味先苦后甘凉，性凉。能清热解毒，散瘀活络，生津止渴。为凉茶重要原料
	《广东中草药》	生于山坡，丛林中
	《实用中草药》	多生于山野
	《全国中草药汇编》	生于低山、丘陵坡地疏林下或平地灌木丛中。分布于华东及华南等地
	《福建药物志》	生于山坡灌木丛中，全省（福建）各地均有分布
	《浙江药用植物志》	生于山坡、林缘、灌丛中。龙泉、云和、平阳、泰顺等县，我国华东及华南都有

6 道地产区及生境特征

6.1 道地产区

广东沿海、南部及其周边的潮汕地区、梅州、惠州、云浮、茂名等地，特别是沿海地区及河流等近水资源丰富的山脉周边地区。

6.2 生境特征

岗梅产于广东、广西、江西、福建等地，主产区为两广地区，在温暖湿润、日照充足的亚热带季风气候区的低矮丘陵、山地生长发育良好。岗梅生态因子的最适范围：年积温6000℃～7800℃；相对湿度75%～80%；年平均降水量超过1350mm；年平均气温21℃～23℃，7月平均气温27℃～30℃，极端高温在36℃～38.5℃，极端低温在-4℃～8℃；无霜期337d～360d；土壤以偏酸性红壤、黄壤黏质土为主。

7 质量特征

7.1 质量要求

应符合《广东省中药材质量标准》中“岗梅”项下质量标准规定，同时水分不得过13.0%，杂质不得过3.0%，二氧化硫残留量不得过150mg/kg。

7.2 性状特征

岗梅为类圆柱形或不规则片、段，厚0.5cm～1.2cm，宽1.5cm～5cm。根表面浅棕褐色、灰黄棕色或灰黄白色，稍粗糙，部分有不规则的纵皱纹或龟裂纹；茎表面灰棕色或棕褐色，散有灰白色的类圆形点状皮孔，似“秤星”。外皮稍薄，可剥落，剥去外皮处显灰白色或灰黄色，可见较密的点状或条状突起。质坚硬，不易折断，断面黄白色或淡黄白色，有的略显淡蓝色，有放射状及不规则纹理。气微，味微苦后甘。

参 考 文 献

[1] 吴其濬. 植物名实图考 [M]. 上海：商务印书馆，1957：779.

[2] 何克谏. 生草药性备要 [M]. 广州：广东科技出版社，2009：27.

[3] 萧步丹. 岭南采药录 [M]. 广州：广东科技出版社，2009：38.

[4] 胡真. 山草药指南 [M]. 广州：广东科技出版社，2009：65，136.

[5] 中华人民共和国卫生部药典委员会. 中华人民共和国药典一部 [S]. 北京：人民卫生出版社，1977：291.

[6] 辛晓芳，林爱华，梅全喜，等. 广东地产药材岗梅的药理作用及临床应用研究进展 [J]. 时珍国医国药，2015，26 (1)：196-198.

[7] 梅全喜. 广东地产药材研究 [M]. 广州：广东科技出版社，2011：346-348.

[8] 程超寰. 本草释名考订 [M]. 北京：中国中医药出版社，2013：211-212.

[9]《中药辞海》编写组. 中药辞海：第二卷 [M]. 北京：中国医药科技出版社，1993：277-278.

[10] 广州部队后勤部卫生部. 常用中草药手册 [M]. 北京：人民卫生出版社，1969：162.

[11]《全国中草药汇编》编写组. 全国中草药汇编 [M]. 北京：人民卫生出版社，1975：438-439.

[12] 广西僮族自治区卫生厅. 广西中药志：第一集 [M]. 南宁：广西僮族自治区人民出版社，1959：424-425.

[13] 福建省医药研究所. 福建药物志 [M]. 福州：福建人民出版社，1979：286-287.

[14]《浙江药用植物志》编写组. 浙江药用植物志 [M]. 杭州：浙江科学技术出版社，1980：740-741.

[15] 湖南中医学院，湖南省中医药研究所. 湖南农村常用中草药手册 [M]. 长沙：湖南人民出版社，1970：424-425.

[16] 广东省中医药研究所，华南植物研究所. 岭南草药志 [M]. 上海：上海科学技术出版社，1961：112.

[17] 广东中草药选编小组. 广东中草药 [M]. 广州：广东科技出版社，1969：837.

[18] 中国科学院华南植物研究所. 广东植物志：第五卷 [M]. 广州：广东科技出版社，2003：410.

[19] 广东省食品药品监督管理局. 广东省中药材标准：第一册 [S]. 广州：广东科技出版社，2004：111-113.

[20] 江苏新医学院. 中药大辞典 [M]. 上海：上海科学技术出版社，1977：1122.

[21] 李经纬，余瀛鳌，欧永欣，等. 中医大辞典 [M]. 北京：人民卫生出版社，2005：868.

[22] 蔡永敏. 中药药名辞典 [M]. 北京：中国中医药出版社，1996：169.

[23] 袁钟，图娅，彭泽邦，等. 中医辞海 [M]. 北京：中国医药科技出版社，1999：158.

[24] 叶定江，原思通. 中药炮制学辞典 [M]. 上海：上海科学技术出版社，2005：269.

[25] 国家中医药管理局《中华本草》编委会. 中华本草：第5册 [M]. 上海：上海科学技术出版社，1999：145-146.

[26] 陈彩英，黄永秋，贺小英，等. 南药岗梅本草溯源 [J]. 辽宁中医药大学学报，2017，19 (9)：117-121.

[27] 何蓉蓉，姚新生，栗原博. 广东凉茶的“泻火”作用与物质基础研究 [J]. 世界科学技术（中医药现代化），2009，11 (6)：834-839.

ICS 11.120.01
C 23

团　　体　　标　　准

T/CACM 1020.157—2019

道地药材　第157部分：汉射干

Daodi herbs—Part 157: Hanshegan

2019-08-13 发布　　2019-08-13 实施

中华中医药学会　发布

前　言

T/CACM 1020《道地药材》标准分为157个部分：

——第1部分：标准编制通则；

……

——第155部分：杜吴萸；

——第156部分：岗梅；

——第157部分：汉射干。

本部分为T/CACM 1020的第157部分。

本部分按照GB/T 1.1—2009给出的规则起草。

本部分由道地药材国家重点实验室及国家中医药管理局道地药材生态遗传重点研究室提出。

本部分由中华中医药学会归口。

本部分起草单位：湖北中医药大学、中国中医科学院中药资源中心、黄冈市农业科学院，北京中研百草检测认证有限公司。

本部分主要起草人：刘大会、刘雨、黄璐琦、黄必胜、郭兰萍、詹志来、王明辉、杜鸿志、杨雅雯、彭政、徐杨、陈昌婕、刘引、李金鑫、刘勇、何雅莉、龚文玲、方艳。

道地药材　第157部分：汉射干

1　范围

T/CACM 1020的本部分规定了道地药材汉射干的来源及形态、历史沿革、道地产区及生境特征、质量特征。

本部分适用于中华人民共和国境内道地药材汉射干的生产、销售、鉴定及使用。

2　规范性引用文件

下列文件对于本文件的应用是必不可少的。凡是注日期的引用文件，仅注日期的版本适用于本文件。凡是不注日期的引用文件，其最新版本（包括所有的修改单）适用于本文件。

T/CACM 1020.1—2016　道地药材　第1部分：标准编制通则

中华人民共和国药典一部

3　术语和定义

T/CACM 1020.1—2016界定的以及下列术语和定义适用于本文件。

3.1

汉射干　hanshegan

产于以湖北黄冈、孝感、襄阳等为核心及周边地区的射干，民国时期和中华人民共和国成立初期集散于汉口，故名"汉射干"。质结色黄，须根修净，又名"光射干"。

4　来源及形态

4.1　来源

本品为鸢尾科射干属植物射干 *Belamcanda chinensis*（L.）Redouté. 的干燥根茎。

4.2　形态特征

多年生草本。根茎为不规则的块状，斜伸，黄色或黄褐色；须根多数，带黄色。茎高1m～1.5m，实心。叶互生，嵌迭状排列，剑形，长20cm～60cm，宽2cm～5cm，基部鞘状抱茎，先端渐尖，无中脉。花序顶生，叉状分枝，每分枝的先端聚生有数朵花；花梗细，长约1.5cm；花梗及花序的分枝处均包有膜质的苞片，苞片披针形或卵圆形；花橙红色，散生紫褐色的斑点，直径4cm～5cm；花被裂片6，2轮排列，外轮花被裂片倒卵形或长椭圆形，长约2.5cm，宽约1cm，先端钝圆或微凹，基部楔形，内轮较外轮花被裂片略短而狭；雄蕊3，长1.8cm～2cm，着生于外花被裂片的基部，花药条形，外向开裂，花丝近圆柱形，基部稍扁而宽；花柱上部稍扁，先端3裂，裂片边缘略向外卷，有细而短的毛，子房下位，倒卵形，3室，中轴胎座，胚珠多数。蒴果倒卵形或长椭圆形，长2.5cm～3cm，直径1.5cm～2.5cm，先端无喙，常残存有凋萎的花被，成熟时室背开裂，果瓣外翻，中央有直立的果轴；种子圆球形，黑紫色，有光泽，直径约5mm，着生在果轴上。花期6月～8月，果期7月～9月。

5 历史沿革

5.1 品种沿革

射干最早出现于《广雅》，曰："鹿廉，鸢尾，乌连，射干也。"其仅记载射干名称，没有描述植物学形态。秦汉时期《神农本草经》将射干列为下品，曰："一名乌扇，一名乌蒲。""乌"古时为一种鸟，"扇"古时用鸟羽制作，"蒲"为"菖蒲、蒲黄"类水草，"乌扇"和"乌蒲"描绘了射干叶子形似蒲扇，姿态飘逸，为根据射干叶片形状命名，但整体较模糊，无法确认准确植物来源。

唐代《本草拾遗》记载："本草射干，即人间所种为花卉，亦名凤翼，叶如鸟翅，秋生红花，赤点。"五代时期《蜀本草》记载："高二三尺，花黄实黑，根多须，皮黄黑，肉黄赤。"宋代《本草图经》记载："人家庭院间亦多种植，春生苗，高二三尺；叶似蛮姜，而狭长横张，疏如翅羽状，故一名乌翣，谓其叶耳；叶中抽茎，似萱草而强硬；六月开花，黄红色，瓣上有细文；秋结实作房，中子黑色；根多须，皮黄黑，肉黄赤。"并附滁州射干图。上述文字描述和绘图，与现代射干植物学形态和生长习性基本一致。明代《本草乘雅半偈》更为详尽地描述了射干的植物形态，曰："射干冬至后宿根生芽，至二三月始抽苗，近根之茎，有节若竹，离根三四寸，横铺翠叶，狭长疏整，宛如翅羽，故名乌翣，又名凤翼。六七月叶中抽茎似萱而强硬，出淡红萼，开红赭花，亦有蜜色者，瓣有细纹，间黄紫黑斑点。次蚤互相交纽如结，结落作房，中子黑褐。"

由上可见，古代对射干原植物的描述与今基本相同，即为鸢尾科射干属植物射干 *Belamcanda chinensis*（L.） Redouté.。

另外，由于射干同科植物在形态上多有相似，在部分本草典籍的描述中还是常将射干与鸢尾 *Iris tectorum* Maxim.（川射干、蓝蝴蝶）、野鸢尾 *Iris dichotoma* Pall.（白射干）相混淆。南北朝时期《本草经集注》记载："又别有射干，相似而花白茎长，似射人之执竿者。"此描述是射干同属的野鸢尾的植物形态特征。唐代《新修本草》记载："射干，此说者，是其鸢尾叶都似射干，而花紫碧色，不抽高茎，根似高良姜，而肉白，根即鸢头也。"《本草拾遗》记载："鸢尾、射干二物相似，人多不分……鸢尾亦人间多种，苗低下于射干，如鸢尾，春夏生紫碧花者是也。"两者均在描述射干同属植物鸢尾（川射干）。

5.2 产地沿革

秦汉时期《神农本草经》记载射干"生川谷"，仅描述了射干生境，未明确其产地。

南北朝时期《名医别录》首载射干产地，曰："生南阳田野。"魏晋时期南阳应为今河南南阳、信阳和湖北襄阳、孝感部分地区，大致是河南熊耳山以南和湖北大洪山以北地区。

唐代《新修本草》沿用《名医别录》记载："生南阳川谷，生田野。"

宋代《本草图经》曰："生南阳山谷田野，今在处有之，人家庭院间亦多种植。"说明射干产地除南阳外，全国多地也有分布，另用"滁州射干"作为射干绘图，证明当时"滁州"产射干较多。滁州为今安徽滁州的琅琊、南谯、全椒、来安等地。

明代李时珍在《本草纲目》中引元代《土宿真君本草》曰："多生江南、湖、广、川、浙平陆间。"记载射干分布较广，在现今江苏和安徽南部、湖北、广东、四川、浙江均有分布，但类型有紫花（应是川射干，鸢尾）、黄花（应是现药用射干）和碧花（非射干种），具体射干类型的分布没有明确。《本草汇言》记载："多生于江南闽、浙、湖、广平陆间，今在处皆有，园圃庭台多种之。"《本草品汇精要》曰："〔道地〕滁州。"首次明确射干道地产地为安徽滁州。上述内容表明，宋、元、明、清时期射干分布地域较广，广布于安徽、江苏、浙江、福建、湖北、广东等地，并以安徽滁州为道地产区。

民国时期陈仁山《药物出产辨》记载："此味原产江浙为正。"认为射干以江苏、浙江产为道地。1959年《中药志》记载："主产于湖北孝感、黄冈、襄阳，河南信阳、南阳，江苏江宁、江浦，安徽六安、芜湖。此外，湖南、陕西、浙江、贵州、云南等地均有野生。以河南产量大，湖北品质好。"1959年《药材资料汇编》记载："产区很广，以湖北罗田、应城、孝感、黄冈、英山、麻城，安徽滁县、无为、芜湖及江苏南京、句容等处为主产地。其他如四川、山东、江西等省亦有产。湖北产者集散汉口，故名'汉射干'。质结色黄，须根修净，又名'光射干'，品质较优。安徽、江苏所产者叫'山射干'，体质较松，色黄而黑，须根多未修净，品质差。"1959年《中药材手册》记载："习惯认为湖北产者质坚色黄品质较佳，俗称'汉射干'。江苏产者体轻质松品质较次。主产于江苏南京、江宁、江浦，湖北黄冈、孝感专区，河南沁阳和安徽等地。此外，湖南、贵州、广东等省亦产。"

综上分析，射干历史悠久，产地较多。秦汉至唐代射干以河南、湖北交界的南阳地区为道地产区，包括南阳、信阳、襄阳、襄樊等地。宋、元、明、清时期射干分布地域较广，广布于安徽、江苏、浙江、福建、湖北、广东等地，并以安徽滁州为道地产区，滁州即今安徽滁州的琅琊、南谯、全椒、来安等地。民国时期以江苏和浙江为道地。中华人民共和国成立后，多以湖北黄冈、孝感、襄阳，河南信阳、南阳，江苏南京、江宁、江浦，安徽六安、芜湖为主产地，其中湖北产者集散于汉口，故名"汉射干"；其质结色黄，须根修净，又名"光射干"，品质最优。汉射干产地沿革见表1。

表1　汉射干产地沿革

年代	出处	产地及评价
南北朝	《名医别录》	生南阳田野（南北朝时期南阳为现今河南南阳、信阳和湖北襄阳、襄樊部分地区，即河南熊耳山以南和湖北大洪山以北）
	《本草经集注》	生南阳川谷，生田野
唐	《新修本草》	生南阳山谷，生田野
宋	《本草图经》	生南阳山谷田野，今在处有之，人家庭院间亦多种植（附"滁州射干"药图。首记载滁州产射干。即今安徽滁州的琅琊、南谯、全椒、来安）
元	《土宿真君本草》	多生江南、湖、广、川、浙平陆间。元朝湖广为现在湖北、广东
明	《本草品汇精要》	［道地］滁州
	《本草纲目》	多生于江南、湖、广、川、浙平陆间
民国	《药物出产辨》	此味原产江浙为正
现代	《中药志》	主产于湖北孝感、黄冈、襄阳，河南信阳、南阳，江苏江宁、江浦，安徽六安、芜湖。此外湖南、陕西、浙江、贵州、云南等地均有野生。以河南产量大，湖北品质好
	《药材资料汇编》	产区很广，以湖北罗田、应城、孝感、黄冈、英山、麻城，安徽滁县、无为、芜湖及江苏南京、句容等处为主产地。其他如四川、山东、江西等省亦有产。湖北产者集散汉口，故名"汉射干"。质结色黄，须根修净，又名"光射干"，品质较优。安徽、江苏所产者叫"山射干"，体质较松，色黄而黑，须根多未修净，品质差
	《中药材手册》	习惯认为湖北产者质坚色黄品质较佳，俗称"汉射干"。江苏产者，体轻质松品质较次。主产于江苏南京、江宁、江浦，湖北黄冈、孝感专区，河南沁阳和安徽等地。此外，湖南、贵州、广东等省亦产

6 道地产区及生境特征

6.1 道地产区

以湖北黄冈、孝感、襄阳等地为核心产区，主要包括大悟、应城、孝感、襄阳、随州、团风、麻城、罗田、英山、蕲春等地及其周边地区。

6.2 生境特征

射干对生长环境要求不严，抗逆性较强，适宜于丘陵地带生长。湖北现以孝感、黄冈为中心产区。孝感、黄冈属北亚热带季风气候，江淮小气候区，四季分明，光照充足，年均日照时数1913.5h～2161.5h。热月最高温度平均约36℃，冷月最低温度平均约-2℃，年平均气温15.7℃～17.5℃，年平均降水量1100mm左右，无霜期237d～278d，大于或等于10℃的积温5100℃～5300℃。主要为丘陵山区，海拔多在300m以下。土壤为花岗岩、片麻岩发育砂质黄棕壤，结构疏松、土壤偏酸性。

7 质量特征

7.1 质量要求

应符合《中华人民共和国药典》一部对射干的相关质量规定。

7.2 性状特征

射干呈不规则的结节状，长3cm～10cm，直径1cm～2cm。表面黄褐色、棕褐色或黑褐色，皱缩，有较密的环纹。上面有数个圆盘状凹陷的茎痕，偶有茎基残存；下面有残留细根及根痕。质硬，断面黄色，颗粒状。气微，味苦、微辛。

汉射干质结色黄，须根修净，又名“光射干”，品质较优；安徽、江苏所产者叫“山射干”，体质较松，色黄而黑，须根多未修净，品质差。

汉射干与其他产地射干性状鉴别要点见表2。

表2 汉射干与其他产地射干性状鉴别要点

比较项目	汉射干	其他产地射干
质地、颜色	质结色黄	体质较松，色黄而黑
外观	须根修净	须根多未修净
品质	品质较优	品质差
俗称	光射干	山射干

参 考 文 献

[1] 佚名. 神农本草经 [M]. 吴普等述. 孙星衍，孙冯翼辑. 北京：科学技术文献出版社，1996：96.

[2] 尚志钧. 本草拾遗辑释 [M]. 合肥：安徽科学技术出版社，2002：363.

[3] 韩保昇. 蜀本草（辑复本）[M]. 尚志钧辑复. 合肥：安徽科学技术出版社，2005：403.

[4] 尚志钧. 本草图经（辑校本）[M]. 尚志钧辑校. 北京：学苑出版社，2017：273.

[5] 卢之颐. 本草乘雅半偈 [M]. 张永鹏校注. 北京：中国医药科技出版社，2014：132.

[6] 陶弘景. 本草经集注（辑校本） [M]. 尚志钧，尚元胜辑校. 北京：人民卫生出版社，1994：347.

[7] 苏敬. 新修本草 [M]. 胡方林整理. 太原：山西科学技术出版社，2012：231.

[8] 陶弘景. 名医别录（辑校本）[M]. 尚志钧辑校. 北京：中国中医药出版社，2013：194.

[9] 李时珍. 本草纲目 [M]. 柳长华，柳璇校注. 北京：中国医药科技出版社，2011：632.

[10] 倪朱谟. 本草汇言 [M]. 戴慎，陈仁寿，虞舜点校. 上海：上海科学技术出版社，2005：368.

[11] 刘文泰. 本草品汇精要 [M]. 北京：人民卫生出版社，1982：384.

[12] 陈仁山. 药物出产辨 [M]. 台北：新医药出版社，1930：61.

[13] 中国医学科学院药物研究所. 中药志：第一册 [M]. 北京：人民卫生出版社，1959：375.

[14] 中国药学会上海分会，上海市药材公司. 药材资料汇编：下集 [M]. 上海：上海科学技术出版社，1959：40.

[15] 中华人民共和国卫生部药政管理局. 中药材手册 [M]. 北京：人民卫生出版社，1959：129.

[16] 金世元. 金世元中药材传统鉴别经验 [M]. 北京：中国中医药出版社，2010：117.

附

道地药材标准样品图集

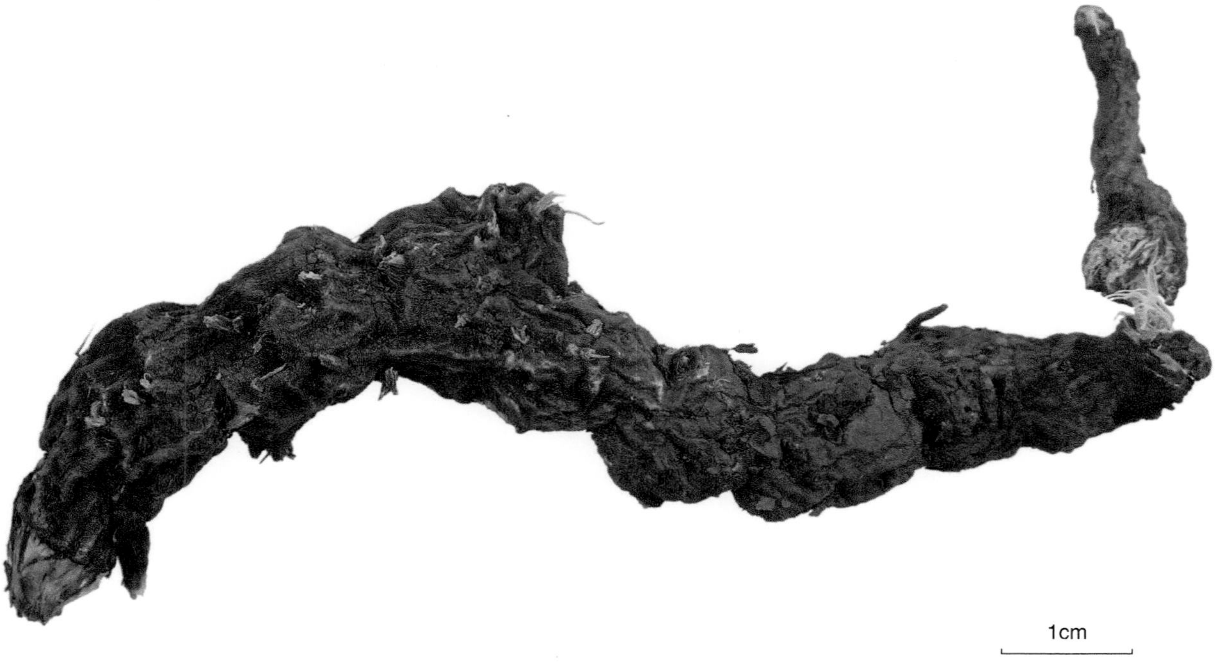

2[①] 茅山苍术

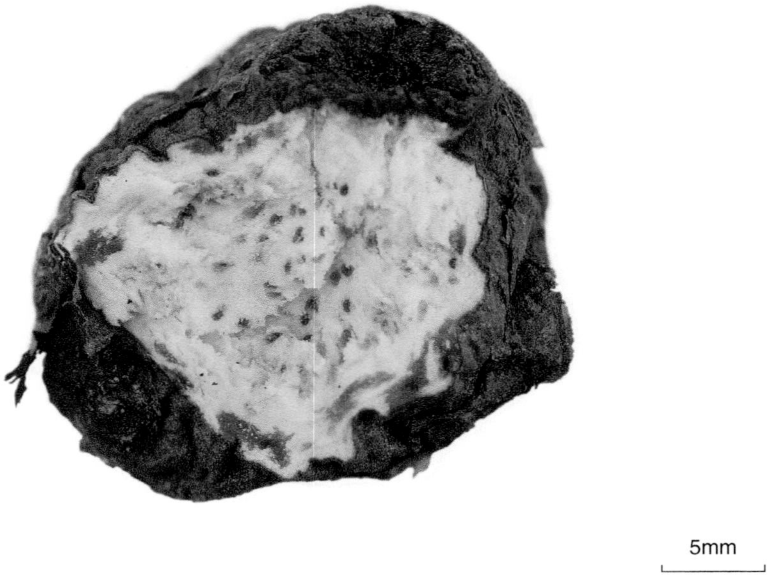

2 茅山苍术（断面）

① 注：图片编号对应道地药材标准编号，下同。

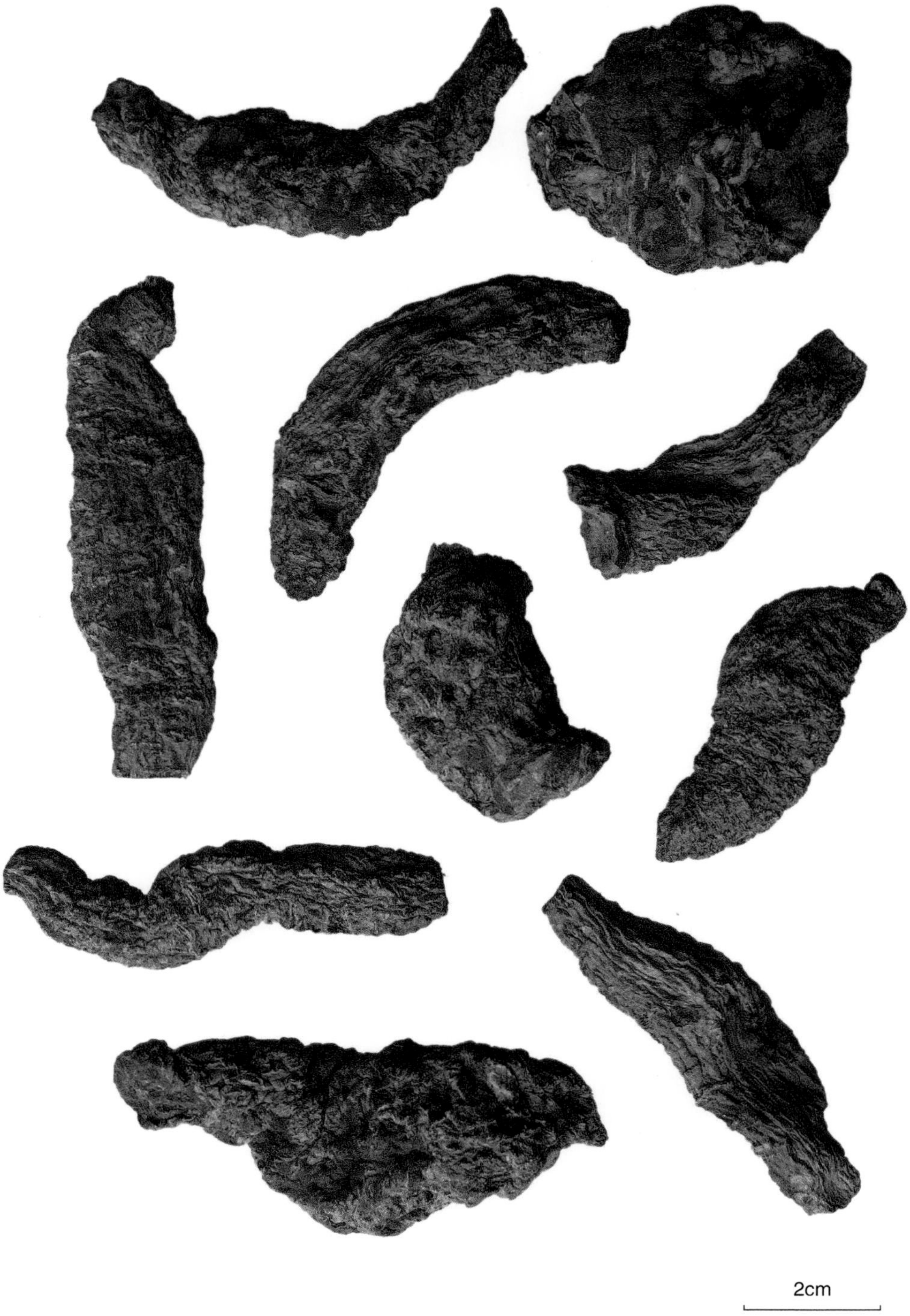

3 怀地黄

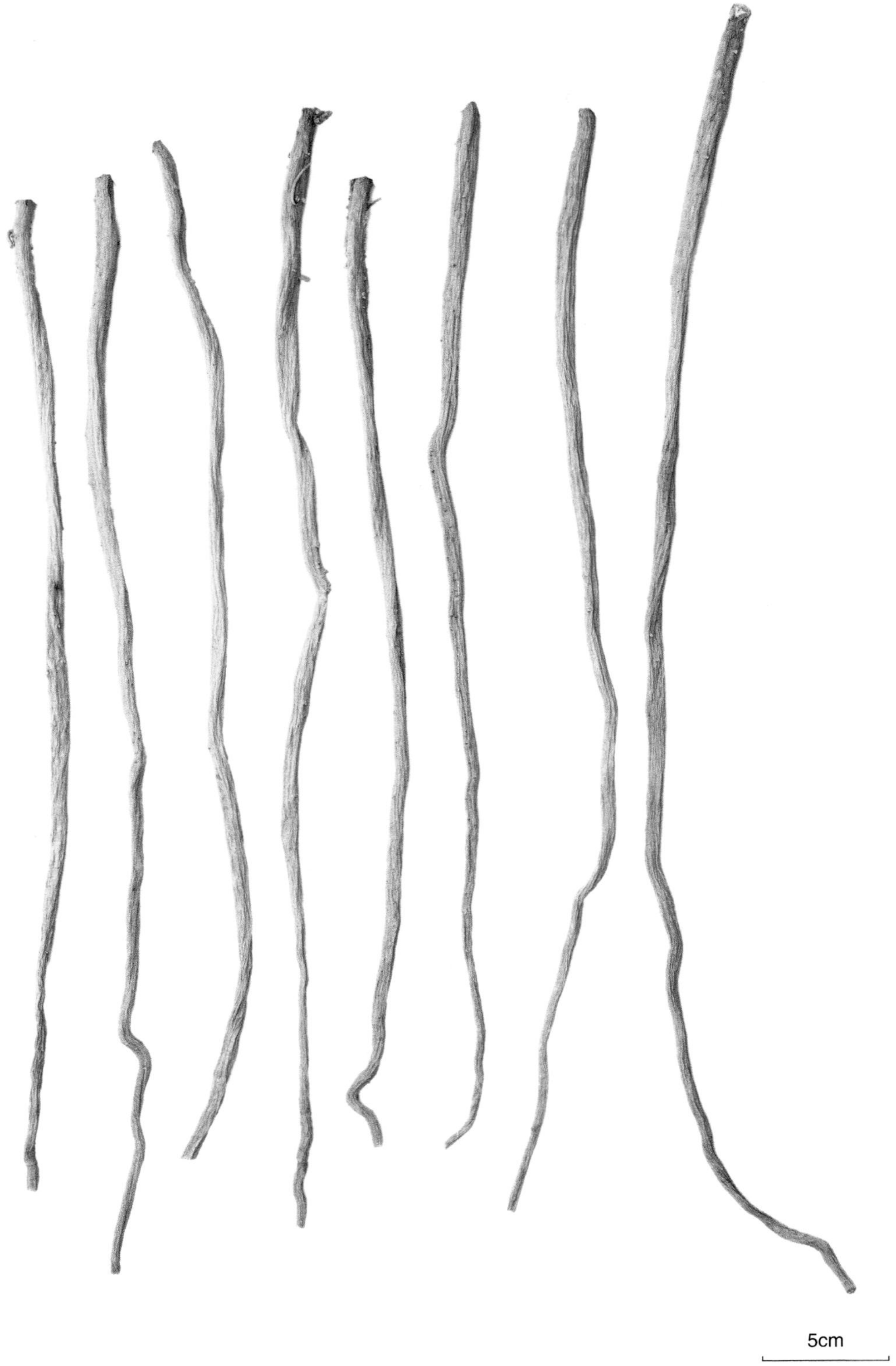

4 怀牛膝

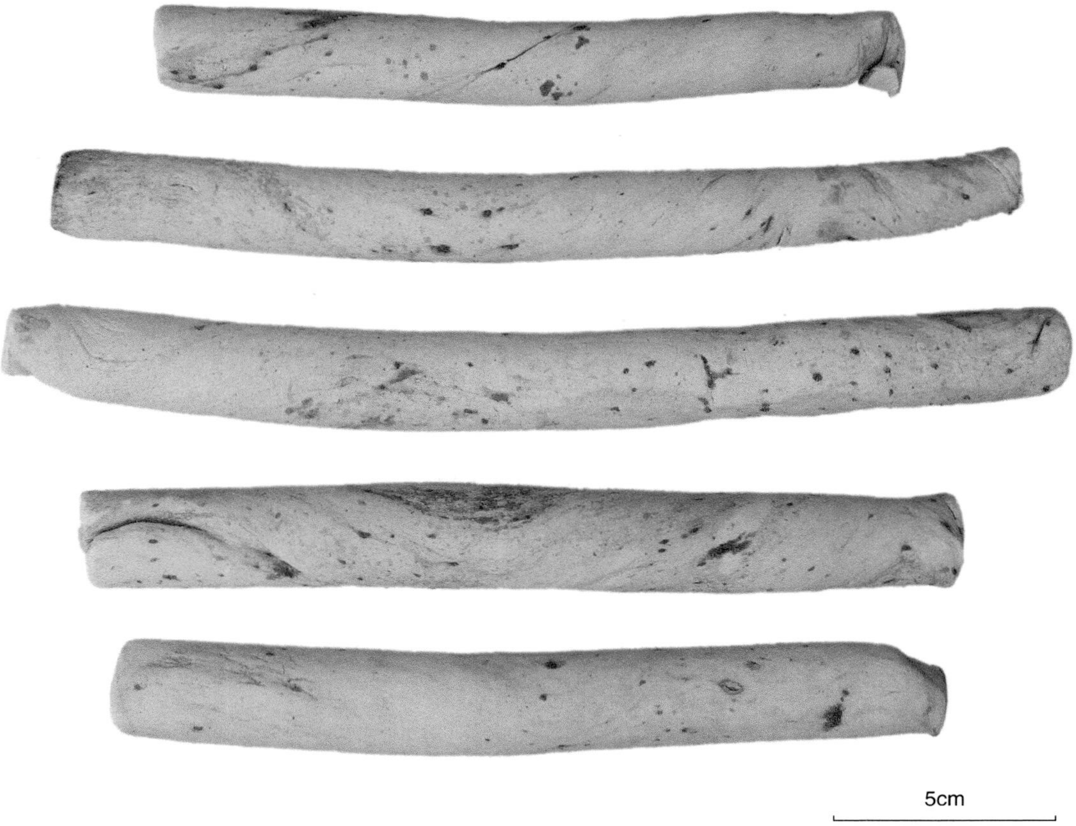

5 怀山药（光山药）

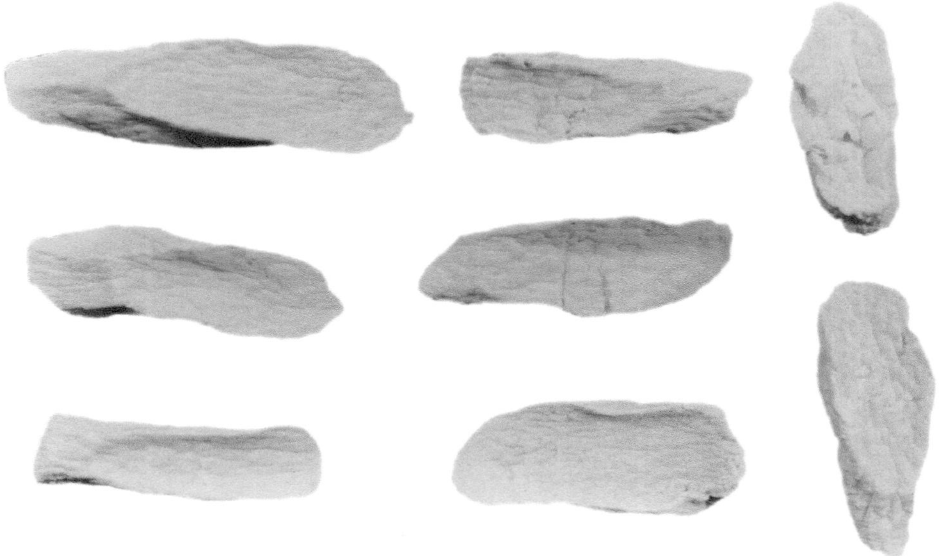

5 怀山药（山药片）

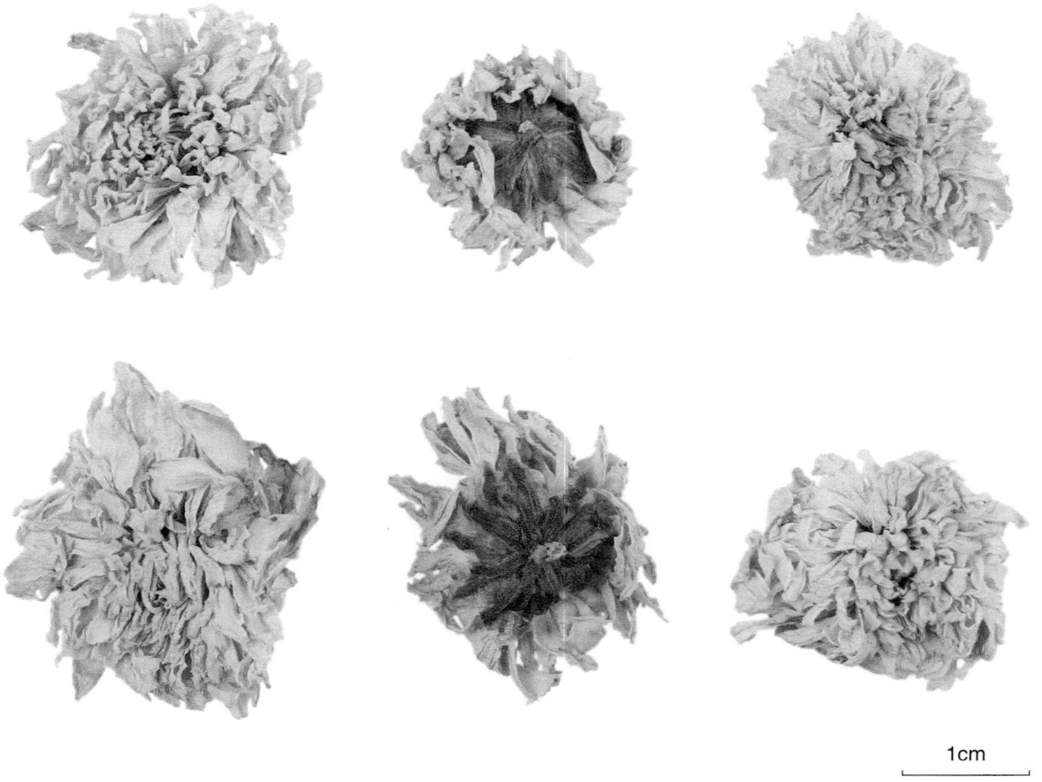

6 怀菊

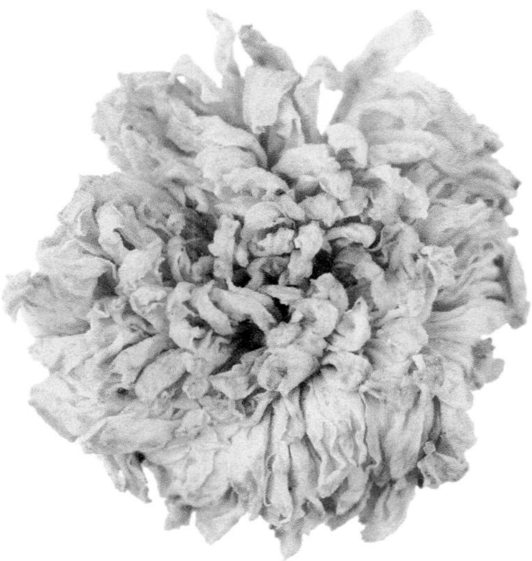

6 怀菊（特写 1）

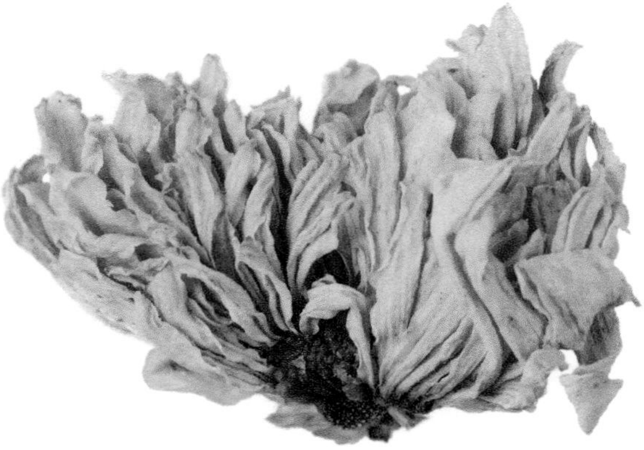

6 怀菊（特写 2）

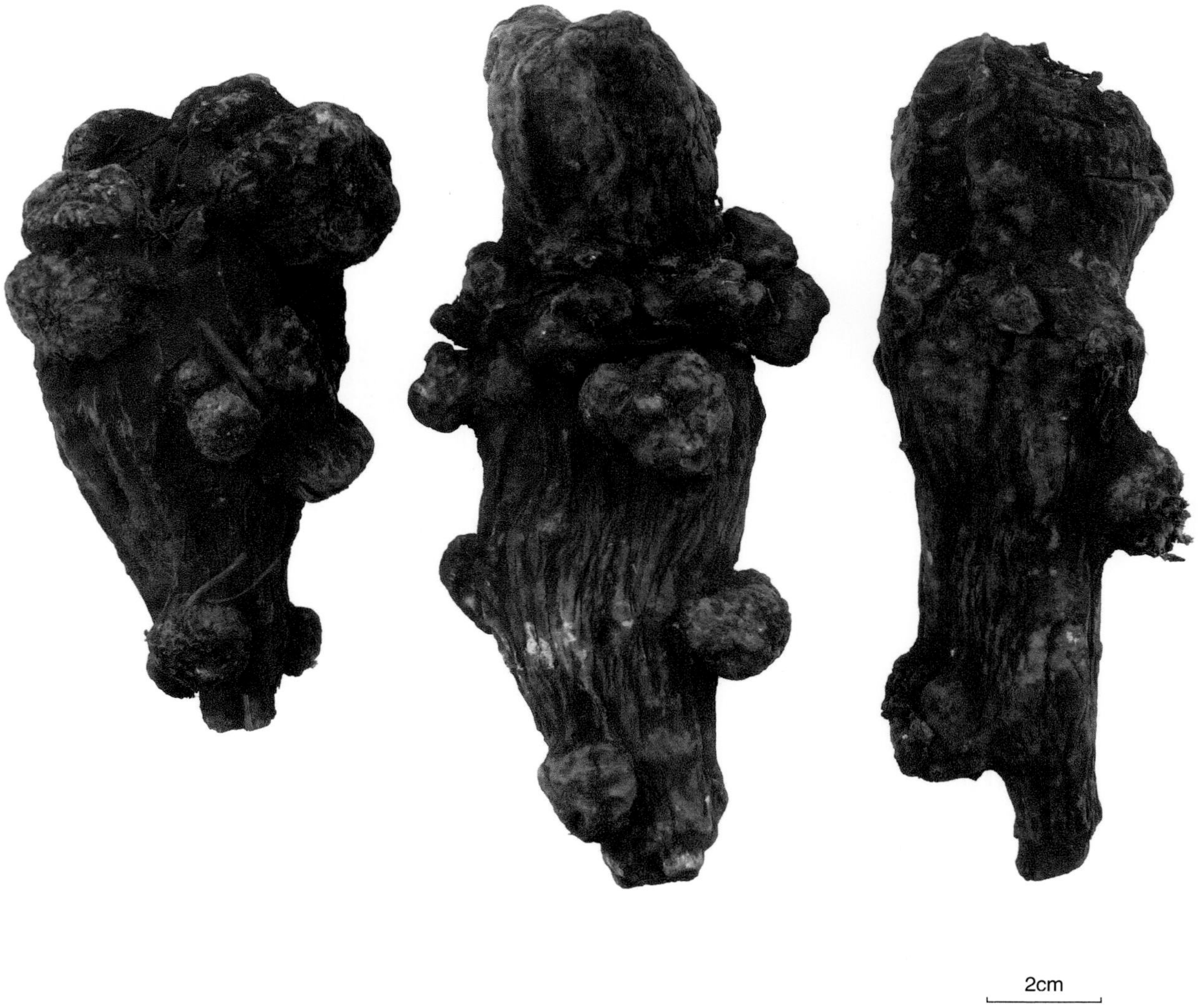

7 浙白术

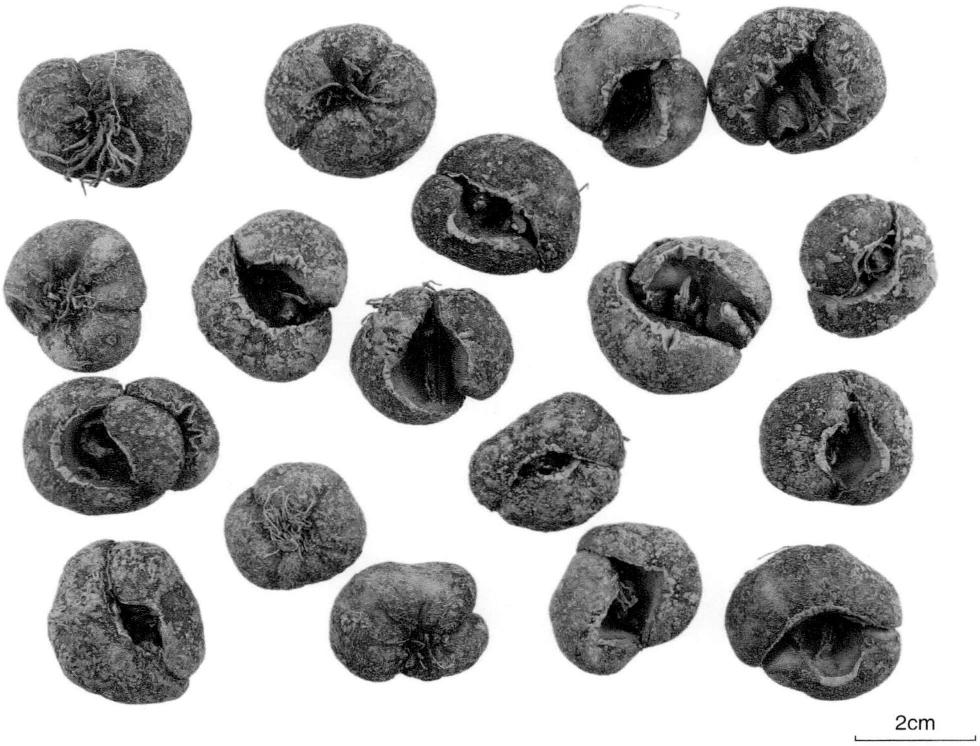

8 浙贝母

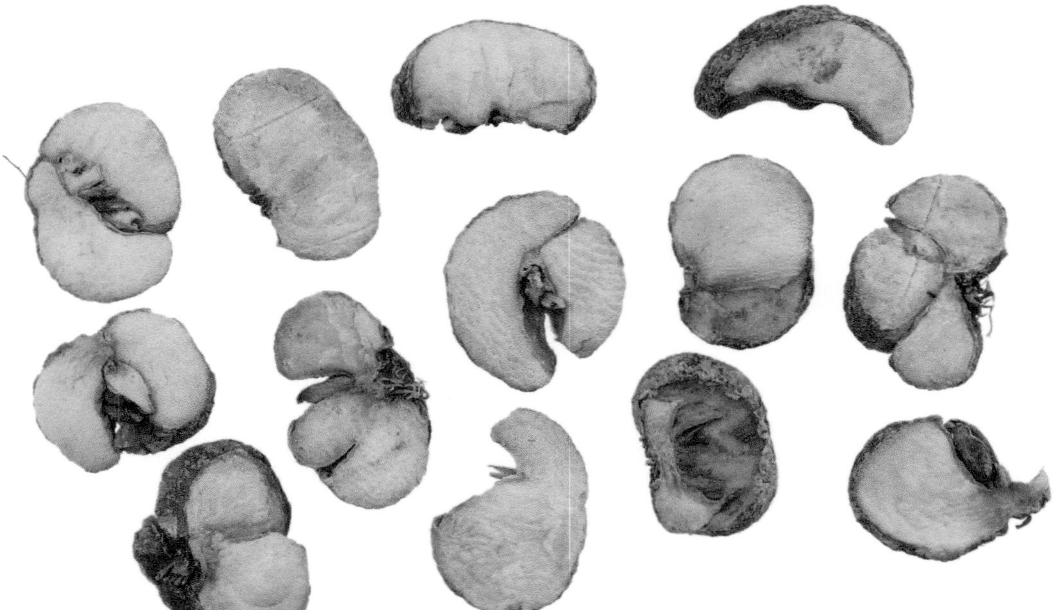

8 浙贝母（切片）

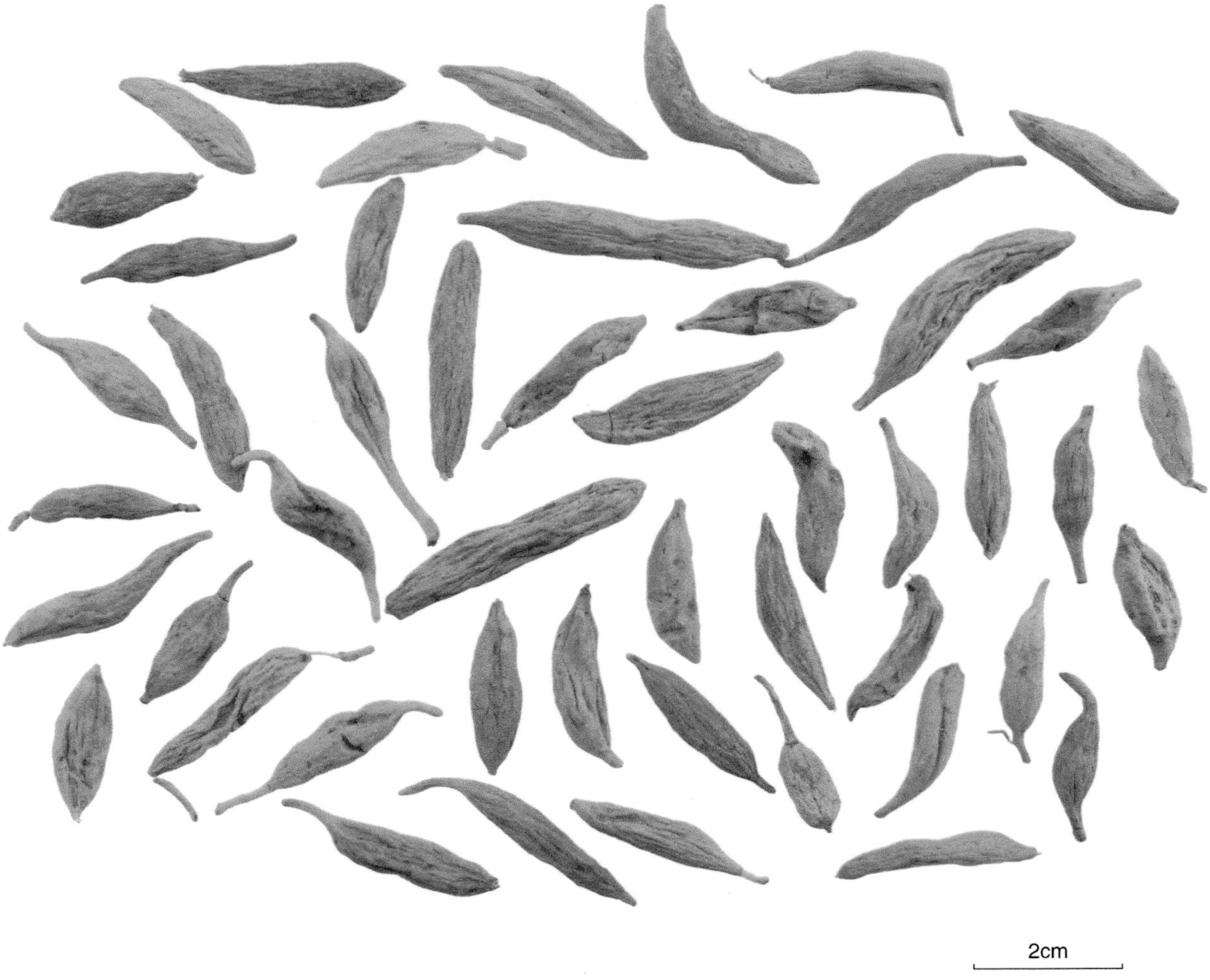

9 浙麦冬

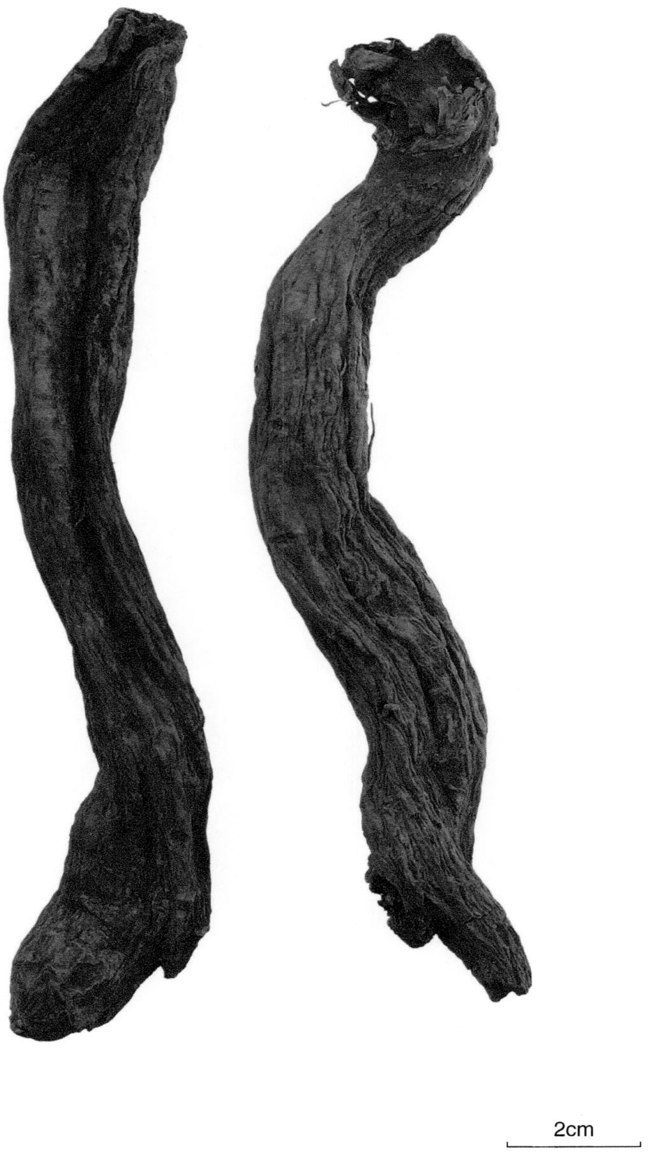

10 浙玄参

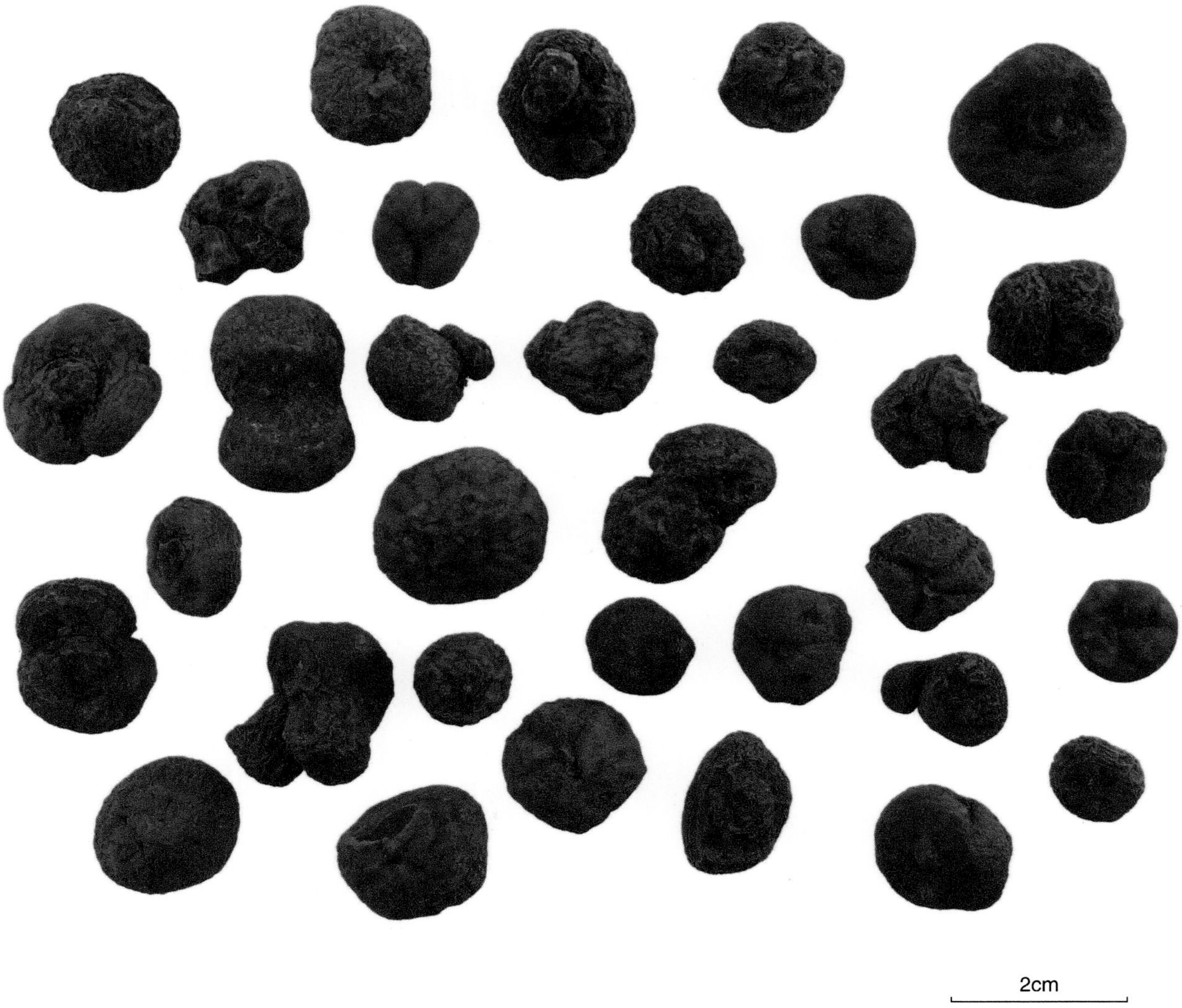

11 浙元胡

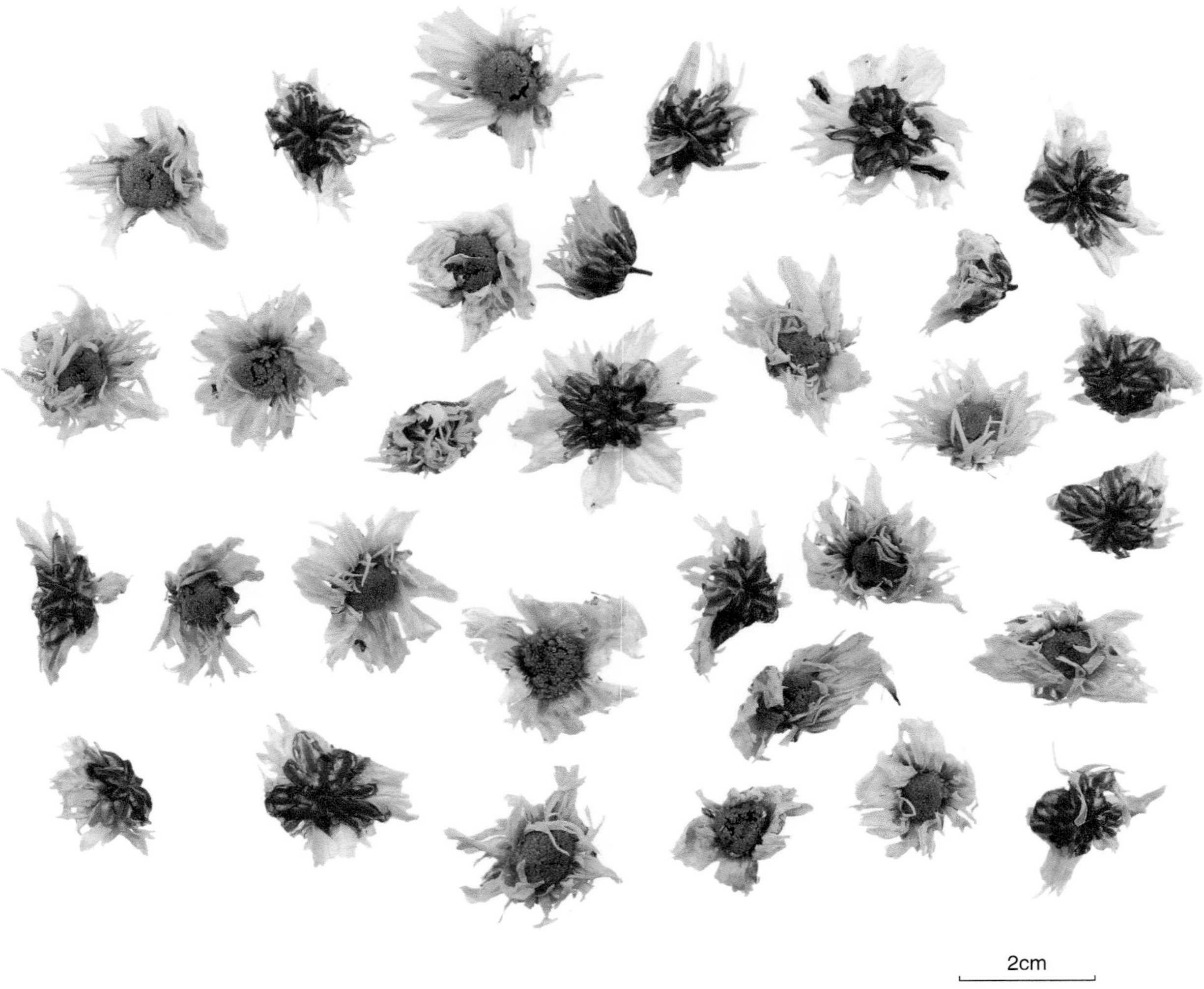

12 杭白菊

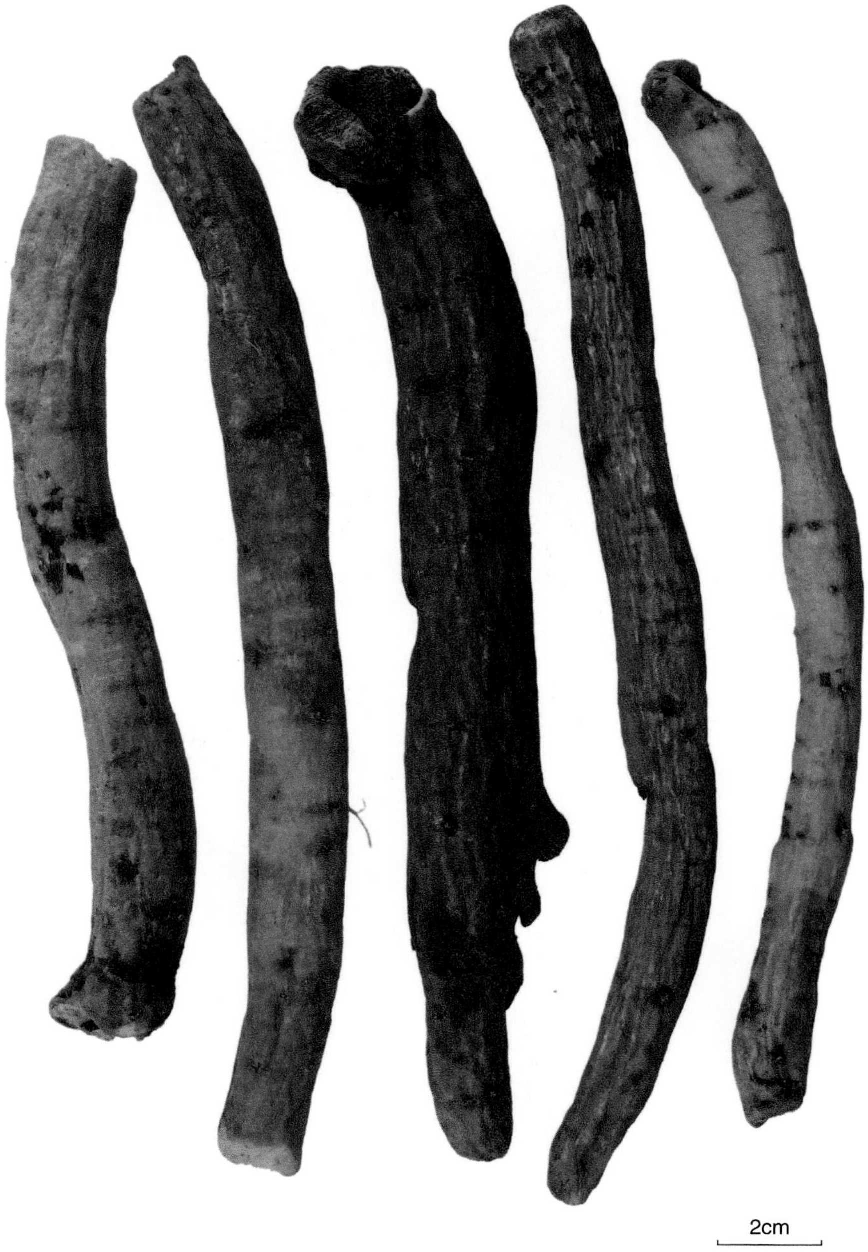

13 杭白芍

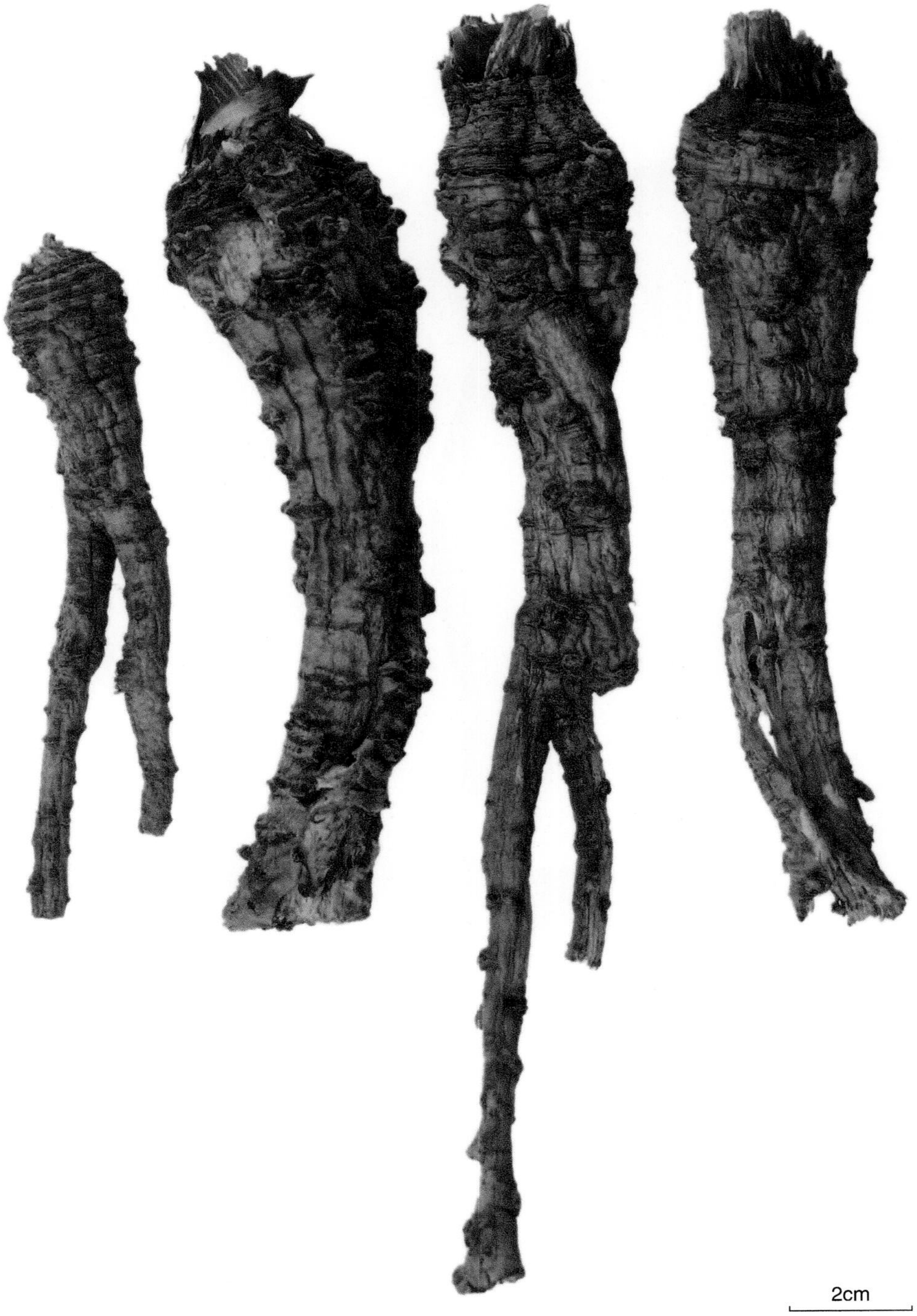

14 杭白芷

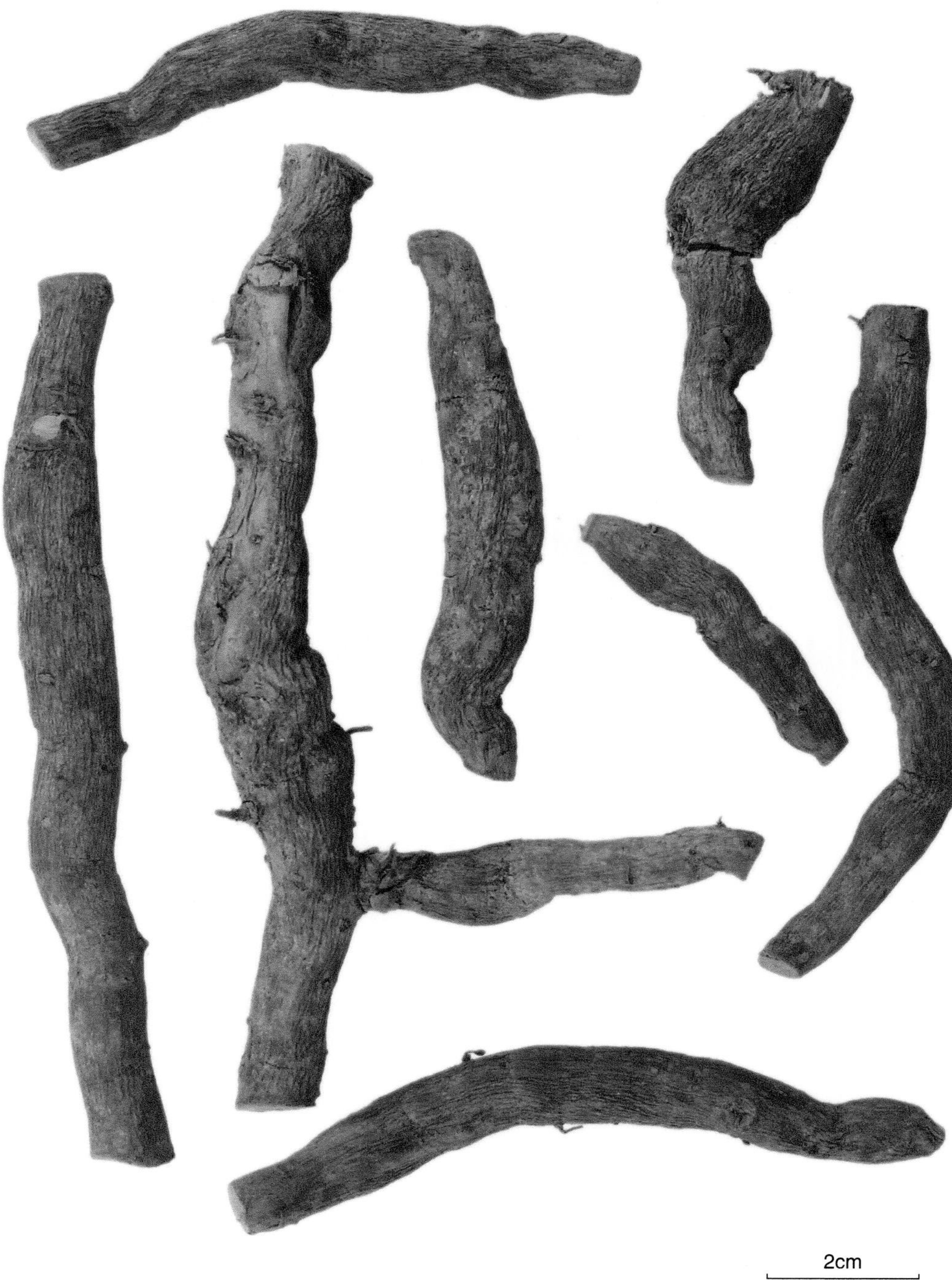

15 台乌药

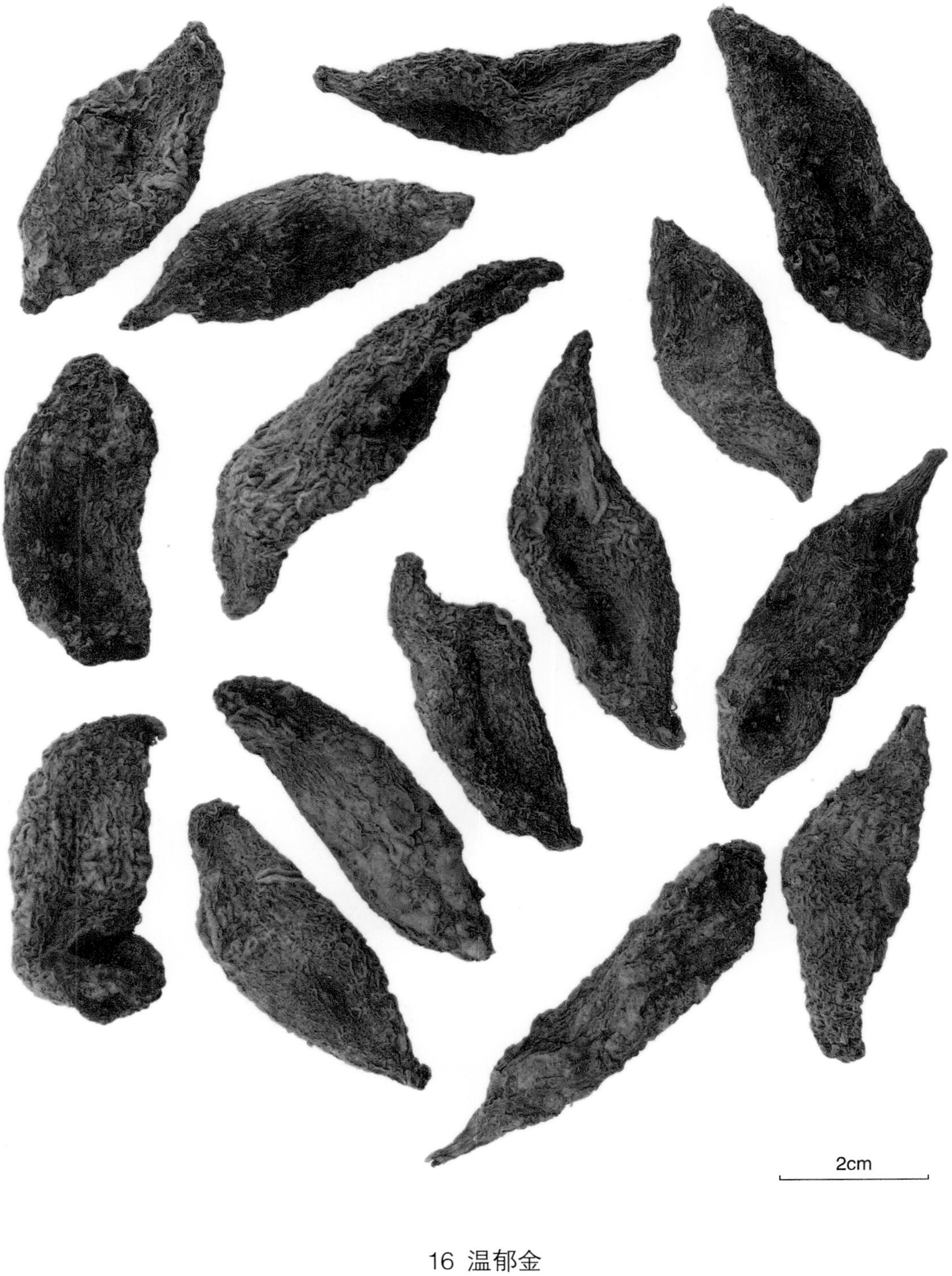

16 温郁金

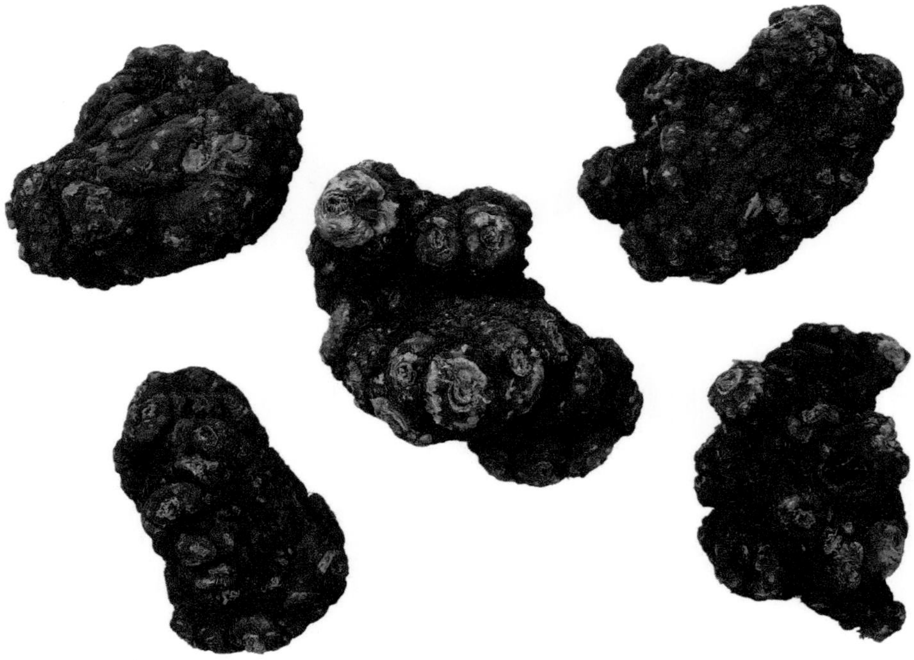

2cm

17 川芎（炕货）

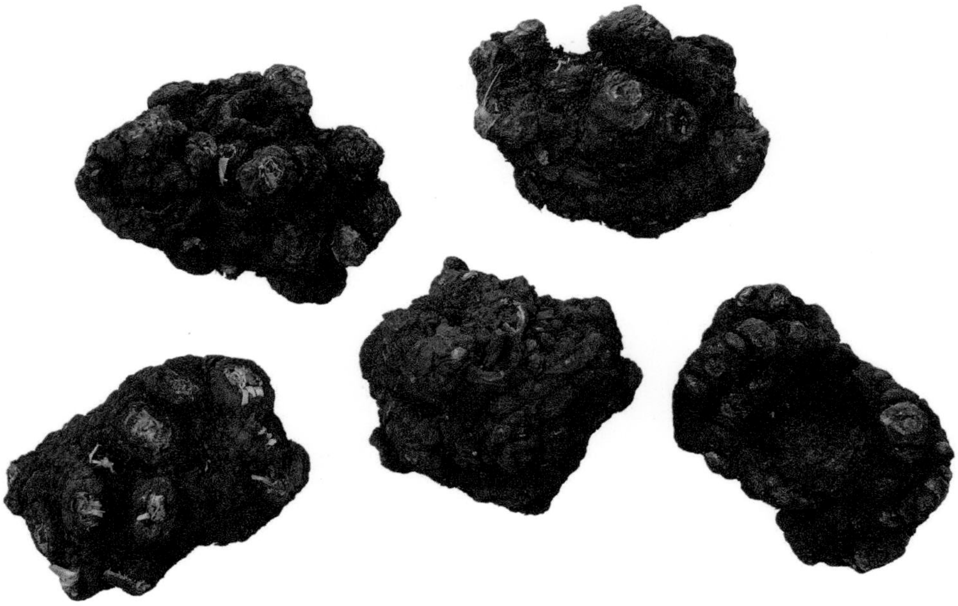

2cm

17 川芎（晒货）

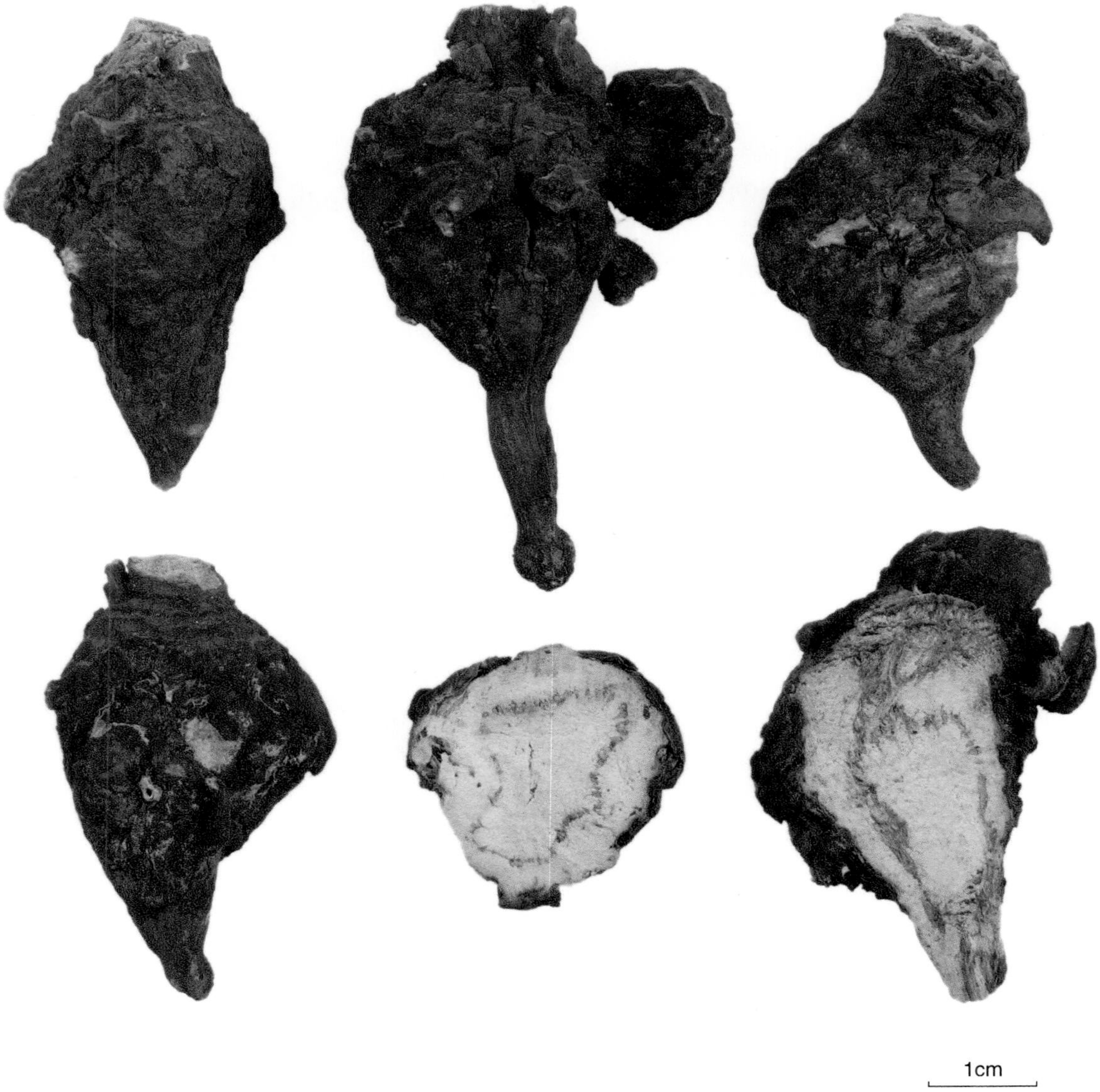

18 川乌

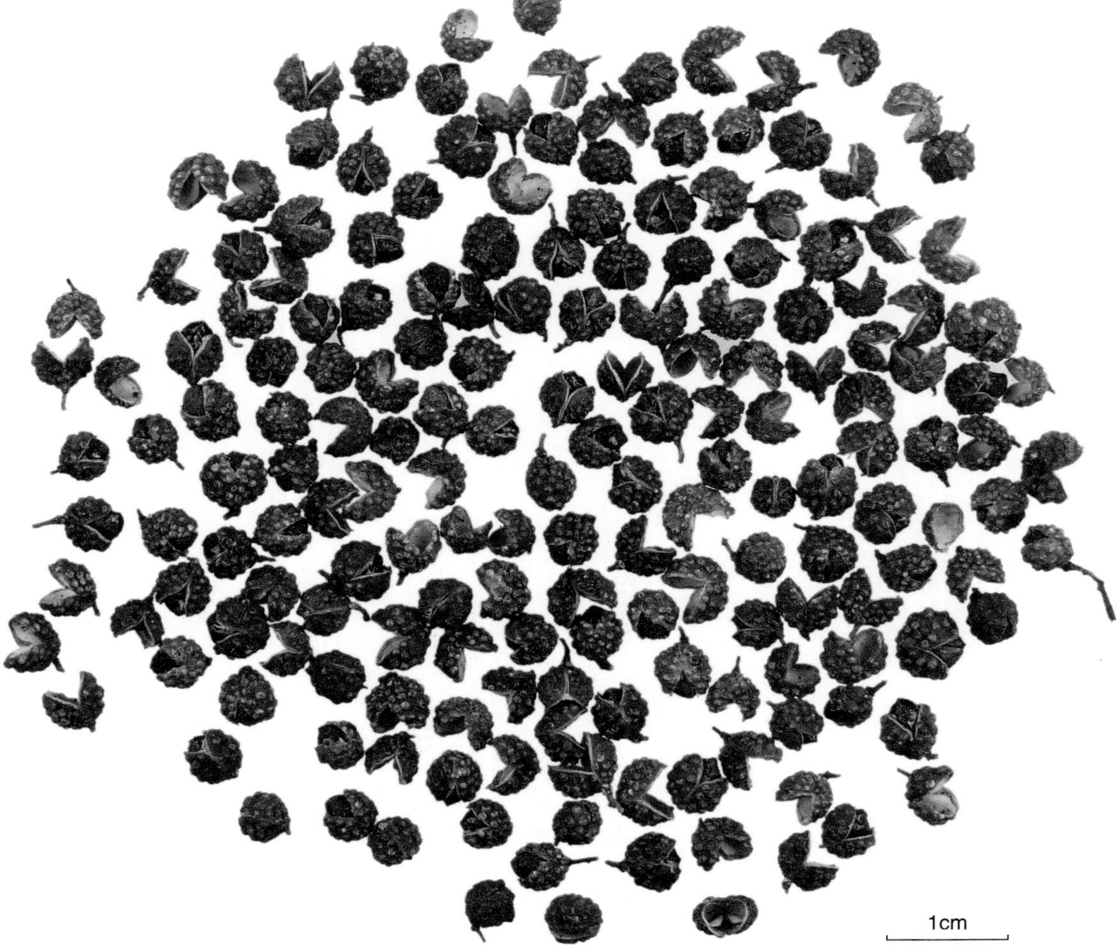

19 川椒

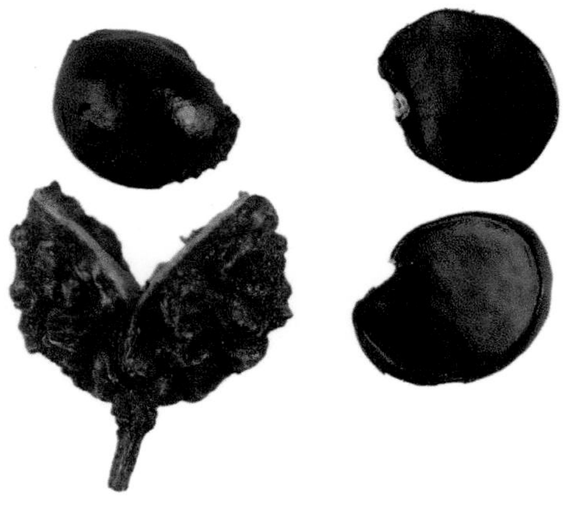

19 川椒（特写）

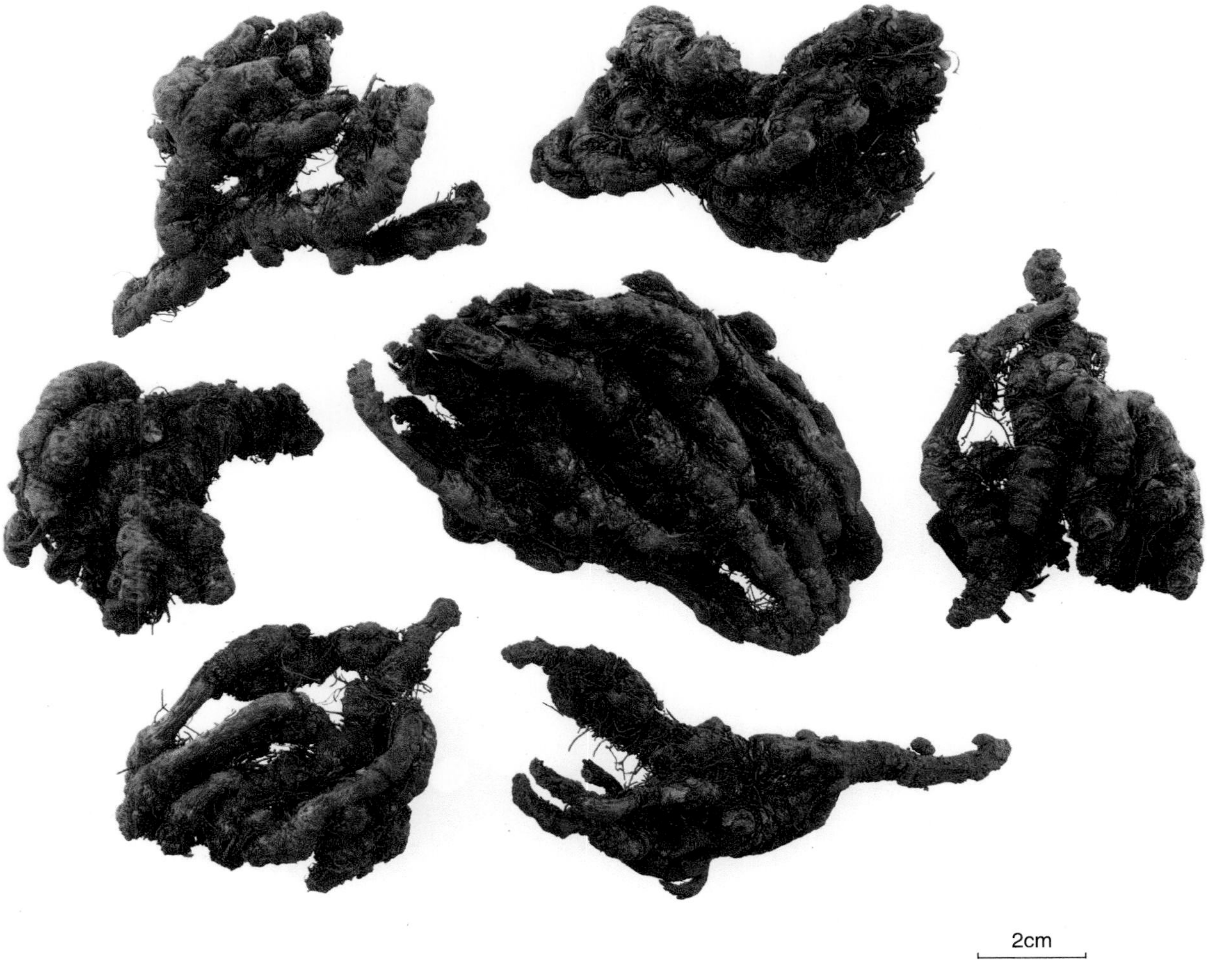

20 川黄连

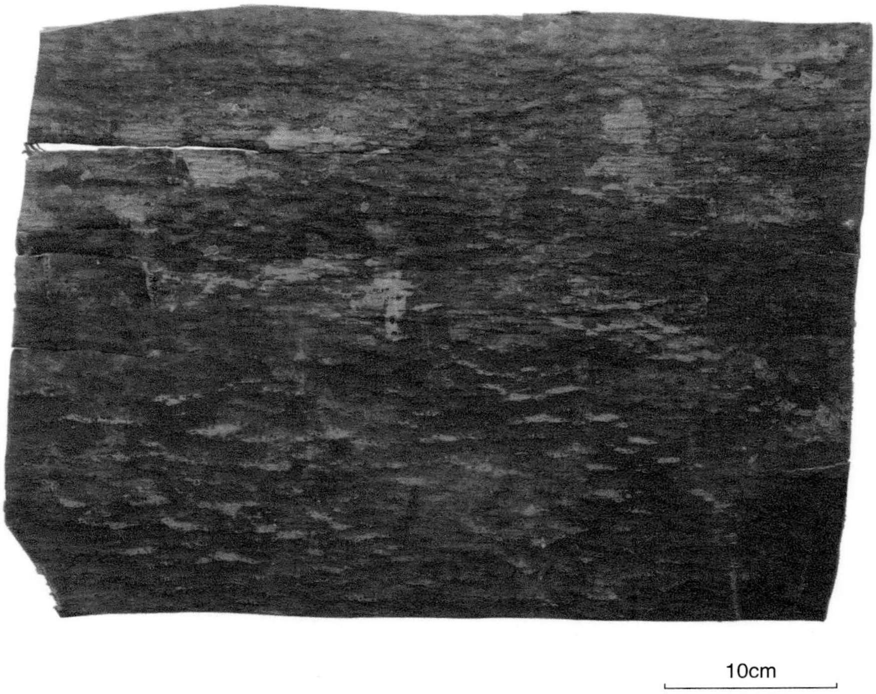

21 川黄柏（正面）

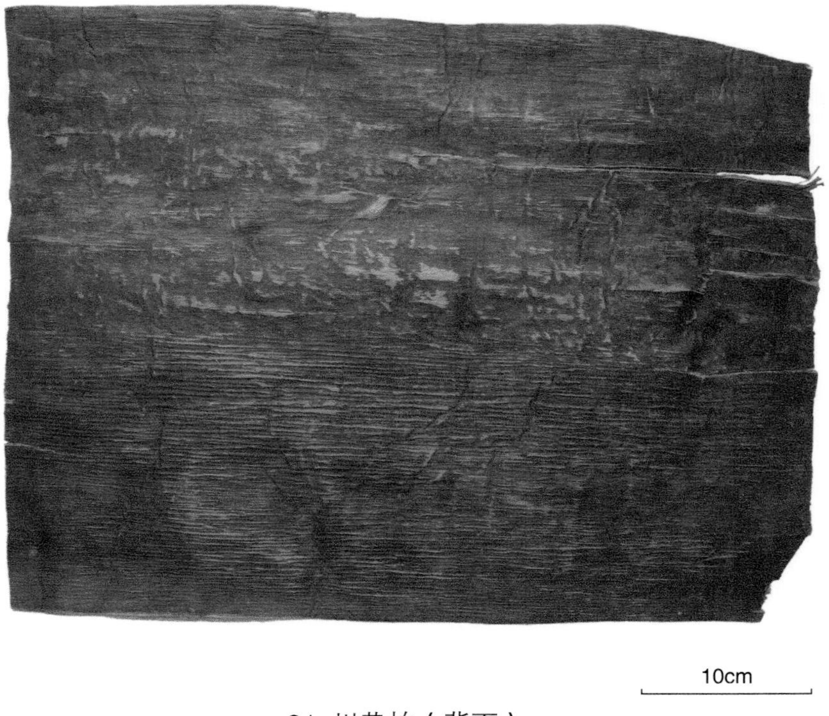

21 川黄柏（背面）

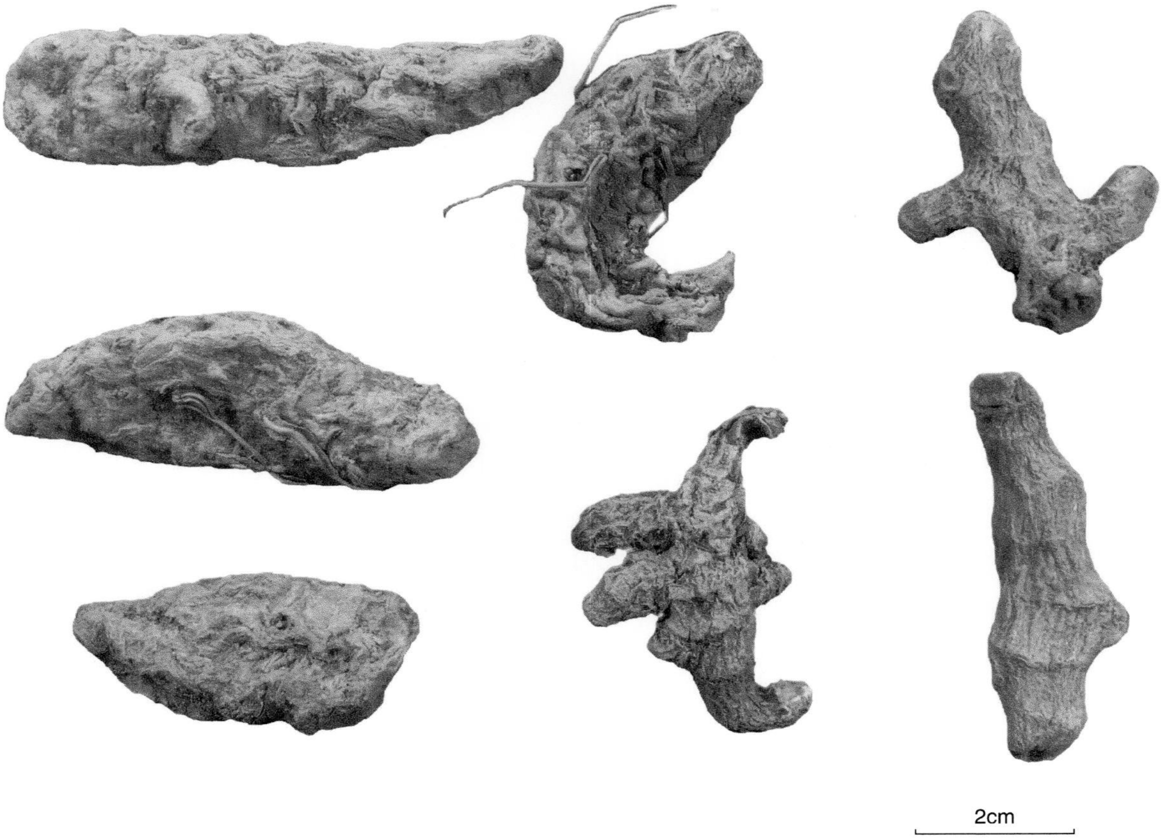

22 川姜黄

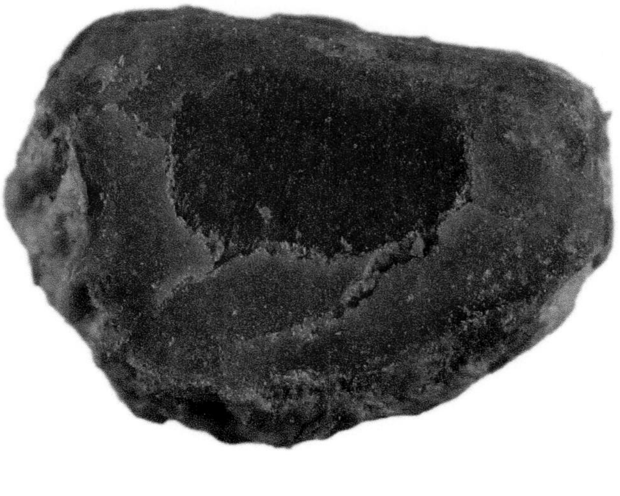

22 川姜黄（断面）

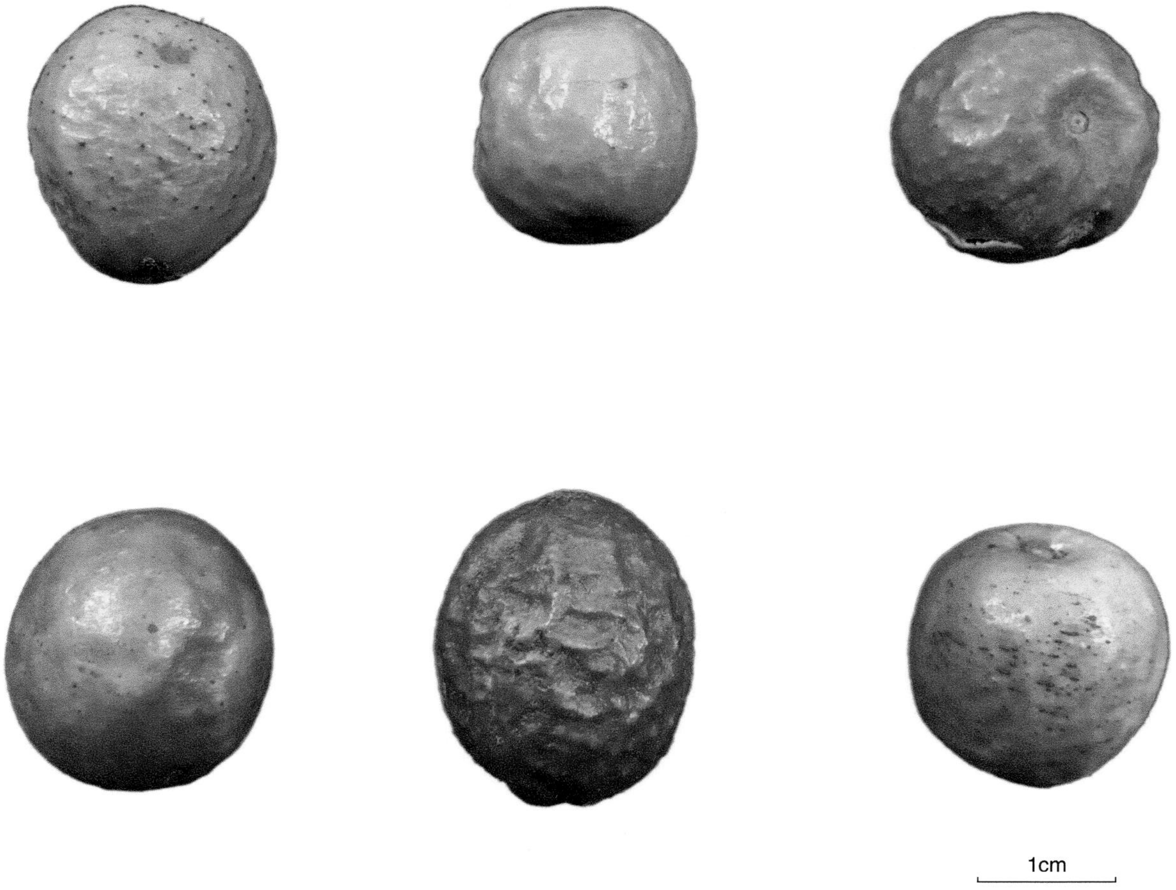

23 川楝子

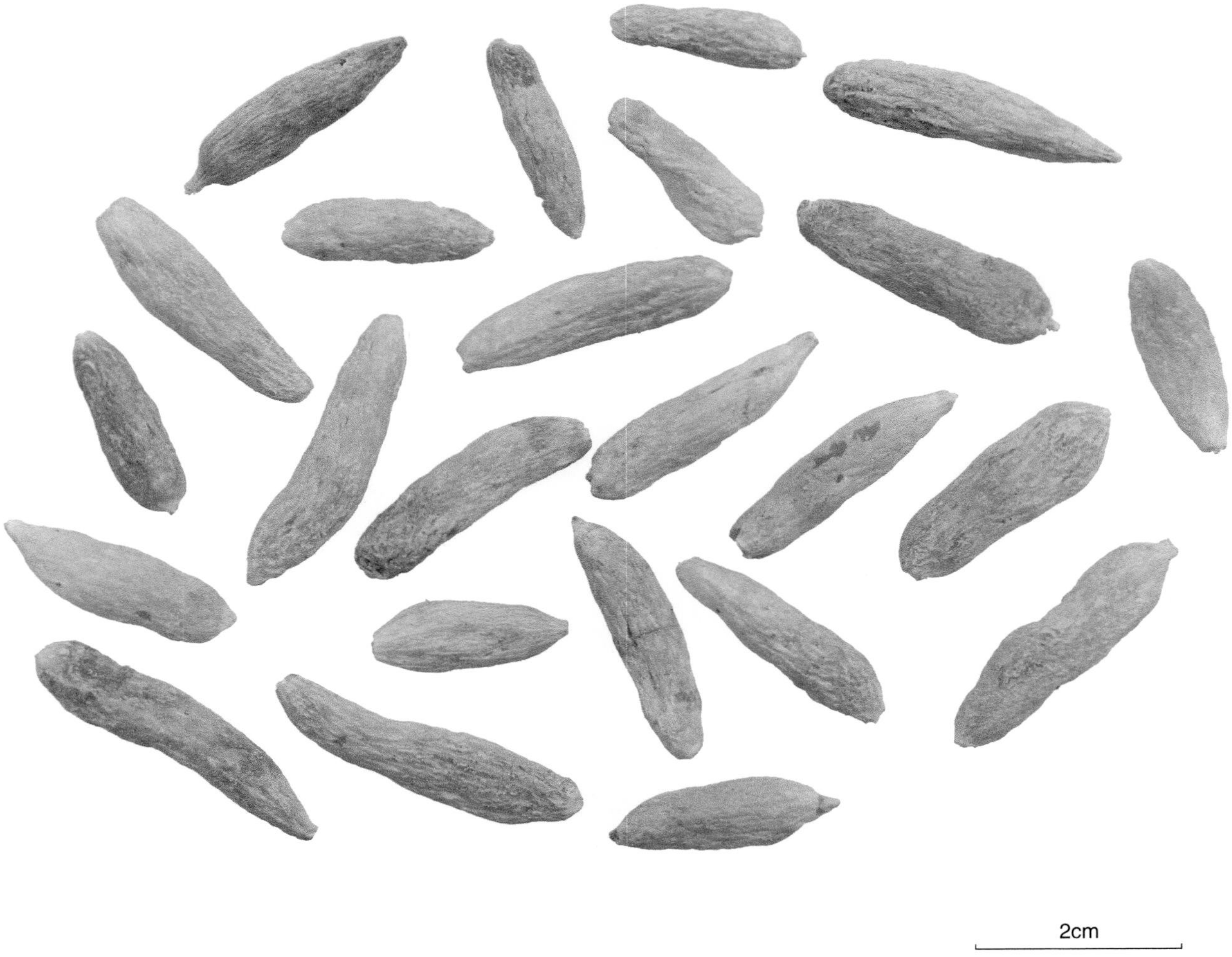

24 川麦冬

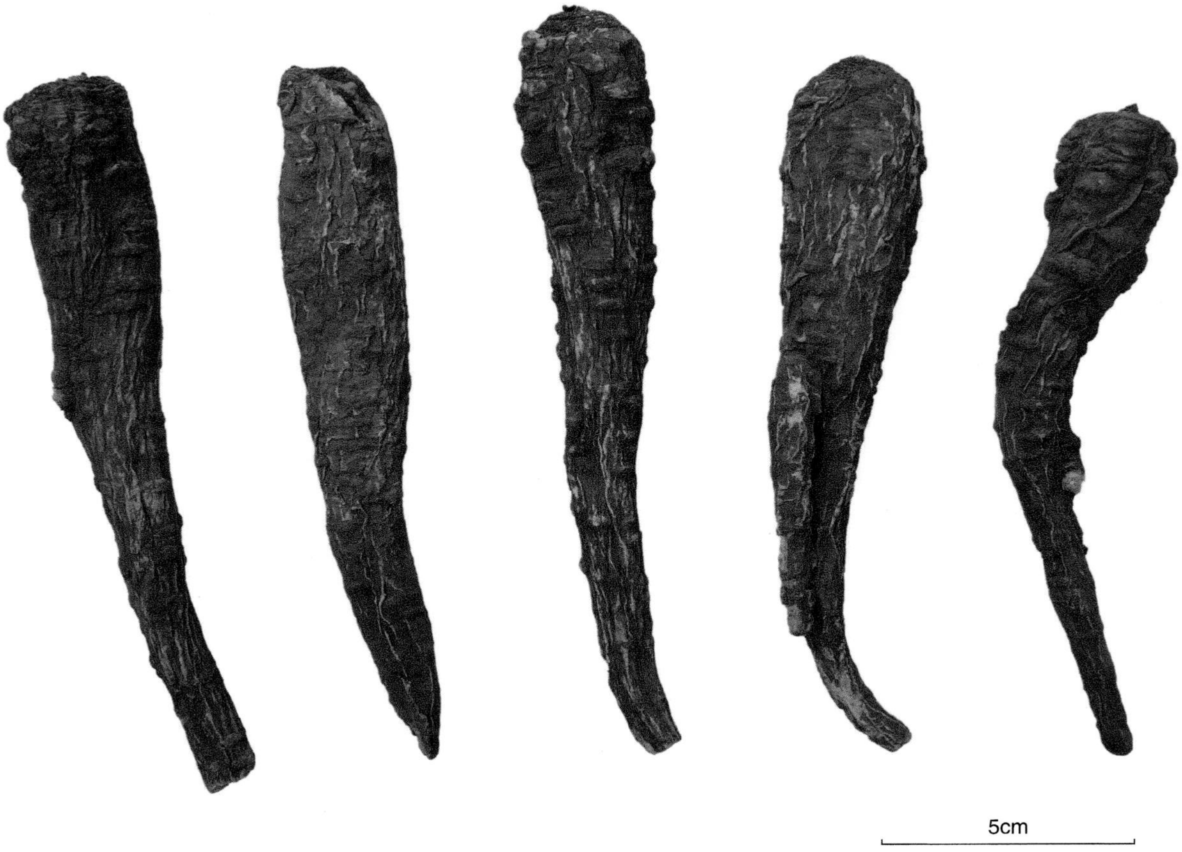

25 川白芷

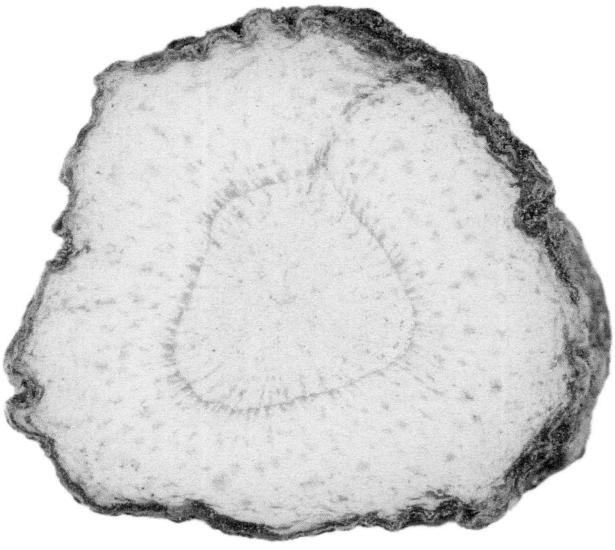

25 川白芷（断面）

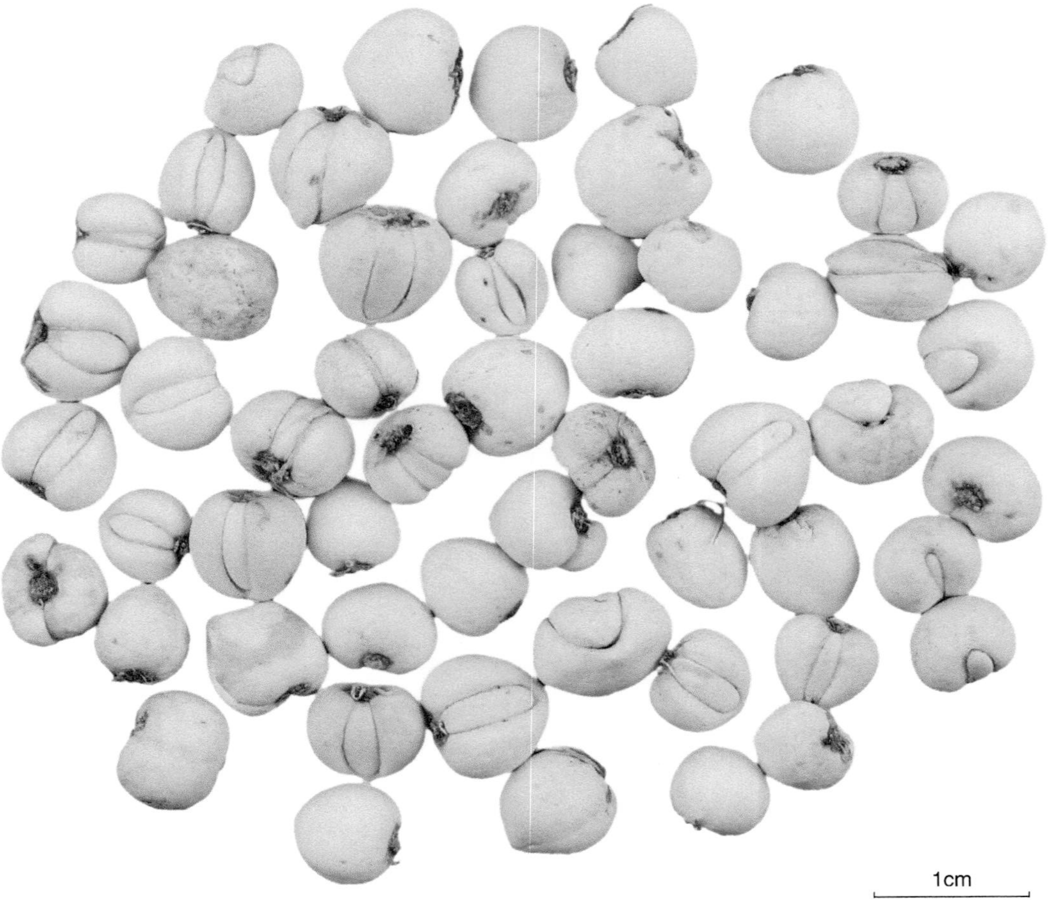

26 川贝母（松贝）

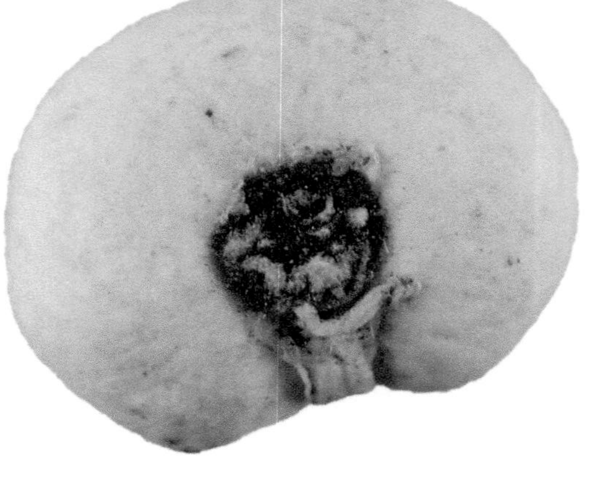

26 川贝母（特写）

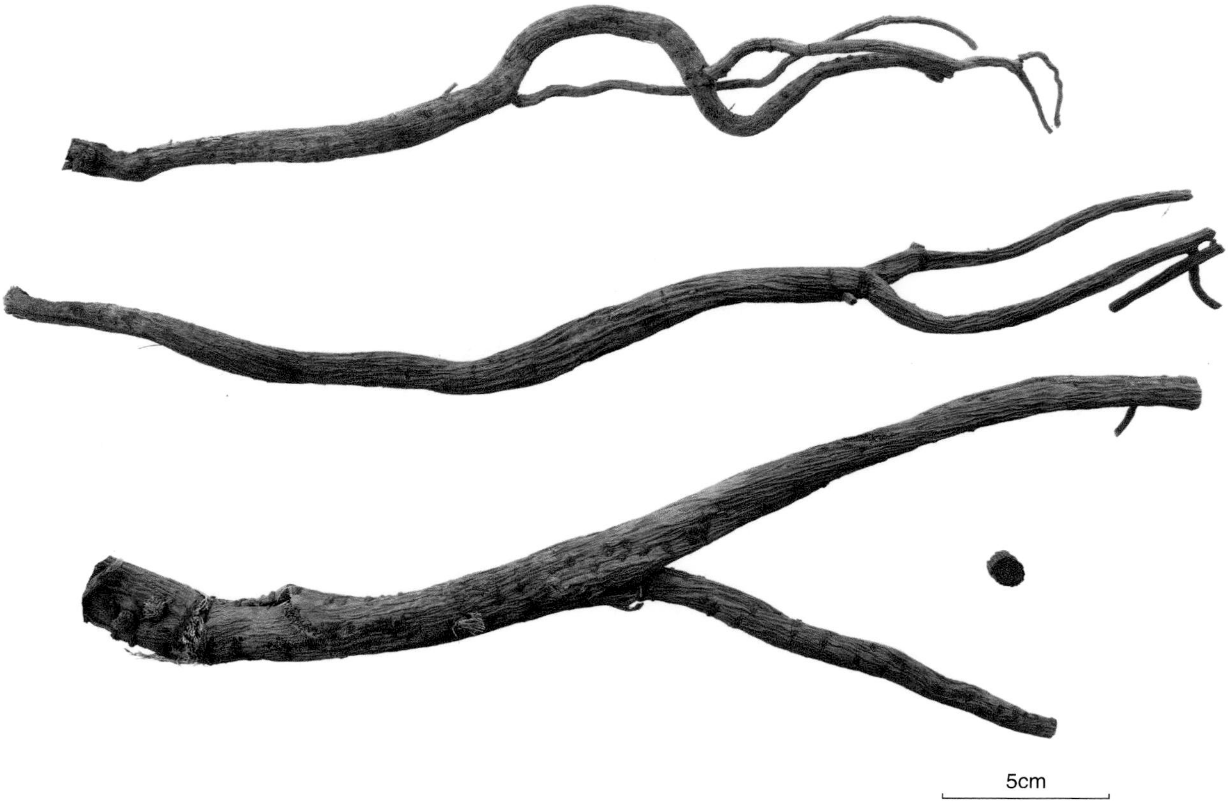

27 川牛膝

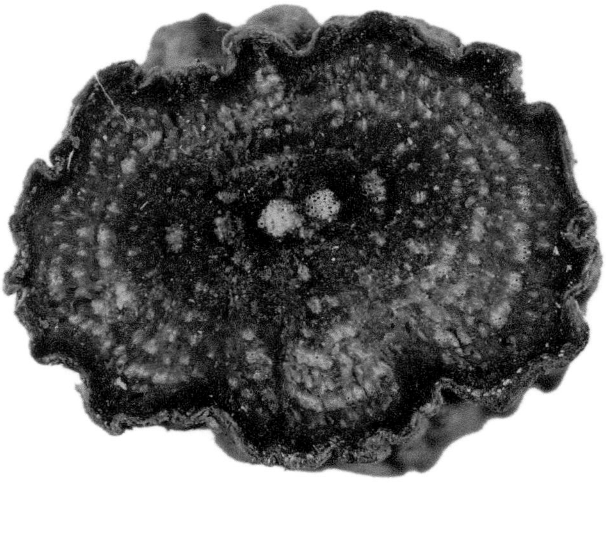

27 川牛膝（断面）

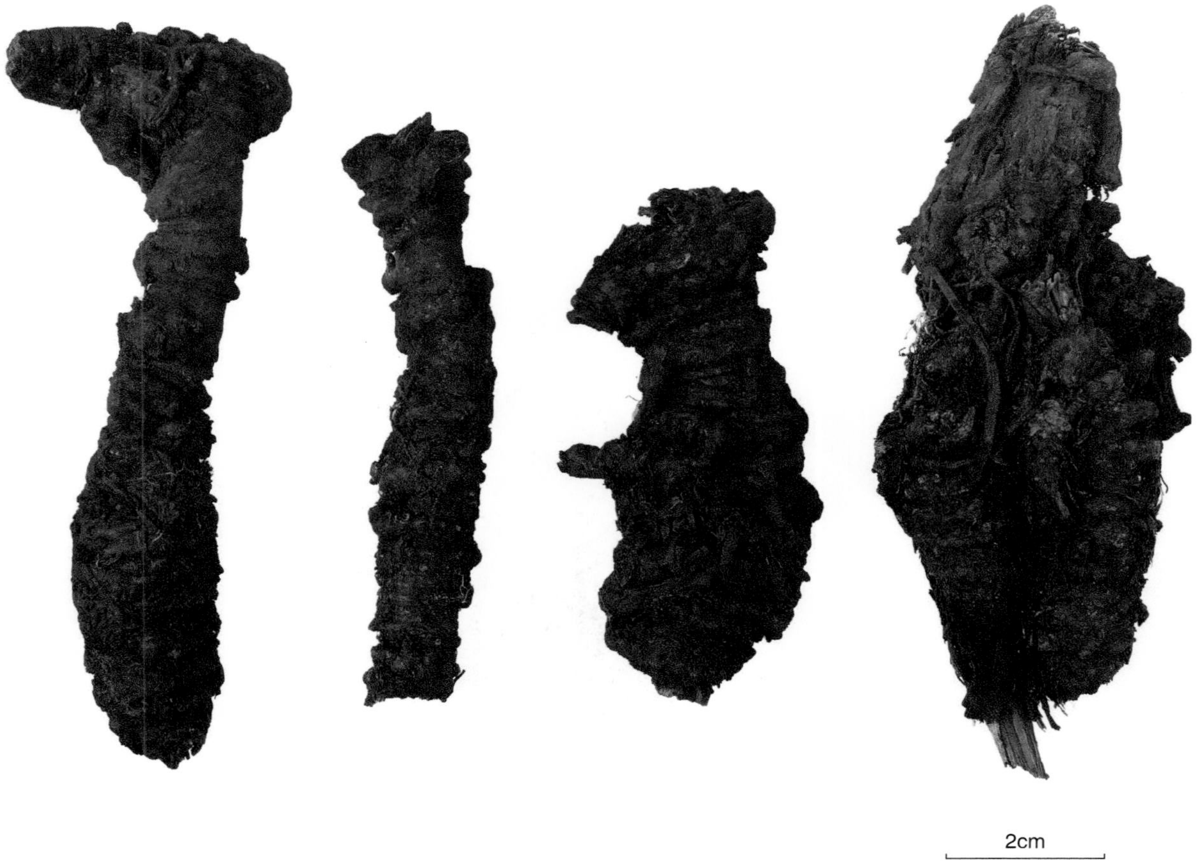

28 川羌活

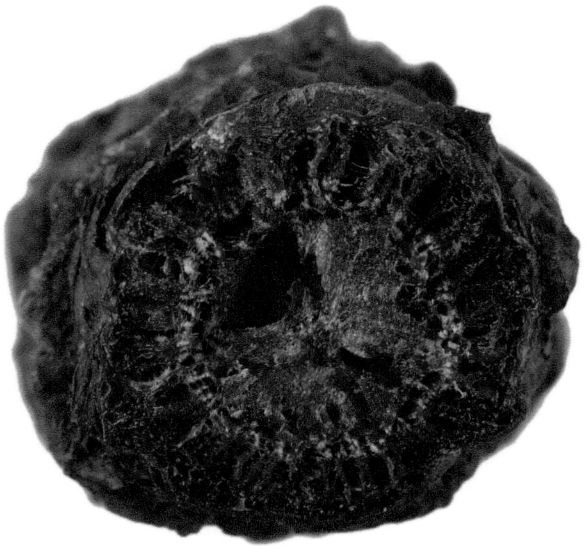

28 川羌活（断面）

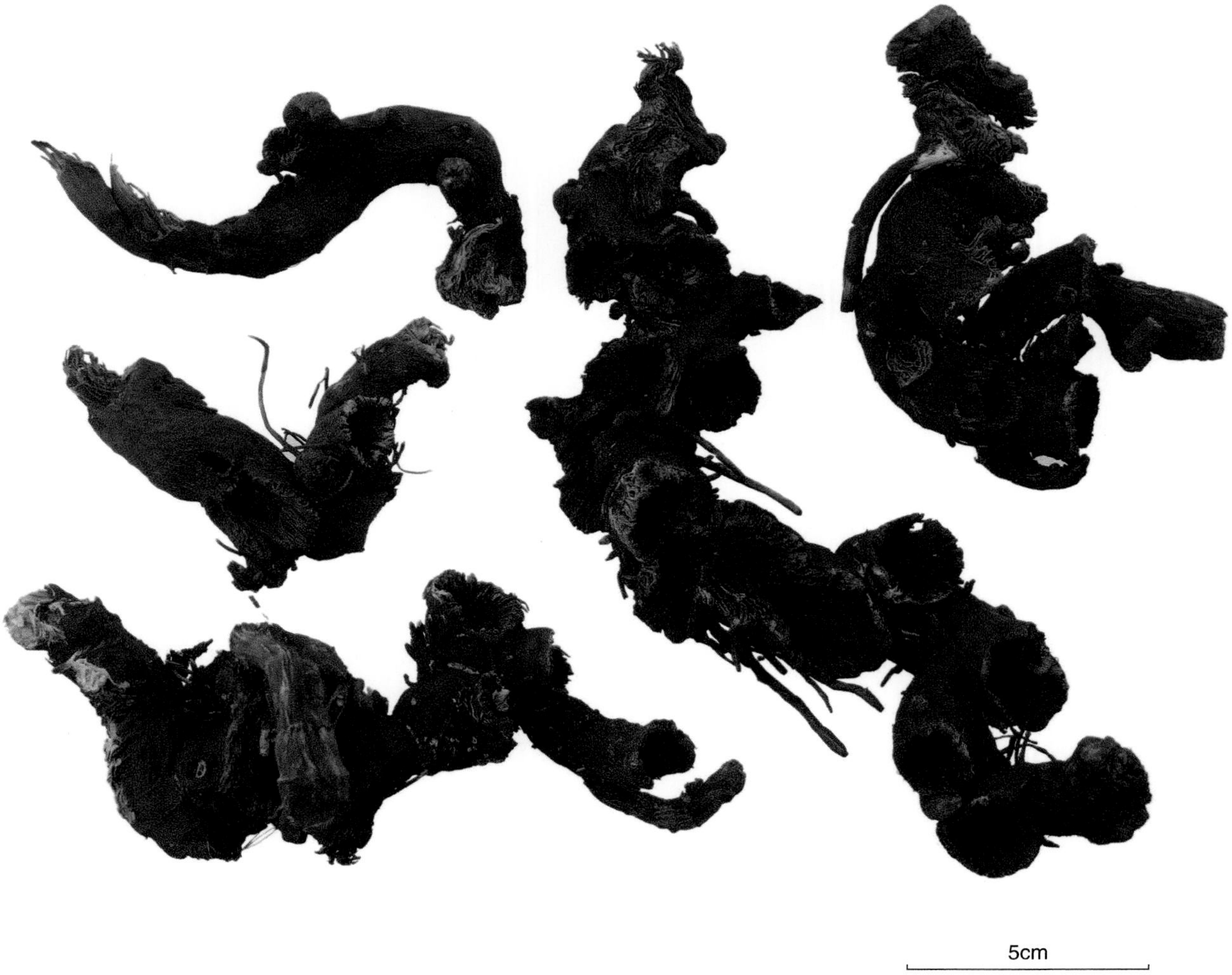

29 川升麻

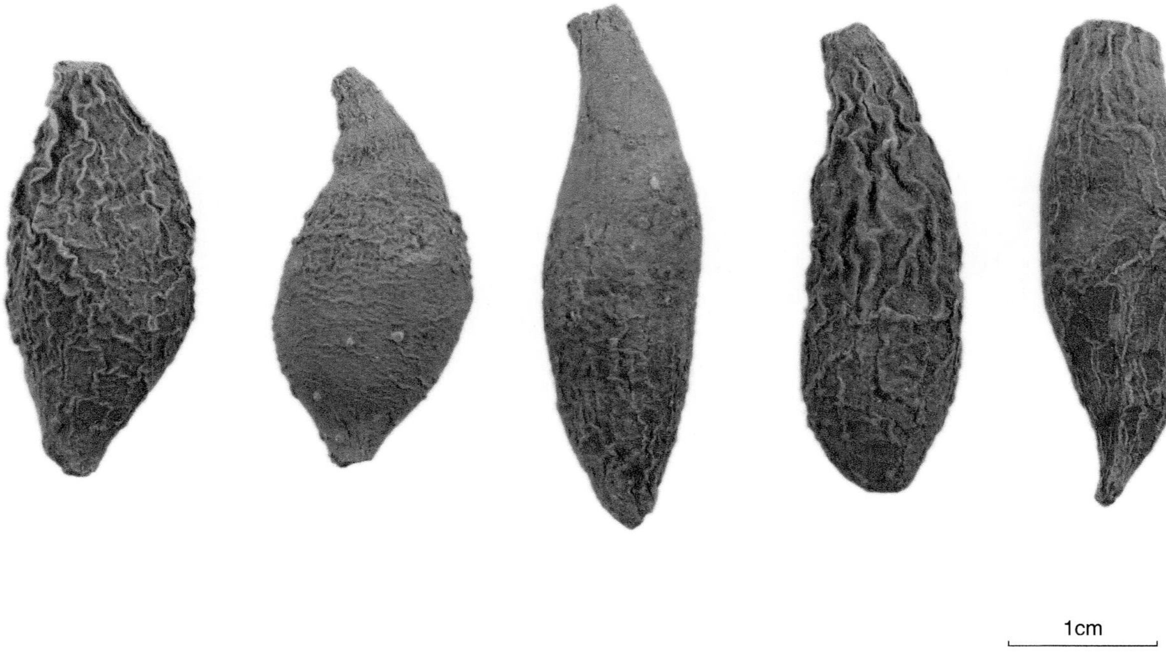

30 川郁金

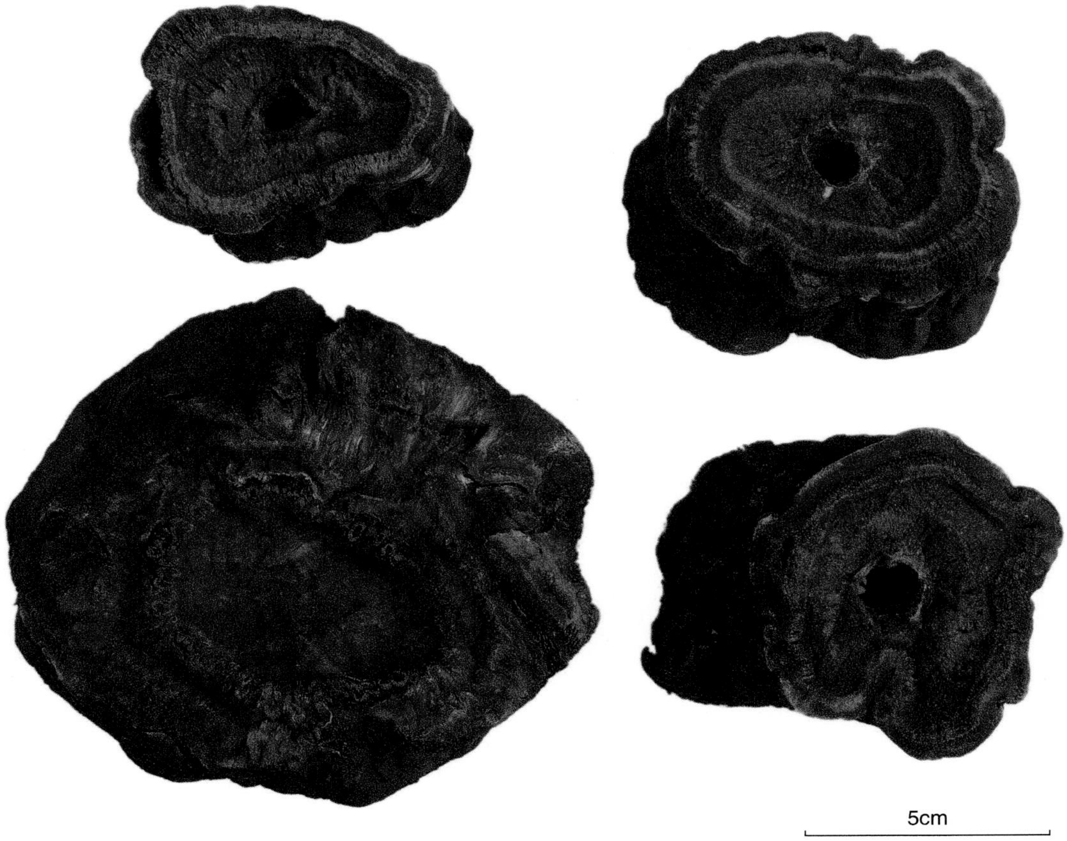

31 川大黄（唐古特大黄）

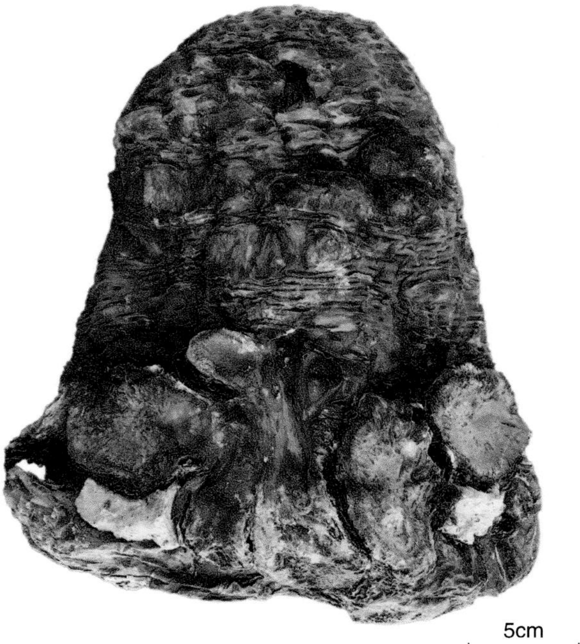

31 川大黄（药用大黄）

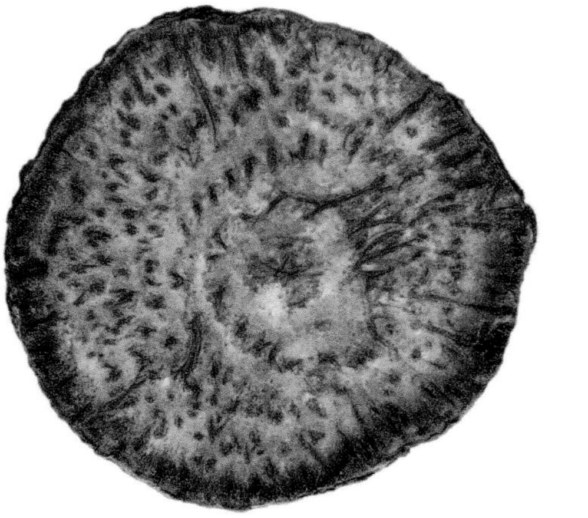

31 川大黄（药用大黄，断面）

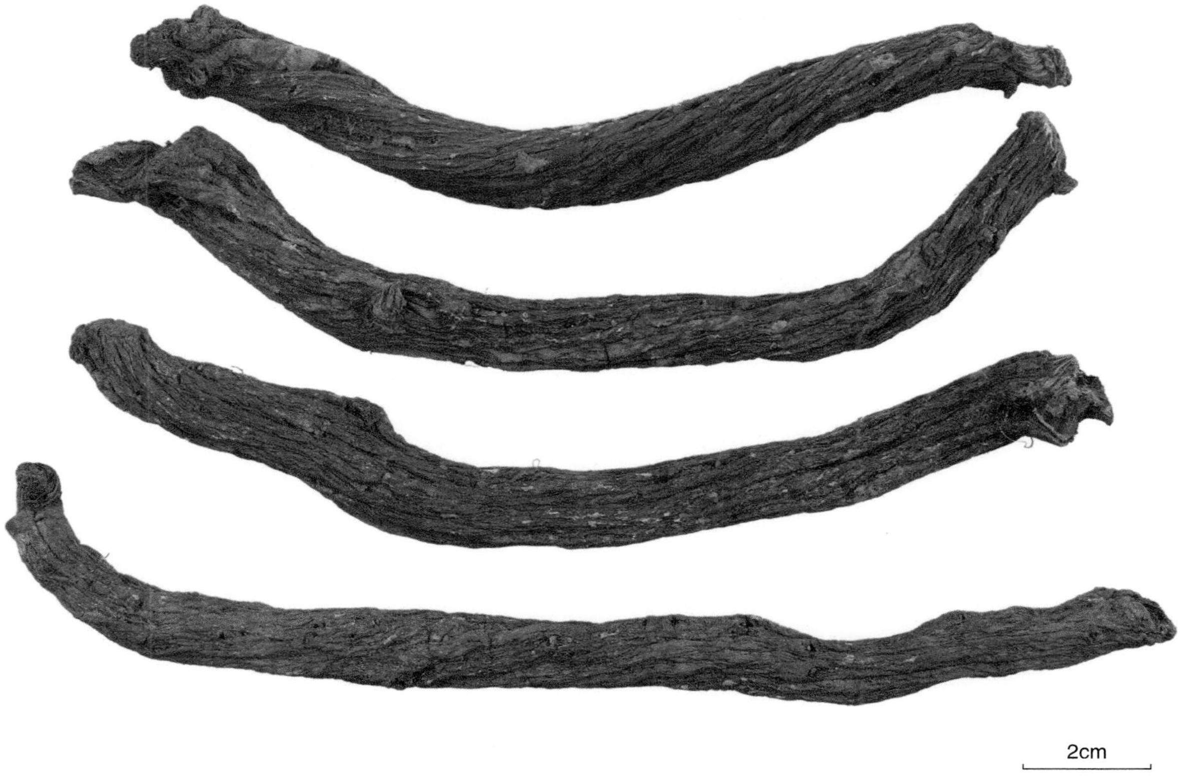

32 川丹参

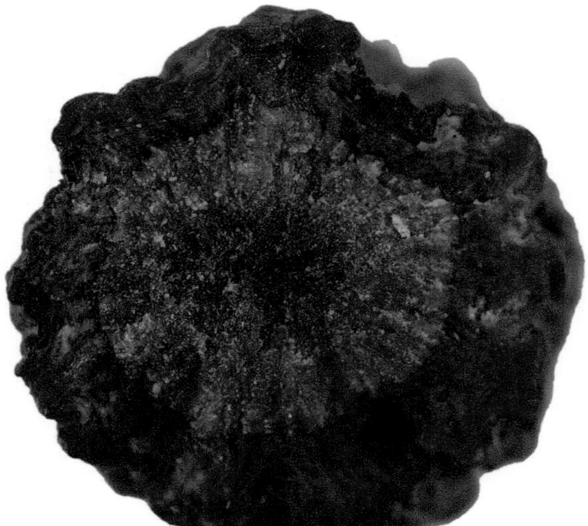

32 川丹参（断面）

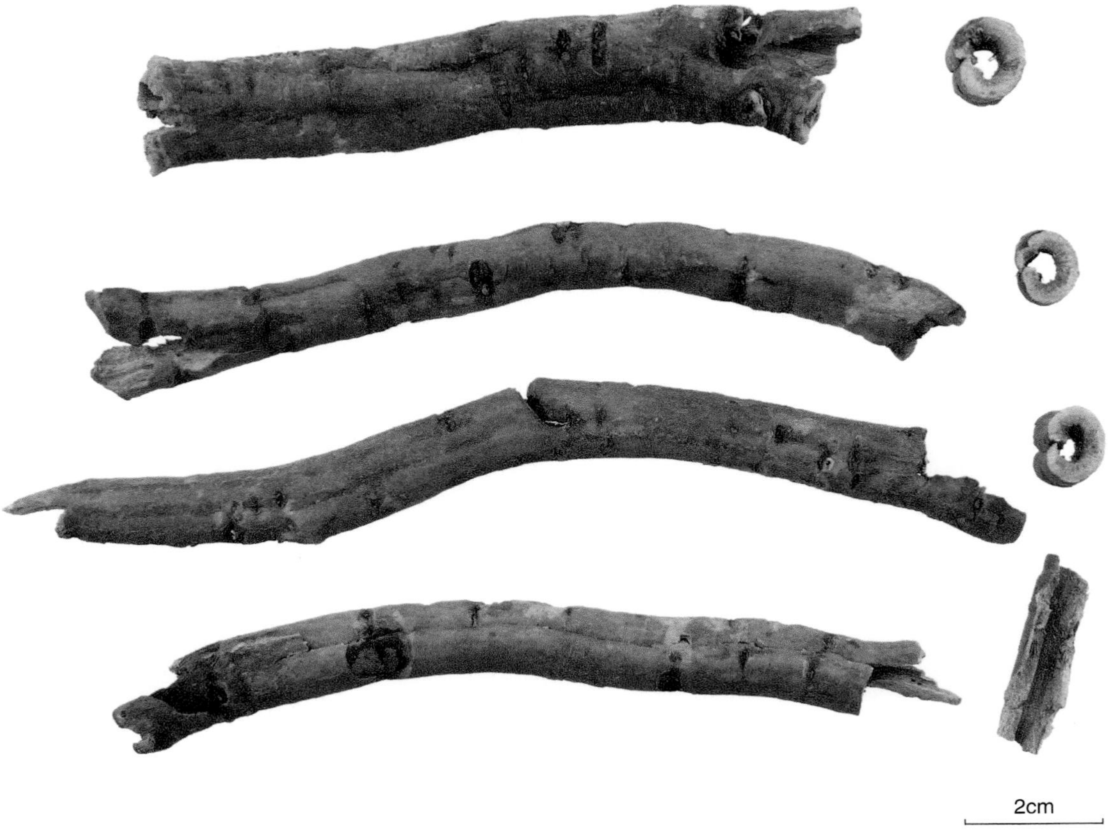

33 川丹皮

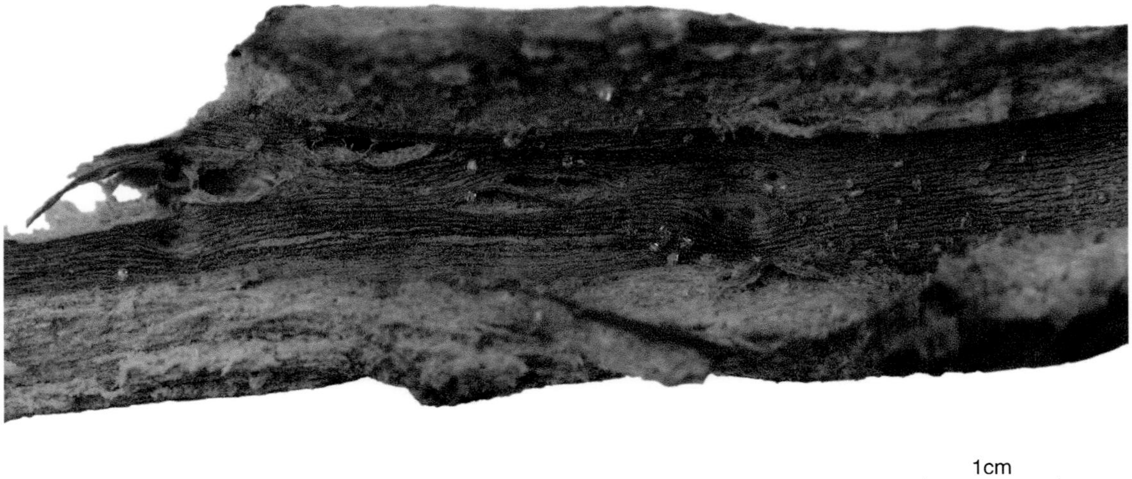

33 川丹皮（纵断面上的结晶）

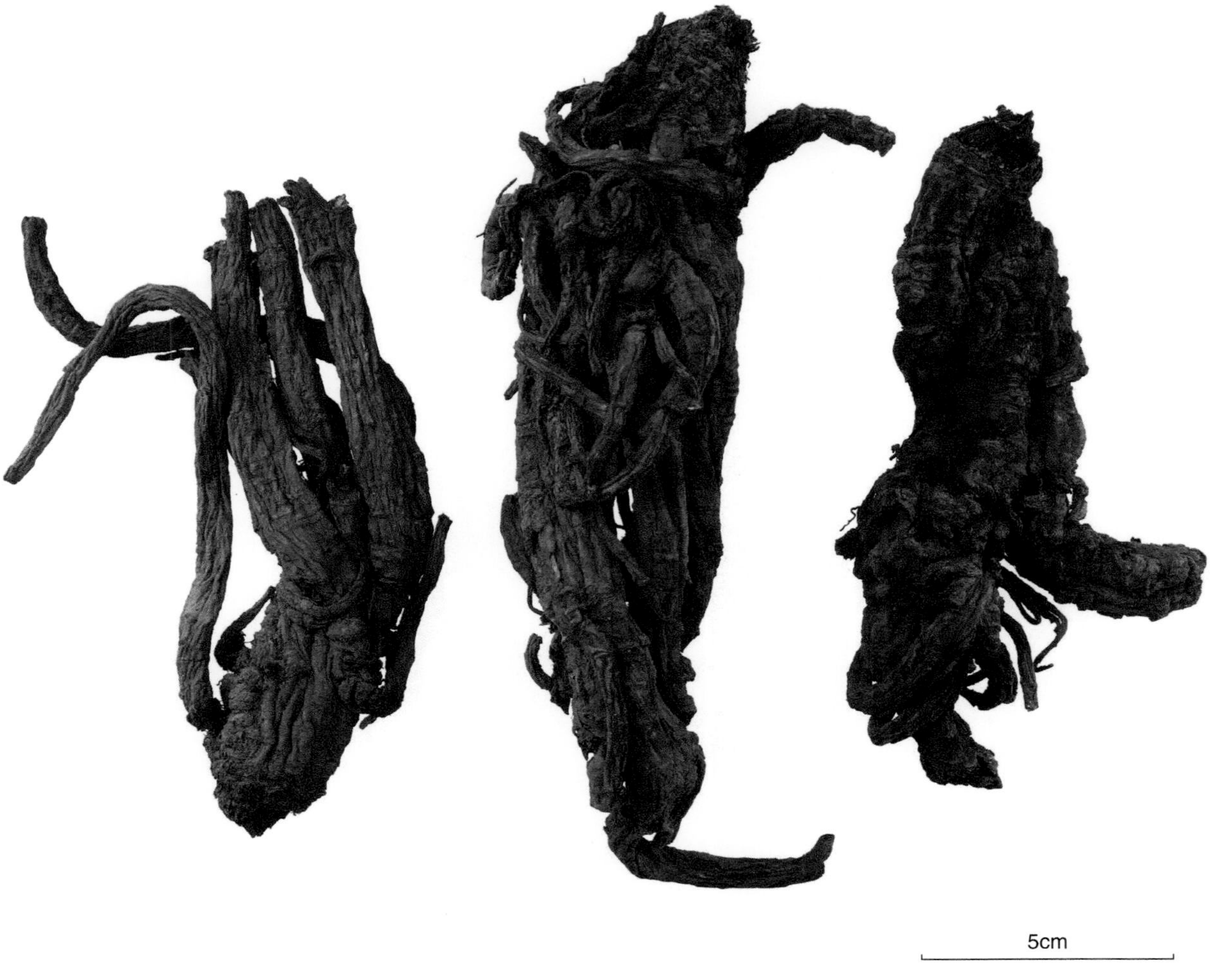

34 川独活

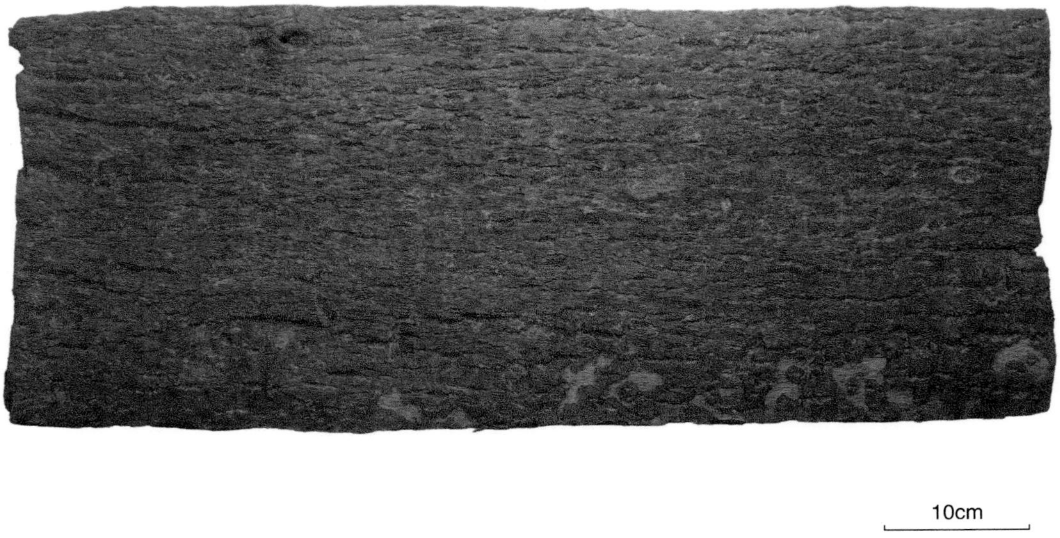

35 川杜仲（正面）

35 川杜仲（背面）

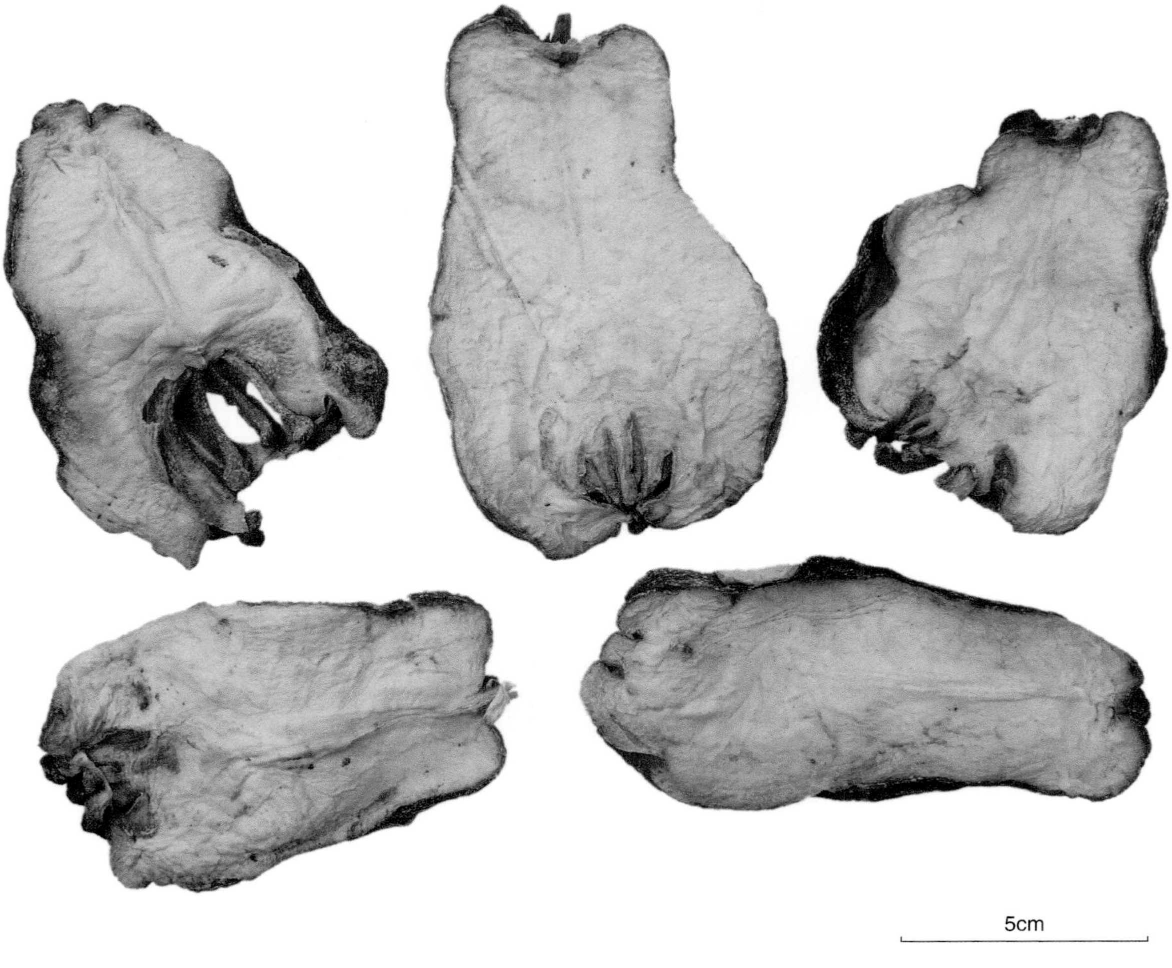

36 川佛手

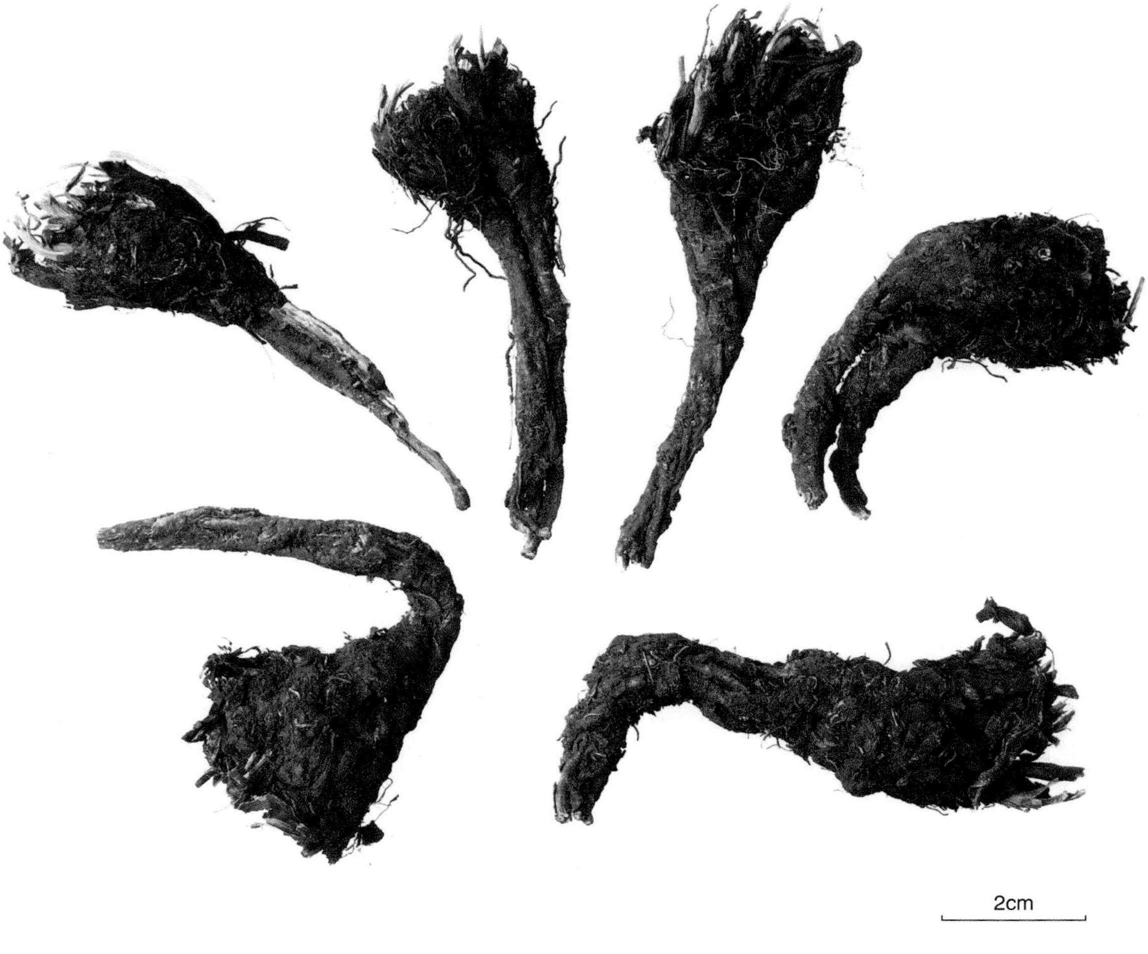

37 川甘松

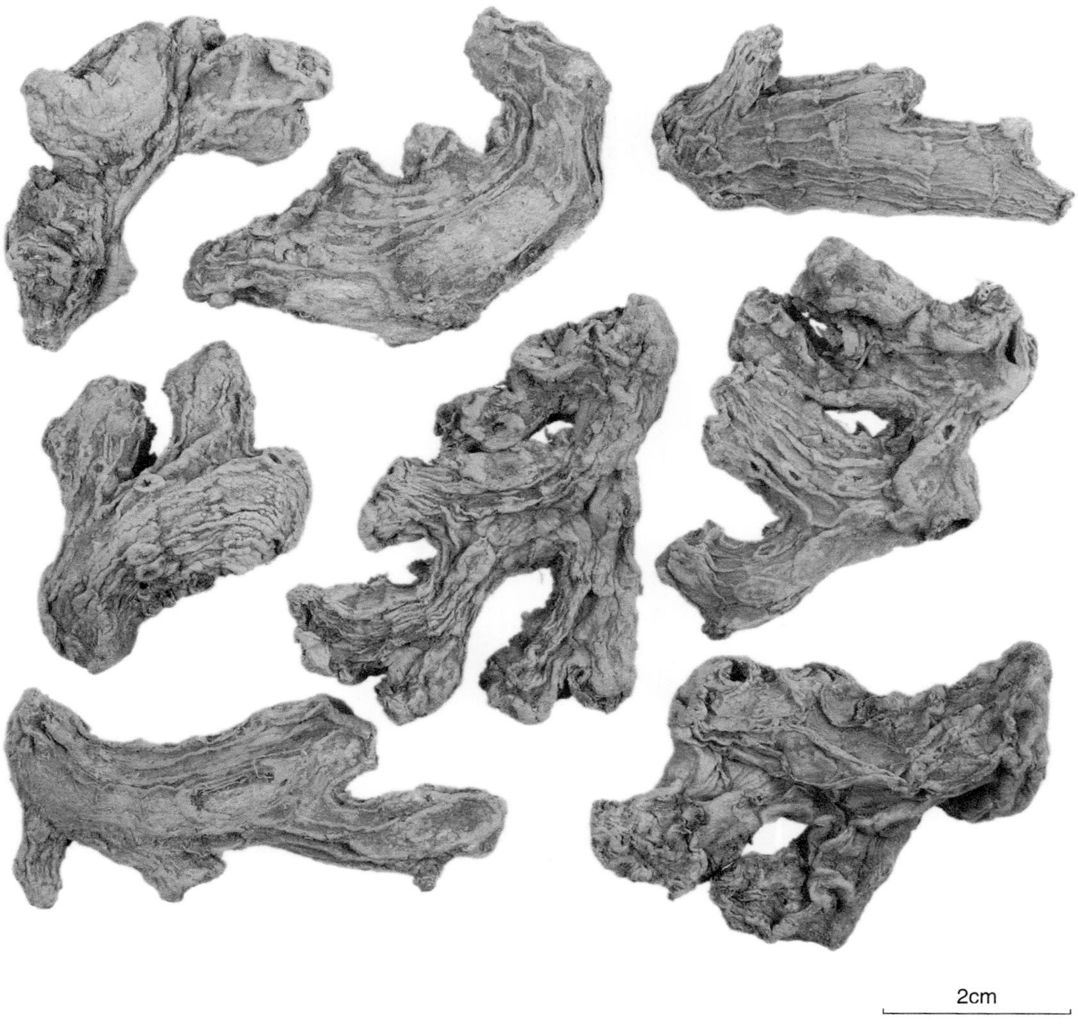

38 川干姜

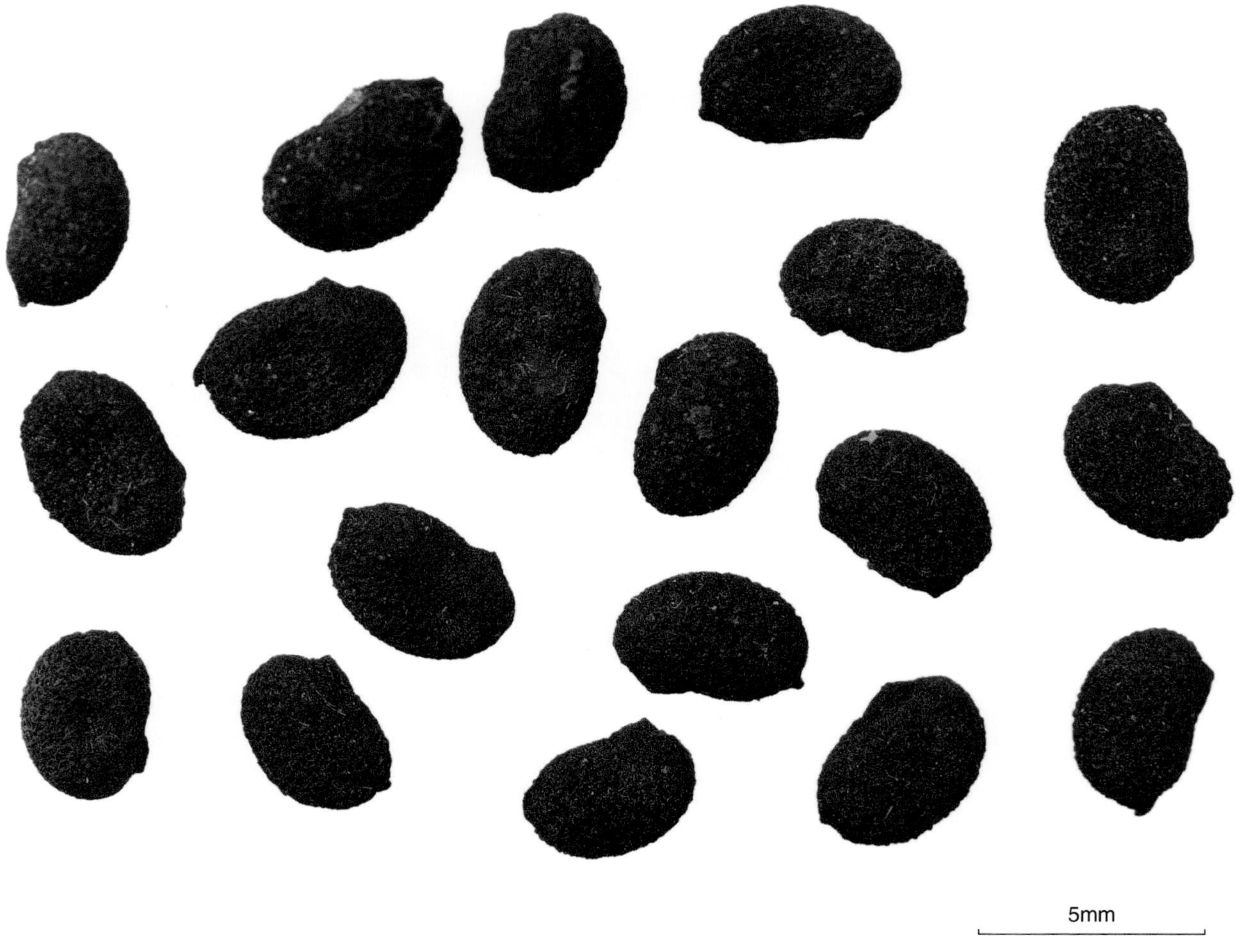

39 川骨脂

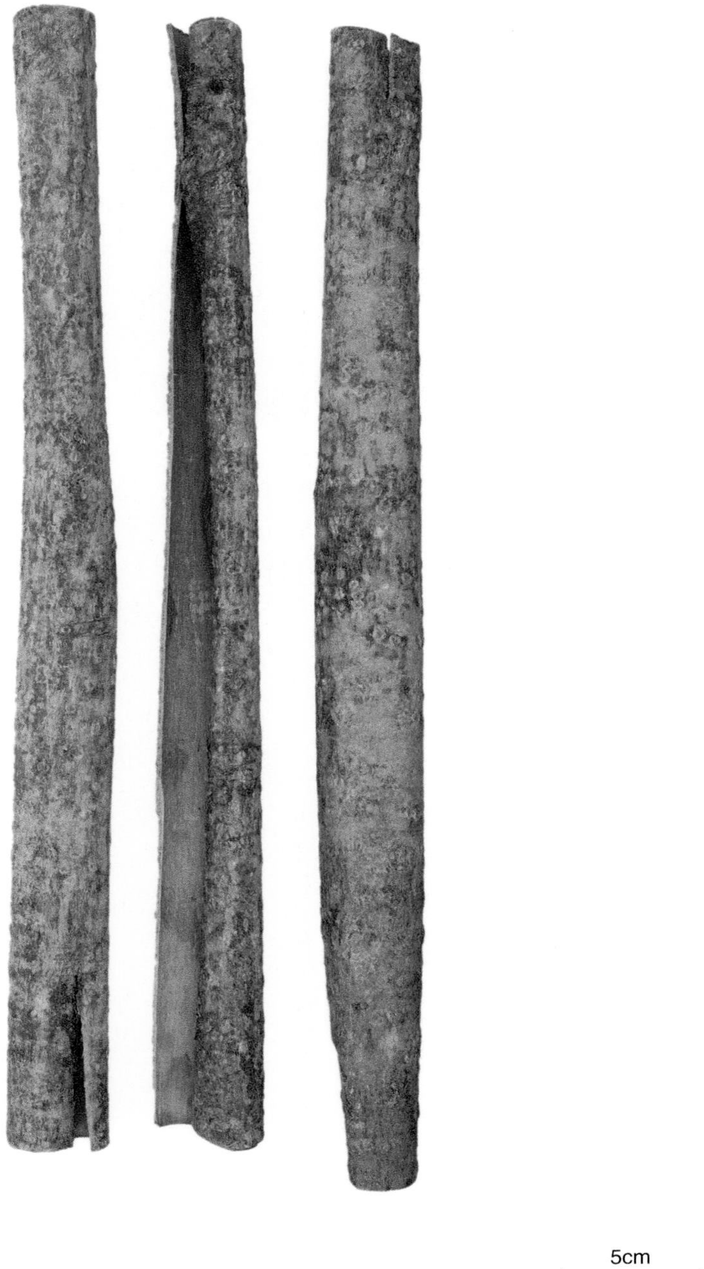

40 川厚朴

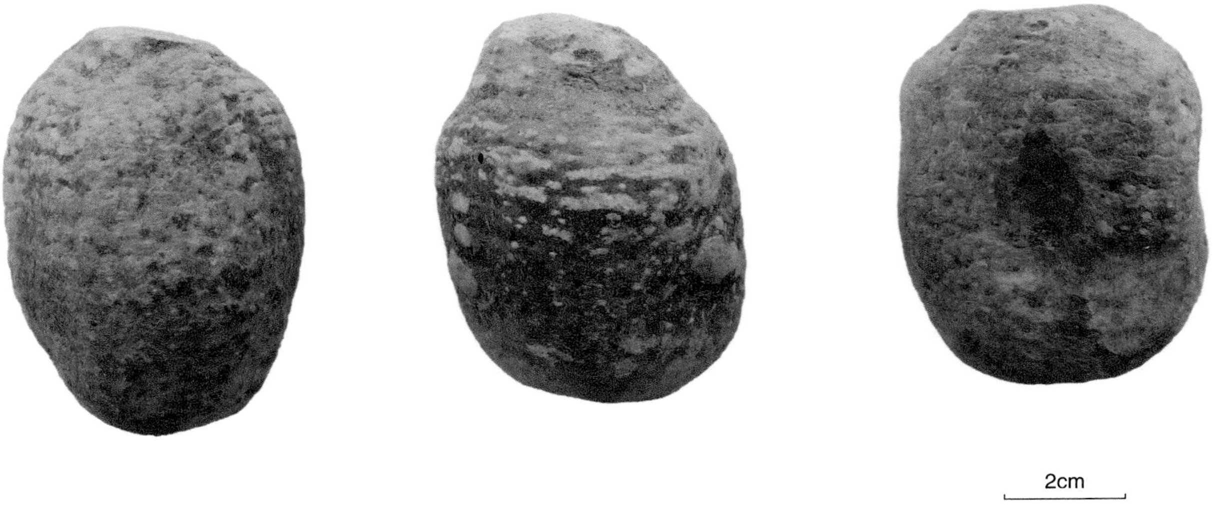

41 川泽泻

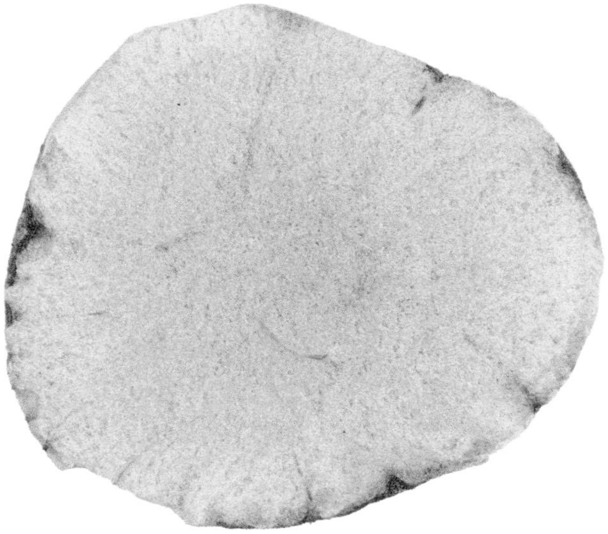

41 川泽泻（断面）

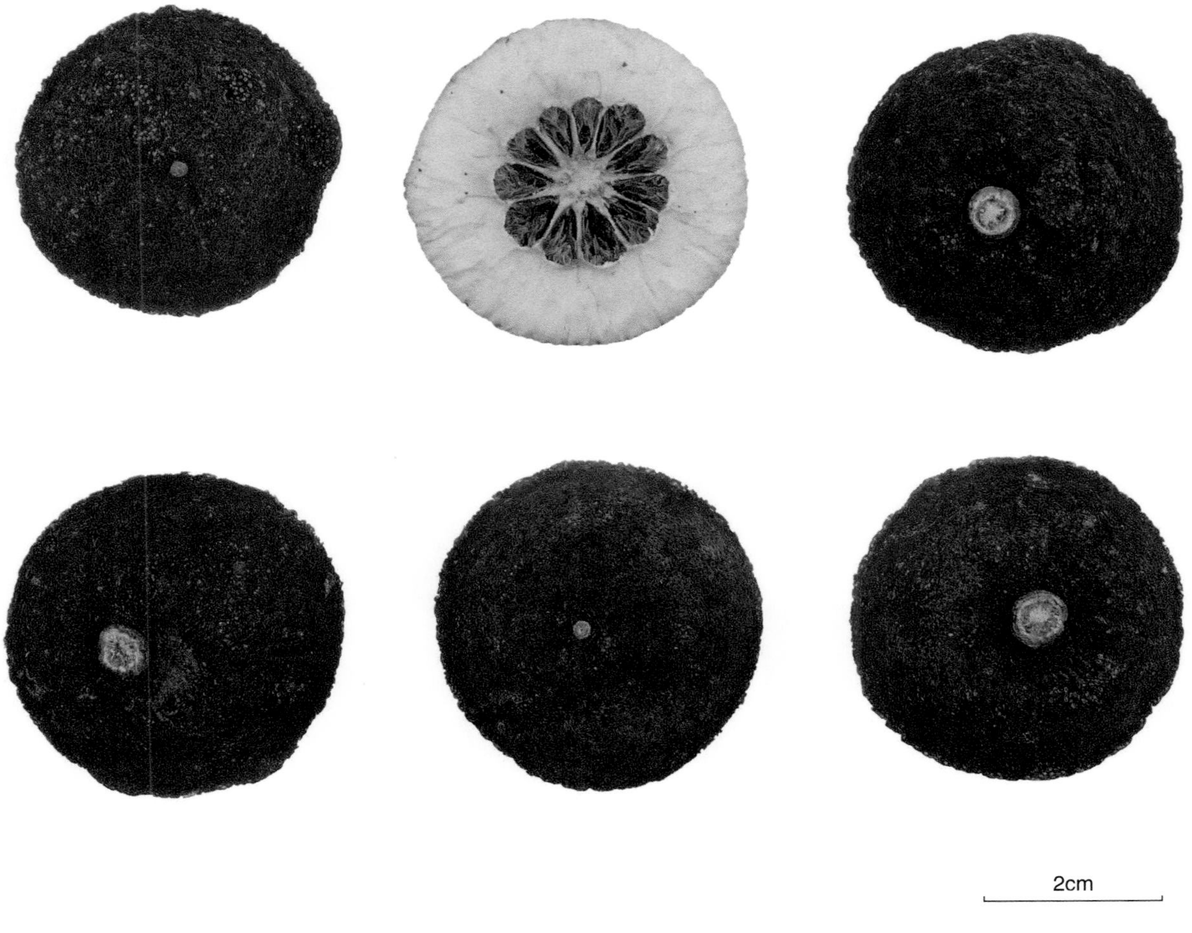

42 川枳壳

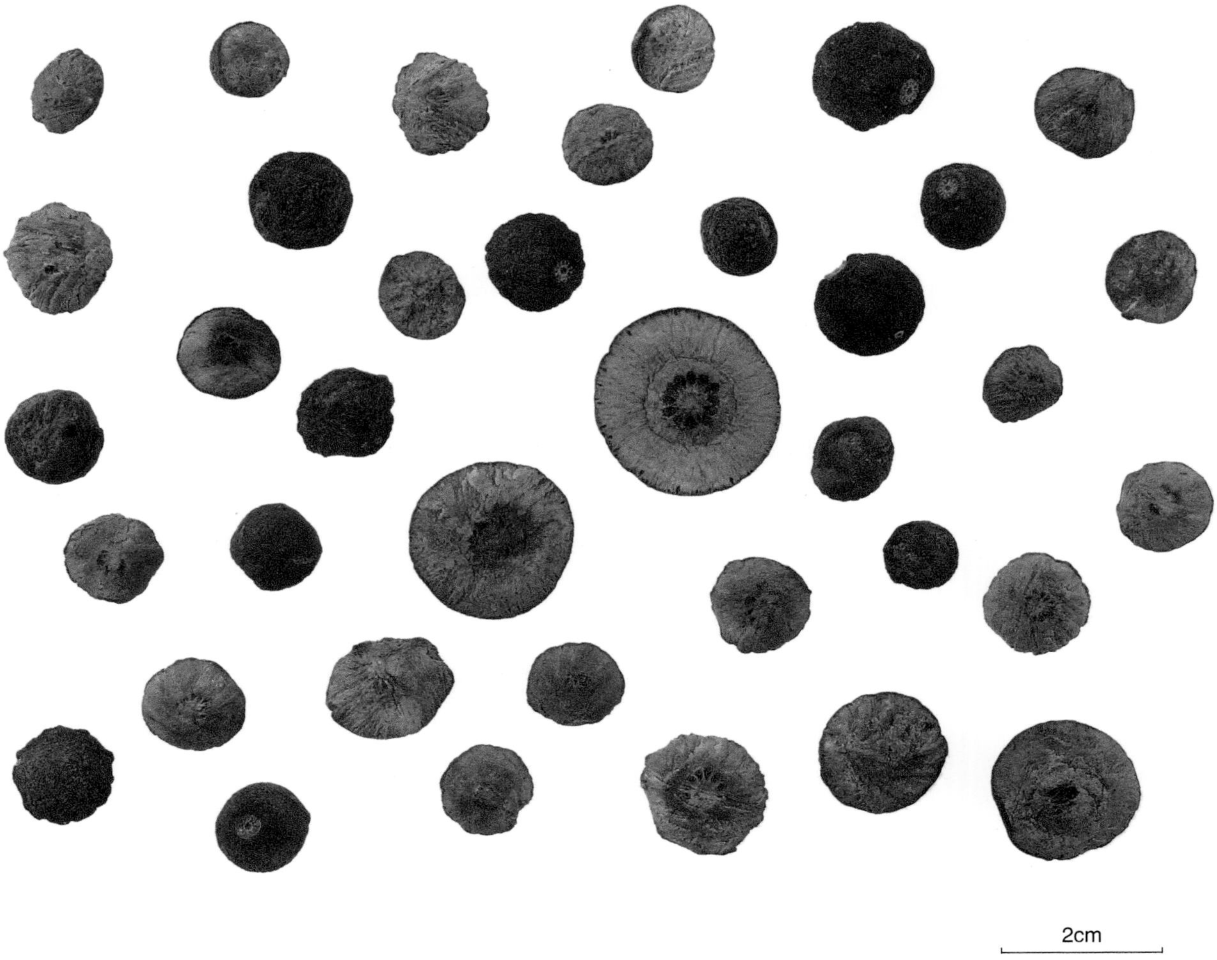

43 川枳实

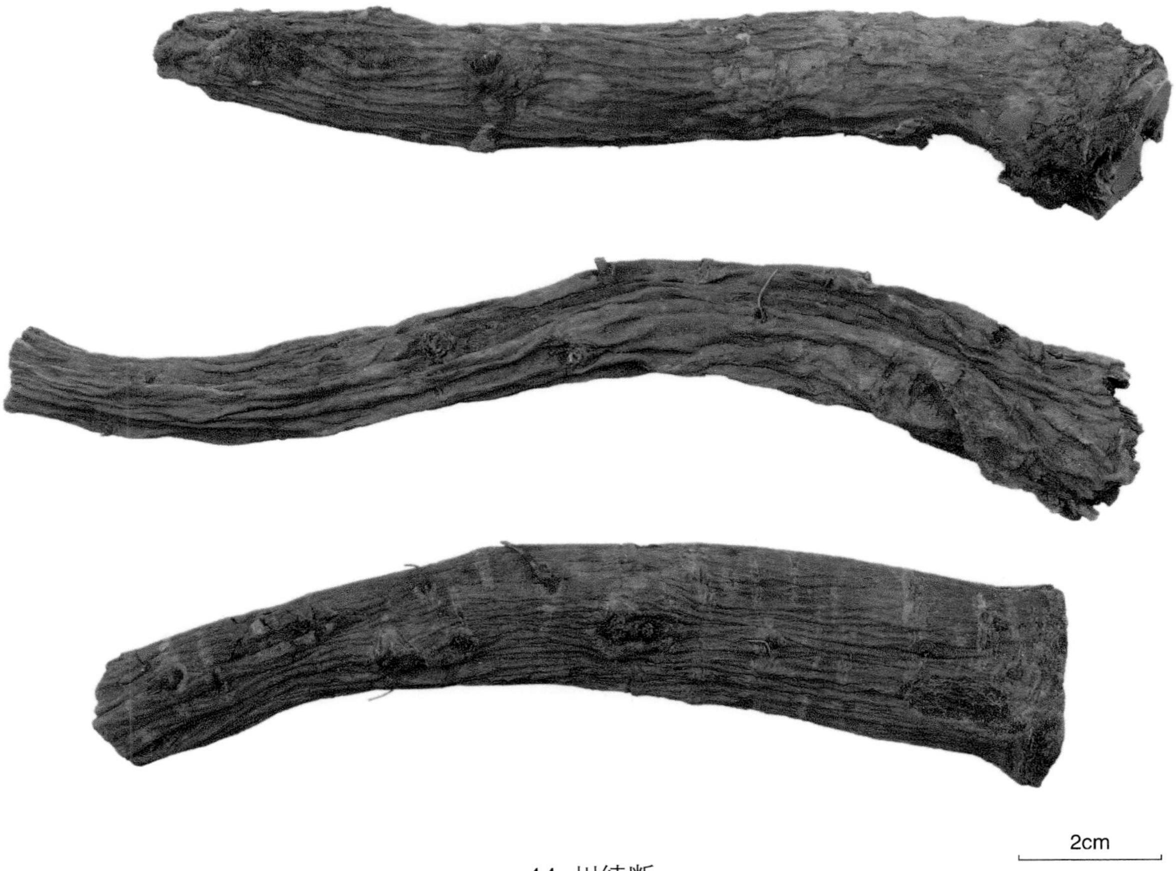

44 川续断

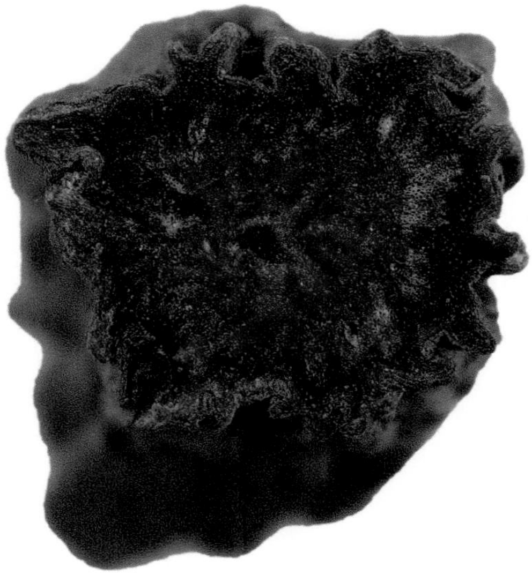

44 川续断（断面）

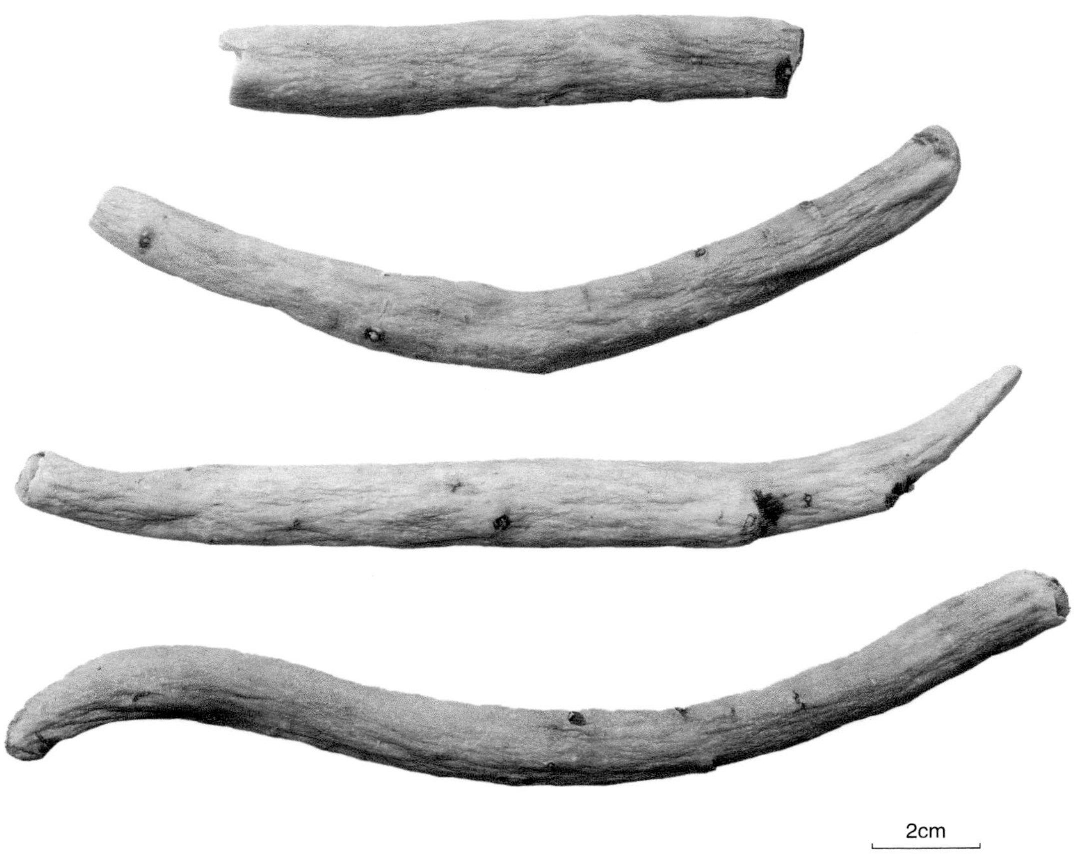

45 川白芍

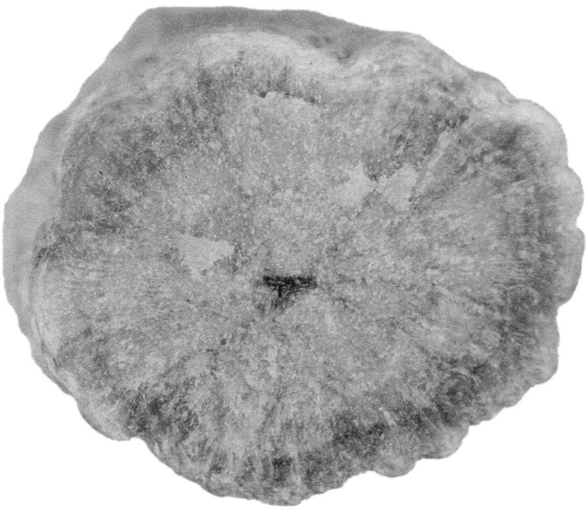

45 川白芍（断面）

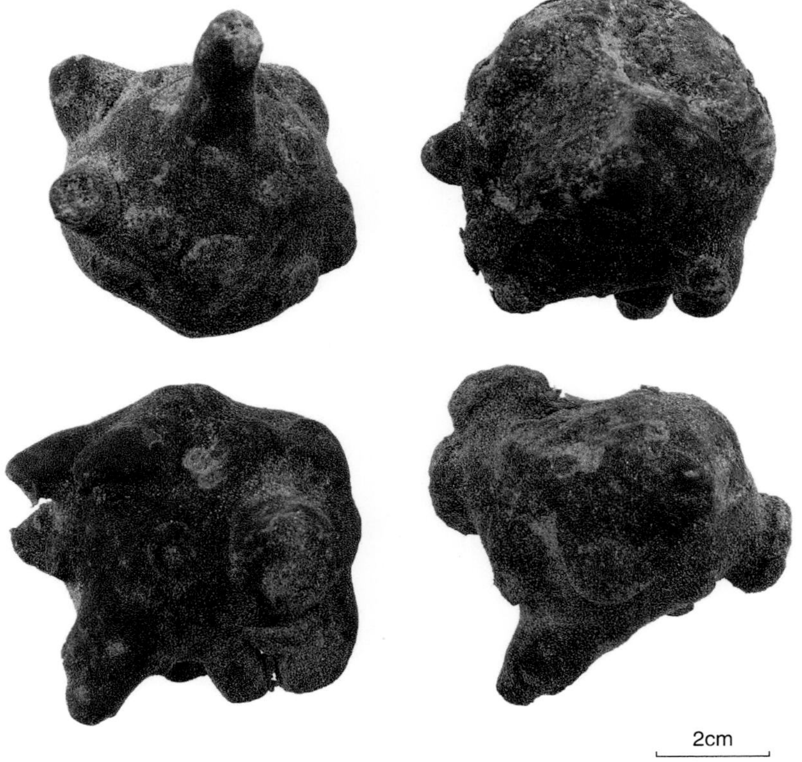

46 川附子（盐附子）

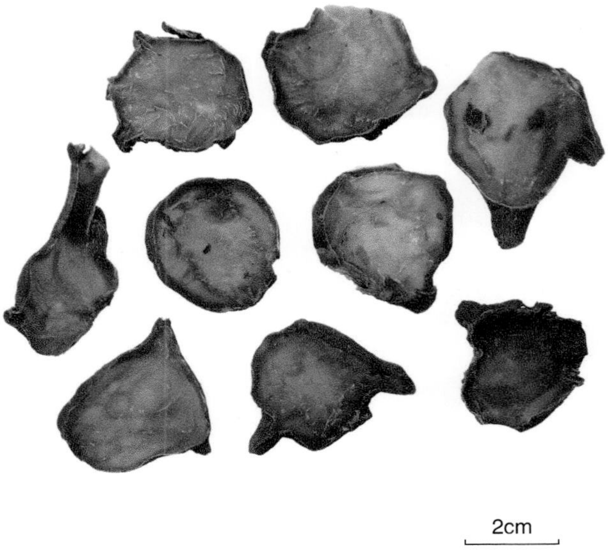

46 川附子（黑顺片）

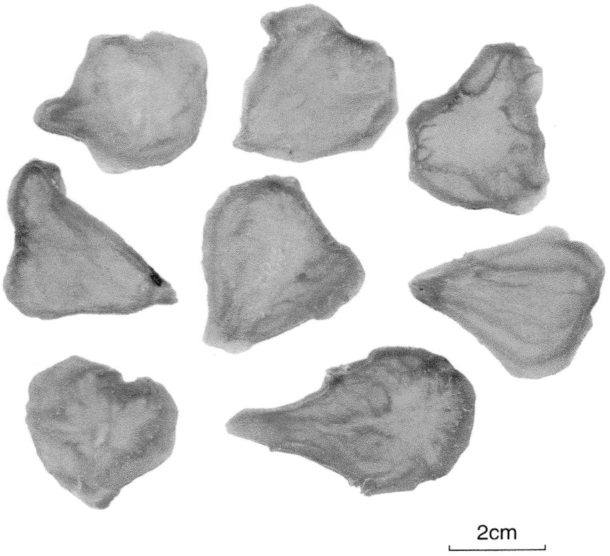

46 川附子（白附片）

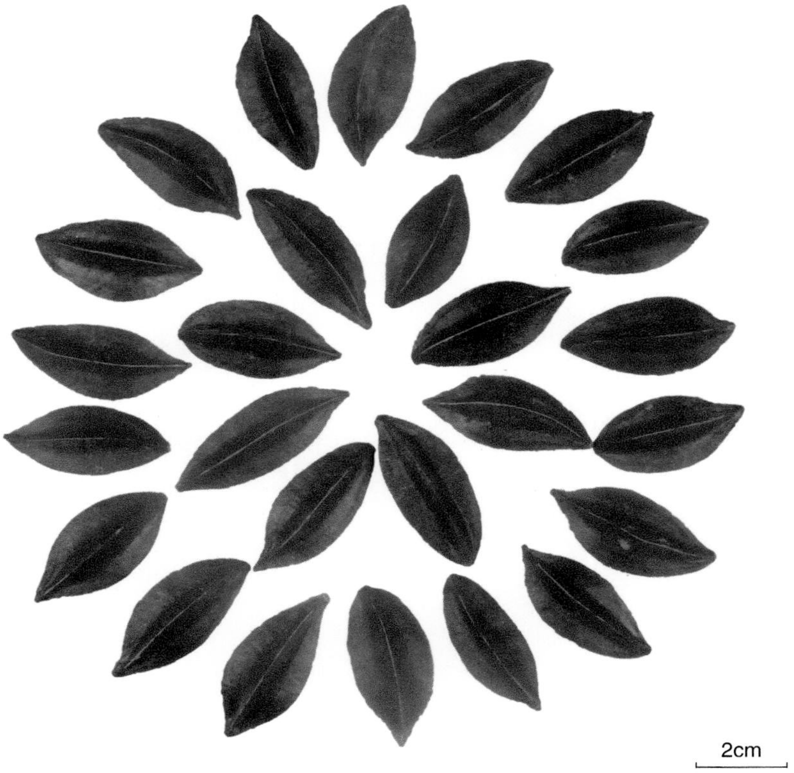

47 使君子（四川产）

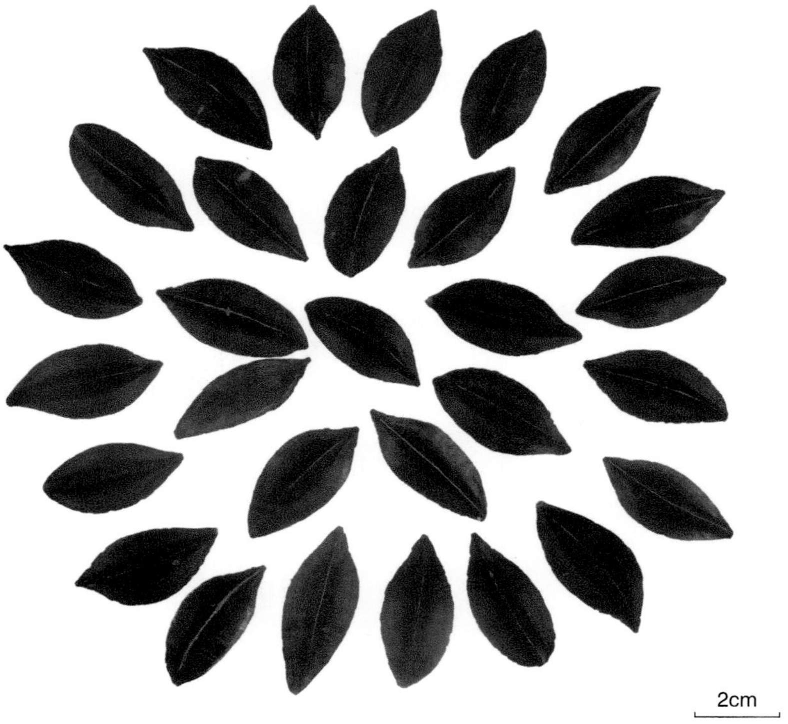

47 使君子（福建产）

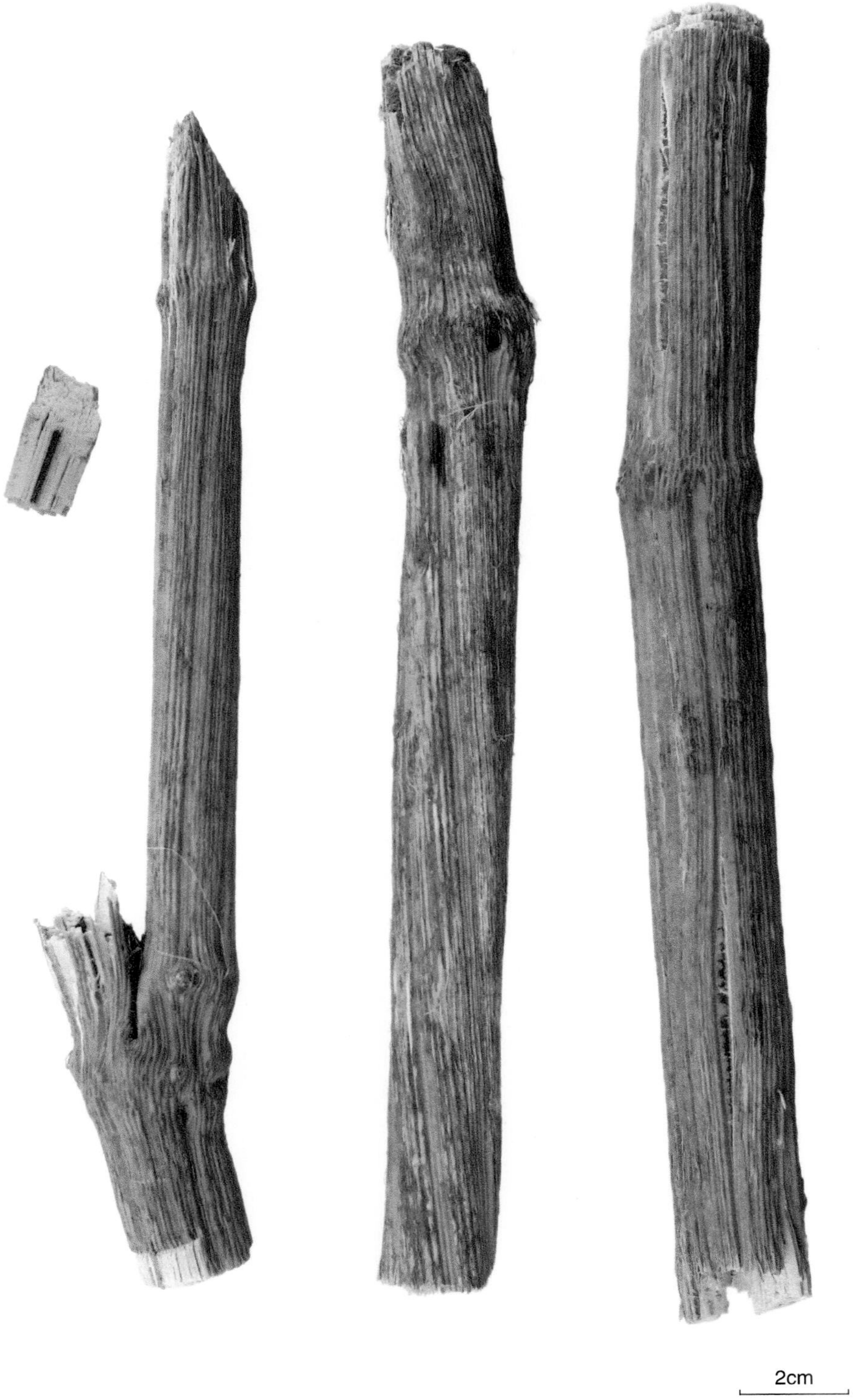

48 川木通

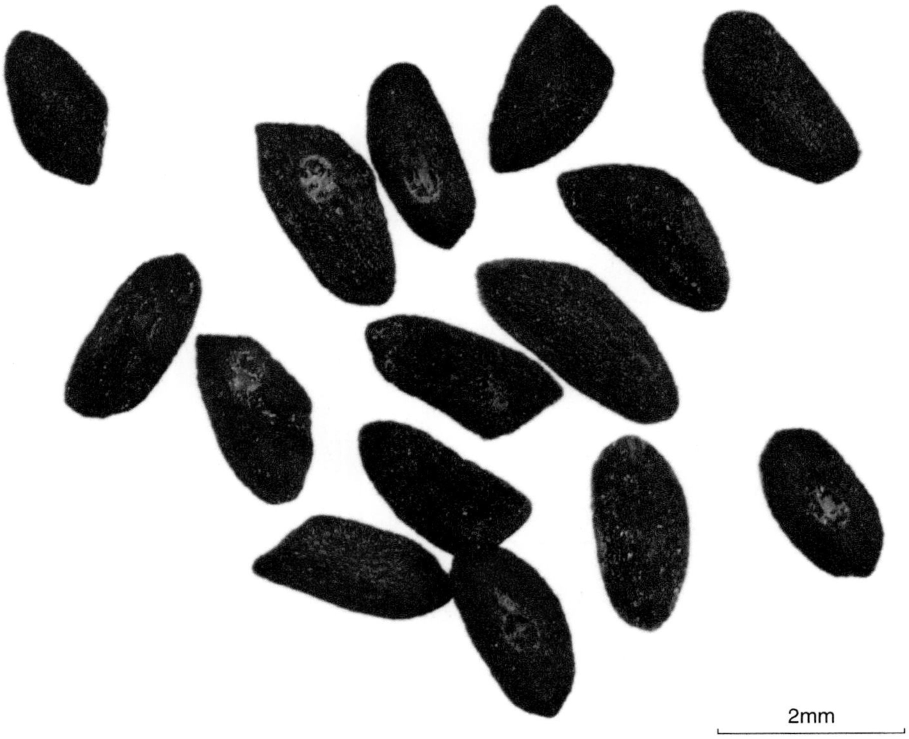

49 川车前（特写）

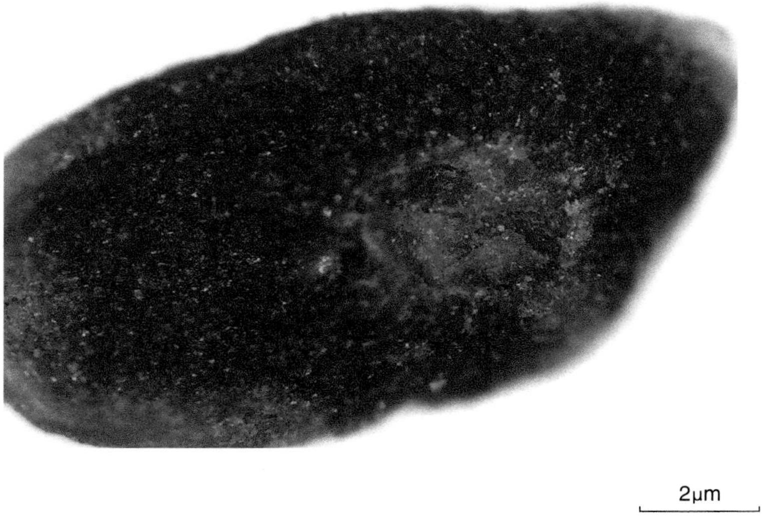

49 川车前（微观性状 1）

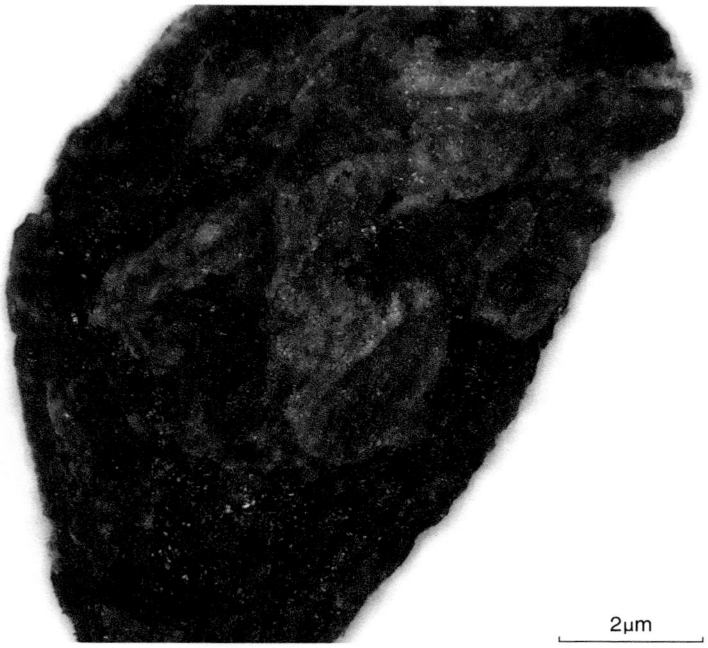

49 川车前（微观性状 2）

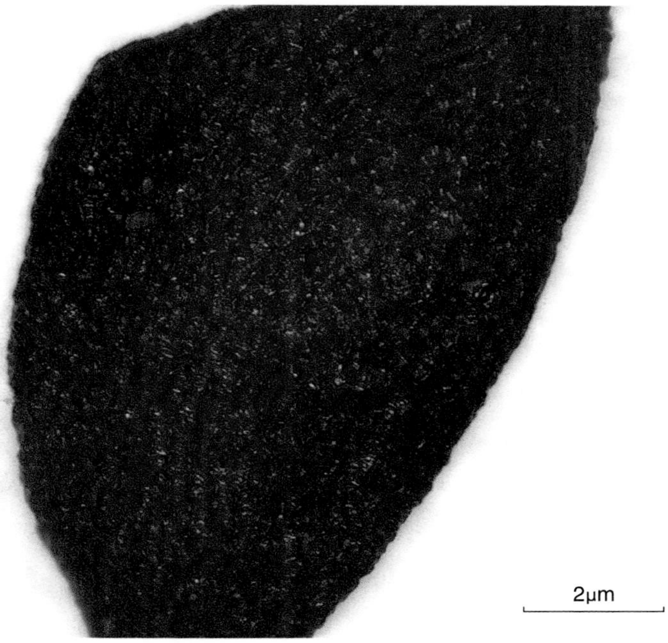

49 川车前（微观性状 3）

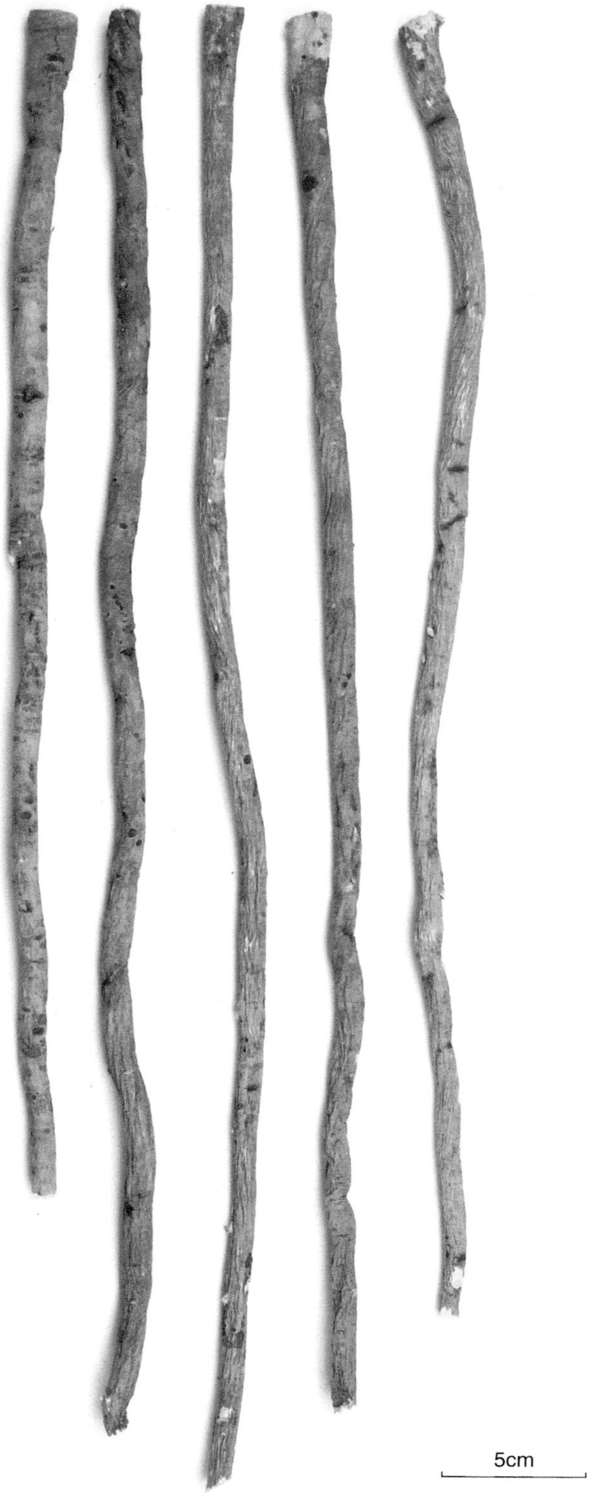

50 北芪（仿野生品）

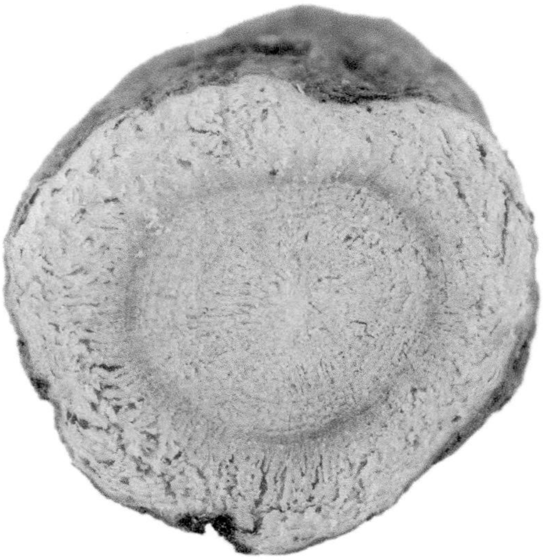

50 北芪（仿野生品，断面）

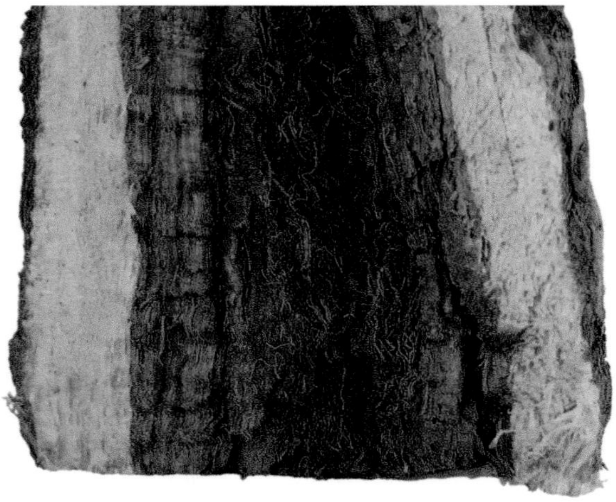

50 北芪（空心）

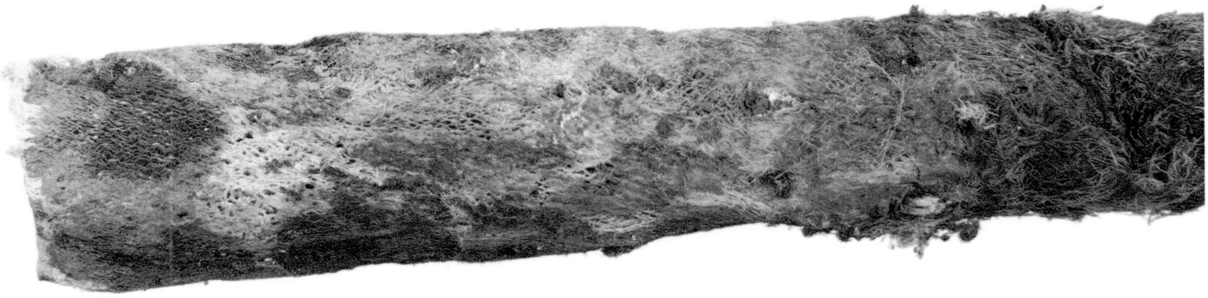

50 北芪（枯朽）

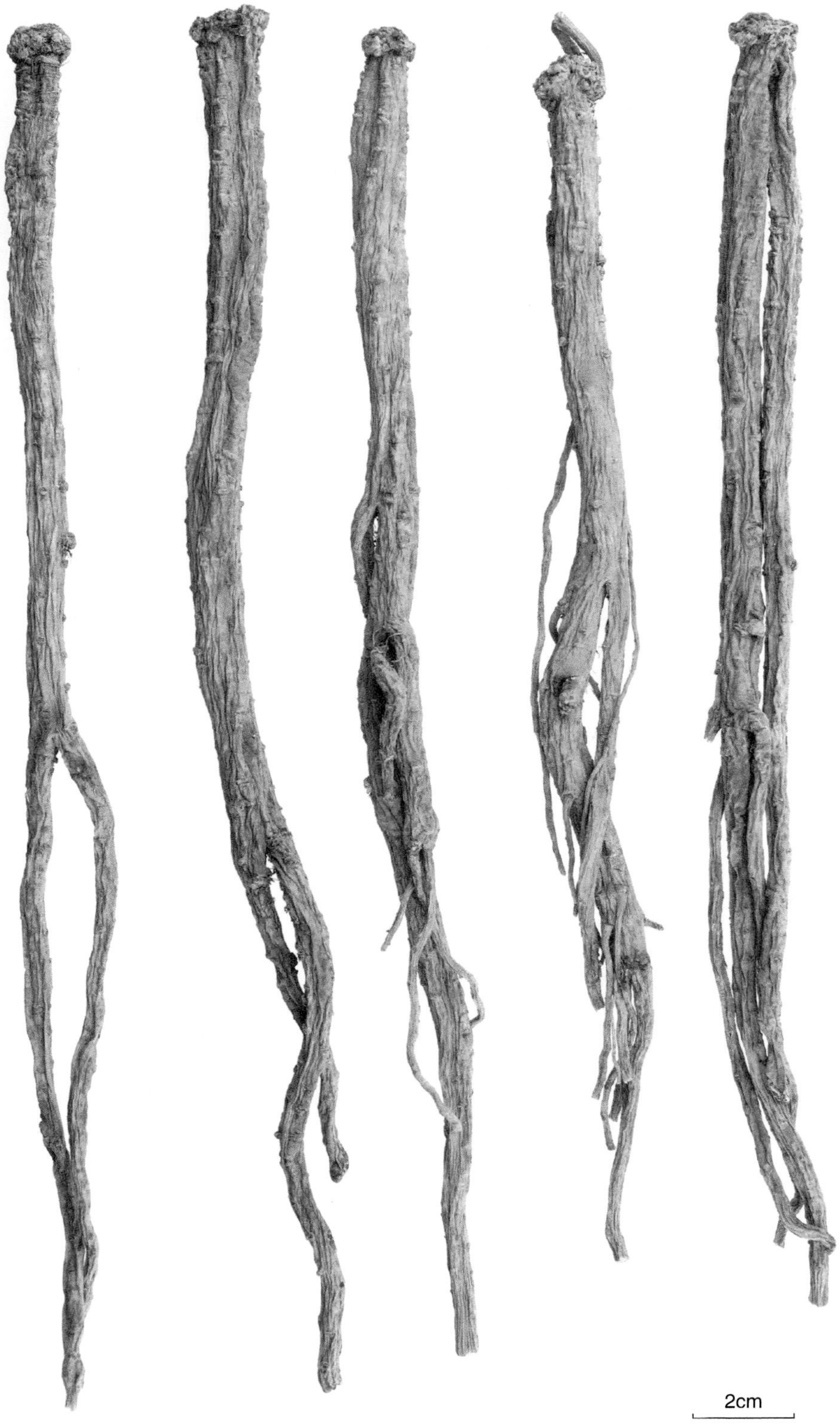

51 潞党参

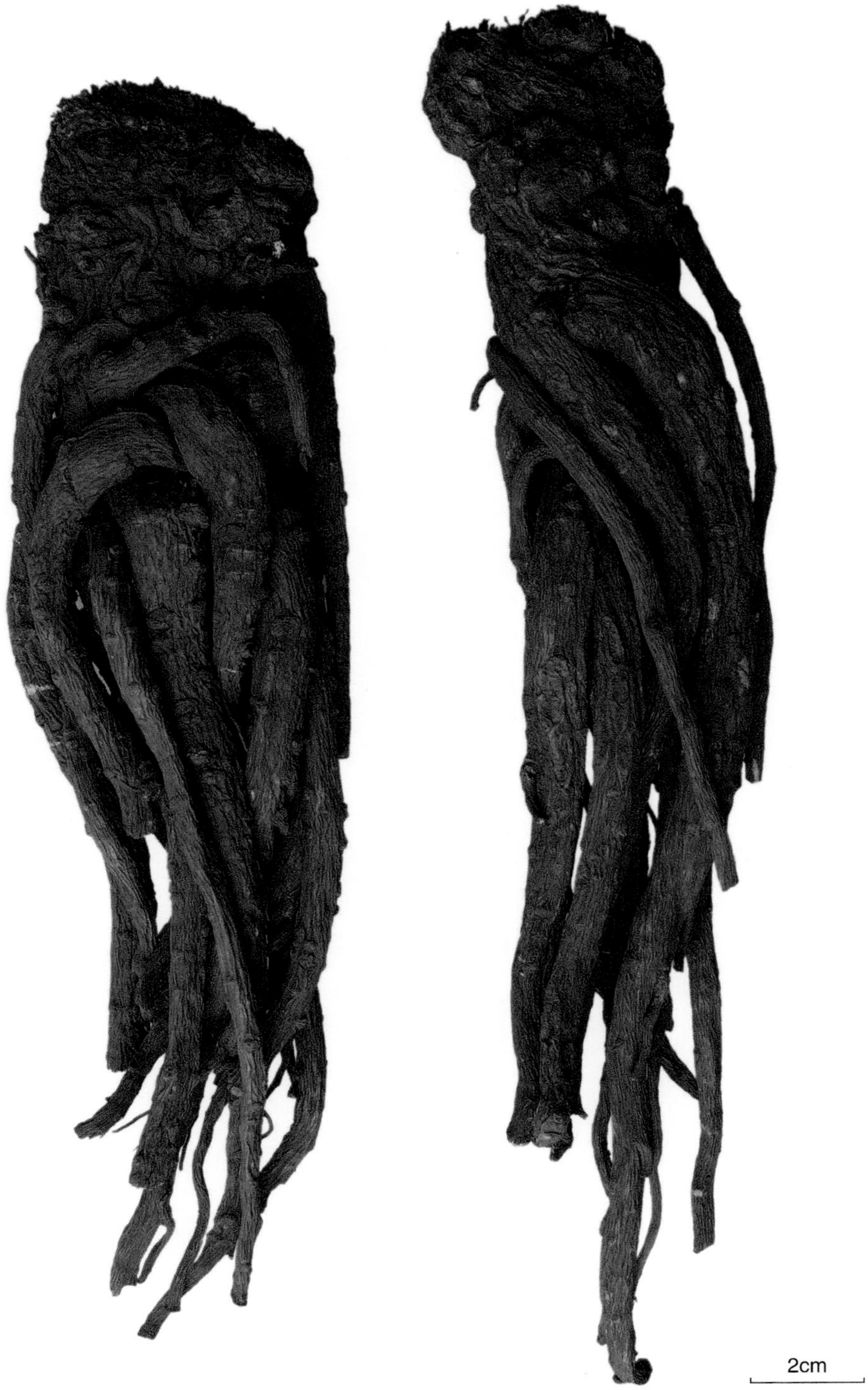

52 岷当归

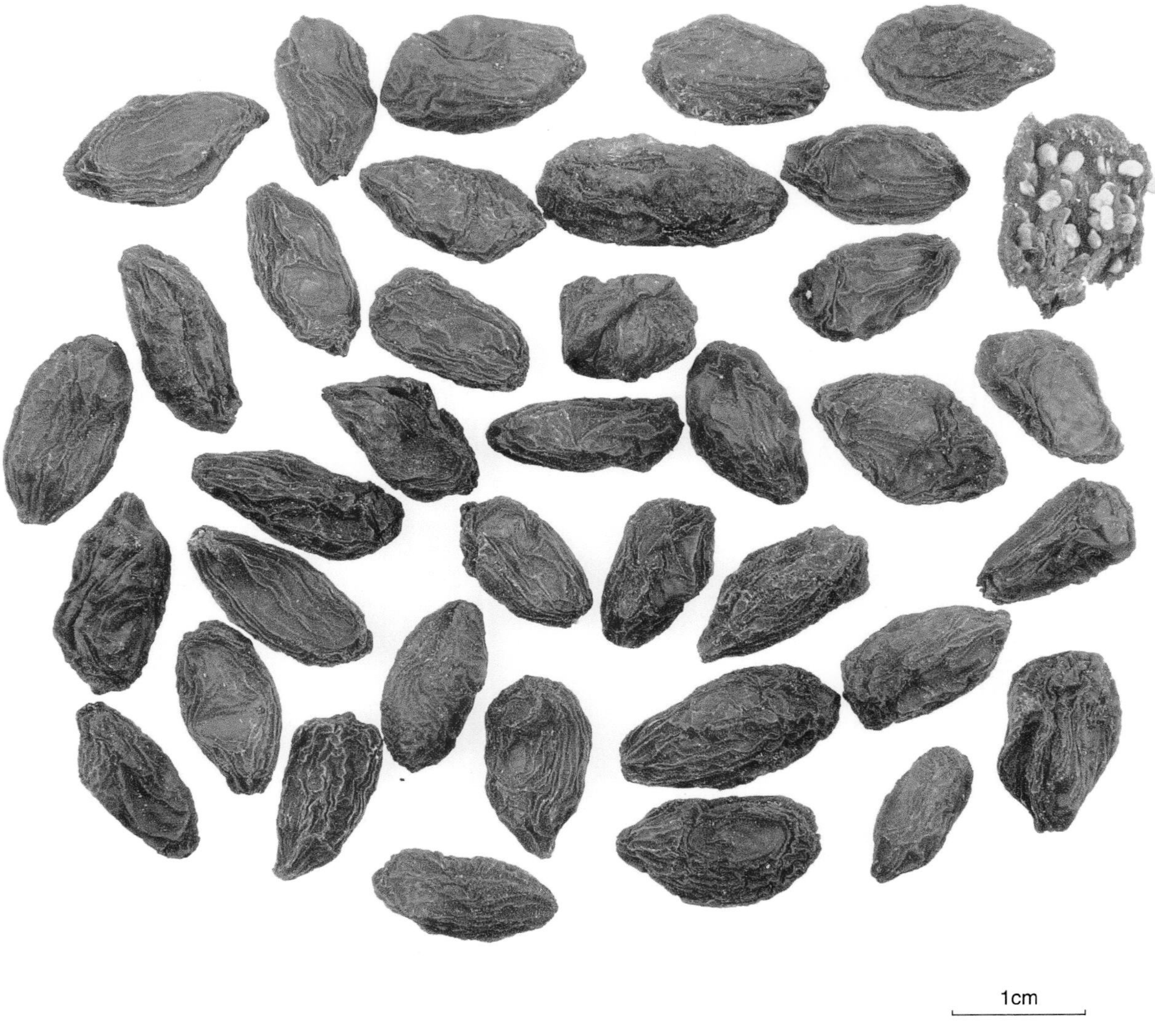

53 宁夏枸杞

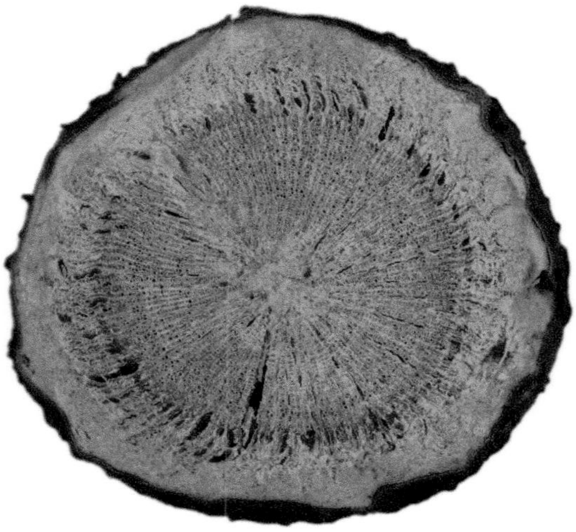

54 西甘草（断面）

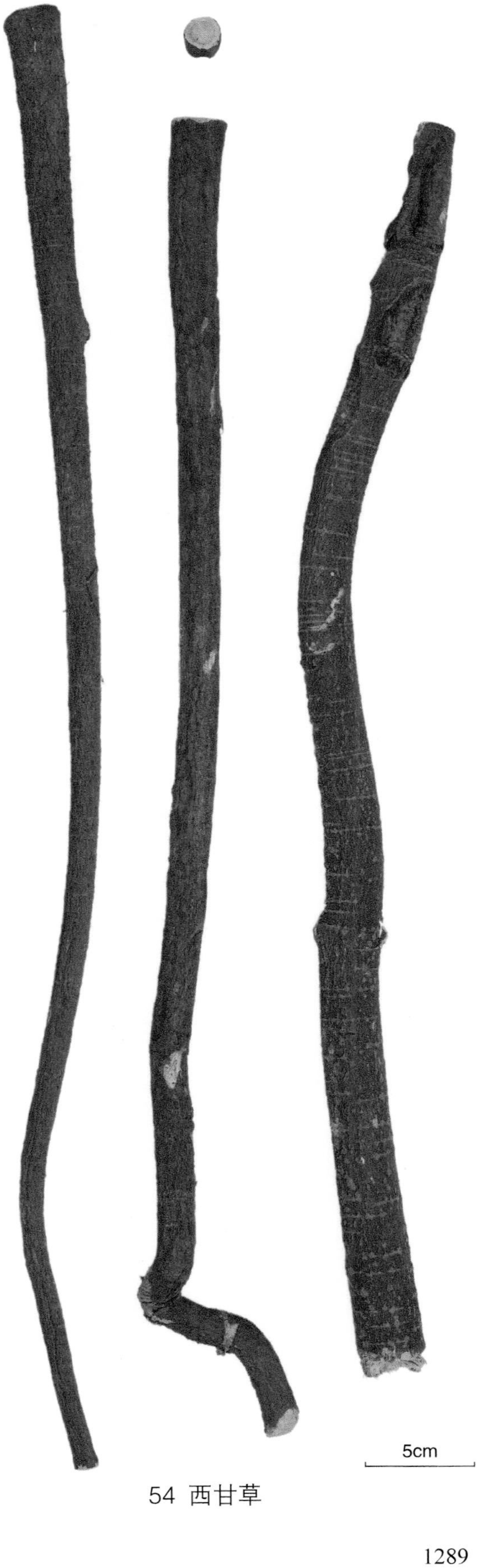

54 西甘草

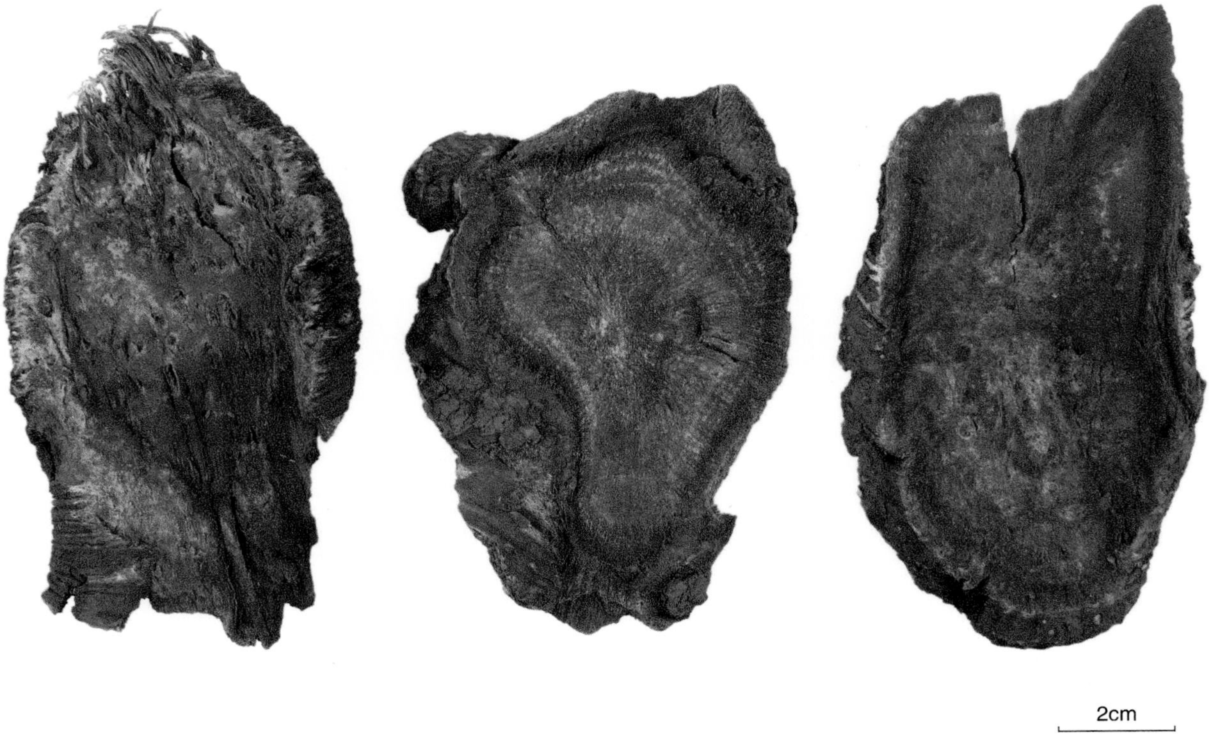

55 西大黄（唐古特大黄）

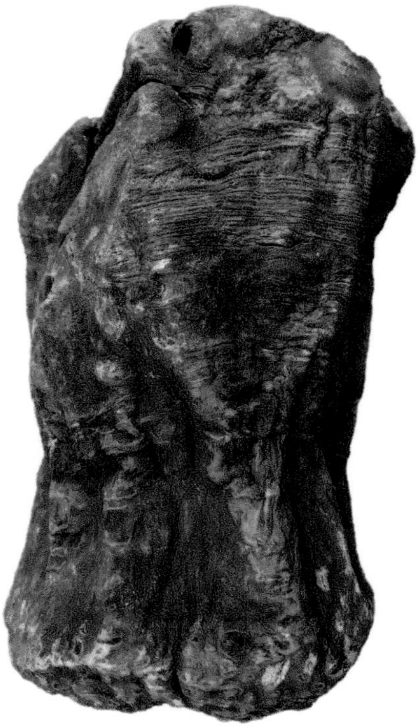

55 西大黄（掌叶大黄）

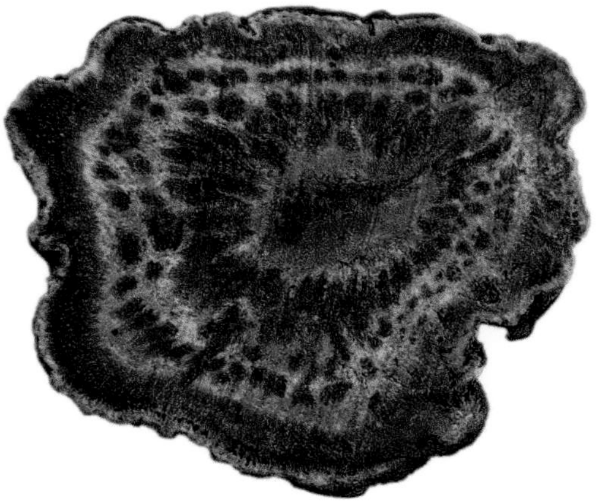

55 西大黄（掌叶大黄，断面）

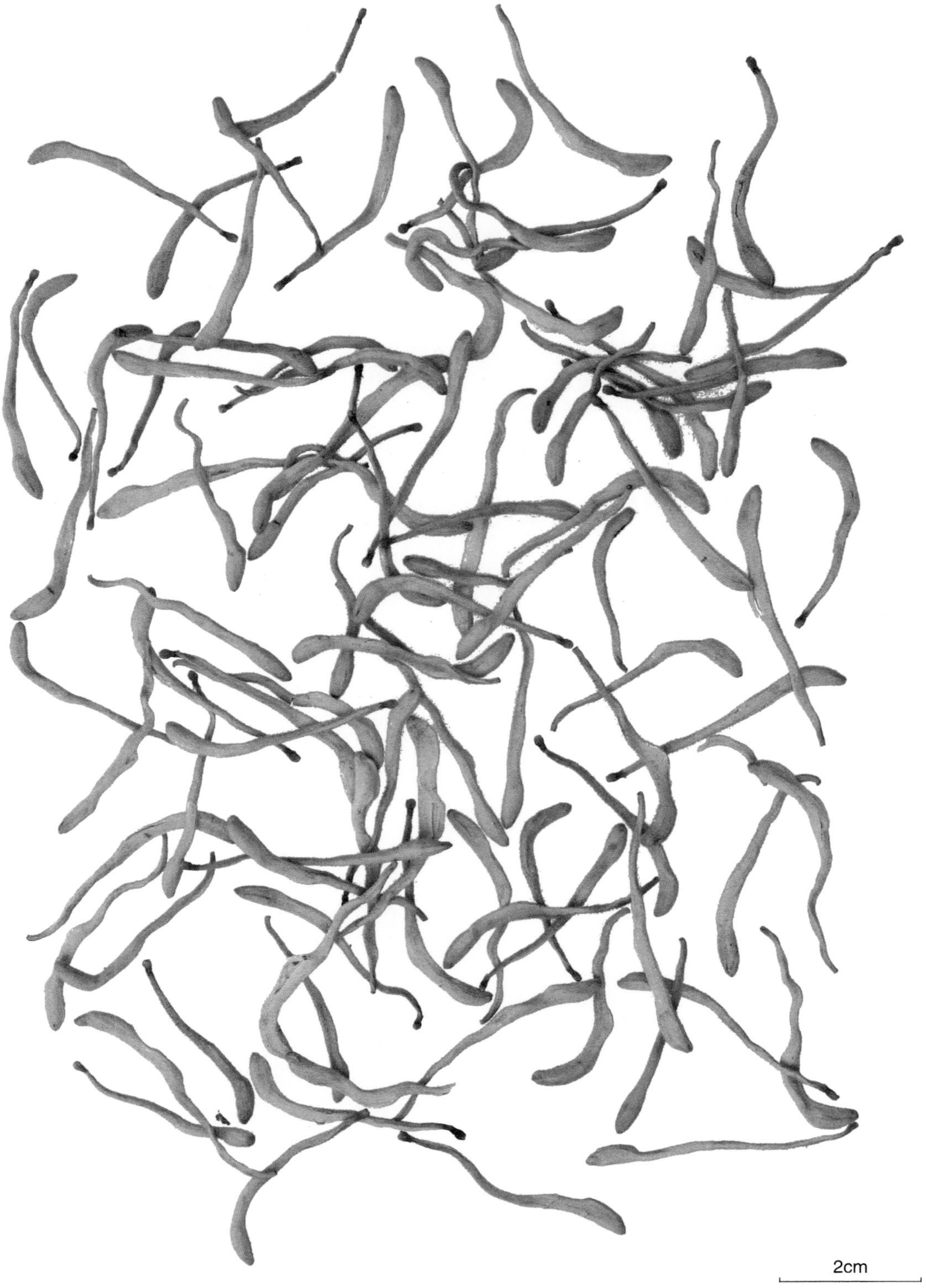

56 密银花

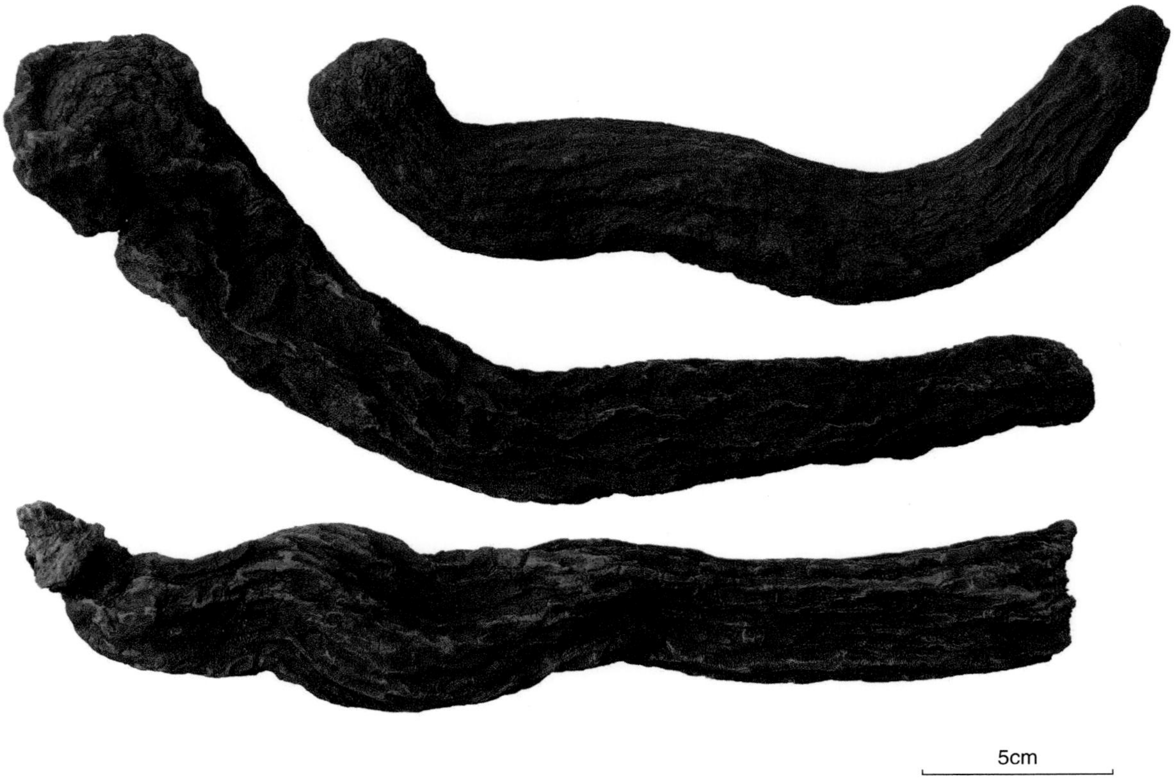

57 锁阳

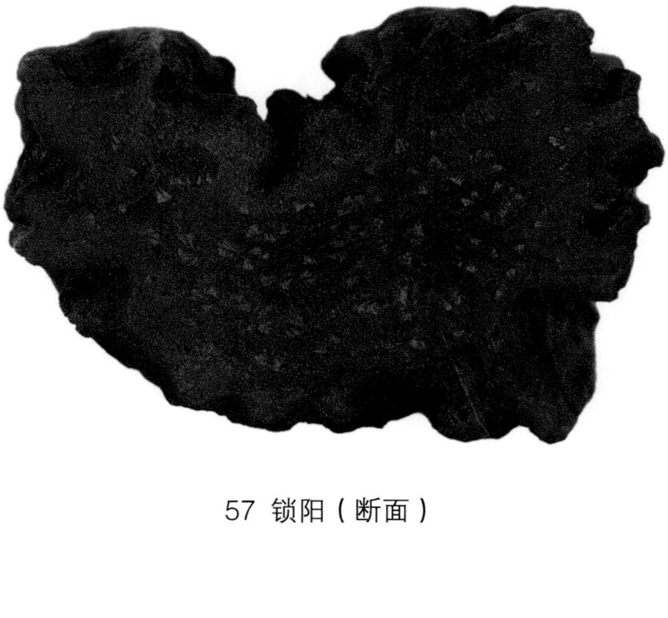

57 锁阳（断面）

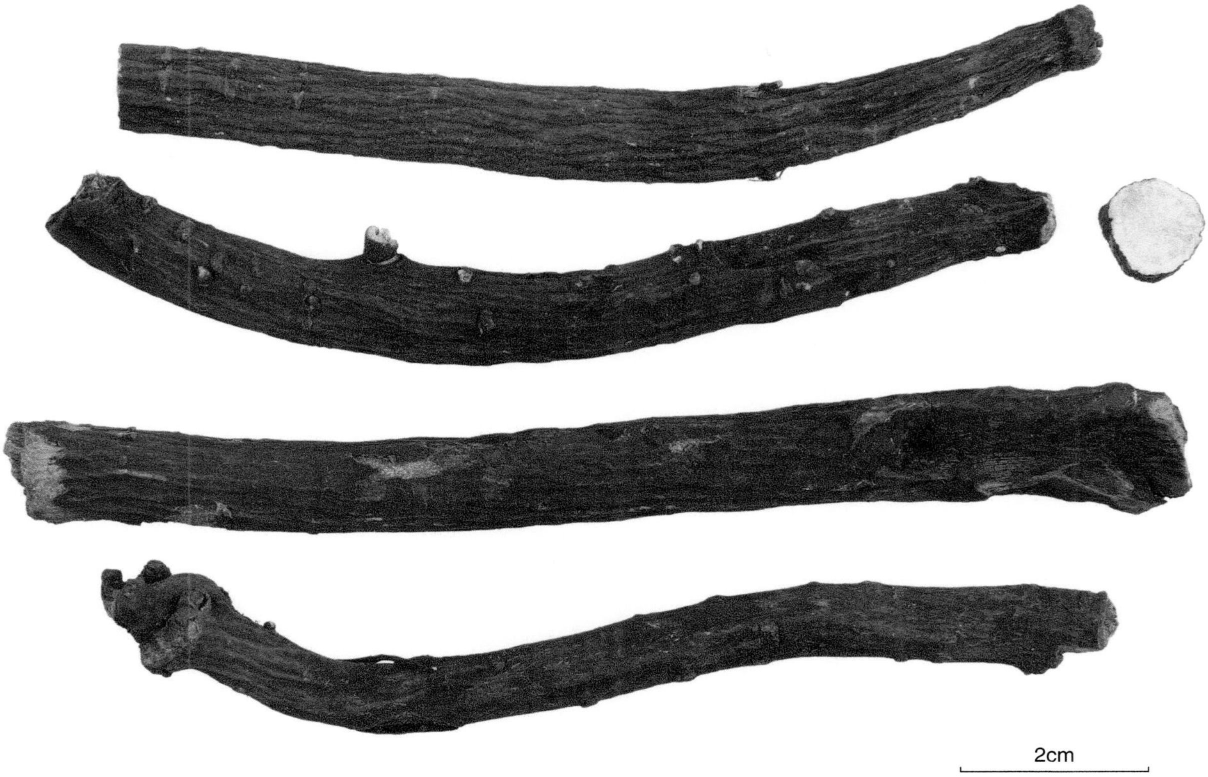

58 赤芍

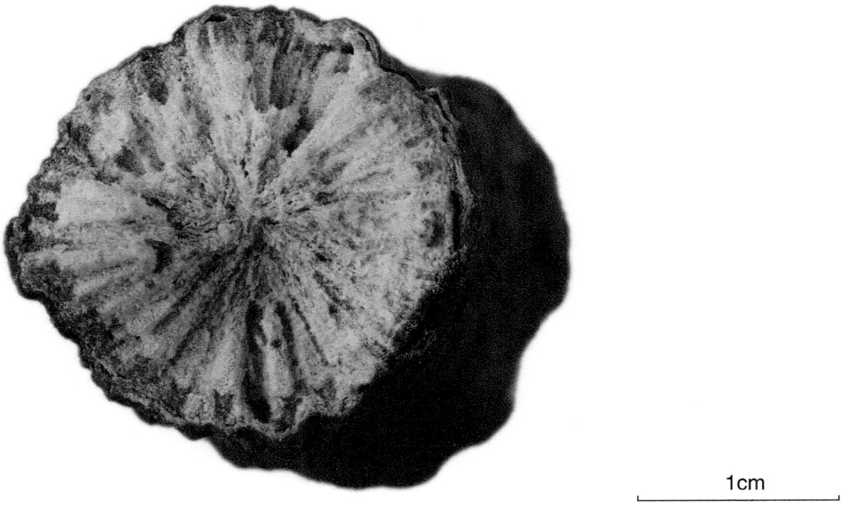

58 赤芍（断面）

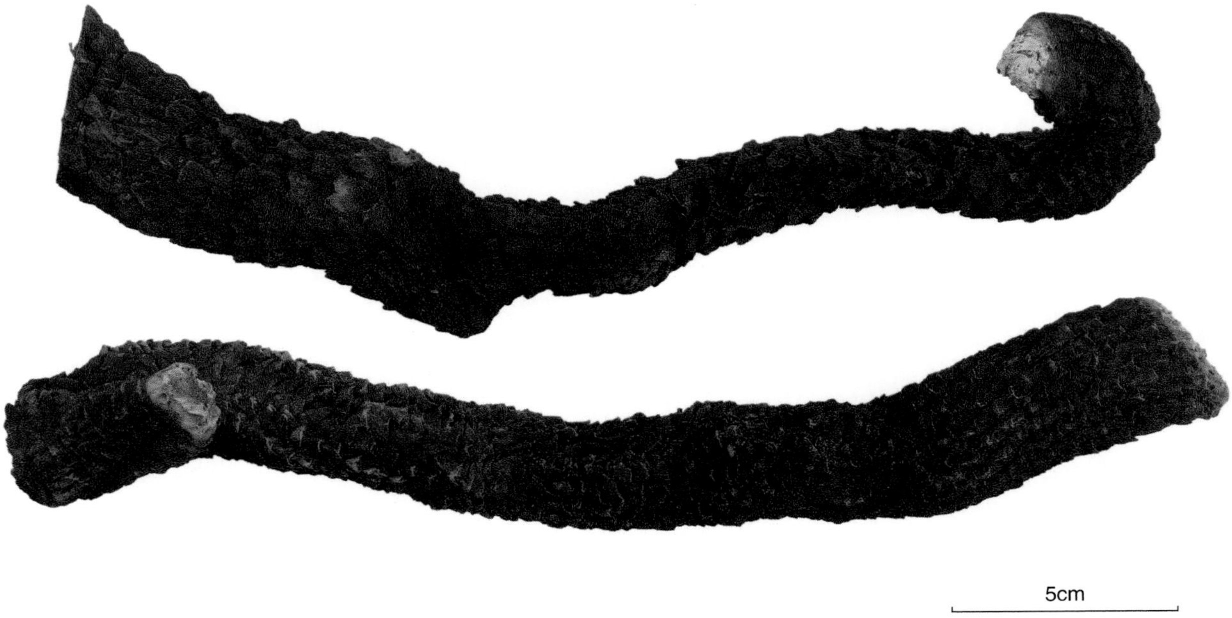

59 肉苁蓉

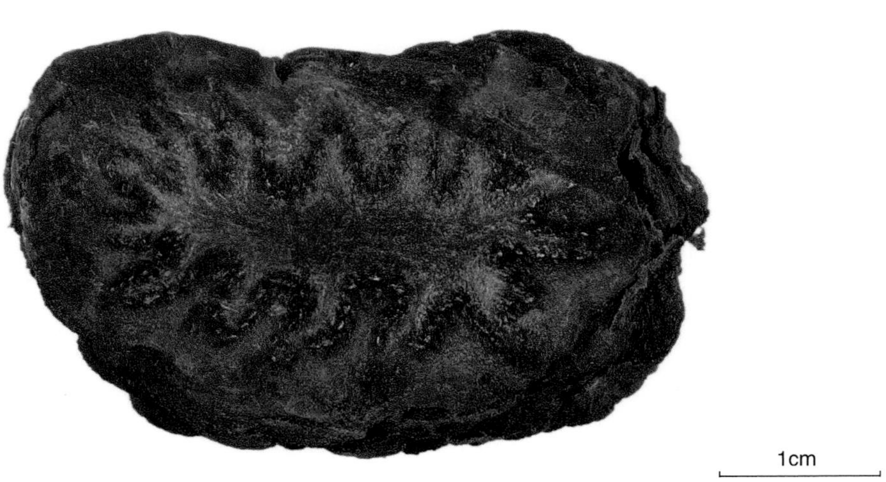

59 肉苁蓉（断面）

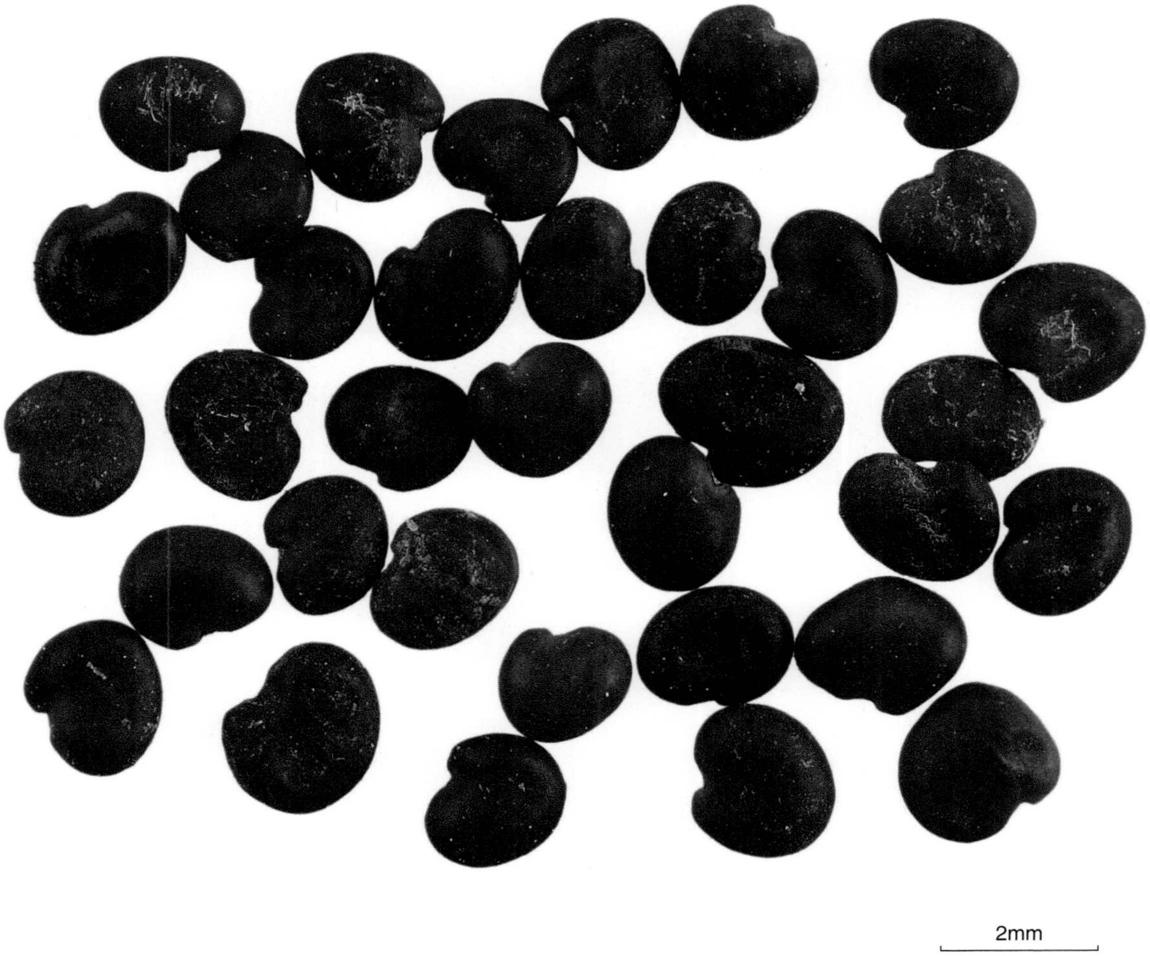

60 潼沙苑

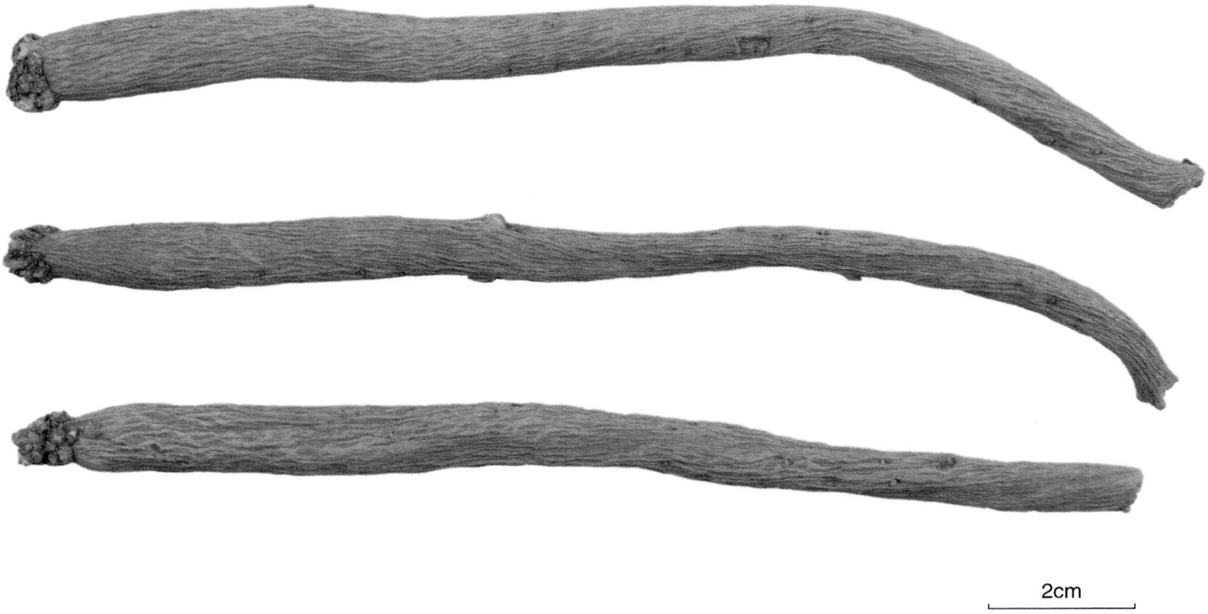

61 银柴胡（栽培品）

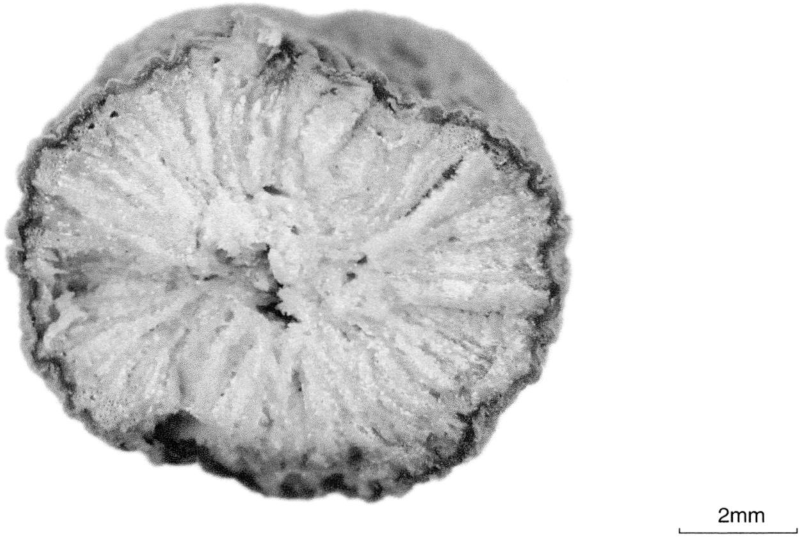

61 银柴胡（栽培品，断面）

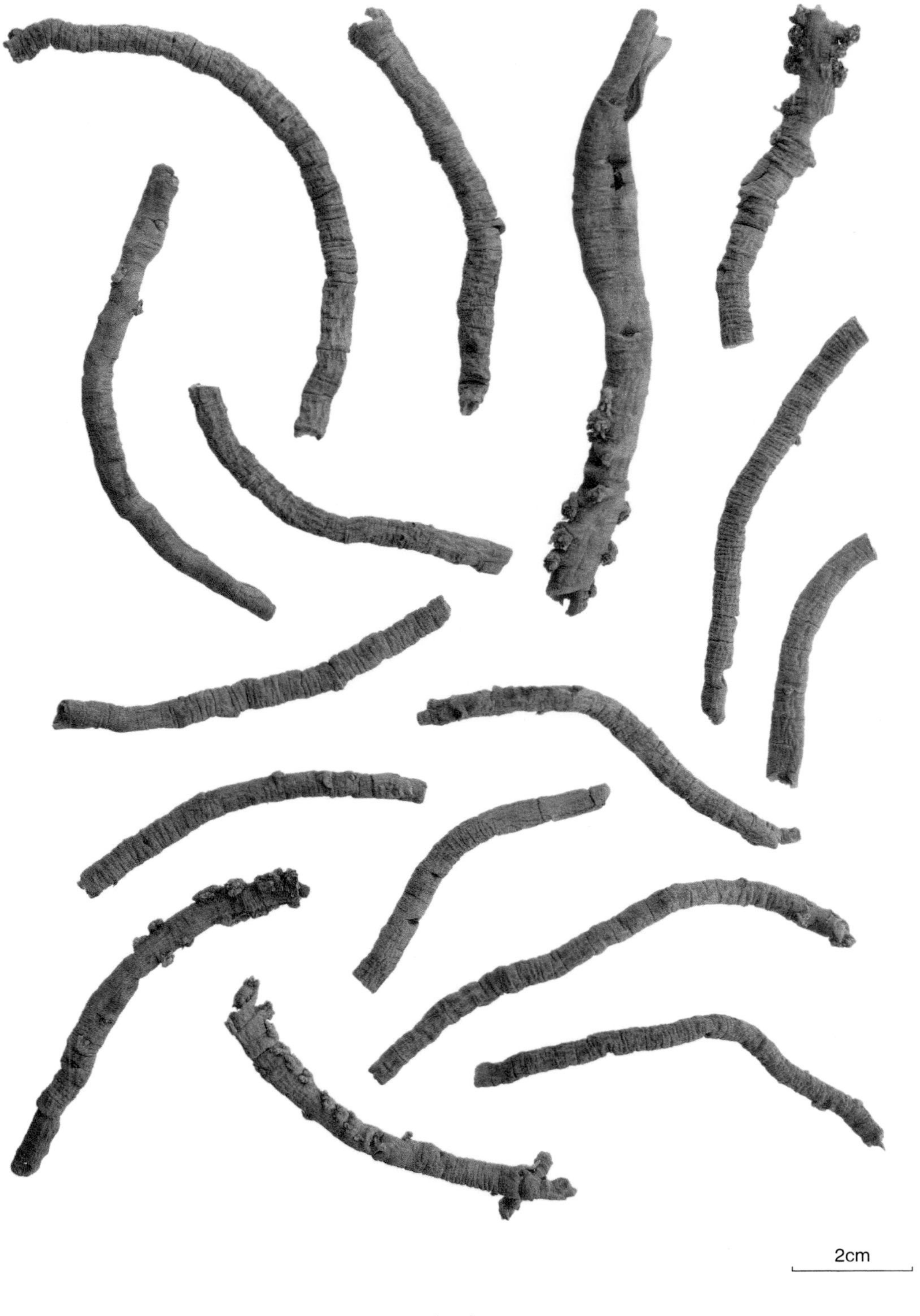

62 远志

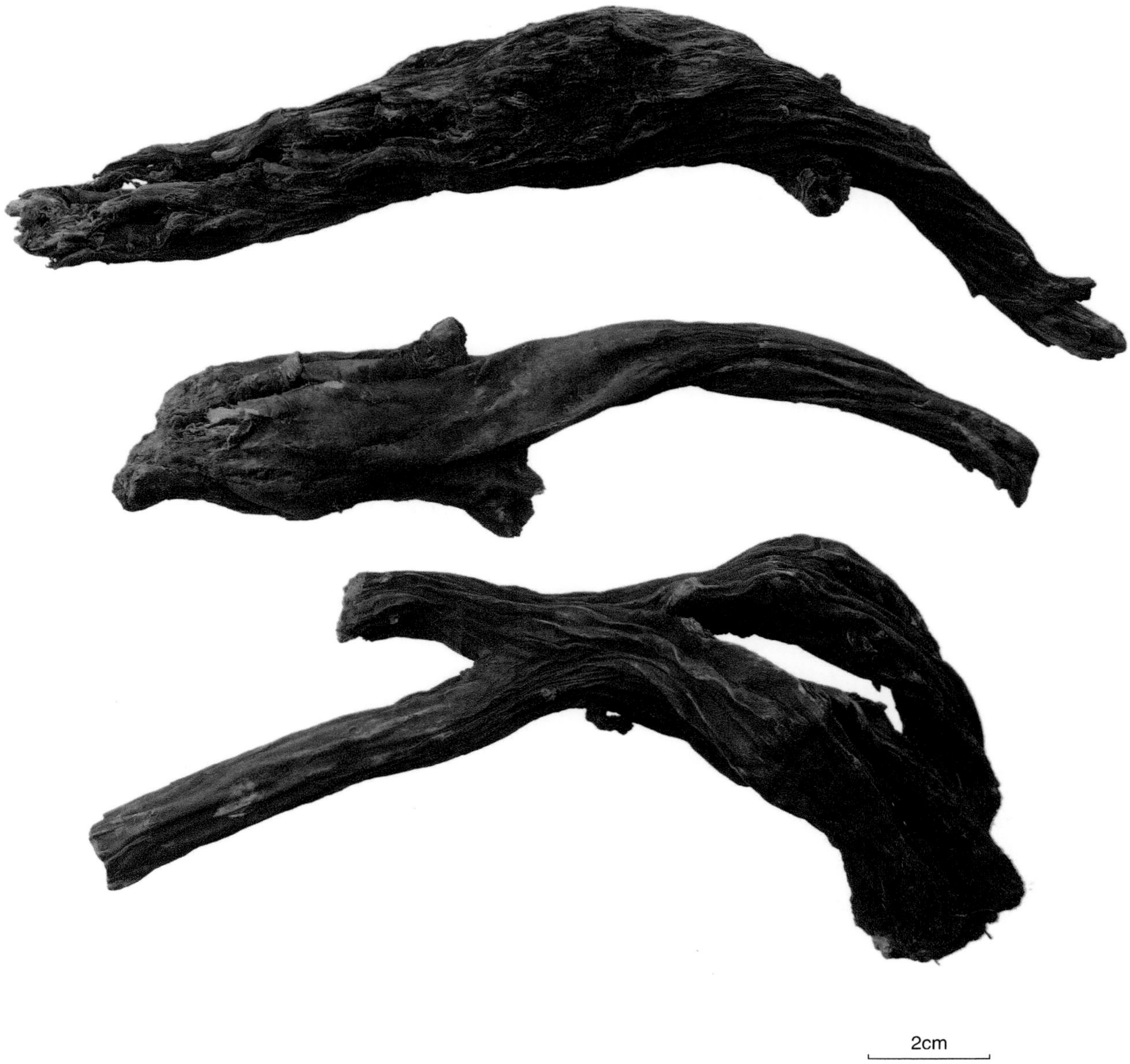

63 秦艽

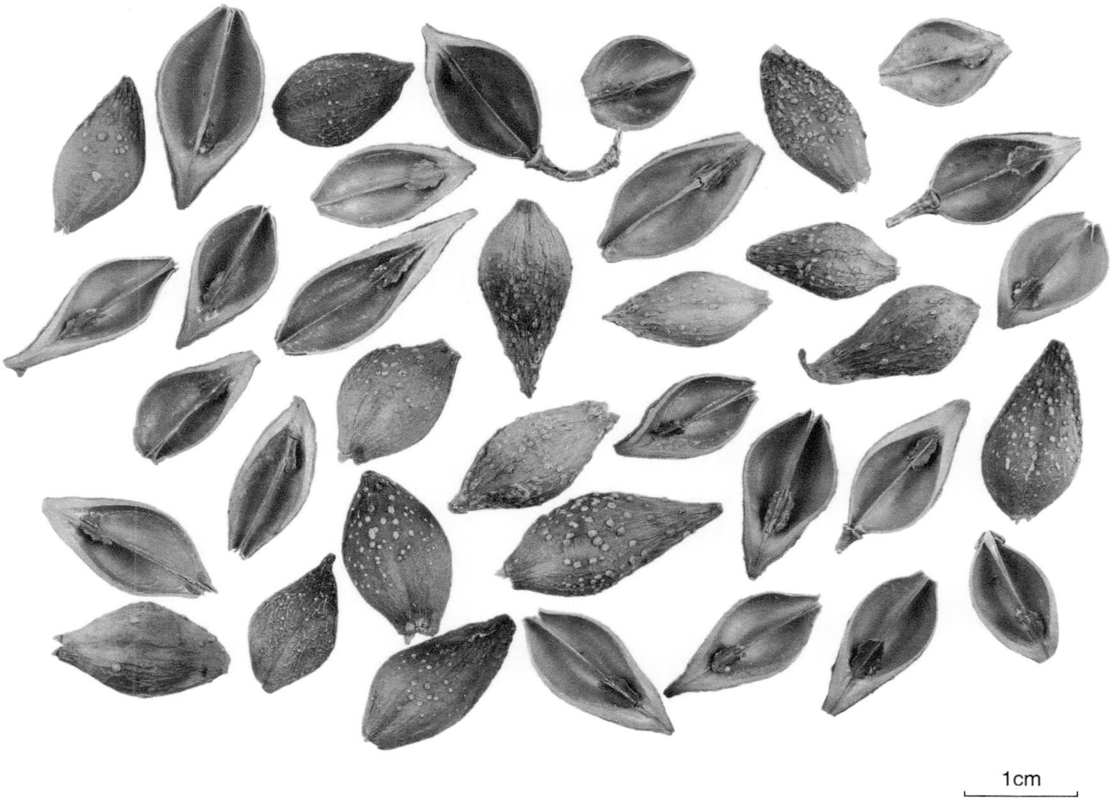

64 连翘（老翘）

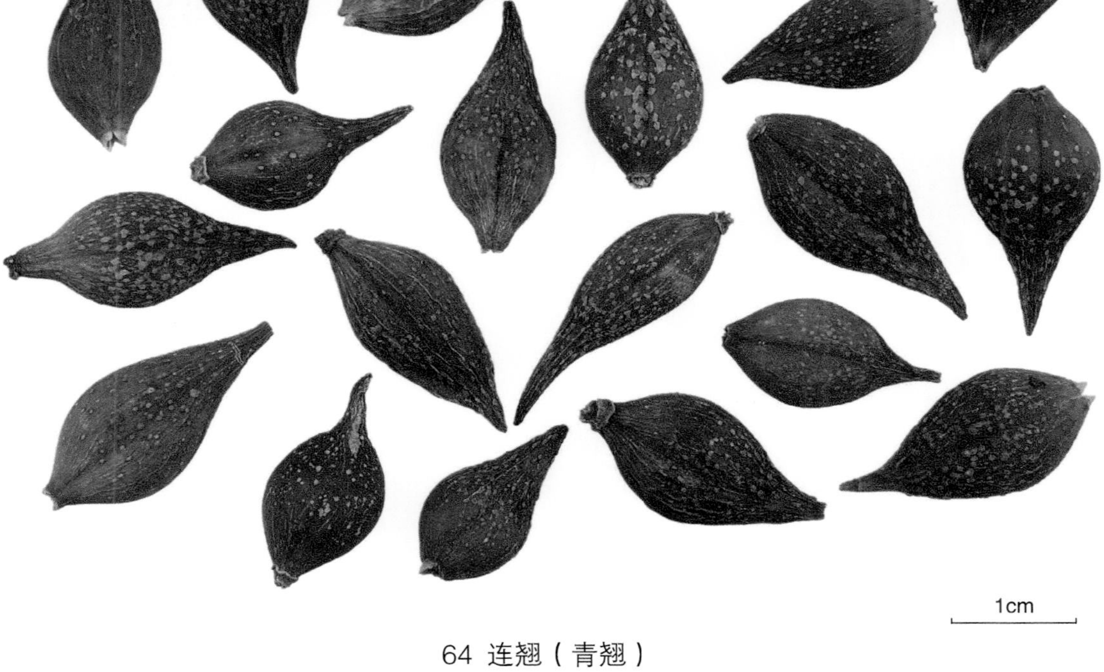

64 连翘（青翘）

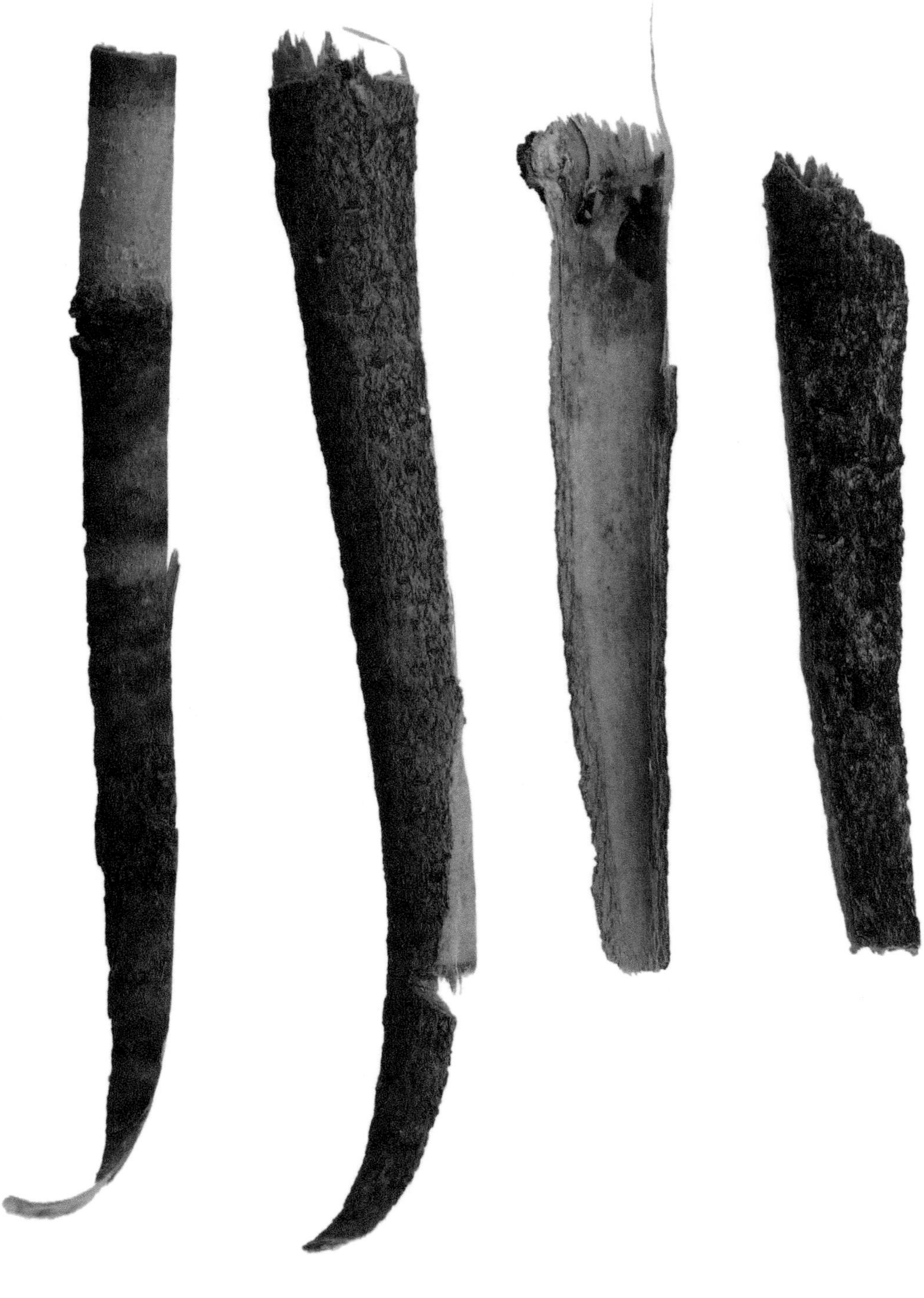

65 秦皮

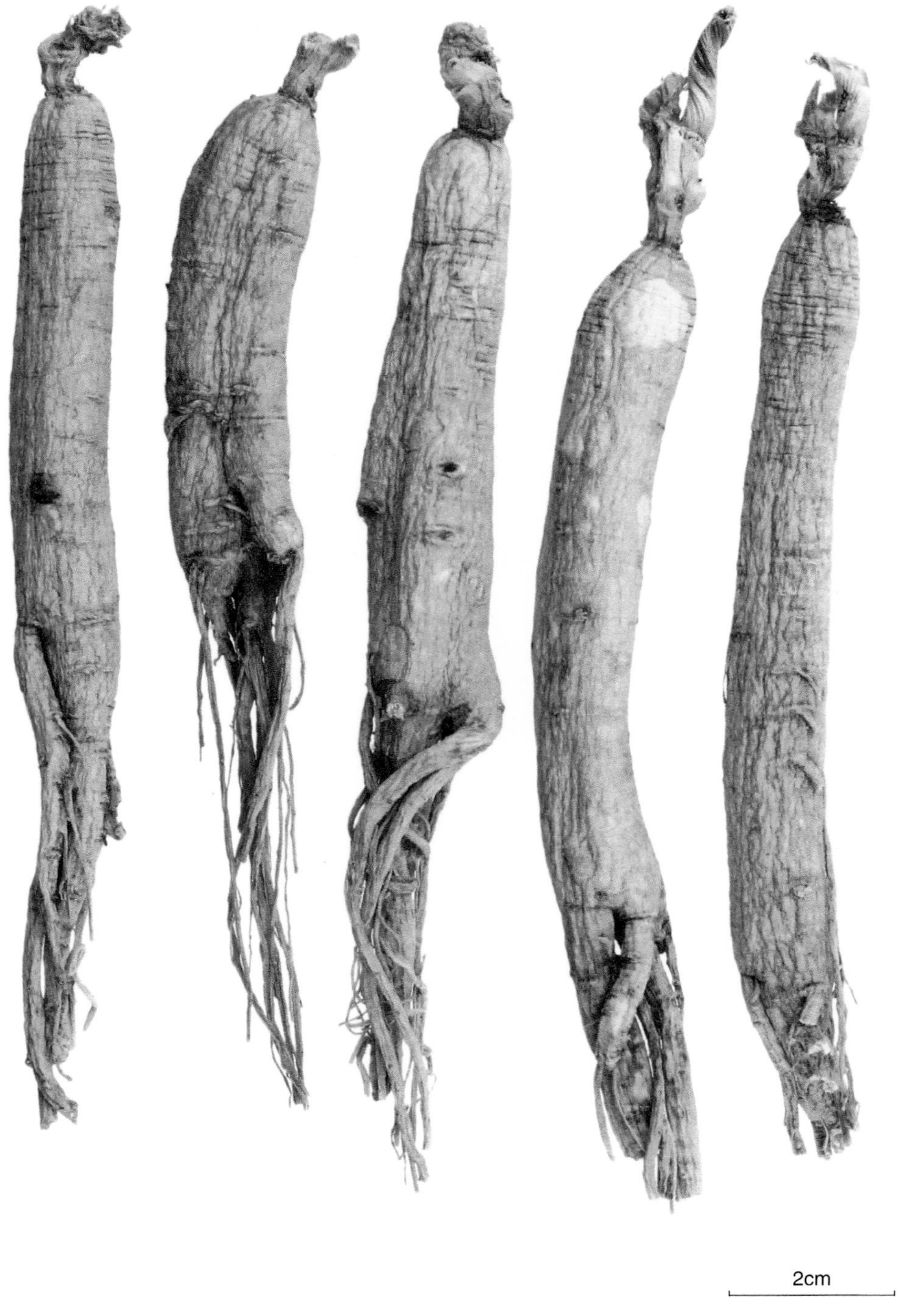

66 东北人参（园参）

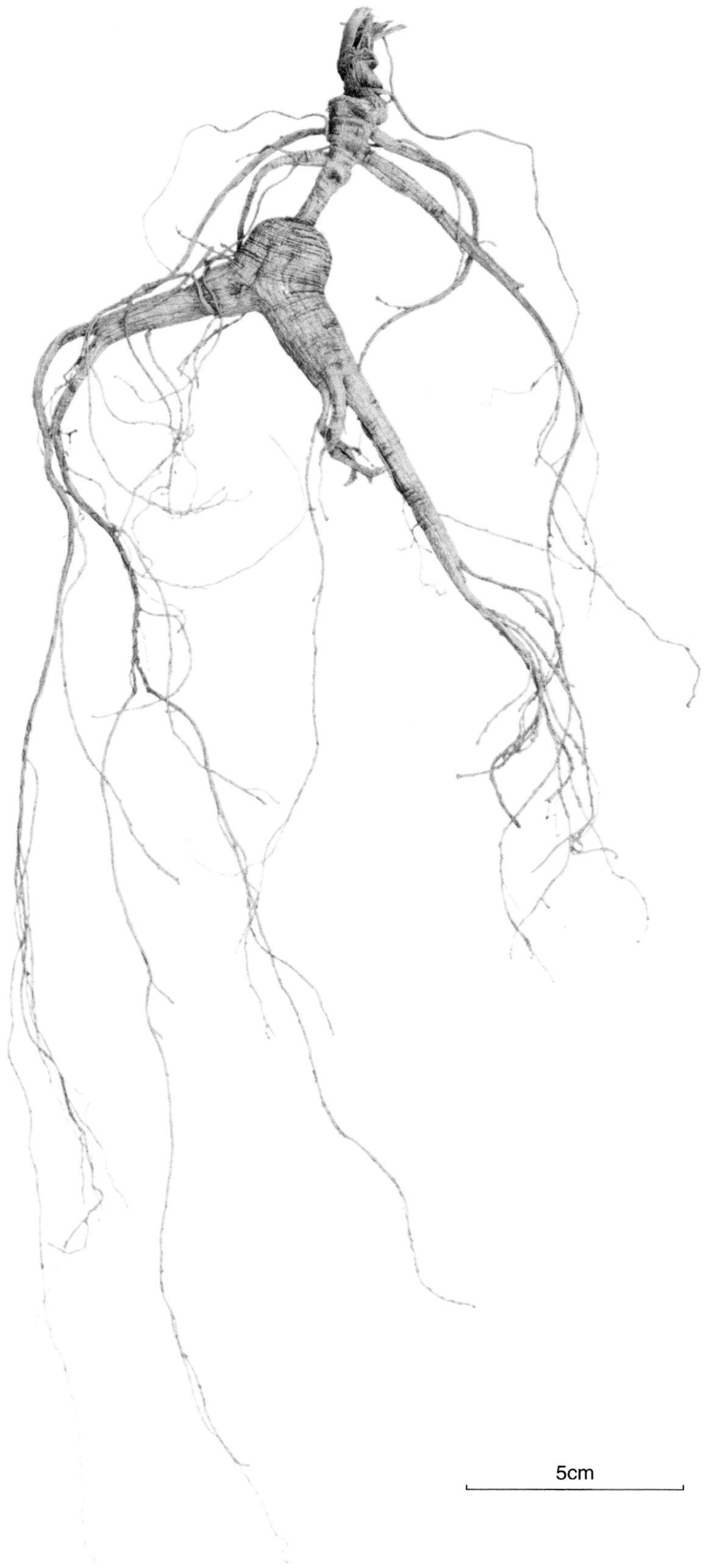

66 东北人参（林下参）

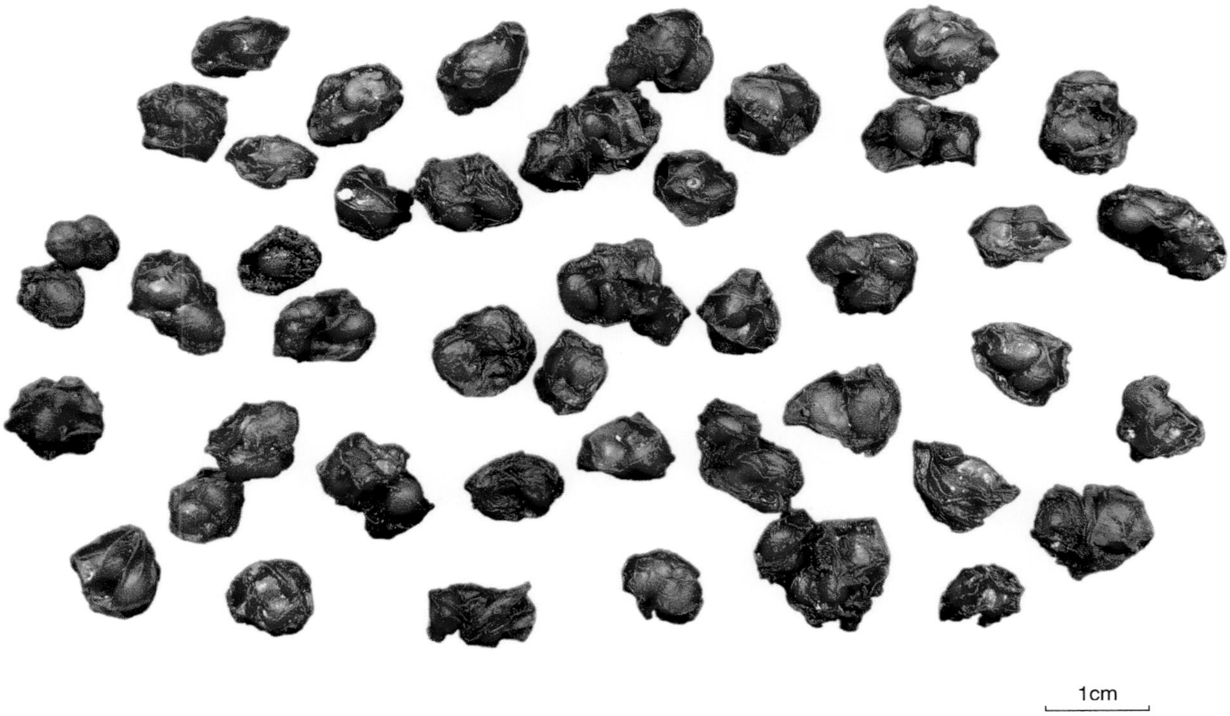

67 北五味

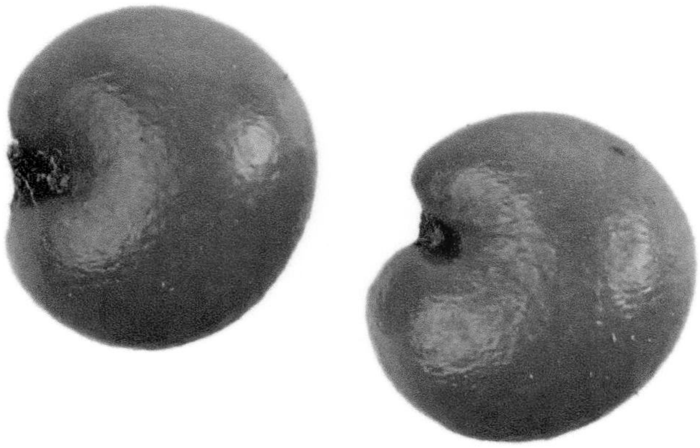

67 北五味（种子）

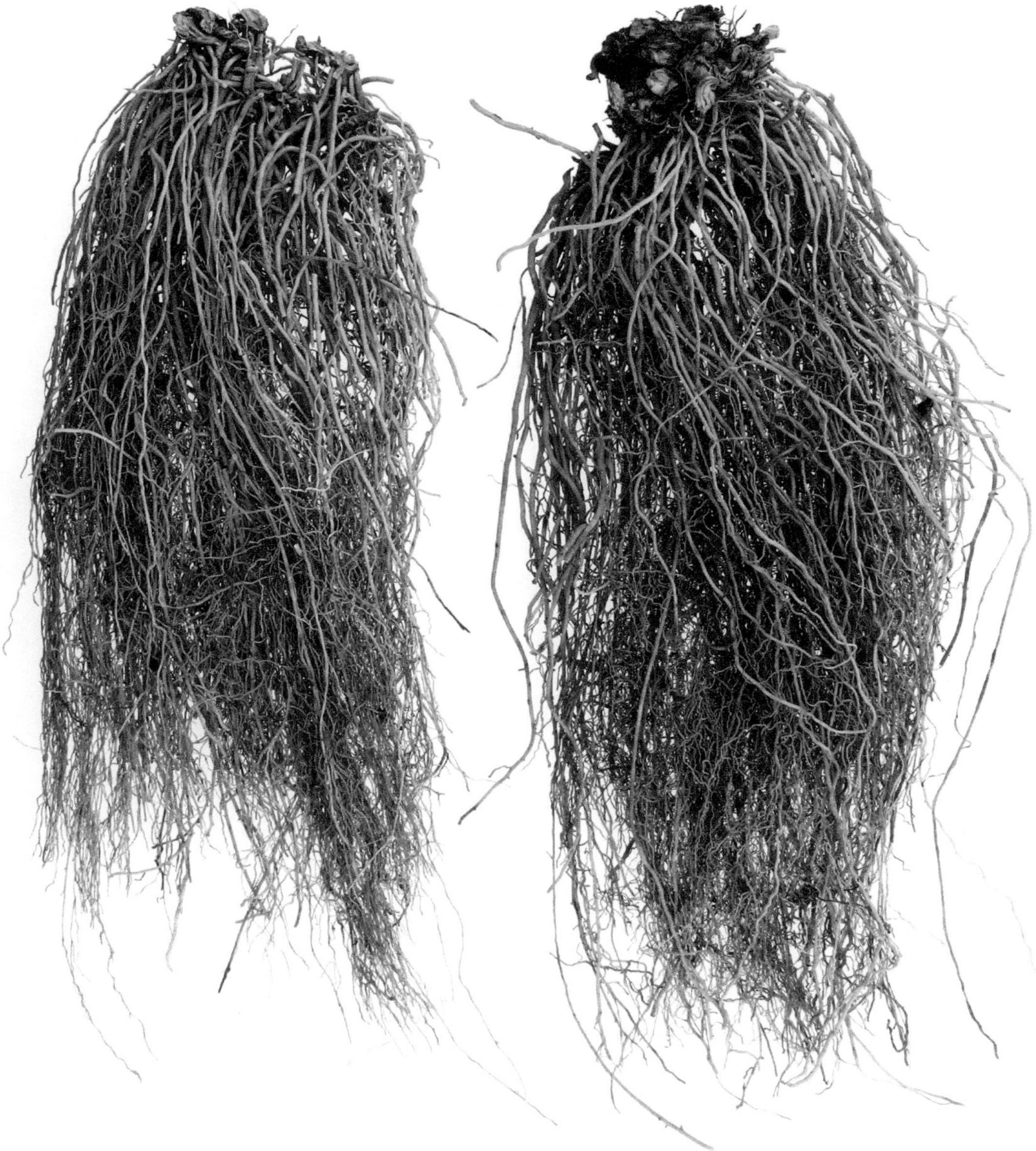

68 北细辛

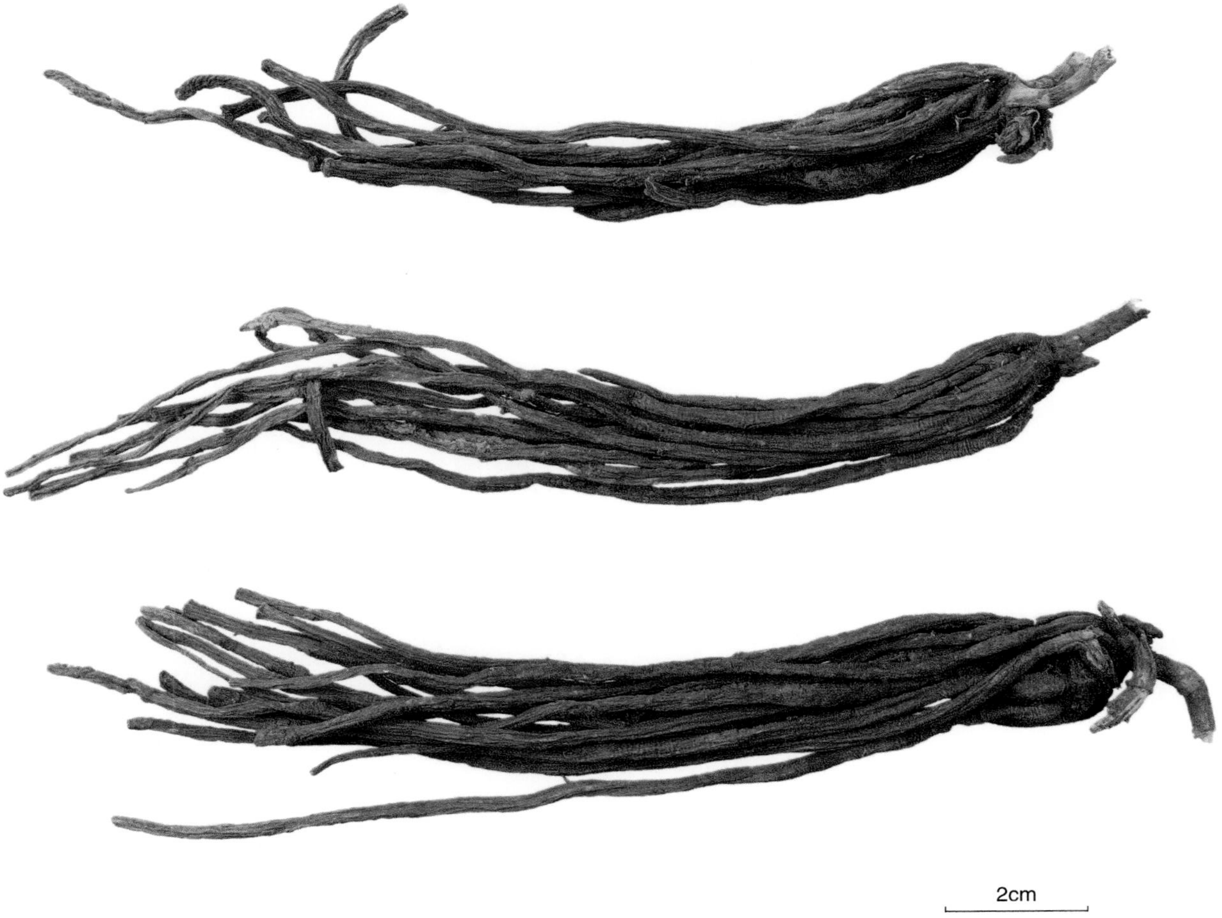

69 关龙胆

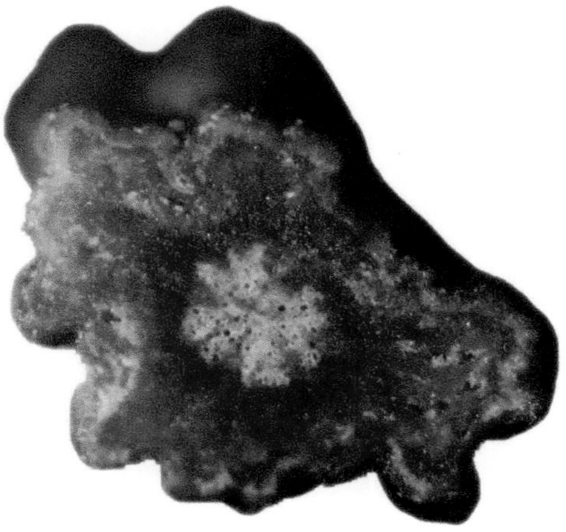

69 关龙胆（断面）

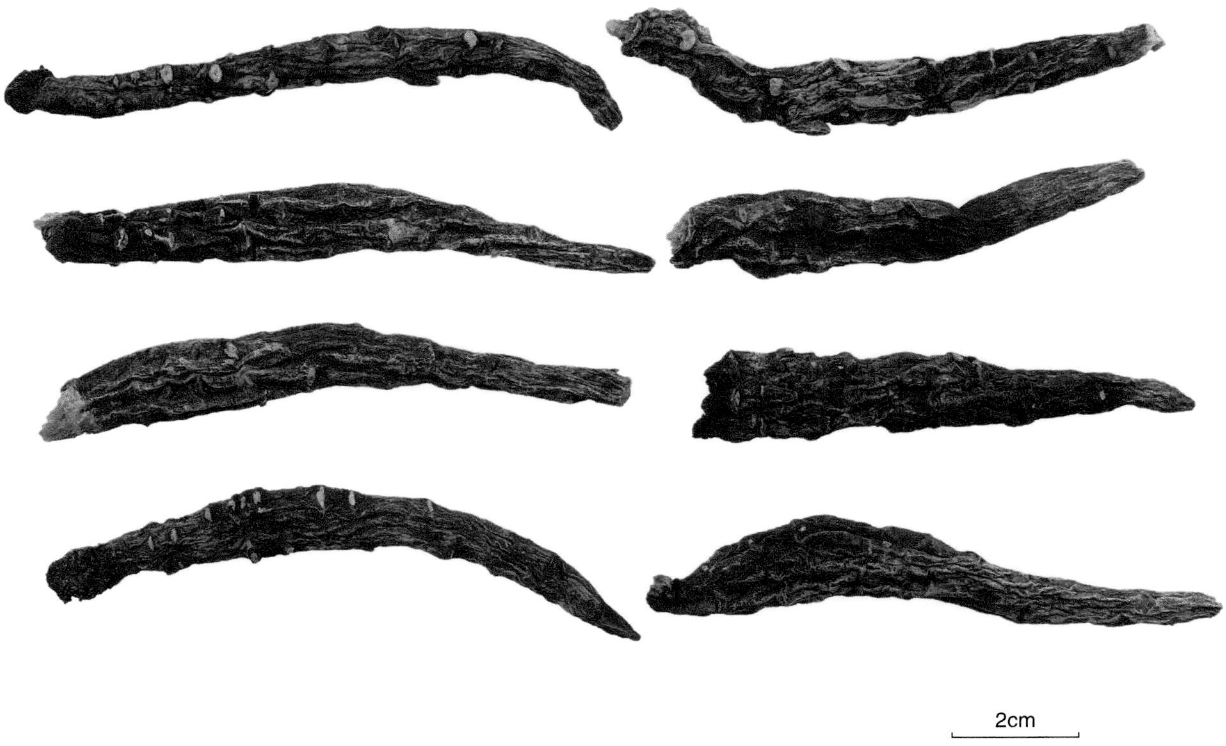

70 关白附

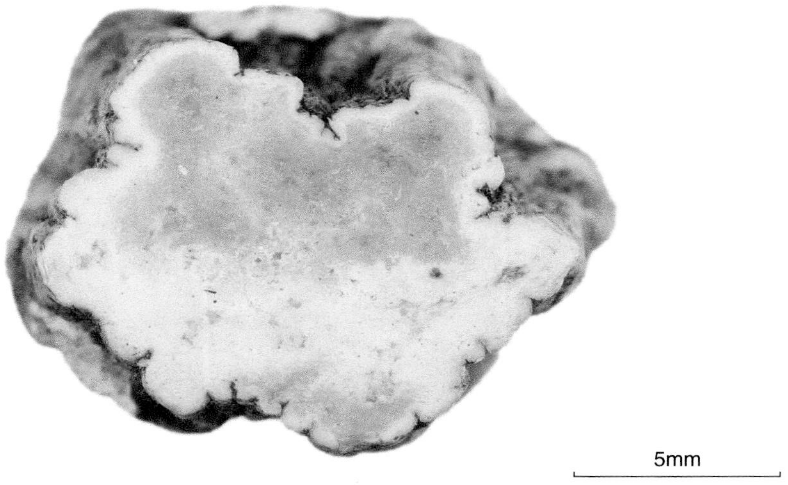

70 关白附（断面）

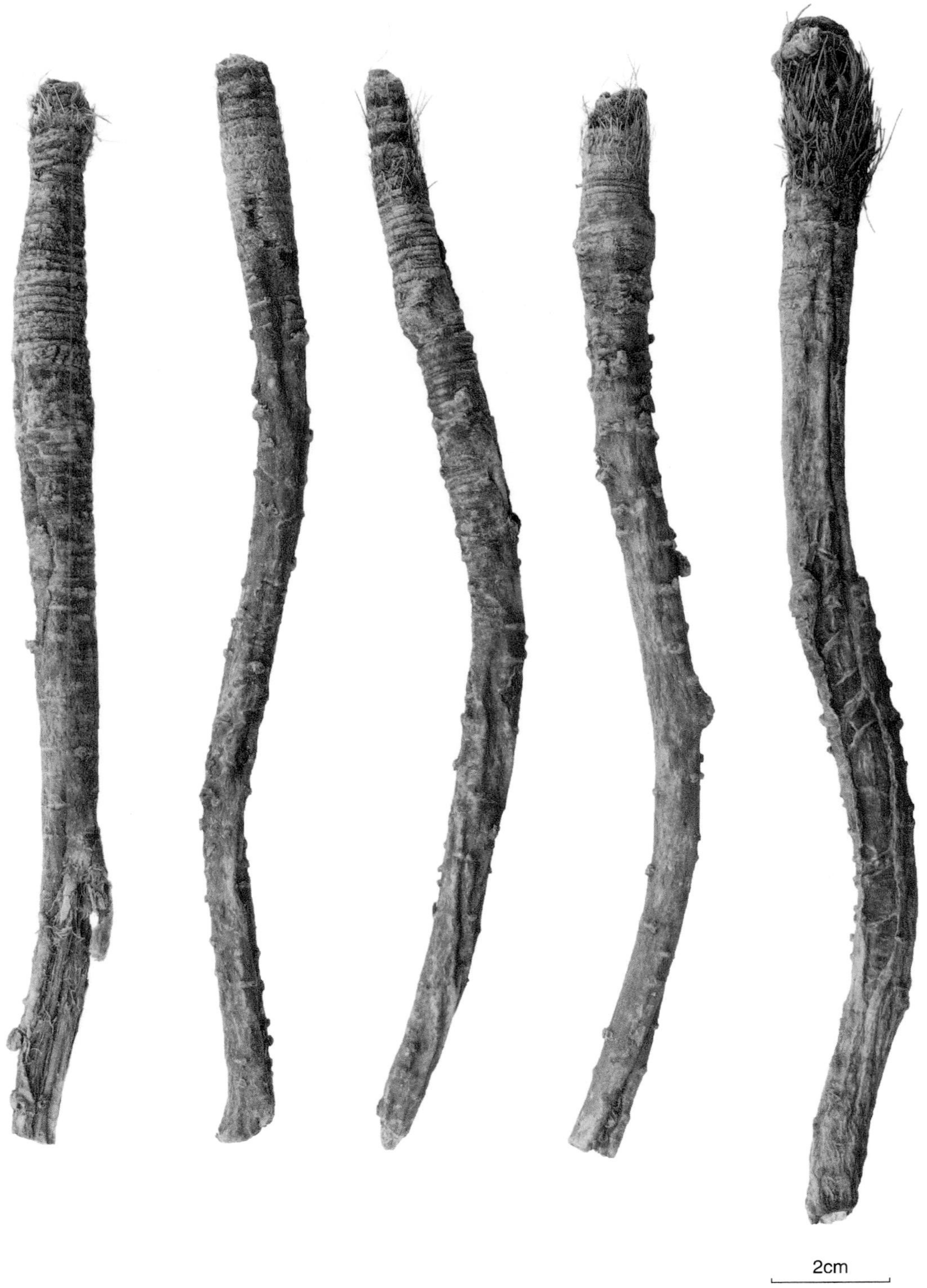

71 关防风

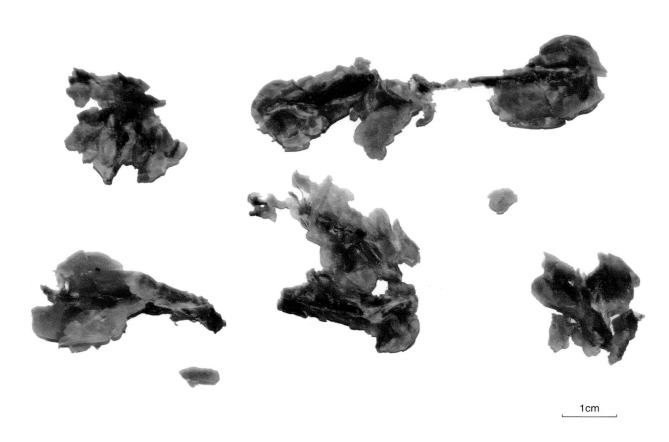

72 东北蛤蟆油

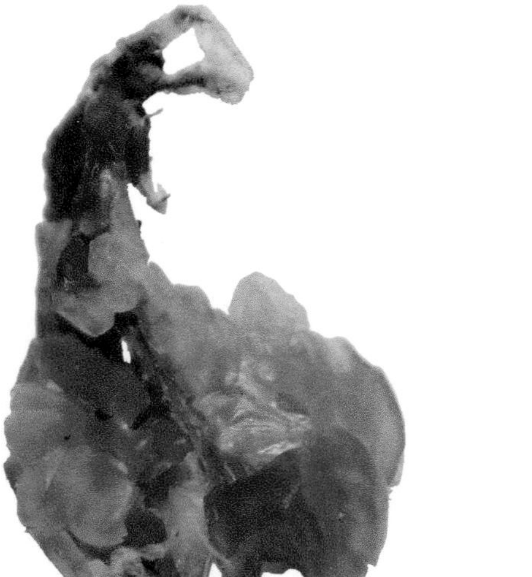

72 东北蛤蟆油（特写）

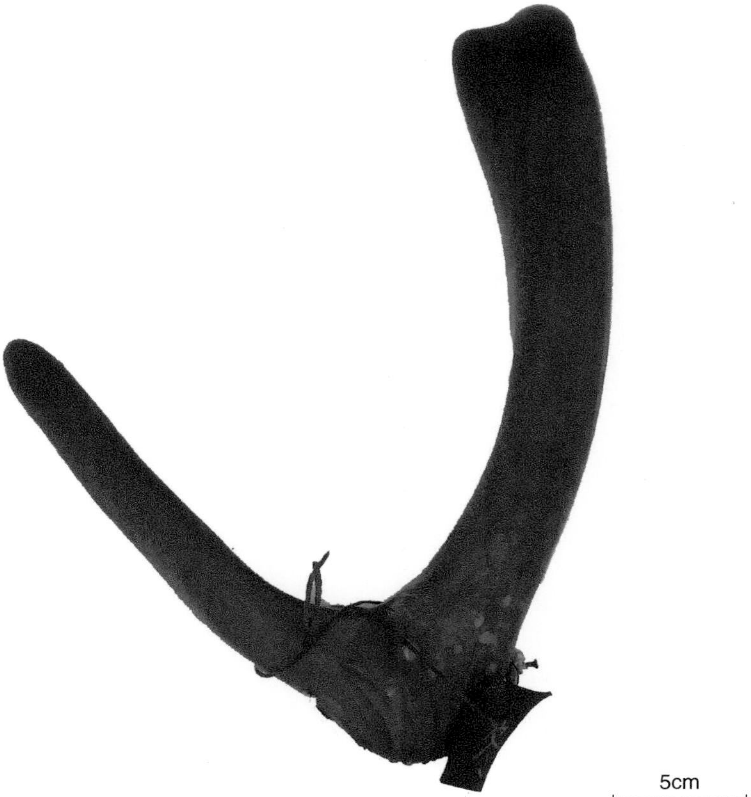

73 东北鹿茸

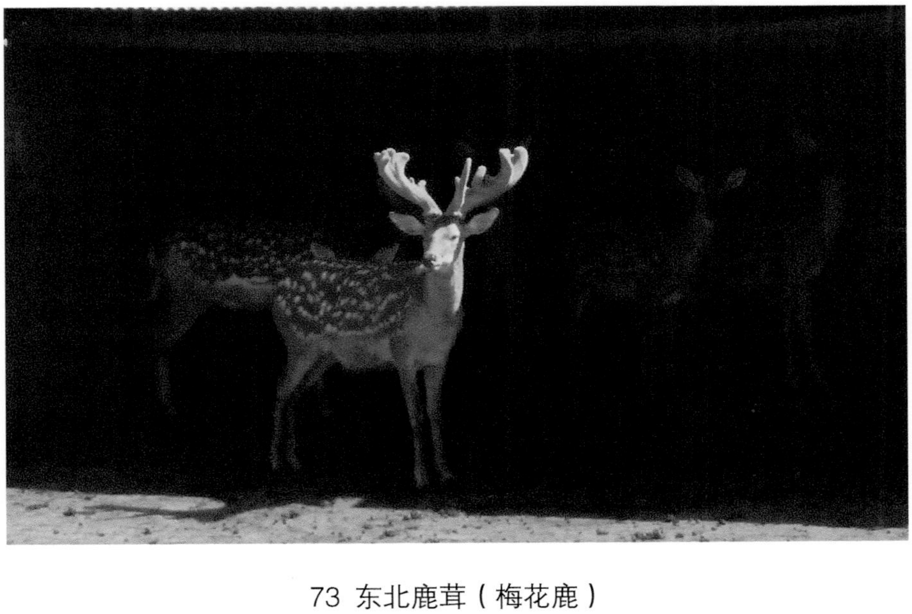

73 东北鹿茸（梅花鹿）

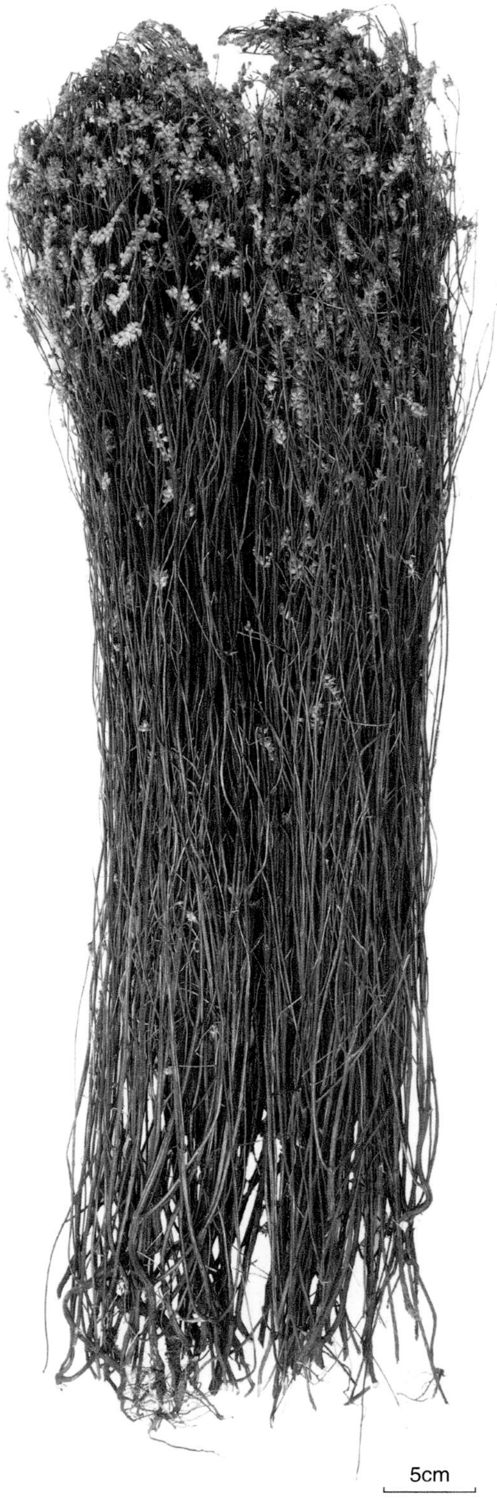

74 江香薷

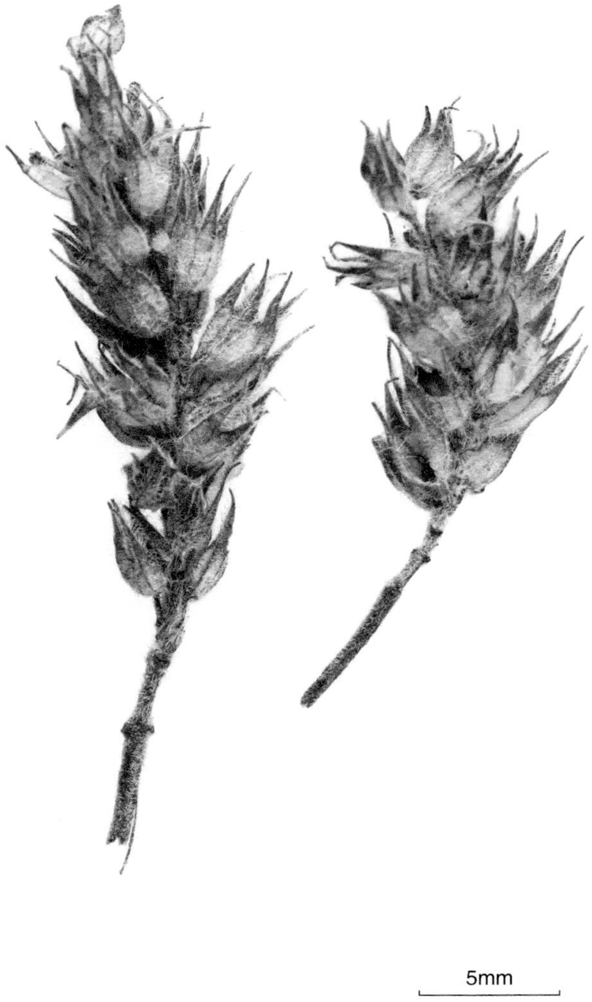

74 江香薷（特写）

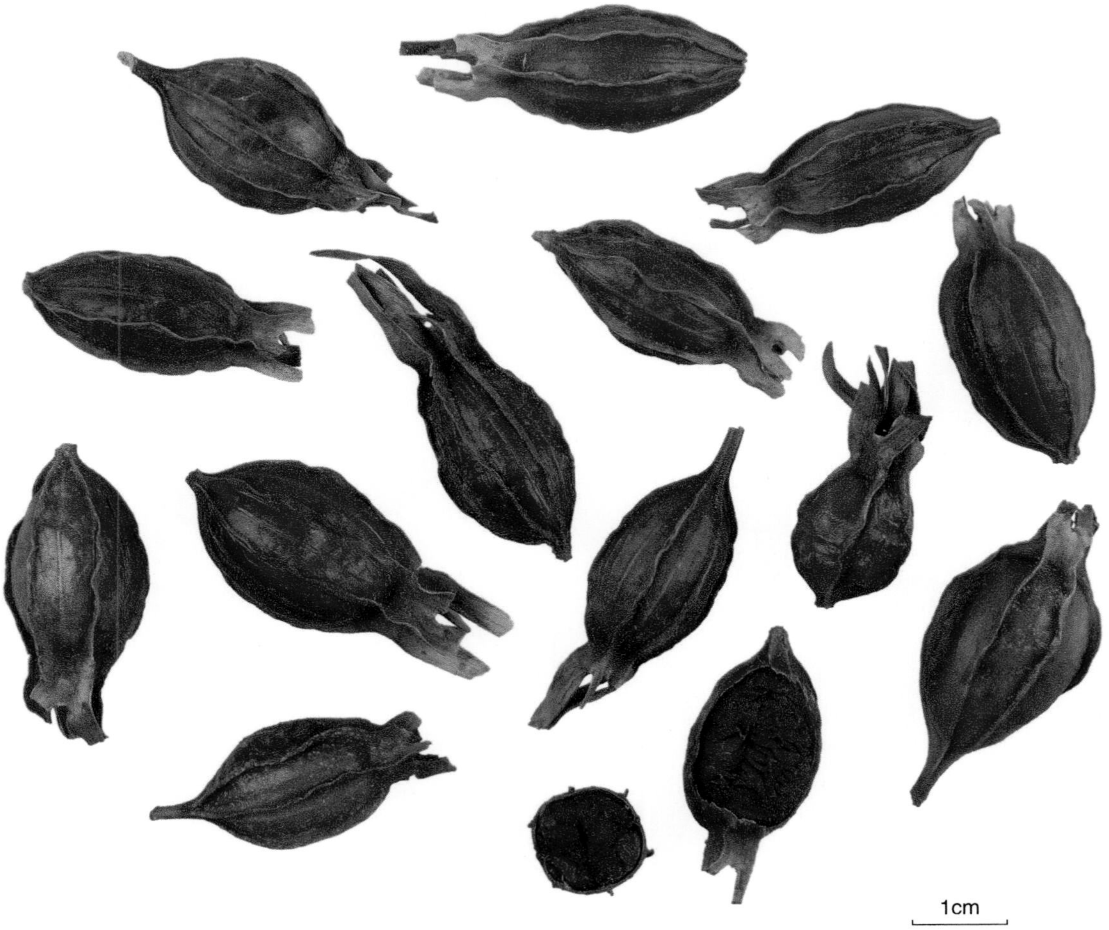

75 江栀子

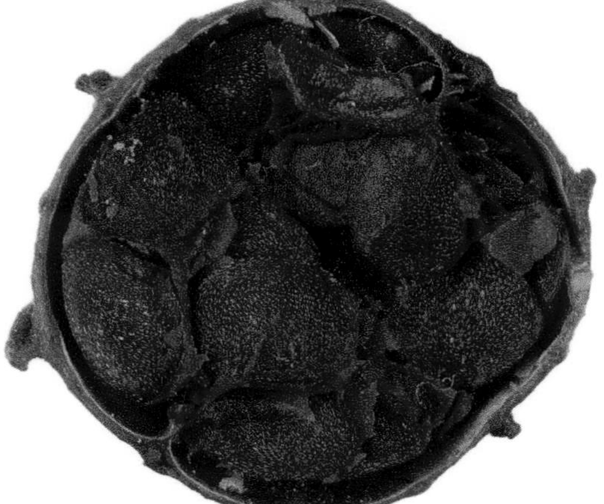

75 江栀子（断面）

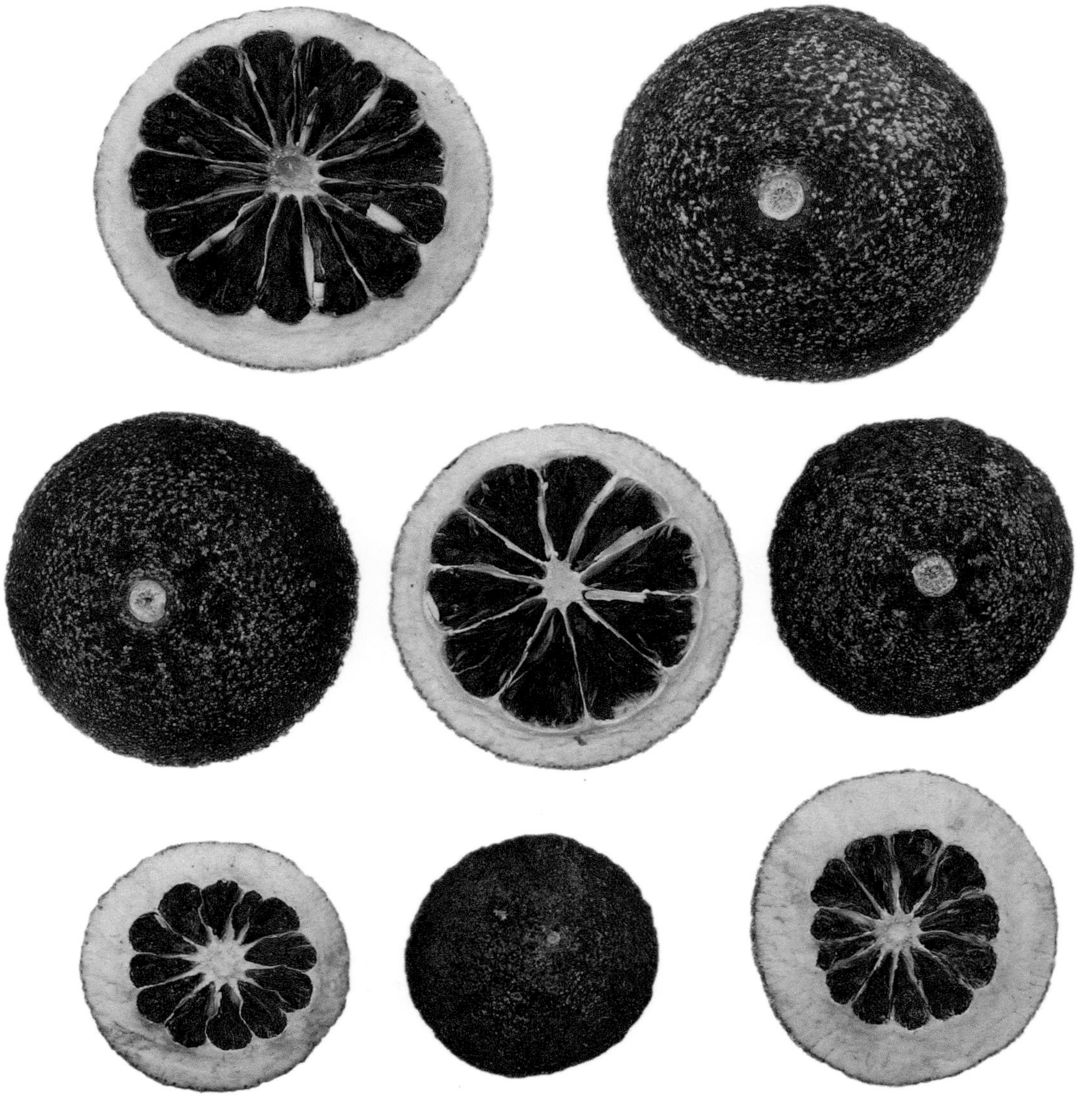

76 江枳壳

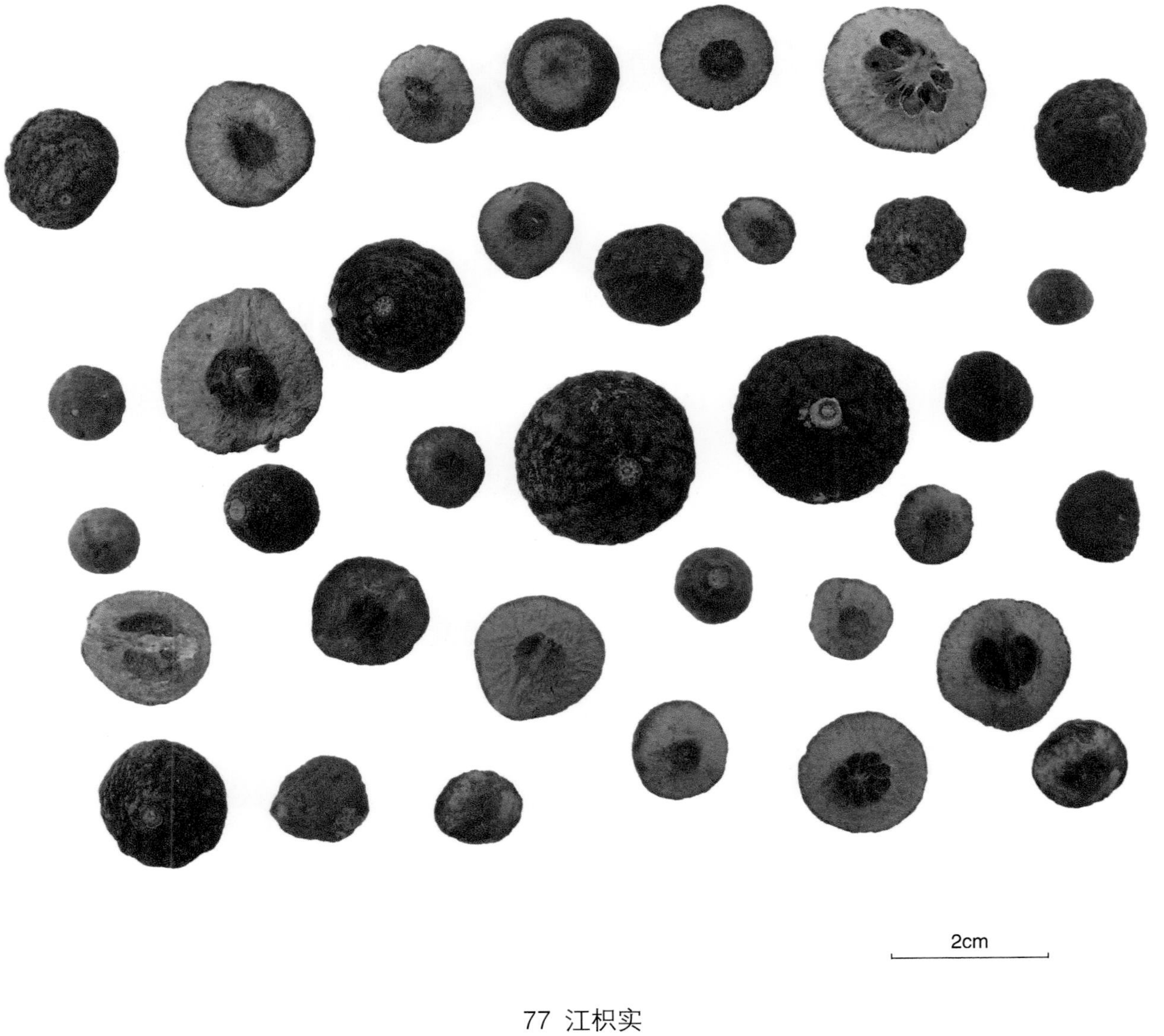

77 江枳实

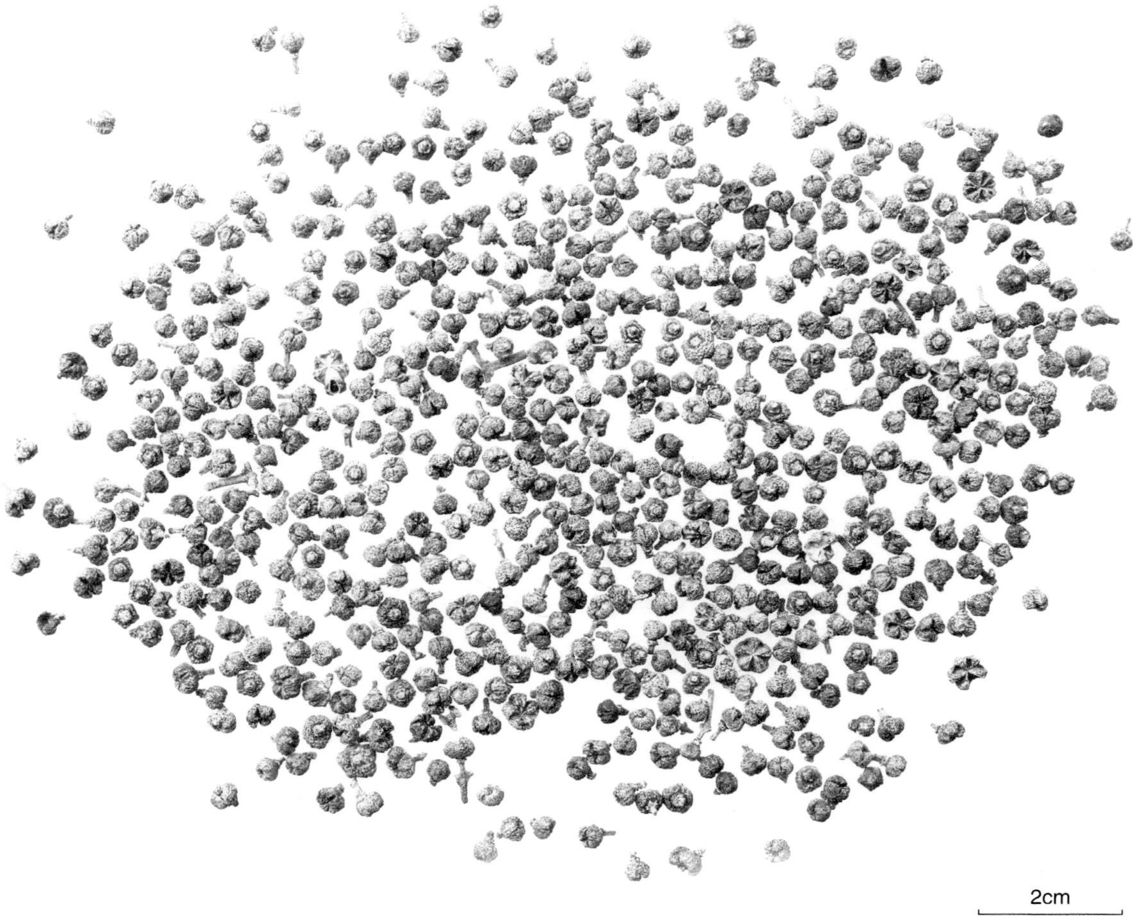

78 江吴萸

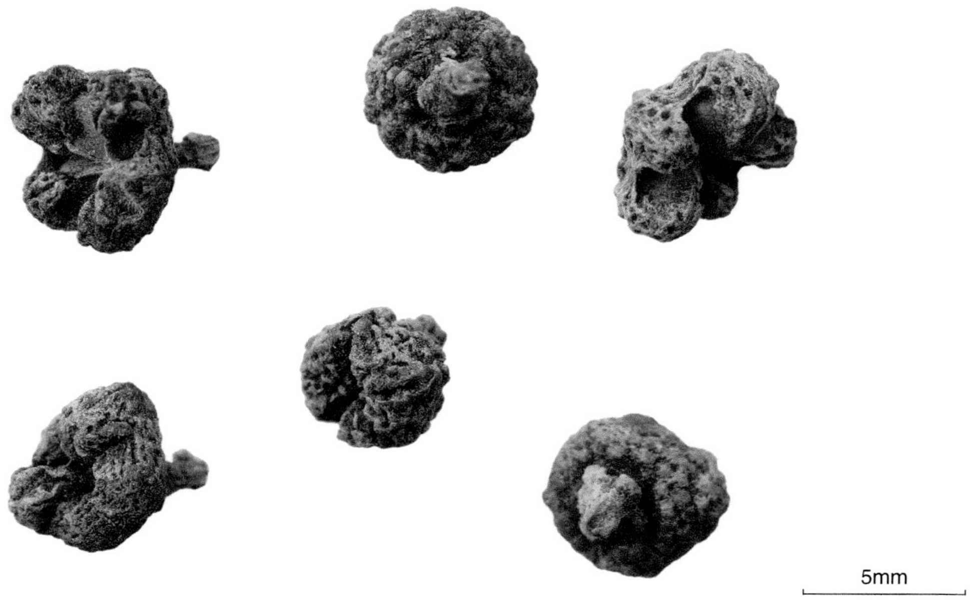

78 江吴萸（特写）

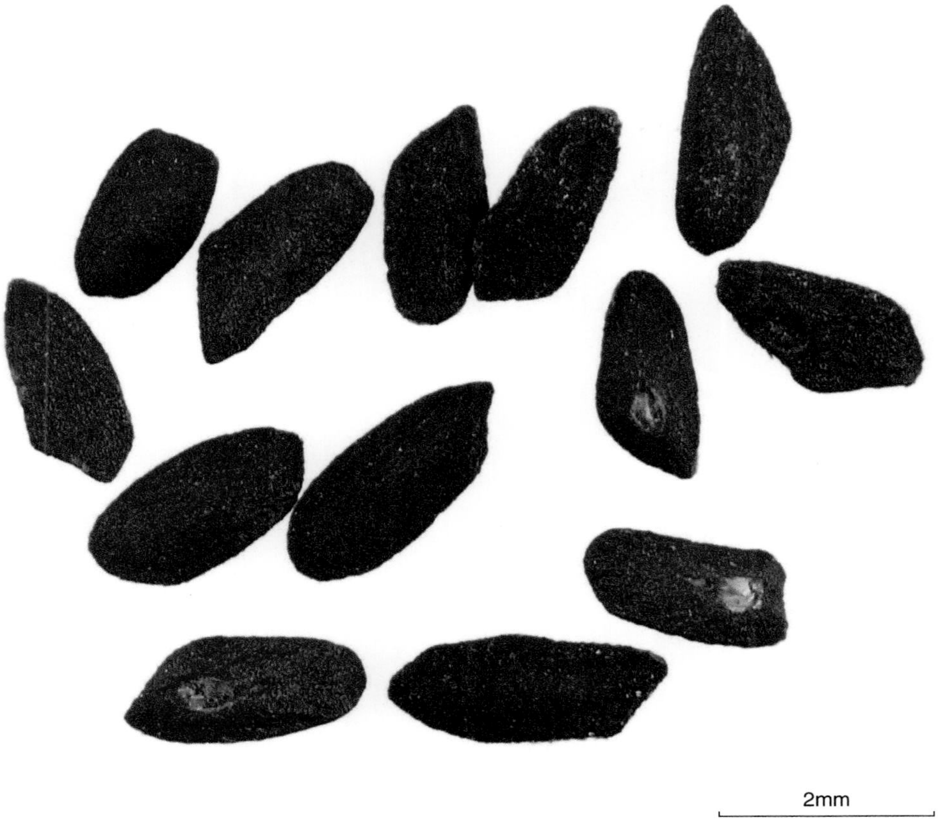

79 江车前（特写）

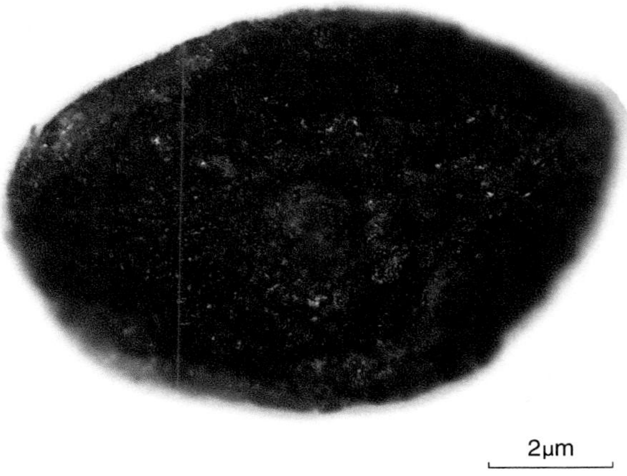

79 江车前（微观性状 1）

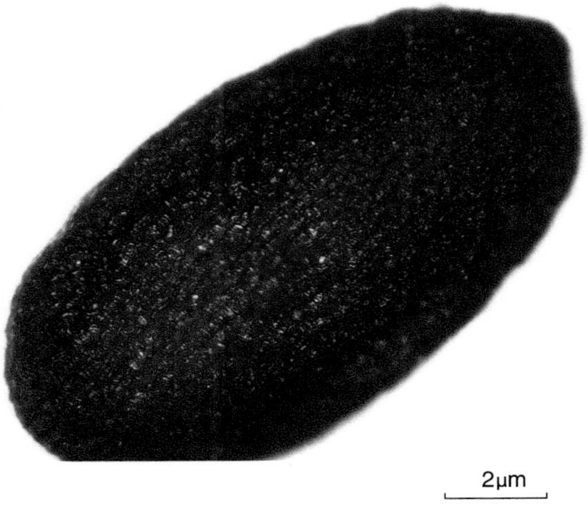

79 江车前（微观性状 2）

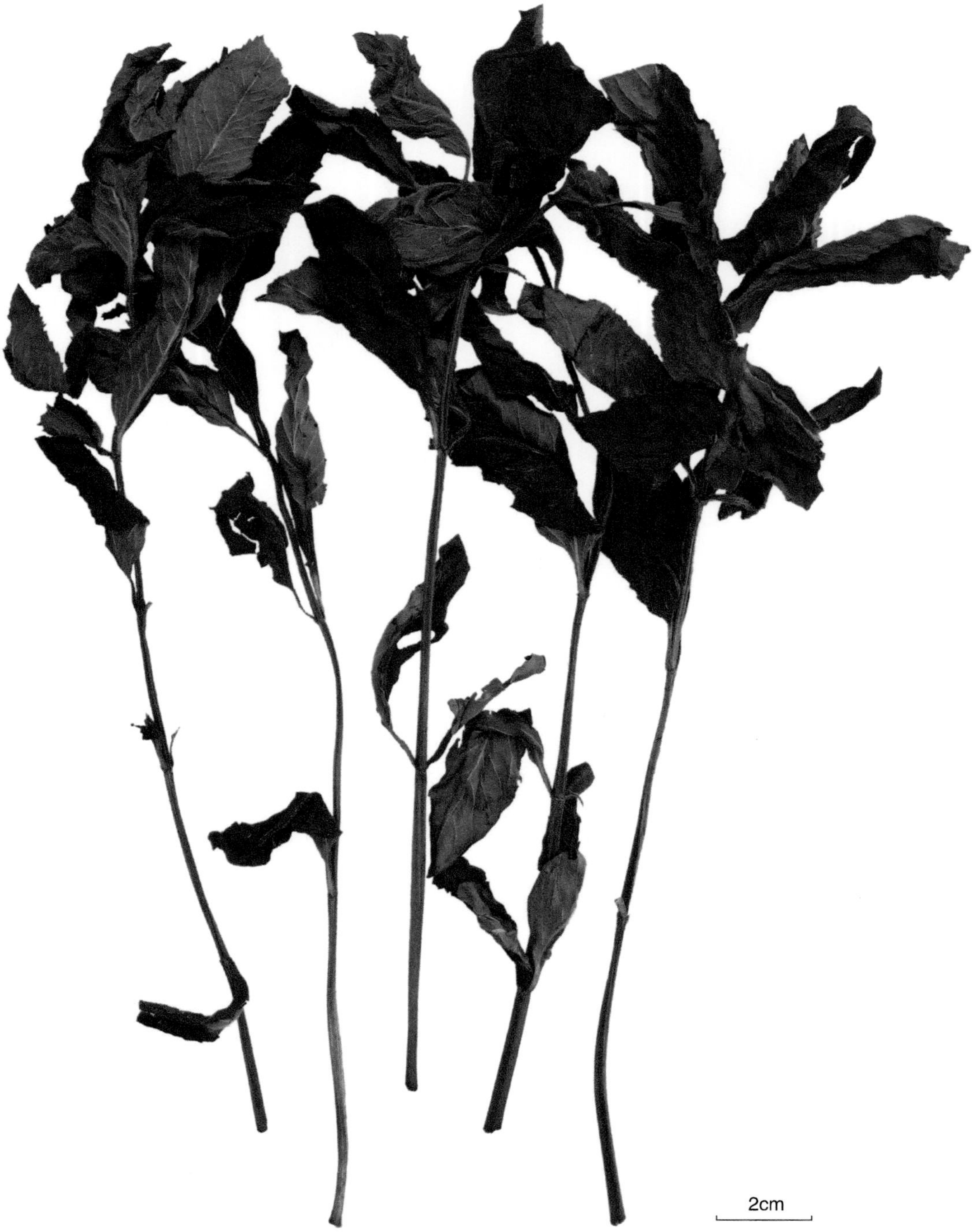

80 苏薄荷

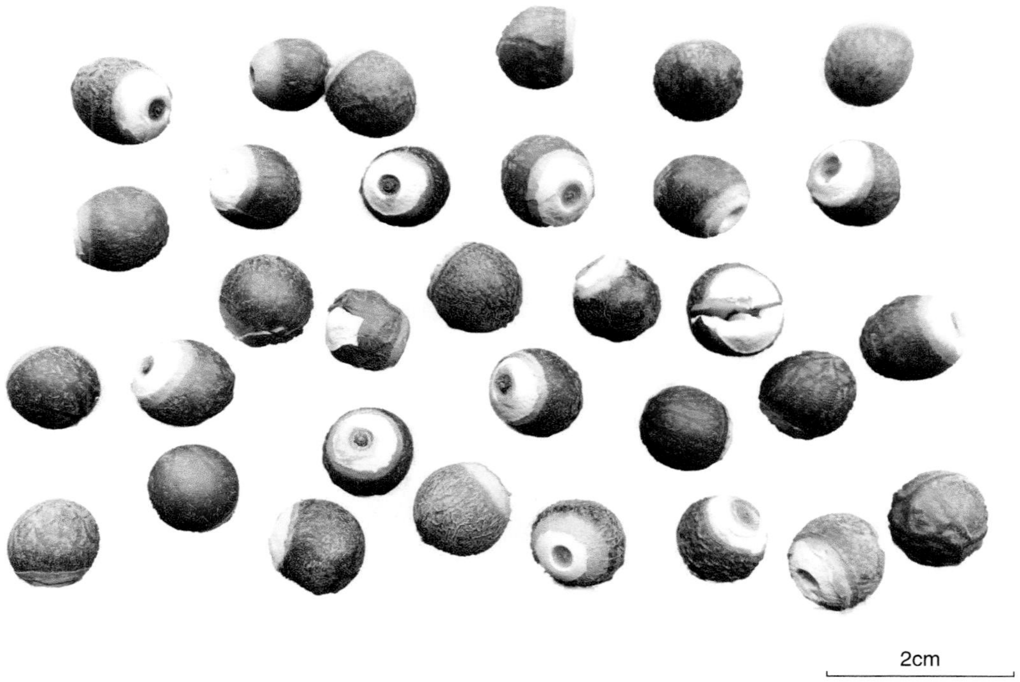

81 苏芡实

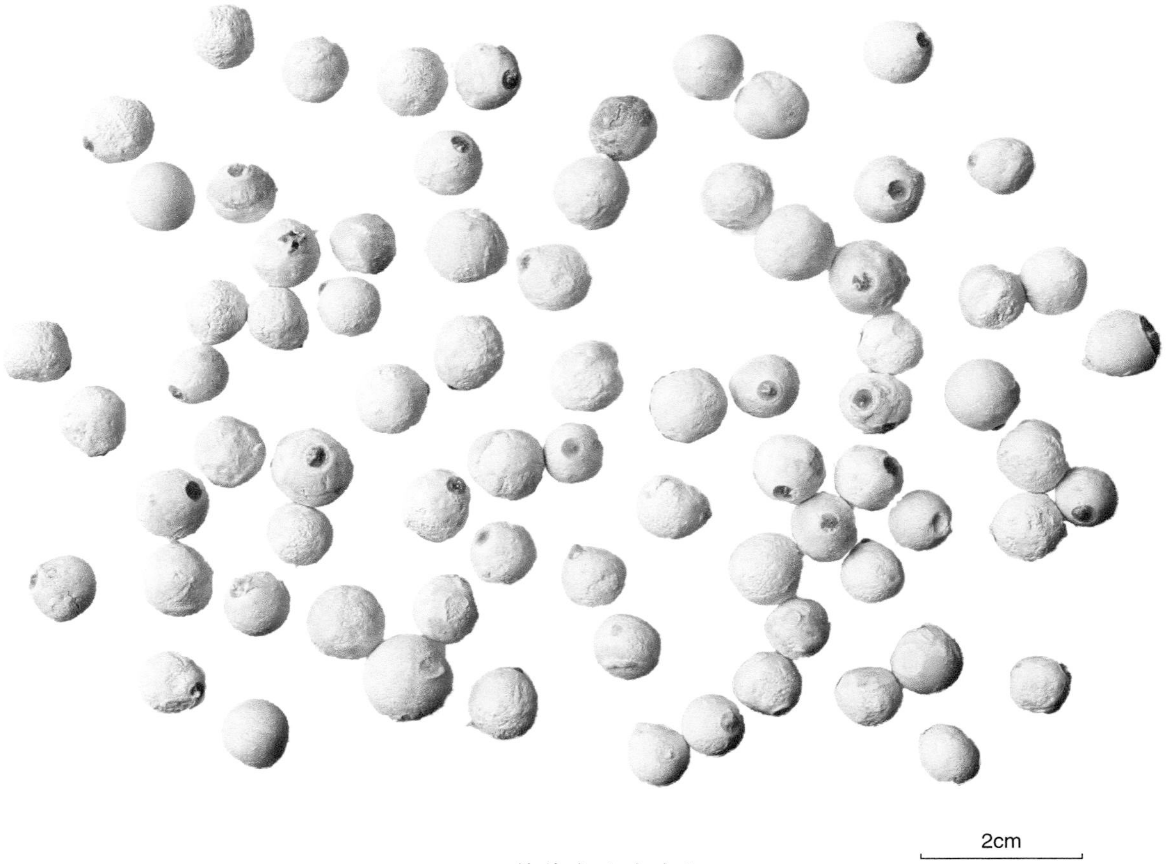

81 苏芡实（去皮）

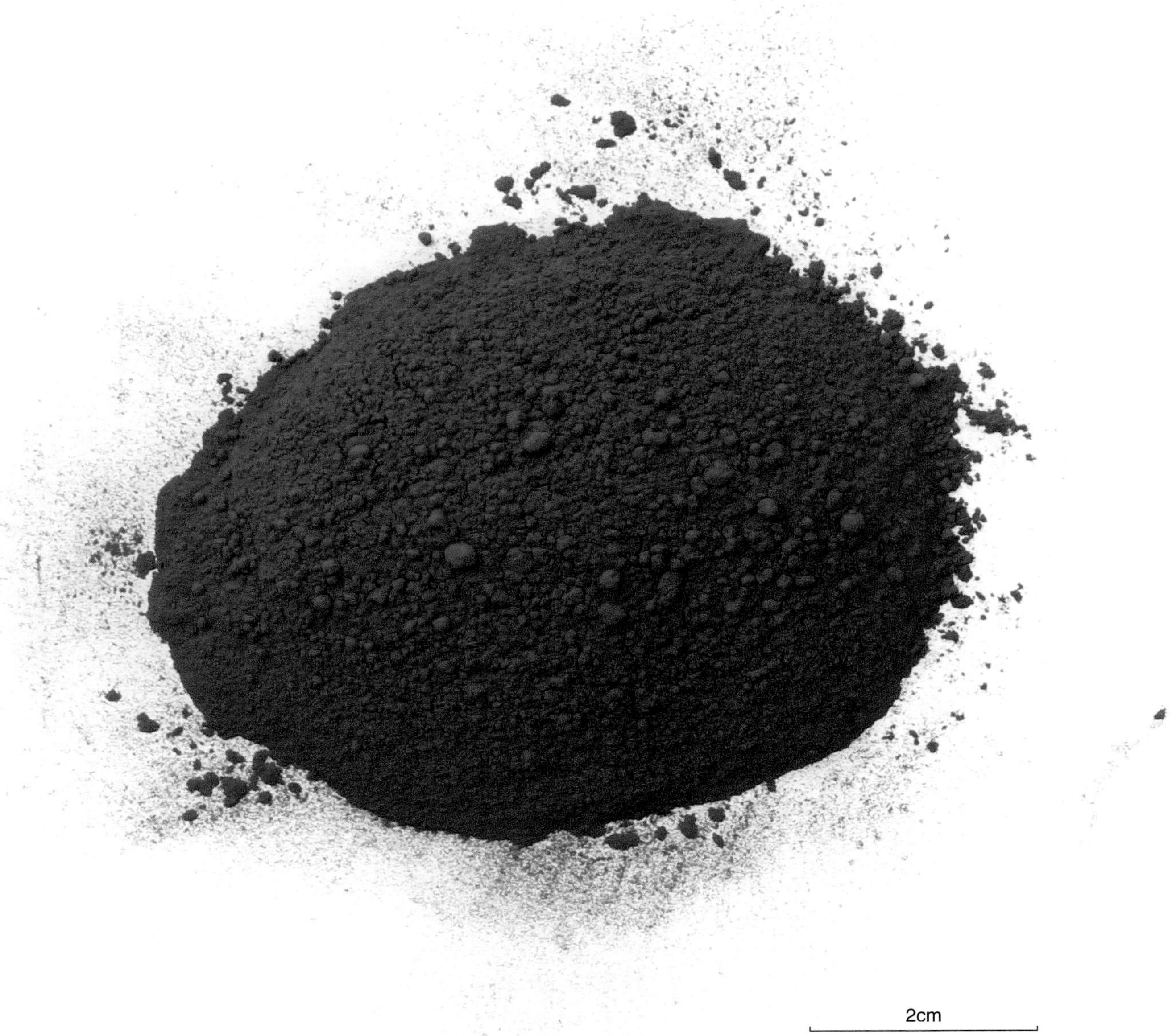

82 建青黛

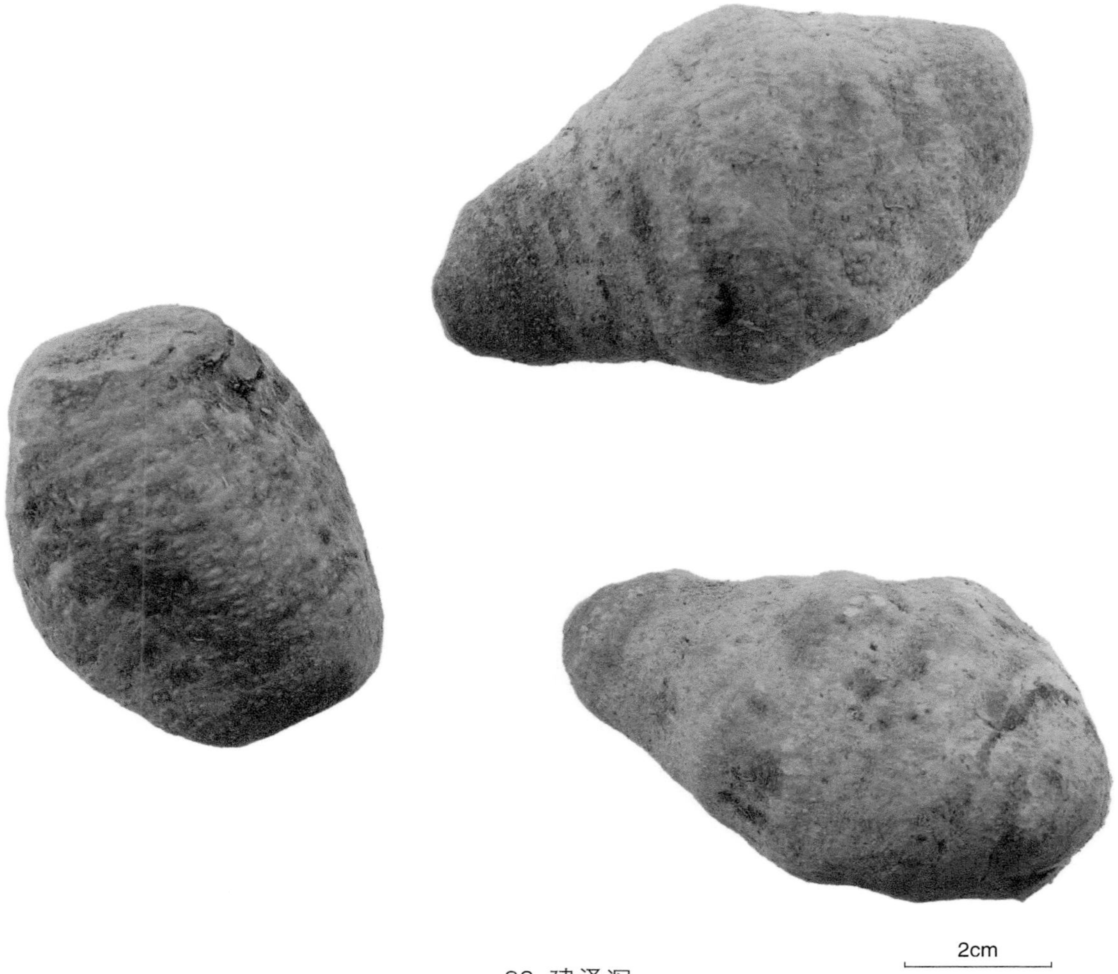

83 建泽泻

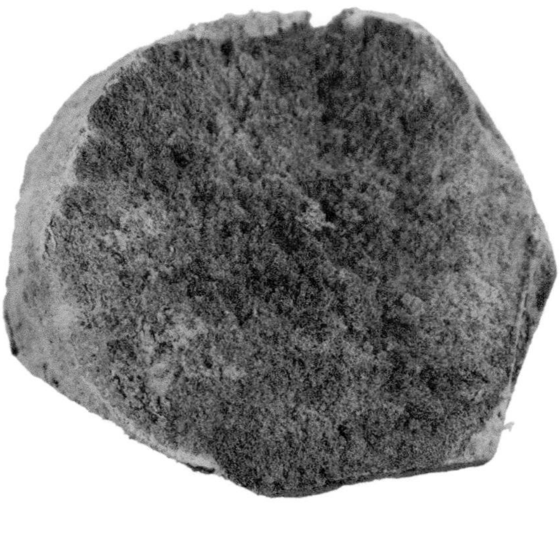

83 建泽泻（断面）

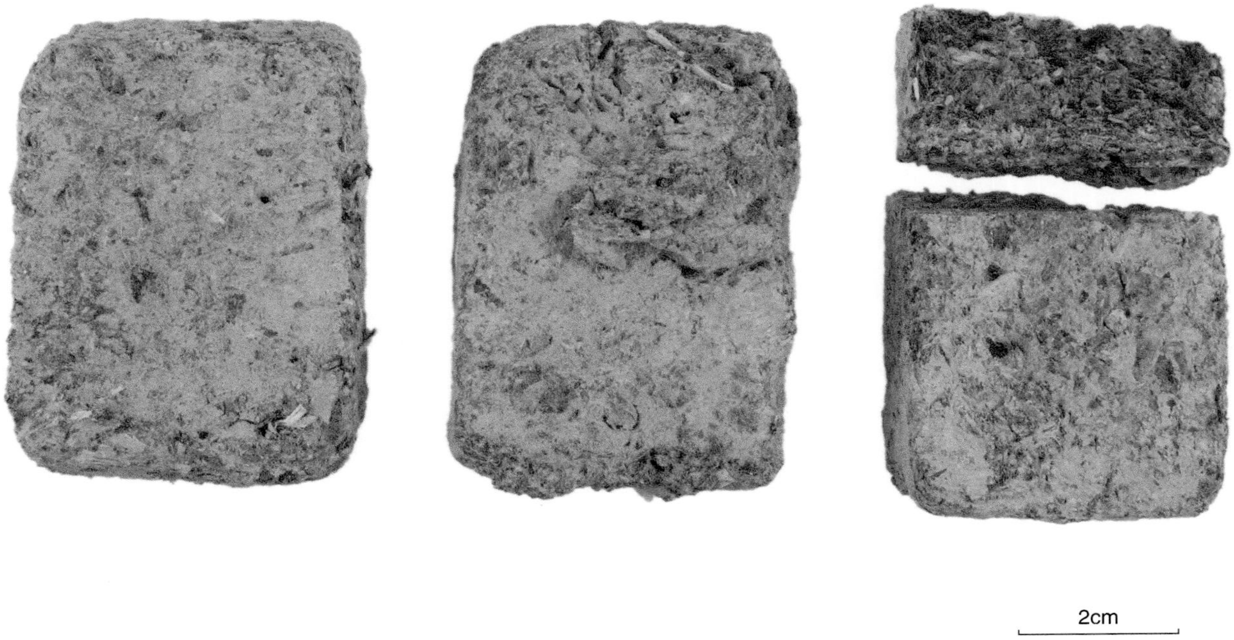

84 建神曲

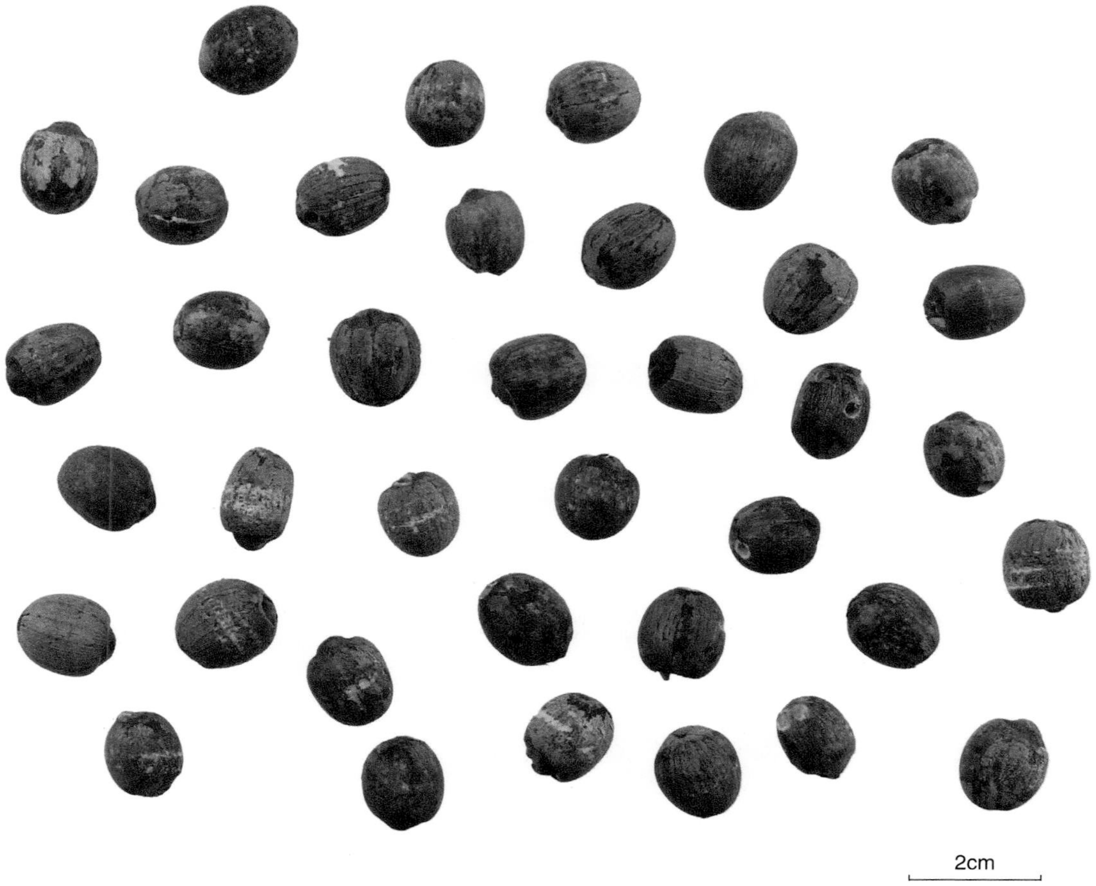

85 建莲子

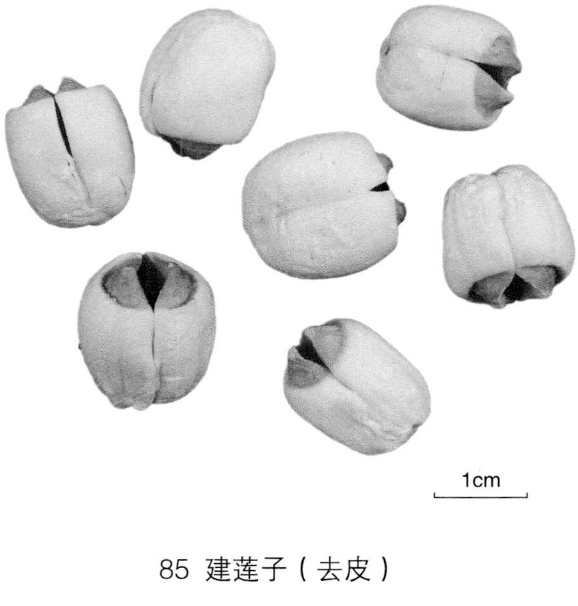

85 建莲子（去皮）

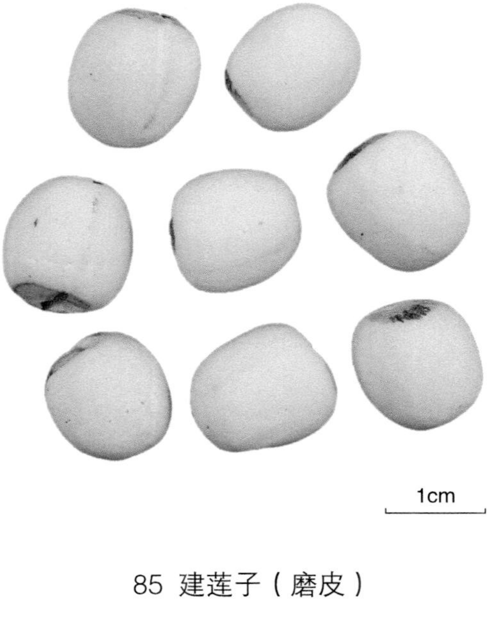

85 建莲子（磨皮）

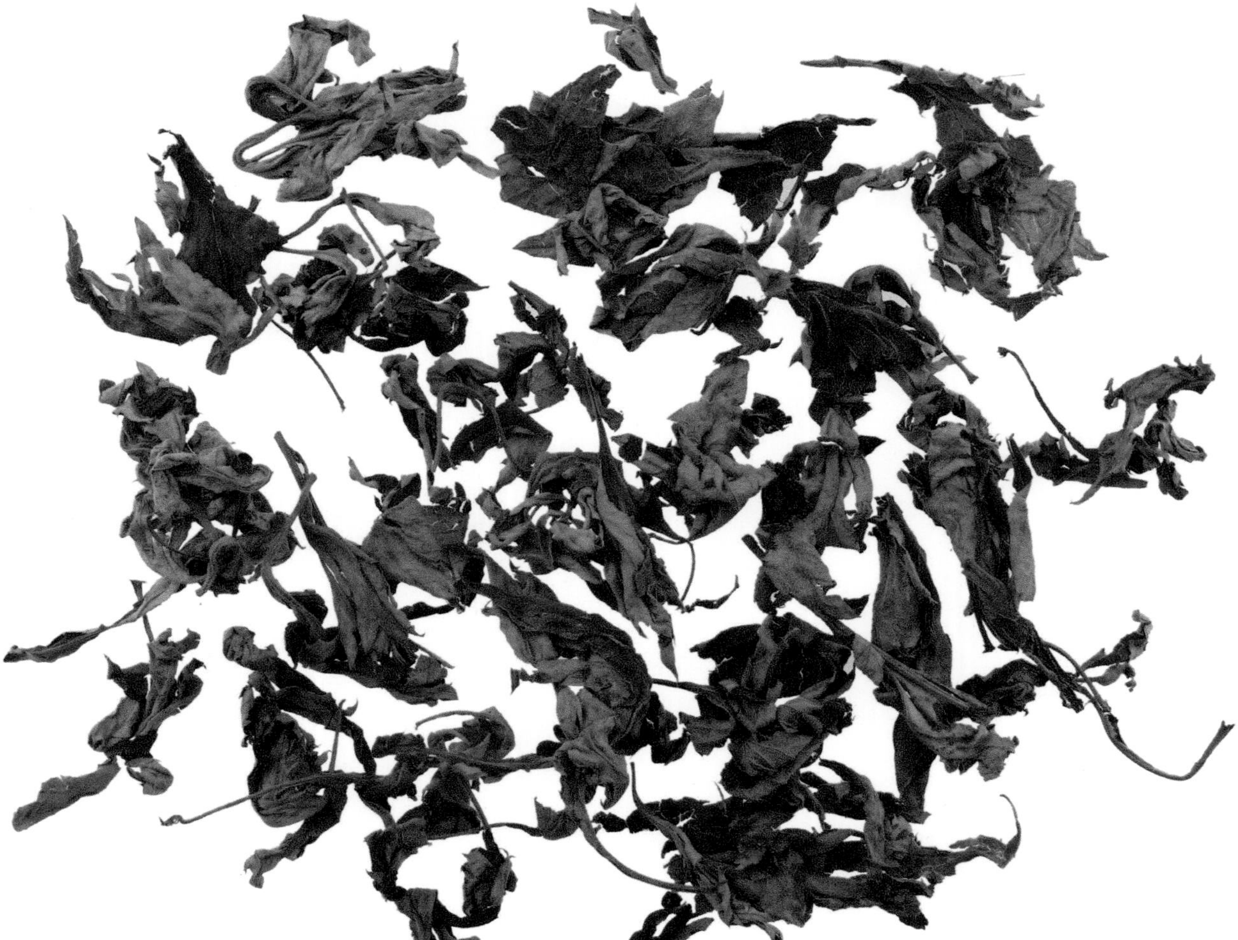

86 蕲艾

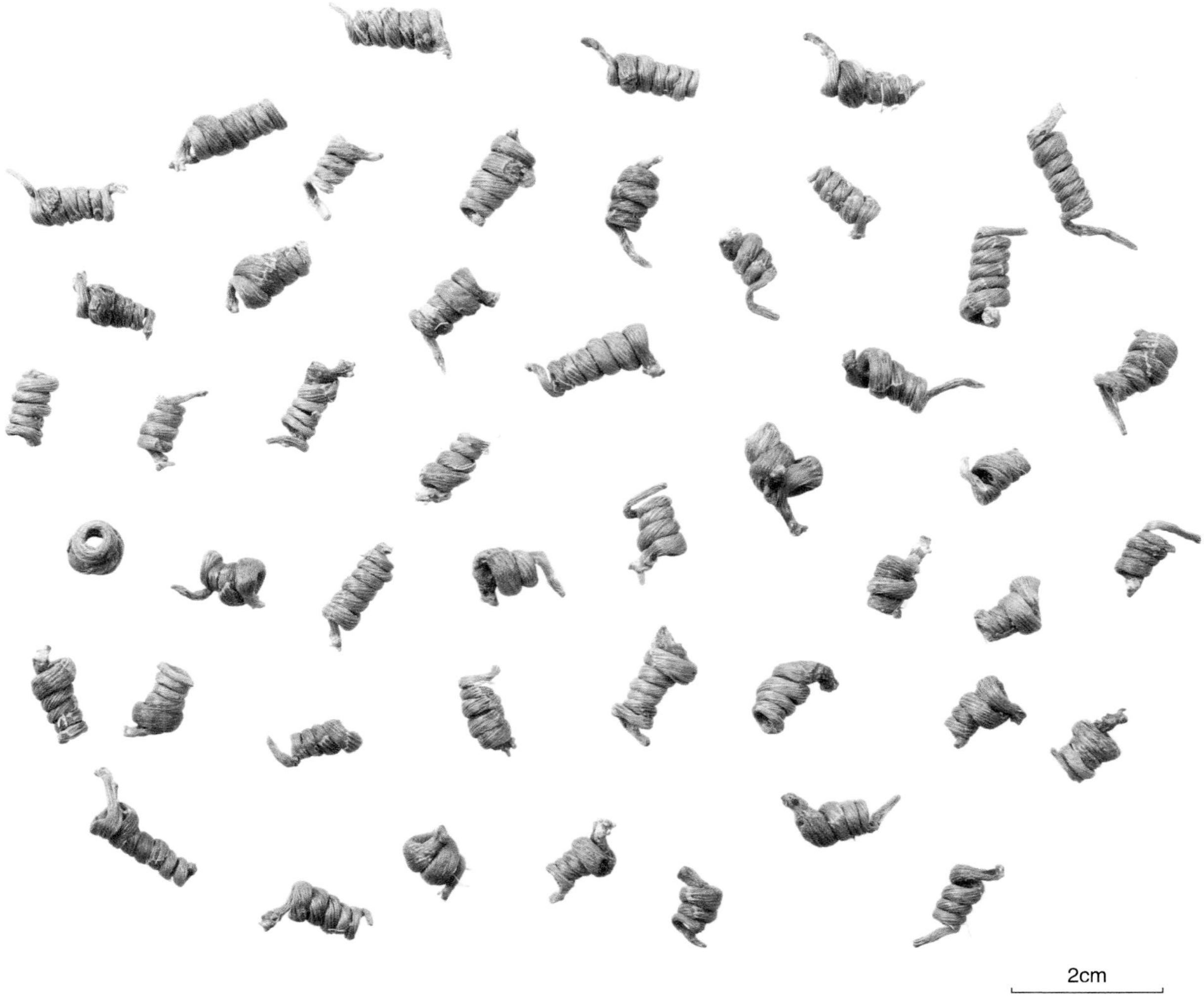

87 霍山石斛

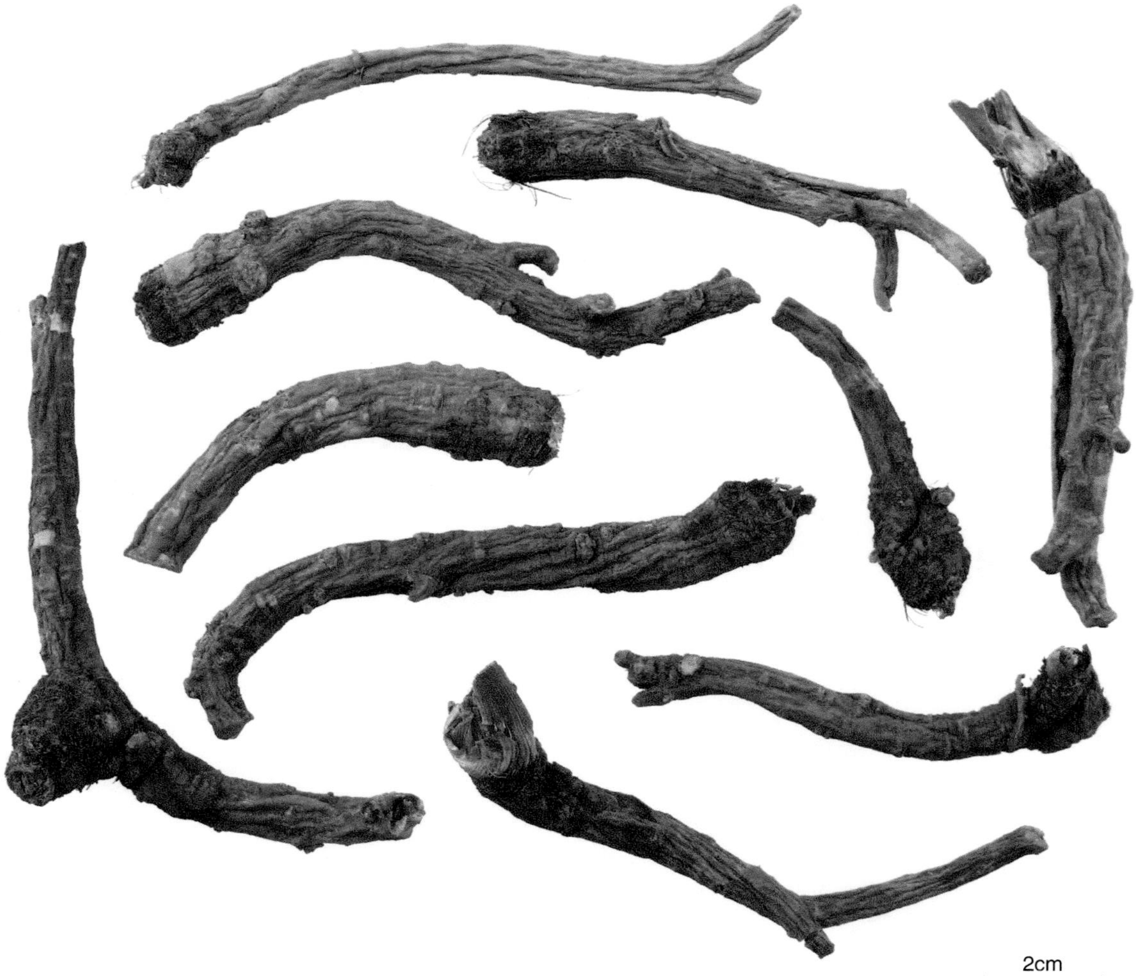

88 信前胡

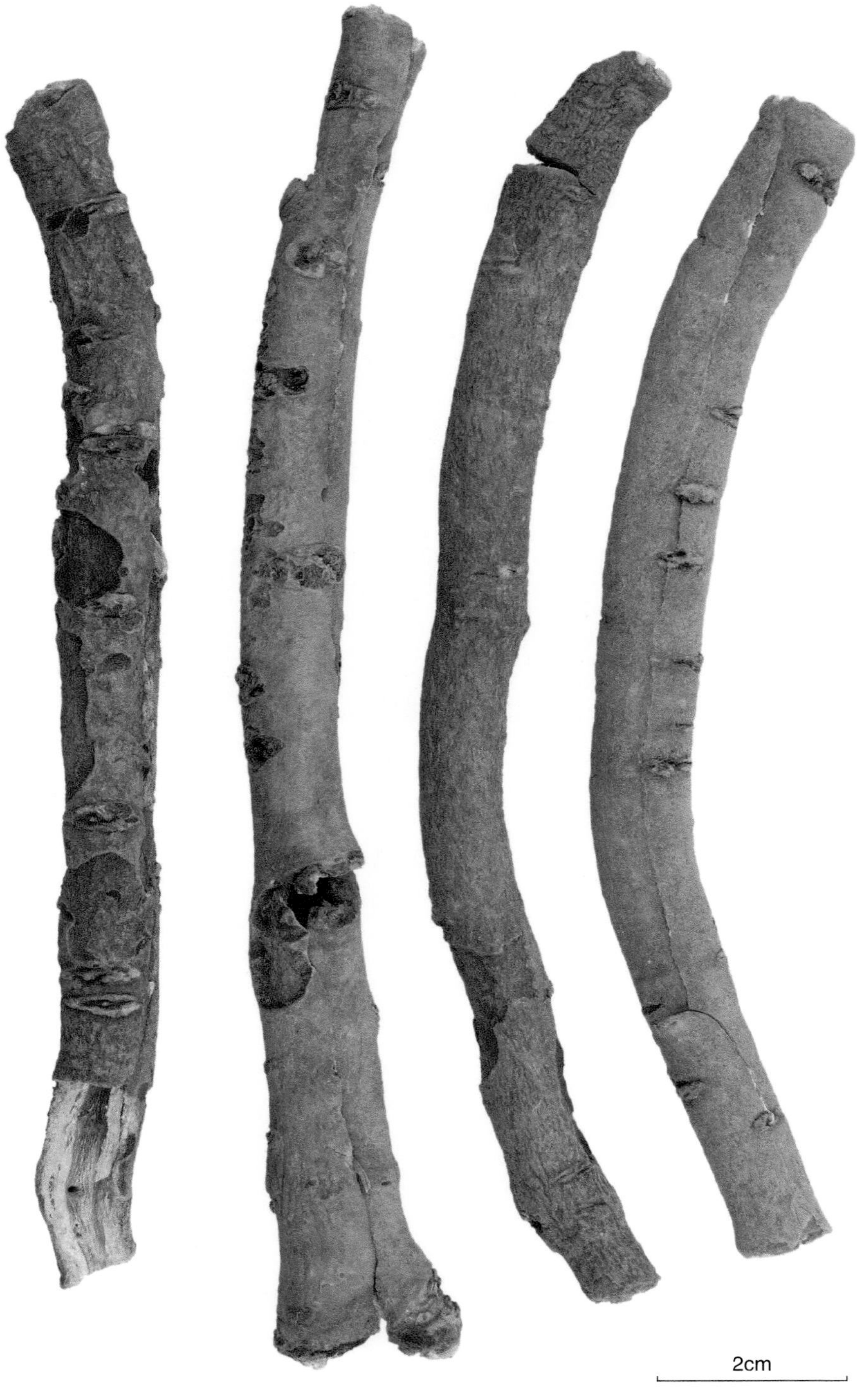

89 凤丹皮

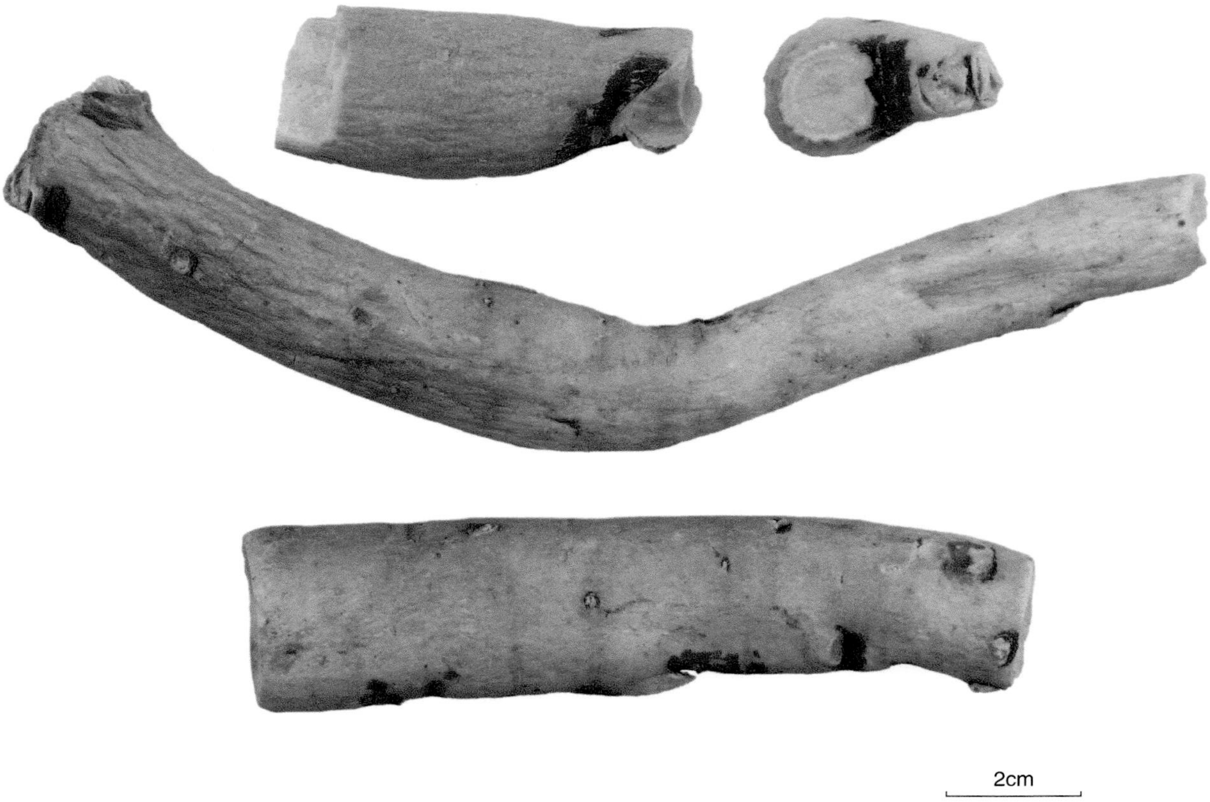

90 亳白芍

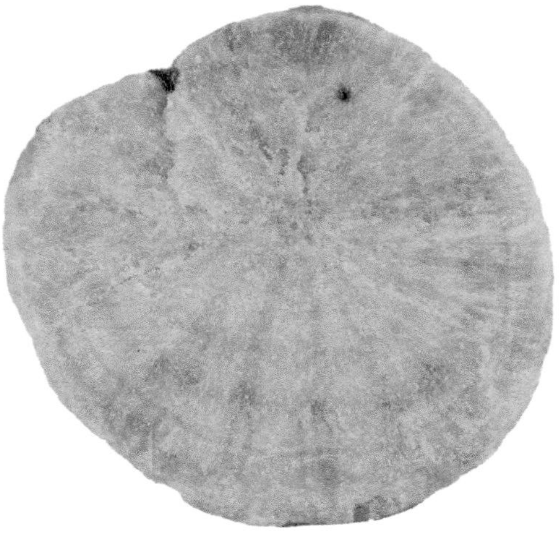

90 亳白芍（断面）

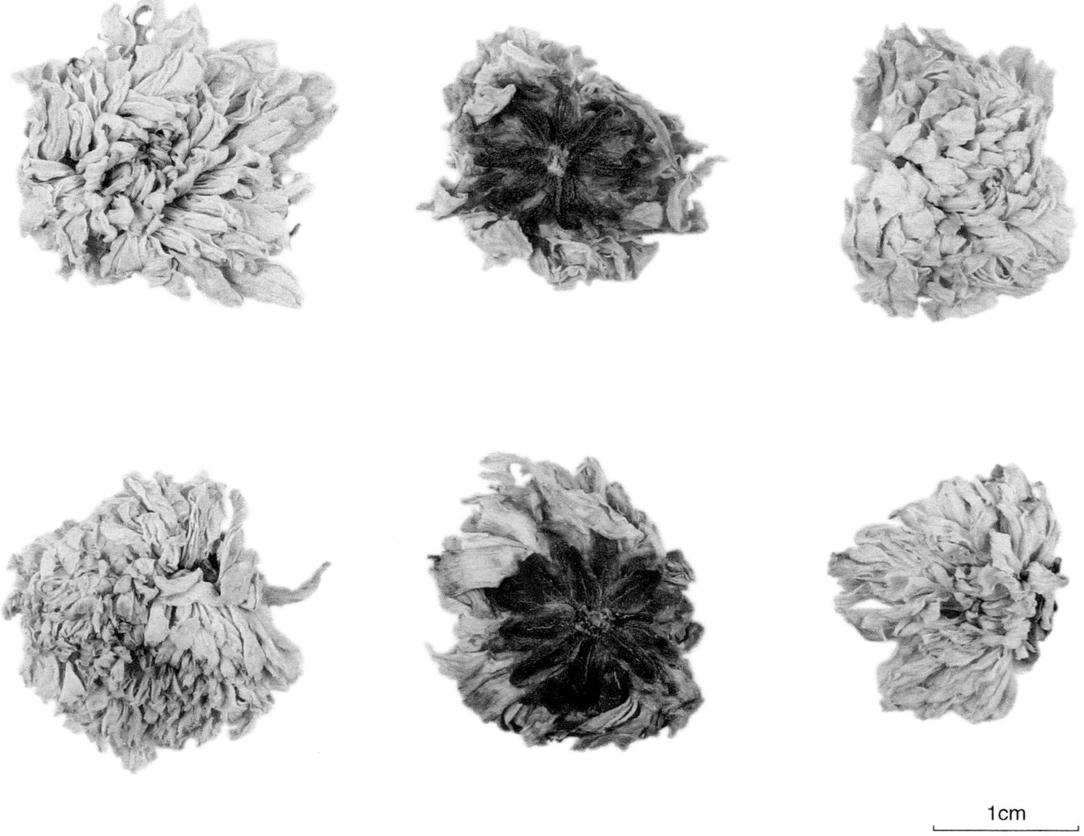

91 亳菊

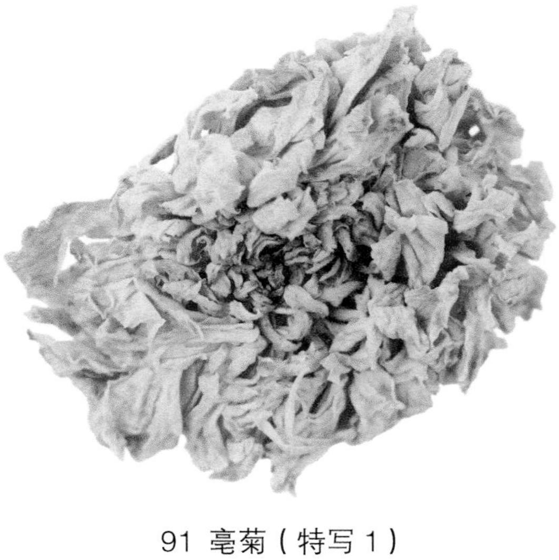

91 亳菊（特写 1）

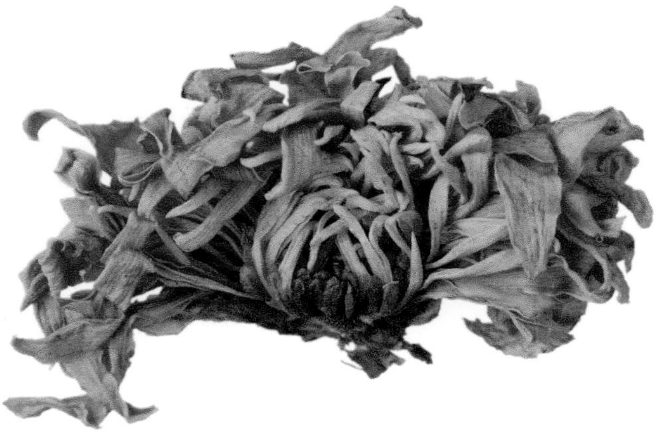

91 亳菊（特写 2）

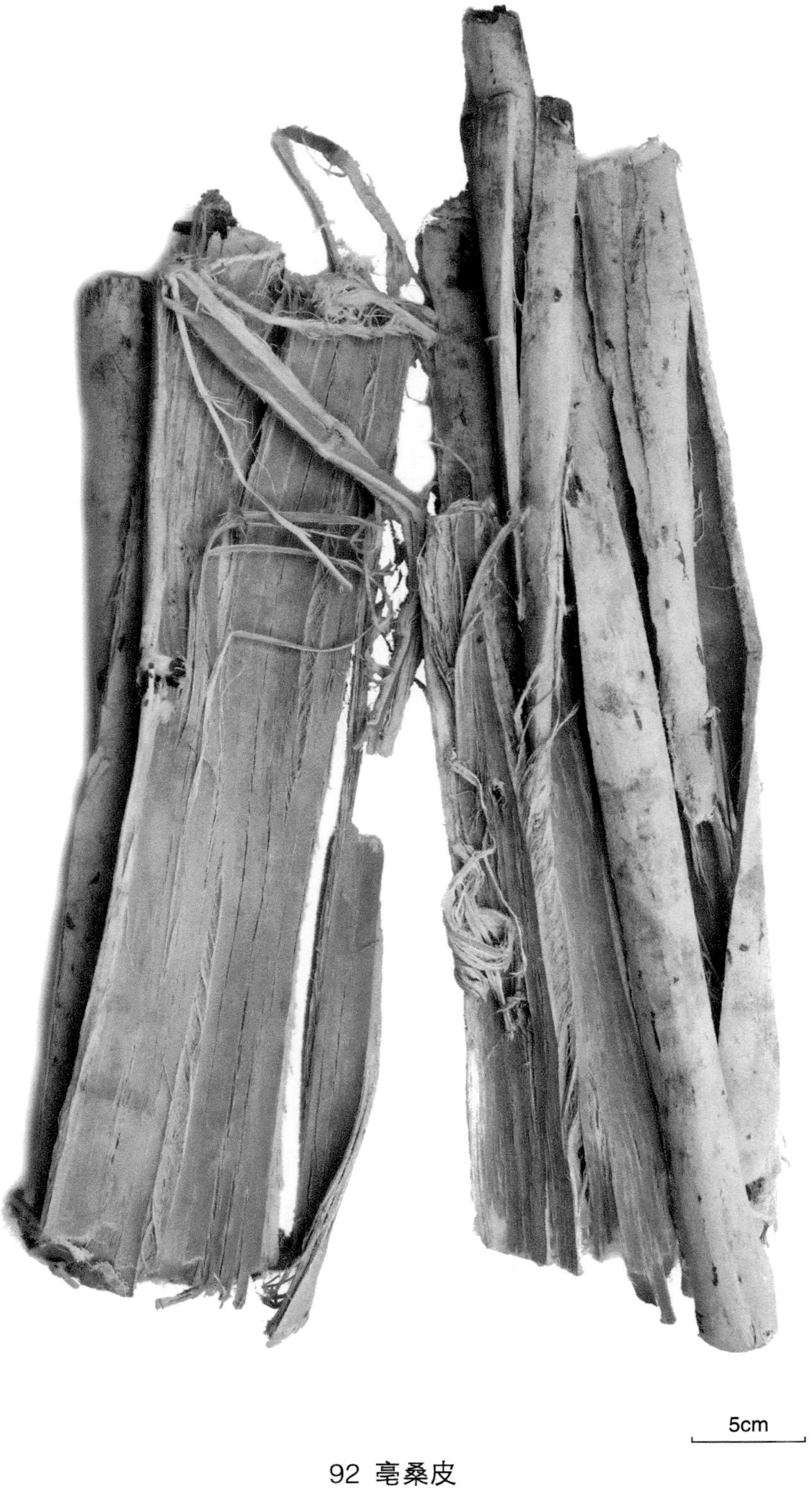

92 亳桑皮

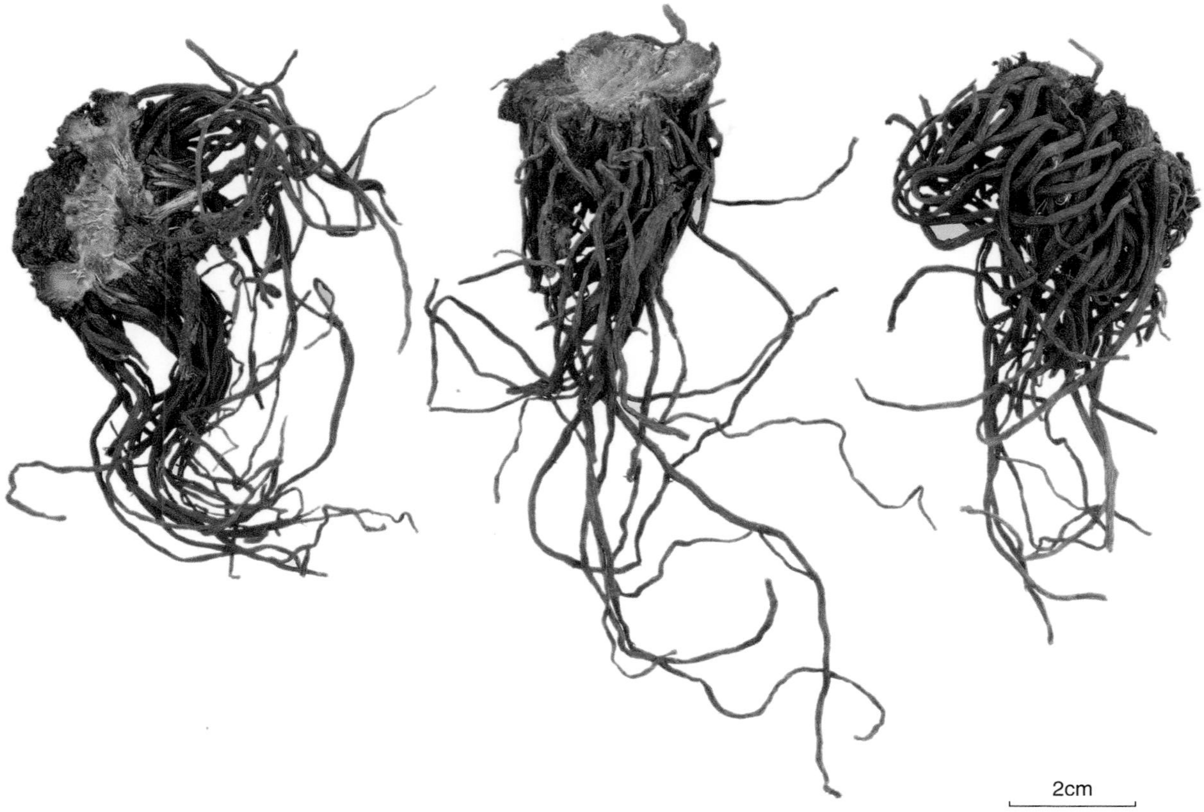

93 亳紫菀

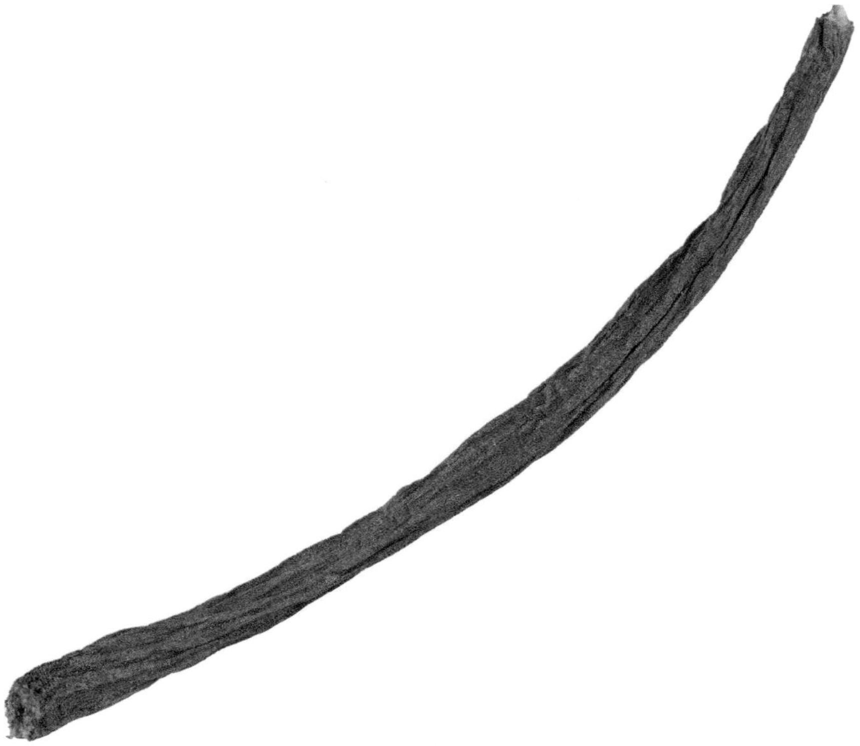

93 亳紫菀（特写）

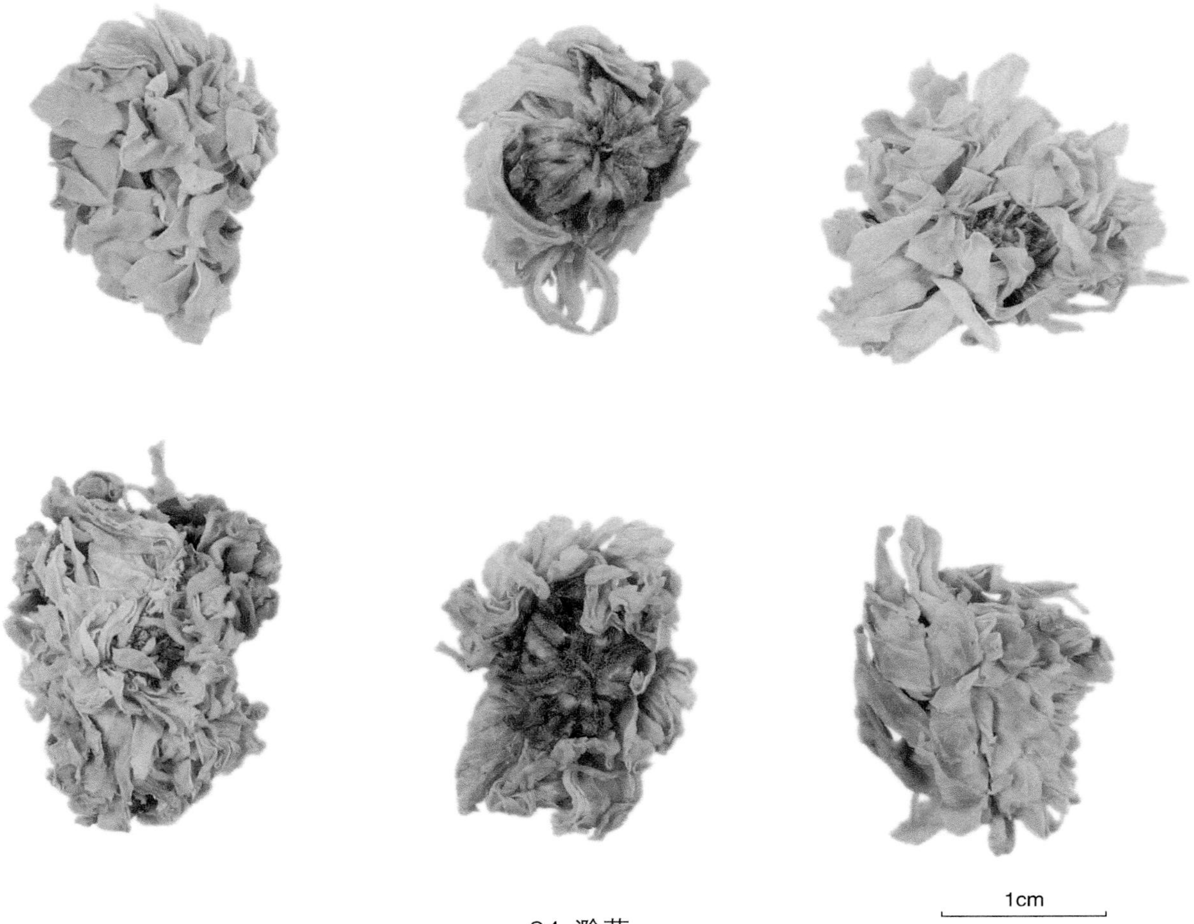

94 滁菊

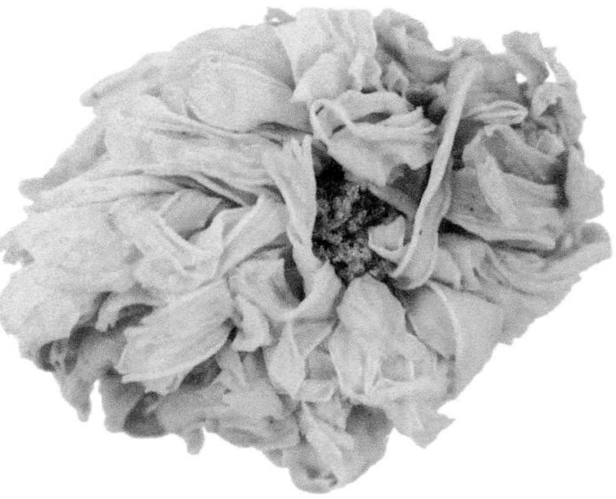

94 滁菊（特写 1）

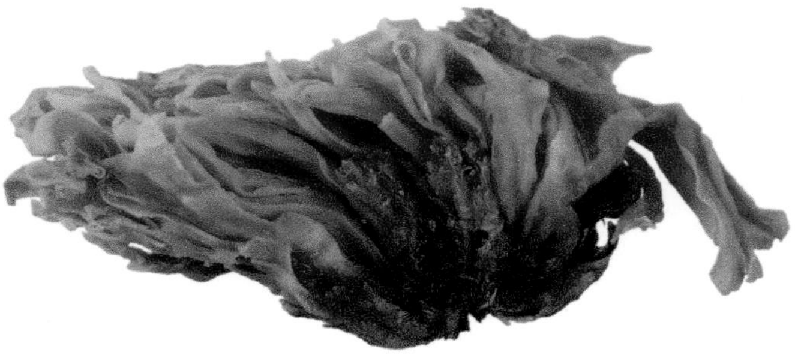

94 滁菊（特写 2）

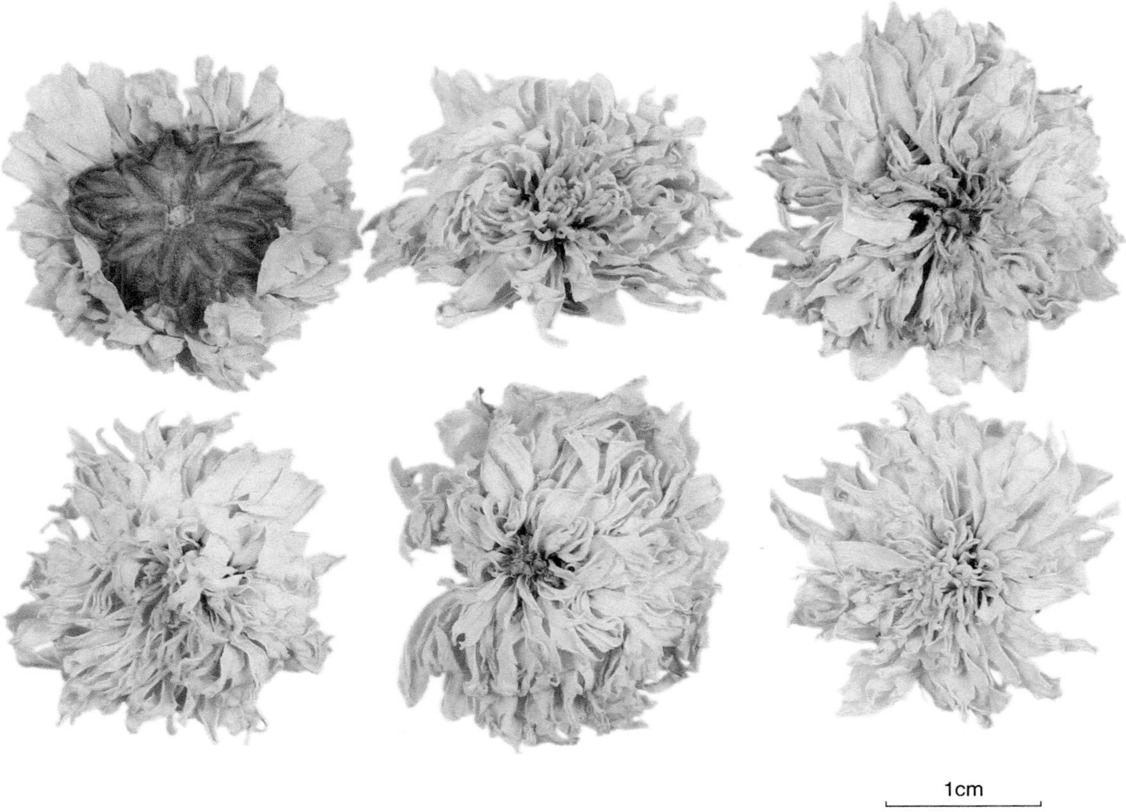

95 贡菊

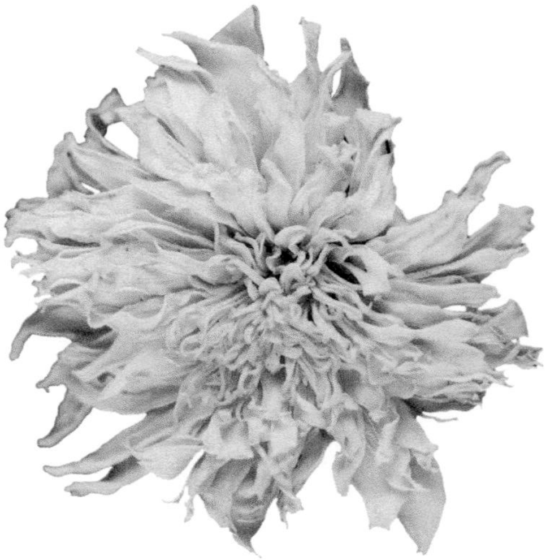

95 贡菊（特写 1）

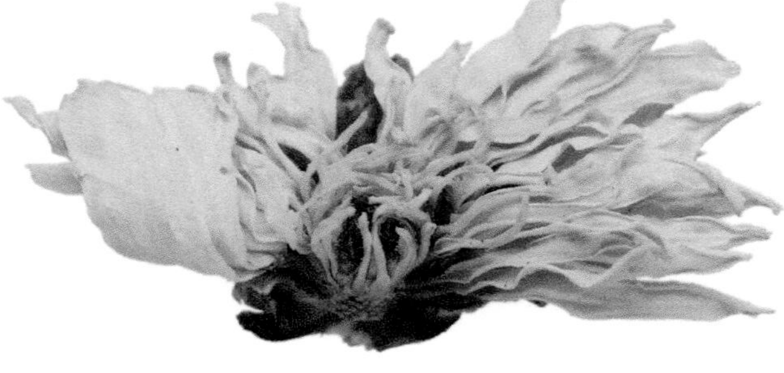

95 贡菊（特写 2）

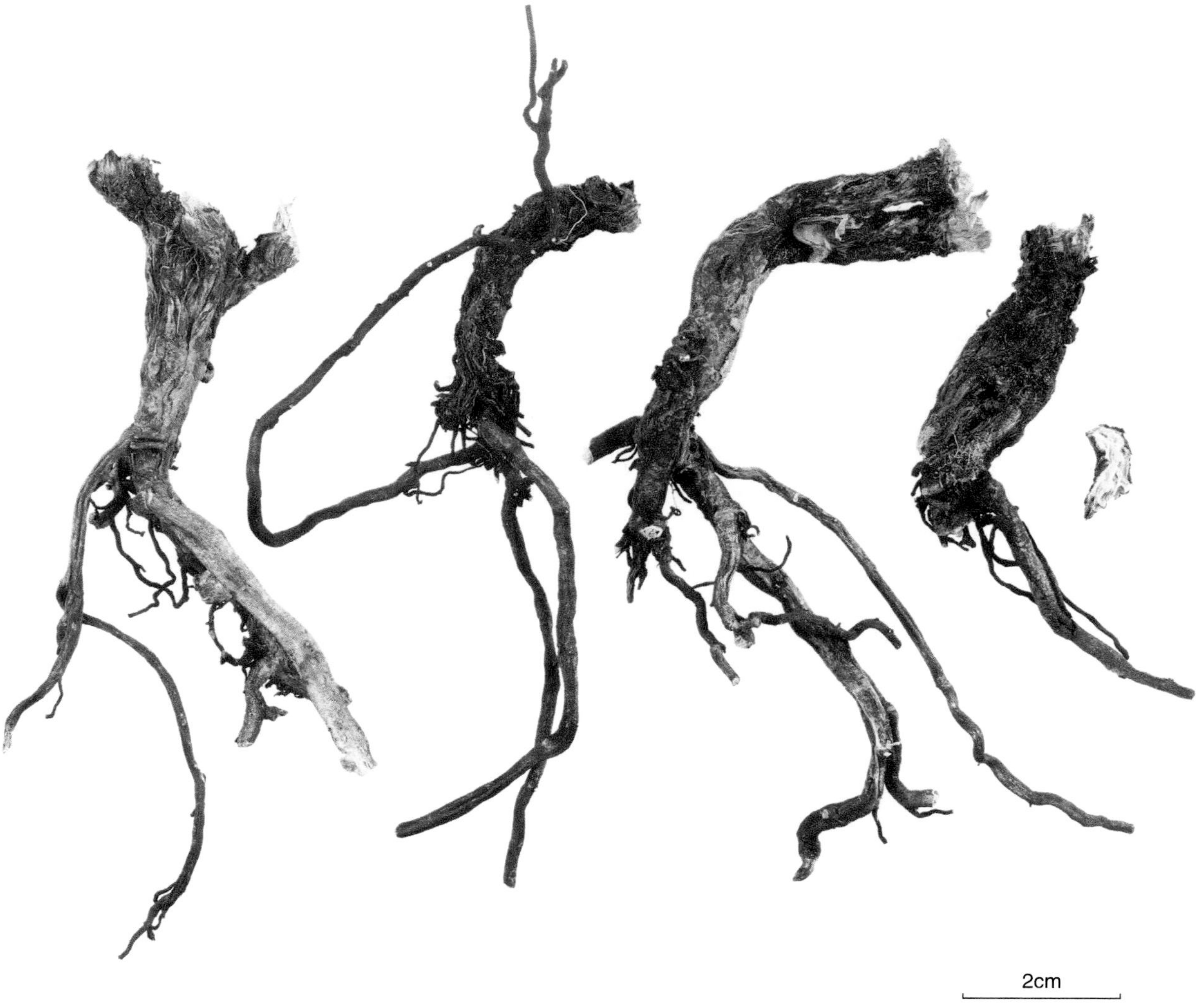

96 滁州白头翁

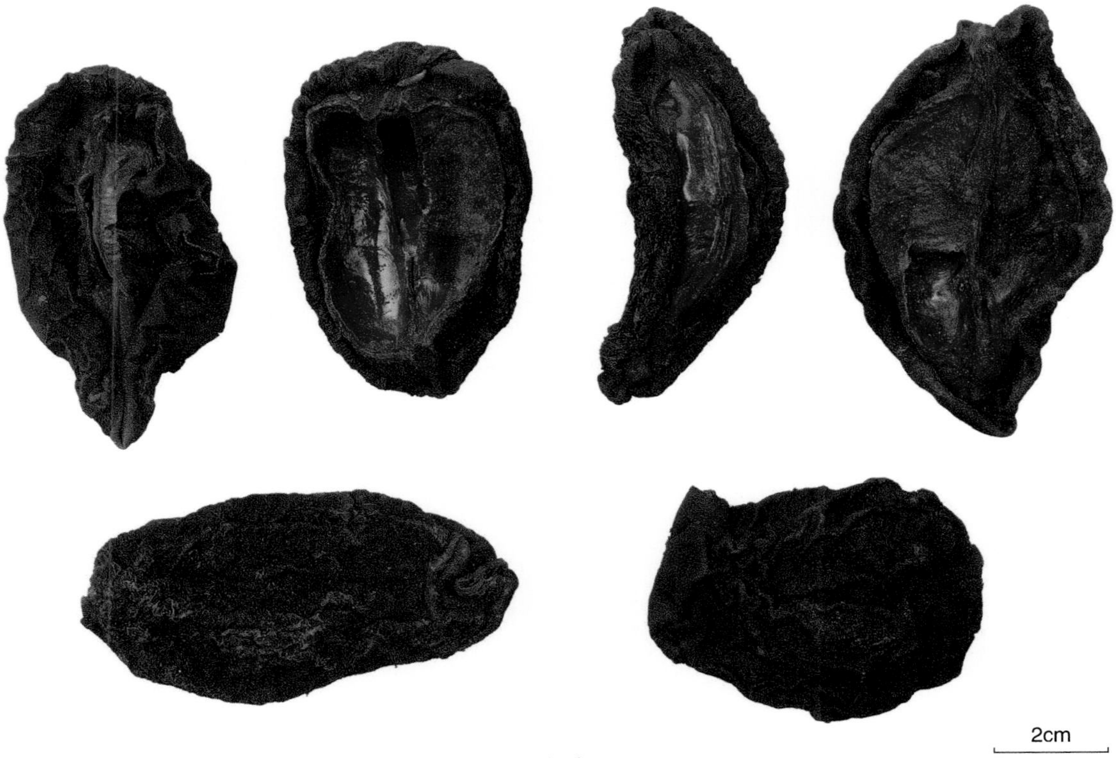

97 宣木瓜

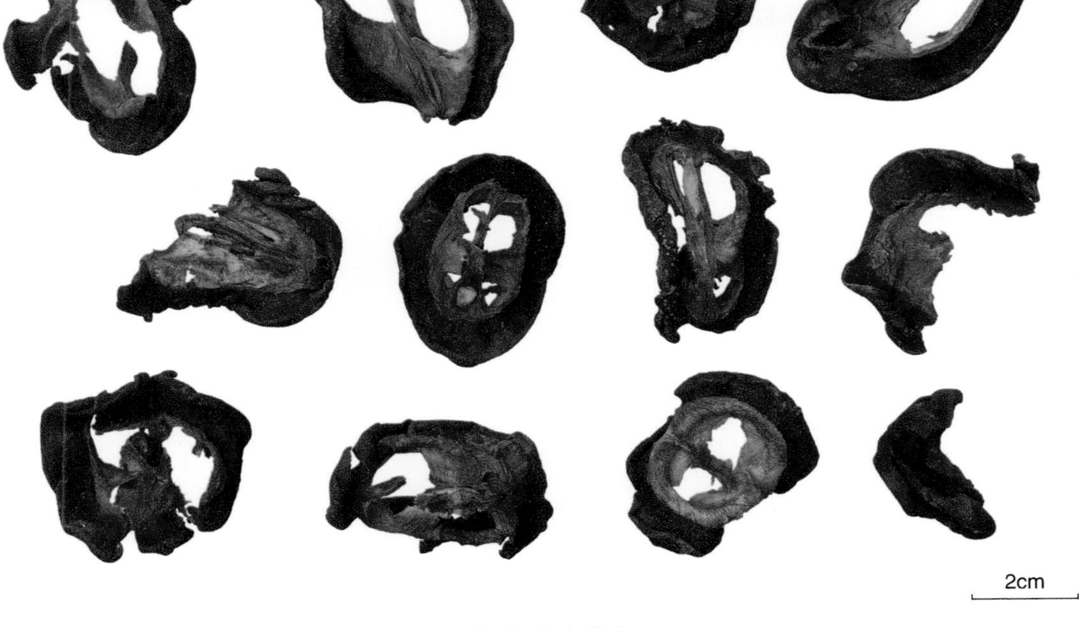

97 宣木瓜（片）

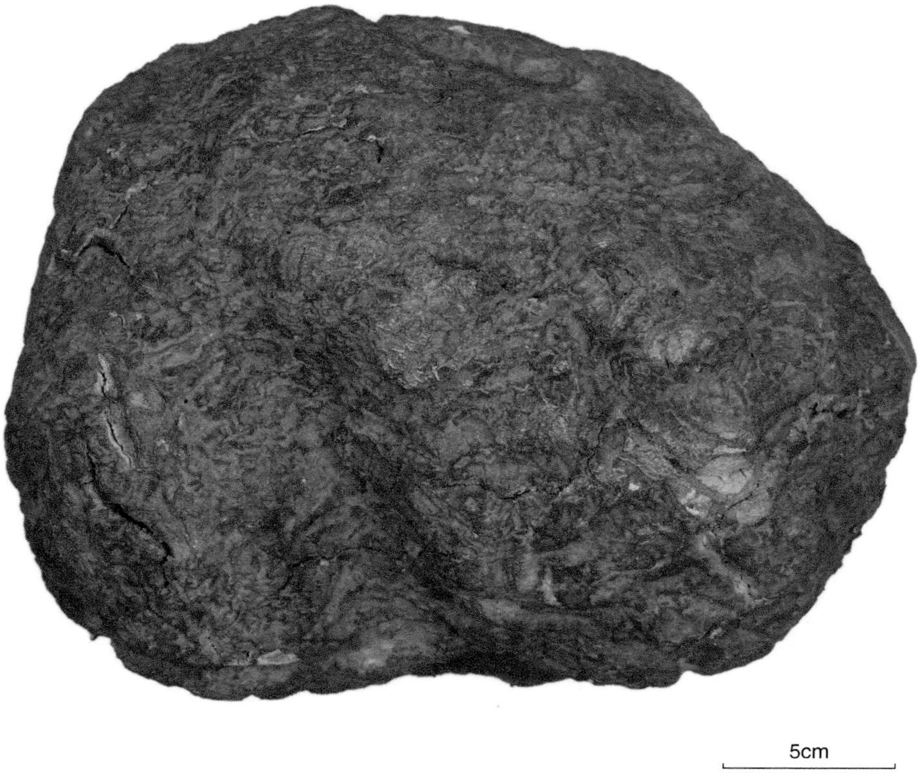

98 安苓

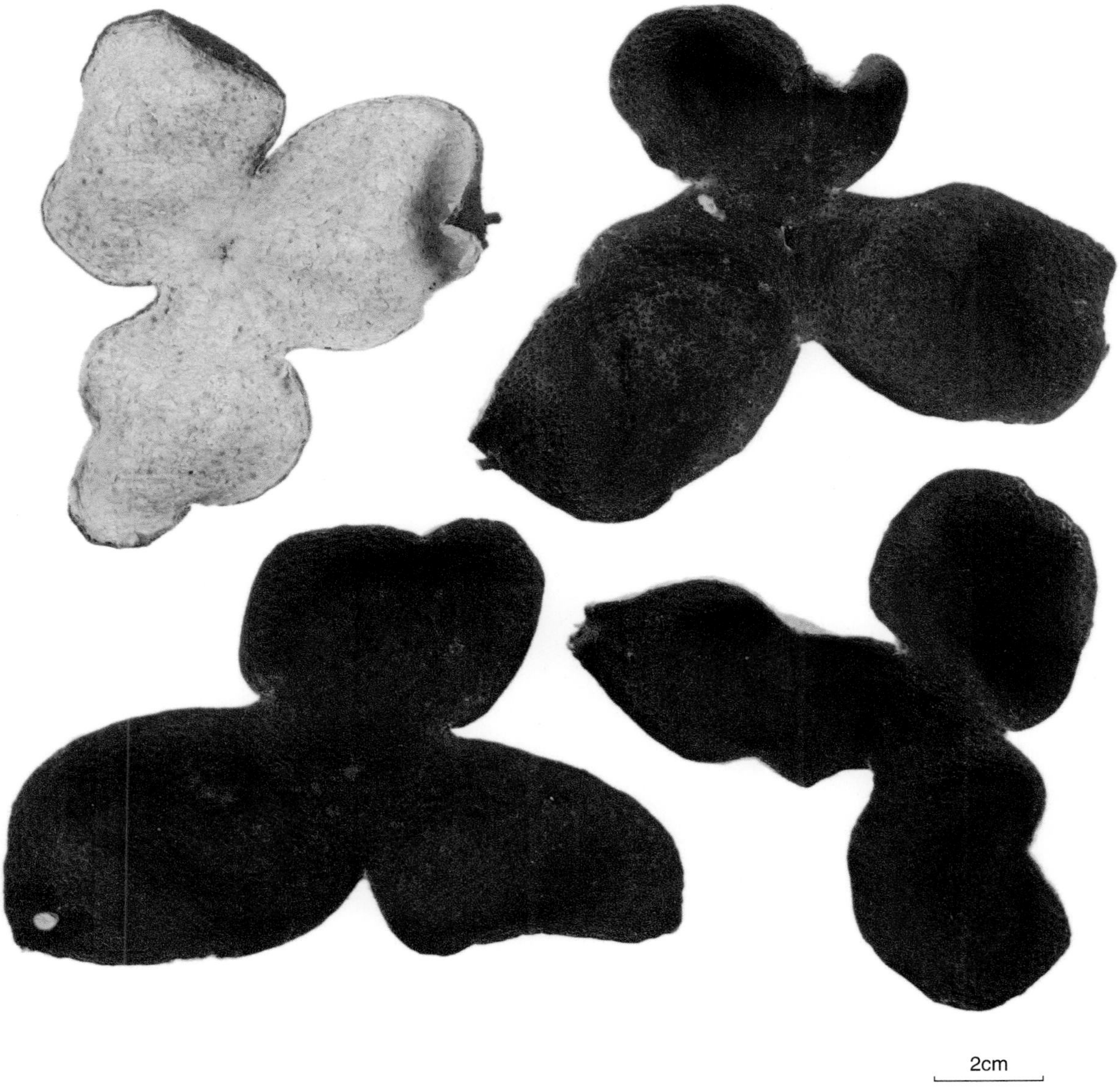

99 广陈皮（大红皮）

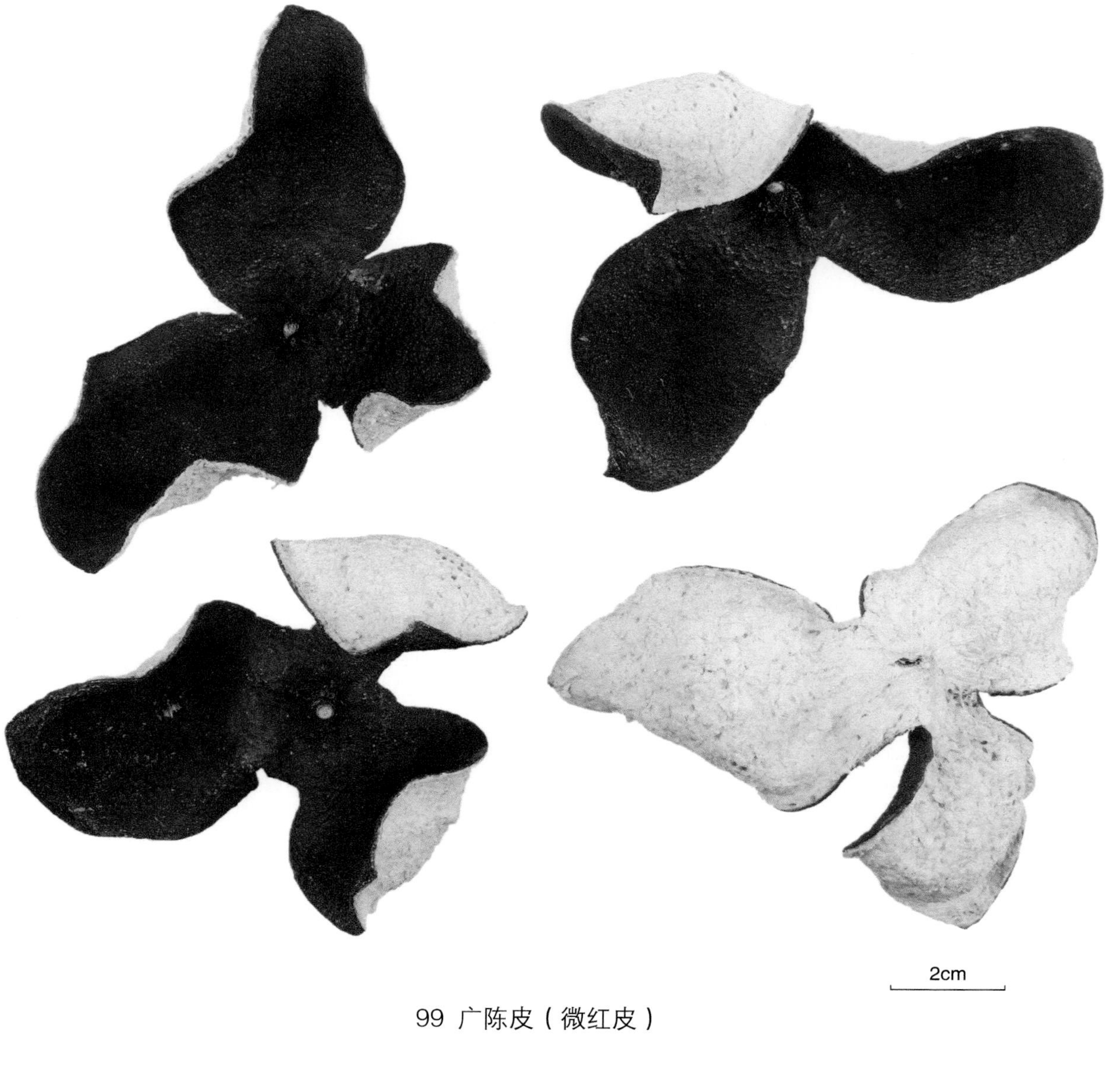

99 广陈皮（微红皮）

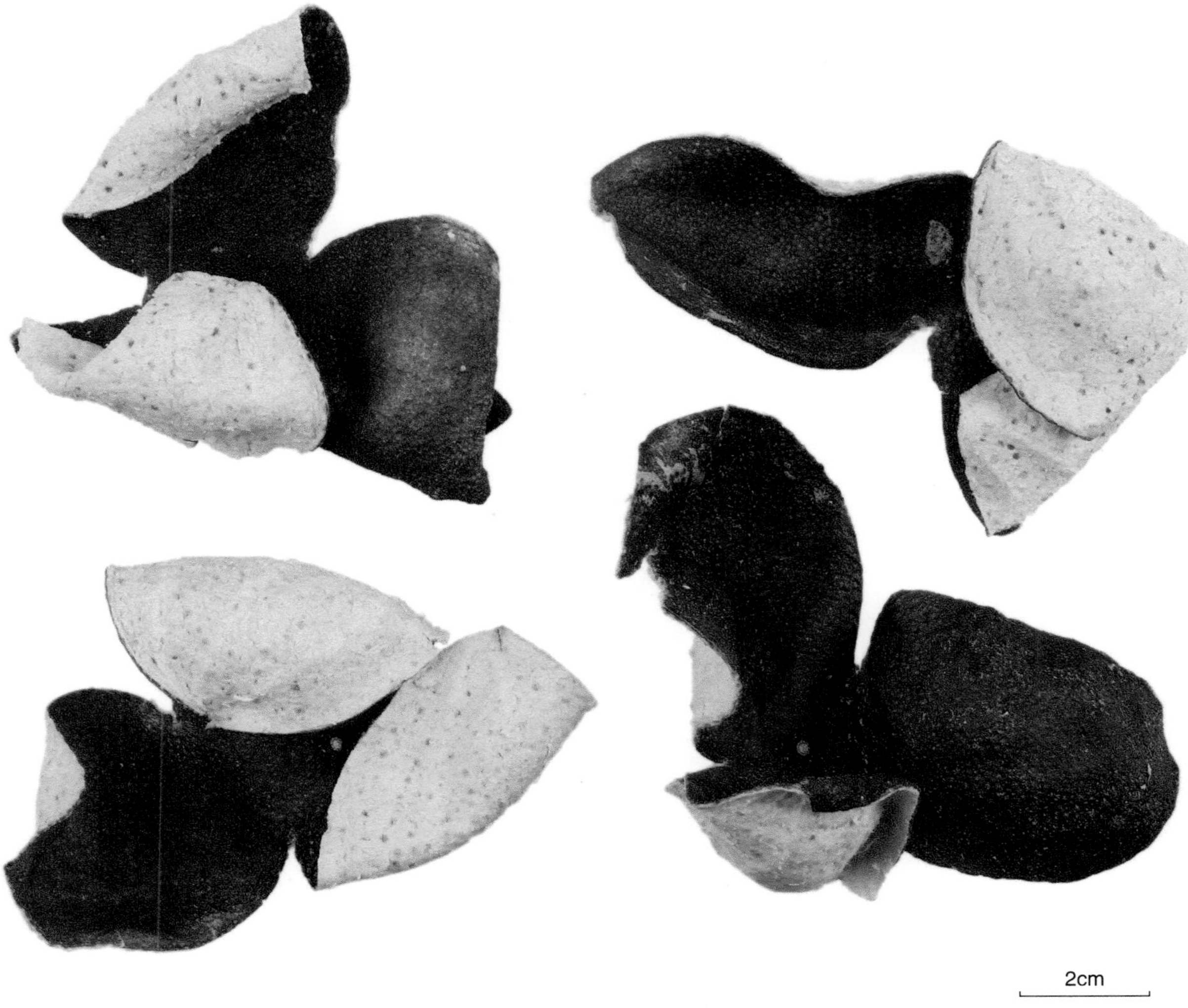

99 广陈皮（柑青皮）

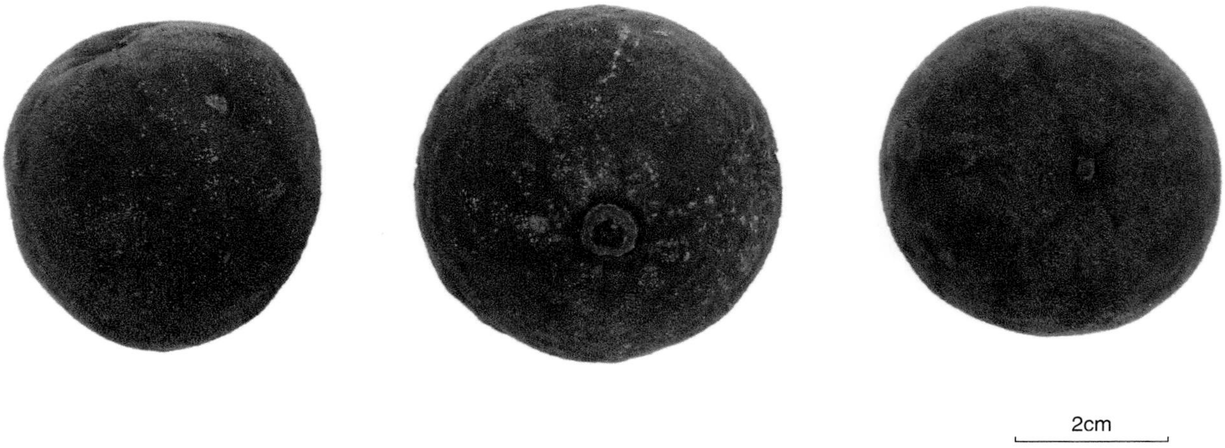

100 化橘红（正毛个）

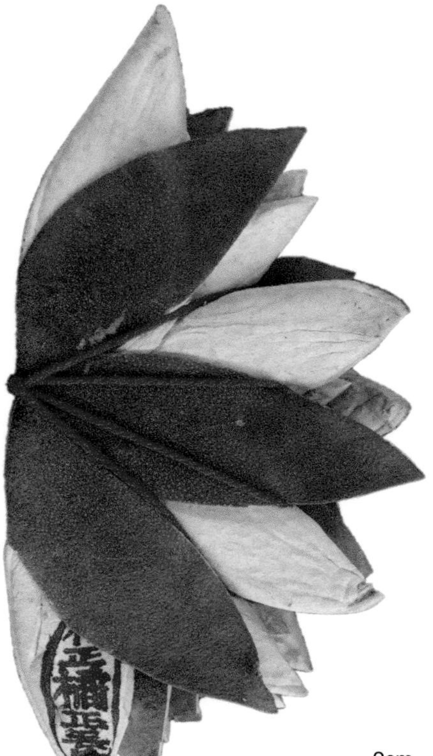

100 化橘红（正毛七爪）

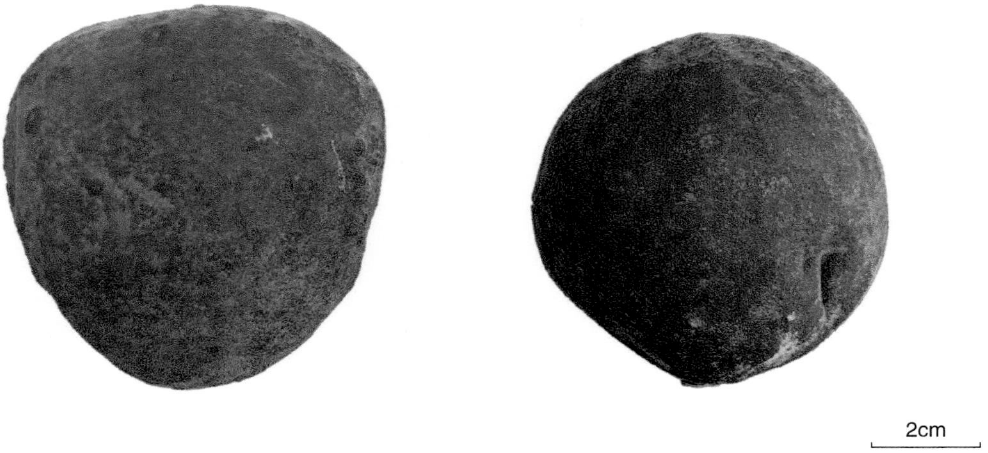

100 化橘红（副毛个）

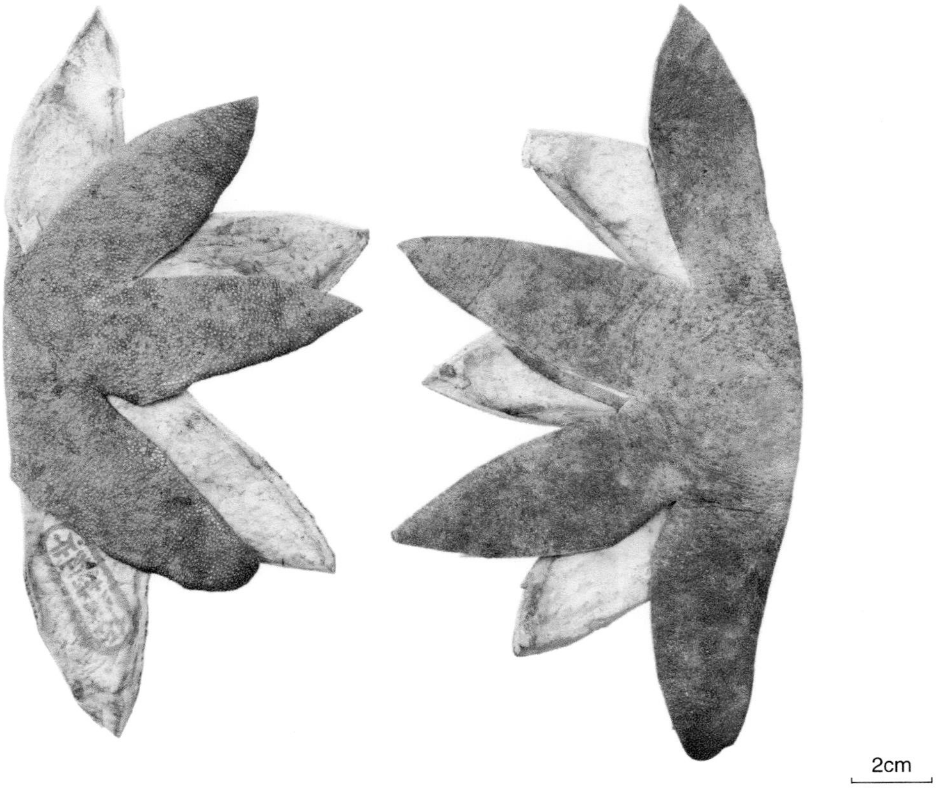

100 化橘红（副毛七爪）

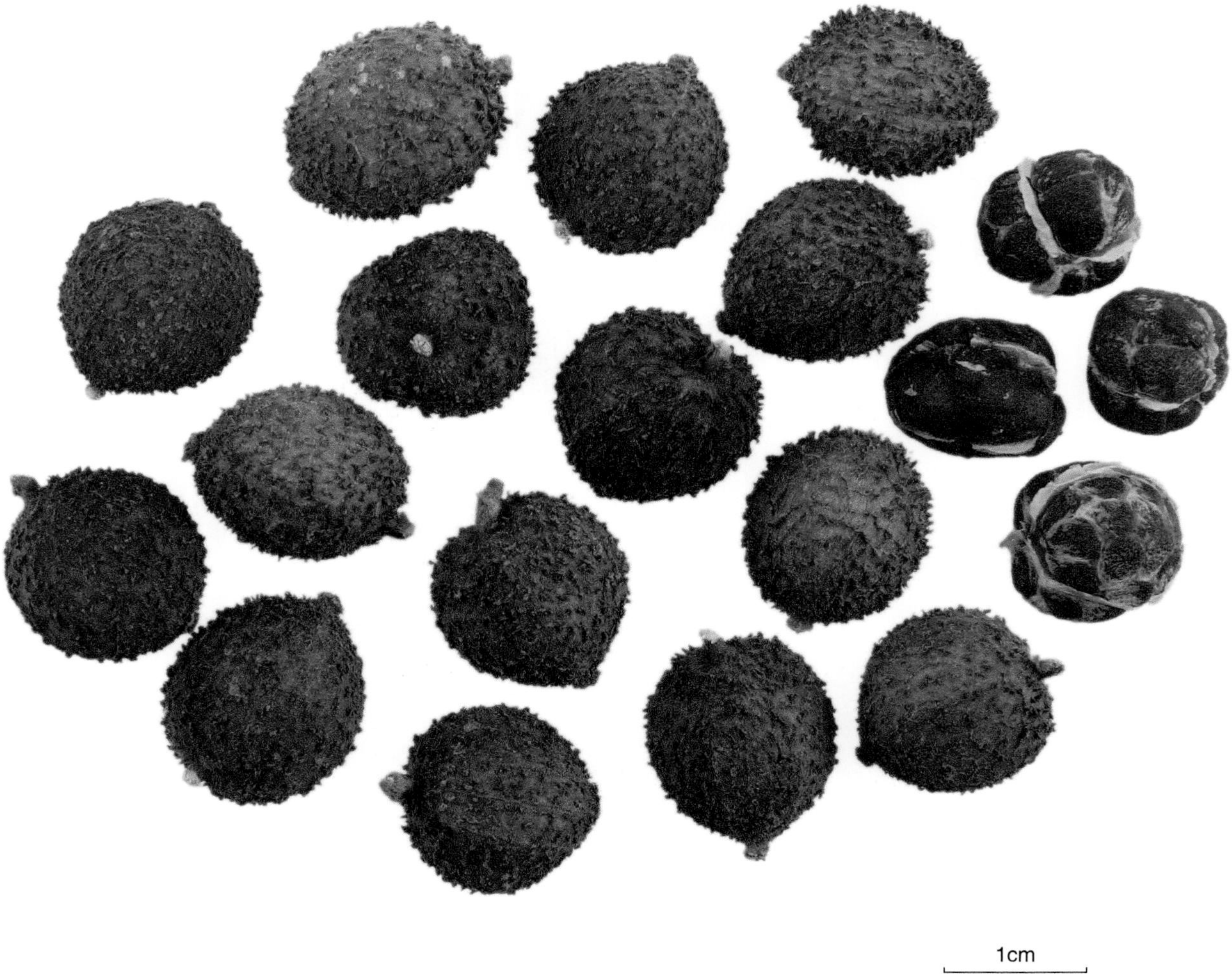

101 阳春砂

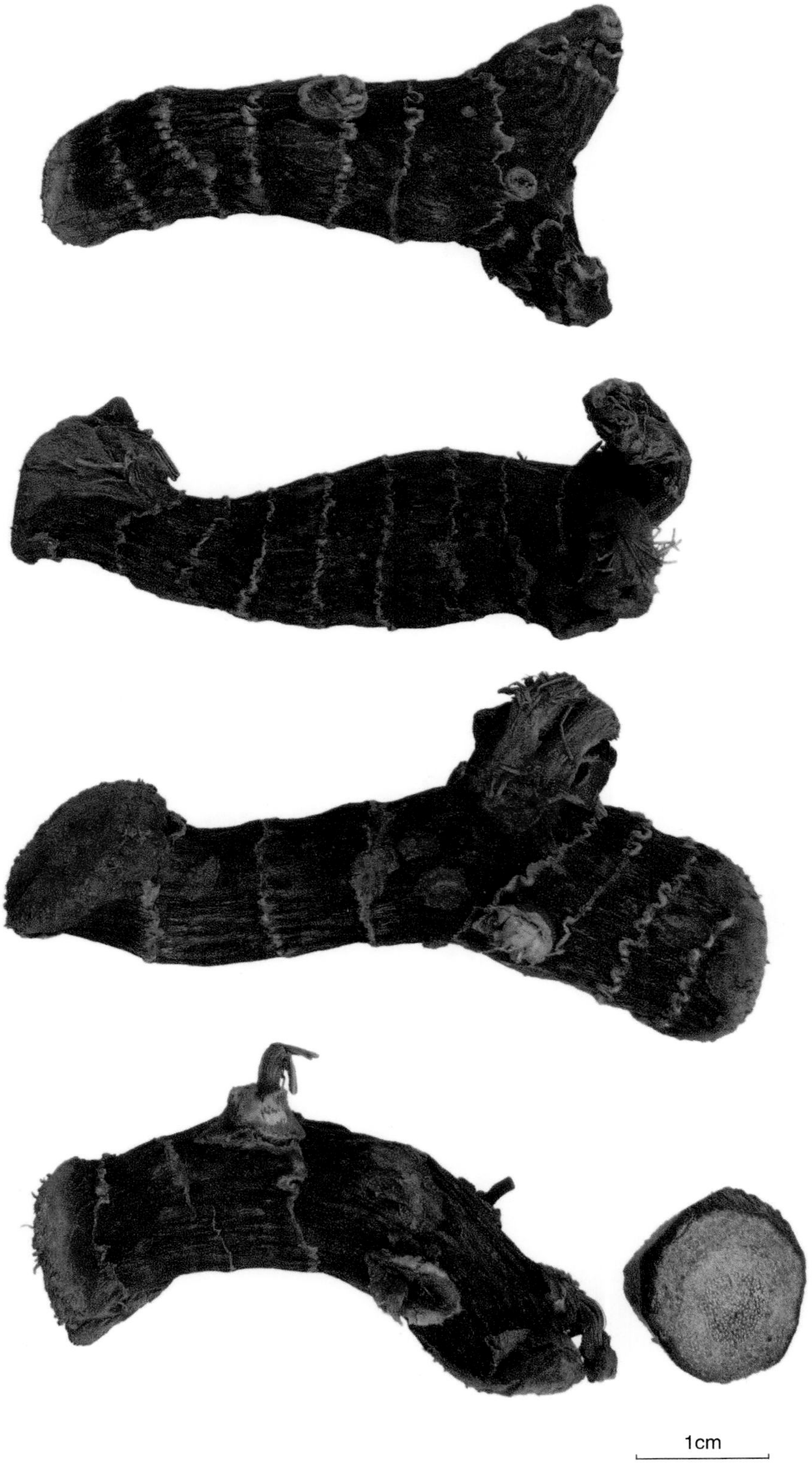

102 高良姜

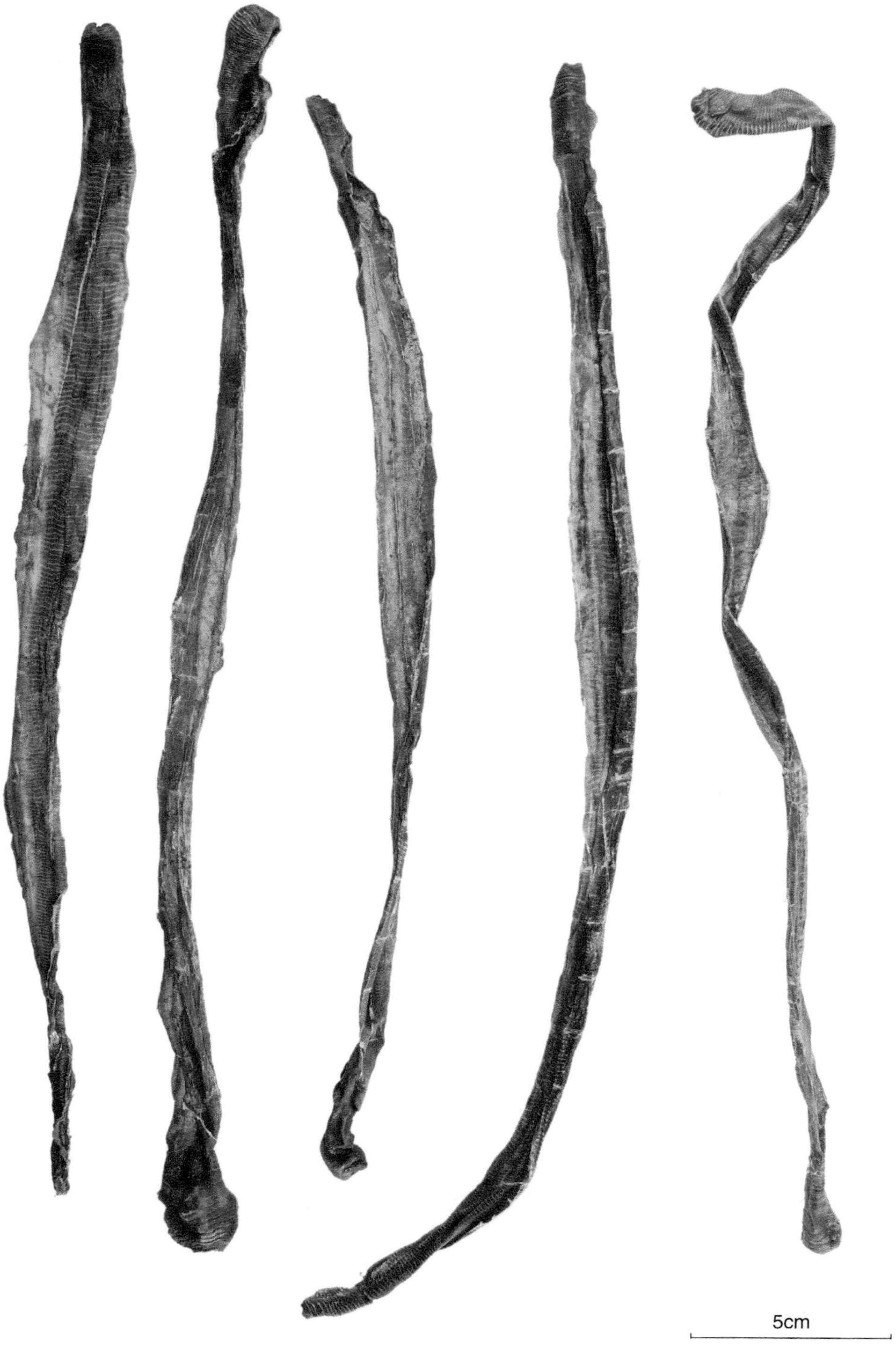

103 广地龙

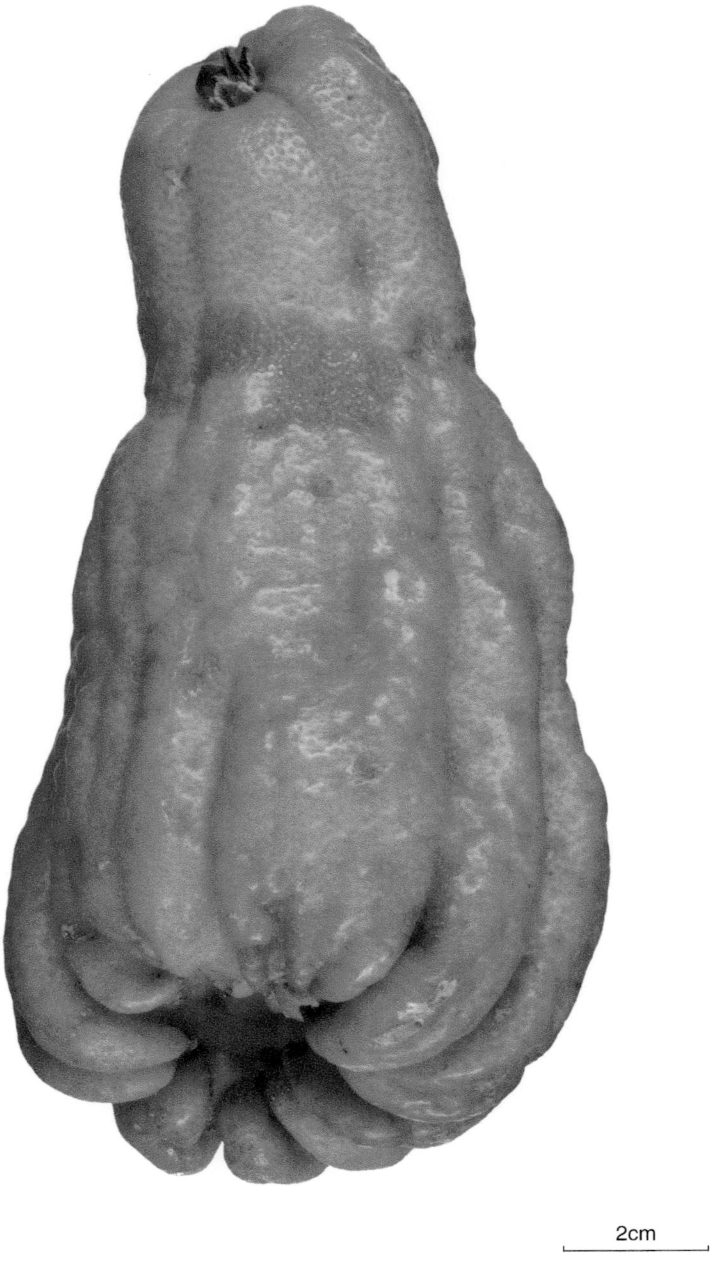

104 广佛手（鲜品）

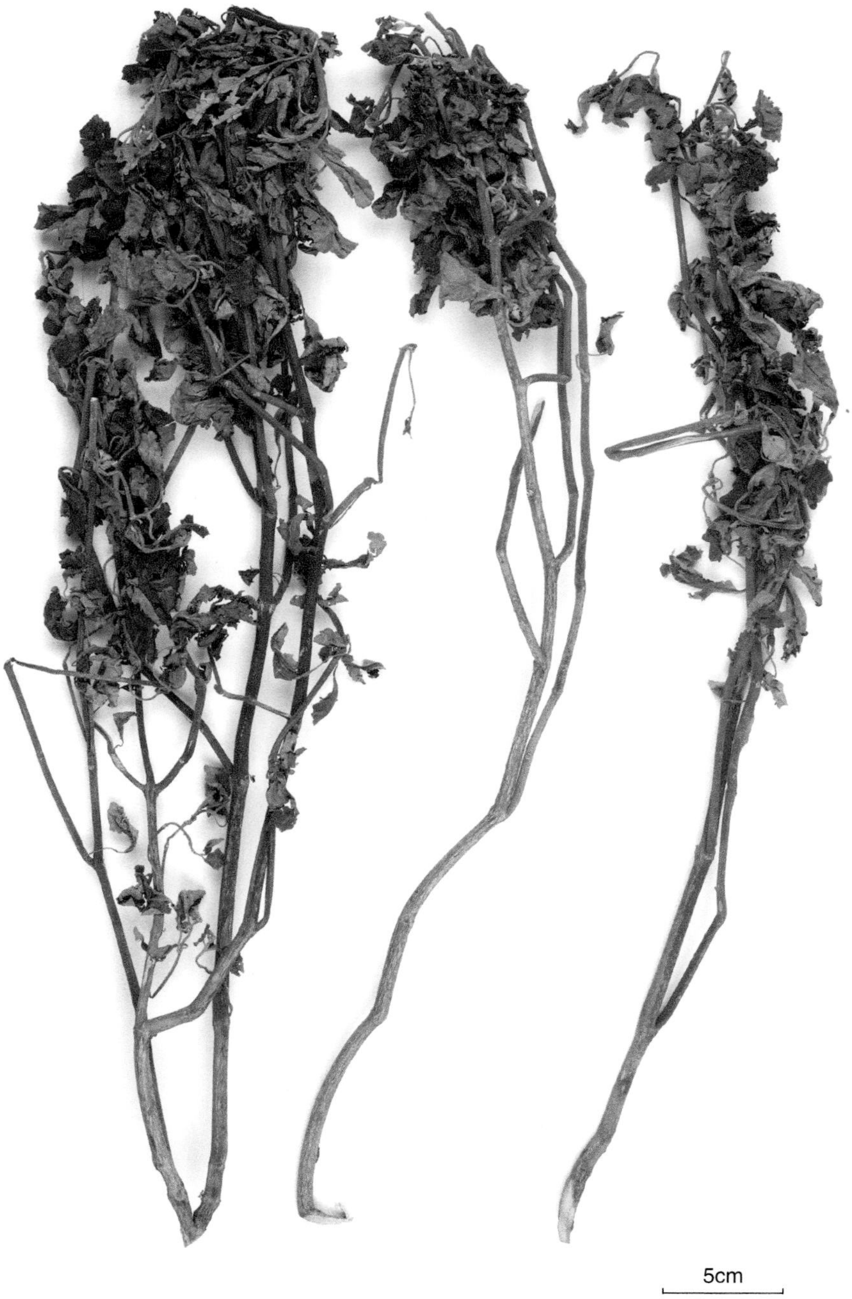

105 广藿香

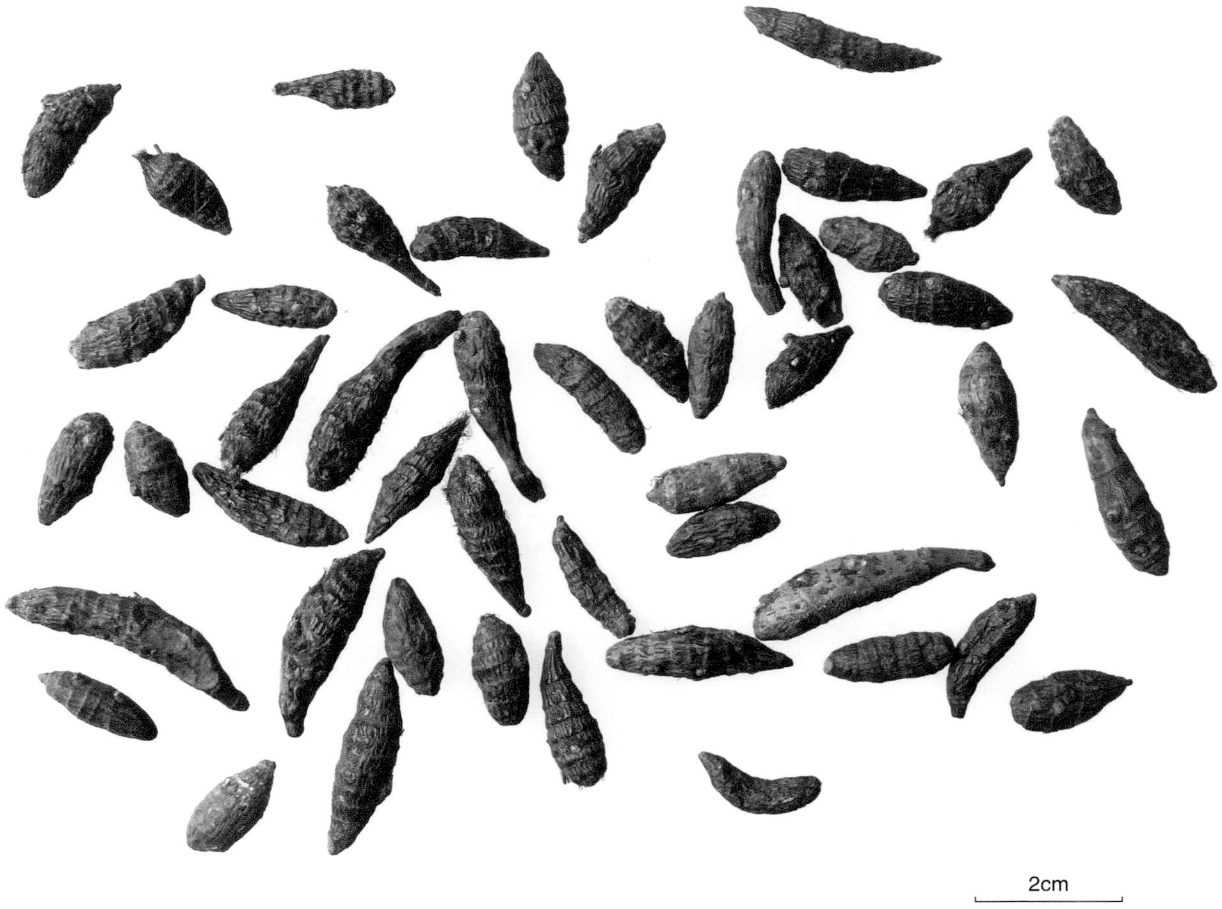

106 广香附

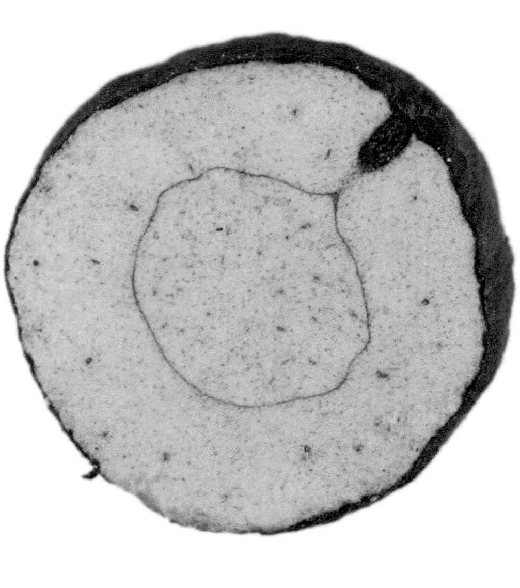

106 广香附（断面）

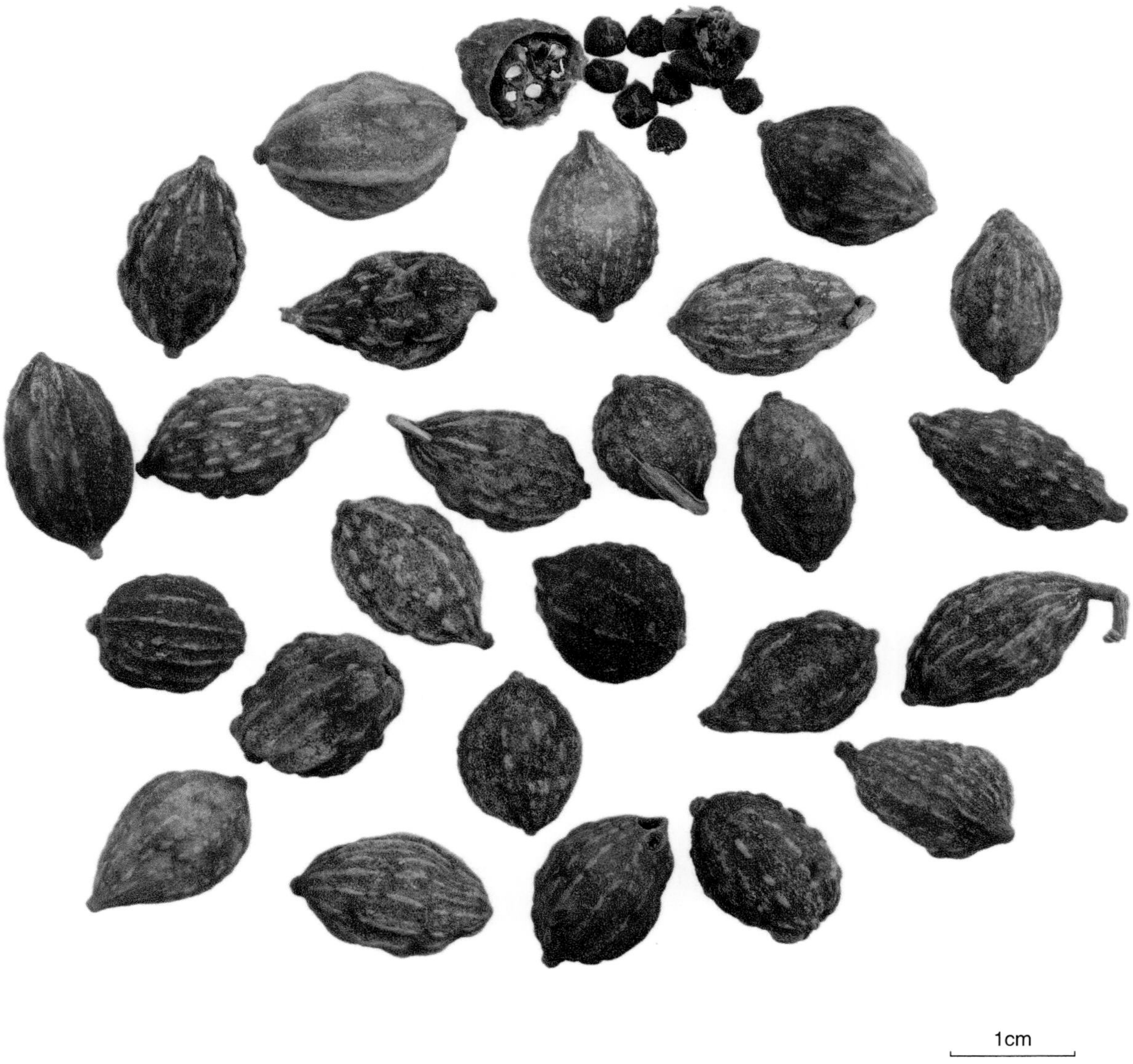

107 广益智

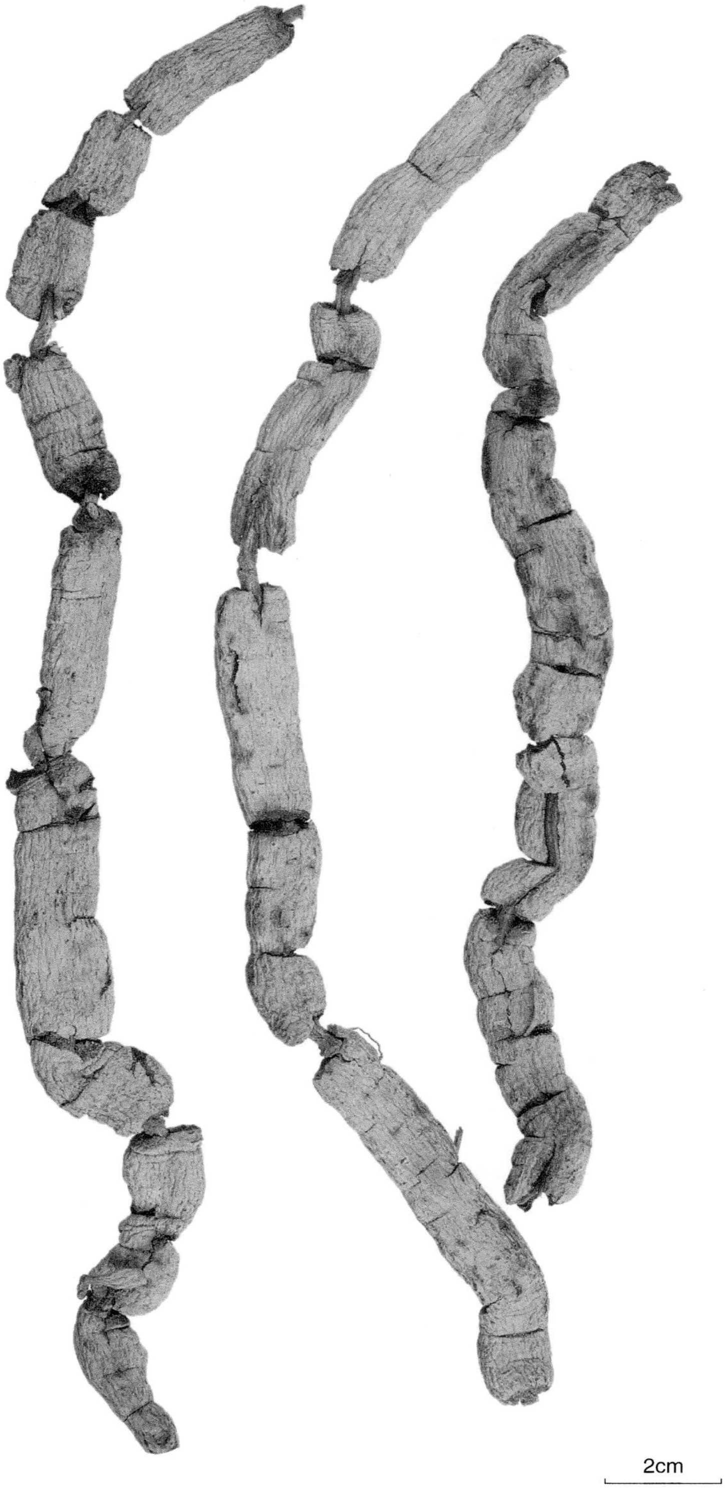

108 广巴戟

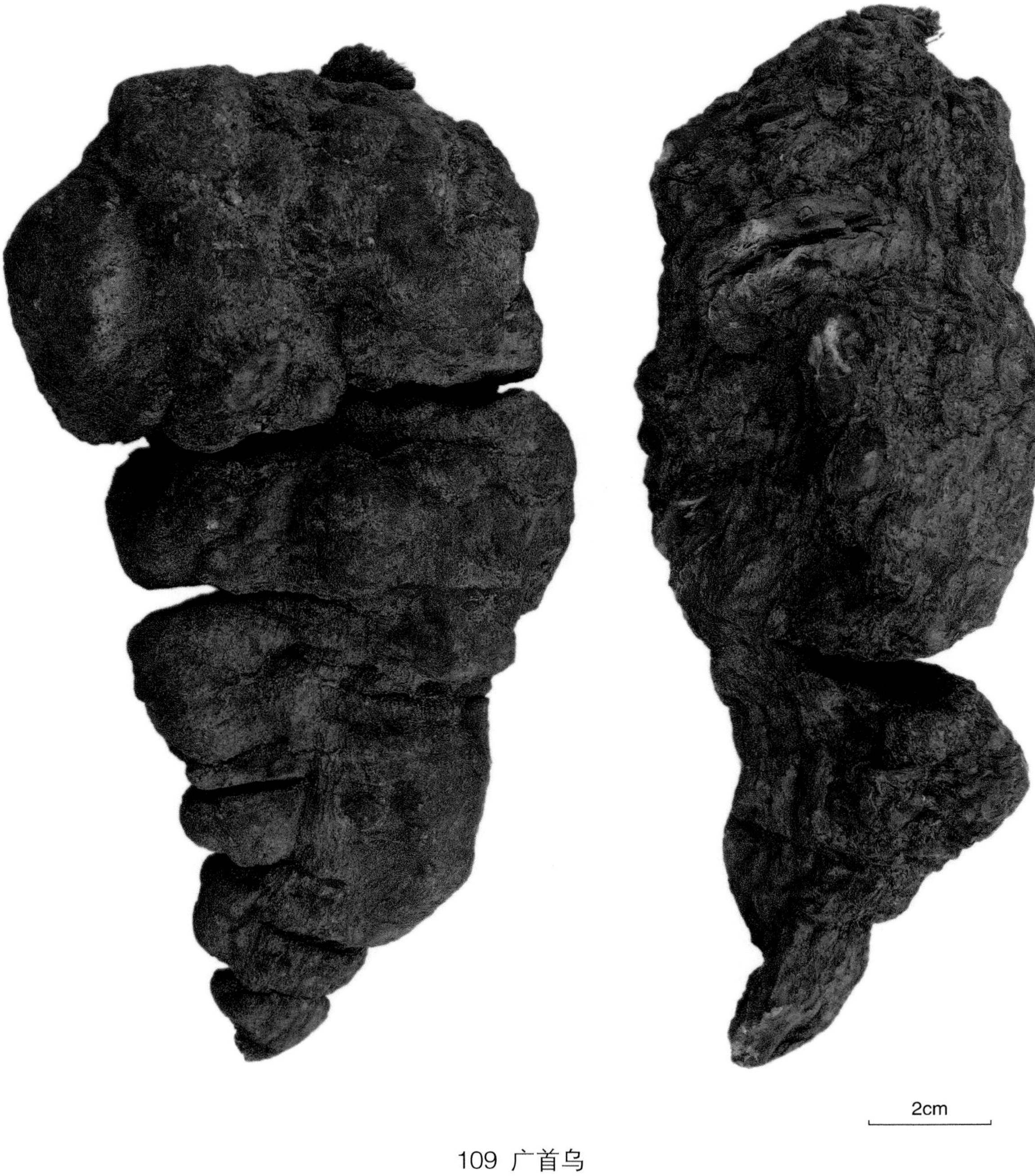

109 广首乌

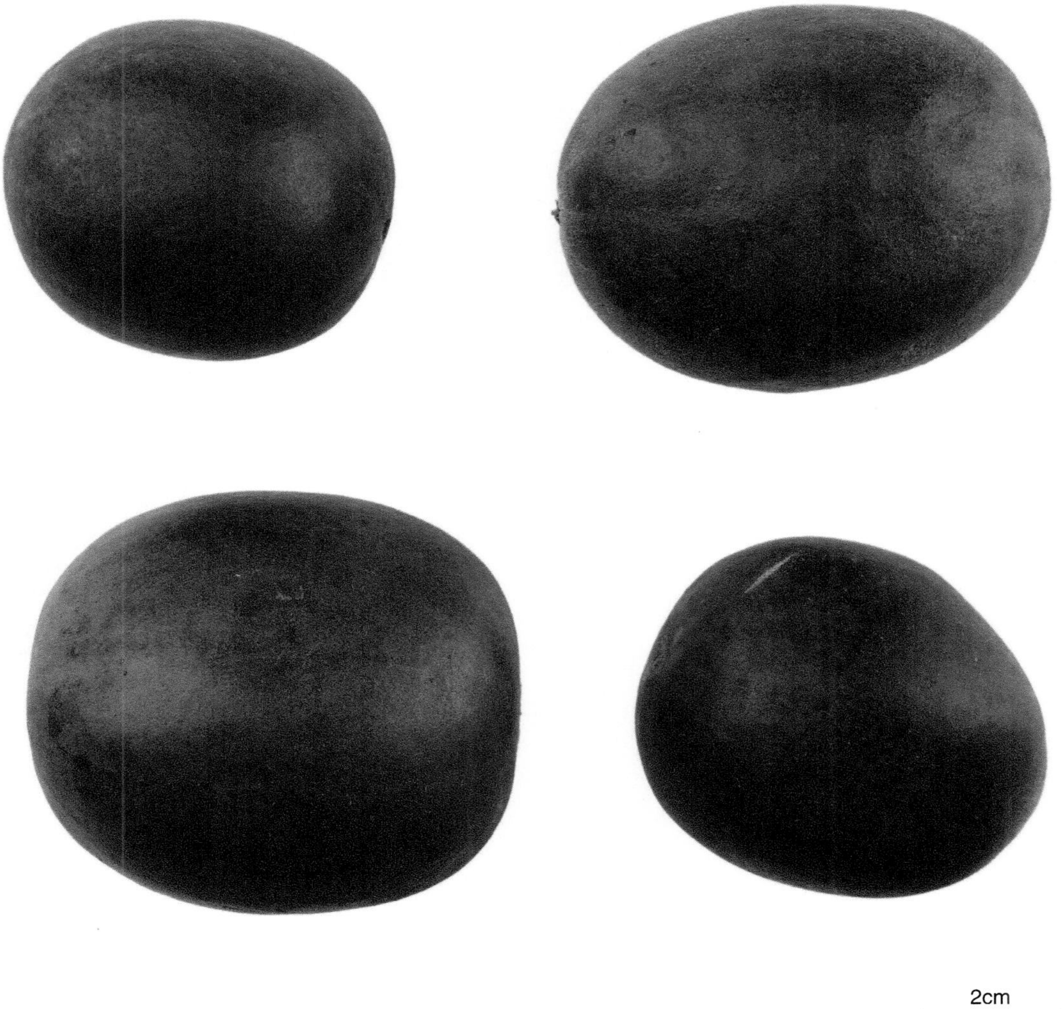

110 罗汉果

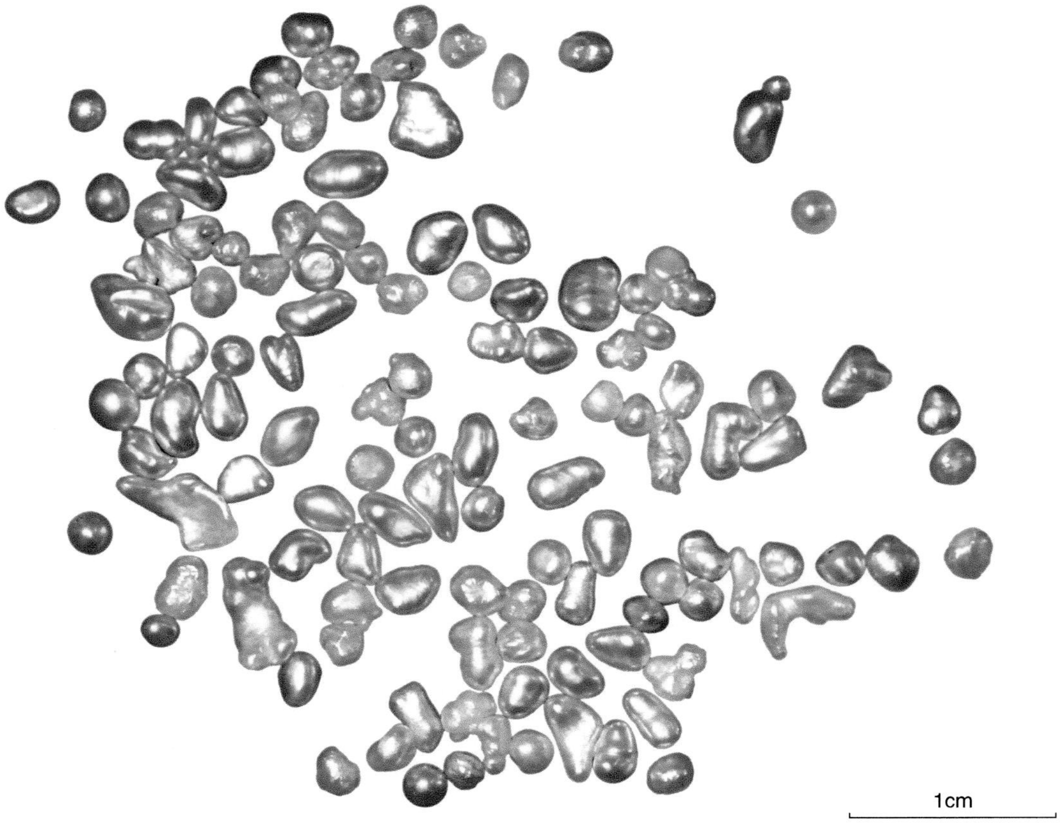

111 合浦珍珠（天然珍珠）

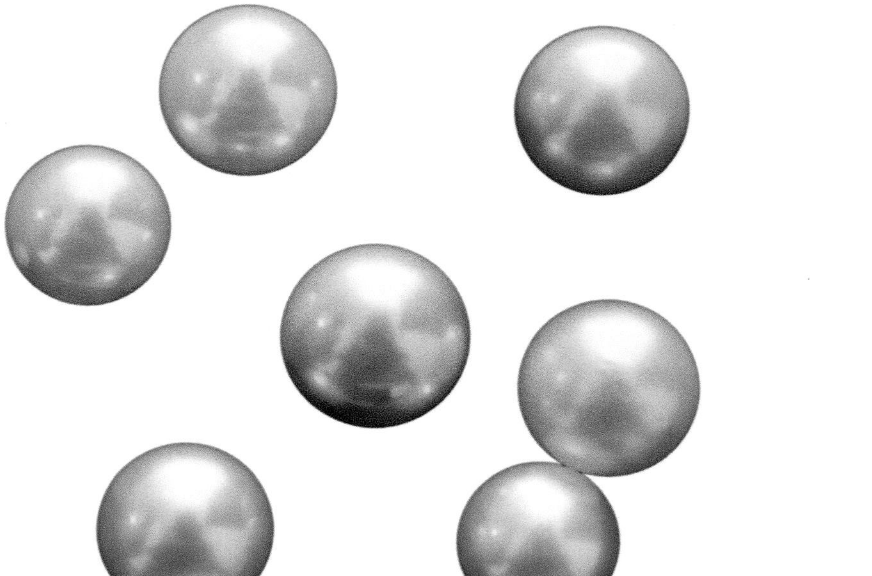

111 合浦珍珠（养殖珍珠）

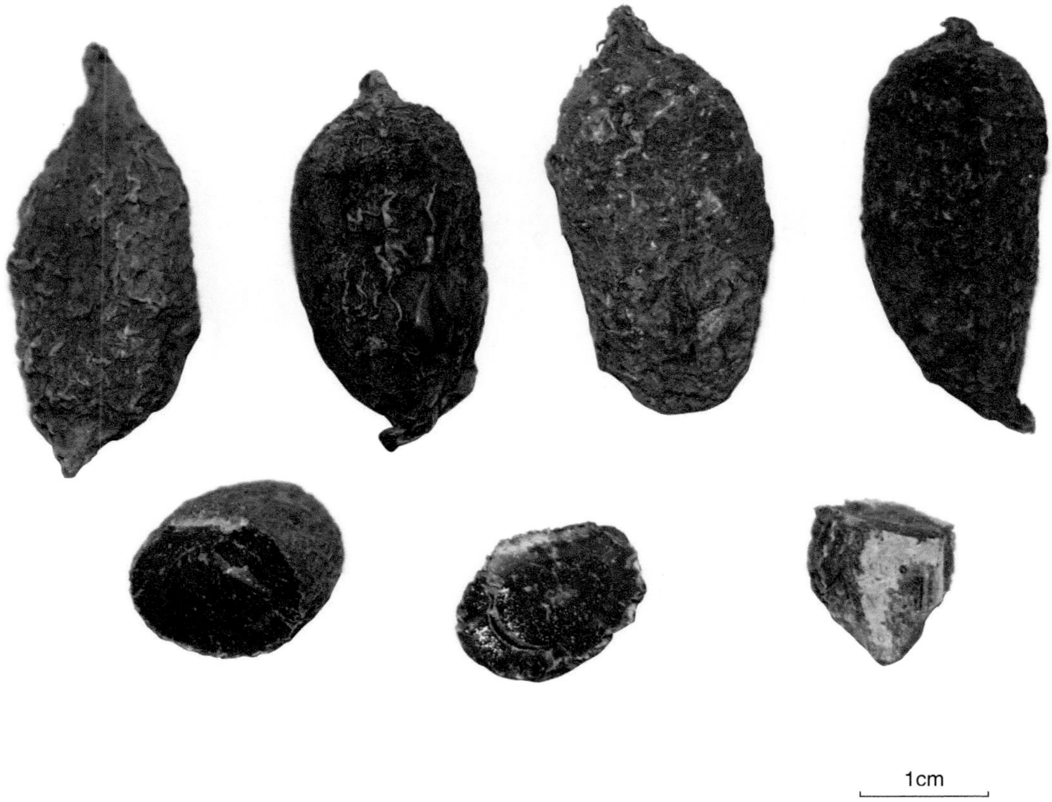

112 桂郁金

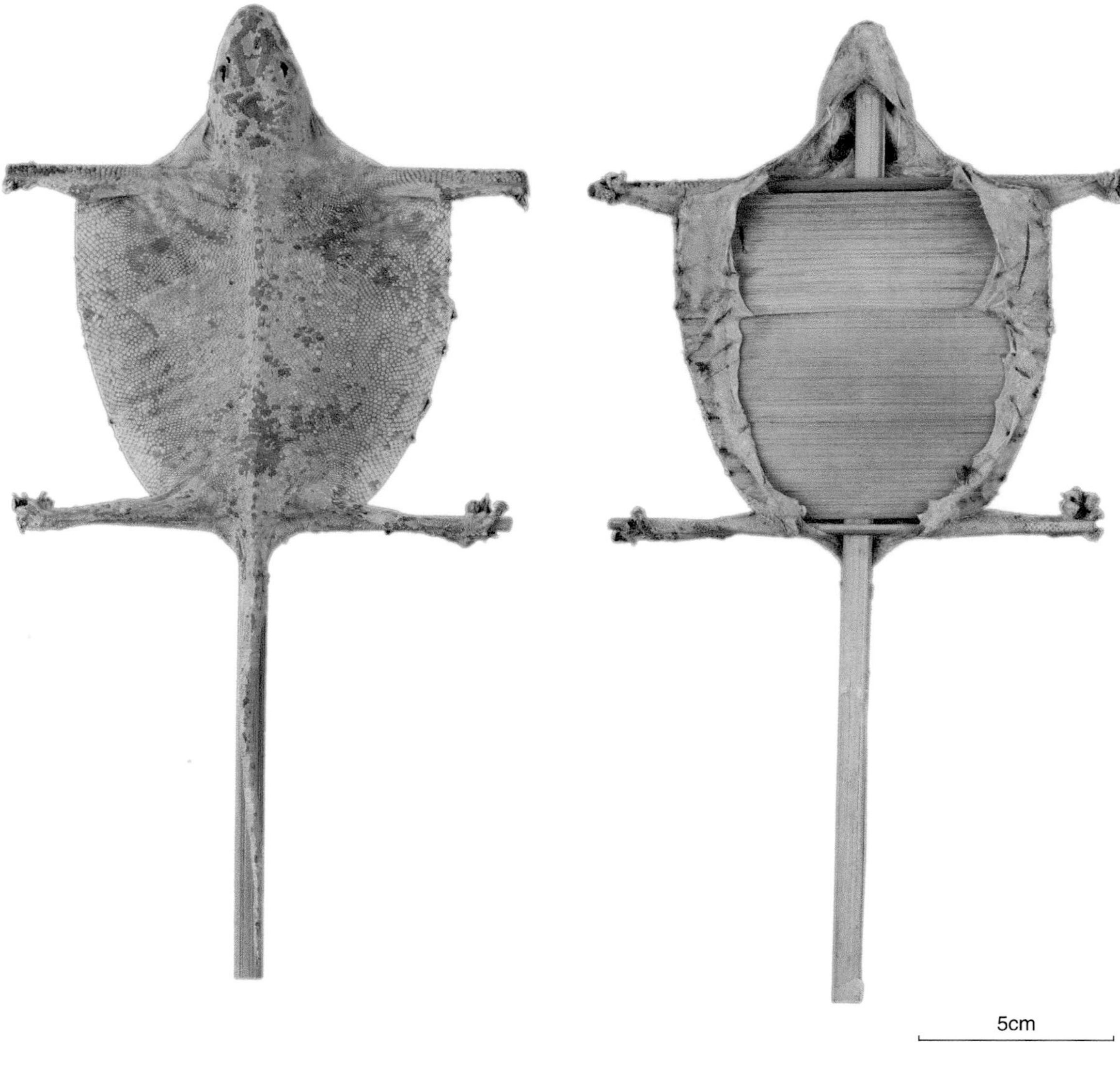

113 广西蛤蚧（灰斑蛤蚧）

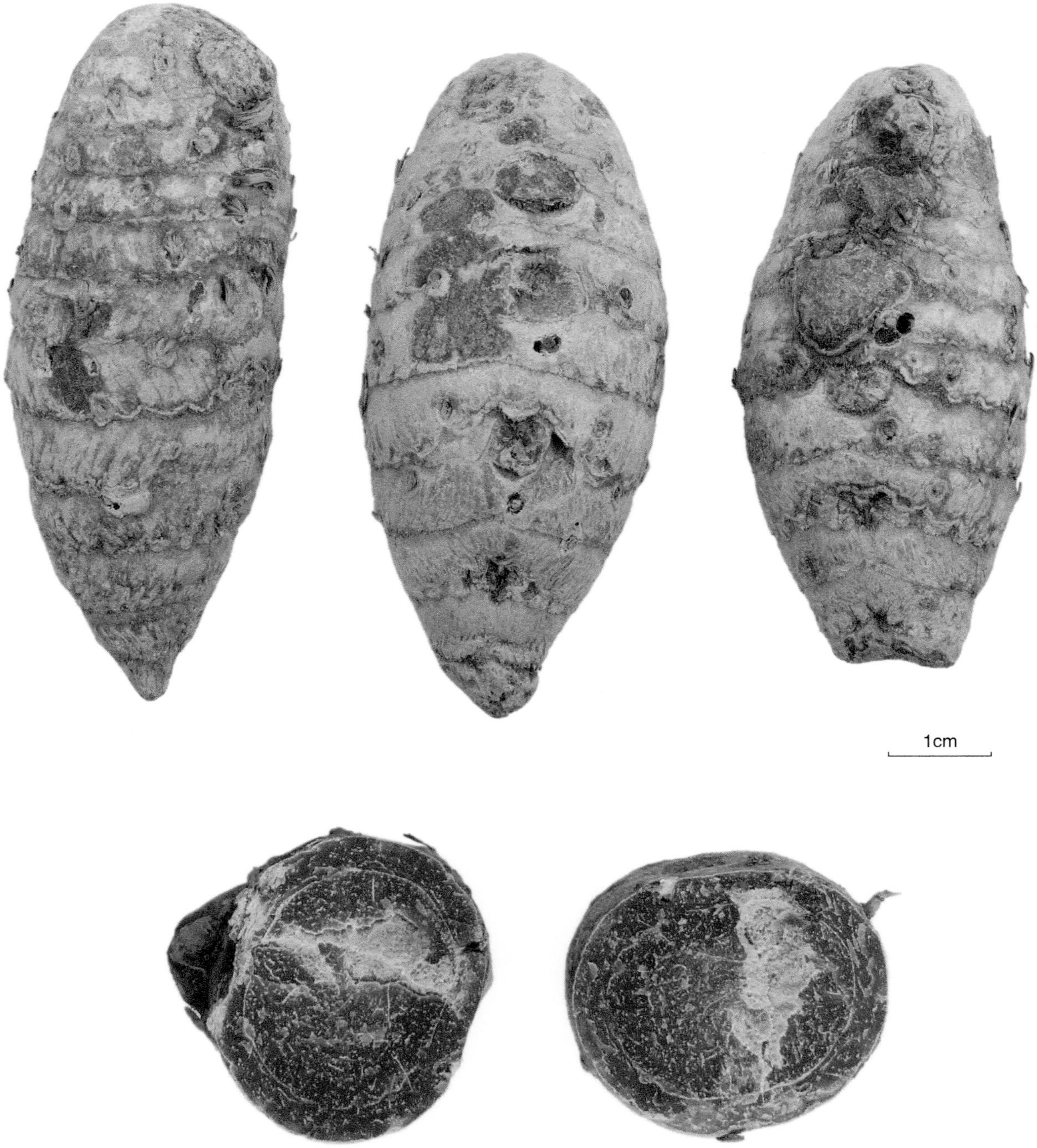

114 广西莪术

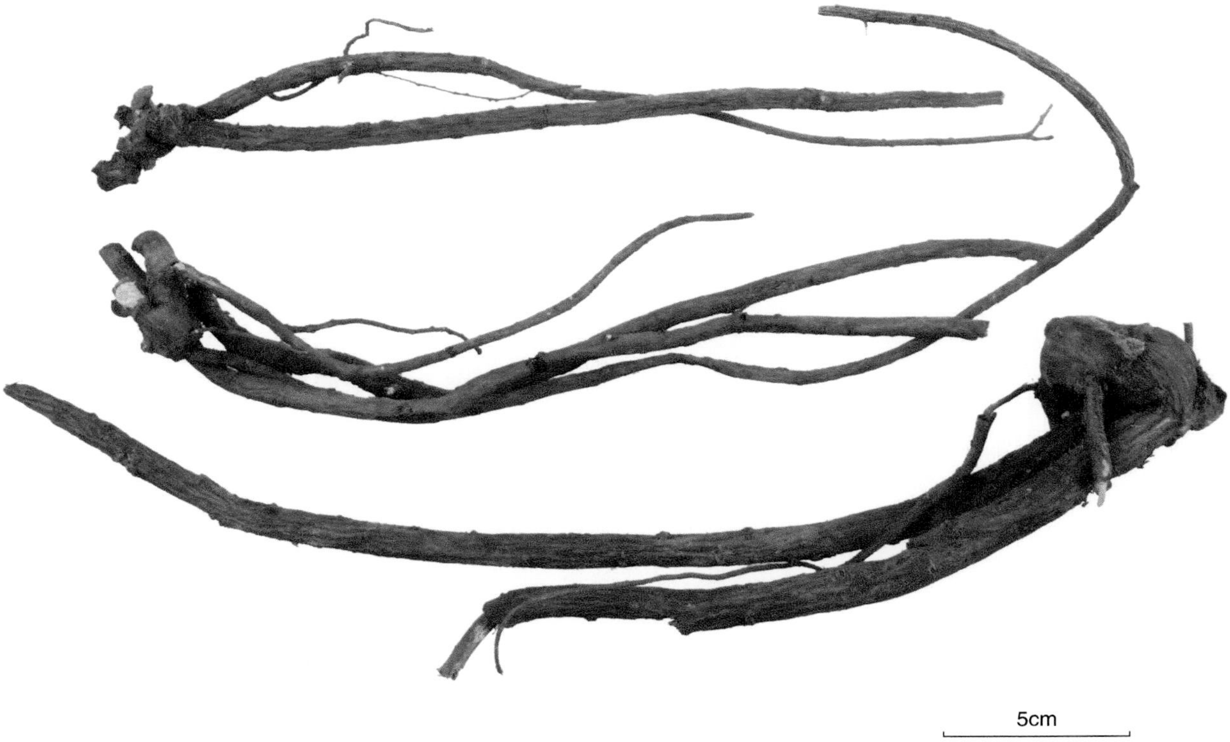

115 广豆根

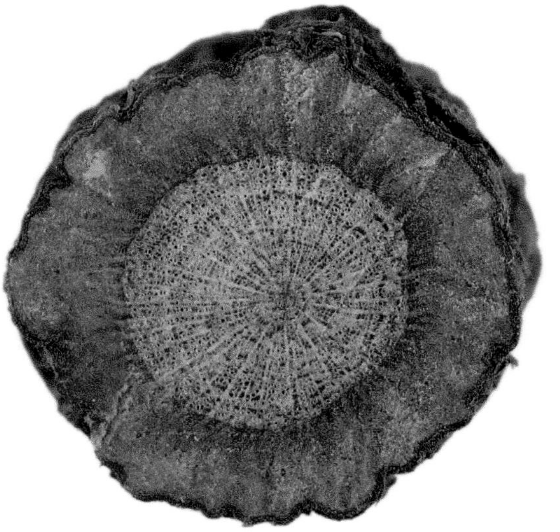

115 广豆根（断面）

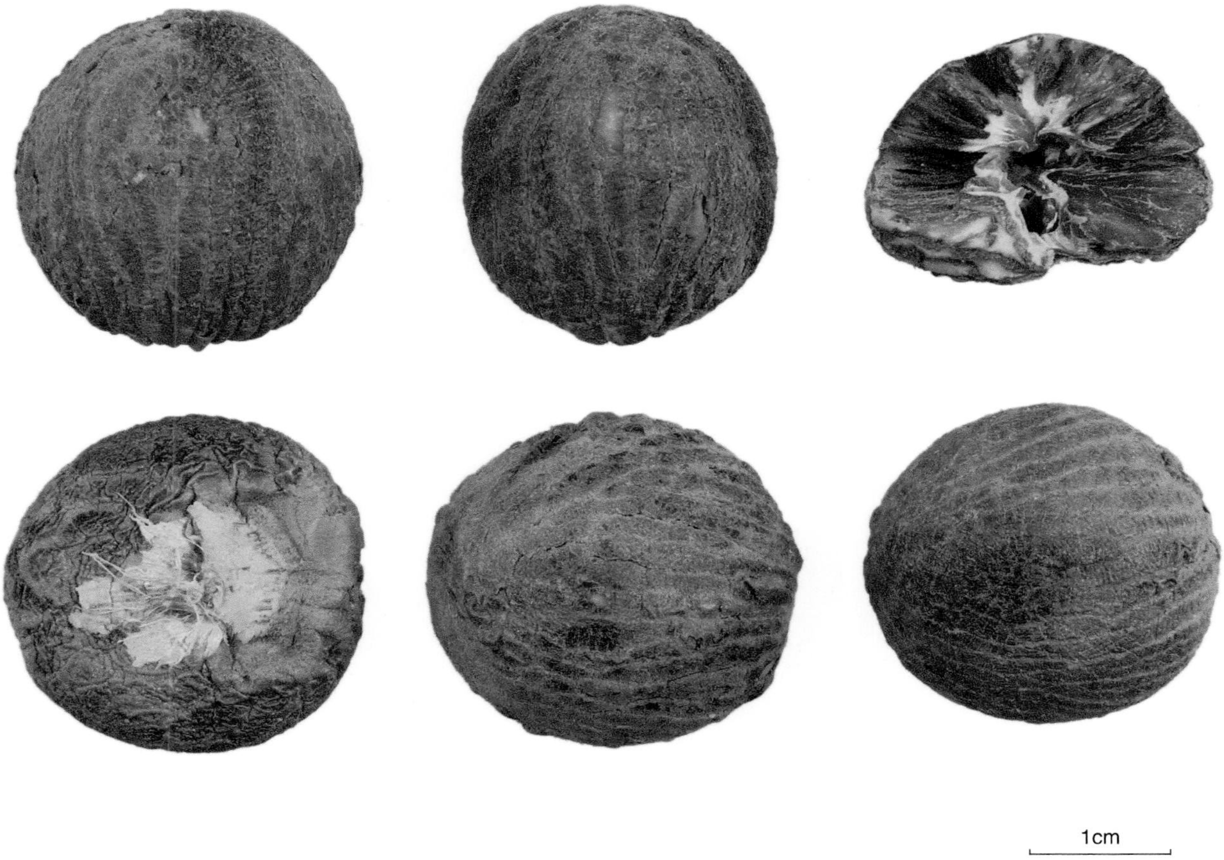

116 广槟榔

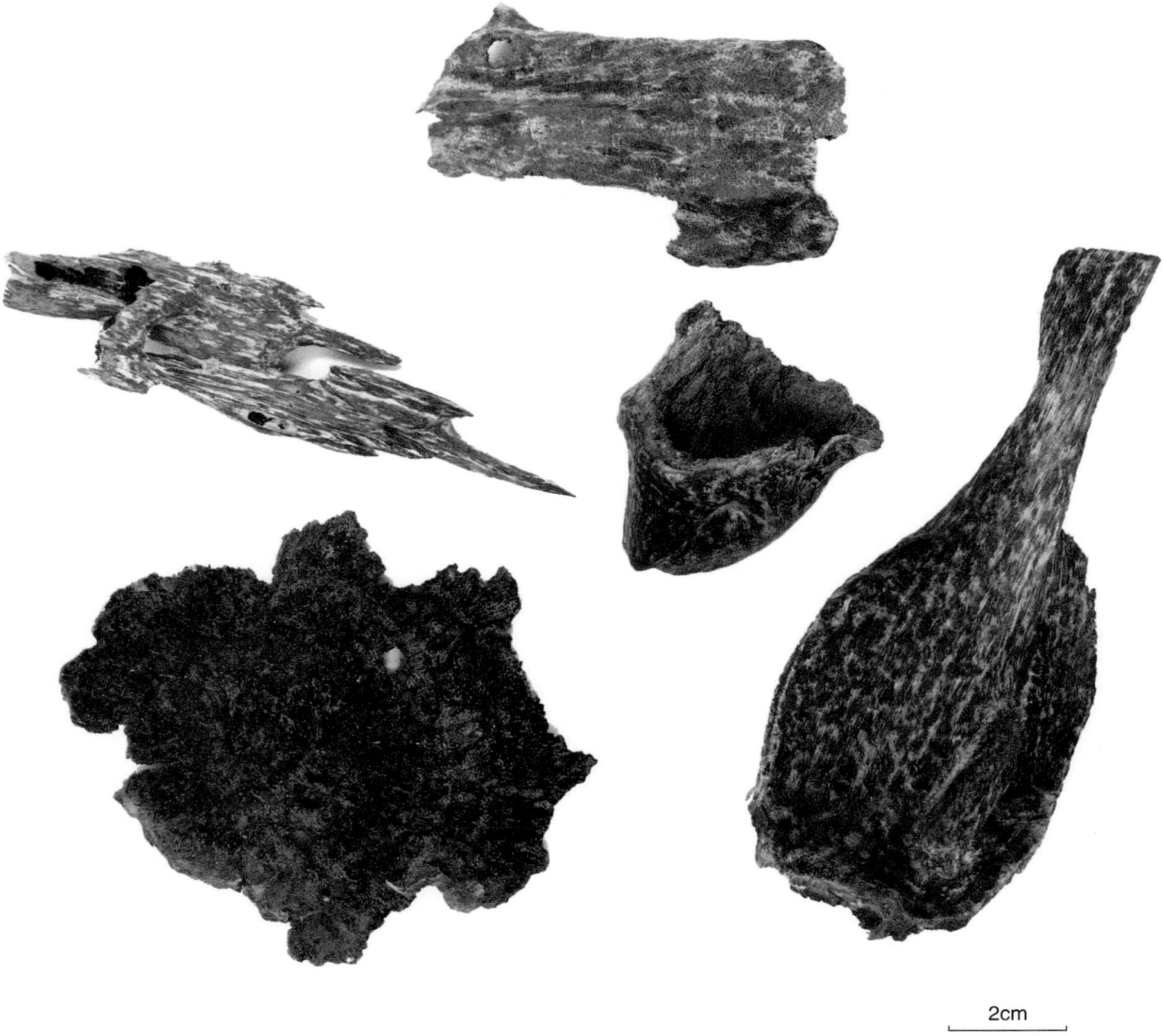

117 海南沉香

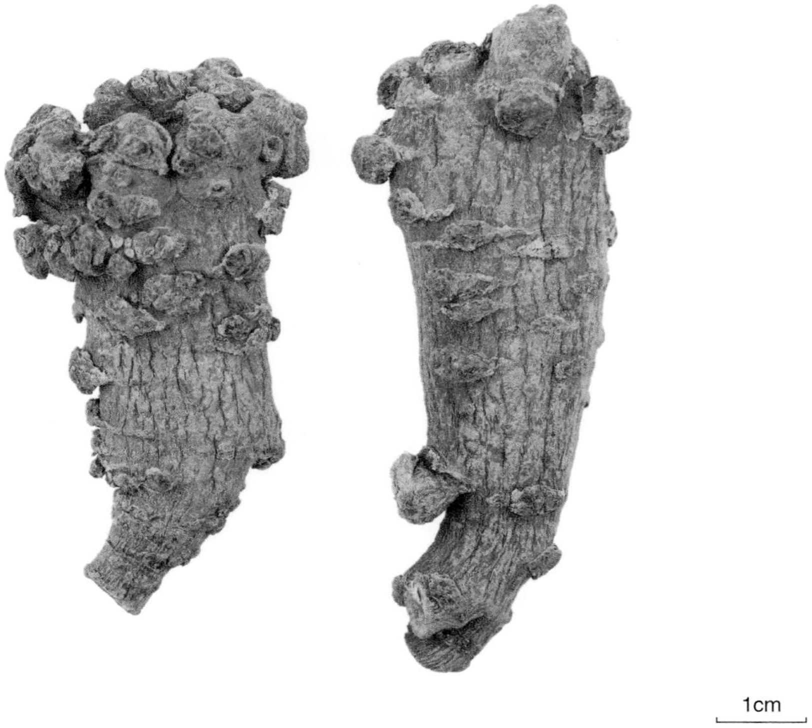

118 三七（春七）

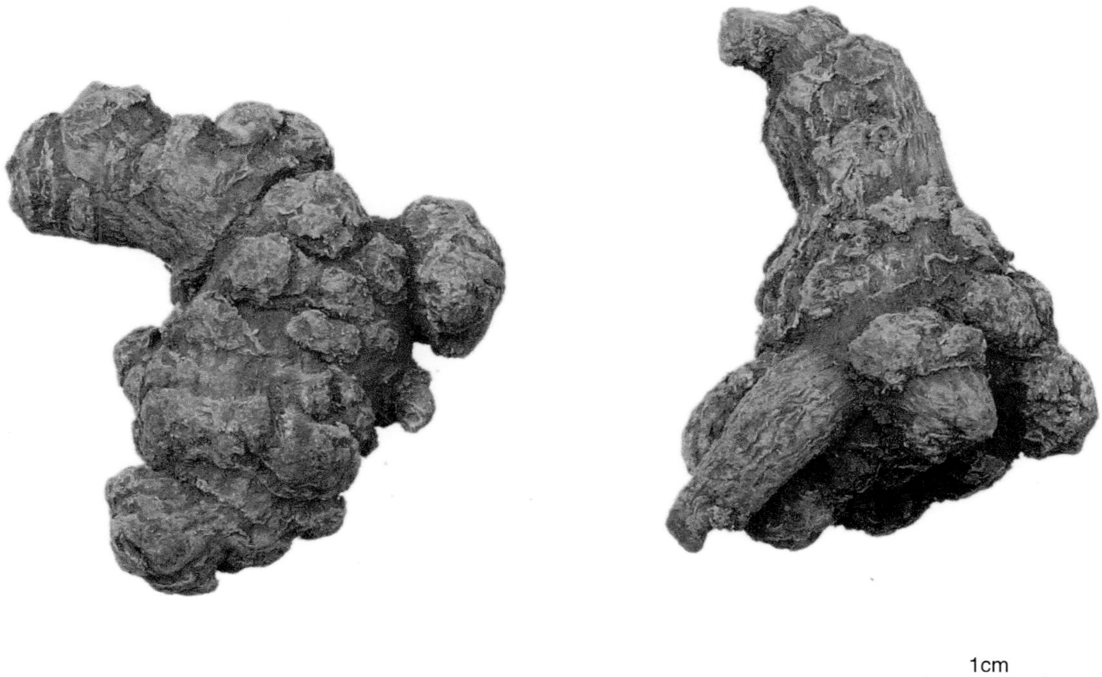

118 三七（冬七）

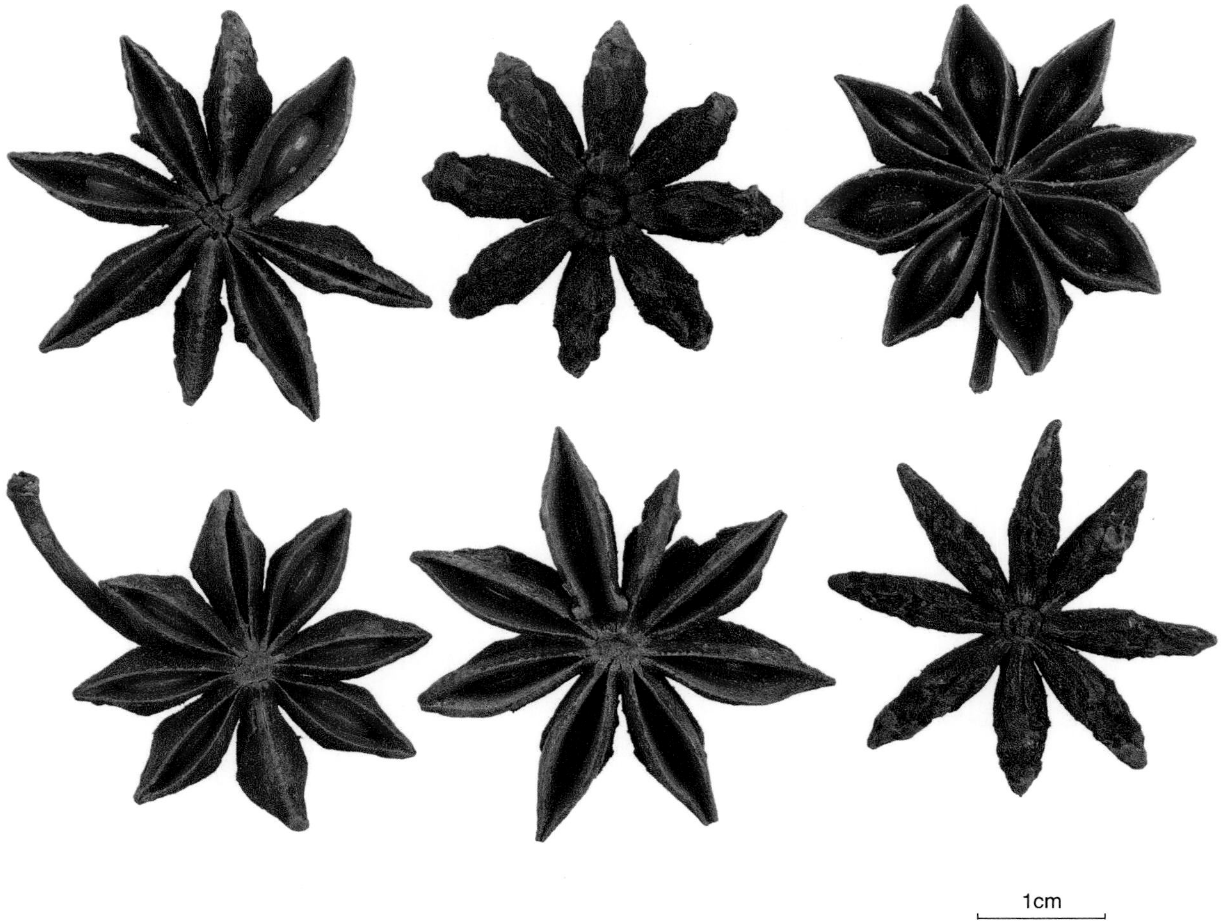

119 广八角

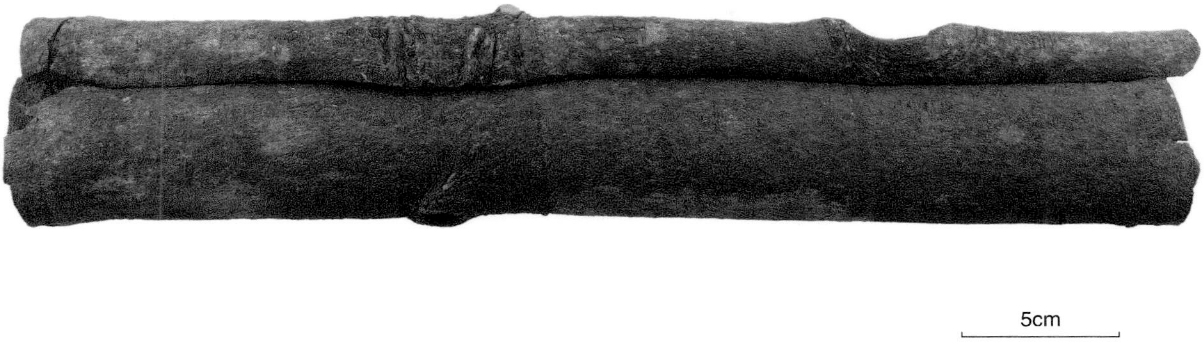

120 肉桂

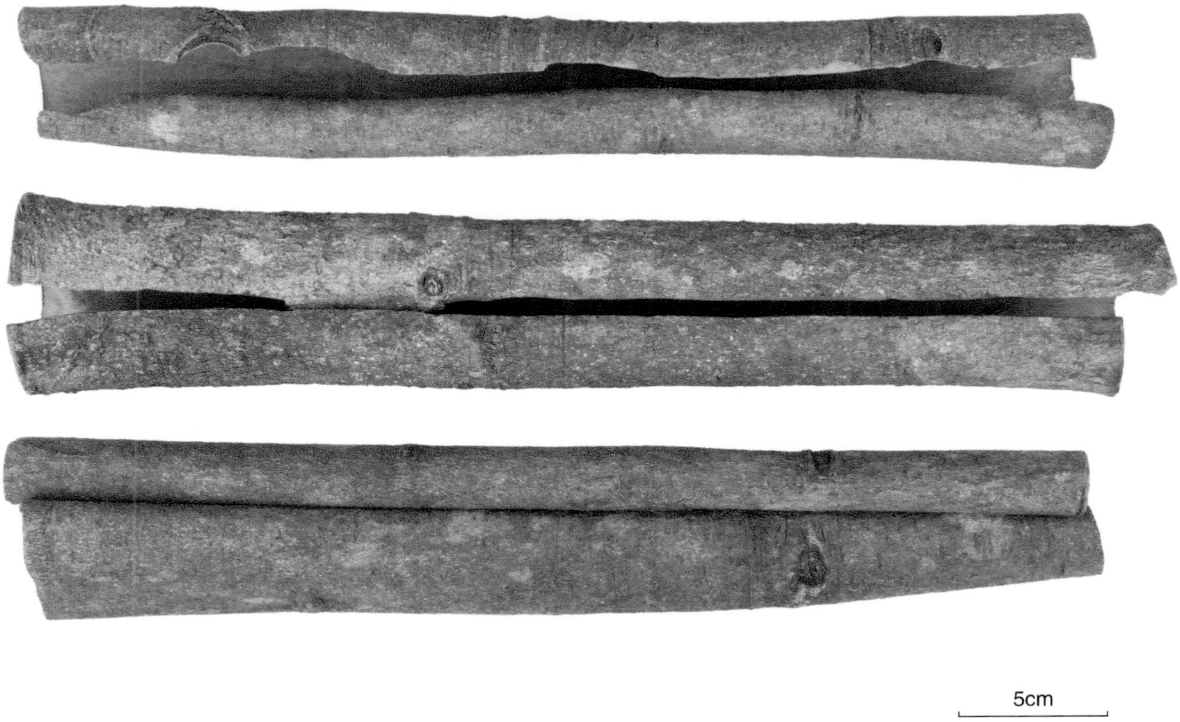

120 肉桂（企边桂）

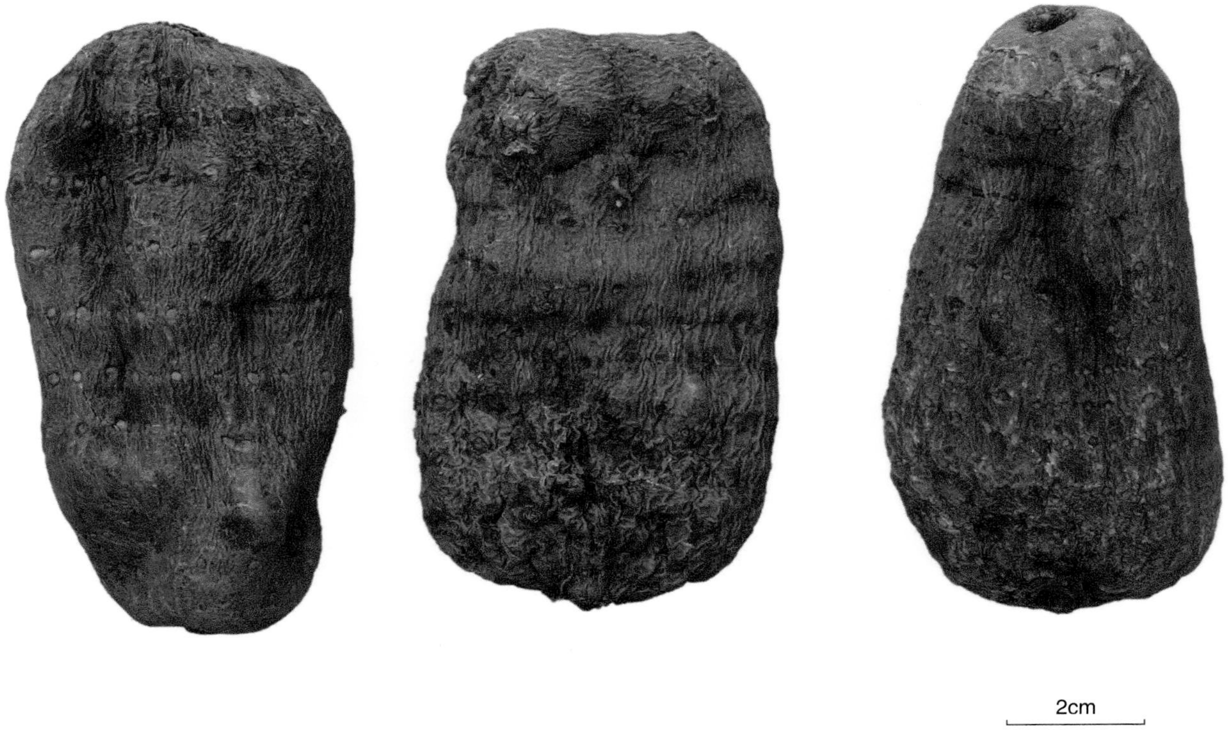

121 天麻

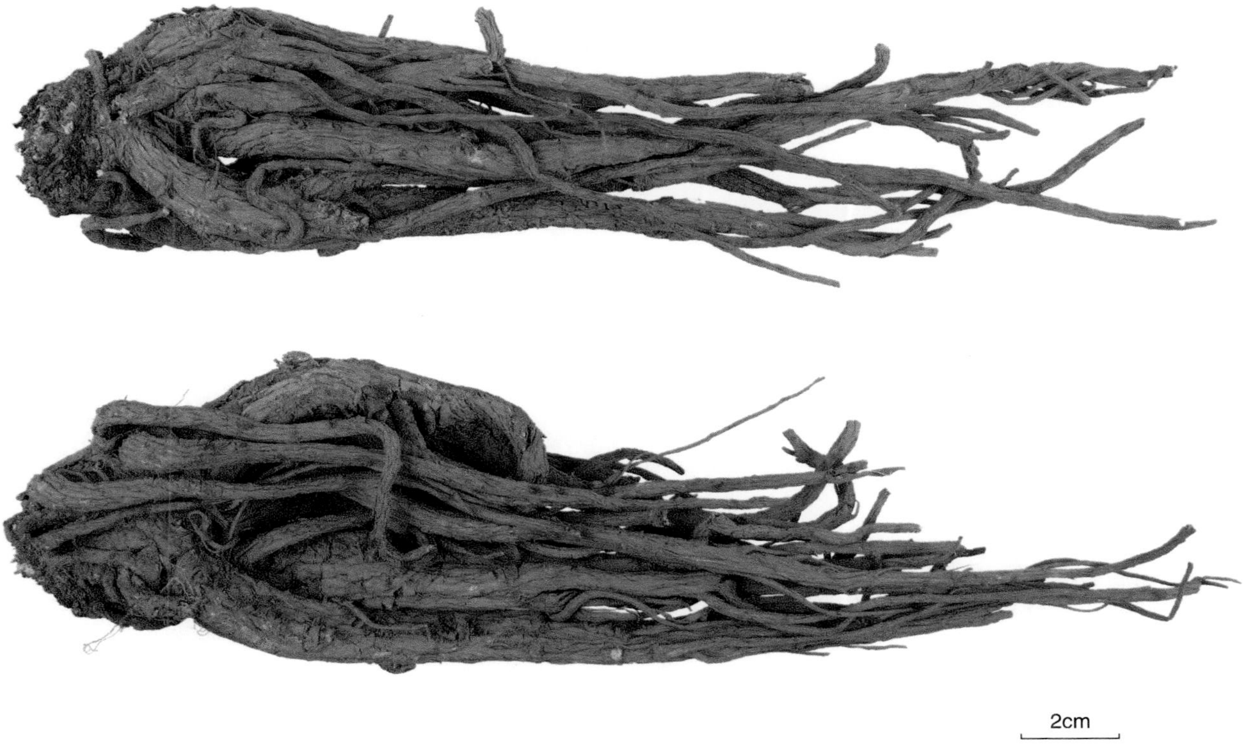

122 云当归

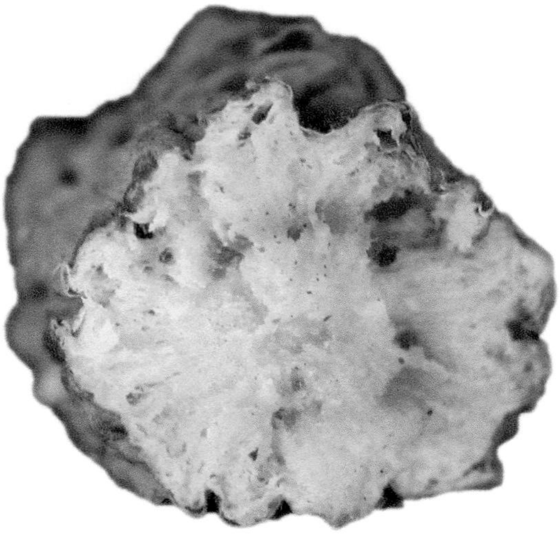

122 云当归（断面）

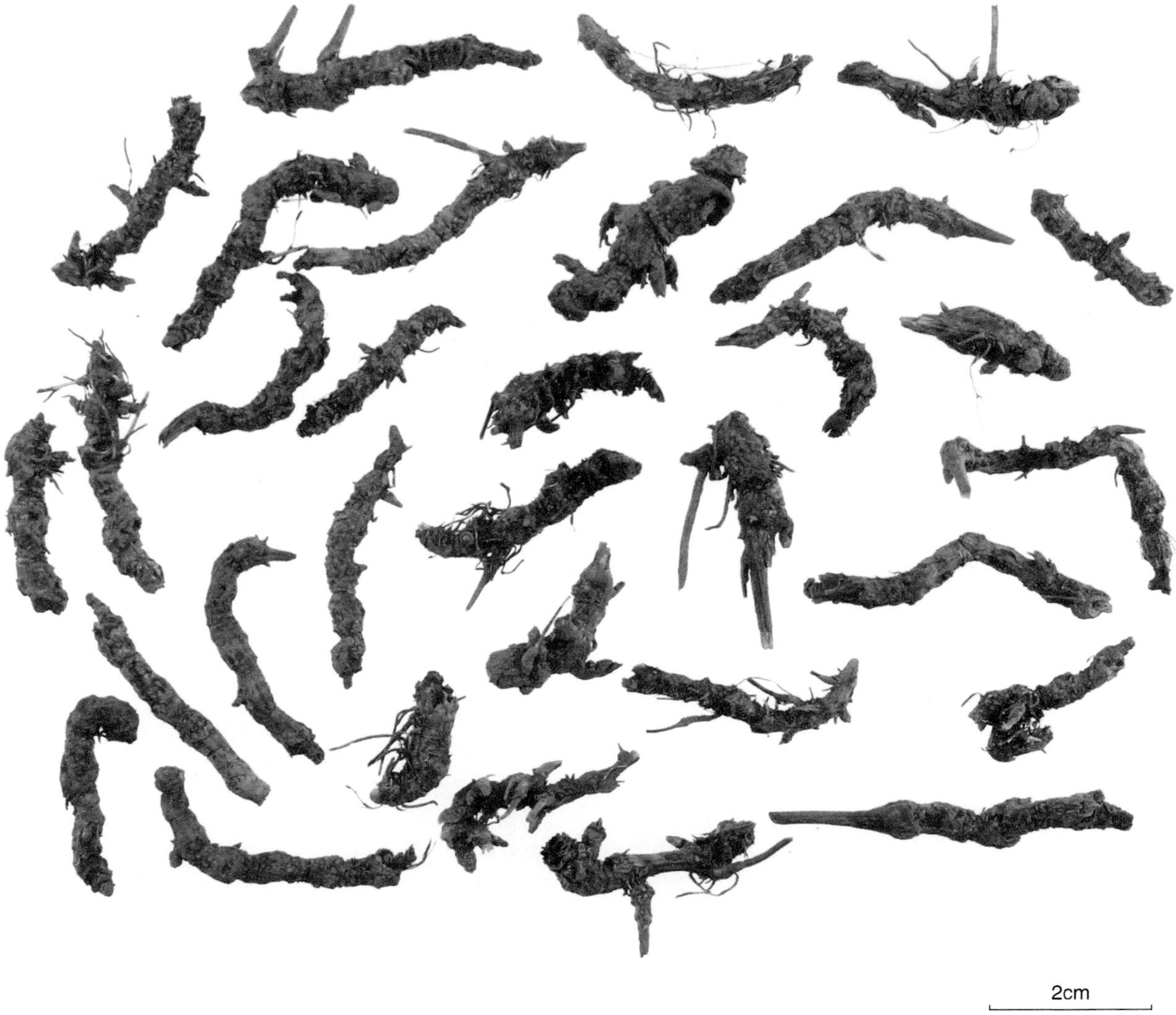

123 云黄连

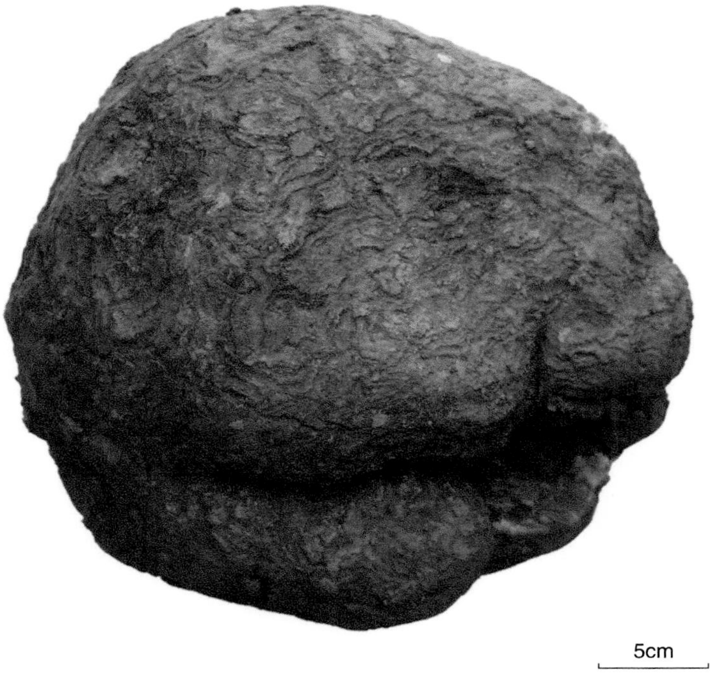

124 云苓（个苓）

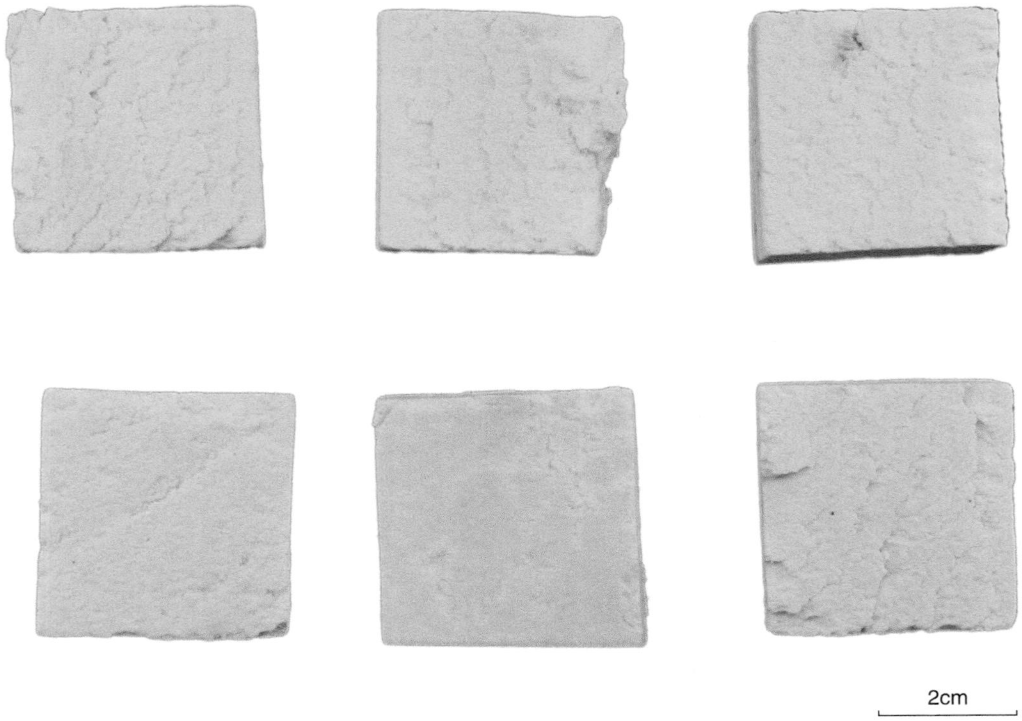

124 云苓（云苓块）

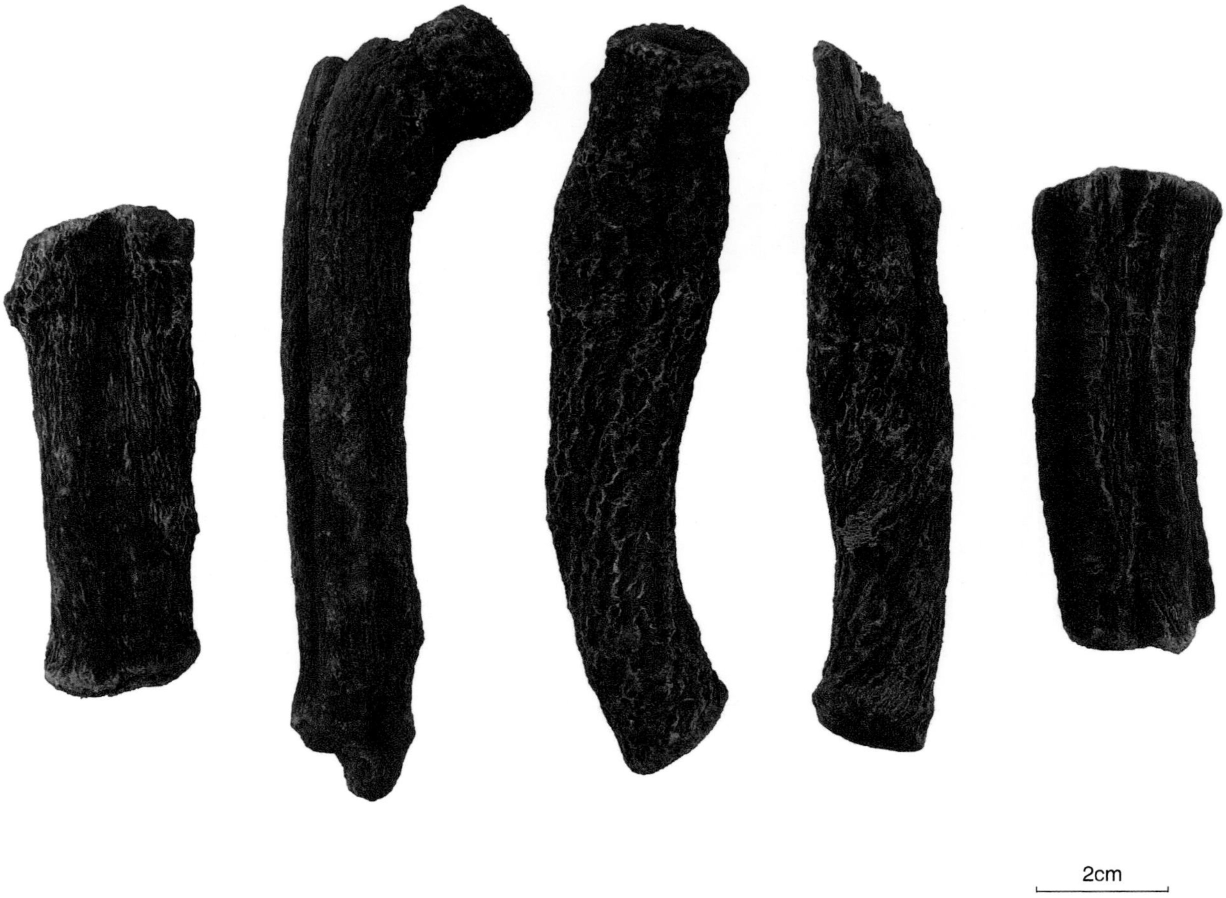

125 云木香

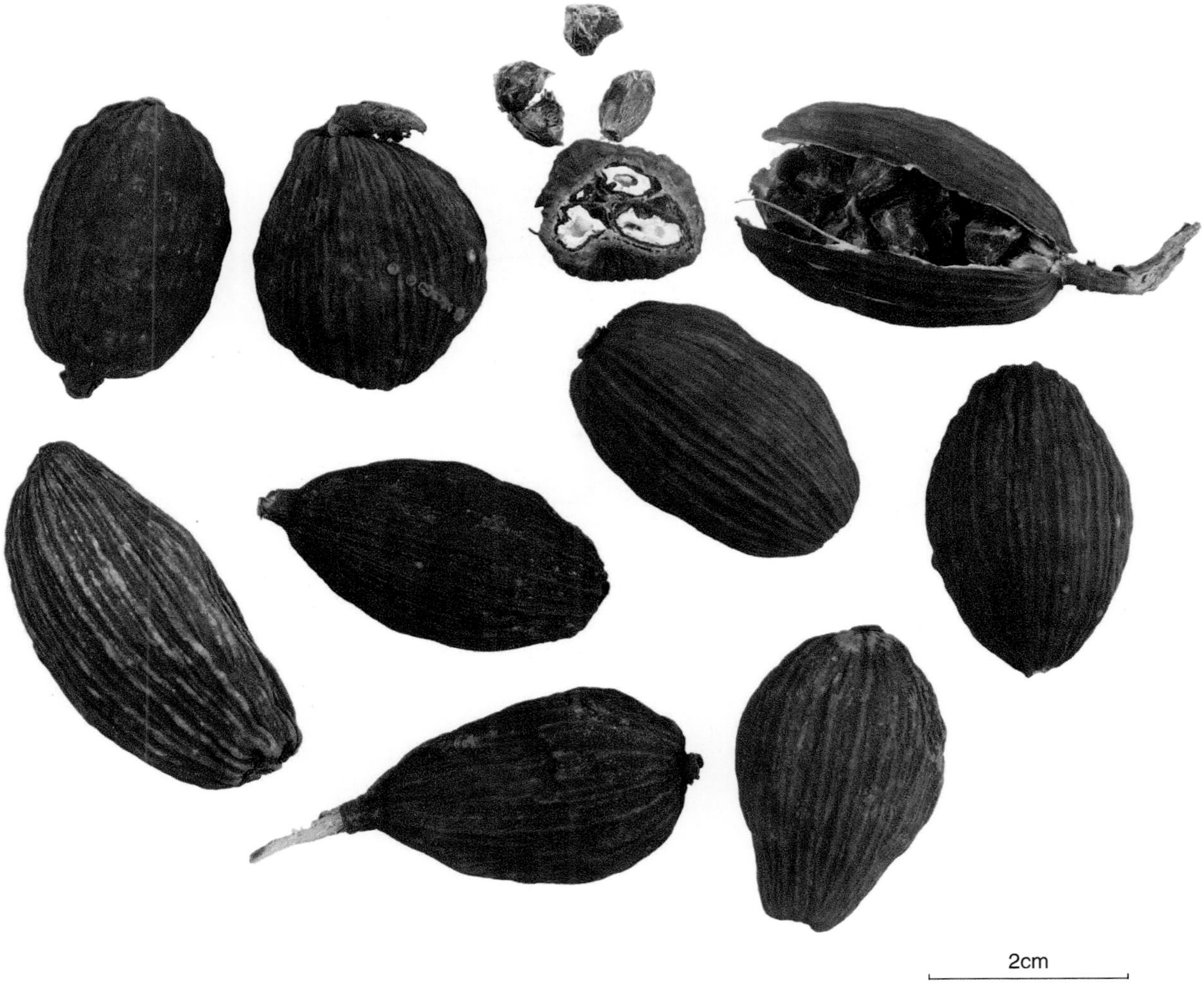

126 云南草果

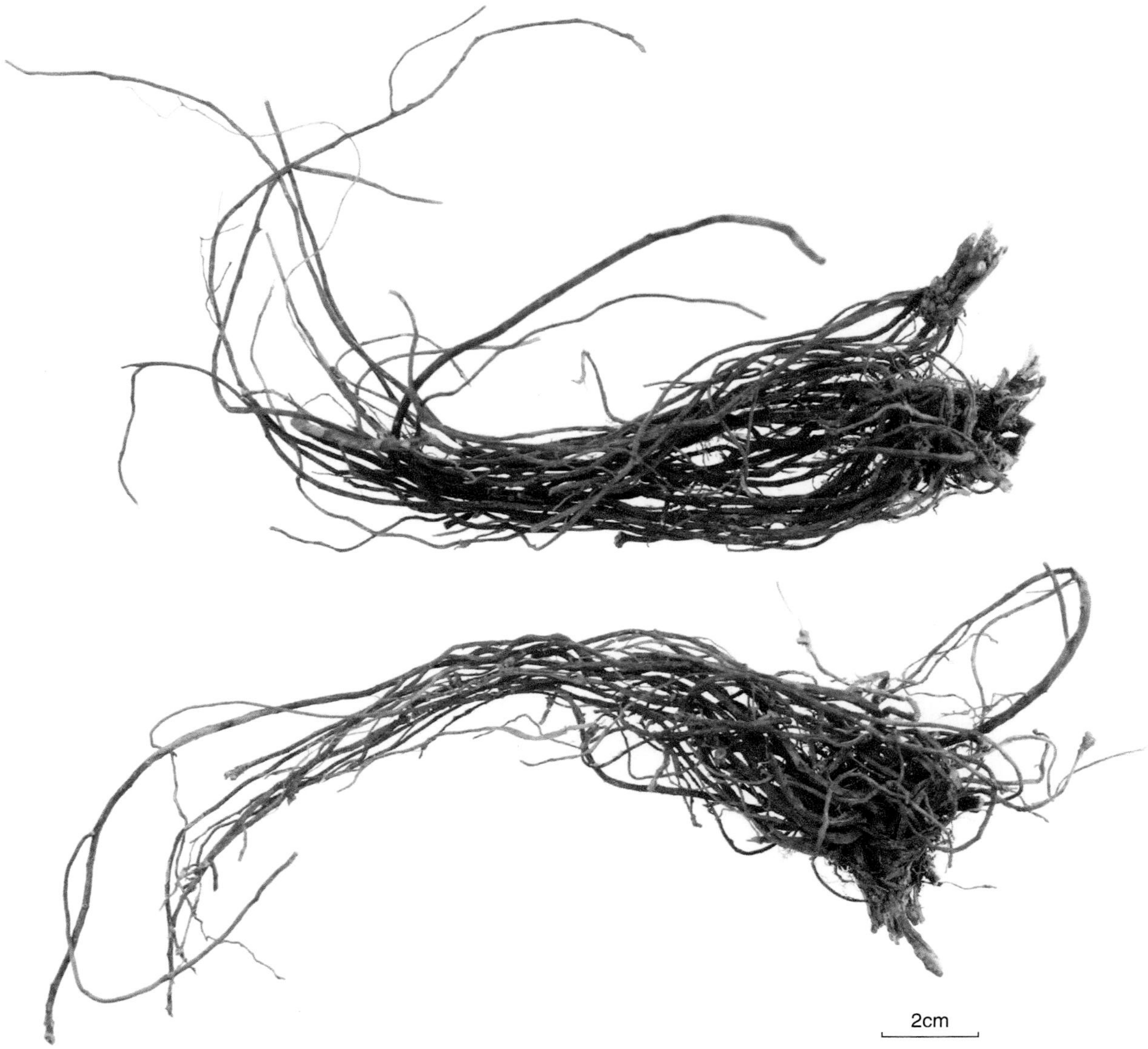

127 滇龙胆

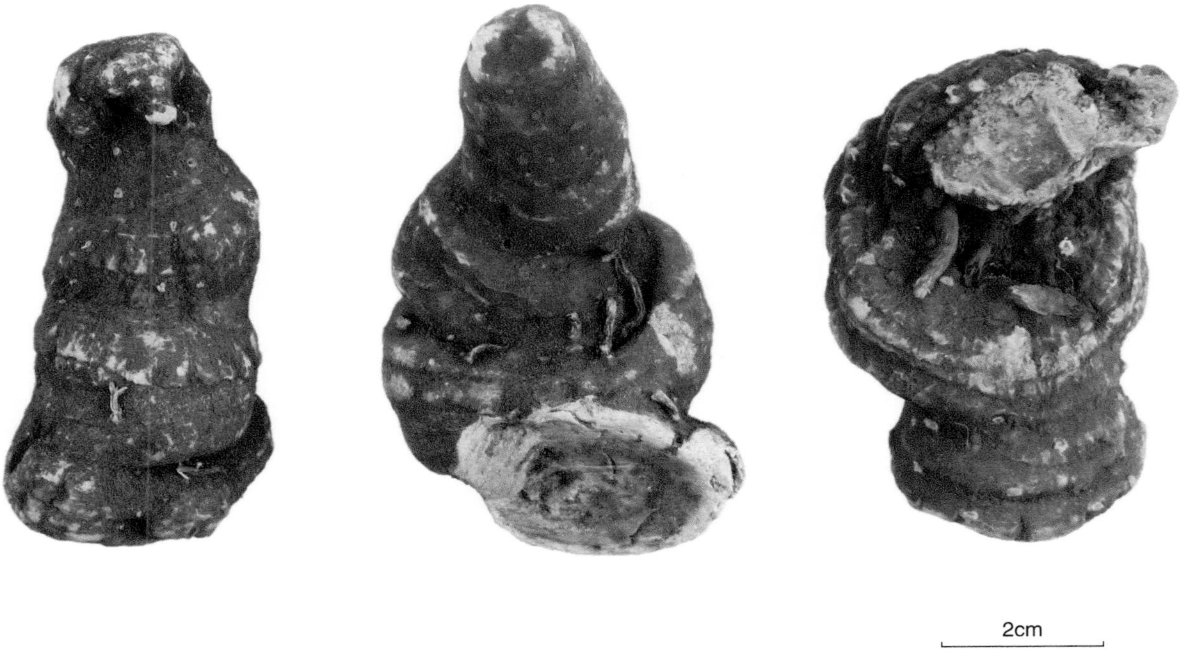

128 滇重楼

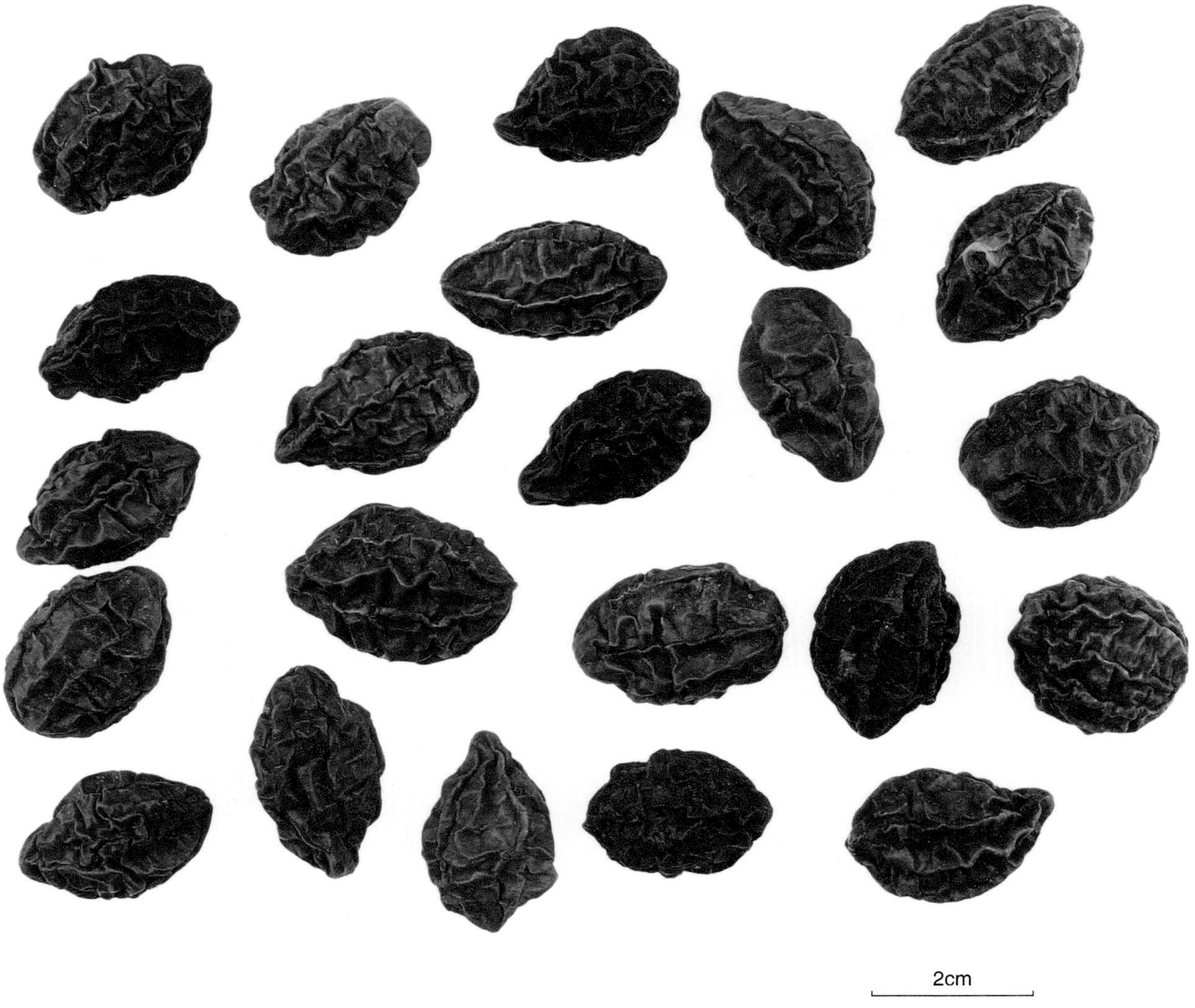

129 诃子

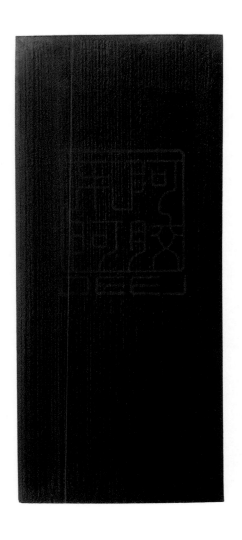

130 阿胶

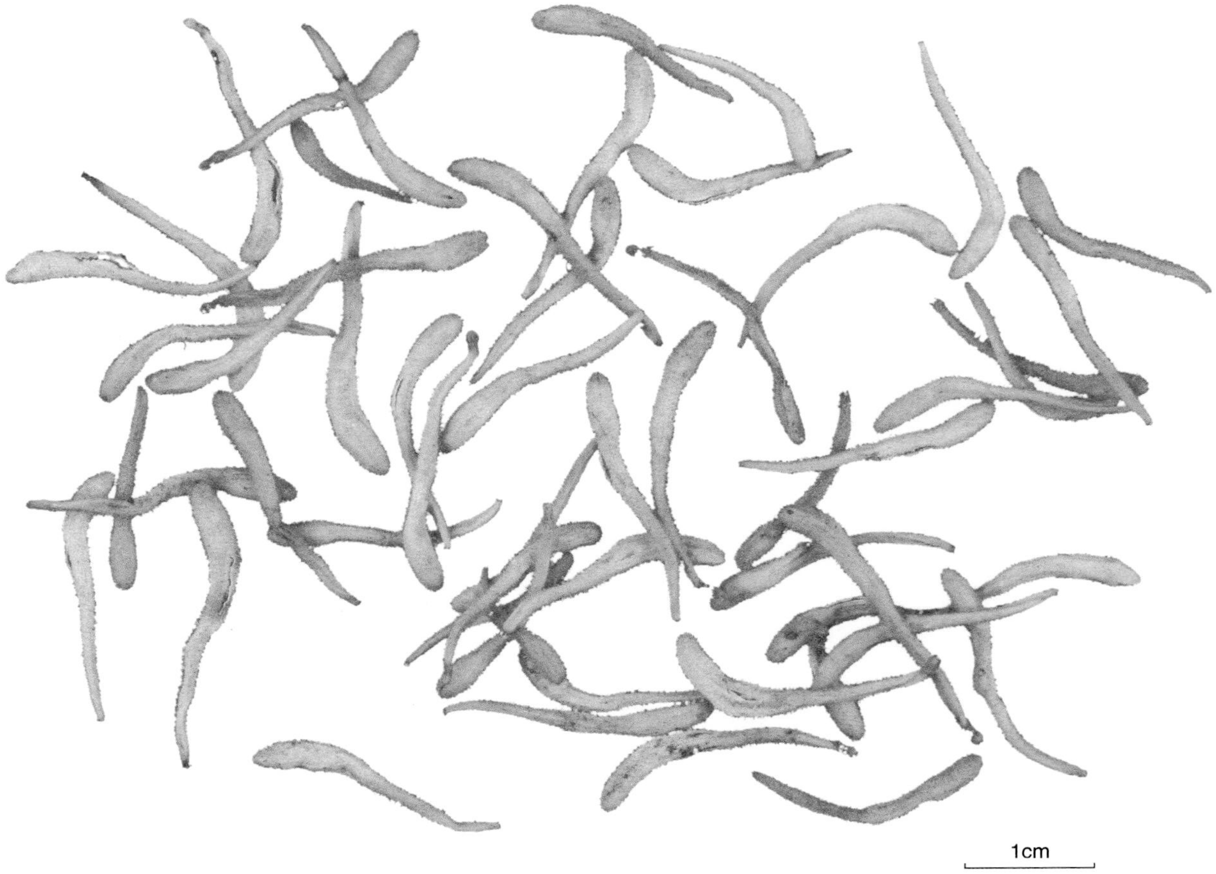

131 东银花

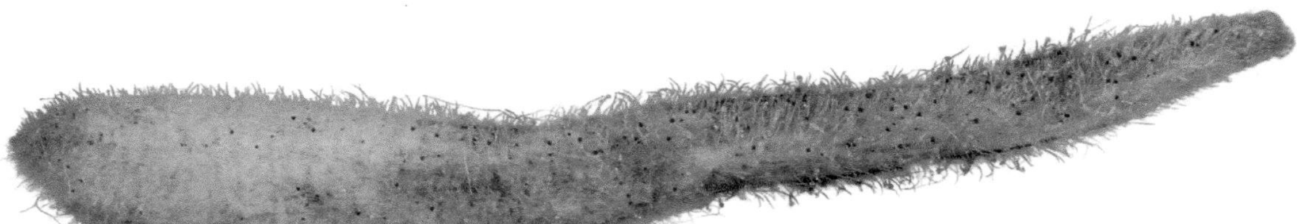

131 东银花（特写）

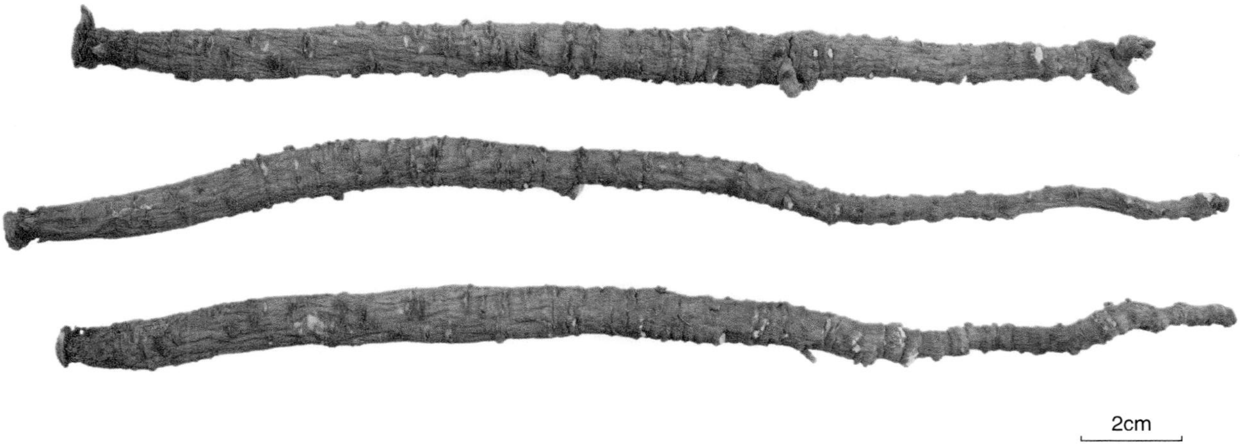

132 莱阳沙参（晒干，未去皮）

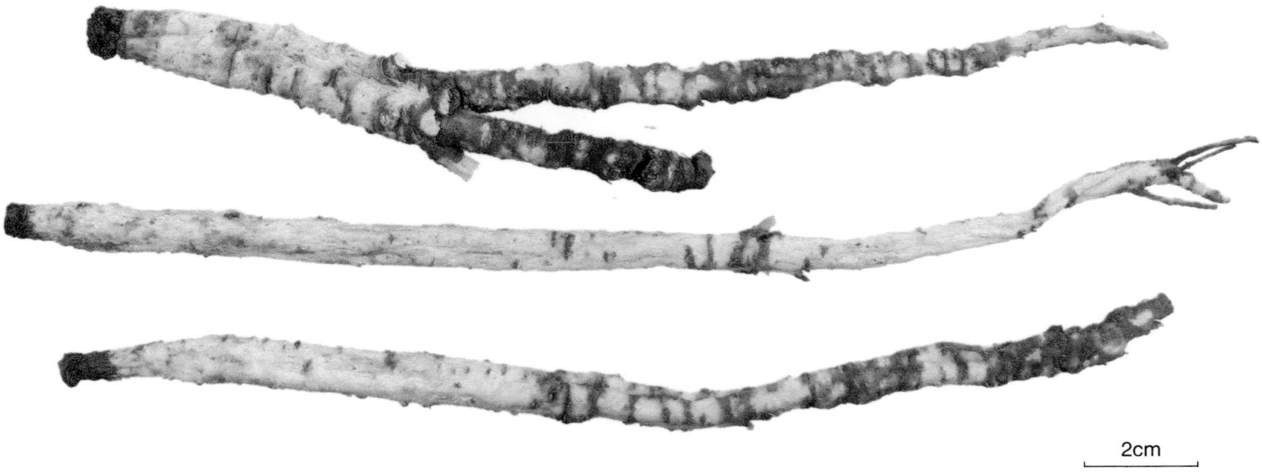

132 莱阳沙参（晒干，烫去皮）

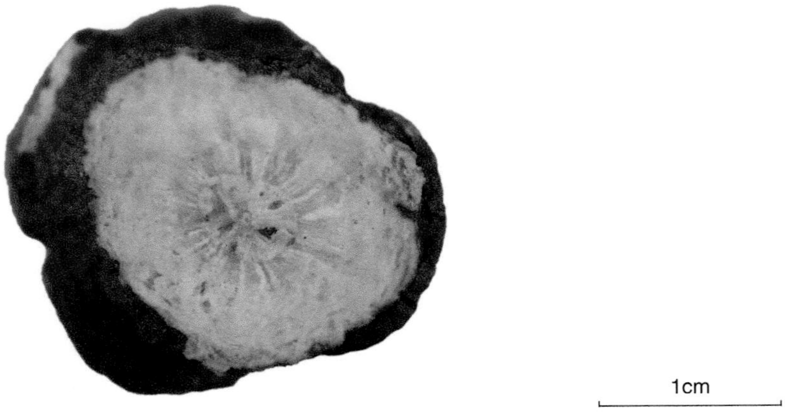

132 莱阳沙参（断面）

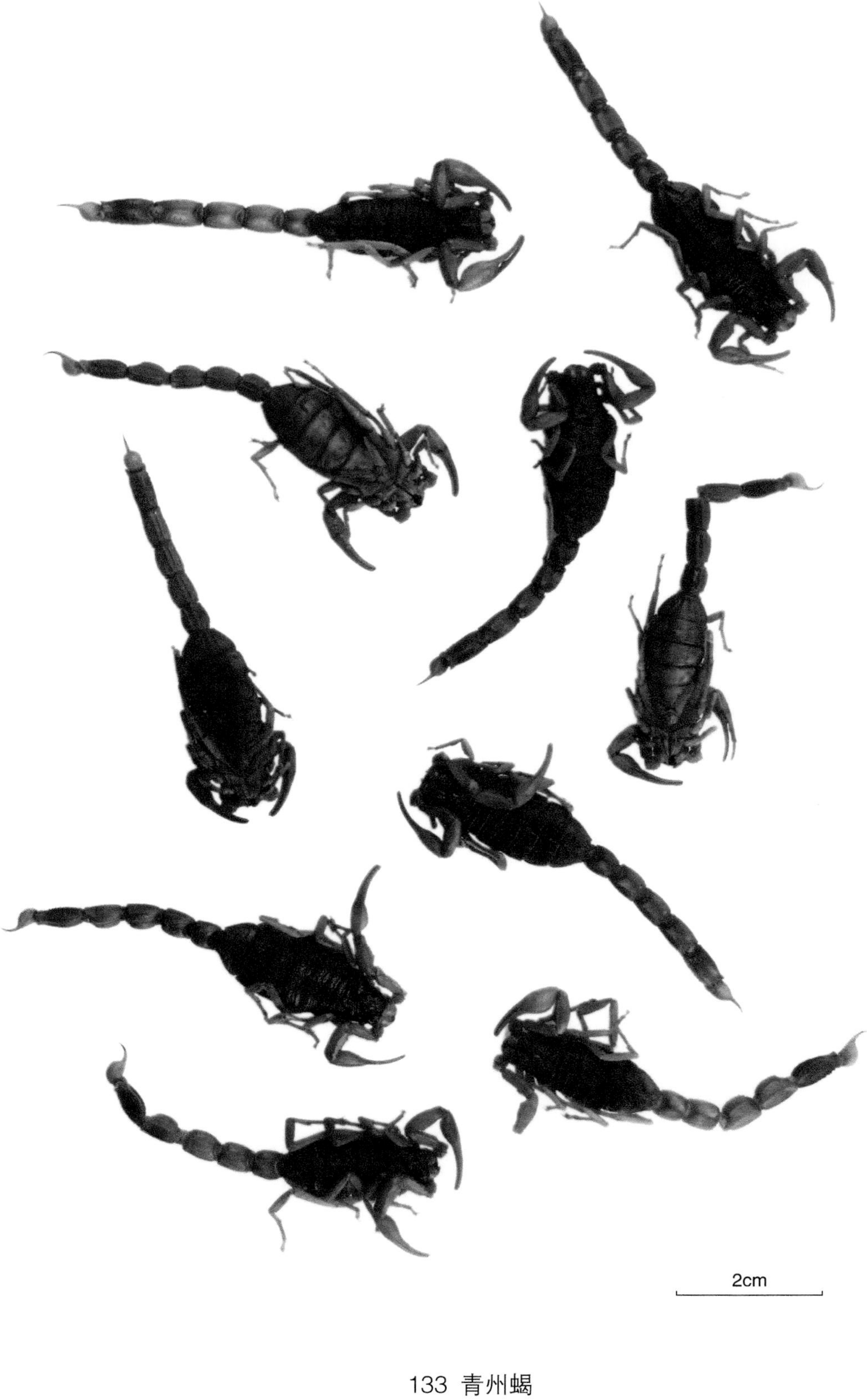

133 青州蝎

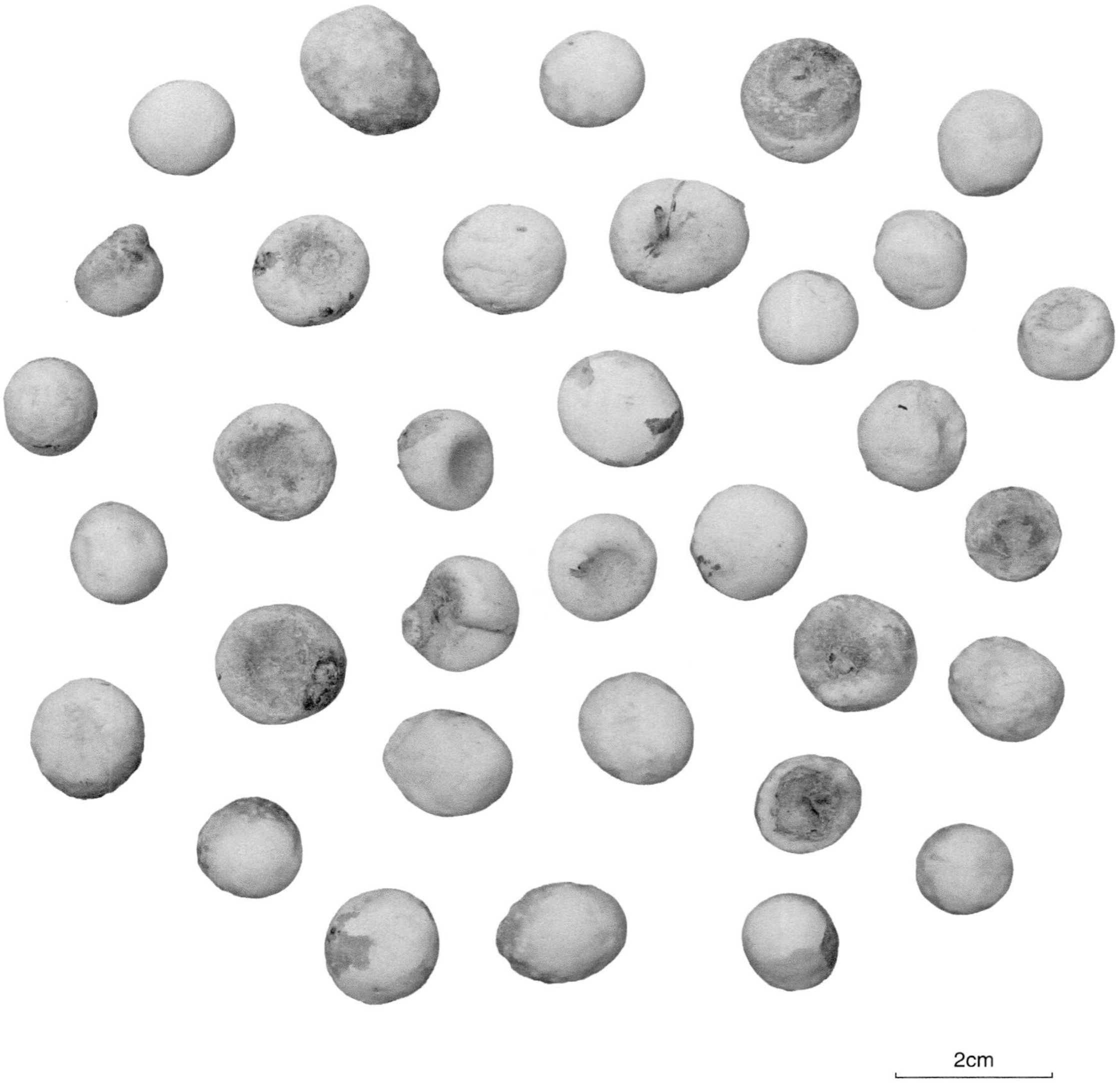

134 半夏

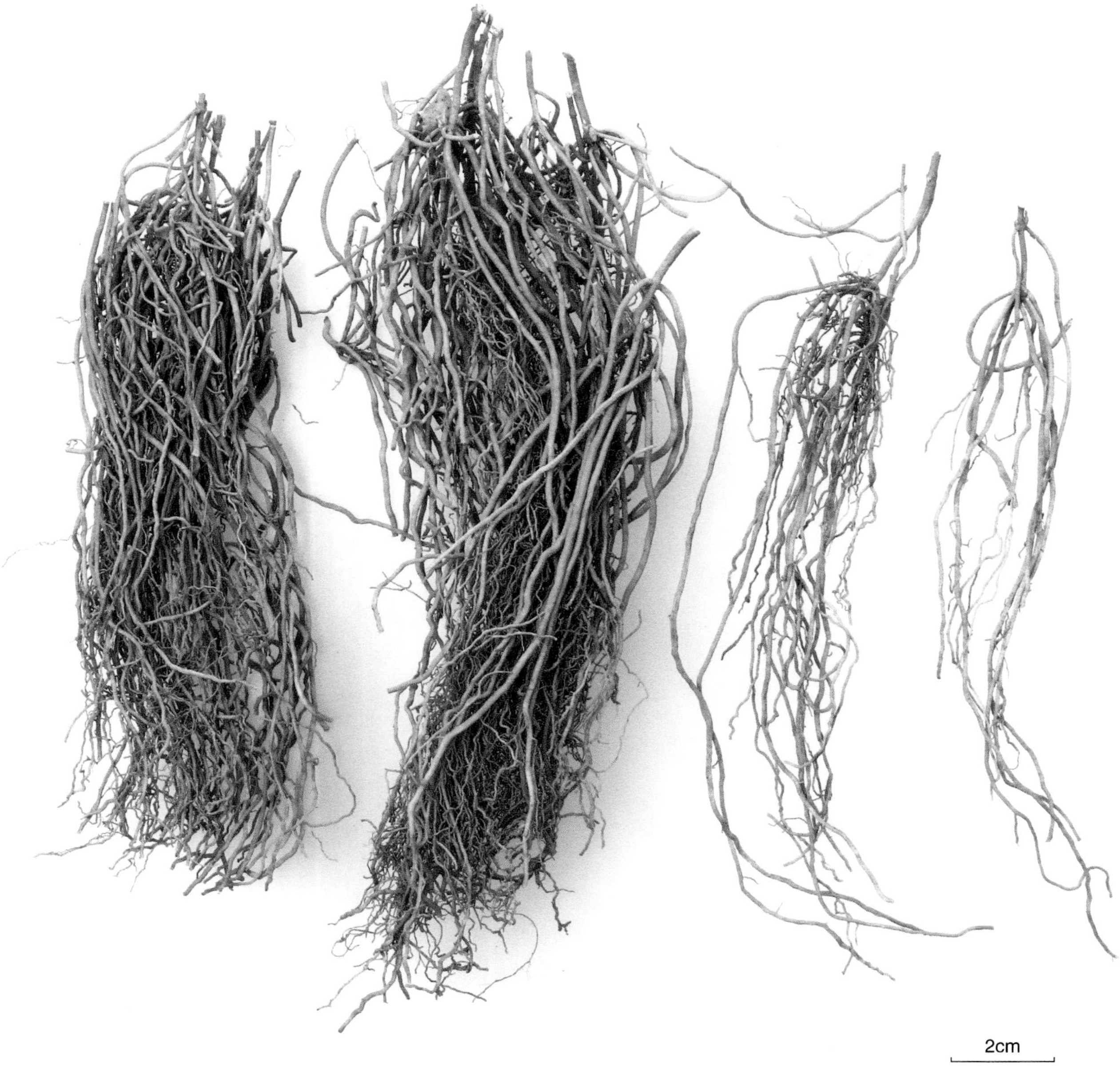

135 山东徐长卿

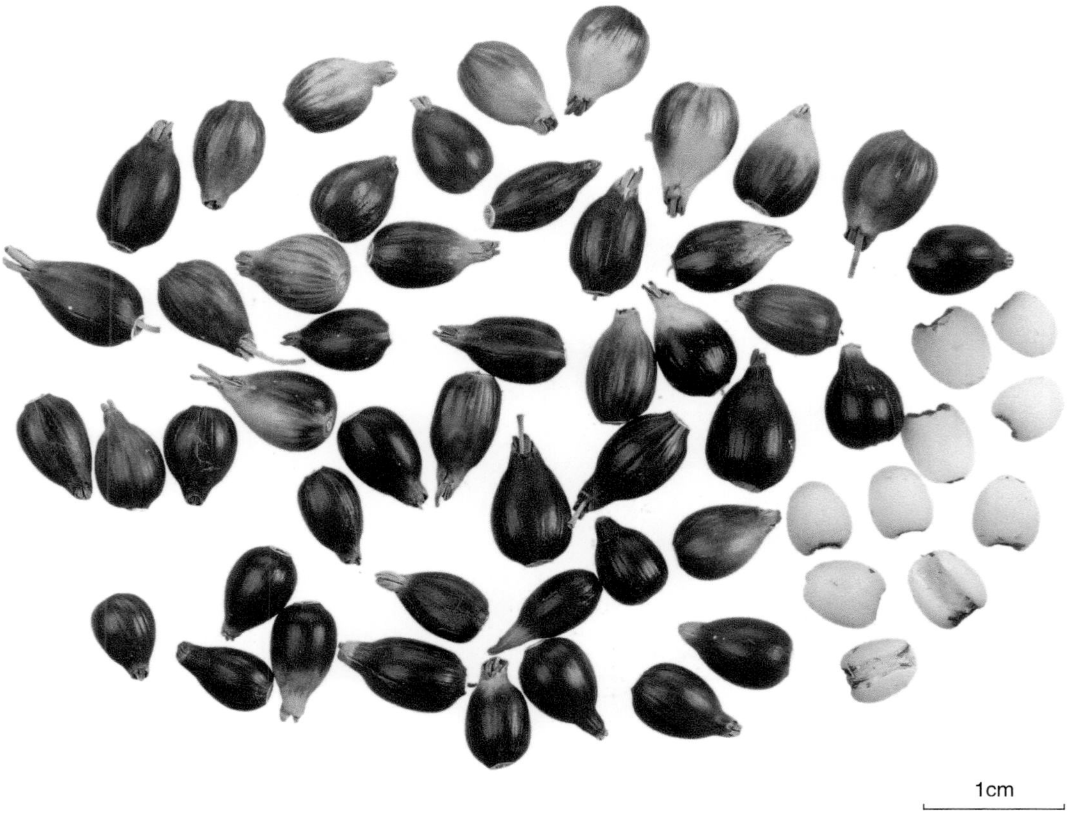

136 祁薏米

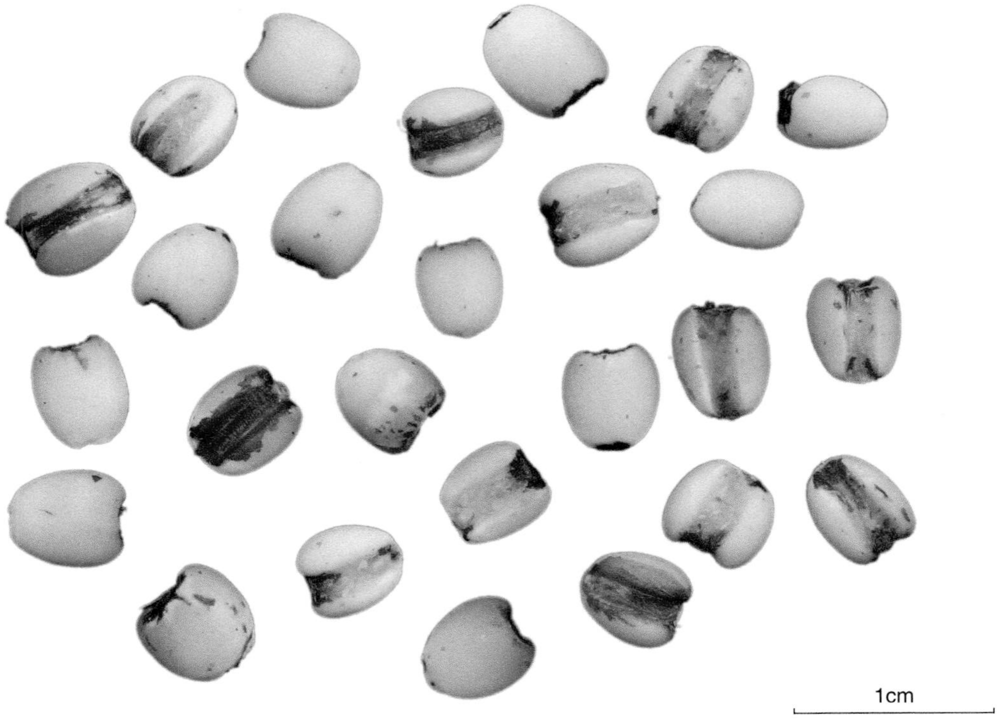

136 祁薏米（特写）

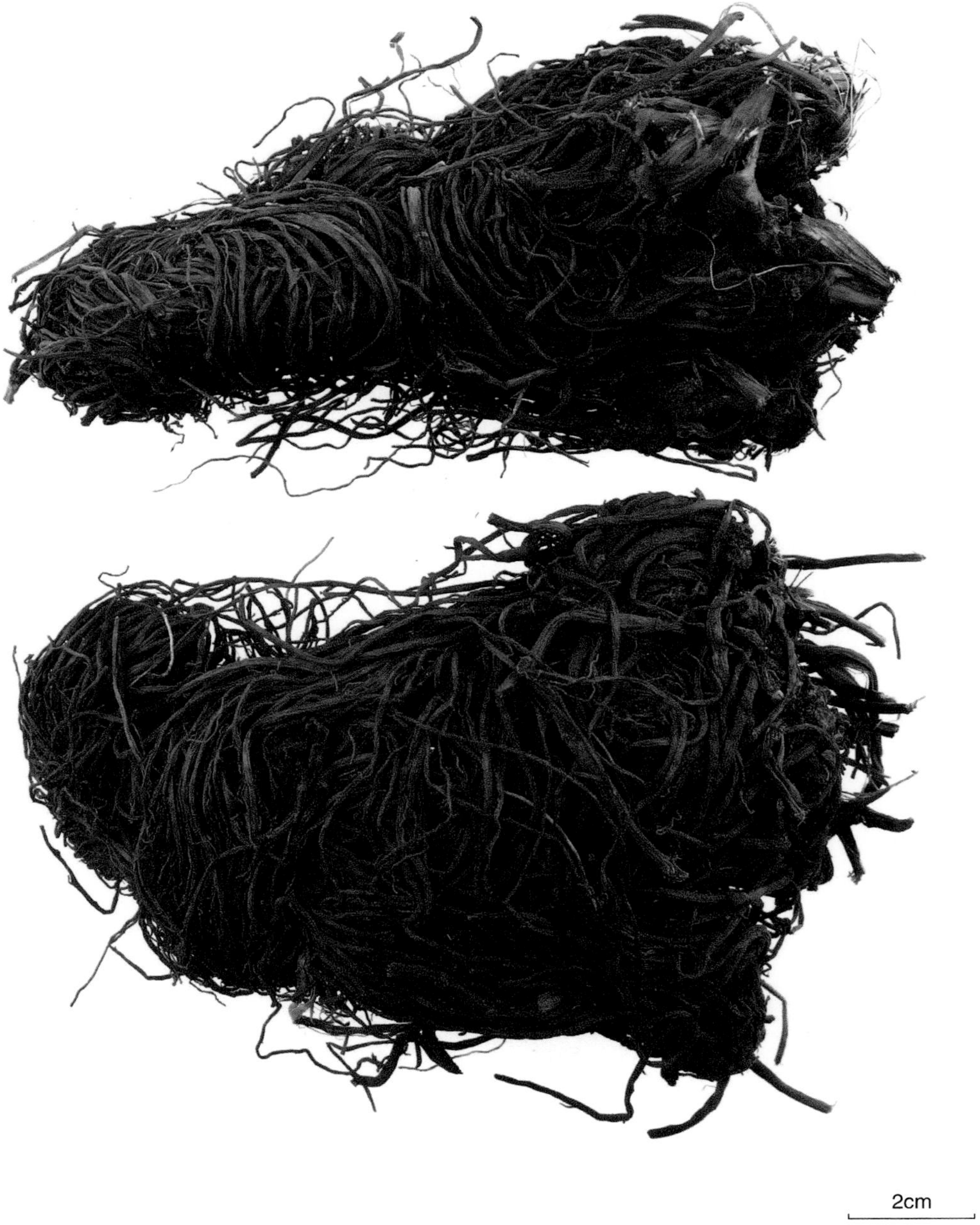

137 祁紫菀

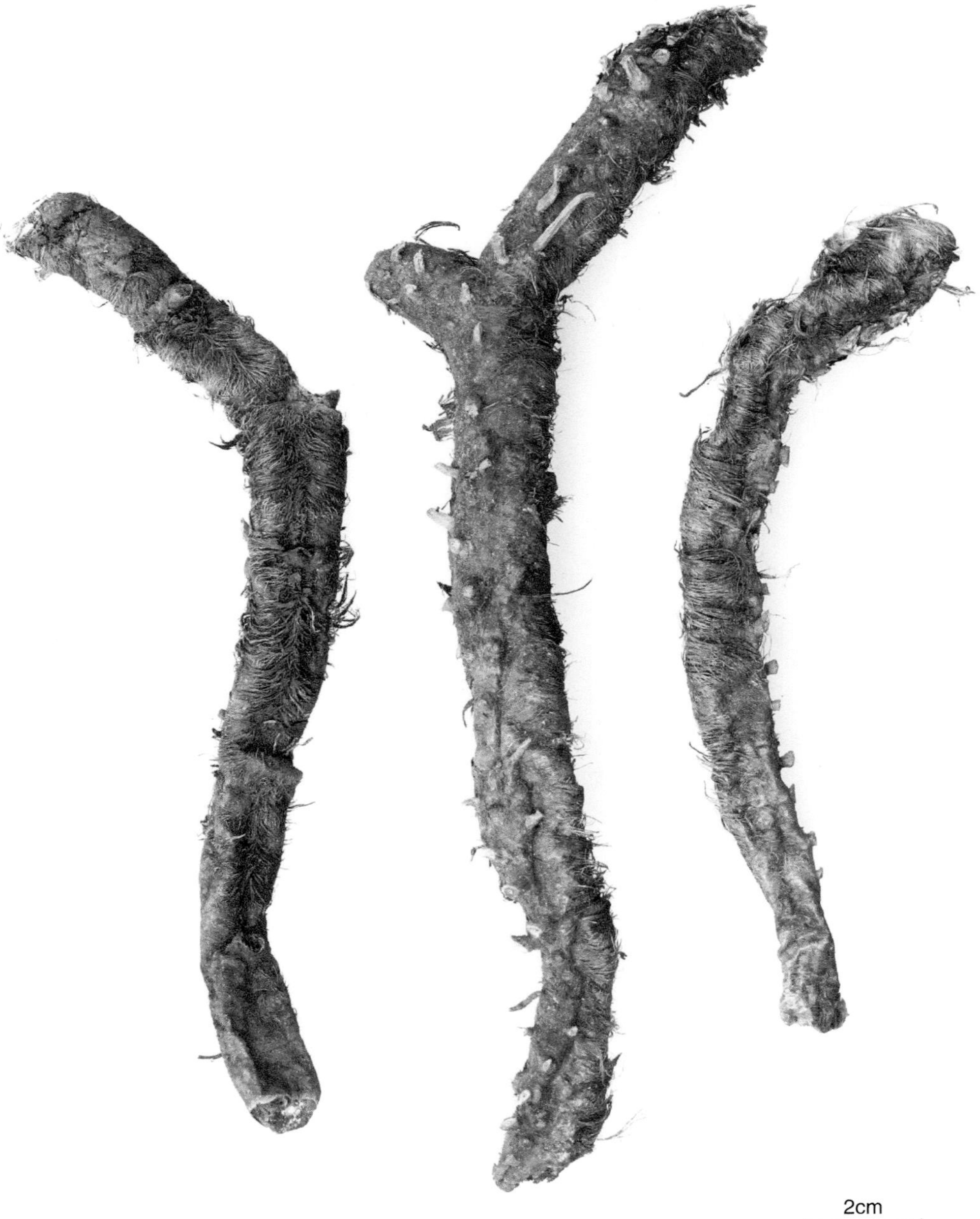

138 西陵知母

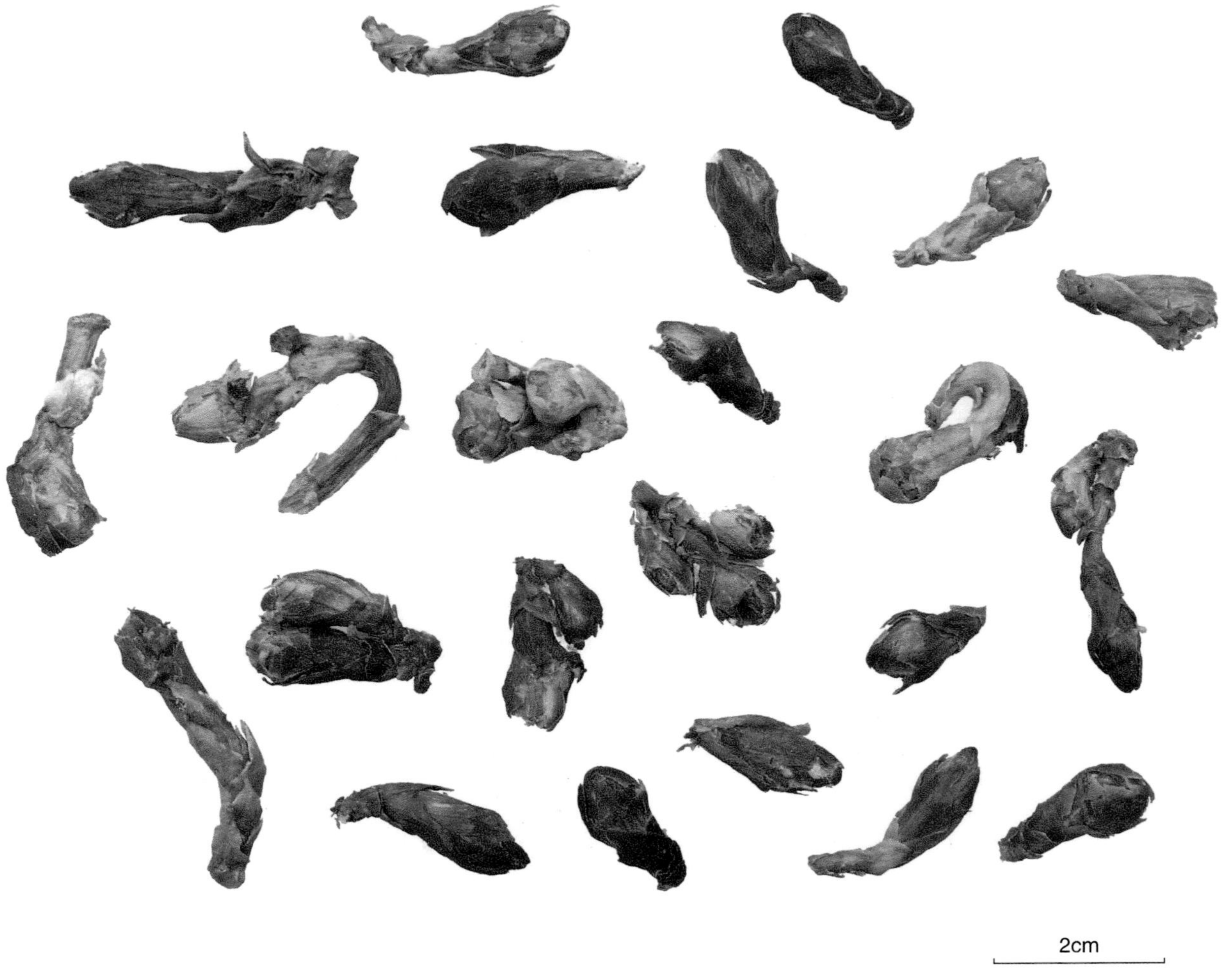

139 河北款冬

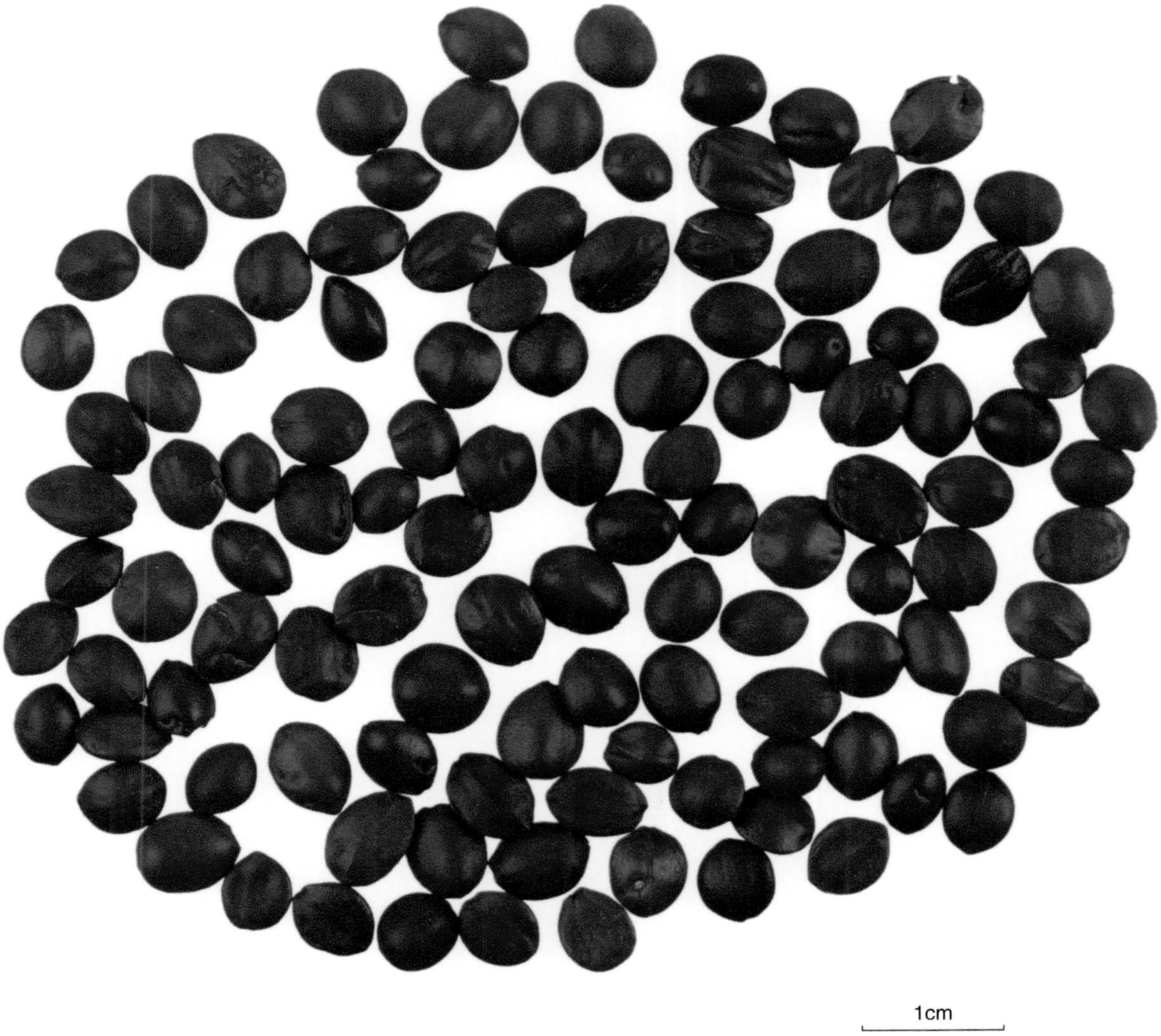

140 邢枣仁

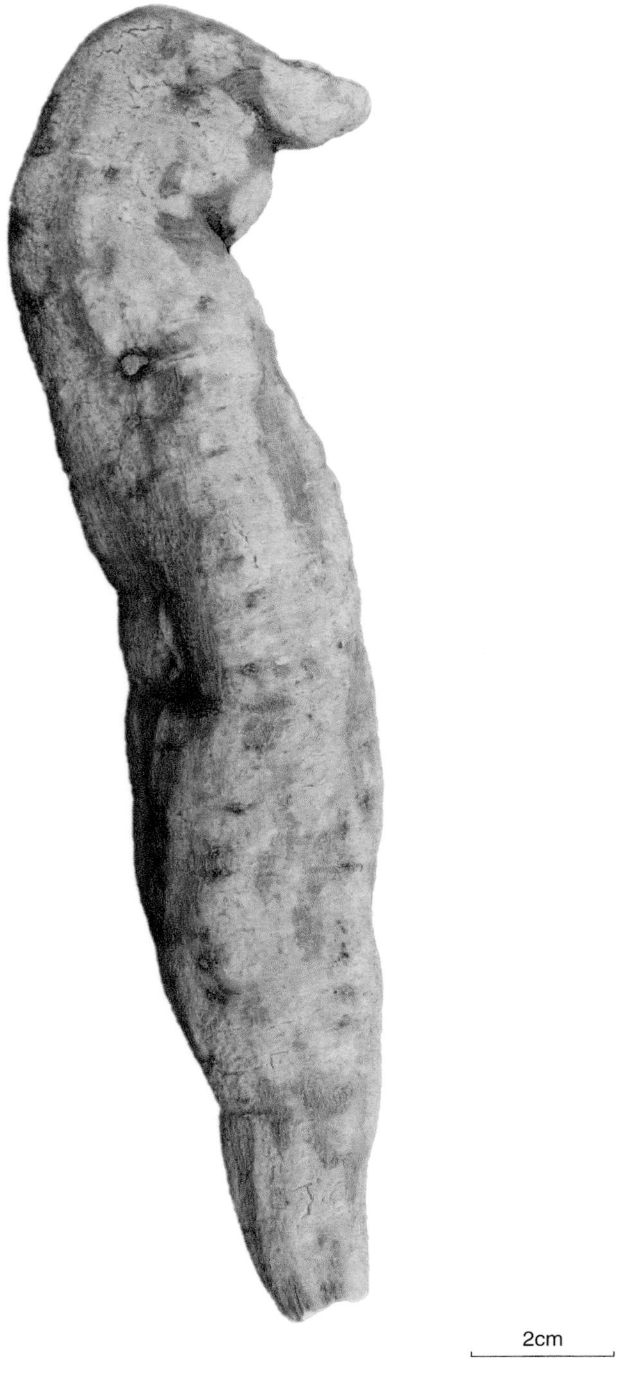

141 安阳花粉

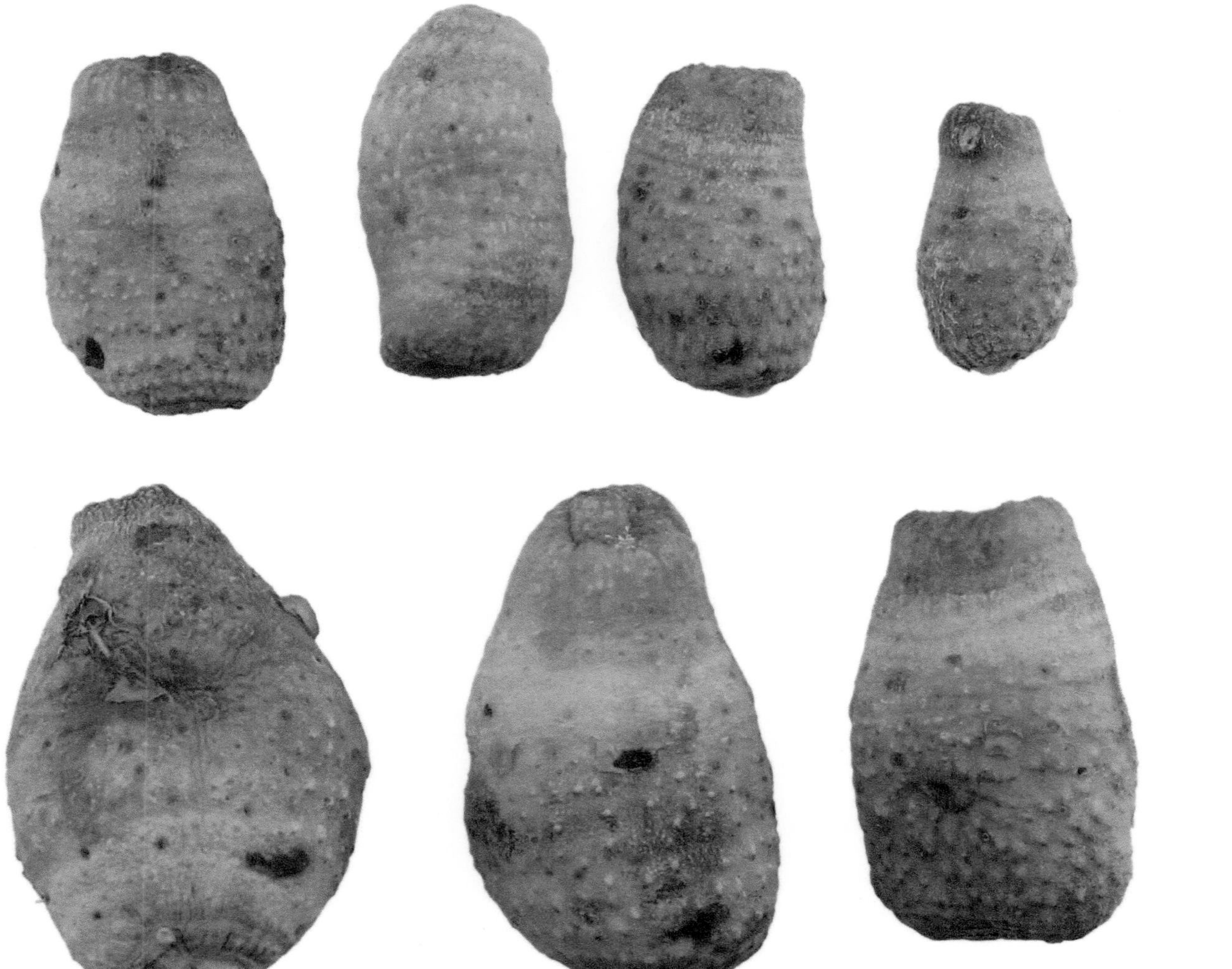

142 禹白附

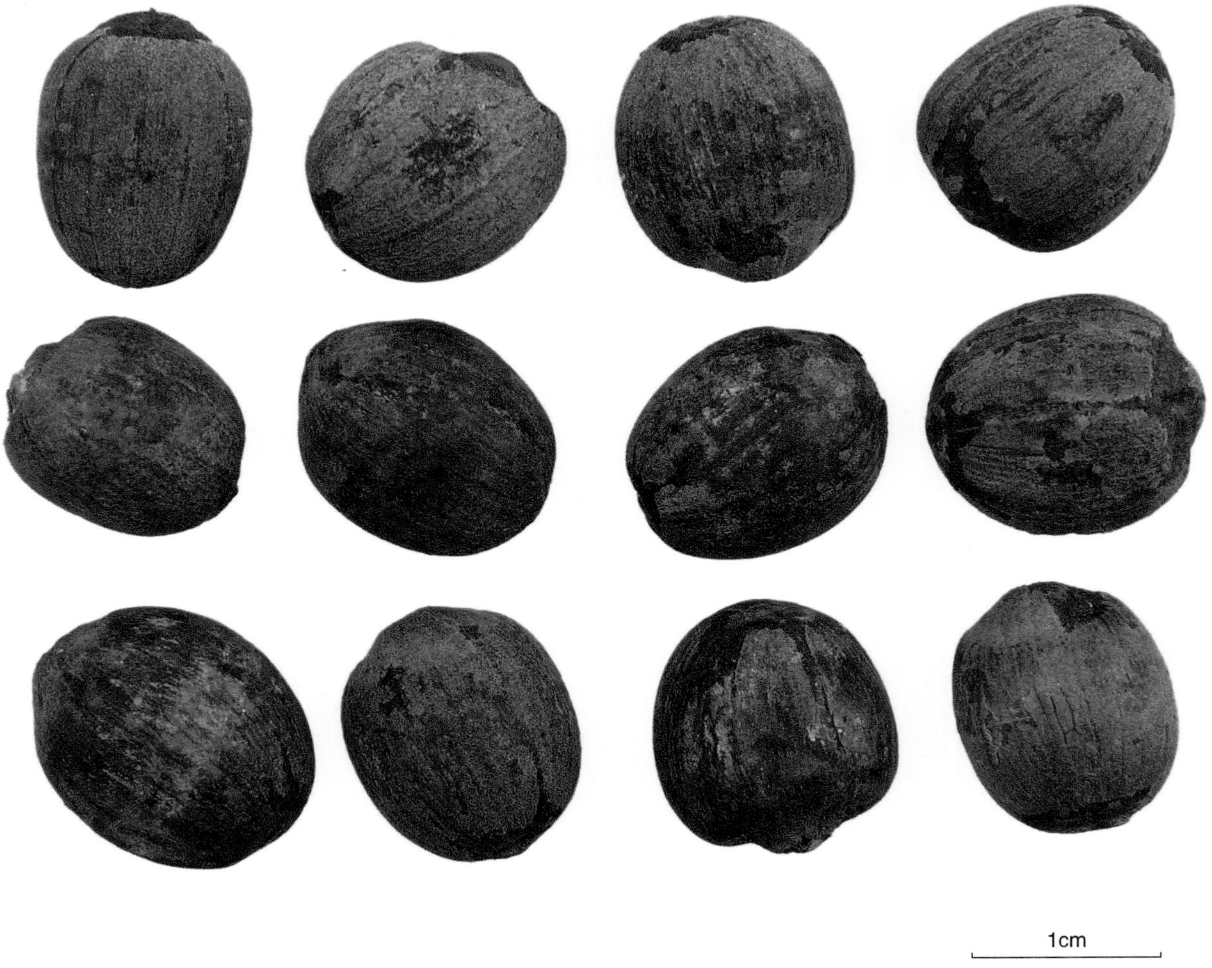

143 湘莲子

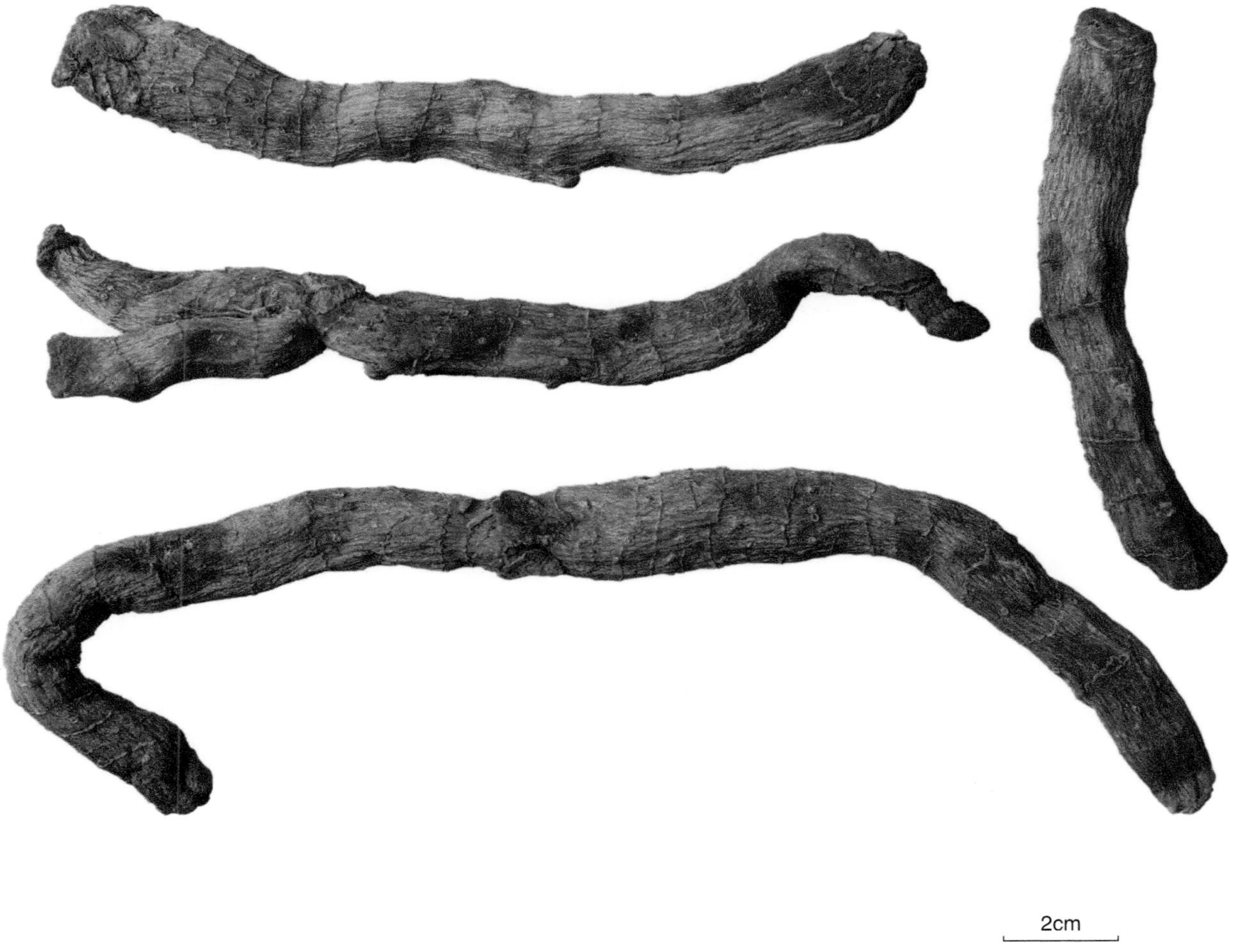

144 湘玉竹

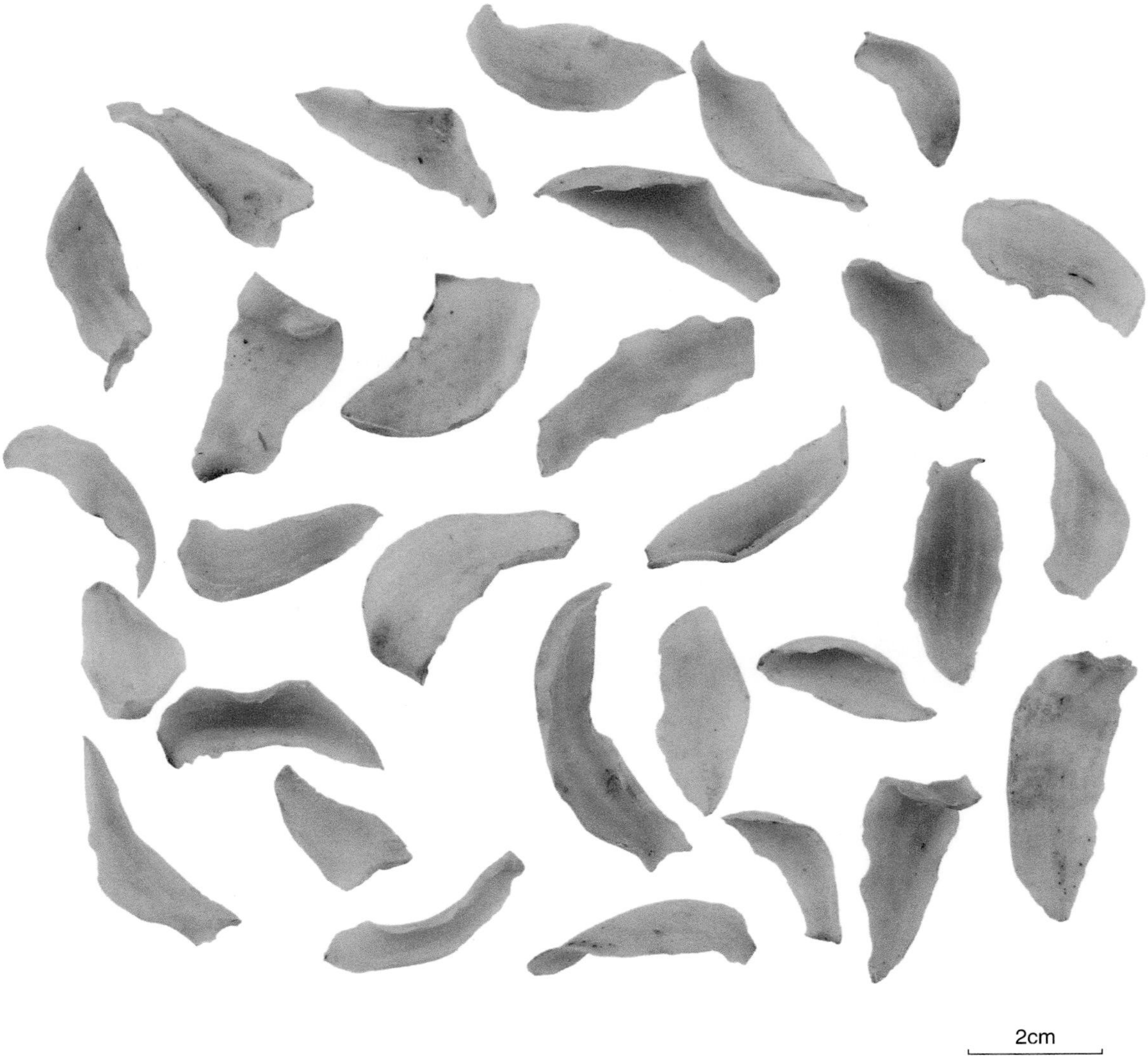

145 龙牙百合

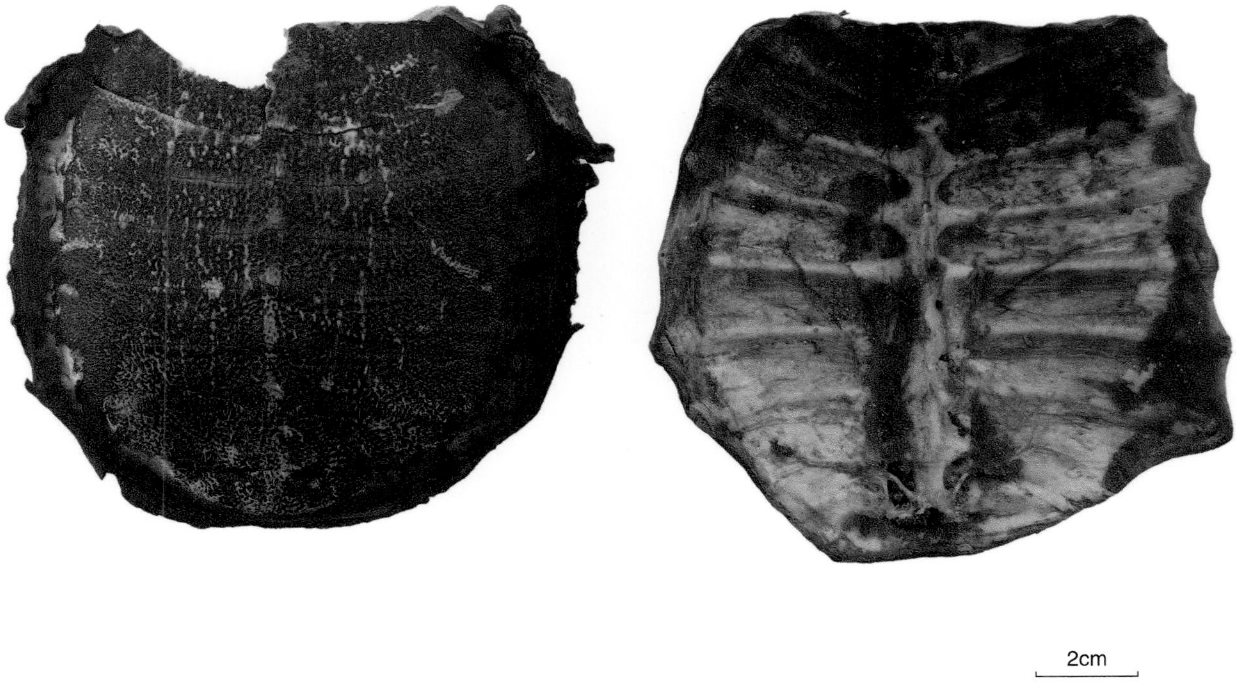

146 鳖甲

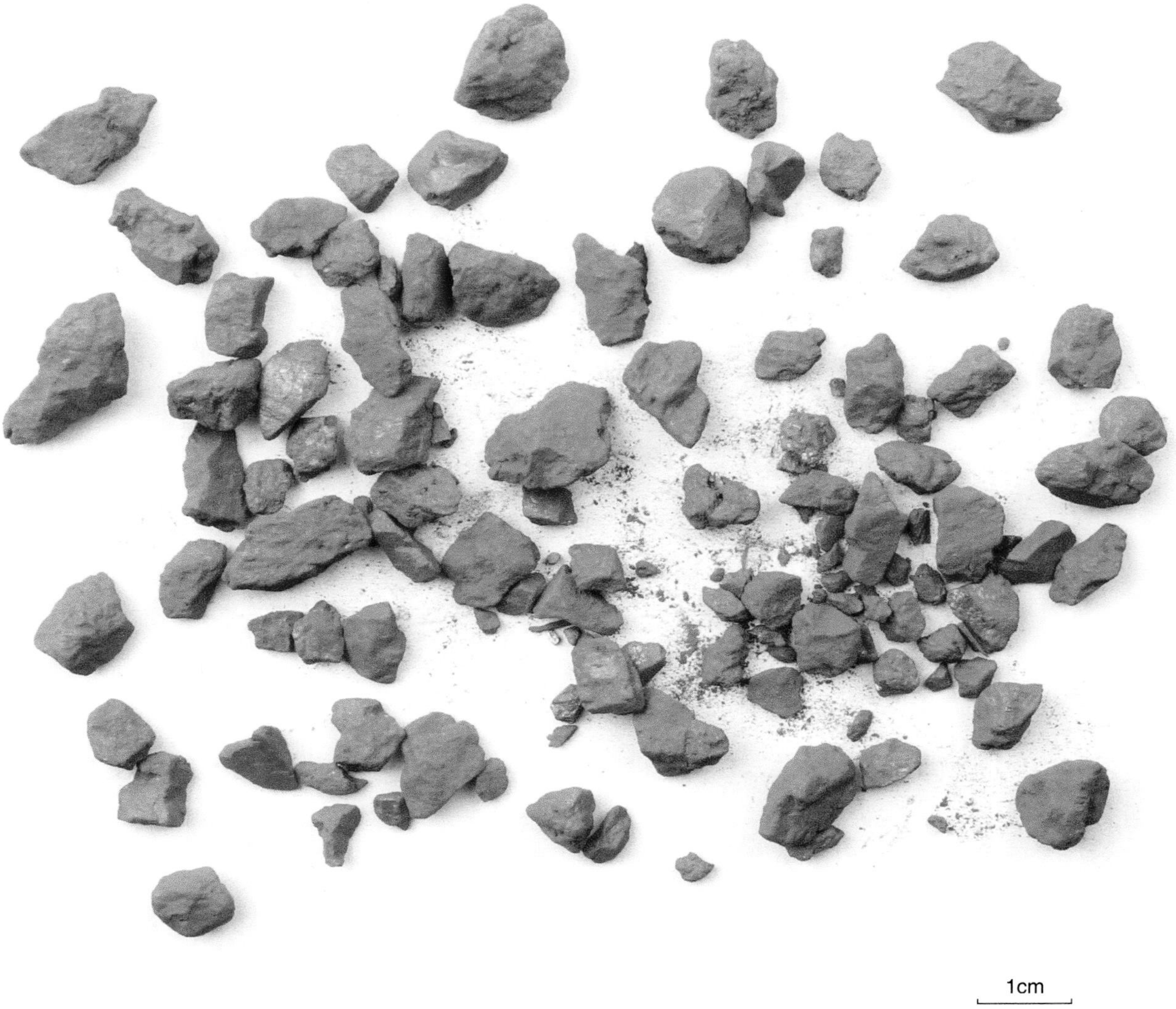

147 辰砂

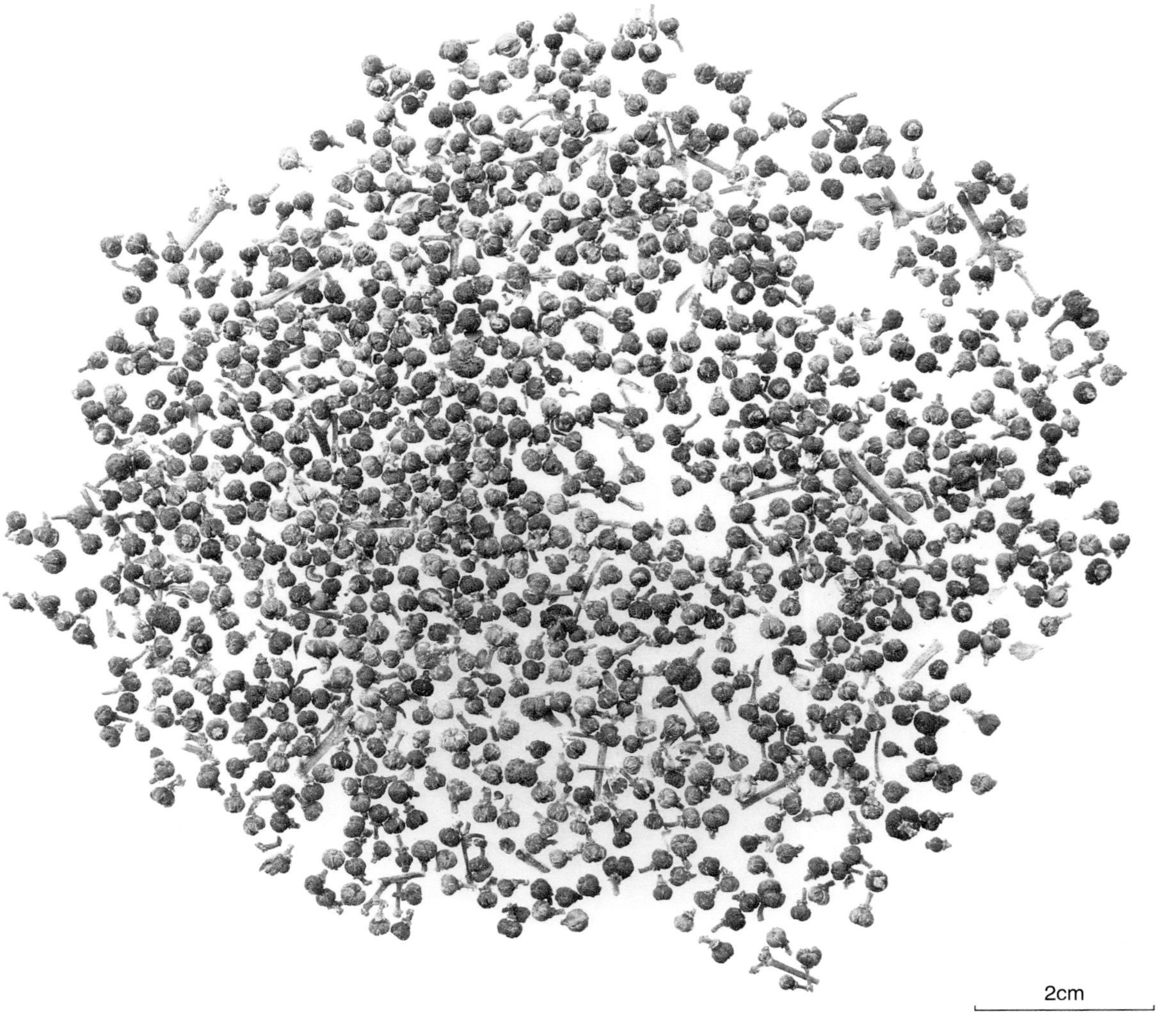

148 常吴萸

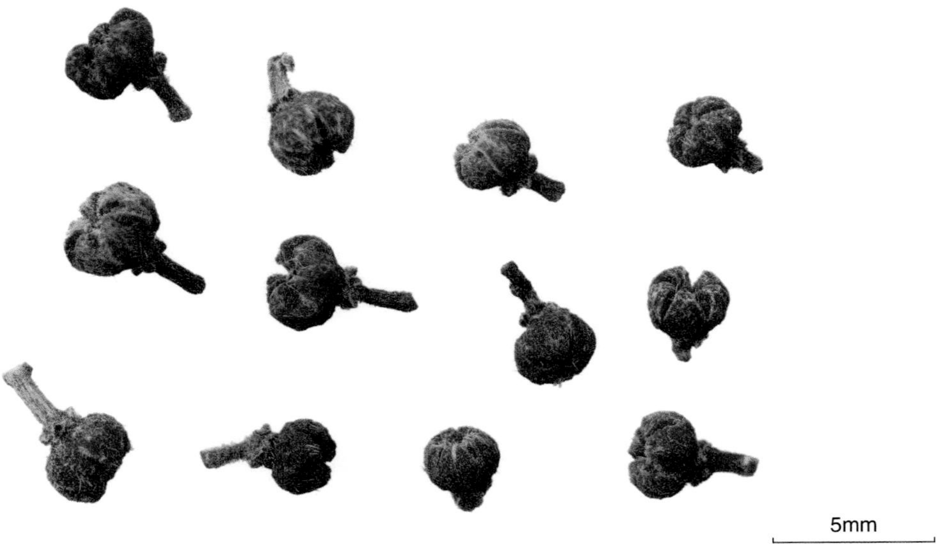

148 常吴萸（特写）

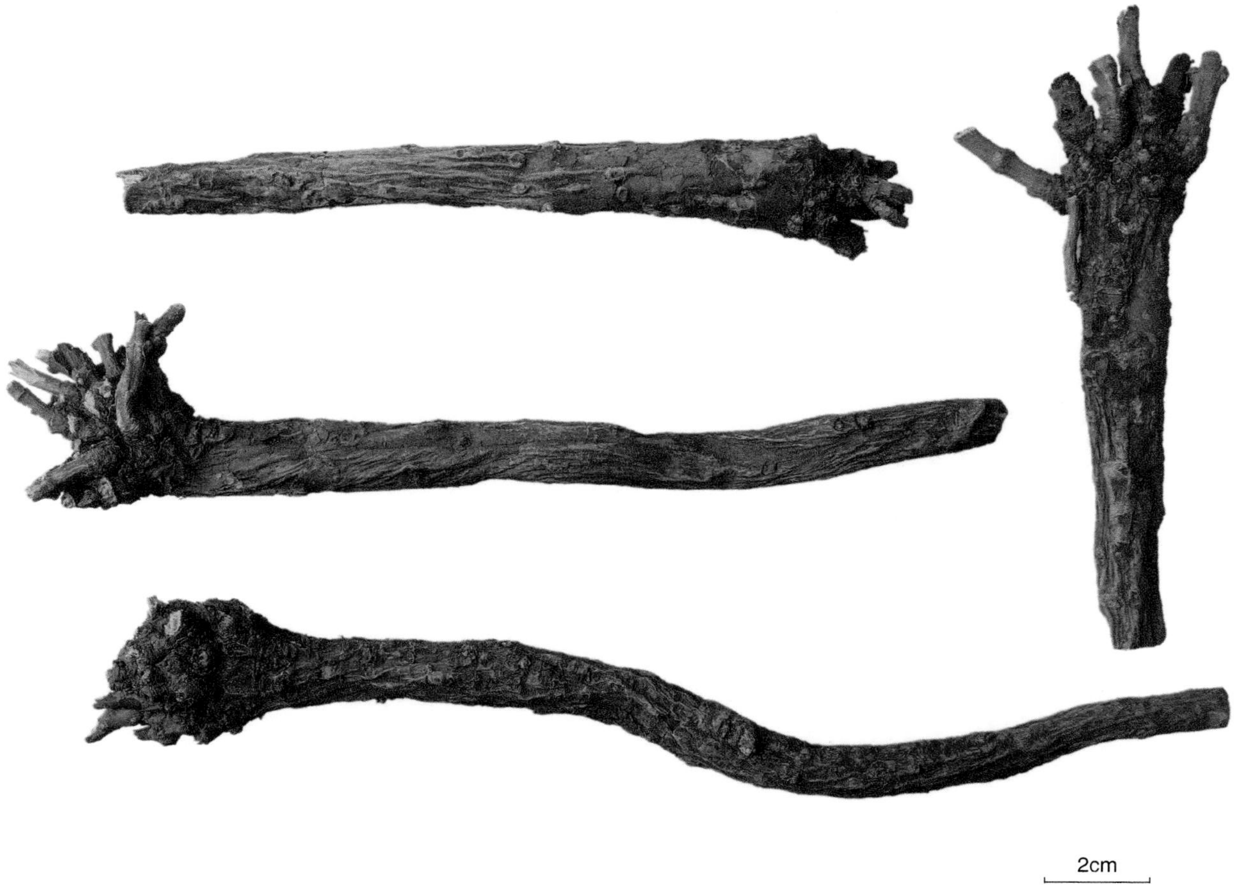

149 黄芩

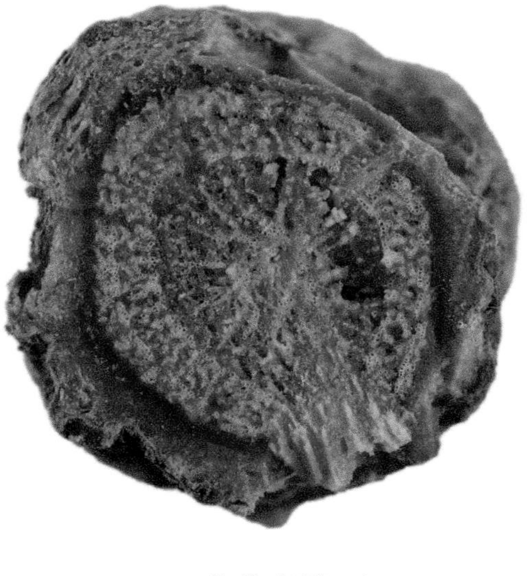

149 黄芩（断面）

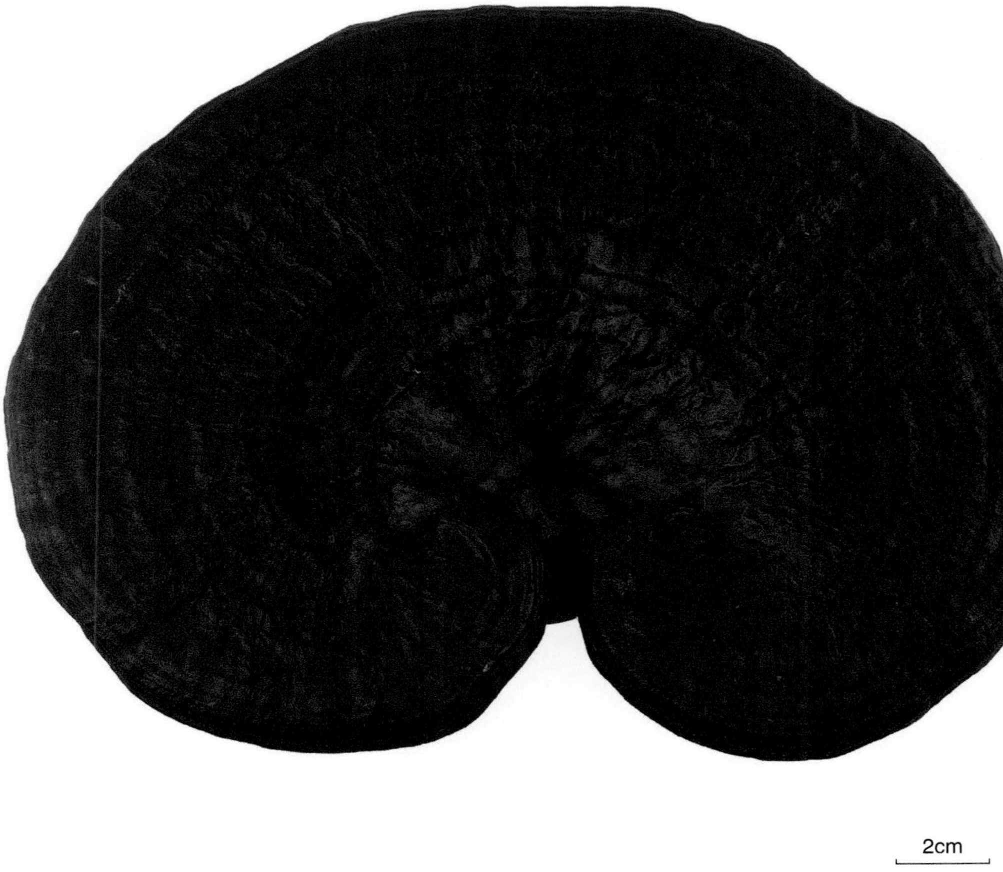

150 赤芝

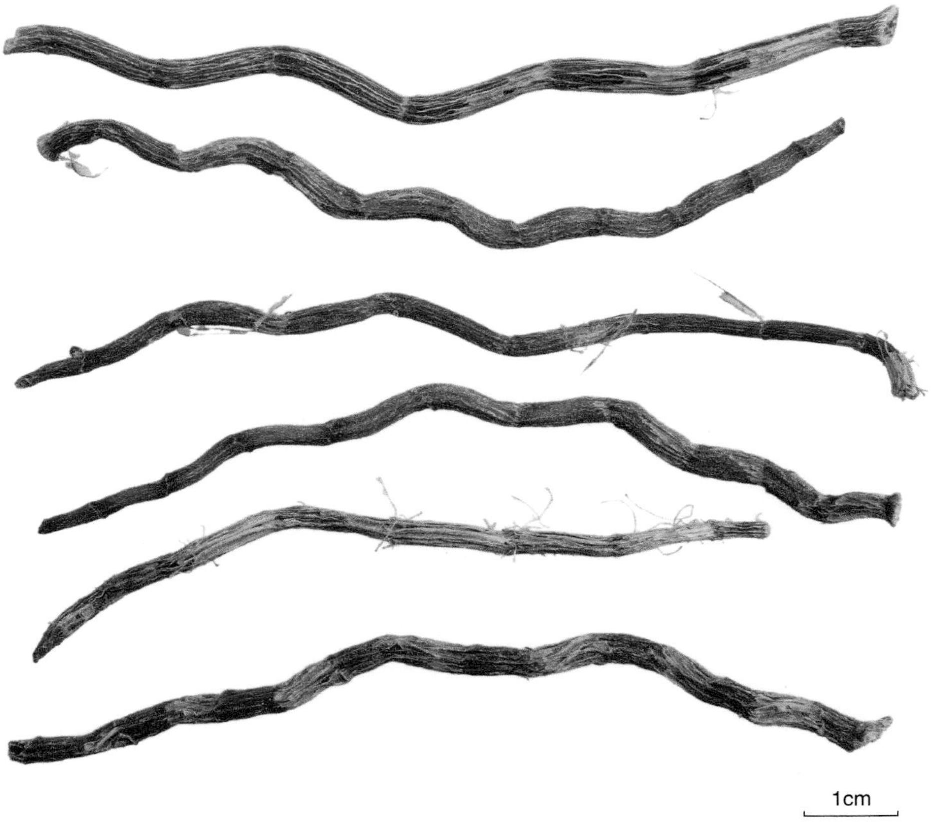

151 铁皮石斛（干条）

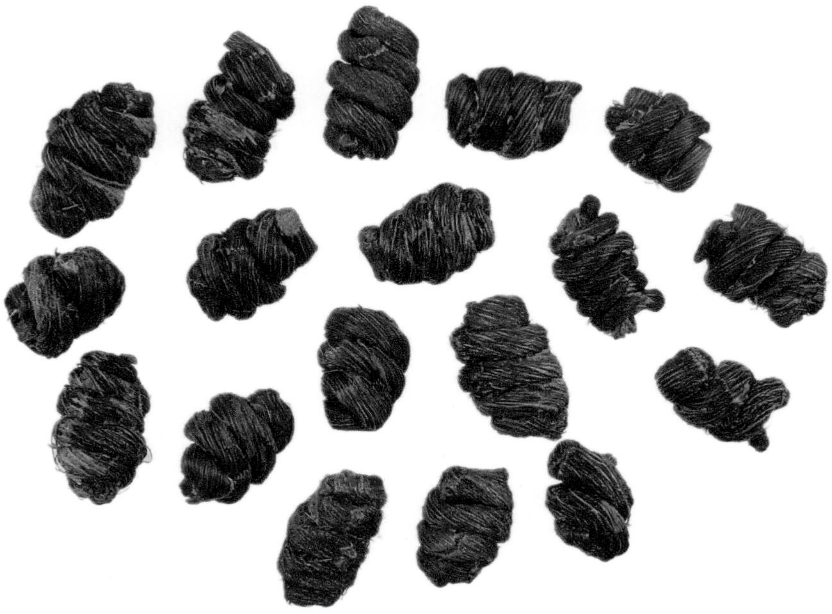

151 铁皮石斛（铁皮枫斗）

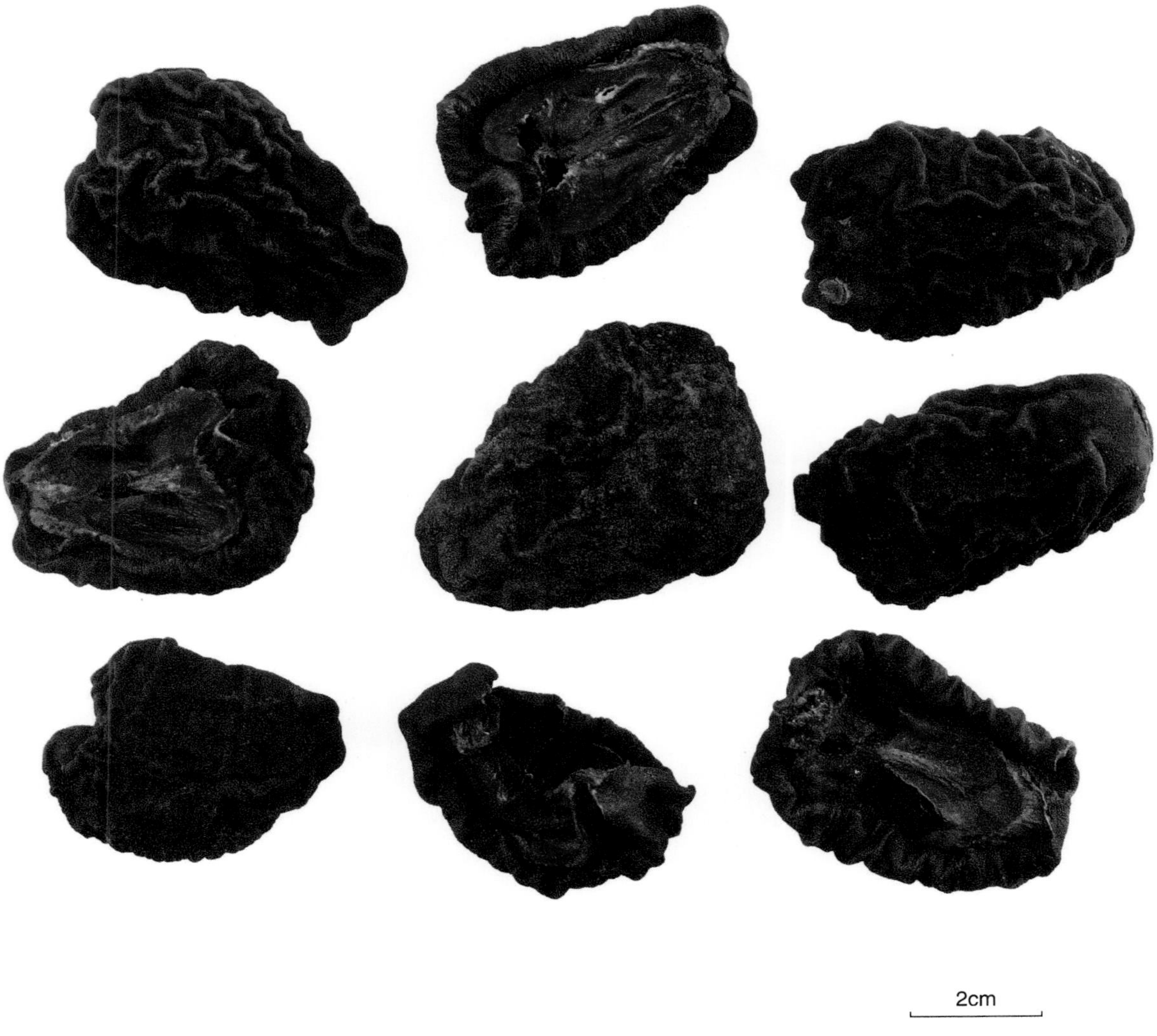

152 淳木瓜

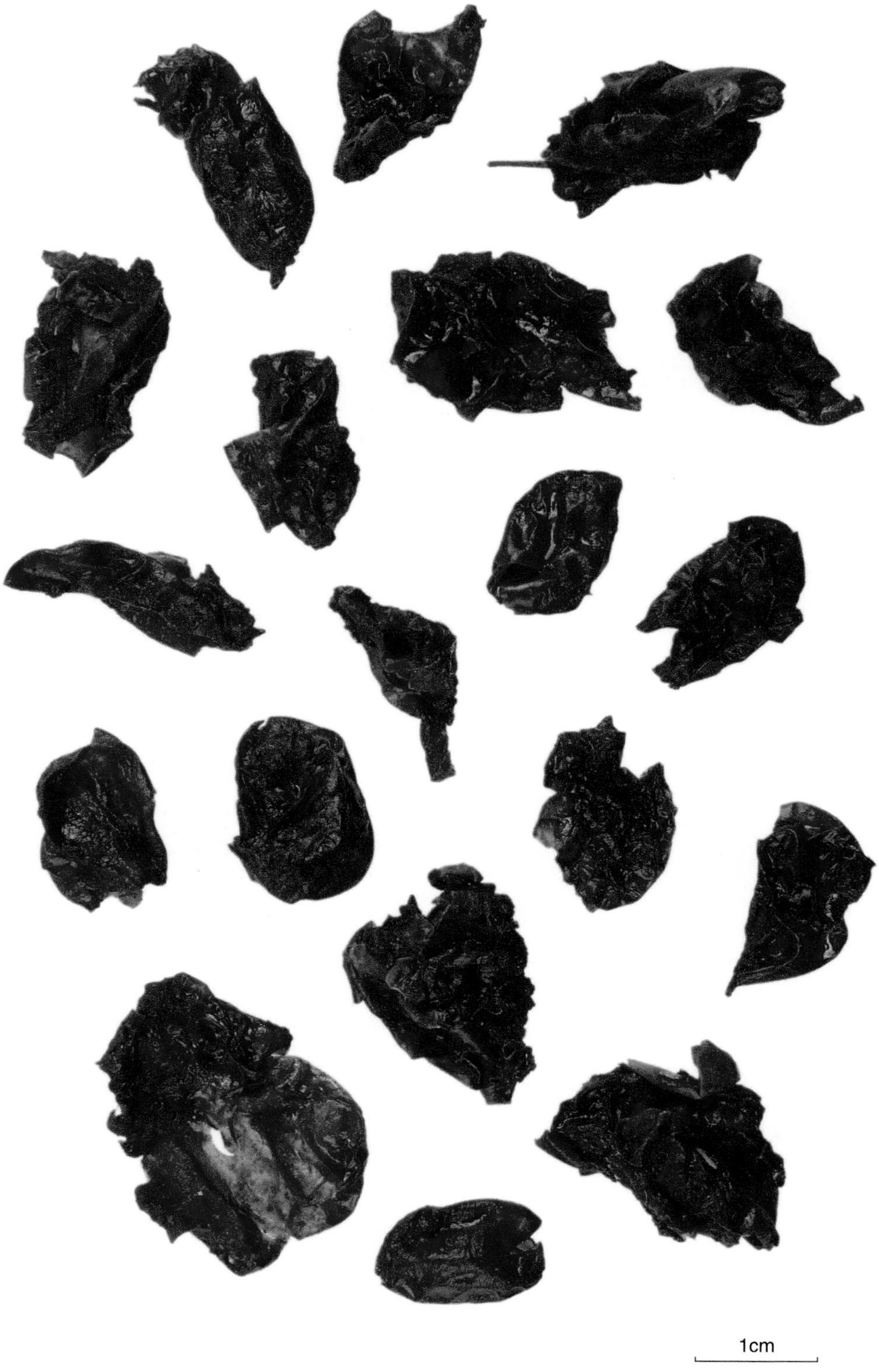

153 淳萸肉

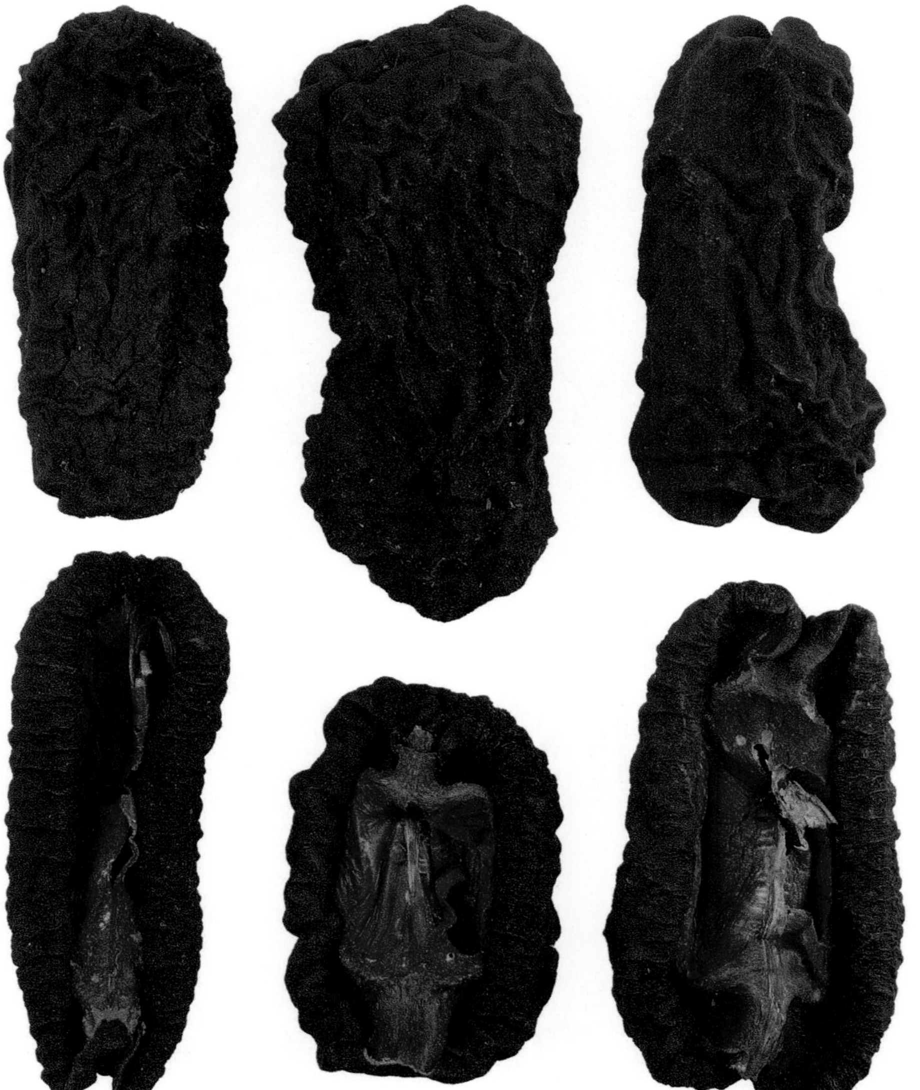

154 资丘木瓜

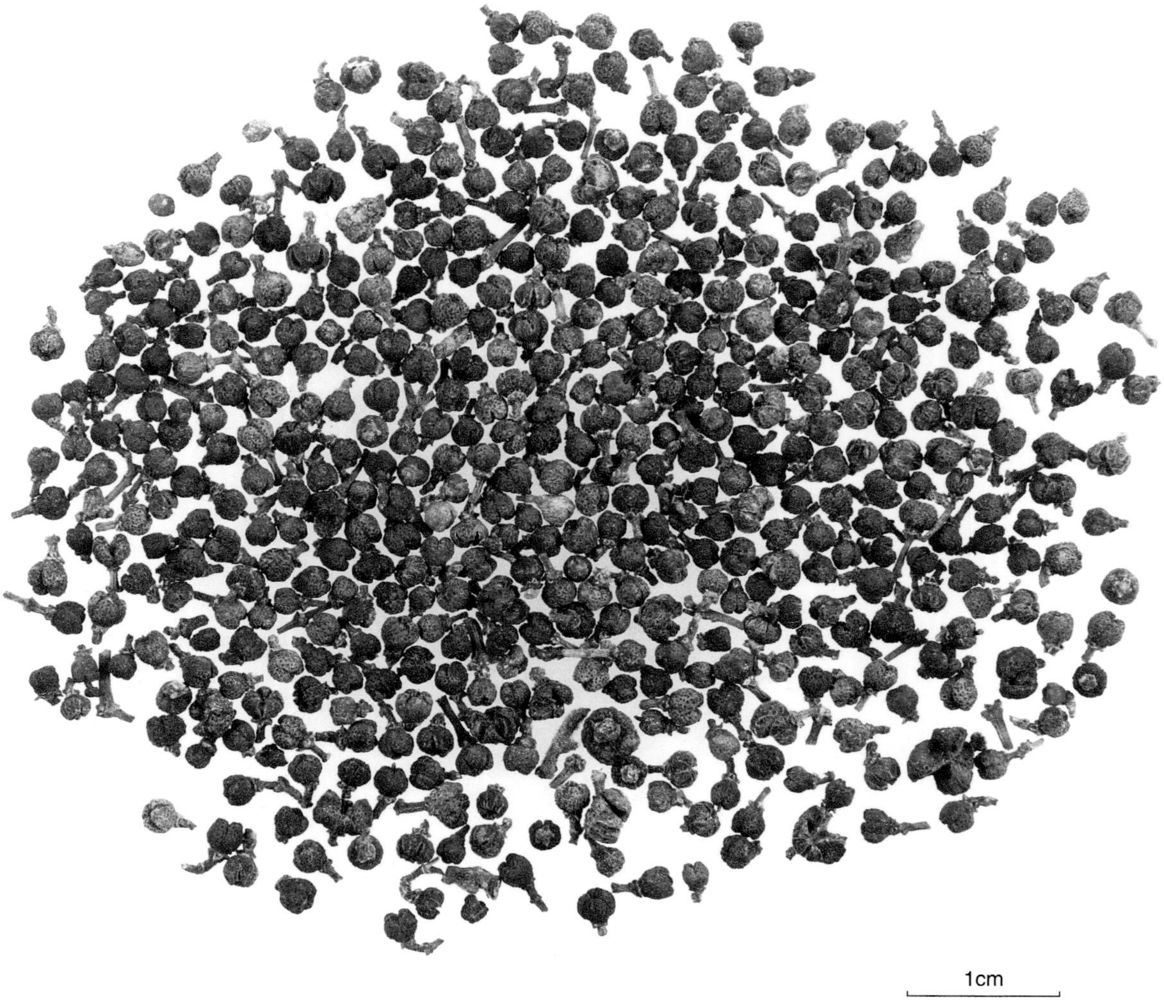

155 杜吴萸

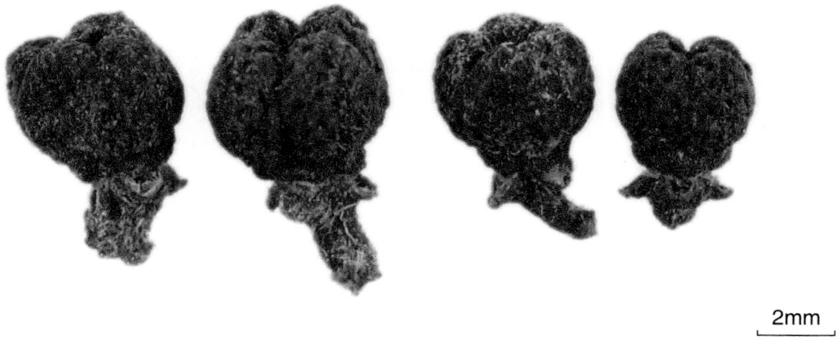

155 杜吴萸（特写）

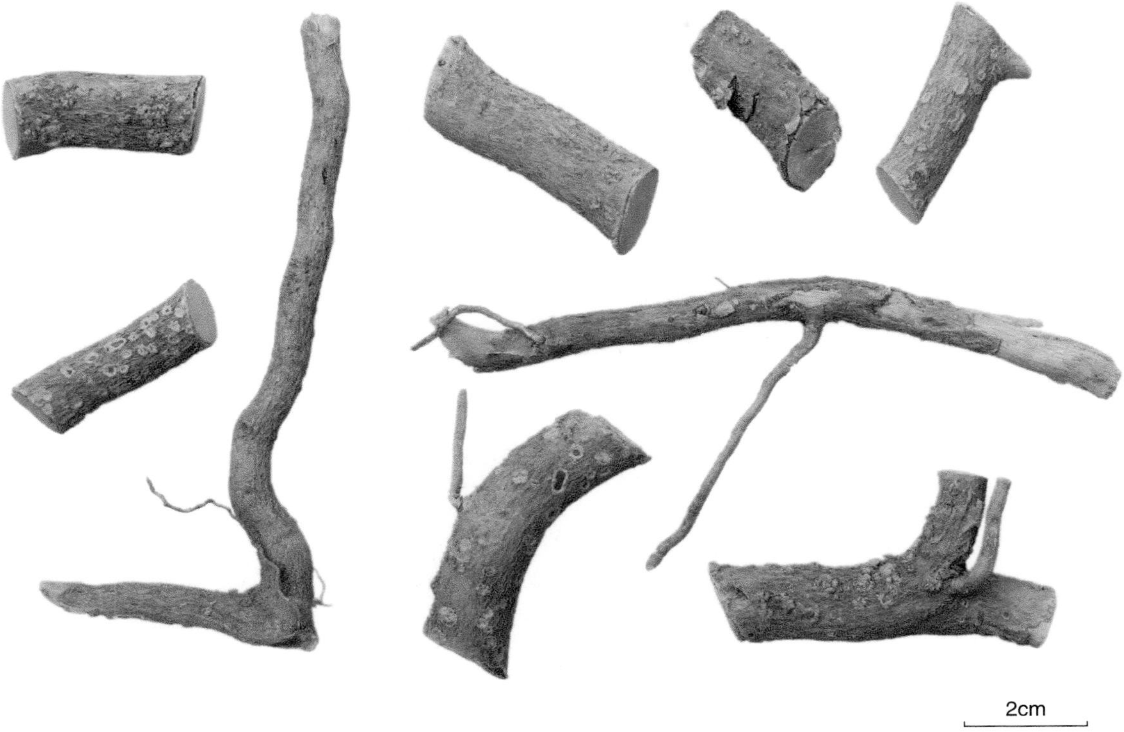

156 岗梅（根段）

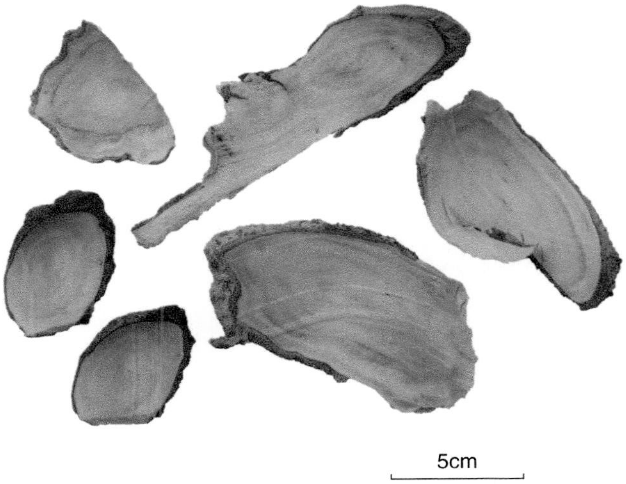

156 岗梅（根片）

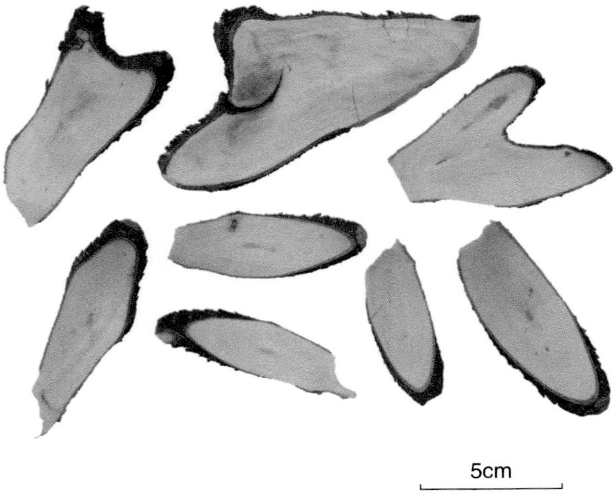

156 岗梅（茎片）

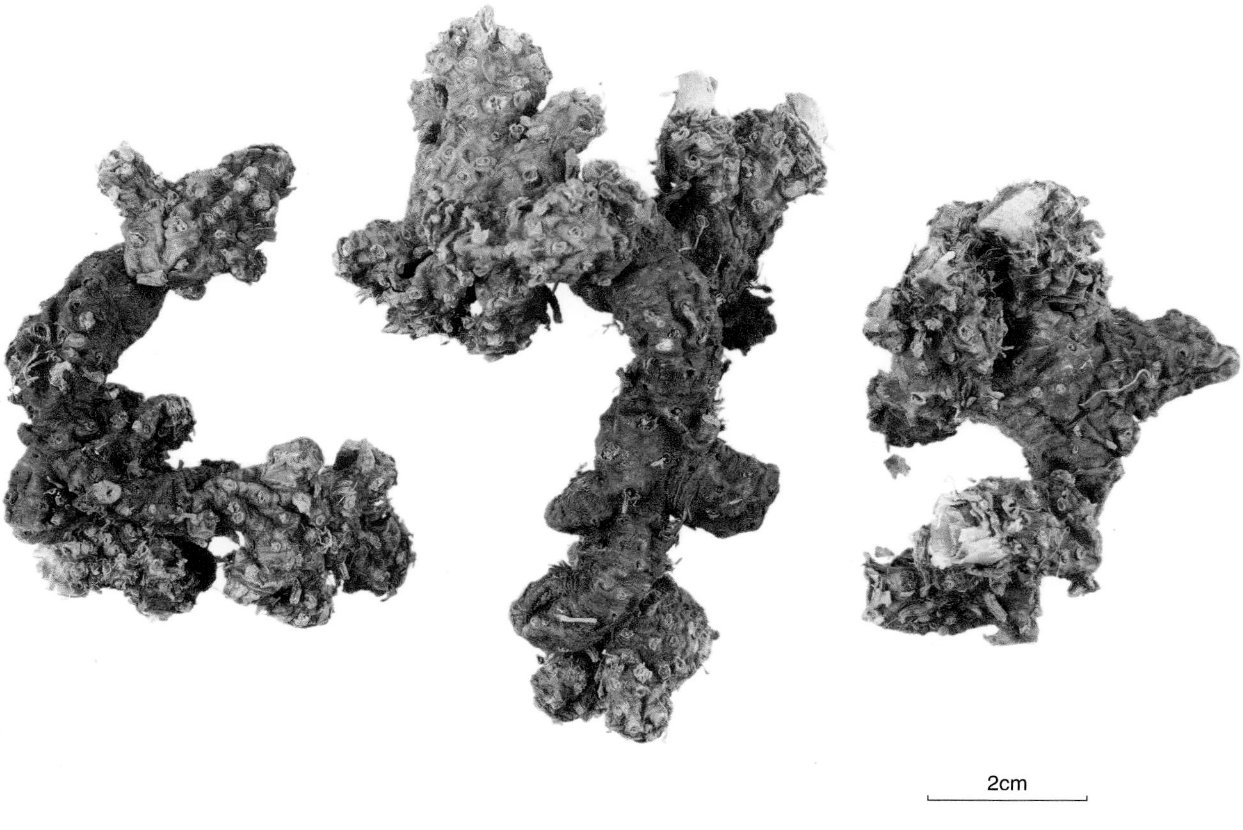

157 汉射干